"十三五"国家重点图书出版规划项目
国家科学技术学术著作出版基金资助出版

中医名词

考证 与 规范

第三卷

中药、方剂

U0312894

| 主编 |

蔡永敏　许　霞　焦河玲　臧文华

| 副主编 |

赵　黎　何　娟　高　丽　郭文静　贺亚静

上海科学技术出版社

图书在版编目（CIP）数据

中药、方剂 / 朱建平总主编；蔡永敏等主编. --
上海：上海科学技术出版社，2020.12
（中医名词考证与规范；第三卷）
ISBN 978-7-5478-5101-2

Ⅰ. ①中… Ⅱ. ①朱… ②蔡… Ⅲ. ①中药学－研究
②方剂学－研究 Ⅳ. ①R28

中国版本图书馆CIP数据核字(2020)第239618号

内 容 提 要

"中医名词考证与规范"是科技部科技基础性工作专项重点项目"中医药基础学科名词术语规范研究"核心研究成果之一。中医药历史悠久,因其名词术语的历史性、人文性,以及定性描述和抽象概念用具体名词表述等特点,使得规范工作历来较为艰难。本书分为603篇专论,对1 200余条中医重点、疑难名词术语进行深入考证研究,从溯源考证、科学内涵诠释等方面提出规范的正名。每篇专论以主要名词为标题,依次分为规范名、定名依据、同义词、源流考释、文献辑录、参考文献等内容。"中医名词考证与规范"不仅对中医名词术语中英文进行了统一与规范,还追本溯源,对每个名词的定名依据进行了系统的文献梳理与翔实的考证,是中医药学科建设中一项十分重要的基础性工作。

本卷为《中药、方剂》分册,考证规范名词108篇,其中中药条目55篇,方剂条目53篇,所收名词中药部分以中药学特有的、基本的为主,包括中药学总论以及中药的商品加工、鉴定、炮制、性能、配伍、用法和用药禁忌等方面的基本名词(药名部分已先前出版);方剂部分包括方剂基本概念、方剂组成、治法、方剂分类、剂型、方剂煎服法等方面的基本名词,由河南、安徽中医药大学等单位参加考证。本卷可供从事中医教学、科研及临床的工作者参考使用。

中医名词考证与规范 第三卷 中药、方剂

主编 蔡永敏 许 霞 焦河玲 臧文华

上海世纪出版(集团)有限公司
上海科学技术出版社 出版、发行
(上海钦州南路71号 邮政编码 200235 www.sstp.cn)
当纳利（上海）信息技术有限公司印刷
开本 889×1194 1/16 印张 38
字数 900 千字
2020 年 12 月第 1 版 2020 年 12 月第 1 次印刷
ISBN 978 - 7 - 5478 - 5101 - 2/R · 2192
定价:398.00元

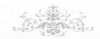

《第三卷 中药、方剂》

编委会

丛书编委会

◦ 前 言 ◦

中医药学是中国古代科学中唯一全面系统流传至今而且充满活力的一门传统科学。日前，中医病证名词术语首次纳入世界卫生组织《国际疾病分类》(ICD-11)，充分表明中医药学已得到世界医学共同体的一致认可。中医药学正式进入世界医学学科门类系统，必将造福于更多国家和地区人民的大卫生大健康事业。

人类健康需要中医药。为满足人类不断增长的健康需求，中医药需要现代化、产业化、国际化，中医药现代化、产业化、国际化需要标准化，而中医药标准化的基础是中医药名词规范化。由此可见，规范的中医药名词术语是中医药学术发展和学术交流的需要，是中医药现代化、产业化和国际化的需要，是中医基础研究的基础，它关系到全学科、全行业的发展。尤其是2001年我国加入世界贸易组织以后，这项工作显得尤为迫切。

为了适应中医药名词规范的需要，2000年8月国家成立了全国科学技术名词审定委员会中医药学名词审定委员会，挂靠中国中医研究院（中国中医科学院前身）。全国科学技术名词审定委员会是经国务院授权，代表国家进行科技名词审定、公布和管理的权威性机构。因而，经中医药学名词审定委员会所审定的中医药学名词术语将对中医药学科及行业具有权威性和约束力，全国各科研、教学、生产、经营，以及新闻出版单位都要遵照使用。

中医药名词的规范化是一项十分严肃的工作，既关系到中医药行业的发展，又关系到对外交流及其国际学术影响力。因此，中医药名词的规范化既要考虑到传统的应用习惯，又要考虑到名词的科学性、语言文字的规范性，以及名词的简明性和国际性的发展趋势，须有一定的前瞻性。这就需要对中医药名词进行深入的考证、广泛的论证，对每一个名词的确定都要做到有理有据。

由于中医学科具有科学和人文的双重属性以及历史等原因，中医药名词术语长期以来一直存在一义多词、多义一词等现象，其中一药多名，或同名异药等问题，不仅给学术发展和学术交流带来不良影响，而且也给中医临床、中药司药和科研工作带来诸多不便，有时造成混乱，甚至出现医疗事故。特别是随着药物资源不断开发，中药品种不断增多，中药名称繁乱、彼此混称、张冠李戴、名实混淆现象越来越严重，因此在2000年我们承担国家科技部科技基础性工作专项资金"中医药基本名词术语规范化研究"项目，完成中医药基本名词5 283条规范、审定的同时，就组织力量,对500余条常用中药名进行考证,主要内容包括定名依据、源流考释、附录、文献通考、参考文献等5部分,共425万字,名为《中药名考证与规范》,在国家科学技术学术著作出版基金的资助下,2006年集结由中医古籍出版社出版。该书与同类著作比较具有考证系统性、定名规范性、编排条理性、文献实用性等特点。该书出版后,受到专家、学者的好评,2010年获得中华中医药学会学术著作二等奖。这既是对我们工作的肯定,也是激励。

按照全国科学技术名词审定委员会中医药学名词审定委员会的审定计划,我们继2000年后,又于2004、2008年先后承担国家科技部项目"中医内妇儿科名词术语规范与审定""中医外科、肛肠科、皮肤科、骨伤科、眼科、耳鼻喉科术语规范审定",在第一个项目基础上扩大临床各科名词收词量,进行规范研究。三个项目核心成果,先后由全国科学技术名词审定委员会审定、公布,科学出版社相继出版《中医药学名词》(2005)、《中医药学名词:内科学、妇科学、儿科学》(2011)、《中医药学名词:外科学、皮肤科学、肛肠科学、眼科学、耳鼻喉科学、骨伤科学》(2014),供社会各界使用。

一路下来,可谓连续精心运作名词规范、推广诸事,无暇顾及对中药名之外其他中医名词进行集中系统的考证研究,直到2012年我们承担国家科技部科技基础性工作专项重点项目"中医药基础学科名词术语规范研究"。该项目在第一个项目基础上,扩大除临床学科之外的其他学科名词术语收词量,对中医学科、理论、诊断、治疗、中药、方剂、针灸、推拿、养生、康复、医史文献学科名词术语的中文名及拼音、英文名、注释进行规范、审定。同时,建立中英文名词数据库、同义词数据库,对重点中医名词(包括中药学术语而不包括单味中药名)进行溯源考证,给出科学的内涵诠释,提出规范的正名,为名词术语规范工作提供坚实的支撑。

本次中医名词考证,旨在总结以往中药名考证经验的基础上,针对全国科学技术名词审定委员会公布的三本《中医药学名词》,提出意见并加以改进、完善。因此,本项目组制订了"《中医名词考证与规范》撰写通则(附样稿)",组织中国中医科学院、河南中医药大学、安徽中医药大学、南阳理工学院、贵州中医药大学、北京中医药大学、南京中医药大学、成都中医药大学等21个单位100多人参加考证、撰写,查阅大量而广泛的古今文献,多次讨论、审稿,历尽辛劳,认真细致深入探析,最终完成603篇1 200余条名词的考证文章,包括基础、临床各科16部分,结集出版,名为《中医名词考证与规范》。这些文章以主要名词为标题,相关名词随文给出,内容依次为规范名、定名依据、同义词、源流考释、文献辑录、参考文献。

环顾当今,本书是中医药名词术语数量最多、规模最大、涉及学科最广的考证巨著,具有名词考证的科学性、规范依据的充分性、文章编排的条理性、参考文献的可靠性等特点。

1. **名词考证的科学性**　本书溯源寻根,以中医名词内涵为准则,从近千种中医药文献中找到最早出现的同名词或异名词;对历史上出现的与此名词相关的同名异义、异名同义及其内涵演变的过程,分析甄别研究;603篇专论对1 200多个中医名词进行如此大规模系统全面的文献考证,尚属首次。其中60多篇相关中医名词考证论文在《中华中医药杂志》及其"术语研究"专栏、《中国科技术语》及其"中医药术语"专栏、《中国针灸》《中华医史杂志》等核心期刊上发表。经过考证,提出建议修订规范中文名外,还提出修订规范名定义性注释,建议《中医药学名词》修改其注释的有13条,如"砭石,古代利用楔状石器医疗的工具",建议修改为"又称'砭针'。一种石制医疗工具,由锥形或楔形的石块制成,用于割刺、温熨、按摩体表以治疗病痛,或作排脓放血之用"。多数考证结果支持原有的规范中文名及定义性注释,还有部分考证为新规范的名词提供学术支撑。

2. 规范依据的充分性　中医药名词术语规范工作遵循全国科学技术名词审定委员会制订科技名词定名原则与规范化要求,既坚持协调一致的原则,又要遵从科学性、系统性、简明性、国际性和约定俗成的原则,同时还要符合我国语言文字的特点以及规范文字的要求。经过考证,从该名词的概念内涵、最早的文献记载,引征古今代表性著作讨论该名词出现及其内涵演变的历史,引用国家标准、行业标准、药典、全国科学技术名词审定委员会审定公布的科技名词,《中国大百科全书》《中国医学百科全书》《主题词表》《中医大辞典》《中药大辞典》等工具书,高校规划教材,以及有说服力的论著等其他文献,反映现代学术界的认识以至共识,提出中医药名词规范的充分依据,使中医药名词的规范建立在充分的考证依据之上,建议对已公布的《中医药学名词》提出修订规范的中文名有11个,如"肥疮"修改为"黄癞痢","妊娠禁忌[药]"修改为"妊娠药忌","补气养血"修改为"补益气血"等。

3. 文章编排的条理性　以《〈中医名词考证与规范〉撰写通则》为依据,按规范名、定名依据、同义词、源流考释、文献辑录、参考文献顺序排列,各项定位明确,条理清晰。

4. 参考文献的可靠性　通过对古今有关文献的全面整理,为今后中医名词术语及其相关研究提供可靠的文献依据。本次中医名词考证及规范,遵从所言必有依据,其依据必有文献出处,出处必须可靠的原则,以翔实的文献支撑考证,以严谨的考证提出充分的依据,从而为名词的规范奠定科学的基础。所以,本书每篇考证文章所及名词必有文献依据(文献辑录),所有文献必有详细出处(每篇均详列参考文献),近千种古今相关文献,包括医经、基础理论、伤寒金匮、诊法、针灸按摩、本草(中药)、方书、临床各科、养生康复、医史、综合性医书等古医籍,又有古代经典、史书、类书、诗集、文字、训诂等非医药类著作,以及现代国际标准、国家标准、行业标准、药典、全国科学技术名词审定委员会审定公布的科技名词,《中国大百科全书》《中国医学百科全书》《主题词表》《中医大辞典》《中药大辞典》等工具书,高校规划教材,代表性论著等,从而为今后研究中医及其中医名词工作提供翔实的文献依据,增强了本书的文献价值、实用价值及资料的可靠性。书末附中医名词汉语拼音索引,方便查寻。

本书是中医药名词术语规范化的主要文献依据,对促进中医学的发展、中医药学术交流以及中医药的现代化、产业化和国际化均有重要意义;同时由于考证全面,资料翔实,对中医药学的科研、教学、临床以及管理、贸易,都有很高的学术及实用价值。本书不仅可供中医中药医史文献的科研、教学人员参阅,而且可供中医临床及中医药管理、产业贸易从业者参考使用。

本书是在全国科学技术名词审定委员会中医药学名词审定委员会指导下完成的。中国工程院院士、全国科学技术名词审定委员会中医药学名词审定委员会主任委员、中国中医科学院名誉院长王永炎,国务院古籍整理出版规划小组成员、全国名中医、全国中医药学名词审定委员会顾问、中国中医科学院资深研究员余瀛鳌，中国工程院院士、全国科学技术名词审定委员会常委、天津中医药大学校长张伯礼担任本书主审。除了本项目各学科专家交叉审稿、统稿之外，陕西中医药大学图书馆馆长、杂志社社长邢玉瑞等参加统稿。本书为"十三五"国家重点图书出版规划项目，2019年获得国家科学技术学术著作出版基金的资助，2020年获得上海市促进文化创意产业发展财政扶持资金资助。上海科学技术出版社本书编辑团队较早跟踪本研究工作，并在早期就介入，参与讨论、审稿等。在此，对有关部门和专家的大力支持深表感谢。

中国中医科学院　朱建平

2020年5月于北京

◦ 凡 例 ◦

本书 603 篇专论对 1 200 余条中医重点、疑难名词术语进行深入考证研究,从溯源考证、科学内涵诠释等方面提出规范的正名。每篇专论以主要名词为标题,依次分为规范名、定名依据、同义词、源流考释、文献辑录、参考文献等内容,其他相关名词随文给出。全书 5 卷,第一卷总论、中医基础理论卷,第二卷诊断、治法卷,第三卷中药、方剂卷,第四卷内科、妇科、儿科、外科、皮肤科、肛肠科、五官科、骨伤科卷,第五卷针灸、推拿养生康复卷,共 16 个部分,每个部分的条目按照笔画顺序排列。每卷末附有本卷中医名词汉语拼音索引,第 5 卷末附有全书 5 卷总索引,方便读者查询。

一、规范名

内容包括"汉文名""英文名""注释",以全国科学技术名词审定委员会审定公布的《中医药学名词》《中医药学名词:内科学、妇科学、儿科学》《中医药学名词:外科学、皮肤科学、肛肠科学、眼科学、耳鼻喉科学、骨伤科学》为准,一般不改动;经过考证,确认已公布的中文名、英文名、注释有错误,且有充分依据的,可以修订,供全国科学技术名词审定委员会修订时参考。

二、定名依据

(1) 该名词的概念内涵,指出最早或较早记载的文献。

(2) 该名词出现及其内涵演变的历史,引征古今代表性著作。

(3) 引用国家标准、行业标准、药典、全国科学技术名词审定委员会审定公布的科技名词,参考《中国大百科全书》《中国医学百科全书》《主题词表》《中医大辞典》《中药大辞典》等工具书,中医药高等院校规划教材,以及有说服力的论著等其他文献。

(4) 根据定名原则(中文规定性、单义性、科学性、系统性、简明性、民族性、约定俗成、协调性等)用自述方式分条列出,一般表述为:"××"一词或该概念最早见于×代《×××××》,一般不引用文献原文。个别文献不能确定"最早"时,表述为"见于"或其他类似表述。

三、同义词

简称:与规范名等值的同义词,以全国科学技术名词审定委员会审定公布的为准。

全称:与规范名等值的同义词,以全国科学技术名词审定委员会审定公布的为准。

又称:目前允许使用的非规范同义词,以全国科学技术名词审定委员会审定公布的为准。

俗称：非学术用语，现被废弃的同义词。

曾称：古今曾有的旧名，现被废弃的同义词。

以上某一小项如无，则可以或缺。如5项均缺，则在"三、同义词"项下写"未见"。

个别[同义词]下列的[下位词]是指该名词下位词的同义词。

四、源流考释

(1) 溯源寻根，以内涵为准，找到最早出现的同名词或异名词。

(2) 历史上出现的与此名词相关的同名异义、同义异名及其内涵演变的过程，并分析甄别研究。大致按时代顺序叙述。

(3) "源流考释"正文中引用的文献标注文献角码，角码格式例为"[1]78"（"1"为该文献在"参考文献"中的序码，"78"为所引用内容在该文献所在的页码），且上标，即"[1]78"。

"源流考释"角码顺次以文献在文中出现的先后编排，同一书名使用相同角码。

五、文献辑录

(1) 引征"源流考释"中所涉及的主要文献原文，以反映该名词的完整语境。辑录文献大体按朝代时间顺序排列，不加串解。

(2) 辑录的文献加角码，角码序号与"源流考释"中相应文献角码保持一致。辑录同一种文献但引用其多处内容时，使用相同的角码。

六、参考文献

(1) 提供文中所引用的原文的准确出处。

(2) 参考文献以"[1]、[2]、[3]……"序号排列。

(3) 参考文献序号与"源流考释"角码保持一致。

(4) 在同一专科/专题中，一般要求同一文献只采用同一种版本。但由于作者分布全国各地，又遭2020年新冠疫情影响，故未强求版本的统一。

◦ 总目录 ◦

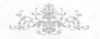

◦ 目录 ◦

===== 汉语拼音索引 =====

中　药

十八反

shí bā fǎn

一、规范名

【汉文名】十八反。

【英文名】eighteen antagonisms。

【注释】古代中医药文献记载以十八反歌诀为基础的中药配伍禁忌。

二、定名依据

《神农本草经》提出的"七情"为中药配伍理论的总纲，其序录中提出了配伍禁忌的原则。

梁代陶弘景《本草经集注》对相反配伍情况举例说明，其论述成为研究相反配伍的重要文献资料。五代韩保昇《蜀本草》首次明确地提出"相反"关系的药物数目。后世逐渐将"十八反"作为相反配伍的代名词，应该是源于韩保昇的统计。

"十八反"作为本词的正名始见于金元时期张从正《儒门事亲》，书中首载"十八反"歌诀，此歌诀实际药数为 19 种。明代，《药鉴》《炮炙大法》均记载"十八反"歌诀，虽涉及药数远不止 18种，但仍以"十八反"为名。说明在金元以后"十八反"已成为药物相反的同义语。以上著作对后世有较大影响，因此"十八反"作为规范名便于达成共识，符合术语定名的约定俗成原则。

历版普通高等教育中医药类规划教材《中药学》对"十八反"均作了明确的阐述，现代有关著作均以"十八反"作为规范名，并继承《神农本草经》"勿用相恶相反"的用药原则，将其列为配伍禁忌范畴，如辞书类著作《中医药常用名词术语辞典》《中医辞海》《中国中医药学术语集成·中药学》等均以"十八反"作为规范名。现代有代表性的中药学著作如《中华本草》《中华临床中药学》《临床中药学》等也以"十八反"作为规范名。

说明把古代中药文献以歌诀或列表记载的中药相反配伍禁忌以"十八反"作为规范名已成为共识。

我国 2005 年出版的由全国科学技术名词审定委员会审定公布的《中医药学名词》已以"十八反"作为规范名，故以"十八反"作为规范名也符合术语定名的协调一致原则。

三、同义词

未见。

四、源流考释

《神农本草经》提出的"七情"为中药配伍理论的总纲，其序录中提出了配伍禁忌的原则，"药有阴阳配合……有单行者，有相须者，有相使者，有相畏者，有相恶者，有相反者，有相杀者。凡此七情，合和视之，当用相须相使者良，勿用相恶相反者。若有毒宜制，可用相畏相杀者。不尔，勿合用也。"[1]17 明确提出"勿用相恶相反"的应用原则。

汉代《金匮玉函经》"证治总例"中对中药配伍理论的阐释与《神农本草经》不同，其卷一"证治总例"论述如下："药有相生相杀，相恶相反，相畏相得，气力有强有弱，有君臣相理，佐使相持。"[2]16 张仲景《伤寒杂病论》不仅有相须、相使、相畏、相杀药对，更不乏相恶、相反合用的例证，如相反药对"甘遂半夏汤"[3]360 中甘遂与甘草同用，《金匮要略》之"赤丸"[4]29，则以乌头、半夏同用等。

梁代陶弘景《本草经集注》记载了具有相反关系的药物，所列相反配伍除去云母反流水[5]96，涉及药物 19 种（乌头与乌喙合计为一种），与后世流传的"十八反"所涉及药物、药对完全相同。

其记载如下:"人参反藜芦"[5]103"甘草反大戟、芫花、甘遂、海藻"[5]103"细辛反藜芦"[5]104"芍药反藜芦"[5]107"贝母反乌头"[5]109"栝蒌根反乌头"[5]109"丹参反藜芦"[5]109"玄参反藜芦"[5]109"沙参反藜芦"[5]109"苦参反藜芦"[5]110"乌头、乌喙反半夏、栝蒌、贝母、白蔹、白及"[5]113等。

五代韩保昇《蜀本草》首先统计了有"相反"关系的药物数目,原书已佚,但其对七情进行分类统计的内容见于掌禹锡《嘉祐本草》一书中。其文曰:"臣禹锡等谨按蜀本注云:凡三百六十五种,有单行者七十一种,相须者十二种,相使者九十种,相畏者七十八种,相恶者六十种,相反者十八种,相杀者三十六种。"[6]10书中虽明确提出"相反者十八种",但并未列出具体药物,后世逐渐将"十八反"作为相反配伍的代名词,应该是源于韩保昇的统计。

唐宋时期的本草著作沿袭《神农本草经》《本草经集注》观点,如《新修本草》[7]19,76《备急千金要方》[8]5,10《经史证类备急本草》[9]7,60等,对"相反"配伍论述为有害,认为相反配伍"使人迷乱,力甚刀剑"。宋代《太平圣惠方》卷二"药相反"篇列举相反药物共计为十八种:"乌头反半夏、栝蒌、贝母、白蔹;甘草反大戟、芫花、甘遂、海藻;藜芦反五参、细辛、芍药"[10]30。与《本草经集注》相反药例比较,少白及反乌头,五参也未注明是哪五种。但该书在"分三品药及反恶"项所列相反药中,却有乌头反白及,"五参"也具体为人参、丹参、玄参、沙参、苦参[10]28。

自《蜀本草》提出"相反者十八种"以后,不少重要本草著作皆有引用,影响很大,以致后世有几种相反歌诀,虽然药数超过十八,仍以"十八反"为名。相反歌诀至少在13世纪上叶已有流传,现存资料中,最早的相反歌诀为南宋陈衍《宝庆本草折衷》卷二"记十九反六陈诀"中的"十九反歌"[11]28,内容涉及药名19个,歌中涉及的相反药对均见于《本草经集注》。

"十八反"作为本词的正名始见于金元时期张从正《儒门事亲》卷十四:"十八反……本草明言十八反,半蒌贝蔹及攻乌;藻戟遂芫俱战草,诸参辛芍叛藜芦。"[12]348书中首载"十八反"歌诀,此歌诀实际药数为19种,歌诀却称"十八反歌",因其文字最为简练易记,流传最广。

明代刘纯《医经小学》卷一中对"十八反"歌括进行了更为详尽的论述[13]17,朱橚《普济方》卷二百六十八"杂录门"中有"药十八反"的记载[14]4620,杜文燮《药鉴》卷一"十八反药性"歌诀中实际药物25种[15]14,缪希雍《炮炙大法·用药凡例》中"十八反"歌诀内容与《药鉴》"十八反药性"相近,此歌诀比杜文燮"十八反药性"歌多出"本草明言十八反,逐一从头说与君""若还吐蛊用翻肠,寻常犯之都不好""藜芦莫使酒来浸,人若犯之都是苦"六句,可见缪希雍是在杜氏歌诀基础上续添的,实际药物为26种[16]102。这两首歌诀涉及药数远不止18种,但仍以"十八反"为名。

明清以来,十八反已不限于仅有十八种、十九种药物了。如《本草蒙筌》所载"芎䓖反藜芦"[17]75"大戟反甘草、海藻、芫花"[17]188"巴豆反牵牛"[17]240,以及《景岳全书》所载"土贝母反乌头"[18]913等,都是前世文献未曾记载的。《本草纲目》卷二序例下的"相反诸药"项就有三十六种,增加了"河豚反煤焰、荆芥、防风、菊花、桔梗、甘草、乌头、附子;蜜反生葱;柿反蟹"[19]46。上述情况说明,在金元以后,无论诸家医籍列举的相反药怎样增减,但仍沿用"十八反"之名,可见十八反已失去原有的数量含义,而成为药物相反的同义语。此外,清代唐容川《本草问答》卷下[20]21中的十八反歌诀则是将《儒门事亲》的记载原文收录。

十八反是前人留给我们的关于配伍时可能发生不良反应,影响治疗效果的告诫。但由于绝大多数没有说明配伍禁忌的条件及配伍后的不良后果,以致后世对十八反的含义与意义众说纷纭,莫衷一是。目前,"十八反"是相反配伍的主体,不仅是约定俗成,共同认可的配伍禁忌,而且为《中华人民共和国药典》认可,成为法定配伍禁忌。

1958年由南京中医学院孟景春、周仲瑛主编的《中医学概论》将"十八反"进行了概括并进行论述，将十八反列为配伍禁忌，对十八反所涉及药物使用"应持慎重态度，一般应避免同用"[21]159。历版全国高等医学院校中医药专业统编《中药学》教材在全面继承的基础上对"十八反"均作了明确的阐述，指出"目前医药界共同认可的配伍禁忌，有'十八反'和'十九畏'。十八反：甘草反海藻、大戟、甘遂、芫花；乌头反半夏、瓜蒌、贝母、白蔹、白及；藜芦反人参、丹参、沙参、玄参、细辛、芍药。"如《中药学》（凌一揆）[22]12、《中药学》（雷载权）[23]21、《中药学》（高学敏）[24]39和《中药学》（钟赣生）[25]39。

现代有关著作均以"十八反"作为规范名，并继承《神农本草经》"勿用相恶相反"的用药原则，将其列为配伍禁忌范畴，如全国科学技术名词审定委员会审定公布的《中医药学名词》载："古代中药文献以歌诀或列表记载的中药相反配伍禁忌。《蜀本草》原有十八种，后世续有增加，已不限于十八种。"[26]135 此外，《中国中医药学主题词表》[27]II-796《中医药常用名词术语辞典》[28]3《中医辞海》[29]38《中国中医药学术语集成·中药学》[30]15《中华本草》[31]48《中华临床中药学》[32]133《临床中药学》[33]109《中医学》[34]121 等均持相同观点。

五、文献辑录

《神农本草经》卷一："药有阴阳配合，子母兄弟，根茎花实，草石骨肉。有单行者，有相须者，有相使者，有相畏者，有相恶者，有相反者，有相杀者。凡此七情，合和视之，当用相须相使者良，勿用相恶相反者。若有毒宜制，可用相畏相杀者。不尔，勿合用也。"[1]17

《金匮玉函经》卷一："药有相生相杀，相恶相反，相畏相得，气力有强有弱，有君臣相理，佐使相持。若不广通诸经，焉知草木好恶，或医自以意加减，更不依方分配，使诸草石，强弱相欺，

胜负不顺，入人腹内，不能治病，自相斗争，使人逆乱，力胜刀剑。若调和得宜，虽未去病，犹得利安五脏，令病无至增剧。"[2]16

《伤寒杂病论·痰饮咳嗽病脉证治》："病者脉伏，其人欲自利，利反快，虽利，心下续坚满，此为留饮欲去故也，甘遂半夏汤主之。甘遂半夏汤方：甘遂大者三枚，半夏十二枚（以水一升煮取半升去渣），芍药五枚，甘草如指大一枚。"[3]360

《金匮要略·腹满寒疝宿食病脉证治》："寒气厥逆，赤丸主之。赤丸方：茯苓四两，乌头二两炮，半夏四两洗，细辛一两。"[4]29

《本草经集注》卷一："今检旧方用药，并亦有相恶、相反者，服之不乃为忤。或能复有制持之者，犹如寇、贾辅汉，程、周佐吴，大体既正，不得以私情为害。虽尔，恐不如不用。今仙方甘草丸，有防己、细辛；世方五石散，有栝蒌、干姜，略举大者如此。其余复有数十余条，别注在后。半夏有毒，用之必须生姜，此是取其所畏，以相制耳。其相须相使，不必同类，犹如和羹，调食鱼肉，葱、豉各有所宜，共相宣发也。"[5]11 "相反为害，深于相恶。相恶者，谓彼虽恶我，我无忿心，犹如牛黄恶龙骨，而龙骨得牛黄更良，此有以相制伏故也。相反者，则彼我交仇，必不宜合。今画家用雌黄、胡粉相近，便自黯妒。粉得黄则黑，黄得粉亦变，此盖相反之证也。"[5]94 "云母，恶徐长卿，泽泻为之使，反流水。"[5]96 "人参，茯苓为使，恶溲疏，反藜芦。"[5]103 "甘草，术、干漆、苦参为之使，恶远志，反甘遂、大戟、芫花、海藻。"[5]103 "细辛，曾青、桑根白皮为之使，反藜芦，恶狼毒、山茱萸、黄芪，畏滑石、硝石。"[5]104 "芍药，须丸为之使，恶石斛、芒硝，畏硝石、鳖甲、小蓟，反藜芦。"[5]107 "贝母，厚朴、白薇为之使，恶桃花，畏秦艽、矾石、莽草，反乌头。"[5]109 "栝蒌根，枸杞为之使，恶干姜，畏牛膝、干漆，反乌头。"[5]109 "丹参畏咸水，反藜芦。"[5]109 "玄参，恶黄芪、干姜、大枣、山茱萸，反藜芦。"[5]109 "沙参，恶防己，反藜芦。"[5]109 "苦参，玄参为之使，恶贝

母、漏芦、菟丝子,反藜芦。"[5]110"乌头、乌喙、莽草为之使,反半夏、栝蒌、贝母、白敛、白及,恶藜芦。"[5]113

《新修本草》卷一:"有单行者,有相须者,有相使者,有相畏者,有相恶者,有相反者,有相杀者。凡此七情,合和当视之,相须、相使者良,勿用相恶相反者……今检旧方用药,亦有相恶、相反者,服之不乃为忤。或能复有制持之者,犹如寇、贾辅汉,程、周佐吴,大体既正,不得以私情为害。虽尔,恐不如不用。"[7]19

卷二:"何忽强以相憎,苟令共事乎,相反为害,深于相恶。相恶者,谓彼虽恶我,我无忿心,犹如牛黄恶龙骨,而龙骨得牛黄更良,此有以相制伏故也。相反者,则彼我交仇,必不宜合。今画家用雌黄、胡粉相近,便自黯妒。粉得黄则黑,黄得粉亦变,此盖相反之证也。"[7]76

《备急千金要方》卷一:"又有阴阳配合,子母兄弟,根茎花实,草石骨肉。有单行者,有相须者,有相使者,有相畏者,有相恶者,有相反者,有相杀者。凡此七情,合和之时,用意视之,当用相须、相使者良,勿用相恶、相反者。若有毒宜制,可用相畏、相杀者,不尔勿合用也。"[8]5"药有相生相杀,气力有强有弱,君臣相理,佐使相持,若不广通诸经,则不知有好有恶,或医自以意加减,不依方分,使诸草石强弱相欺,入人腹中不能治病,更加斗争,草石相反,使人迷乱,力甚刀剑。"[8]10

《太平圣惠方》卷二:"人参,茯苓为使,反藜芦……沙参,恶防己,反藜芦……丹参,畏咸水,反藜芦……玄参,恶黄芪、干姜、大枣、山茱萸,反藜芦……苦参,玄参为使,恶贝母、漏芦、菟丝子,反藜芦……乌头、乌喙,许秒切莽草为使,反半夏、栝蒌、贝母、白敛、白及,恶藜芦。"[10]28"乌头反半夏栝蒌贝母白敛。甘草反大戟芫花甘遂海藻。藜芦反五参细辛芍药。"[10]30

《嘉祐本草》卷一"序例上":"臣禹锡等谨按蜀本注云:凡三百六十五种,有单行者七十一种,相须者十二种,相使者九十种,相畏者七十

八种,相恶者六十种,相反者十八种,相杀者三十六种。凡此七情,合和视之。"[6]10

《经史证类备急本草》卷一:"有单行者,有相须者,有相使者,有相畏者,有相恶者,有相反者,有相杀者。凡此七情,合和视之。当用相须、相使者良,勿用相恶相反者。若有毒宜制,可用相畏、相杀者;不尔,勿合用也。臣禹锡等谨按蜀本注云:凡三百六十五种,有单行者七十一种,相须者十二种,相使者九十种,相畏者七十八种,相恶者六十种,相反者十八种,相杀者三十六种。凡此七情,合和视之。"[9]7

卷二:"何忽强以相憎,苟令共事乎,相反为害,深于相恶……相反者,则彼我交仇,必不宜合。今画家用雌黄、胡粉相近,使自黯妒。粉得黄即黑,黄得粉亦变,此盖相反之证也。"[9]60

《宝庆本草折衷》卷二:"《经验方》云,贝母半夏并瓜蒌,白敛白及反乌头;细辛芍药(有白有赤,一作狼毒)五参辈(人参、丹参、沙参、玄参、苦参),偏于藜芦结冤仇;大戟芫花兼海藻,甘遂以上反甘草,记取歌中十九反,莫使同行真个好。"[11]28

《儒门事亲》卷十四:"十八反……本草明言十八反,半蒌贝敛及攻乌;藻戟遂芫俱战草,诸参辛芍叛藜芦。"[12]348

《医经小学》卷一:"十八反……本草明言十八反,半蒌贝敛及攻乌,谓半夏、瓜蒌、贝母、白及、白敛与乌头相攻。藻戟遂芫俱战草,海藻、大戟、芫花、甘遂俱与甘草相反。诸参辛芍叛藜芦。苦参、人参、沙参、玄参、细辛、芍药俱与藜芦相反,凡汤药丸散中不可合用也。若要令反而吐者,则不忌也。"[13]17

《普济方》卷二百六十八:"药十八反……人参、紫参、沙参、玄参、丹参、芍药、细辛并反藜芦。白及、白敛、半夏、栝蒌、贝母并反乌头、乌喙。大戟、芫花、海藻、甘遂并反甘草。"[14]4620

《本草蒙筌》卷二:"芎劳,恶黄芪、山茱、狼毒,畏硝石、滑石、黄连。反藜芦,使白芷。"[17]75

卷三:"大戟,恶薯蓣,使赤豆。反甘草、海

藻、芫花,畏菖蒲、芦根、鼠屎。"[17]188

卷四:"巴豆,反牵牛……畏大黄、藜芦、黄连。"[17]240

《本草纲目》卷二:"甘草反大戟、芫花、甘遂、海藻。大戟反芫花、海藻。乌头反贝母、栝蒌、半夏、白蔹、白及。藜芦反人参、沙参、丹参、玄参、苦参、细辛、芍药、狸肉。河豚反煤炱、荆芥、防风、菊花、桔梗、甘草、乌头、附子。蜜反生葱。柿反蟹。"[19]46

《药鉴》卷一:"十八反药性……人参芍药与沙参,细辛玄参及紫参,苦参丹参并前药,一见藜芦便杀人。白及白蔹并半夏,瓜蒌贝母五般真,莫见乌头与乌喙,逢之一反疾如神。大戟芫花并海藻,甘遂以上反甘草。蜜蜡莫与葱根睹,云母休见石决明。"[15]14

《炮炙大法·用药凡例》:"十八反……本草明言十八反,逐一从头说与君。人参芍药与沙参,细辛玄参与紫参,苦参丹参并前药,一见藜芦便杀人。白及白蔹并半夏,瓜蒌贝母五般真,莫见乌头与乌喙,逢之一反疾如神。大戟芫花并海藻,甘遂以上反甘草。若还吐蛊用翻肠,寻常犯之都不好,蜜蜡莫与葱相睹,石决明休见云母。藜芦莫使酒来浸,人若犯之都是苦。"[16]102

《景岳全书》卷四十八:"土贝母,反乌头。"[18]913

《本草问答》卷下:"问曰:《本草》明言十八反:半贝蔹蒌及攻乌,藻戟遂芫均战草,诸参辛芍反藜芦。又有十七忌,十九畏,宜恪守乎?答曰:性之反者,如水火冰炭之不容,故不可同用。然仲景有甘遂甘草同用者,又取其相战以成功,后人识力不及,总以不用为是。"[20]21

《中医学概论》:"'十八反':即乌头与半夏、瓜蒌、贝母、白蔹、白及相反;甘草与海藻、大戟、甘遂、芫花相反;藜芦与人参、沙参、丹参、玄参、苦参、细辛、芍药相反。(十八反歌:本草明言十八反,半蒌贝蔹及攻乌;藻戟遂芫俱战草,诸参辛芍叛藜芦)至于这些药物是否确属相反,虽然做了一些文献考证和实验研究,但至今尚无定论。在未得出公认的结论之前,应持慎重态度,一般应避免同用。"[21]159

《中药学》(凌一揆):"十八反:甘草反海藻、大戟、甘遂、芫花;乌头反半夏、瓜蒌、贝母、白蔹、白及;藜芦反人参、丹参、沙参、玄参、细辛、芍药……由于对'十八反'和'十九畏'的研究,还有待进一步作较深入的实验和观察,并研究其机理,因此,目前应采取慎重态度。一般来说,对于其中一些药物,若无充分根据和应用经验,仍须避免盲目配合应用。"[22]12

《中药学》(雷载权):"目前医药界共同认可的配伍禁忌,有'十八反'和'十九畏';十八反:甘草反海藻、大戟、甘遂、芫花;乌头反半夏、瓜蒌、贝母、白蔹、白及;藜芦反人参、丹参、沙参、玄参、细辛、芍药。"[23]21

《中华临床中药学》:"十八反指乌头与半夏、瓜蒌、川贝母、白蔹、白及相反;甘草与海藻、大戟、甘遂、芫花相反;藜芦与人参、丹参、玄参、南沙参、苦参、细辛、芍药相反。"[32]133

《中医辞海》:"十八反:基础理论名词。中药配伍禁忌的一类。两种药物同用,发生剧烈的毒性反应或副作用,称相反。据文献记载有十八种药物相反:甘草反海藻、大戟、甘遂、芫花;乌头反半夏、瓜蒌、贝母、白蔹、白及;藜芦反人参、丹参、玄参、沙参、细辛、芍药(反玄参系《本草纲目》增入,所以实有十九味药)。十八反是古人经验,有的不尽符合临床实际,有待于进一步研究。"[29]38

《中华本草》:"十八反是在'相反'基础上形成的一组最为严格的配伍禁忌。"[31]48

《中医药常用名词术语辞典》:"十八反属中药配伍禁忌。为多数本草记载,属于相反关系的十八种药物。即甘草反海藻、大戟、甘遂、芫花;乌头反半夏、瓜蒌、贝母、白蔹、白及;藜芦反人参、丹参、沙参、玄参、细辛、芍药。《本草纲目》增入藜芦反玄参。十八反系古人经验,有的与临床不尽相符,有待进一步研究。"[28]3

《中药学》(高学敏):"'十八反歌'最早见于

张子和《儒门事亲》：'本草明言十八反，半蒌贝蔹及攻乌；藻戟遂芜俱战草，诸参辛芍叛藜芦'。共载相反中药18种，即：甘草反海藻、大戟、甘遂、芫花；乌头反半夏、瓜蒌、贝母、白蔹、白及；藜芦反人参、丹参、苦参、玄参、沙参、细辛、芍药。"[24]39

《中医药学名词》："古代中药文献以歌诀或列表记载的中药相反配伍禁忌。《蜀本草》原有十八种，后世续有增加，已不限于十八种。"[26]135

《临床中药学》："'十八反''十九畏'的若干配伍药对，均属于药物七情中的相反范畴。十八反：甘草反海藻、大戟、甘遂、芫花；乌头反半夏、瓜蒌、贝母、白蔹、白及；藜芦反人参、丹参、玄参、沙参、苦参、细辛、芍药。"[33]109

《中医学》（李家邦）："历代医家对配伍禁忌药物的认识都不一致，金元时期才把药物的配伍禁忌概括为'十八反''十九畏'，并编成歌诀流传至今。'十八反'歌最早见于金代张子和《儒门事亲》：'本草明言十八反，半蒌贝蔹及攻乌；藻戟遂芜俱战草，诸参辛芍叛藜芦'。"[34]121

《中国中医药学术语集成·中药学》："十八反指金元时期将中药编成的歌诀，有十八种药物性能相反，即甘草反海藻、大戟、甘遂、芫花；乌头反半夏、瓜蒌、贝母、白蔹、白及；藜芦反人参、丹参、玄参、沙参、细辛、芍药。"[30]15

《中国中医药学主题词表》："十八反属中药配伍；古代中药文献以歌诀或列表记载的中药相反配伍禁忌。《蜀本草》原有十八种，后世续有增加，已不限于十八种。"[27]II-796

《中药学》（钟赣生）："'十八反歌诀'最早见于金·张子和《儒门事亲》：'本草明言十八反，半蒌贝蔹及攻乌；藻戟遂芜俱战草，诸参辛芍叛藜芦'。十八反是指乌头（包括川乌、草乌、附子）反浙贝母、川贝母、平贝母、伊贝母、湖北贝母、瓜蒌、瓜蒌皮、瓜蒌子、天花粉、半夏、白及、白蔹；甘草反甘遂、京大戟、红大戟、海藻、芫花；藜芦反人参、西洋参、党参、丹参、玄参、南沙参、北沙参、苦参、细辛、白芍、赤芍。"[25]39

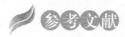
参考文献

［1］ 未著撰人.神农本草经[M].[清]顾观光重辑.北京：人民卫生出版社，1956：17.

［2］ [汉]张仲景.金匮玉函经[M].北京：人民卫生出版社，1955：16.

［3］ [汉]张仲景.伤寒杂病论[M].刘世恩，毛绍芳点校.北京：华龄出版社，2000：360.

［4］ [汉]张机.金匮要略方论[M].北京：人民卫生出版社，1956：29.

［5］ [南北朝]陶弘景.本草经集注（辑校本）[M].尚志钧，尚元胜辑校.北京：人民卫生出版社，1994：11，94，96，103，104，107，109，110，113.

［6］ [宋]掌禹锡.嘉祐本草（辑复本）[M].尚志钧辑复.北京：中医古籍出版社，2009：10.

［7］ [唐]苏敬，等.新修本草（辑复本）[M].尚志钧辑复.合肥：安徽科学技术出版社，1981：19，76.

［8］ [唐]孙思邈.备急千金要方[M].北京：人民卫生出版社，1982：5，10.

［9］ [宋]唐慎微.经史证类备急本草[M].尚志钧，郑金生，尚元藕，等点校.北京：华夏出版社，1993：7，60.

［10］ [宋]王怀隐.太平圣惠方[M].郑金生，汪惟刚，董志珍校点.北京：人民卫生出版社，2016：28，30.

［11］ [宋]陈衍.宝庆本草折衷[M].郑金生，张同君辑校.北京：人民卫生出版社，1991：28.

［12］ [金]张子和.儒门事亲[M].邓铁涛，赖畴整理.北京：人民卫生出版社，2005：348.

［13］ [明]刘纯.医经小学[M].郑红斌，钟海平，裘伟国校注.北京：中国中医药出版社，2015：17.

［14］ [明]朱橚.普济方[M].北京：人民卫生出版社，1960：4620.

［15］ [明]杜文燮.药鉴[M].张向群校注.北京：中国中医药出版社，1993：14.

［16］ [明]缪希雍.炮炙大法[M].北京：人民卫生出版社，1956：102.

［17］ [明]陈嘉谟.本草蒙筌[M].张印生，韩学杰，赵慧玲主校.北京：中医古籍出版社，2009：75，188，240.

［18］ [明]张介宾.景岳全书[M].上海：上海科学技术出版社，1959：913.

［19］ [明]李时珍.本草纲目[M].张守康，张向群，王国辰主校.北京：中国中医药出版社，1998：46.

［20］ [清]唐容川.本草问答[M].陆拯校点.北京：中国中医药出版社，2013：21.

［21］ 孟景春，周仲瑛.中医学概论[M].北京：人民卫生出版社，1958：159.

［22］ 凌一揆.中药学[M].上海：上海科学技术出版社，1984：12.

[23] 雷载权.中药学[M].上海：上海科学技术出版社，1995：21.

[24] 高学敏.中药学[M].北京：中国中医药出版社，2002：39.

[25] 钟赣生.中药学[M].北京：中国中医药出版社，2016：39.

[26] 中医药学名词审定委员会.中医药学名词[M].北京：科学出版社，2005：135.

[27] 吴兰成.中国中医药学主题词表[M].北京：中医古籍出版社，2008：Ⅱ-796.

[28] 李振吉.中医药常用名词术语辞典[M].北京：中国中医药出版社，2001：3.

[29] 袁钟,图娅,彭泽邦,等.中医辞海：上册[M].北京：中国医药科技出版社，1999：38.

[30] 施毅.中药学[M]//曹洪欣,刘保延.中国中医药学术语集成.北京：中医古籍出版社，2006：15.

[31] 国家中医药管理局《中华本草》编委会.中华本草：第一册[M].上海：上海科学技术出版社，1999：48.

[32] 雷载权,张廷模.中华临床中药学：上卷[M].北京：人民卫生出版社，1998：133.

[33] 高学敏,钟赣生.临床中药学[M].石家庄：河北科学技术出版社，2006：109.

[34] 李家邦.中医学[M].北京：人民卫生出版社，2006：121.

（臧文华）

3 • 002

十九畏

shí jiǔ wèi

一、规范名

【汉文名】十九畏。

【英文名】nineteen inhibitions。

【注释】古代中医药文献记载以十九畏歌诀为基础的中药配伍禁忌。

二、定名依据

"相畏"虽早在《神农本草经》中就有记载，但查阅明代以前的主要医药著作，如《神农本草经》《本草经集注》《雷公炮炙论》《新修本草》《本草拾遗》《经史证类备急本草》《千金翼方》《珍珠囊》等，均无"十九畏"的相关记载。现存资料中，最早记载"十九畏"歌诀的是元代李东垣《珍珠囊补遗药性赋》卷一之"用药发明"。

明代《医经小学》《药鉴》乃至近现代文献，十九畏歌诀除个别文字有些出入外，具体药物没有增减。以上著作对后世有较大影响。因此"十九畏"作为规范名便于达成共识，符合术语定名的约定俗成原则。

历版普通高等教育中医药类规划教材《中药学》（高学敏）和《中药学》（钟赣生）等对"十九畏"均作了明确的阐述，现代有关著作均以"十九畏"作为规范名，并将其列为配伍禁忌范畴，如《中国中医药学主题词表》《中医辞海》《中医药常用名词术语辞典》和《中国中医药学术语集成·中药学》。此外，现代有代表性的中药学著作如《中华本草》《中华临床中药学》《临床中药学》等也以"十九畏"作为规范名，《中医学概论》《中医学》等均持相同观点。

我国 2005 年出版的由全国科学技术名词审定委员会审定公布的《中医药学名词》已以"十九畏"作为规范名。所以"十九畏"作为规范名也符合术语定名的协调一致原则。

三、同义词

未见。

四、源流考释

"相畏"虽早在《神农本草经》中就有记载，如"若有毒宜制，可用相畏相杀者。不尔，勿合用也"[1]17。但自宋代始，相畏就与相恶、相反混淆起来,被视为配伍禁忌,与《神农本草经》"若有毒宜制,可用相畏相杀者"的原义不同。作为中药配伍禁忌的"十九畏"就是在这种情况下提出的[2]39。

查阅金元以前的主要医药著作,如《神农本草经》《本草经集注》《雷公炮炙论》《新修本草》《本草拾遗》《经史证类备急本草》《千金翼方》《珍珠囊》等均无"十九畏"的相关记载。"十九畏"形成约在元代、明代之间,从现有资料来看,"十九畏"之说最早见于元代李东垣《珍珠囊补遗药性赋》卷一"用药发明"[3]12,一开始就是以歌诀的形式存在。其记载如下:"十九畏歌 硫黄原是火中精。朴硝一见便相争。水银莫与砒霜见。狼毒最怕密陀僧。巴豆性烈最为上。偏与牵牛不顺情。丁香莫与郁金见。牙硝难合京三棱。川乌草乌不顺犀。人参最怕五灵脂。官桂善能调冷气。若逢石脂便相欺。大凡修合看顺逆。炮爁炙煿莫相依。"[3]12 其后,明代刘纯《医经小学》卷一中对"十九畏"的歌括亦进行了的论述[4]17。从《珍珠囊补遗药性赋》[3]12《医经小学》[4]17《药鉴》[5]14 到近现代文献,"十九畏"歌诀除个别文字有些出入外,具体药物没有增减。

从歌诀本身看,"十九畏"就是配伍禁忌。但《神农本草经》"七情"中的"相畏"并不是"勿用""不可用"的配伍,而是指二药合用,一种药物的毒性或副作用,能被另一种药物减轻或消除。"相畏"不仅不属于配伍禁忌,《神农本草经》还明确提出"若有毒宜制,可用相畏相杀者"[1]17,亦即临床应用有毒药物时,还应利用"相畏"关系,以降低毒副效应。然而,"十九畏"的"畏"有"畏避""避开"的意思。"十九畏"歌诀亦明言"莫相依",即认为这些药对不宜合用。可见,"十九畏"歌诀作者并不认为这些药对之间具有"七情"中的"相畏"关系。此外,宋以前的本草,截止《经史证类备急本草》,收载相畏112条,涉及201味药,竟没有一条与"十九畏"相符或相近者。《本草纲目》收载相畏150条,涉及386味药,只有人参畏五灵脂[6]301、狼毒畏密

陀僧[6]487、水银畏砒霜[6]223、丁香畏郁金[6]826、石硫磺畏朴硝[6]284 5条与"十九畏"相同,五灵脂恶人参相似[6]1097,附子畏犀角[6]500 近似。《本草备要》[7]140《本草从新》[8]103 增列水银畏磁石,改称肉桂忌石脂,而不言硫磺畏朴硝。可见,"十九畏"并非来自七情中的相畏。

十九畏是前人留给我们的关于配伍时可能发生不良反应,影响治疗效果的告诫。但由于绝大多数没有说明配伍禁忌的条件及配伍后的不良后果,以致后世对"十九畏"的含义与意义众说纷纭,莫衷一是。传统上,"十九畏"主要是配伍禁忌,《中华人民共和国药典》第1部(1963年版)"凡例"中明确规定"注明畏、恶、反者系指一般情况下不宜同用"[9]2,虽不称"十九畏",但就其内容及不宜同用的规定来看,是将"十九畏"作为配伍禁忌对待的。

历版普通高等教育中医药类规划教材《中药学》对"十九畏"均作了明确的阐述,"目前医药界共同认可的配伍禁忌,有'十八反'和'十九畏';十九畏:硫磺畏朴硝,水银畏砒霜,狼毒畏密陀僧,巴豆畏牵牛,丁香畏郁金,牙硝畏三棱,川乌、草乌畏犀角,人参畏五灵脂,官桂畏石脂。"并指出在尚未搞清反药是否能同用的情况下,临床用药应持慎重态度,若无充分根据和应用经验,仍须避免盲目配合应用。如《中药学》(凌一揆)[10]12、《中药学》(雷载权)[11]21、《中药学》(高学敏)[12]39 和《中药学》(钟赣生)[2]39。

现代有关著作均以"十九畏"作为规范名,并将其列为配伍禁忌范畴,如全国科学技术名词审定委员会审定公布的《中医药学名词》[13]135《中国中医药学主题词表》[14]Ⅱ-798《中医辞海》[15]39《中医大辞典》[16]13《中医药常用名词术语辞典》[17]3《中国中医药学术语集成·中药学》[18]15。此外,现代有代表性的中药学著作如《中华本草》[19]48《中华临床中药学》[20]133《临床中药学》[21]109 等也以"十九畏"作为规范名,《中医学概论》[22]221《中医学》[23]121 等均持相同观点。

五、文献辑录

《神农本草经》卷一："药有阴阳配合，子母兄弟，根茎花实，草石骨肉。有单行者，有相须者，有相使者，有相畏者，有相恶者，有相反者，有相杀者。凡此七情，合和视之，当用相须相使者良，勿用相恶相反者。若有毒宜制，可用相畏相杀者。不尔，勿合用也。"[1]17

《珍珠囊补遗药性赋》卷一："十九畏歌：硫黄原是火中精，朴硝一见便相争。水银莫与砒霜见，狼毒最怕密陀僧。巴豆性烈最为上，偏与牵牛不顺情。丁香莫与郁金见，牙硝难合京三棱。川乌草乌不顺犀，人参最怕五灵脂。官桂善能调冷气，若逢石脂便相欺。大凡修合看顺逆，炮爁炙煿莫相依。"[3]12

《医经小学》卷一："十九畏……硫黄原是火中精，朴硝一见便相争。水银莫与砒相见，狼毒最怕密陀僧。巴豆性烈最为上，偏与牵牛不顺情。丁香莫与郁金见，牙硝难合京三棱。川乌草乌不顺犀，人参又忌五灵脂。官桂善能调冷气，若逢石脂便相欺。大凡修合看顺逆，炮爁炙煿要精微。"[4]17

《药鉴》卷一："十九畏药性……硫黄原是火中精，朴硝一见便相争。水银莫与砒霜见，狼毒最怕密陀僧。巴豆性烈最为上，却与牵牛不顺情。丁香莫与郁金见，牙硝难合京三棱。川乌草乌不顺犀，人参又忌五灵脂。官桂善能调冷气，石脂相见便蹊跷。"[5]14

《本草纲目》卷九："水银畏磁石、砒霜。"[6]223

卷十一："石硫磺畏朴硝。"[6]284

卷十二："人参，畏五灵脂，恶皂荚、黑豆，动紫石英。"[6]301

卷十七："狼毒畏占斯、密陀僧也。"[6]487"附子畏绿豆、乌韭、童溲、犀角。"[6]500

卷三十四："丁香畏郁金。"[6]826

卷四十八："五灵脂，甘，温，无毒。恶人参，损人。"[11]1097

《本草备要·木部》："肉桂，得人参、甘草、麦冬良。忌生葱、石脂。"[7]140

"金石水土部"："水银畏磁石、砒霜。"[7]230"石硫磺畏细辛、诸血、醋。"[7]243

《本草从新》卷七："肉桂，得人参、甘草、麦冬良。忌生葱、石脂。"[8]103

卷十三："水银畏磁石、砒霜。"[8]189"石硫磺畏细辛、醋、诸血。"[8]201

《中医学概论》："十九畏歌括：硫黄原是火中精，朴硝一见便相争。水银莫与砒霜见，狼毒最怕密陀僧。巴豆性烈最为上，偏与牵牛不顺情。丁香莫与郁金见，牙硝难合荆三棱。川乌草乌不顺犀，人参最怕五灵脂。官桂善能调冷气，若逢石脂便相欺。大凡修合看顺逆，炮爁炙煿莫相依。"[22]221

《中华人民共和国药典·凡例》第1部："注明畏、恶、反者系指一般情况下不宜同用。"[9]2

《中药学》(凌一揆)："十九畏：硫磺畏朴硝，水银畏砒霜，狼毒畏密陀僧，巴豆畏牵牛，丁香畏郁金，川乌、草乌畏犀角，牙硝畏三棱，官桂畏石脂，人参畏五灵脂……由于对'十八反'和'十九畏'的研究，还有待进一步作较深入的实验和观察，并研究其机理，因此，目前应采取慎重态度。一般来说，对于其中一些药物，若无充分根据和应用经验，仍须避免盲目配合应用。"[10]12

《中药学》(雷载权)："目前医药界共同认可的配伍禁忌，有'十八反'和'十九畏'；十九畏：硫磺畏朴硝，水银畏砒霜，狼毒畏密陀僧，巴豆畏牵牛，丁香畏郁金，牙硝畏三棱，川乌、草乌畏犀角，人参畏五灵脂，官桂畏石脂。"[11]21

《中华临床中药学》："十九畏指硫黄与朴硝、水银与砒霜、狼毒与密陀僧、巴豆与牵牛子、丁香与郁金、牙硝与荆三棱、川乌与犀角、草乌与犀角、人参与五灵脂、官桂与赤石脂不宜配伍应用。"[20]133

《中医辞海》："十九畏……基础理论名词。中药配伍禁忌的一类。两种药物同用，一种药物受到另一种药物的抑制，减低其毒性或功效，甚至完全丧失功效，称相畏。据文献记载有十九种药物相畏：硫黄畏朴硝，水银畏砒霜，狼毒畏密陀僧，巴豆畏牵牛，丁香畏郁金，牙硝畏三棱，川乌、草乌畏犀角，人参畏五灵脂，肉桂畏赤石脂。十九畏是古人经验，有的不符合临床实际，有待于进一步研究。"[15]39

《中华本草》："十九畏是与十八反相仿的另一组配伍禁忌。"[19]48

《中医药常用名词术语辞典》："十九畏属中药配伍禁忌。多数本草记载，有十九种相畏的药物：即硫黄畏朴硝，水银畏砒霜，狼毒畏密陀僧，巴豆畏牵牛，丁香畏郁金，牙硝畏三棱，川乌、草乌畏犀角，人参畏五灵脂，肉桂畏赤石脂。《本草纲目》增入藜芦反玄参。十九畏系古人经验，有的与临床不尽相符，有待进一步研究。"[17]3

《中药学》(高学敏)："'十九畏'歌首见于明代刘纯《医经小学》：'硫黄原是火中精，朴硝一见便相争。水银莫与砒霜见，狼毒最怕密陀僧。巴豆性烈最为上，偏与牵牛不顺情。丁香莫与郁金见，牙硝难合荆三棱。川乌草乌不顺犀，人参最怕五灵脂。官桂善能调冷气，若逢石脂便相欺。大凡修合看顺逆，炮爁炙煿莫相依'。指出了共19个相畏(反)的药物：硫磺畏朴硝，水银畏砒霜，狼毒畏密陀僧，巴豆畏牵牛，丁香畏郁金，牙硝畏三棱，川乌、草乌畏犀角，人参畏五灵脂，官桂畏赤石脂。"[12]39

《中医大辞典》："十九畏……中药配伍禁忌的一类。一种药物受到另一种药物的抑制，减低其毒性或功效，甚至完全丧失功效，称相畏。据文献记载有十九种药物相畏：硫黄畏朴硝，水银畏砒霜，狼毒畏密陀僧，巴豆畏牵牛，丁香畏郁金，牙硝畏三棱，川乌、草乌畏犀角，人参畏五灵脂，肉桂畏赤石脂。十九畏是古人经验，有的不尽符合临床实际，有待于进一步研究。"[16]13

《临床中药学》："'十八反''十九畏'的若干配伍药对，均属于药物七情中的相反范畴。十九畏：硫黄畏朴硝，水银畏砒霜，狼毒畏密陀僧，巴豆畏牵牛，丁香畏郁金，牙硝畏三棱，川乌、草

乌畏犀角，人参畏五灵脂，官桂畏石脂。"[21]109

《中医学》："历代医家对配伍禁忌药物的认识都不一致，金元时期才把药物的配伍禁忌概括为'十八反''十九畏'，并编成歌诀流传至今。'十九畏'歌首见于明代刘纯《医经小学》：'硫黄原是火中精，朴硝一见便相争。水银莫与砒霜见，狼毒最怕密陀僧。巴豆性烈最为上，偏与牵牛不顺情。丁香莫与郁金见，牙硝难合荆三棱。川乌草乌不顺犀，人参最怕五灵脂。官桂善能调冷气，若逢石脂便相欺。大凡修合看顺逆，炮爁炙煿莫相依'。"[23]121

《中国中医药学术语集成·中药学》："十九畏指金元时期将中药配伍禁忌编成的歌诀，十九种药物性能相畏，即硫黄畏朴硝，水银畏砒霜，狼毒畏密陀僧，巴豆畏牵牛，丁香畏郁金，牙硝畏三棱，川乌、草乌畏犀角，人参畏五灵脂，官桂畏石脂。"[18]15

《中药学》(钟赣生)："但从宋代开始，一些医药著作中，出现畏、恶、反名称使用混乱的状况，与《神农本草经》'相畏'的原义相悖。作为中药配伍禁忌的'十九畏'就是在这种情况下提出的……'十九畏'歌首见于明代刘纯《医经小学》：'硫黄原是火中精，朴硝一见便相争。水银莫与砒霜见，狼毒最怕密陀僧。巴豆性烈最为上，偏与牵牛不顺情。丁香莫与郁金见，牙硝难合荆三棱。川乌草乌不顺犀，人参最怕五灵脂。官桂善能调冷气，若逢石脂便相欺。大凡修合看顺逆，炮爁炙煿莫相依'。十九畏是指：硫磺畏朴硝(芒硝)，水银畏砒霜，狼毒畏密陀僧，巴豆畏牵牛，丁香畏郁金，川乌、草乌畏犀角，牙硝(芒硝)畏三棱，官桂(肉桂)畏赤石脂，人参畏五灵脂。"[2]39

《中医药学名词》："古代中药文献记载以十九畏歌诀为基础的中药相畏配伍禁忌。"[13]135

《中国中医药学主题词表》："十九畏属中药配伍；古代中药文献记载以十九畏歌诀为基础的中药相畏配伍禁忌。"[14]II-798

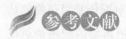

参考文献

[1] 未著撰人.神农本草经[M].[清]顾观光重辑.北京：人民卫生出版社,1956：17.

[2] 钟赣生.中药学[M].北京：中国中医药出版社,2016：39.

[3] [元]李东垣.珍珠囊补遗药性赋[M].[明]李士材编;[清]王晋三重订.上海：上海科学技术出版社,1958：12.

[4] [明]刘纯.医经小学[M].郑红斌,钟海平,裘伟国校注.北京：中国中医药出版社,2015：17.

[5] [明]杜文燮.药鉴[M].张向群校注.北京：中国中医药出版社,1993：14.

[6] [明]李时珍.本草纲目[M].张守康,张向群,王国辰主校.北京：中国中医药出版社,1998：223,284,301,487,500,826,1097.

[7] [清]汪昂.本草备要[M].余力,陈赞育校注.北京：中国中医药出版社,1998：140,230,243.

[8] [清]吴仪洛.本草从新[M].朱建平,吴文清点校.北京：中医古籍出版社,2001：103,189,201.

[9] 中华人民共和国药典委员会.中华人民共和国药典：一部[M].北京：人民卫生出版社,1964：2.

[10] 凌一揆.中药学[M].上海：上海科学技术出版社,1984：12.

[11] 雷载权.中药学[M].上海：上海科学技术出版社,1995：21.

[12] 高学敏.中药学[M].北京：中国中医药出版社,2002：39.

[13] 中医药学名词审定委员会.中医药学名词[M].北京：科学出版社,2005：135.

[14] 吴兰成.中国中医药学主题词表[M].北京：中医古籍出版社,2008：Ⅱ-798.

[15] 袁钟,图娅,彭泽邦,等.中医辞海：上册[M].北京：中国医药科技出版社,1999：39.

[16] 李经纬,余瀛鳌,蔡景峰,等.中医大辞典[M].北京：人民卫生出版社,2004：13.

[17] 李振吉.中医药常用名词术语辞典[M].北京：中国中医药出版社,2001：3.

[18] 施毅.中药学[M]//曹洪欣,刘保延.中国中医药学术语集成.北京：中医古籍出版社,2006：15.

[19] 国家中医药管理局《中华本草》编委会.中华本草：第一册[M].上海：上海科学技术出版社,1999：48.

[20] 雷载权,张廷模.中华临床中药学：上卷[M].北京：人民卫生出版社,1998：133.

[21] 高学敏,钟赣生.临床中药学[M].石家庄：河北科学技术出版社,2006：109.

[22] 南京中医学院主编.中医学概论[M].北京：人民卫生出版社,1958：221.

[23] 李家邦.中医学[M].北京：人民卫生出版社,2006：121.

（臧文华）

3 · 003

七 情

qī qíng

一、规范名

【汉文名】七情。

【英文名】 seven combinations of Chinese medicinals。

【注释】单行、相须、相使、相畏、相杀、相恶、相反等中药应用的七个方面的合称。

二、定名依据

秦汉时期《神农本草经》一书中首先提出"七情"的观点。

宋以前"七情"理论仍停留在《神农本草经》的总体认识水平,此时期"七情"理论以《神农本草经》论述为理论内核,张仲景、陶弘景分别针对七情理论做出了有益的论述。张仲景在理论与实践上对"七情"内涵进行了探索,陶弘景举例解释了"七情"的含义。

明清时期是七情理论发展的重要时期,陈嘉谟《本草蒙筌》对七情理论进行了系统整理,全面阐释"七情"含义,并予以举例说明。李时珍《本草纲目》采纳各家论述,简明扼要分述"七情",并对其指导临床用药抒以己见。清代《本草求真》对七情的论述原文引述《本草纲目》的内容。以上著作均为历代的重要本草著作，对后世有较大影响。因此"七情"作为规范名便于达成共识，符合术语定名的约定俗成原则。

现代有关著作均沿用《神农本草经》的记载以"七情"作为规范名，如全国中医药行业高等教育"十三五"规划教材《中药学》(钟赣生)以及辞书类著作《中医大辞典》《中医辞海》《中医药常用名词术语辞典》等均以"七情"作为规范名。现代有代表性的中药学著作如《中华本草》《中药学图表解》《中药方剂学》等亦以"七情"作为规范名。说明把单行、相使、相须、相畏、相杀、相恶、相反合称以"七情"作为规范名已成为共识。

我国 2005 年出版的由全国科学技术名词审定委员会审定公布的《中医药学名词》已以"七情"作为规范名。"七情"作为规范名也符合术语定名的协调一致原则。

三、同义词

未见。

四、源流考释

中药"七情"理论的起源应追溯到秦汉时期，大约成书于此时期的《神农本草经》一书中首先提出药物"七情"："药有阴阳配合，子母兄弟，根茎花实，草石骨肉。有单行者，有相须者，有相使者，有相畏者，有相恶者，有相反者，有相杀者。凡此七情，合和视之，当用相须、相使者良，勿用相恶、相反者。若有毒宜制，可用相畏、相杀者。不尔，勿合用也。"[1]17 此段文字最早将复方中单味药之间的配伍关系概括为单行、相须、相使、相畏、相恶、相反、相杀七种情况。但并未对"七情"含义作具体解释，只提到了临床应用的原则，即"当用""勿用""若有毒宜制，可用"及"不尔，勿合用"，成为"七情"配伍理论的发端。

宋以前"七情"理论仍以《神农本草经》论述

为理论内核。《金匮玉函经》中提出的药物配伍关系与《神农本草经》不同，对后世医家所产生的影响也不及《神农本草经》。其卷一"证治总例"论述如下："药有相生相杀，相恶相反，相畏相得，气力有强有弱，有君臣相理，佐使相持。若不广通诸经，焉知草木好恶，或医自以意加减，更不依方分配，使诸草石，强弱相欺，胜负不顺，入人腹内，不能治病，自相斗争，使人逆乱，力胜刀剑。若调和得宜，虽未去病，犹得利安五脏，令病无至增剧。"[2]16 张仲景虽然没有具体解释每一种配伍关系的含义，但却提出药性研究的重要性，须"广通诸经""知草木好恶"，并提出合理配伍的观点，须"依方分配""调和得宜"。此书中除传承《神农本草经》相杀、相畏、相恶、相反配伍，还提出了相生、相得两种不同的配伍关系，是对中药"七情"理论的有益探索和补充。

南北朝时期，梁代陶弘景在《本草经集注》卷第一"序录"中完整收录《神农本草经》中有关中药"七情"理论的论述，并进一步阐述："今检旧方，用药亦有相恶、相反者，服之乃不为害。或能有制持之者，犹如寇、贾辅汉，程、周佐吴，大体既正，不得以私情为害。虽尔，恐不如不用"[3]11"相反为害，深于相恶。相恶者，谓彼虽恶我，我无忿心，犹如牛黄恶龙骨，而龙骨得牛黄更良，此有以相制伏故也。相反者，则彼我交仇，必不宜合，今画家用雌黄、胡粉相近，便自黯妒。粉得黄则黑，黄得粉亦变，此盖相反之证也。"[3]94 五代韩保昇《蜀本草》首先统计了有"七情"关系的药物数目，原书已佚，但对七情进行分类统计的内容保存于掌禹锡《嘉祐本草》一书中。其文曰："臣禹锡等谨按蜀本注云：凡三百六十五种，有单行者七十一种，相须者十二种，相使者九十种，相畏者七十八种，相恶者六十种，相反者十八种，相杀者三十六种。"[4]10 七情合和的总数恰为 365 种，有学者认为《蜀本草》统计的七情合和药物数正是《神农本草经》中所载药物数目，其将 365 种药畏恶相须相使"七情药例"等资料作了全面统计。

唐代苏敬等《新修本草》沿袭了《神农本草经》中"七情"理论和《本草经集注》中对"七情"含义的论述[5]19。孙思邈《备急千金要方》亦完整保留了《神农本草经》"七情"理论的内容[6]5。宋代《太平圣惠方》第二卷"分三品药及反恶"及"药相反"中将"相反"配伍单独列出，以警醒后人注意[7]30。宋代掌禹锡《嘉祐本草》[4]10、唐慎微《经史证类备急本草》[8]7综合了《神农本草经》《本草经集注》《蜀本草》中有关"七情"的论述。

总之，宋以前本草著作对中药"七情"的论述基本上以《神农本草经》所载为理论核心，沿袭《本草经集注》之观点，讨论"七情"均以相须、相使并提，相畏、相杀并提，相恶、相反并提，对每种配伍关系未做明确解释，在理论上没有重大突破。

自宋代始，出现了"相畏"与"相恶"混淆的情况，"相畏"与"相恶"同被视为配伍禁忌。金元时期的本草著作更加重视相反配伍，张子和《儒门事亲》卷十四[9]348首载"十八反"歌诀，将其作为配伍禁忌。李东垣《珍珠囊补遗药性赋》卷一"用药法"中把相畏解释为相恶的配伍关系，认为"彼所畏者，我必恶之；我所恶者，彼亦畏我"[10]9，并在卷一"用药发明"中首载"十九畏"歌诀[10]12，与"十八反"歌并行流传至今。从歌诀内容看，"十九畏"是作为配伍禁忌提出的，但《神农本草经》"七情"中的"相畏"并不是"勿用""不可用"的配伍，而是指二药合用，一种药物的毒性或副作用，能被另一种药物减轻或消除。"相畏"不仅不属于配伍禁忌，临床应用有毒药物时，还应利用"相畏"关系，以降低毒副效应。然而，"十九畏"的"畏"有"畏避""避开"的意思。"十九畏"歌诀亦明言"莫相依"，即认为这些药对不宜合用。可见，"十九畏"歌诀作者并不认为这些药对之间具有"七情"中的"相畏"关系，与《神农本草经》药性七情"若有毒宜制，可用相畏相杀者"的原义不同。

明代是中药"七情"理论发展的重要时期，陈嘉谟、李时珍对"七情"含义的深入探讨影响

至今。陈嘉谟《本草蒙筌》对"七情"理论进行了系统整理，全面阐释"七情"含义，并予以举例说明[11]17。李时珍《本草纲目》采纳各家论述，简明扼要分述"七情"，并阐发其对临床用药的指导价值："独行者，单方不用辅也。相须者，同类不可离也。如人参、甘草；黄柏、知母之类。相使者，我之佐使也。相恶者，夺我之能也。相畏者，受彼之制也。相反者，两不相合也。相杀者，制彼之毒也。古方多有用相恶、相反者，盖相须、相使同用者，帝道也。相畏、相杀同用者，王道也。相恶、相反同用者，霸道也。有经、有权，在用者识悟尔。"[12]41概括言之，七情药物相互配合，其结果可产生以下三种不同的情况：增强药物疗效，即所谓"帝道"，如相须、相使配伍；减毒以利治疗，即所谓"王道"，如李时珍所举的相畏、相杀，陈嘉谟所述的相恶均属之；减效增毒或致损伤，即所谓"霸道"，李时珍认为相恶、相反均是，陈嘉谟则认为只有相反属之。

清代本草著作多沿袭前人观点，在理论上未有新的发挥，如《本经逢原》[13]28,101《要药分剂》[14]438等，《本草求真》[15]331对"七情"的论述则全文引述《本草纲目》的内容。经历了明清时期，"七情"理论已趋于成熟和完善。全国历版统编教材《中药学》对"七情"的解释一直将李时珍的释义作为蓝本，如《中药学》(凌一揆)[16]11、《中药学》(雷载权)[17]20、《中药学》(高学敏)[18]36、《中药学》(钟赣生)[19]37，后世在此基础上没有更大的突破。

现代有关著作均沿用《神农本草经》的记载，以"七情"作为规范名，如《中医药学名词》载："七情是单行、相使、相须、相畏、相杀、相恶、相反的合称。说明中药配伍后药效、毒性变化的关系。"[20]135《中医辞海》载："七情指药物配伍的七种不同作用。"[21]73《中医药常用名词术语辞典》称："七情是指中药配伍的七种不同的作用，即单行、相杀、相畏、相使、相须、相反和相恶。"[22]5《中医大辞典》载："七情是药物配伍的七种不同作用。即：单行、相使、相须、相畏、相

杀、相恶、相反(《神农本草经》)。"[23]23《中华本草》载:"所谓七情,是指单行、相须、相使、相畏、相杀、相恶、相反七种配伍变化。"[24]212 以及《中药方剂学》[25]21《张廷模临床中药学讲稿》[26]79 等均持相同观点,只是表述略有不同。

五、文献辑录

《神农本草经》卷一:"药有阴阳配合,子母兄弟,根茎花实,草石骨肉。有单行者,有相须者,有相使者,有相畏者,有相恶者,有相反者,有相杀者。凡此七情,合和视之,当用相须、相使者良,勿用相恶、相反者。若有毒宜制,可用相畏、相杀者。不尔,勿合用也。"[1]17

《金匮玉函经》卷一:"药有相生相杀,相恶相反,相畏相得,气力有强有弱,有君臣相理,佐使相持。若不广通诸经,焉知草木好恶,或医自以意加减,更不依方分配,使诸草石,强弱相欺,胜负不顺,入人腹内,不能治病,自相斗争,使人逆乱,力胜刀剑。若调和得宜,虽未去病,犹得利安五脏,令病无至增剧。"[2]16

《本草经集注》卷一:"今检旧方用药,并亦有相恶、相反者,服之不乃为忤。或能复有制持之者,犹如寇、贾辅汉,程、周佐吴,大体既正,不得以私情为害。虽尔,恐不如不用。今仙方甘草丸,有防己、细辛;世方五石散,有栝蒌、干姜,略举大者如此。其余复有数十余条,别注在后。半夏有毒,用之必须生姜,此是取其所畏,以相制耳。其相须相使,不必同类,犹如和羹,调食鱼肉,葱、豉各有所宜,共相宣发也。"[3]11"相反为害,深于相恶。相恶者,谓彼虽恶我,我无忿心,犹如牛黄恶龙骨,而龙骨得牛黄更良,此有以相制伏故也。相反者,则彼我交仇,必不宜合。今画家用雌黄、胡粉相近,便自黯妒。粉得黄则黑,黄得粉亦变,此盖相反之证也。"[3]94

《新修本草》序卷一:"有单行者,有相须者,有相使者,有相畏者,有相恶者,有相反者,有相杀者。凡此七情,合和当视之,相须、相使者良,勿用相恶相反者。"[5]19

《备急千金要方》卷一:"又有阴阳配合,子母兄弟,根茎花实,草石骨肉。有单行者,有相须者,有相使者,有相畏者,有相恶者,有相反者,有相杀者。凡此七情,合和之时,用意视之,当用相须、相使者良,勿用相恶、相反者。若有毒宜制,可用相畏、相杀者,不尔勿合用也……其相使、相畏七情,列之如左,处方之日,宜善究之。"[6]5

《太平圣惠方》卷二:"药相反:乌头反半夏栝蒌贝母白蔹。甘草反大戟芫花甘遂海藻。藜芦反五参细辛芍药。"[7]30

《嘉祐本草》卷一:"根叶华实,草石骨肉。有单行者,有相须者,有相使者。有相畏者,有相恶者,有相反者,有相杀者。凡此七情,合和当视之,相须、相使者良,勿用相恶相反者。若有毒宜制。可用相畏、相杀。不尔,勿合用也。臣禹锡等谨按蜀本注云:凡三百六十五种,有单行者七十一种,相须者十二种,相使者九十种,相畏者七十八种,相恶者六十种,相反者十八种,相杀者三十六种。凡此七情,合和视之……其相须、相使,不必同类,犹如和羹、调食鱼肉,葱、豉各有所宜,共相宣发也。"[4]10

《经史证类备急本草》卷一:"臣禹锡等谨按蜀本注云:凡三百六十五种,有单行者七十一种,相须者十二种,相使者九十种,相畏者七十八种,相恶者六十种,相反者十八种,相杀者三十六种。凡此七情,合和视之。"[8]7"有单行者,有相须者,有相使者,有相畏者,有相恶者,有相反者,有相杀者。凡此七情,合和视之,当用相须、相使者良,勿用相恶、相反者。若有毒宜制,可用相畏、相杀者。不尔,勿合用也。"[8]7

《儒门事亲》卷十四:"十八反:本草明言十八反,半蒌贝蔹及攻乌,藻戟遂芫俱战草,诸参辛芍叛藜芦。"[9]348

《珍珠囊补遗药性赋》卷一:"凡药有畏、恶、相反。所谓畏者,畏其制我,不得自纵,如半夏畏生姜之类是也。所谓恶者,恶其异我,不得自尽,如生姜恶黄芩之类是也。统而论之,彼所畏者,我必恶之;我所恶者,彼必畏我。相畏、相恶之中,亦有相成者,因病制方,轻重多寡之间耳。若所谓相反,则各怀酷毒,两仇不共,共则必害事也。"[10]9 "十九畏歌……硫黄原是火中精,朴硝一见便相争,水银莫与砒霜见,狼毒最怕密陀僧,巴豆性烈最为上,偏与牵牛不顺情,丁香莫与郁金见,牙硝难合京三棱,川乌草乌不顺犀,人参最怕五灵脂,官桂善能调冷气,若逢石脂便相欺,大凡修合看顺逆,炮爁炙煿莫相依。"[10]12

《本草蒙筌·总论》:"有单行者,不与诸药共剂而独能攻、补也。如方书所载独参汤、桔梗汤之类是尔。有相须者,二药相宜,可兼用之也。有相使者,能为使、卒,引达诸经也。此二者不必同类,如和羹调食,鱼肉葱豉,各有宜合,共相宣发是尔。有相恶者,彼有毒而我恶之也。有相畏者,我有能而彼畏之也。此二者不深为害,盖我虽恶彼,彼无忿心;彼之畏我,我能制伏。如牛黄恶龙骨,而龙骨得牛黄更良;黄芪畏防风,而黄芪得防风其功愈大之类是尔。有相反者,两药仇隙,必不可使和合也。如画家用雌黄、胡粉相近,便自暗妒,粉得雌则黑黄,雌得粉亦变之类是尔。有相杀者,中彼药毒,用此即能杀除也。如蛇虺毒,必用雄黄。中雄黄毒,必用防己之类是尔。凡此七情共剂可否,一览即了然也。"[11]17

《本草纲目》卷一:"独行者,单方不用辅也。相须者,同类不可离也。如人参、甘草;黄柏、知母之类。相使者,我之佐使也。相恶者,夺我之能也。相畏者,受彼之制也。相反者,两不相合也。相杀者,制彼之毒也。古方多有用相恶、相反者,盖相须、相使同用者,帝道也。相畏、相杀同用者,王道也。相恶、相反同用者,霸道也。有经、有权,在用者悟尔。"[12]41

《本经逢原》卷一:"甘草,一名国老,甘平,无毒。反海藻、甘遂、大戟、芫花……凡中满呕吐、诸湿肿满、酒客之病,不喜其甘,藻、戟、遂、芫与之相反,亦迂缓不可救昏昧耳。而胡洽治痰澼,以十枣汤加甘草、大戟,乃痰在膈上,欲另通泄,以拔病根也。古方有相恶相反并用,非妙达精微者,不知此理。"[13]28

卷二:"甘遂能泻肾经湿气,治痰之本也。不可过服,中病则止。仲景治心下留饮与甘草同用,取其相反而立功也。"[13]101

《要药分剂》卷十:"芒硝消散,破结软坚,大黄推荡,走而不守,故二药相须,同为峻下之剂。"[14]438

《本草求真》卷十:"时珍曰:药有七情:独行者,单方不辅也。相须者,同类不可离也。如人参、甘草、黄柏、知母之类。相使者,我之佐使也。相恶者,夺我之能也。相畏者,受彼之制也。相反者,两不相合也。相杀者,制彼之毒也。古方多有用相恶、相反者。盖相须、相使同用者,帝道也。相畏、相杀同用者,王道也。相恶、相反同用者,霸道也。有经有权,用者识悟尔。"[15]331

《中药学》(凌一揆):"前人把单味药的应用同药与药之间的配伍关系总结为七个方面,称为药物的'七情'。"[16]11

《中药学》(雷载权):"前人把单味药的应用同药与药之间的配伍关系称为药物'七情'。"[17]20

《中医辞海》:"七情……药物配伍的七种不同作用。"[21]73

《中华本草》:"所谓'七情',是指单行、相须、相使、相畏、相杀、相恶、相反七种配伍变化。"[24]212

《中医药常用名词术语辞典》:"七情……中药配伍的七种不同的作用。即单行、相杀、相畏、相使、相须、相反和相恶。"[22]5

《中药学》(高学敏):"《神农本草经·序例》将各种药物的配伍关系归纳为'有单行者,有相须者,有相使者,有相畏者,有相恶者,有相反者,有相杀者。凡此七情,合和视之'。"[18]36

《中医大辞典》:"七情,药物配伍的七种不同作用。即:单行、相使、相须、相畏、相杀、相恶、相反(《神农本草经》)。"[23]23

《中医药学名词》:"七情,单行、相使、相须、相畏、相杀、相恶、相反的合称。说明中药配伍后药效、毒性变化的关系。"[20]135

《中药方剂学》:"前人经过长期医疗实践,

把单味药的应用和药与药之间的配伍关系总结为七个方面，称为药物'七情'。"[25]21

《张廷模临床中药学讲稿》："古代医家在长期临床实践的过程中，逐步认识到各种药物在配合应用时，能起复杂的变化。如有些能增强或减低疗效，有些能抑制或消除毒性和烈性，有些能产生有害的副作用，等等，从而加以总结，称为'七情'。"[26]79

《中药学》（钟赣生）："前人把单味药的应用同药与药之间的配伍关系，总结为七个方面，称为中药的'七情'。它包括单行、相使、相须、相畏、相杀、相恶、相反七个方面。"[19]37

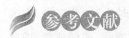

[1] 未著撰人.神农本草经[M].[清]顾观光重辑.北京：人民卫生出版社，1956：17.

[2] [汉]张仲景.金匮玉函经[M].北京：人民卫生出版社，1955：16.

[3] [南北朝]陶弘景.本草经集注(辑校本)[M].尚志钧，尚元胜辑校.北京：人民卫生出版社，1994：11，94.

[4] [宋]掌禹锡.嘉祐本草(辑复本)[M].尚志钧辑复.北京：中医古籍出版社，2009：10.

[5] [唐]苏敬，等.新修本草(辑复本)[M].尚志钧辑复.合肥：安徽科学技术出版社，1981：19.

[6] [唐]孙思邈.备急千金要方[M].北京：人民卫生出版社，1982：5.

[7] [宋]王怀隐.太平圣惠方[M].郑金生，汪惟刚，董志珍校点.北京：人民卫生出版社，2016：30.

[8] [宋]唐慎微.经史证类备急本草[M].尚志钧，郑金生，尚元藕，等点校.北京：华夏出版社，1993：7.

[9] [金]张子和.儒门事亲[M].邓铁涛，赖畴整理.北京：人民卫生出版社，2005：348.

[10] [元]李东垣.珍珠囊补遗药性赋[M].[明]李士材编，[清]王晋三重订.上海：上海科学技术出版社，1958：9，12.

[11] [明]陈嘉谟.本草蒙筌[M].张印生，韩学杰，赵慧玲主校.北京：中医古籍出版社，2009：17.

[12] [明]李时珍.本草纲目[M].张守康，张向群，王国辰主校.北京：中国中医药出版社，1998：41.

[13] [清]张璐.本经逢原[M].赵小青，裴晓峰校注.北京：中国中医药出版社，1996：28，101.

[14] [清]沈金鳌.要药分剂[M].孙玉信，朱平生点校.上海：第二军医大学出版社，2005：438.

[15] [清]黄宫绣.本草求真[M].席与民，朱肇和点校.北京：人民卫生出版社，1987：331.

[16] 凌一揆.中药学[M].上海：上海科学技术出版社，1984：11.

[17] 雷载权.中药学[M].上海：上海科学技术出版社，1995：20.

[18] 高学敏.中药学[M].北京：中国中医药出版社，2002：36.

[19] 钟赣生.中药学[M].北京：中国中医药出版社，2016：37.

[20] 中医药学名词审定委员会.中医药学名词[M].北京：科学出版社，2005：135.

[21] 袁钟，图娅，彭泽邦，等.中医辞海：上册[M].北京：中国医药科技出版社，1999：73.

[22] 李振吉.中医药常用名词术语辞典[M].北京：中国中医药出版社，2001：5.

[23] 李经纬，余瀛鳌，蔡景峰，等.中医大辞典[M].北京：人民卫生出版社，2004：23.

[24] 国家中医药管理局《中华本草》编委会.中华本草：第一册[M].上海：上海科学技术出版社，1999：212.

[25] 刘德军.中药方剂学[M].北京：中国中医药出版社，2006：21.

[26] 张廷模.张廷模临床中药学讲稿[M].北京：人民卫生出版社，2010：79.

（臧文华）

五　味

wǔ wèi

一、规范名

【汉文名】五味。

【英文名】five flavour.

【注释】辛、甘、酸、苦、咸、淡、涩等功能药味的统称。

二、定名依据

"五味"一词首载于《黄帝内经素问》,但关于"五味"理论内容则见于《神农本草经》。

《黄帝内经素问》一书中不仅首载"五味"一词,而且还记载了五味的来源、作用以及五味与五体及五脏的关系,这些论述为"五味"理论的形成奠定了基础。《神农本草经》中不仅出现了"五味"一词,并且对"五味"的含义进行了解释。其后历代相关著作均沿袭《内经》和《神农本草经》以"五味"作为本名词的正名。到明代《本草发挥》中提出"六味"一说,"六味"的说法在明代比较多见。虽在《黄帝内经素问》中就有"淡"味的体现,但由于淡味附于甘,所以此后"六味"的提法并未广泛流传。历代的著作多沿用"五味"一词,如南北朝的《本草经集注》;唐代的《新修本草》《备急千金要方》;宋代的《太平圣惠方》《证类本草》;元代的《汤液本草》;明代的《本草发挥》《本草蒙筌》《本草纲目》《神农本草经疏》;清代的《本草求真》《本草述钩元》等。这些著作均为历代影响较大的著作。所以"五味"作为规范名已达成共识,符合术语定名的约定俗成原则。

我国最新出版的由全国科学技术名词审定委员会审定公布的《中医药学名词》和普通高等教育中医药类规划教材《中药学》(雷载权)、《中药学》(高学敏)、《中药学》(凌一揆)、《中药方剂学》《中药学图表解》《中药学讲稿》和《中医学》等,以及辞书类著作《中国医学百科全书·中医学》和《中医大词典》《中医辞海》也以"五味"作为规范名记载。现代有代表性的中药学著作如《中华本草》和《中医药常用名词术语辞典》等也以"五味"作为规范名。世界中医药学会联合会编制的标准类书《中医基本名词术语中英对照国际标准》也以"五味"作为标准词记载。这说明"五味"作为中药药性理论的重要内容之一的规范名已成为共识,符合术语定名的协调一致和约定俗成原则。

三、同义词

未见。

四、源流考释

我国现存最早的医方书《五十二病方》中对"五味"的概念有所记载,如《五十二病方·人病马不间(痫)者》"岁更取毒堇,毒堇□□□165堇叶异小,赤茎,叶从(纵)缫者,□叶、实味苦。"[1]86 但"五味"一词始见于我国四大经典之一的《内经》,如《黄帝内经素问·阴阳应象大论》中曰:"木生酸……火生苦……土生甘……金生辛……水生咸。"[2]10 指出了五味的来源。《黄帝内经素问·藏气法时论》:"此五者,有辛酸甘苦咸,各有所利,或散或收,或缓或急,或坚或耎,四时五脏,并随五味所宜也。"[2]48 此处不仅体现出了五味的作用,且出现了"五味"一词。《黄帝内经素问·宣明五气论》中记载了五味与五脏的关系,如"五味所入:酸入肝,辛入肺,苦入心,咸入肾,甘入脾,是谓五入。"[2]49 同时也有五脏与五体关系的相关记载,如"五味所禁:辛走气,气病无多食辛;咸走血,血病无多食咸;苦走骨,骨病无多食苦;甘走肉,肉病无多食甘;酸走筋,筋病无多食酸。是谓五禁,无令多食。"[2]49 又《黄帝内经素问·至真要大论》:"辛甘发散为阳,酸苦涌泄为阴,咸味涌泄为阴,淡味渗泄为阳。"[2]188 论述了五味的作用及其阴阳属性,对临床用药起到了指导作用。《素问》中对于"五味"概念的来源及其与阴阳脏腑的关系做了详尽的论述,但对其含义却没有解释。

我国第一部本草学专著《神农本草经》系统总结了汉代及汉以前的药物学知识,其中不仅记载了"五味"一词,而且对"五味"的含义进行了解释。如《神农本草经·序列》云:"药有酸、苦、甘、辛、咸五味。"[3]序录3 其后的医书和本草书籍均沿用"五味"一词,如南北朝时期的《名医别录》卷一:"玉屑,味甘,平,无毒。"[4]1 雷敩的《雷公炮炙论》:"五味子,雷公云:凡小颗、皮皱泡者,有白扑盐霜一重,其味酸、咸、苦、辛、甘,味全者,真也。"[5]25 这些是"五味"在药物药性中的记载。梁代陶弘景《本草经集注》[6]11;唐代的《新修本草》[7]20《备急千金要方》[8]序列5;宋朝的《太平圣惠方》[9]32 以及《太平惠民和剂局方》[10]215 等均以"五味"作为本名词的正名。

宋金元时期,医学的学术环境宽松,医药交流开放,促进了中医学的发展。而中药的药性理论也在不断地发展与完善。宋代唐慎微在《证类本草》中曰:"夫天地既判,生万物者,唯五气尔。五气定位,则五味生;五味生,则千变万化,至于不可穷已。"[11]25 指出药物性味在临床应用中层出不穷,具有极大的灵活性。宋代寇宗奭在《本草衍义》中指出了五味对五体的生养作用,《本草衍义·序列上》曰:"气坚则壮,故苦可以养气。脉软则和,故咸可以养脉。骨收则强,故酸可以养骨。筋散则不挛,故辛可以养筋。肉缓则不壅,故甘可以养肉。"[12]5 为五体疾病在临床用药中提供了依据。金代李杲的《珍珠囊补遗药性赋》卷一:"夫药有寒热温凉之性,酸苦辛咸甘淡之味,升降浮沉之能,厚薄轻重之用。"[13]6 总结概括了药物的性能之一是"五味"。元代王好古对于"五味"的论述更为详尽。其在《汤液本草》中说:"辛甘淡酸苦咸,五味是也,皆象于地。辛甘淡者,地之阳也。酸苦咸者,地之阴也。此乃地之阴阳也。味之薄者,为阴中之阳,味薄则通,酸、苦、咸、平是也。味之厚者,为阴中之阴,味厚则泄,酸、苦、咸、寒是也。气之厚者,为阳中之阳,气厚则发热,辛、甘、温、热是也。气之薄者,为阳中之阴,气薄则发泄,辛、甘、淡、平、凉、寒是也。"[14]4 其中不仅阐述了"五味"的定义,且对于"五味"各自的阴阳属性都给予了明确的划分。至此,"五味"理论已日趋完善。

明清时期,是中医学理论不断汇通与创新的时期。"五味"理论也得到了不断地补充和发展。明代徐彦纯的《本草发挥》对"五味"从不同角度进行了论述。如该书卷四"五多五伤"中道:"多食咸,则脉凝泣而变色。多食苦,则皮槁

而毛拔。多食辛,则筋急而爪枯。多食酸,则肉胝而唇揭。多食甘,则骨痛而发落。此五味所伤也。"[15]112 指出了过食五味对人体的影响。《五味之用》:"苦直行而泄,辛横行而散,酸束而收敛,咸止而软坚,甘上行而发。"[15]111 指出了五味各自的作用。在《用药法象》又有"六味"一说。如"此辛甘淡酸苦咸六味是也,皆象于地。"[15]114 在《本草蒙筌》[16]5 与《景岳全书》[17]39 中也有"六味"的体现,但是"五味"的说法更为普遍。且早在《黄帝内经素问》中便有淡味及涩味的体现,但是由于淡味附于甘,涩味附于酸,所以后世还是习称"五味"。明代刘文泰在前人的基础上进行了总结,补充了二十四则的内容。如《本草品汇精要》:"一分二十四则……九曰味著酸辛甘苦咸也,十曰性分寒热温凉收散缓坚软也,十一曰气具厚薄阴阳升降之能也。"[18]前言15《本草蒙筌》[16]8 专列"五味"篇,可以看出五味在药性理论中的重要性。明代李时珍的《本草纲目》[19]8 首次提出五味宜忌两方面的内容,使五味的内容更加充实。清代汪昂《本草备要》:"凡药酸者能涩能收,苦者能泻能燥能坚、甘者能补能和能缓、辛者能散能润能横行、咸者能下能软坚、淡者能利窍能渗泄,此五味之用也。"[20]1 总结补充了"五味"的作用,使五味理论更加完备。随着药性理论的进一步完善,"五味"一词作为本名词的正名被载于大多数的著作之中。如《普济方》[21]97《神农本草经疏》[22]3《本草征要》[23]70《类经》[24]1067《本草崇原》[25]序《本草述钩元》[26]前言3 等。

现代著作均沿用《内经》和《神农本草经》的记载,以"五味"作为本名词的规范名,如《中药学》(雷载权)[27]15、《中药学》(高学敏)[28]23、《中药学》(凌一揆)[29]9、《中药方剂学》[30]16《中药学讲稿》[31]11《中医学》[32]137《中药学图表解》[33]18《中国医学百科全书·中医学》[34]955《中华本草》[35]220《中医大词典》[36]192《中医辞海》[37]908《中医药学名词》[38]134《中医药常用名词术语辞典》[39]40《中医基本名词术语中英对照国际标

准》[40]257 等。

综上所述,《内经》中记载的"五味"的来源、作用以及其阴阳属性等是五味理论形成的基础;《神农本草经》中记载的五味内容是五味药性理论形成的标志。南北朝的《本草经集注》;唐代的《新修本草》《备急千金要方》;宋代的《太平圣惠方》《证类本草》;元代的《汤液本草》;明代的《本草发挥》《本草蒙筌》《本草纲目》《神农本草经疏》;清代的《本草求真》《本草述钩元》等是五味理论的补充和发展,且这些著作均沿用"五味"一词作为规范名。

五、文献辑录

《五十二病方》:"岁更取毒堇,毒堇□□□165 堇叶异小,赤茎,叶从(纵)缬者,□叶、实味苦。"[1]86

《黄帝内经素问·阴阳应象大论》中曰:"木生酸……火生苦……土生甘……金生辛……水生咸。"[2]86

"藏气法时论":"此五者,有辛酸甘苦咸,各有所利,或散或收,或缓或急,或坚或耎,四时五脏,并随五味所宜也。"[2]10

"宣明五气论":"五味所入:酸入肝,辛入肺,苦入心,咸入肾,甘入脾,是谓五入。"[2]48"五味所禁:辛走气,气病无多食辛;咸走血,血病无多食咸;苦走骨,骨病无多食苦;甘走肉,肉病无多食甘;酸走筋,筋病无多食酸。是谓五禁,无令多食。"[2]49

"至真要大论":"辛甘发散为阳,酸苦涌泄为阴,咸味涌泄为阴,淡味渗泄为阳。"[2]188

《神农本草经》:"药有酸、苦、甘、辛、咸五味。"[3]序录3

《名医别录》:"玉屑……味甘,平,无毒。"[4]1

《雷公炮炙论》:"五味子〔雷公云〕凡小颗、皮皱泡者,有白扑盐霜一重,其味酸、咸、苦、辛、甘,味全者,真也。"[5]25

《本草经集注》:"药有酸咸甘苦辛五味又有寒热温凉四气及有毒无毒阴干曝干采治时月生

熟土地所出真伪陈新并各有法。"[6]11

《新修本草》:"药有酸、咸、甘、苦、辛五味,又有寒、热、温、凉四气,及有毒、无毒。阴干、曝干,采造时月生熟,土地所出,真伪陈新,并各有法。"[7]20

《备急千金要方》:"论用药第六……又有酸咸甘苦辛五味。又有寒热温凉四气。及有毒无毒阴干曝干采造时月生熟。土地所出真伪陈新。并各有法其相使相畏七情列之如下处方之日。宜善究之。"[8]序列5

《太平圣惠方》:"论用药……又有酸咸甘苦辛五味。又有寒热温凉四气。及有毒无毒。阴干曝干。采选时月生熟。土地所出真伪。新陈并各有法也。"[9]32

《太平惠民和剂局方》:"论用药法……又有酸咸甘苦辛五味。又有寒热温凉四气。又有有毒无毒。阴干曝干。采造时月生熟。土地所出真伪新陈。并各有法也。"[10]215

《证类本草》中曰:"夫天地既判,生万物者,唯五气尔。五气定位,则五味生;五味生,则千变万化,至于不可穷已。"[11]25

《本草衍义》:"气坚则壮,故苦可以养气。脉软则和,故咸可以养脉。骨收则强,故酸可以养骨。筋散则不挛,故辛可以养筋。肉缓则不壅,故甘可以养肉。"[12]5

《珍珠囊补遗药性赋》:"夫药有寒热温凉之性。酸苦辛咸甘淡之味。升降浮沉之能。厚薄轻重之用。"[13]6

《汤液本草》:"辛甘淡酸苦咸,五味是也,皆象于地。辛甘淡者,地之阳也。酸苦咸者,地之阴也。此乃地之阴阳也。味之薄者,为阴中之阳,味薄则通,酸、苦、咸、平是也。味之厚者,为阴中之阴,味厚则泄,酸、苦、咸、寒是也。气之厚者,为阳中之阳,气厚则发热,辛、甘、温、热是也。气之薄者,为阳中之阴,气薄则发泄,辛、甘、淡、平、凉、寒是也。"[14]4

《本草发挥》:"多食咸,则脉凝泣而变色。多食苦,则皮槁而毛拔。多食辛,则筋急而爪枯。多食酸,则肉胝而唇揭。多食甘,则骨痛而发落。此五味所伤也。"[15]112 "苦直行而泄，辛横行而散，酸束而收敛，咸止而软坚，甘上行而发。"[15]111 "此辛甘淡酸苦咸六味是也，皆象于地。"[15]114

《本草蒙筌》："治疗用气味……味有六：辛、甘、淡者，地之阳；酸、苦、咸者，地之阴。阳则浮，阴则沉。"[16]5 "五味……五气定位则五味生，五味生则千变万化，不可穷已。故曰：生物者，气也。成之者，味也……气坚则壮，故苦可以养气；脉软则和，故咸可以养脉；骨收则强，故酸可以养骨；筋散则不挛，故辛可以养筋；肉缓则不壅，故甘可以养肉。"[16]8

《景岳全书》："气味篇……味本乎地，味有六，曰酸苦甘辛咸淡是也。"[17]39

《本草品汇精要》："一分二十四则……九曰味著酸辛甘苦咸也，十曰性分寒热温凉收散缓坚软也，十一曰气具厚薄阴阳升降之能也。"[18]前言15

《本草纲目》："五味宜忌……岐伯曰：木生酸，火生苦，土生甘，金生辛，水生咸。辛散，酸收，甘缓，苦坚，咸软。毒药攻邪，五谷为养，五果为助，五畜为益，五菜为充，气味合而服之，以补精益气。此五味各有所利，四时五脏，病随所宜也。"[19]8

《本草备要》："凡药酸者能涩能收、苦者能泻能燥能坚、甘者能补能和能缓、辛者能散能润能横行、咸者能下能软坚、淡者能利窍能渗泄，此五味之用也。"[20]1

《普济方》："药性总论……是以惟人为万物之灵。被万物之养。饮和食德。以化津液。以淫注脉。以行之荣卫。故经所谓阴之所生。本在五味。气味合而服之。以补精益气。所以为全生之术。故五谷五畜五菜五果。苦甘酸咸辛。此为补养之要也。"[21]97

《神农本草经疏》："自序……原夫药之生也，气禀乎天，味承乎地，性在其间，气为阳，味为阴，五味四气，各归其类，斯亲上亲下之义也。"[22]3

《本草征要》："木瓜……素问所谓阴之所生，本在五味，阴之所营，伤在五味，五味太过，则有增胜之忧也。"[23]70

《类经》："帝曰：五味阴阳之用何如？岐伯曰：辛甘发散为阳，酸苦涌泄为阴，咸味涌泄为阴，淡味渗泄为阳。六者或收或散，或缓或急，或燥或润，或软或坚，以所利而行之，调其气使其平也。（论治四。）"[24]1067

《本草崇原》："其形有青黄赤白黑之五色，其气有臊焦香腥腐之五臭，其质有酸苦甘辛咸之五味。"[25]序

《本草述钩元》："邹序……其旨以药物生成之时度五气五味五色。"[26]前言3

《中药学》（凌一揆）："五味，就是辛、甘、酸、苦、咸五种味。"[29]9

《中药学》（雷载权）："五味：五味的本义是指药物和实物的真实滋味。药物和实物的滋味不止五种，辛甘酸苦咸是五种最基本的滋味。此外还有淡味和涩味。由于长期以来将涩附于酸，淡附于甘以合五行配属关系，故习称五味。"[27]15

《中医大词典》："五味即辛、酸、甘、苦、咸。"[36]192

《中国中医百科全书·中医学》："五味是中药性能的重要组成部分。五味即酸、苦、甘、辛、咸五种药味。"[34]955

《中医辞海》："五味……即辛、甘、酸、苦、咸五种。另有淡味，因为它的味道不显著，所以仍成为五味，但实际是六味。"[37]908

《中医学》："所谓五味，是指药物有酸、苦、甘、辛、咸五种不同的味道，因而具有不同的治疗作用。"[32]137

《中华本草》："五味：即酸、苦、甘、辛、咸五种味道。"[35]220

《中医药常用名词术语辞典》："五味……酸、苦、甘、辛、咸五种滋味。"[39]40

《中医药学名词》："五味：five flavour 辛、甘、酸、苦、咸、淡、涩等功能药味的统称。"[38]134

《中药方剂学》："五味，是指中药所具有的五种味。"[30]16

《中药学》（高学敏）："五味：是指药物酸、苦、甘、辛、咸五种不同的味道，因而具有不同的治疗作用。"[28]23

《中药学讲稿》："五味，就是酸、苦、甘、辛、咸五种不同的味道。"[31]11

《中医基本名词术语中英对照国际标准》："五味 five flavors。the five tastes of medicinals, pungency, sweetness, sourness, bitterness, and saltiness, representing the basic actions of the medicinals。"[40]257

 参考文献

［1］ 五十二病方[M].北京：中医古籍出版社,2004：86.

［2］ 黄帝内经素问[M].北京：人民卫生出版社,2011.10,48,49,188.

［3］ 徐树南.神农本草经[M].石家庄：河北科学技术出版社,1996：序录3.

［4］ [梁]陶弘景.名医别录[M].北京：人民卫生出版社,1986：1.

［5］ [南北朝]雷敩.雷公炮炙论[M].上海：上海中医学院出版社,1986：25.

［6］ [梁]陶弘景.本草经集注.上海：群联出版社,1955：11.

［7］ [唐]苏敬.新修本草[M].安徽：安徽科学技术出版社,1981：20.

［8］ [唐]孙思邈.备急千金要方[M].北京：人民卫生出版社,1955：序列5.

［9］ [宋]王怀隐.太平圣惠方[M].北京：人民卫生出版社,1982：32.

［10］ [宋]陈师文.太平惠民和剂局方[M].北京：人民卫生出版社,1962：215.

［11］ [宋]唐慎微.证类本草[M].北京：华夏出版社,1993：25.

［12］ [宋]寇宗奭.本草衍义[M].北京：人民卫生出版社,1990：5.

［13］ [元]李东垣.珍珠囊补遗药性赋[M].上海：上海科学技术出版社,1958：6.

［14］ [元]王好古.汤液本草[M].北京：人民卫生出版社,1987：4.

［15］ [明]徐彦纯.本草发挥[M].北京：中国中医药出版社,2015：111,112,114.

［16］ [明]陈嘉谟.本草蒙筌[M].北京：人民卫生出版社,1988：5,8.

［17］ [明]张介宾.景岳全书[M].上海：上海科学技术出版社,1986：39.

［18］ [明]刘文泰.本草品汇精要[M].商务印书馆,1936：前言15.

［19］ [明]李时珍.本草纲目[M].重庆：重庆出版集团,2006：8.

［20］ [清]汪昂.本草备要[M].北京：人民卫生出版社,1965：1.

［21］ [明]朱橚.普济方[M].北京：人民卫生出版社,1960：97.

［22］ [明]缪希雍.神农本草经疏[M].北京：中国中医药出版社,1997：3.

［23］ [明]李中梓.本草征要[M].北京：北京科学技术出版社,1986：70.

［24］ [明]张介宾.类经[M].北京：人民卫生出版社,1965：1067.

［25］ [明]张志聪.本草崇原[M].北京：中国中医药出版社,1992：序.

［26］ [清]杨时泰.本草述钩元[M].北京：科技卫生出版社,1958：前言3.

［27］ 雷载权.中药学[M].上海：上海科学技术出版社,1994：15.

［28］ 高学敏.中药学[M].北京：中国中医药出版社,2007：23.

［29］ 凌一揆.中药学[M].上海：上海科学技术出版社,1984：9.

［30］ 刘德军.中药方剂学[M].北京：中国中医药出版社,2006：16.

［31］ 颜正华.中药学讲稿[M].北京：人民卫生出版社,2009：11.

［32］ 郑守曾.中医学[M].北京：人民卫生出版社,1999：137.

［33］ 钟赣生.中药学图表解[M].北京：人民卫生出版社,2004：18.

［34］ 《中医学》编辑委员会.中医学[M]//钱信忠.中国医学百科全书.上海：上海科学技术出版社,1997：955.

［35］ 国家中医药管理局《中华本草》编委会.中华本草：第一册[M].上海：上海科学技术出版社,1999：220.

［36］ 李经纬,邓铁涛,等.中医大辞典[M].北京：人民卫生出版社,1995：192.

［37］ 袁钟,图娅,彭泽邦,等.中医辞海.北京：中国医药科技出版社,1999：908.

［38］ 全国科学技术名词审定委员会.中医药学名词[M].北京：科学出版社,2004：134.

［39］ 李振吉.中医药常用名词术语辞典.北京：中国中医药出版社,2001：40.

［40］ 世界中医药学会联合会.中医基本名词术语中英对照国际标准.北京：人民卫生出版社,2010：257.

（郭文静）

切制

qiē zhì

一、规范名

【中文名】切制。

【英文名】cutting。

【注释】将中药材净制、软化后切成一定规格的片、丝、块、段等的炮制方法。

二、定名依据

"切制"作为中药材传统炮制方法出现很早，应用历史悠久，但其规范正名则始于现代。历代医书和本草著作中关于其概念称谓非常多，如我国现存最早的医方书《五十二病方》中就载有"细切""削"等概念，汉代医书《神农本草经》《金匮玉函经》《伤寒论》《金匮要略》中有"锉""破""擘""切""㕮咀"等称谓；后世历代医书和本草著作关于本概念的记载也比较多，出现的名词有"斩""折""切""薄切""细切""削""锉"等，如魏晋南北朝时期的《肘后备急方》《雷公炮炙论》，唐代的《备急千金要方》《新修本草》《千金翼方》，宋金元时期的《证类本草》《本草衍义》《太平惠民和剂局方》《活幼心书》《汤液本草》等，虽名称与本名词不完全相同，但内涵基本是一致的。至明代，陈嘉谟的《本草蒙筌》中对"㕮咀"一词进行了解释，此后相关医学著作多用"切片""细切""切"来表示本概念，如明代李时珍的《本草纲目》《炮制大法》，清代的《得配本草》《本草从新》等，而其他术语逐渐被替代。

到了现代，关于本概念的正名仍未完全统一，出现的名词有"切""切制药材""切制处理""饮片切制""切制""切制法"等，如1960年出版的《四川中药饮片炮制经验集》《中医大辞典》仍沿用"切"这一名词，我国2005年出版的由全国科学技术名词审定委员会审定公布的《中医药

学名词》和普通高等教育中医药类规划教材《中药炮制学》（龚千锋）、《中药方剂学》等以及辞书类著作《中药辞海》《中国医学百科全书·中医学》《中医药常用名词术语辞典》及《中华人民共和国药典》（2015版）等均以"切制"作为规范名。说明"切制"作为本概念的规范名已基本成为共识，用"切制"作为概念正名更符合术语定名的约定俗成和协调一致、简明性原则。

三、同义词

【曾称】"㕮咀"（《金匮玉函经》）；"擘"（《伤寒论》）；"剉"（《本草蒙筌》）；"切"（《中医大辞典》）；"饮片切制"（《中药炮制学》）；"切制法"（《中药学基本术语》）。

四、源流考释

"切制"作为中药材传统炮制方法出现很早，应用历史悠久，其出现的概念形式也比较多，如《五十二病方·睢（疽）病》中记载："睢（疽）……令成三升，细切，淳酒一斗……大如指，削，(舂)木臼中，煮以酒。"[1]99 其中的"细切""削"就是"切制"概念的最早名词形式。汉代医书《神农本草经》《金匮玉函经》《伤寒论》《金匮要略》中均有有关"切制"概念的应用，如《神农本草经·本草经佚文》中："神农乃作赭鞭，钩锉，从六阴阳。"[2]187《金匮玉函经·证治总例》中："凡㕮咀药，欲如豆大，粗则药力不尽。"[3]2《金匮玉函经·桂枝汤方一》中："附子、大黄之类，皆破解，不㕮咀。"[3]37《伤寒论·辨太阳病脉证并治》中："附子一枚(炮，去皮，破，别煮取汁)。"[4]61《伤寒论·辨少阴病脉证并治》中："甘草二两(炙)，大枣十二枚(擘)，生姜三两(切)。"[4]86《金匮要略·痉湿暍病脉证治》："生姜

三两,切,附子三枚,炮,去皮,破八片,甘草二两,炙大枣十二枚,擘。"[5]9 等。其中出现的"锉""咬咀""破""擘""切"等,虽然大多是用口、手等形式加工药材,但其内涵与本概念是基本一致的。

魏晋南北朝至宋金元时期的医书和本草著作关于本概念的记载也比较多,但随着经济发展,切制工具的进步,其名词形式也出现了变化,"锉""咬咀""破""擘"等名词逐渐被"斩""折""切""薄切""细切""削""锉"等替代,如《肘后备急方·治心腹寒冷食饮积聚结癖方》:"以水和搜,切作棋子,水煮面熟为度,用生姜、醋调和服之。"[6]104《雷公炮炙论》上卷曰:"黄精,凡采得,以溪水洗净后,蒸,从巳至子,刀薄切,曝干用。"[7]9《备急千金要方》卷第五上:"恒山汤治小儿温疟方:恒山一两,切小麦三合,淡竹叶切……"[8]105 特别是《新修本草》序卷第一"合药分剂料理法"中专门提到"切"的优点:"药有易碎、难碎,多末、少末,秤两则不复均,今皆细切之。"[9]31 再如《新修本草》卷第十六"虫鱼":"今药家皆应用白蜡,但取削之。"[9]402《千金翼方》卷第六"妇人二":"大枣十枚,擘,甘草一两半,炙。上七味,切。"[10]64《证类本草》卷第十三:"桑条二两,用大秤七两,一物细切如豆。"[11]373《证类本草》卷十九:"冬春间取,细锉,炒令香,袋盛于酒中浸。"[11]486 其中《本草衍义》直接提到了"咬咀"就是"切",如"卷之四"中:"混合咬(五汝切)咀(子舆切)。"[12]25《太平惠民和剂局方》卷之三"治一切气":"大黄面裹,煨,去面,切,二两。"[13]39《活幼心书》卷下:"枳壳(水浸润,去壳,锉片,麦麸炒微黄)。"[14]203《汤液本草》卷上:"古者无铁刃,以口咬细令如麻豆,此所谓咬咀也……今人以刀器判如麻豆大。此咬咀之易成也……咬咀之药,取汁易行经络也。"[15]16 从以上文献描述发现,虽然在不同历史时期本概念出现的名词形式不同,但其内涵基本一致,且记载内容越来越详尽、丰富。

明代,陈嘉谟的《本草蒙筌》中对"咬咀"一词进行了解释,其在"总论"中记载:"古人口咬碎,

故称'㕮咀'。今以刀代之,惟凭判用。犹曰'咀片',不忘本源,诸药剉时,须要得法……旋剉应人,速能求效。"[16]4 其后相关医学著作多用与"切"近似的术语来表示本概念,如《本草蒙筌》卷之六"菜部":"白冬瓜……切片日曝,干软可留。"[16]299《本草纲目》第十二卷"草之一":"桔梗……今但刮去浮皮,米泔水浸一夜,切片微炒用。"[17]373《炮制大法·草部》:"黄连……去须,切片,分开粗细。"[18]36《得配本草》卷三"草部":"射干……采根切片,米泔浸一日,篮竹叶同类半日晒干。"[19]43

特别是清代吴仪洛《本草从新》卷一上"柴胡"项下强调曰"药肆中俱切为饮片"[20]17。此后,切制饮片得到广泛应用,其名词形式则大多以"切片""切"等出现。

到了现代,关于本概念的正名仍未完全统一,出现的名词有"切""切制药材""切制处理""饮片切制""切制""切制法"等,如1960年出版的《四川中药饮片炮制经验集》[21]5《中医大辞典》[22]258《中药鉴定学》[23]17 等以"切"为本概念的正名;2012年出版的《中药学》[24]17 以"切制处理"为概念正名;《实用中药学》[25]26 以"切制药材"为概念正名;《中药学基本术语》[26]11 以"切制法"为正名;而1999年出版的《中药炮制学》[27]67 以"饮片切制"为正名;但更多的医书则以"切制"作为本概念的正名,如我国2005年出版的由全国科学技术名词审定委员会审定公布的《中医药学名词》[28]136,全国普通高等教育中医药类规划教材《中药炮制学》[29]73《中药方剂学》[30]13,辞书类著作《中药辞海》[31]877《中医药常用名词术语辞典》[32]48,及相关著作《中医学》[33]962《中华人民共和国药典》[34]31(2015版)《WHO西太平洋地区传统医学名词术语国际标准》[35]225。

总之,在医学发展过程中,本概念的术语演变比较多,从"㕮咀""擘""剉"逐步演变至"斩""折""薄切""削""锉"等,进而至"切""细切""切片"等,到现代医学著作中关于本概念的正名仍然比较多,但"切制"一词,作为本概念的规范名已基本成为共识。

五、文献辑录

《五十二病方·睢（疽）病》："睢（疽），槿（姜）、桂、椒居四，淳酒半斗，煮，令成三升，细切，淳酒一斗，即凉而□之，温衣，取杞本长尺，大如指，削，（春）木白中，煮以酒。"[1]99

《神农本草经·本草经佚文》："太一子曰，凡药，上者养命，中药养性，下药养病。神农乃作赭鞭，钩锄，从六阴阳，与太一外五岳四渎，土地所生，草石骨肉，心皮毛羽，万千类，皆鞭问之，得其所能主治。"[2]187

《金贵玉函经·证治总例》："凡㕮咀药，欲如豆大，粗则药力不尽。"[3]2

"桂枝汤方一"："附子、大黄之类，皆破解，不㕮咀，或炮或生，皆去黑皮，刀刮取里白者，故曰中白。"[3]37

《伤寒论·辨太阳病脉证并治》："附子泻心汤方……大黄二两，黄连一两，黄芩一两，附子一枚（炮，去皮，破，别煮取汁）上四味，切三味，以麻沸汤二升渍之，须臾，绞去滓，内附子汁。"[4]61

"辨少阴病脉证并治"："桂枝加芍药汤方……桂枝三两（去皮），芍药六两，甘草二两（炙），大枣十二枚（擘），生姜三两（切），上五味，以水七升，煮取三升，去滓，温分三服。"[4]86

《金匮要略·痉湿暍病脉证治》："桂枝附子汤方……桂枝四两，去皮，生姜三两，切，附子三枚，炮，去皮，破八片，甘草二两，炙大枣十二枚，擘，上五味，以水六升，煮取二升，去滓，分温三服。"[5]9

《肘后备急方·治心腹寒冷食饮积聚结癖方》："冷不下食，呕吐不止，冷在胃中。半夏五两（洗过……为末）。每服二钱，白面一两，以水和搜，切作棋子，水煮面熟为度，用生姜、醋调和服之。"[6]104

《雷公炮炙论》上卷："黄精……凡采得，以溪水洗净后，蒸，从巳至子，刀薄切，曝干用。"[7]9

《备急千金要方》卷第五上："恒山汤治小儿温疟方：恒山一两，切，小麦三合，淡竹叶切，一升，右三味，以水一升半，煮取五合。一日至七

日儿一合，为三服。"[8]105

《新修本草·序》卷第一："合药分剂料理法"："药有易碎、难碎，多末、少末，秤两则不复均，今皆细切之，较略令如㕮咀者，差得无末，而粒片调和，于药力同出，无生熟也。"[9]31

卷第十六"虫鱼"："初时极香软，人更煮炼，或加少醋酒，便黄赤，以作烛色为好。今药家皆应用白蜡，但取削之，于夏月曝百日许自然白，卒用之，亦可烊内水中十余过亦白。"[9]402

《千金翼方》卷第六"妇人二"："痛引腰背，少气力方泽兰生地黄当归各二两生姜芍药各两大枣十枚，擘甘草一两半，炙上七味，切，以水九升，煮取三升，分为三服。"[10]64

《重修政和经史证类备急本草》卷第十三："桑条二两，用大秤七两，一物细切如豆，以水一大升，煎取三大合，如欲得多造，准此增加，先熬令香，然后煎。"[11]373

卷十九："练鹊味甘、温、平，无毒。益气，治风疾。冬春间取，细锉，炒令香，袋盛于酒中浸。"[11]486

《本草衍义》卷之四："紫石英、门石英、寒水石、石膏、乾葚、大黄、龙齿、牡蛎、甘草、滑石等分，混合㕮（五汝切）咀（子奥切），以水一升煎去三分，食后量多少温呷，不用滓，服之无不效者。"[12]25

《太平惠民和剂局方》卷之三"治一切气"："枳壳去瓤，麸炒，四两。大黄面裹，煨，去面，切，二两。"[13]39

《活幼心书》卷下："青木香汤：青木香（去芦）、枳壳（水浸润，去壳，锉片，麦麸炒微黄）各半两，甘草二钱半，上锉。每服二钱，水一盏，煎七分，温服，不拘时候。"[14]203

《汤液本草》卷上："古者无铁刃，以口咬细令如麻豆，此所谓……咀也……今人以刀器判如麻豆大。此㕮咀之易成也……㕮咀之药，取汁易行经络也。"[15]16

《本草蒙筌·总论》："古人口咬碎，故称'㕮咀'。今以刀代之，惟凭判用。犹曰'咀片'，不忘本源，诸药剉时，须要得法，或微水渗、或略火

烘、湿者候干、坚者待润、才无碎末，片片均匀，状与花瓣相侔、合成方剂起眼，仍忌剉多留久，恐走气味不灵、旋剉应人，速能求效。"[16]4

卷之六"菜部"："白冬瓜……甘，气微寒。无毒。园圃所栽，处处俱有。实生蔓苗之下，形长皮厚有毛。初则嫩青，经霜老白。切片日曝，干软可留。欲瘦轻健者多餐，望肥胖大者少哦。阴虚久病，须全禁之。"[16]299

《本草纲目》第十二卷"草之一"："桔梗……今但刮去浮皮，米泔水浸一夜，切片微炒用。"[17]373

《炮制大法·草部》："黄连……去须，切片，分开粗细，各置姜汁拌透，用绵纸衬，先用山黄土炒干研细，再炒至将红，以连片隔纸放上炒干，再加姜汁，切不可用水。"[18]36

《得配本草》卷三"草部"："射干……采根切片，米泔浸一日，篱竹叶同类半日晒干。"[19]43

《本草从新》卷一"柴胡"："药肆中俱切为饮片，其实真柴胡无几，须拣去别种，用净柴胡。苗，主治卒聋，捣汁频滴之。"[20]17

《四川中药饮片炮制经验集》："切，剉：将整块、整根药物改为薄片或短节，以供饮片配方应用。一般体小而软的，多用切，体长而硬的，多用剉。"[21]5

《中国医学百科全书·中医学》："切制：药物经过喷淋、淘洗、浸润等软化处理后，切成丝、片、段、块等各种规格的饮片，使药物有效成分易于溶出，并便于进行其他加工炮制，或有利于干燥，贮藏和调剂时称量。"[33]962

《中药炮制学》："将净选后的药物进行软化，再切成一定规格的片、丝、块、段等炮制工艺，称为饮片切制。"[27]67

《中药辞海》："将净选后的药材用水处理，使其软化，用一定刀具切制成片、丝、段、块等形状的炮制加工方法，称饮片切制或称切制。"[31]877

《中医药常用名词术语辞典》："切……中药炮制。指切制或切开。切制，可分为手工切制和机械切制两种，现多采用机械切制方法，将中药切成一定规格的饮片应用。切开，把瓜果类中药切为若干部分应用。如将化州柚、青皮未成熟的果实，在果皮上纵剖成一定的瓣数至基部，晒干入药。"[32]48

《中药炮制学》："切制是中药炮制的重要工序之一。将将净选后的药物进行软化，再切成一定规格的片、丝、块、段等炮制工艺，称为饮片切制。"[29]73

《中医大辞典》："切……制成切片。《伤寒论，辨太阳病脉症并治》：'附子泻心汤方……上四味，切三味。'"[22]258

《中医药学名词》："切制，采用人工或机械的方法，将净药材切成片、段、块、丝等一定规格的饮片的炮制方法。"[28]136

《实用中药学》："切制药材：将药切成片、段、丝、块等一定的规格。"[25]26

《中药方剂学》："切制：切制处理采用切、剉的方法，把药物切制成片、段、丝、块等一定的规格，便于进行其他炮制，也利于干燥、贮藏和调剂时称量。"[30]13

《WHO西太平洋地区传统医学名词术语国际标准》："切 cut the medicinal into pieces。"[35]225

《中药学》："切制处理：采用切、剉的方法，把药物切制成一定的规格，便于进行其他炮制，也利于干燥、贮藏和调剂时称量。"[24]17

《中华人民共和国药典》一部"附录"："切制切制时，除鲜切、干切外，均须进行软化处理，其方法有：喷淋、抢水洗、浸泡、润、漂、蒸、煮……切后应及时干燥，以保证质量。"[34]31

《中药学基本术语》："切制法……是将净选后的药物进行软化、切成一定规格的片、丝、块、段等的炮制方法。"[26]11

《中药鉴定学》："切：切片……较大的根及根茎类、坚硬的藤木类和肉质的果实类药材大多趁鲜切成块、片，以利干燥。"[23]17

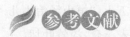

参考文献

［1］ ［战国］未著撰人.五十二病方［M］.马王堆汉墓帛书

整理小组编.北京：文物出版社,1979：99.

[2] [汉]未著撰人.神农本草经[M].顾观光辑.兰州：兰州大学出版社,2009：187.

[3] [东汉]张仲景.金匮玉函经[M].北京：中医古籍出版社,2010：2,37.

[4] [东汉]张仲景.伤寒论[M].北京：人民卫生出版社,2005：61,86.

[5] [东汉]张仲景.金匮要略[M].北京：人民卫生出版社,2005：9.

[6] [晋]葛洪.肘后备急方[M].王均宁点校.天津：天津科学技术出版社,2005：104.

[7] [南北朝]雷斅.雷公炮炙论[M].上海：上海中医学院出版社,1986：9.

[8] [唐]孙思邈.备急千金要方[M].高文柱,沈澍农校注.北京：华夏出版社,2008：105.

[9] [唐]苏敬,等.新修本草(辑复本)[M].合肥：安徽科学技术出版社,1981：31,402.

[10] [唐]孙思邈.千金翼方[M].彭建中,魏嵩有点校.沈阳：辽宁科学技术出版社,1997：64.

[11] [宋]唐慎微.重修政和经史证类备急本草[M].尚志钧,等校点.北京：华夏出版社,1993：373,486.

[12] [宋]寇宗奭.本草衍义[M].颜正华,等点校.北京：人民卫生出版社,1990：25.

[13] [宋]陈承,等.太平惠民和剂局方[M].彭建中,魏富有点校.沈阳：辽宁科学技术出版社,1997：39.

[14] [元]曾世荣.活幼心书[M].北京：北京市中国书店,1985：203.

[15] [元]王好古.汤液本草[M].北京：中国医药科技出版社,2011：16.

[16] [明]陈嘉谟.本草蒙筌[M].北京：中医古籍出版社,2009：4,299.

[17] [明]李时珍.本草纲目[M].北京：人民卫生出版社,1982：373.

[18] [明]缪希雍.炮炙大法[M].太原：山西科学技术出版社,2009：36.

[19] [清]严西亭,施澹宁,洪缉菴.得配本草[M].北京：科技卫生出版社,1958：43.

[20] [清]吴仪洛.本草从新[M].北京：中国医药科技出版社,2016：17.

[21] 四川省卫生厅.四川中药饮片炮制经验集[M].成都：四川人民出版社,1960：5.

[22] 李经纬,余瀛鳌,蔡景峰,等.中医大辞典[M].北京：人民卫生出版社,2004：258.

[23] 姜大成.中药鉴定学[M].北京：中国农业大学出版社,2016：17.

[24] 朱国福.中药学[M].北京：清华大学出版社,2012：17.

[25] 高学敏,钟赣生.实用中药学[M].北京：中国中医药出版社,2006：26.

[26] 中国中药协会.中药学基本术语[M].北京：中国中医药出版社,2015：11.

[27] 叶定江.中药炮制学[M].北京：人民卫生出版社,1999：67.

[28] 中医药学名词审定委员会.中医药学名词[M].北京：科学出版社,2005：136.

[29] 龚千锋.中药炮制学[M].北京：中国中医药出版社,2003：73.

[30] 刘德军.中药方剂学[M].北京：中国中医药出版社,2006：13.

[31] 袁钟,图娅,彭泽邦,等.中药辞海[M].北京：中国医药科技出版社,1999：877.

[32] 李振吉.中医药常用名词术语辞典[M].北京：中国中医药出版社,2001：48.

[33] 《中医学》编辑委员会.中医学[M]//钱信忠.中国医学百科全书.上海：上海科学技术出版社,1997：962.

[34] 国家药典委员会.中华人民共和国药典：一部[M].北京：中国医药科技出版社,2015：31.

[35] 世界卫生组织(西太平洋地区).WHO西太平洋地区传统医学名词术语国际标准[M].北京：北京大学医学出版社,2009：225.

（焦河玲）

中药材

zhōng yào cái

一、规范名

【汉文名】中药材。

【英文名】Chinese materia medica.

【注释】药用植物、动物、矿物的药用部分采收后经产地初加工形成的中药原料药材。

二、定名依据

"中药材"原称"药材"。西医传入我国之后，为了区别起见，人们随之把中国的传统药物称为"中药"，"成药"称为"中成药"，"药材"也随之逐渐称为"中药材"。因此，将"中药材"作为规范名符合术语定名要求的系统性原则。

"中药材"即"中药之原材料"，简洁明了地反映该术语的内涵。因此，将"中药材"作为规范名符合术语定名要求的简明性原则。

我国最新出版的《中华人民共和国中医药法》也以"中药材"为规范名。因此，将"中药材"作为规范名可与我国的法律法规保持一致。

我国普通高等教育中医药类规划教材《中药炮制学》《中药材概论》，辞书类著作《中药辞海》以及中国中药协会行标《中药学基本术语》等均以"中药材"作为规范名。近现代有代表性的中药学著作如《中国中医药学术语集成·中药学》《中药栽培学》《药用植物学与生药学》等也以"中药材"作为规范名。说明"中药材"作为药用植物、动物、矿物的药用部分采收后经产地初加工形成的中药原料药材的规范名已成为共识。

三、同义词

【曾称】"生药"（《太平广记》）。
【又称】"药材"（《三国志》）。

四、源流考释

"中药材"一词原称"药材"，始见于西晋陈寿《三国志·魏略》"赵俨传"。如该书《魏略》云："而俨叉手上车，发到霸上，忘持其长所服药，雍州闻之，乃追送杂药材数箱"[1]615。唐代蔺道人《仙授理伤续断秘方》亦沿用该书记载，以"药材"为正名记载本词："合药断不可无乳香、没药。若无没药以番降真代，血竭无亦用此代。凡所用药材，有外道者，有当土者，如当归土与川不同。丸子可用土当归、土药材。末子须用

外道者。"[2]21

宋代药业繁荣，"药材"称谓开始盛行。朝廷的官药局设"收买药材所"，有专职药官"辨验药材"，如宋代陈师文《太平惠民和剂局方》进表云："主上天纵深仁，孝述前烈，爰自崇宁增置七局，揭以'和剂''惠民'之名，制给卖，各有攸司。又设'收买药材所'，以革伪滥之弊。"[3]进表 又南宋陈元靓《岁时广记》卷三十九载："腊月，政府以供堂钱制药，分送诸厅，其后多分送药材，如牛黄、朱砂、龙脑、金银箔之类。"[4]424 可见，药材是指经过采收加工后，供生产饮片、成药的原料性中药。

古代著作中记载本词的异名有"生药"。"生药"五代即有所见，如宋代刘昉《太平广记》卷五击竹子条说后蜀成都东市"有卖生药黄氏子家"[5]550。至宋代，此称盛行起来。《宋会要辑稿·职官》："崇宁元年（1102）太医局下令：禁止将不合格的生药制成熟药。"[6]1957 可见，"生药"即为制成"熟药"的"药材"，并为官方认可和使用。两宋京都，都有不少署名为"生药铺"的民间药业。

其后历代重要的相关著作大多沿用《三国志·魏略》的记载，以"药材"为正名记载本词，如宋代苏轼、沈括《苏沈良方》[7]57、寇宗奭《本草衍义》[8]154，明代朱橚《普济方》[9]1170、兰茂《滇南本草》[10]4、李时珍《本草纲目》[11]574，清代程国彭《医学心悟》[12]4、黄宫绣《本草求真》[13]245、黄凯钧《友渔斋医话》[14]101、日本·丹波元坚《杂病广要》[15]18 等。同时，也有相关著作则沿用《太平广记》的记载，以"生药"来记载本词，如宋代王怀隐《太平圣惠方》[16]471，明代徐春甫《古今医统大全》[17]163、张浩《仁术便览》[18]314、陈实功《外科正宗》[19]499，清代徐大椿《兰台轨范》[20]66、鲍相璈《验方新编》[21]228、唐宗海《本草问答》[22]51 等。

现代有关著作有的以"药材"作为本词正名，如《增订伪药条辨》[23]3《中国药材学》[24]1《中医药学名词》[25]132《中医大辞典》[26]1185；有的以"生药"为正名，如《中药辞海》[27]940《中药鉴定

学》[28]9《药用植物学与生药学》[29]1。至于"药材"和"生药"的关系，《中药鉴定学》认为二者概念一致，如："'生药'一般指取自生物的药物，有生货原药之意，亦称为'药材'。"[28]9

西方医学的大量传入我国，为了区别起见，人们才不得不把中国传统药物称为"中药"。中药概念形成后，"药材"也随之逐渐称为"中药材"，如《中药辞海》[27]1594《中药栽培学》[30]3《药用植物学与生药学》[29]1《中药学》[31]124《中药炮制学》[32]1《中药材概论》[33]3《中华人民共和国中医药法》[34]7《中药学基本术语》[35]1等。

关于"中药材"的含义，可将其释义为"药用植物、动物、矿物的药用部分采收后经产地初加工形成的中药原料药材。"该释义客观、准确地表达了"中药材"的科学内涵和本质属性。

五、文献辑录

《三国志·魏略》："而俨叉手上车，发到霸上，忘持其长所服药，雍州闻之，乃追送杂药材数箱"[1]615

《仙授理伤续断秘方·医治整理补接次第口诀》："合药断不可无乳香、没药。若无没药以番降真代，血竭无亦用此代。凡所用药材，有外道者，有当土者，如当归土与川不同。丸子可用土当归、土药材。末子须用外道者。"[2]21

《太平广记》卷五："有卖生药黄氏子家。"[5]550

《太平圣惠方》卷二十五："灵宝丹方……夫以养药制烧药，烧药制煮药，煮药制生药，生药制养药，其药递互相制，递互相使，君臣俱具，父子固全，遂得阴阳各获其绪。"[16]471

《苏沈良方》卷五："上十四味，并择好药材。依方修制，捣罗为末，炼蜜丸如弹子大。"[7]57

《太平惠民和剂局方》："主上天纵深仁，孝述前烈，爰自崇宁增置七局，揭以'和剂''惠民'之名，制给卖，各有攸司。又设'收买药材所'，以革伪滥之弊。"[3]进表

《本草衍义》："政和六年……有旨转一官，

添差充收买药材所辨验药材。"[8]154

《岁时广记》卷三十九："腊月，政府以供堂钱制药，分送诸厅，其后多分送药材，如牛黄、朱砂、龙脑、金银箔之类。"[4]424

《普济方》卷三百十五："炭火上用铁锅内熬令药材变黄色。滤去滓。"[9]1170

《滇南本草》"抄本跋"："滇产药材，久已驰名遐迩。"[10]4

《古今医统大全》卷三："凡天下解纳药材，俱贮本院生药库，以御医二员与大使一员辨验收放，礼部仍委官一员监收。"[17]163

《本草纲目》卷十八："乡落之间，僻陋之所，贫乏之中，药材难得，但虔心服之，俟其疽破，仍以神异膏贴之，其效甚妙。"[11]574

《仁术便览》卷四："凡治病在头面手梢上部者，用酒炒药；治咽喉以下，肚脐以上，中焦者，用酒浸晒；在脐下至足者，多用生药。凡熟升生降之意。"[18]314

《外科正宗》卷四："前方诸药，未注炮炙，今天开后，凡药必遵雷公炮炙，入药乃效。如未制，生药入煎，不为治病，反为无益，譬如人食肴馔，不用烹炮，生食者岂不害人，当熟思之。"[19]499

《医学心悟》卷一："药中误，药不真，药材真致力方深，有名无实何能效，徒使医家枉用心。"[12]4

《兰台轨范》卷三："治上焦用生药，固渍而不煎。"[20]66

《本草求真》卷六："陋贫药材难得，须用忍冬藤生取一把。以叶入砂盆研烂。"[13]245

《宋会要辑稿·职官》："崇宁元年(1102)太医局下令：禁止将不合格的生药制成熟药。"[6]1957

《友渔斋医话》第四种："所以业斯道者，药物岂可不讲哉！设遇穷乡僻壤之人，尤宜指点某家药材妥当，莫轻其价，方为合法。"[14]101

《验方新编》卷十三："又方：嫩黄荆叶(生于野地，生药店有卖，采取生者以七叶为佳)捣汁敷之，极效。"[21]228

《杂病广要·中风》："若仓猝未能办上项药

材,急以苏合香丸一二丸,木香汤调与服亦佳。"[15]18

《本草问答》卷下:"问曰:《雷公炮制》一书,专以言制药之法,若有不制,则不可用之意。而仲景用药则或制或不制,五方风气不同。四川皆用生药,广东皆用制过之药,孰得孰失?"[22]51

《增订伪药条辨·序言》:"博物固难,而于药材不得不求博焉;用药犹难,而于物性不得不求达焉。"[23]3

《中药辞海》:"生药主要指采自生物界的生货原药,即植物或动物的全部或一部分,或其分泌物,在收集后经简单加工而成的药物。"[27]940 "中药材指供应医疗应用的原料药材,即未经精制的天然药物。"[27]1594

《中国药材学》:"药材是指经过简单加工而未精制的天然药物,包括植物药、动物药和矿物药。"[24]1

《中药炮制学》:"中药材必须经过炮制成饮片之后才能入药,这是中医临床用药的一个特点,也是中医药学的一大特色。"[32]1

《中医大辞典》:"药材……指初步加工处理的原料药。"[26]1185

《中医药学名词》:"药材……初步加工处理的中药原料药。"[25]132

《中药栽培学》:"中药材是中药事业发展的基础,是中药饮片、中药炮制品、中成药和保健食品的原料。"[30]3

《中药学》:"中药材……[异名]药材……是指采收后只经一般的加工的中药原材料。"[31]124

《药用植物学与生药学》:"凡用于预防……其中,来源于天然的、未经加工或只经简单加工的植物、动物和矿物类药材,统称为'生药'。"[29]1

《药用植物学与生药学》:"'中药材'是指中医使用的药材,既可以是切制后供调配中医处方并煎服的饮片,也可是供药厂生产中成药或提取有效成分(生产化学药物)的原料药。"[29]1

《中药鉴定学》:"'生药'一般指取自生物的药物,有生货原药之意,亦称为'药材'。"[28]9

《中药材概论》:"在长期的中药材鉴定实践中,总结了很多实用的经验鉴别方法,如大黄的'星点'、何首乌的'云锦纹'等。还总结了和中药材质量相关的经验,如'甘草以味甜者为佳'等鉴别经验。阐明这些鉴别经验,对揭示中药材的科学内涵具有重要意义。"[33]3

《中药学基本术语》:"中药材……中药学基本术语药用植物、动物、矿物的药用部分采收后经产地初加工形成的原料药材。"[35]1

《中华人民共和国中医药法》:"经过中医临床长期应用优选出来的,产在特定地域,与其他地区所产同种中药材相比,品质和疗效更好,且质量稳定,具有较高知名度的中药材。"[34]7

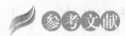参考文献

[1] [晋]陈寿.三国志[M].[南宋]裴松之注.上海:上海古籍出版社,2011:615.

[2] [唐]蔺道人.仙授理伤续断秘方[M].北京:人民卫生出版社,2006.21.

[3] [宋]陈承,裴宗元,陈师文.太平惠民和剂局方[M].鲁兆麟主校.沈阳:辽宁科学技术出版社,1997:进表.

[4] [南宋]陈元靓.岁时广记[M].北京:商务印书馆,1939:424.

[5] [宋]刘昉,等.太平广记:卷5[M].北京:中华书局新排本,1981:550.

[6] [清]徐松辑.宋会要辑稿:职官.[M].影印本.北京:中华书局,1957.

[7] [宋]沈括,苏轼.苏沈良方[M].成莉校注.北京:中国医药科技出版社,2012.57.

[8] [宋]寇宗奭.本草衍义[M].颜正华,常章富,黄幼群点校.北京:人民卫生出版社,1990:154.

[9] [明]朱橚.普济方[M].北京:人民卫生出版社,1959.1170.

[10] [明]兰茂.滇南本草[M].于乃义,于兰馥整理.昆明:云南科学技术出版社,2004:4.

[11] [明]李时珍.本草纲目[M].张守康,张向群,王国辰主校.北京:中国中医药出版社,1998:574.

[12] [清]程国彭.医学心悟[M].闫志安,徐文兵校注.北京:中国中医药出版社,1996:4.

[13] [清]黄宫绣.本草求真[M].席与民,朱肇和点校.北京:人民卫生出版社,1987:245.

[14] [清]黄凯钧.友渔斋医话[M].乔文彪,张亚密,马建

东注释.上海：上海中医药大学出版社,2011：101.

[15] [日本]丹波元坚.杂病广要[M].北京：人民卫生出版社,1965：18.

[16] [宋]王怀隐.太平圣惠方[M].郑金生,汪惟刚,董志珍校点.北京：人民卫生出版社,2016：471.

[17] [明]徐春甫.古今医统大全：上[M].崔仲平,王耀廷主校.北京：人民卫生出版社,1991：163.

[18] [明]张浩.仁术便览[M].北京：人民卫生出版社,1985：314.

[19] [明]陈实功.外科正宗[M].吴少祯,许建平点校.北京：中国中医药出版社,2002：499.

[20] [清]徐大椿.兰台轨范[M].北京：中国医药科技出版社,2011：66.

[21] [清]鲍相璈,梅启照增辑.验方新编[M].李世华校注.北京：中国中医药出版社,1994：228.

[22] [清]唐宗海.本草问答[M].王咪咪点校.北京：学苑出版社,2010：51.

[23] 曹炳章.增订伪药条辨[M].刘德荣点校.福州：福建科学技术出版社,2004：3.

[24] 徐国钧.中国药材学[M].北京：中国医药科技出版社,1996：1.

[25] 中医药学名词审定委员会.中医药学名词[M].北京：科技出版社,2005：132.

[26] 李经纬,余瀛鳌,蔡景峰,等.中医大辞典[M].北京：人民卫生出版社,2004：1185.

[27] 严永清.中药辞海[M].北京：中国医药科技出版社,1996：940,1594.

[28] 康廷国.中药鉴定学[M].2版.北京：中国中医药出版社,2007：9.

[29] 李昌勤.药用植物学与生药学[M].北京：中国医药科技出版社,2007：1.

[30] 徐良.中药栽培学[M].科学出版社,2006：3.

[31] 施毅.中药学：上[M]//曹洪欣,刘保延.中国中医药学术语集成.北京：中医古籍出版社,2006：124.

[32] 龚千锋.中药炮制学[M].北京：中国中医药出版社,2003：1.

[33] 阎玉凝,刘春生.中药材概论[M].北京：中国中医药出版社,2009：3.

[34] 国家中医药管理局.中华人民共和国中医药法[M].北京：中国中医药出版社,2017：7.

[35] 中国中药协会.中药学基本术语[M].北京：中国中医药出版社,2015：1.

（何　娟）

3 · 007

水飞

shuǐ fēi

一、规范名

【汉文名】水飞。

【英文名】levigating。

【注释】利用粗细粉末在水中悬浮性不同,将不溶于水的矿物、贝壳类中药材加水反复共研,分离制备极细粉末的炮制方法。

二、定名依据

"水飞"作为加工矿石、贝壳类药物的炮制方法,最早见于南北朝刘宋时期雷敩的《雷公炮炙论》,其上、中、下三卷中均有提到"水飞"之名,为记载"水飞"名词术语的最早本草书籍。唐代很多医书均有关于"水飞"概念的记载,如唐代孙思邈的《备急千金要方》《新修本草》《千金翼方》等,大多以"水飞"或"飞"作为正名。

其后历代医书和本草著作宋元本草著作对"水飞"之法多有用之,如《证类本草》《本草衍义》《汤液本草》,明代本草类著作《滇南本草》《本草蒙筌》《本草纲目类编》《炮炙大法》,清代本草《本草纲目拾遗》《本草求真》等均有有关"水飞"的应用和记载,其概念则仍沿用古籍,以"水飞"或"飞"作为正名。

现代具有代表性的中药学著作均以"水飞"作为传统炮制技术的规范名词,并对其含义进行了注释,如全国科学技术名词审定委员会最新审定公布出版的《中医药学名词》,我国最新出版的国标、行标《中华人民共和国药典》,辞书类著作《中医辞海》《中医药常用名词术语辞典》《中药炮制学辞典》《中医大辞典》《中药炮制学辞典》和《中国医学百科全书》等，以及普通高等教育中医药类规划教材《中药学》（凌一揆）、《中药学》（雷载权）、《中药学》（高学敏）、《中药方剂学》等以及现代有代表性著作《中国中医药学主题词表》《中国药材学》《中华本草》等；而《中药辞海》《中药炮制学》《中药学》则以"水飞法"作为概念正名。"水飞"作为传统炮制技术的规范名已基本达成共识，也符合术语定名的协调一致和约定俗成原则。

三、同义词

【曾称】"飞"（《新修本草》）。

四、源流考释

"水飞"是指利用粗细粉末在水中悬浮性不同，将不溶于水的矿物、贝壳类中药材加水反复共研，分离制备极细粉末的炮制方法。最早记载于南北朝刘宋时期我国第一部炮制专著雷敩的《雷公炮炙论》，其上、中、下三卷中均有提到"水飞"之名，如"上卷"："钟乳……然后用水飞，澄了，以绢笼之，于日中晒令干。"[1]5 中卷："石膏……水飞过了，水尽令干，重研用之。"[1]55 下卷："水飞过白垩，免结涩人肠也。"[1]58 说明"水飞"的炮制方法在当时已得到广泛应用。

唐代很多医书均有"水飞"应用的描述，如《备急千金要方》卷二十八："炼成白石英十两……水飞如作粉法，如此三度。"[2]11《新修本草》卷第四"玉石部"："雄黄，火烧飞之。"[3]9《千金翼方》："炼白石英……忽了又更一遍飞之了。"[4]468 其概念则以"水飞"或"飞"作为正名。

其后历代重要的本草和医书著作大多沿用《雷公炮炙论》的记载，以"水飞"或飞"为正名作为炮制加工术语。如宋代的《证类本草》卷第三："芒硝……凡使，先以水飞过。"[5]101《本草衍义》卷五："阳起石……如狼牙者佳……须水飞研用。"[6]22 元代《汤液本草》卷之六"玉石部"：

"……白者佳。杵细、水飞用。"[7]55 明代《滇南本草》第二卷："滑石（一两水飞）。"[8]311《本草蒙筌》卷之八"石部"："雄黄……擂细水飞，作散为丸，任凭酒服。"[9]317《本草纲目类编》第七卷"土之一"："伏龙肝……其伏龙肝取得研细，以水飞过用。"[10]979 特别是我国第二部炮制专著明代缪希雍所撰的《炮炙大法》，将前人的炮制方法归纳为"雷公炮炙十七法"，其中的"飞"，即"水飞"，其"总论"曰："按《雷公炮制》法有十一，曰炮……曰飞，曰伏，用者宜如法，各尽其宜。"[11]2 清代医书和本草著作也大多以"水飞"描述本概念，如《本草纲目拾遗》卷二"土部"："狗溺硝……取之水飞用……能降虚火。"[12]37《本草求真》卷上编卷一"补剂补火""阳起石……火煅醋淬七次。研粉水飞用。"[13]161

现代有关著作大多以"水飞"一词作为炮制规范名，并给出了名词解释。如全国科学技术名词审定委员会最新审定公布出版的《中医药学名词》[14]138《中华人民共和国药典》（2015版）[15]32，辞书类著作《中医辞海》[16]772《中医药常用名词术语辞典》[17]91《中药炮制学辞典》[18]5《中医大辞典》[19]39，全国普通高等教育规划教材《中药学》（凌一揆）[20]5、《中药学》（雷载权）[21]9、《中药学》（高学敏）[22]26、《中药方剂学》[23]4《中药炮制学》[24]74 及现代有代表性著作《中国中医药学主题词表》[25]II-1297《中国药材学》[26]73《中华本草》[27]192 等；而《中药辞海》[28]11《中药炮制学》[29]15《中药学》[30]23 则以"水飞法"作为概念正名。

总之，自《雷公炮炙论》中首次记载了"水飞"一词及炮制方法后，历代著作多以此作为概念正名，现代相关医学著作也大多以"水飞"作为传统炮制技术的规范名。

五、文献辑录

《雷公炮炙论》上卷："钟乳……凡修事法：以五香水煮过一伏时，然后漉出；又别用甘草、紫背天葵汁渍，再煮一伏时。然后用水飞，澄了，以绢笼之，于日中晒令干；又入钵中研二万遍后，以瓷合子收贮用之。"[1]5

中卷："石膏……凡使之，先于石白中捣成粉，以夹物罗过，生甘草水飞过了，水尽令干，重研用之。"[1]55

下卷："白垩……水飞过白垩，免结涩人肠也。"[1]58

《备急千金要方》卷二十八："炼成白石英十两（白石英无多少，以锤子砧上细碎向明，选去屑翳、色暗黑黄赤者，惟取白净者为佳，捣筛瓷器中，研令极细熟，以生绢袋于铜器中，水飞如作粉法，如此三度，研讫澄之，渐渐去水，水尽至石英曝干，看中有粗恶不净者，去之）。"[2]11

《新修本草》卷第四"玉石部"："雄黄，火烧飞之。"[3]9

《千金翼方》："炼白石英：捣石英使碎，著研药体中，以水浸石湿遍，不须多著水，即研令细如粉乞……最下者即是恶石，不堪用，弃之。忽了又更一遍飞了之了，可著日中及物藉之，安热灰上即干。"[4]468

《证类本草》卷第三："芒硝……凡使，先以水飞过，用五重纸滴过去脚，于铛中干之，方入乳钵研如粉任用。"[5]101

《本草衍义》卷五："阳起石……如狼牙者佳。其外色不白，如姜石。其大块者，亦内白。治男子、妇人下部虚冷，肾气乏绝，子脏久寒，须水飞研用。"[6]22

《汤液本草》卷之六"玉石部"："治前阴不利，性沉重，能泄上气令下行。故曰滑则利窍。不可与淡渗同用。白者佳。杵细、水飞用。"[7]55

《滇南本草》第二卷："葛根葛花：葛花（一两），黄连（一钱），滑石（一两水飞），粉草（五钱）共为细末，水叠为丸，每服（一钱），白滚水下。此药可治胃热实火。脾胃寒冷，吞酸吐酸者禁忌。"[8]311

《本草蒙筌》卷之八"石部"："雄黄……擂细水飞，作散为丸，任凭酒服。"[9]317

《本草纲目类编》第七卷"土之一"："伏龙肝……其伏龙肝取得研细，以水飞过用。"[10]979

《炮炙大法》总论："按《雷公炮制》法有十一，曰炮，曰滥，曰博，曰炙，曰煨，曰炒，曰煅，曰炼，曰制，曰度，曰飞，曰伏，曰镑，曰搬，曰煞，曰曝，曰露是也。用者宜如法，各尽其宜。"[11]2

《本草纲目拾遗》卷二"土部"："狗溺硝……取之水飞用，或甘草汤拔去秽气用。性凉色清白，治咽喉肿痛等症。能降虚火。"[12]37

《本草求真》卷上编卷一"补剂补火"："阳起石……云头雨脚鹭鹚毛色白，滋润者良。火煅醋淬七次。研粉水飞用。"[13]161

《中药学》（凌一揆）："水飞系借药物在水中的沉降性质分取药物极细粉末的方法。"[20]5

《中药方剂学》："水飞系借药物在水中的沉降性质分取药材极细粉末的方法。"[23]4

《中药学》（雷载权）："水飞系借药物在水中的沉降性质分取药材极细粉末的方法。"[21]9

《中国药材学》（徐国钧等）："水飞系借药物在水中沉降性质分取药物极细粉末的方法。"[26]73

《中药辞海》："水飞法是指某些不溶于水的，利用粗细粉末在水中悬浮性不同而分离倾取细粉的方法。"[28]11

《中医辞海》："水飞……中药炮制法之一。取药材极细末的方法。将不溶于水的药材与水共研细，加入多量的水，搅拌，较粗粉粒即下沉，细粉混悬于水中，倾出的混悬液沉淀后，分出，干燥，即成极细的粉末。多用于矿物药，如飞炉甘石等。"[16]772

《中药炮制学》（叶定江）："水飞指利用粗细粉末在水中悬浮性不同，将不溶于水的矿物、贝壳类药物经反复研磨制备成极细腻粉末的炮制方法。如水飞朱砂、雄黄、珍珠等。"[24]74

《中华本草》："水飞……多用于某些矿物药。系将药物破碎后，置乳钵中或其他适宜容器内，加入适量清水，研磨成糊状，再加多重量水搅拌，粗粉即下沉，随即倾出上层混悬液。"[27]192

《中医药常用名词术语辞典》："水飞……中药炮制。籍中药在水里的沉降性质以分取极细粉末的方法。将不溶于水的中药粉碎后，置乳钵或碾槽内加水共研（大量生产则用球磨机研磨），再加多量的水，搅拌，较粗的粉粒即下沉，细粉混悬于水中，倾出；粗粉再飞再研。倾出的混悬液沉淀后，分出，干燥，即成极细粉末。此法所制极细粉末，又减少了研磨中粉末的飞扬损失。常用于矿物类、贝甲类中药的制粉。如飞朱砂、飞炉甘石、飞雄黄等。"[17]91

《中医药学名词》："水飞……取按规定处理后的药材，加适量水共研细，再加多量水，搅拌，倾出混悬液，下沉部分再按前法反复操作数次，除去杂质，合并混悬液，静置后取沉淀物，干燥研散的炮制方法。"[14]138

《中药炮制学辞典》："水飞：将药物湿润后研磨成极细粉，再加多量水搅拌，由于浮力作用，药物极细粉混悬于水中，以将其分离。多称为'水飞''研飞'，如水飞朱砂、水飞雄黄、水飞滑石粉等。"[18]5

《中国中医药学主题词表》："水飞……中药炮制。籍中药在水里的沉降性质以分取极细粉末的方法。将不溶于水的中药粉碎后，置乳钵或碾槽内加水共研（大量生产则用球磨机研磨），再加多量的水，搅拌，较粗的粉粒即下沉，细粉混悬于水中，倾出；粗粉再飞再研。倾出的混悬液沉淀后，分出，干燥，即成极细粉末。此法所制极细粉末，又减少了研磨中粉末的飞扬损失。常用于矿物类、贝甲类中药的制粉。如飞朱砂、飞炉甘石、飞雄黄等。"[25]II-1297

《中华人民共和国药典·一部》："水飞……取待炮制品，置容器内，加适量水共研成糊状，再加水，搅拌，倾出混悬液。残渣再按上法反复操作数次，合并混悬液，静置，分取沉淀，干燥，研散。"[15]32

《中医大辞典》："水飞：中药炮制法之一。是取药材极细粉末的方法。将不溶于水的药材与水共研细，加入多量的水，搅拌，较粗粉粒即下沉，细粉混悬于水中，倾出的混悬液沉淀后，

分出，干燥，即成极细的粉末。多用于矿物药的加工，如飞炉甘石。"[19]399

《中药学》（高学敏）："水飞是借药物在水中的沉降性质分取药材极细粉末的方法。"[22]26

《中药炮制学》（龚千锋）："某些不溶于水的矿物药，利用粗细粉末在水中悬浮性不同，将不溶于水的矿物、贝壳类药物经反复研磨，而分离制备极细腻粉末的方法，称为水飞法。"[29]15

《中药学》："水飞法……英文名 Refining Powder With Water，是某些不溶于水的矿物药，利用粗细粉末在水中悬浮性不同，将不溶于水的矿物、贝壳类药物经反复研磨，而分离制备极细腻粉末的方法。"[30]23

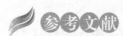

参考文献

［1］ ［南北朝］雷敩.雷公炮炙论［M］.上海：上海中医学院出版社,1986：5,55,58.

［2］ ［唐］孙思邈.备急千金要方［M］.北京：人民卫生出版社,1982：11.

［3］ ［唐］苏敬.新修本草［M］.上海：上海古籍出版社,1985：9.

［4］ ［唐］孙思邈.千金翼方［M］.太原：山西科学技术出版社,2010：468.

［5］ ［宋］唐慎微.证类本草［M］.北京：人民卫生出版社,1957：101.

［6］ ［宋］寇宗奭.本草衍义［M］.北京：中国医药科技出版社,2012：22.

［7］ ［元］王好古.汤液本草［M］.北京：人民卫生出版社,1987：55.

［8］ ［明］兰茂.滇南本草［M］.昆明：云南人民出版社,1959：311.

［9］ ［明］陈嘉谟.本草蒙筌［M］.北京：中医古籍出版社,2008：317.

［10］ ［明］李时珍.本草纲目类编［M］.黄志杰,胡永年编.沈阳：辽宁科学技术出版社,2015：979.

［11］ ［明］缪希雍.炮炙大法［M］.［明］庄继光录校；胡晓峰校注.北京：中国书店,1992：2.

［12］ ［清］赵学敏.本草纲目拾遗［M］.闫冰,等校注.北京：中国中医药出版社,1998：37.

［13］ ［清］黄宫绣.本草求真［M］.北京：中国中医药出版社,1997：161.

［14］ 全国科学技术名词审定委员会.中医药学名词［M］.北京：科技出版社,2005：138.

[15] 国家药品监督管理局,国家药典委员会.中华人民共和国药典[M].北京:中国医药科技出版社,2015:32.

[16] 袁钟,图娅,彭泽邦,等.中医辞海[M].北京:中国中医药科学技术出版社,1999:772.

[17] 李振吉.中医药常用名词术语辞典[M].北京:中国中医药出版社,2001:91.

[18] 叶定江,原思通.中药炮制学辞典[M].上海:上海科学技术出版社,2005:5.

[19] 李经纬,余瀛鳌,蔡景峰,等.中医大辞典[M].北京:人民卫生出版社,2012:399.

[20] 凌一揆.中药学[M].上海:上海科学技术出版社,1984:5.

[21] 雷载权.中药学[M].上海:上海科学技术出版社,1995:9.

[22] 高学敏.中药学[M].北京:中国中医药出版社,2002:26.

[23] 梁颂名.中药方剂学[M].广州:广东科技出版社,1991:4.

[24] 叶定江,张世臣,吴皓.中药炮制学[M].北京:人民卫生出版社,1999:74.

[25] 吴兰成.中国中医药学主题词表[M].北京:中医古籍出版社,2008:Ⅱ-1297.

[26] 徐国钧,等.中国药材学[M].北京:中国医药科技出版社,1996:73.

[27] 国家中医药管理局《中华本草》编委会.中华本草:第一册[M].上海:上海科学技术出版社,1999:192.

[28] 赵守训.中药辞海,[M].北京:中国医药科技出版社,1997:11.

[29] 龚千锋.中药炮制学[M].北京:中国中医药出版社,2012:15.

[30] 施毅.中药学[M].北京:中医古籍出版社,1995:23.

(焦河玲)

中药

3·008

水 制

shuǐ zhì

一、规范名

【中文名】水制。

【英文名】water processing。

【注释】利用水或其他辅料加工处理中药材的炮制方法。

二、定名依据

"水制"作为中药材传统炮制方法出现很早,应用历史悠久,但"水制"的概念正名则始于明代的《本草蒙筌》。

我国现存最早的医方书《五十二病方》中有"煮""溺"等记载,这是本概念应用的具体体现。汉代医书《神农本草经》《伤寒论》《金匮要略》等著作中有"水浸""水渍""水洗"等记载,与本概念的内涵基本一致。魏晋南北朝时期的医著如《肘后备急方》《雷公炮炙论》也有类似描述。此后历代医书和本草著作关于本概念的应用比较多,出现的名词有"冷水浸""水拌""水渍""水洗""渍""水浸润""水煮"等,如唐代的《备急千金要方》《新修本草》《千金翼方》,宋代的《证类本草》《圣济总录》《太平惠民和剂局方》,元代的《活幼心书》等,至明代陈嘉谟的《本草蒙筌》,对炮制方法进行了系统总结,首次提出"水制"一词,这是本概念正名的最早记载。其后的医书如明代《本草纲目》,清代的《本草备要》《得配本草》等在描述炮制方法时均沿用《本草蒙筌》"水制"一词。

现代相关著作大多以"水制"作为本概念的规范名词,如我国2005年出版的由全国科学技术名词审定委员会审定公布的《中医药学名词》,《中华医学百科全书·中药炮制学》《中国药材学》《生药学》和全国普通高等教育中医药类规划教材《中药学》(雷载权)、《中药学》(高学敏)等以及辞书类著作《中医药常用名词术语辞典》《中国医学大辞典》等。已经广泛应用于中医药学文献的标引和检索的《中国中医药学主题词表》也以"水制"作为正式主题词。也有医书以"水制法"作为本概念正名，如《中医学概论》《中药炮制学辞典》等，但"水制"作为概念的正名更符合术语定名的约定俗成原则和简明性原则。

三、同义词

【曾称】"水制法"（《中药炮制学辞典》）。

四、源流考释

"水制"是利用水或其他辅料加工处理中药材的炮制方法。作为中药材传统炮制方法，出现很早，应用历史悠久，如我国现存最早的医方书《五十二病方·癃病》中记载："胃（谓）内复，以水与弱（溺）煮陈葵种而饮之。"[1]78 其"痉者"中亦有"以水财煮李实，疾沸而抒"[1]91 的描述，这里的"煮""溺"等词都是本概念应用的具体体现。

汉代是我国医学的创始阶段，此时期的医学著作《神农本草经》《伤寒论》《金匮要略》中均有本概念应用的记载，如《神农本草经》卷四"下品"曰："秦（芩）皮，生于山，剥取其皮，以水浸之。"[2]30《伤寒论·辨少阴病脉证并治》卷第六曰："四逆散方……甘草（炙），枳实（破，水渍，炙干）。"[3]91《金匮要略·百合狐惑阴阳毒病脉证治》："百合知母汤方……百合七枚，擘知母三两，切上先以水洗百合，渍一宿。"[4]12 这里的"水浸""水渍""水洗"与本概念的内涵是一致的。

魏晋南北朝至宋金元时期的医著多沿用古籍，对本概念的应用记载比较多，如晋代葛洪的《肘后备急方·救卒客忤死方》中："以水渍粳米，取汁一二升饮之。口已噤者，以物强发之。"[5]9《雷公炮炙论》上卷："朱砂……以东流水煮，亦三伏时，勿令水火阙失，时候满，去三件草，又以东流水淘令净，干晒，又研如粉。"[6]1《雷公炮炙论》上卷："枸杞根……凡使根，掘得后，使东流水浸。"[6]30《备急千金要方》卷二十二"疗肿痈疽中"："取猪羊脂切作片，冷水浸。"[7]403《新修本草》卷第一"序"："作汤者，先水渍，令淹浃，密覆一宿。"[8]31《千金翼方·生发黑发方八》："治发落方：石灰二升，水拌令湿。"[9]61《千金翼方》卷第十三"辟谷"："取柏叶：二十斤著盆中，以东流水渍二二七出。"[9]133《证类本草》卷第九："九月采根，以水洗，切碎，暴干，名白药子。""大黄粗切二两，水三升半渍一宿。"[10]267《本草衍义》卷之二："又如东壁上、冬月灰、半天河水、热汤、浆水之类，其物至微，其用至广。"[11]14《圣济总录》卷二"诸风门"："天南星酸浆水煮透心，硬切。"[12]27《太平惠民和剂局方》卷之三"治一切气"："木香槟榔圆两槟榔……用浆水一碗搓揉熬膏。"[13]39《太平惠民和剂局方》卷之四"治痰饮"："钟乳，不拘多少……便以水洗之。"[13]47 元代医书《活幼心书》卷下曰："青木香汤……青木香（去芦），枳壳（水浸润，去壳，锉片，麦麸炒微黄）。"[14]203 上述文献中出现的名词有"冷水浸""水拌""水渍""水洗""渍""水浸润""水煮"等，与本概念的内涵基本一致，但历史条件所限，均没有统一的正名记载。

明清时期随着医学的发展，炮制理论和技术也不断进步，明代陈嘉谟在他的《本草蒙筌》中对本概念名词进行了统一，首次提出"水制"一词，其"总论"曰："水制三：或渍、或泡、或洗之弗等。"[15]13 并对不同来源水的作用进行了比较，如卷之八"石部"曰："火井者，不如水井力胜；水井有砂者，其水尽赤，每有烟霞郁蒸之气。新井者，难及旧井色深。凡治病邪，惟取优等。"[15]308 其后的医书如明代《本草纲目》、清代的《本草备要》等在描述炮制方法时均沿用《本草蒙筌》"水制"一词并加以应用。如《本草纲目》第一卷"序例"中："嘉谟曰……水制三：渍、泡、洗也。水火共制，蒸、煮二者焉。"[16]38《炮制大法·虫鱼部》："牡蛎，左顾者良。东流水入盐一两，煮一伏时后，入火中烧。"[17]215《本草备要》药性总义："凡药火制四，煅、煨、炙、炒也；水制三，浸、泡、洗也；水火共制二，蒸、煮也。"[18]1 清代本草医著《修事指南・炮制论下》中："浸者去燥烈之性,泡者去辛辣之性,洗者取中正之性。"[19]3 不仅沿用"水制"一词,还对其渍、泡、洗的作用分别进行了描述。

现代相关著作大多以"水制"作为本概念的规范名,如我国最新出版的全国科学技术名词审定委员会审定公布的《中医药学名词》[20]135《中药炮制学》[21]30《中国中医药学主题词表》[22]II-838《中医药常用名词术语辞典》[23]91 和全国普通高等教育中医药类规划教材《中药学》(高学敏)[24]18、《中药学》(雷载权)[25]11、《中医药基础》[26]132《中国药材学》[27]65《生药学》[28]65 等;也有医书以"水制法"作为本概念正名,如《中医学概论》[29]251《中国医学大辞典》[30]132《中药炮制学辞典》[31]124 等。

总之,"水制"作为传统炮制概念在其应用历史中先后出现多种名词形式,至明代《本草蒙筌》方提出"水制"一词,其后相关医书多有沿用,"水制"作为本概念正名已形成共识。

五、文献辑录

《五十二病方・癃病》:"胃(谓)内复,以水与弱(溺)煮陈葵种而饮之。"[1]78-91

《神农本草经》卷四"下品":"秦(岑)皮,生于山,剥取其皮,以水浸之,正青,用洗眼,愈人目中肤翳。"[2]30

《伤寒论・辨少阴病脉证并治》卷第六:"四逆散方……甘草(炙)、枳实(破,水渍,炙乾)、柴胡、芍药,上四味,各十分,捣筛,白饮和服方寸匕,日三服。"[3]91

《金匮要略・百合狐惑阴阳毒病脉证治》:"百合知母汤方……百合七枚,擘知母三两,切上先以水洗百合,渍一宿,当白沫出,去其水,更以泉水二升,煎取一升,去滓。"[4]12

《肘后备急方・救卒客忤死方》:"救之方灸鼻人中三十壮,令切鼻柱下也。以水渍粳米,取汁一二升饮之。口已噤者,以物强发之。"[5]9

《雷公炮炙论》上卷:"朱砂……着研了砂于

内,用甘草、紫背天葵、五方草各判之,著砂上下,以东流水煮,亦三伏时,勿令水火阙失,时候满,去三件草,又以东流水淘令净,干晒,又研如粉。"[6]1 "枸杞根凡使根,掘得后,使东流水浸;以物刷上土了,然后待干,破去心,用熟甘草汤浸一宿,然后焙干用。"[6]30

《备急千金要方》卷二十二"疔肿痈疽":"取猪羊脂切作片,冷水浸,贴上,暖易之,五六十片瘥。"[7]403

《新修本草・序》卷第一"合药分剂料理法":"凡汤酒中用大黄,不须细判。作汤者,先水渍,令淹浃,密覆一宿。"[8]31

《千金翼方・生发黑发方八》:"治发落方:石灰二升,水拌令湿,炒令极焦,停冷,以绢袋贮之,以酒三升渍之,密封。"[9]61

卷第十三"辟谷":"取柏叶:二十斤著盆中,以东流水渍二二七出,曝干:以小麦一斗,渍汁二四日。"[9]133

《证类本草》卷第九:"白药,出原州,今夔、施、江西、岭南亦有之,三月生苗,似苦苣叶,四月而赤,茎长似葫芦蔓,六月开白花。八月结子,亦名沽薮。九月采根,以水洗,切碎,暴干,名白药子。""大黄粗切二两,水三升半渍一宿,平旦煎绞汁一升半,纳芒硝二两绞服。须臾当快利。"[10]267

《本草衍义》卷之二:"又如东壁上、冬月灰、半天河水、热汤、浆水之类,其物至微,其用至广,盖亦有理。若不推究厥理,治病徒费其功,终亦不能活人。"[11]14

《圣济总录》卷二"诸风门":"天南星散方治偏头痛。天南星酸浆水煮透心,硬切,曝干一两,菊花三分,自然铜烧赤醋淬一两,防风半两,同菊花自然铜防风三味煮水尽为度,去防风,自然铜不用,只单用菊花芎䓖一两,五味,除二味不用外,捣罗为细散。每服半钱匕。"[12]27

《太平惠民和剂局方》卷之三"治一切气":"木香槟榔圆两槟榔,枳壳,麸炒,木香不见火,杏仁去皮、尖,麸炒,青皮去白,各一两上为细

中

药

37

末,别用皂角四两,用浆水一碗搓揉熬膏,更入熟蜜少许,和圆如梧酮子大。每服五十圆,食后温生姜汤下。"[13]39

卷之四"治痰饮":"钟乳,不拘多少……研四、五日,状若乳汁,研揩视之,状如书中曰鱼腿即成。自然光白,便以水洗之,不随水落者即熟。若得水而落者即未成,更须研之,以不落为限。"[13]47

《活幼心书》卷下:"青木香汤……青木香(去芦)、枳壳(水浸润,去壳,锉片,麦麸炒微黄)各半两,甘草二钱半,上锉。每服二钱,水一盏,煎七分,温服,不拘时候。"[14]203

《本草蒙筌》总论:"制造资水火,凡药制造,贵在适中,不及则功效难求,太过则气味反失。火制四:有煅、有炮、有炙、有炒之不同;水制三:或渍、或泡、或洗之弗等。水火共制造者,若蒸、若煮而有二焉。"[15]13

卷之八"石部":"火井者,不如水井力胜;水井有砂者,其水尽赤,每有烟霞郁蒸之气。新井者,难及旧井色深。凡治病邪,惟取优等。"[15]308

《本草纲目》第一卷"序例"中:"嘉谟曰……水制三:渍、泡、洗也。水火共制,蒸、煮二者焉"[16]38

《炮制大法·虫鱼部》:"牡蛎……左顾者良。东流水入盐一两,煮一伏时后,入火中烧,令通赤,然后入钵中研如粉面。一法:火煅醋淬七次,研极细,如飞面。"[17]215

《本草备要·药性总义》:"凡药火制四,煅、煨、炙、炒也;水制三,浸、泡、洗也;水火共制二,蒸、煮也。"[18]1

《修事指南·炮制论下》:"浸者去燥烈之性,泡者去辛辣之性,洗者取中正之性。"[19]3

《中药学》(雷载权):"水制,用水或其他液体辅料处理药物的方法。"[25]11

《中国药材学》:"水制……用水或其他液体辅料处理药材的方法。"[27]65

《中医药常用名词术语辞典》:"水制……指用水或其他液体辅料处理药材的方法,常用的

有洗、淋、泡、漂、浸、润、水飞等。水制的目的主要在于清洁、软化药材,以便于进行切制或调整药性。"[23]91

《中国医学大辞典》:"水制药物之用水制炼者。有洗、泡、制三法,各详本条。"[30]132

《中医药学名词》:"水制……水或其他液体辅料处理药材的方法。"[20]135,136

《中药炮制学辞典》:"水制法……用水处理药材的方法……水制的目的为洁净药物;软化药物便于切制;溶去药物的毒性成分或盐分或腥臭异味,利于服用。常用的水制法有淋法、淘洗法、泡法、润法、漂法、水飞法等。"[31]124

《中药学》(高学敏):"水制,用水或其他辅料处理药材的方法。"[24]18

《生药学》:"水制是用水或其他液体辅料处理生药的过程,如润、淋洗、淘、泡、漂、水飞等方法,用于清洁药材、软化药材及调整药性。"[28]65

《中国中医药学主题词表》:"水制,属炮制方法,利用水或其他辅料加工处理中药的方法。"[22]Ⅱ-838

《中医药基础》:"水制是以较低温度的水或其他液体处理药物的多种方法的总称。常用的有淋、洗、泡、润、漂等。水制的主要目的是清洁药物、软化药物,或降低药物所含的盐分、不良气味及毒烈之性。"[26]132

《中医学概论》:"水制法……是使药材清洁柔软,便于加工切片,或借以减低药物的毒性和烈性,一般包括浸、漂、泡、渍等方法。"[29]251

《中药炮制学》:"水制是指用水或其他液体辅料处理药材的方法。常用的水制法有漂洗、浸泡、闷润等,其目的是清洁药物,软化药物,调整药性。"[21]30

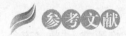

[1] [战国]未著撰人.五十二病方[M].马王堆汉墓帛书整理小组编.北京:文物出版社,1979:78-91.

[2] [汉]未著撰人.神农本草经[M].[魏]吴普等述.[清]孙星衍辑,石学文点校.沈阳:辽宁科学技术出

版社,1997：30.

[3] [东汉]张仲景.伤寒论[M].北京：人民卫生出版社，2005：91.

[4] [东汉]张仲景.金匮要略[M].北京：人民卫生出版社，2005：12.

[5] [晋]葛洪.肘后备急方[M].王均宁点校.天津：天津科学技术出版社，2005：9.

[6] [南北朝]雷敩.雷公炮炙论[M].上海：上海中医学院出版社，1986：1,30.

[7] [唐]孙思邈.备急千金要方[M].高文柱，沈澍农校注.北京：华夏出版社，2008：403.

[8] [唐]苏敬.新修本草(辑复本)[M].合肥：安徽科学技术出版社，1981：31.

[9] [唐]孙思邈.千金翼方[M].彭建中，魏嵩有点校.沈阳：辽宁科学技术出版社，1997：61,133.

[10] [宋]唐慎微.重修政和经史证类备急本草[M].尚志钧，等校点.北京：华夏出版社，1993：267.

[11] [宋]寇宗奭.颜正华，等点校.本草衍义[M].北京：人民卫生出版社，1990：14.

[12] [宋]赵佶敕.圣济总录精华本[M].[清]程林纂辑，余瀛鳌，等编选.北京：科学出版社，1998：27.

[13] [宋]陈承.太平惠民和剂局方[M].彭建中，魏富有点校.沈阳：辽宁科学技术出版社，1997：39,47.

[14] [元]曾世荣.活幼心书[M].北京：北京市中国书店，1985：203.

[15] [明]陈嘉谟.本草蒙筌[M].北京：中医古籍出版社，2009：13,308.

[16] [明]李时珍.本草纲目[M].北京：人民卫生出版社，1982：38.

[17] [明]缪希雍.炮炙大法[M].太原：山西科学技术出版社，2009：215.

[18] [清]汪昂.本草备要[M].陈婷校注.北京：中国医药科技出版社，2012：1.

[19] [清]张睿.《修事指南》释义[M].张志国，曹臣主编.太原：山西科学技术出版社，2014：3.

[20] 中医药学名词审定委员会.中医药学名词[M].北京：科学出版社，2005：135,136.

[21] 肖永庆，李丽.中药炮制学[M]//刘德培.中华医学百科全书.北京：中国协和医科大学出版社，2016：30.

[22] 吴兰成.中国中医药学主题词表[M].北京：中医古籍出版社，2008：Ⅱ-838.

[23] 李振吉.中医药常用名词术语辞典[M].北京：中国中医药出版社，2001：91.

[24] 高学敏.中药学[M].北京：中国中医药出版社，2005：18.

[25] 雷载权.中药学[M].上海：上海科学技术出版社，1994：11.

[26] 杨雄志.中医药基础[M].郑州：河南科学技术出版社，2012：132.

[27] 徐国钧，等.中国药材学[M].北京：中国医药科技出版社，1996：65.

[28] 王苏丽，刘耀武.生药学[M].西安：第四军医大学出版社，2007：65.

[29] 南京中医药大学.中医学概论[M].长沙：湖南科学技术出版社，2013：251.

[30] 谢观.中国医学大辞典[M].长沙：天津科学技术出版社，2002：132.

[31] 叶定江，原思通.中药炮制学辞典[M].上海：上海科学技术出版社，2005：124.

（焦河玲）

3 • 009

升降浮沉

shēng jiàng fú chén

一、规范名

【汉文名】升降浮沉。

【英文名】 ascending and descending, floating and sinking。

【注释】中药作用的四类趋向性。升是上升,升提；降是下降,降逆；浮是发散,上行；沉是泄利,收敛,下行。

二、定名依据

升降浮沉作为中药药性理论的重要内容之一,其概念最早起源于《内经》,但"升降浮沉"一词最早记载于《医学启源》。

《内经》中记载的气机升降出入和气味阴阳厚薄是升降浮沉理论的雏形,《伤寒论》中总结的药物的治疗大法以及《本草拾遗》中的"十剂"

等则为升降浮沉理论的具体应用。而自元代张元素《医学启源》中提出"升降浮沉"之名,其后历代的著作多有沿用,如元代的《珍珠囊补遗药性赋》《汤液本草》,明代的《本草蒙筌》《本草品汇精要》《本草纲目》《类经》,清代的《本草备要》《本草述钩元》等。这些著作均为历代的重要著作,对后世有较大影响。所以"升降浮沉"作为规范名便于达成共识,符合术语定名的约定俗成的原则。

我国最新出版的由全国科学技术名词审定委员会审定公布的《中医药学名词》和普通高等教育中医药类规划教材《中药学》(雷载权)、《中药学》(高学敏)、《中药学》(凌一揆)、《中药方剂学》《中药学图表解》和《中药炮制学》等,以及辞书类著作《中国医学百科全书·中医学》《中医大词典》《中医辞海》也以"升降浮沉"作为规范名记载。已经广泛应用于中医药学文献的标引和检索的《中国中医药学主题词表》也以"升降浮沉"作为正式主题词。现代有代表性的中药学著作如《中华本草》和《中医药常用名词术语辞典》等也以"升降浮沉"作为规范名。世界中医药学会联合会编制的标准类书《中医基本名词术语中英对照国际标准》也以"升降浮沉"作为标准词记载。这说明"升降浮沉"作为中药药性理论的重要内容之一的规范名已成为共识。

三、同义词

未见。

四、源流考释

升降浮沉的有关记载始见于最早论述中医理论的经典著作《黄帝内经素问》。如《黄帝内经素问·六微旨大论》:"出入废,则神机化灭;升降息,则气立孤危。故非出入,则无生长壮老已;非升降,则无以生长化收藏。是以升降出入,无器不有。"[1]138《黄帝内经素问·刺法论》又曰:"升降不前,气交有变,即成暴郁。"[1]203 论述了气机升降出入是人体生理功能的基本形式,

而天地之气的升降会影响人体疾病病势的趋向性。《黄帝内经素问·至真要大论》说:"辛甘发散为阳,酸苦涌泄为阴。咸味涌泄为阴,淡味渗泄为阳。六者或收、或散、或缓、或急、或燥、或润、或软、或坚。以所利而行之,调其气,使其平也。"[1]188《黄帝内经素问·阴阳应象大论》也提出:"味厚者为阴,薄为阴之阳。气厚者为阳,薄为阳之阴。味厚则泄,薄则通。气薄则发泄,厚则发热。"[1]9"其高者,因而越之;其下者,引而竭之;中满者,泻之于内。其有邪者,清以为汗;其在皮者,汗而发之;其慓悍者,按而收之;其实者,散而泻之。"[1]13 其中虽未明确提出升降浮沉的药性理论,但其中却隐含了药物治疗作用的趋向性,是药物升降浮沉理论的概括总结。《内经》中的这些理论为"升降浮沉"学说的形成奠定了坚实的基础。

汉代张仲景也很重视中药升降浮沉之特性。总结了汗、吐、下、温、清等治法方药,充分应用了药物的趋向性能。其中的汗法、吐法、温法是运用了药性升浮为主的药物组成的方剂;而下法、清法,则多是运用具有沉降药性的药物组成的方剂。如《伤寒论·辨少阴病脉证并治》:"少阴病,四逆,其人或咳、或悸、或小便不利、或腹中痛、或泄利下重者,四逆散主之。"[2]91 四逆散中柴胡主升、疏肝气之郁结,枳实主降、导胃气之壅塞等,巧妙应用药物升降浮沉之特性,以升制降、以降制升、以浮制沉、以沉制浮。由此说明张仲景对中药升降浮沉药性理论的产生具有巨大影响作用。

唐代医家在前人理论的基础上进行了实践与总结,促进了升降浮沉理论的形成。如唐代陈藏器《本草拾遗·序列》:"谓药有宣、通、补、泄、轻、重、涩、滑、燥、湿十剂。"[3]2 十剂分类法对后世影响很大。其中的宣、通、轻等剂具有升浮的趋向;而滑、泄、重等剂,则具有沉降的趋向。更从药性分类上有了类似升降浮沉的概括。这对升降浮沉药性理论的形成奠定了宝贵的基础。

金元时期，是我国医药学发展的重要时期。此期的基础理论与临床医学均取得了较大发展。升降浮沉理论也是在这个时期逐渐形成的。"升降浮沉"一词首载于金代张元素《医学启源》中，该书的《医学启源·用药备旨》中的"气味厚薄寒热阴阳升降之图"[4]156 篇认为药物的气味厚薄可以制约其升降浮沉作用；"药性要旨"[4]156 篇中正式以药物升降浮沉来概括药性，这是"升降浮沉"名词的最早记载；"用药升降浮沉补泻法"[4]158 篇则论述了药物的沉降特性与其他药性的关系。其后"升降浮沉"一词作为药性理论多有沿用。如李东垣在《珍珠囊补遗药性赋·总赋》中曰："升降浮沉之辨，豁然贯通，始可以言医，而司人命矣。"[5]6 指出了药物的"升降浮沉"在临床治疗中的重要性。且在《珍珠囊补遗药性赋·玄胡索》中曰："以上凡药九十品，品各赋以短章。既明以升降浮沉，复主以君臣佐使。"[5]31 丰富了药物的升降浮沉药性理论，把药物的升降浮沉理论在用药中放在首位。在其《脾胃论》中则又论述了用药要顺应四时的升降浮沉之气，才能使人体升降浮沉之气生生不息。该书曰："夫诸四时用药之法，不问所病，或温或凉，或热或寒，如春时有疾，于所用药中纳清凉风药；夏月有疾，加大寒之药；秋月有疾，加温气药；冬月有疾，加大热之药，是不绝生化之源也。"[6]93 而元代王好古的《汤液本草》全面继承了张元素的学术思想，如《汤液本草·用药法象》[7]4 就是在张元素的理论基础上论述了药物升降浮沉的具体气味。至此，升降浮沉理论已日臻完善，成为药性理论不可或缺的重要部分。并且在金元的医籍中"升降浮沉"理论已在实践中得到了广泛应用。如元代王好古《汤液本草·甘草》："小柴胡有柴胡、黄芩之寒，人参、半夏之温，其中用甘草者，则有调和之意。中不满而用甘，为之补，中满者用甘，为之泄，此升降浮沉也。"[7]86 元代朱震亨在金元医家的升降理论的基础上进行了全面总结，并创越鞠丸治六郁之病，在用药中注重药物的升降变化。如《金匮钩玄·六郁》中曰："当升者不得升，当降者不得降，当变化者不得变化也。"[8]1 由此可见，升降浮沉理论在金元时期已经形成完整的理论体系。

明清时期，是中医学理论不断创新、汇通、综合和完善的时期。"升降浮沉"理论也得到了不断补充和发展。如明代陈嘉谟对昼夜、阴晴不同时间服用药物引起的升降浮沉作用的变化不同进行了论述。在其著作《本草蒙筌》中曰："昼服之，则从热之属而升；夜服之，则从寒之属而降。至于晴日则从热、阴雨则从寒。所以求类，变化犹不一也。仍升而使之降，须知抑也；沉而使之浮，须知载也。"[9]6 明代李时珍《本草纲目》曰："升者引之以咸寒，则沉而直达下焦；沉者引之以酒，则浮而上至巅顶。"[10]39 说明药物升降浮沉性味并非一成不变的，可以通过炮制改变其性味，从而改变其作用趋向。又曰："酸咸无升，甘辛无降，寒无浮，热无沉。"[10]39 说明药物的升降浮沉药与性味也有一定的关系。在《本草纲目·四时用药例》中亦指出："李时珍曰：'《经》云：必先岁气，毋伐天和。又曰：升降浮沉则顺之，寒热温凉则逆之。'"[10]40 又提出药物的升降浮沉药性要顺应四时之气。清代汪昂在《本草备要》中曰："凡药轻虚者浮而升，重实者沉而降，味薄者升而生，气薄者降而收，气厚者浮而长，味厚者沉而藏，味平者化而成。气厚味薄者浮而升，味厚气薄者沉而降，气味俱厚者能浮能沉，气味俱薄者可升可降。酸咸无升，辛甘无降，寒无浮，热无沉，此升降浮沉之义也。"[11]1 指出药物的升降浮沉药性与其气味厚薄有关。清代吴瑭《温病条辨》："治上焦如羽（非轻不举）；治中焦如衡（非平不安）；治下焦如权（非重不沉）。"[12]174 强调温病发展的阶段和病位不同，在方药选择上的升浮和沉降也不同。随着升降浮沉理论的日渐成熟，"升降浮沉"名称，已被大多数著作所采用，特别是本草类著作。如《类经》[13]653《本草蒙筌》[14]31《本草品汇精要》[15]18《本草述钩元》[16]83 等。

现代有关著作均沿用《医学启源》的记载以"升降浮沉"作为规范名,如《中药学》(雷载权)[17]17、《中药学》(高学敏)[18]25、《中药学》(凌一揆)[19]9、《中药方剂学》[20]17《中药炮制学》[21]15《中药学图表解》[22]21《中国医学百科全书·中医学》[23]956《中华本草》[24]228《中国中医药学主题词表》[25]Ⅱ-786《中医大词典》[26]285《中医辞海》[27]667《中医药学名词》[28]134《中医药常用名词术语辞典》[29]68《中医基本名词术语中英对照国际标准》[30]257 等。

总之,《内经》中记载的气机升降出入和气味阴阳厚薄是升降浮沉理论的雏形;《伤寒论》中的治疗大法以及《本草拾遗》中的"十剂"等则是升降浮沉理论的发展;而在《医学启源》是升降浮沉理论的形成。后世的《珍珠囊补遗药性赋》《汤液本草》《本草发挥》《本草蒙筌》《本草品汇精要》《本草纲目》《类经》《本草备要》《本草述钩元》等是升降浮沉理论的补充,且这些著作均沿用"升降浮沉"一词作为规范名。

五、文献辑录

《黄帝内经素问·阴阳应象大论》:"味厚者为阴,薄为阴之阳。气厚者为阳,薄为阳之阴。味厚则泄,薄则通。气薄则发泄,厚则发热。"[1]9"其高者,因而越之;其下者,引而竭之;中满者,泻之于内。其有邪者,清以为汗;其在皮者,汗而发之;其慓悍者,按而收之;其实者,散而泻之。"[1]13

"六微旨大论":"出入废,则神机化灭;升降息,则气立孤危。故非出入,则无生长壮老已;非升降,则无以生长化收藏。是以升降出入,无器不有。"[1]138

"至真要大论":"辛甘发散为阳,酸苦涌泄为阴。咸味涌泄为阴,淡味渗泄为阳。六者或收、或散、或缓、或急、或燥、或润、或软、或坚。以所利而行之,调其气,使其平也。"[1]188

"刺法论":"升降不前,气交有变,即成暴郁。"[1]203

《伤寒论·辨少阴病脉证并治》:"少阴病,四逆,其人或咳、或悸、或小便不利、或腹中痛、或泄利下重者,四逆散主之。"[2]91

《本草拾遗·序列》:"谓药有宣、通、补、泄、轻、重、涩、滑、燥、湿十剂。"[3]2

《医学启源·用药备旨》:"经云:气之薄者,阳中之阴,所以茯苓利水而泄下,亦不离乎阳之体,故人手太阳也。麻黄苦,为地之阴,阴也,阴当下行,何谓发汗而升上?经曰:味之薄者,〔阴〕中之〔阳〕,所〔以〕麻黄发汗而升上,亦不离乎阴之体,故人手太阴也。附子,气之厚者,乃阳中之阳,故经云发热;大黄,味之厚者,乃阴中之阴,故经〔云〕泄下。"[4]156"苦药平升,微寒平亦升;甘辛药平降,甘寒泻火,苦寒泻湿热,甘苦寒泻血热。"[4]156"肝胆:味辛补,酸泻;气温补,凉泻。"[4]158

《珍珠囊补遗药性赋·总赋》:"升降浮沉之辨。豁然贯通。始可以言医。而司人命矣。"[5]6

"玄胡索":"以上凡药九十品。品各赋以短章。既明以升降浮沉。复主以君臣佐使。"[5]31

《脾胃论·脾胃将理法》:"夫诸病四时用药之法,不问所病,或温或凉,或热或寒,如春时有疾,于所用药中纳清凉风药;夏月有疾,加大寒之药;秋月有疾,加温气药;冬月有疾,加大热之药,是不绝生化之源也。"[6]93

《汤液本草·用药法象》:"味之薄者,为阴中之阳,味薄则通,酸、苦、咸、平是也;味之厚者,为阴中之阴。"[7]4

"甘草":"小柴胡有柴胡、黄芩之寒,人参、半夏之温,其中用甘草者,则有调和之意。中不满而用甘,为之补,中满者用甘,为之泄,此升降浮沉也。"[7]86

《金匮钩玄·六郁》:"当升者不得升,当降者不得降,当变化者不得变化也。"[8]1

《本草蒙筌·治疗用气味》:"昼服之,则从热之属而升;夜服之,则从寒之属而降。至于晴日则从热、阴雨则从寒。所以求类,变化犹不一也。仍升而使之降,须知抑也;沉而使之浮,须其载也。"[9]6

《本草纲目·升降浮沉》:"升者引之以咸寒,则沉而直达下焦;沉者引之以酒,则浮而上至巅顶。"[10]39"酸咸无升,甘辛无降,寒无浮,热无沉。"[10]39

"四时用药例":"李时珍曰:《经》云,必先岁气,毋伐天和。又曰:升降浮沉则顺之,寒热温凉则逆之。"[10]40

《本草备要·药性总义》:"凡药轻虚者浮而升,重实者沉而降,味薄者升而生,气薄者降而收,气厚者浮而长,味厚者沉而藏,味平者化而成。气厚味薄者浮而升,味厚气薄者沉而降,气味俱厚者能浮能沉,气味俱薄者可升可降。酸咸无升,辛甘无降,寒无浮,热无沉,此升降浮沉之义也。"[11]1

《温病条辨·治病法论》:"治上焦如羽(非轻不举);治中焦如衡(非平不安);治下焦如权(非重不沉)。"[12]174

《类经·十五候气察三部九候》:"阴阳不别,则不知脏腑逆顺。天地不分,则不知升降浮沉。"[13]653

《本草蒙筌·甘草》"盖甘味有升降浮沉,可上可下,可内可外,有和有缓,有补有泻。居中之道,具尽故尔。"[14]31

《本草品汇精要》:"以辛甘发散为阳,酸苦涌泄为阴,今于各品之下皆法东垣。详其阴阳以辨升降浮沉之理。"[15]18

《本草述钩元·山草部》"甘草":"五味之用。苦泄。辛散。酸收。咸润下而敛。甘上行而发。而本草言甘草下气。何也。盖甘味入中。有升降浮沉。可上可下。可外可内。有和有缓。有补有泻。居中之道尽矣。"[16]83

《中药学》(凌一揆):"升降浮沉:升和降,浮和沉都是相对的,升是上升,降是下降,浮表示发散,沉表示泄利等作用。"[19]9

《中药学》(雷载权):"升降沉浮:升降沉浮反应药物作用的趋向性,是说明药物作用性质的概念之一。"[17]17

《中医大辞典》:"升降浮沉……指药物作用的趋向而言。"[26]285

《中国医学百科全书·中医学》:"升降沉浮:指药物作用于人体的四种不同趋向。也属于中药性能的范畴。"[23]956

《中医辞海》:"升降浮沉……基础理论名词。指药物作用的趋向而言。"[27]667

《中华本草》:"升降浮沉……是说明药物作用趋向的药性理论。"[24]228

《中医药常用名词术语辞典》:"升降沉浮:用以标明药物作用的趋向性。升是上升,降是下降,浮表示发散,沉表示收敛固藏和泻利二便。因而沉实际上包含着向内和向下两种作用趋向。这些趋向,是与疾病的病势趋向而言的。"[29]68

《中药炮制学》:"升降浮沉是指药物作用于机体的趋向,它是中医临床用药应当遵循的规律之一。"[21]15

《中药学图表解》:"升降浮沉是药物对人体作用的不同趋向性。"[22]21

《中医药学名词》:"中药作用的四类趋向性。升是上升,升提;降是下降,降逆;浮是发散,上行;沉是泄利,收敛,下行。"[28]134

《中药学》(高学敏):"升降浮沉:是药物对人体作用的不同趋向性。升,即上升提举,趋向于上;降,即下达降逆,趋向于下;浮,即向外发散,趋向于外;沉,即向内收敛,趋向于内。升降浮沉也就是指药物对机体有向上、向下、向外、向内四种不同作用趋向。"[18]25

《中药方剂学》:"升降浮沉是用以表示药物作用趋向的一种性能。"[20]17

《中国中医药学主题词表》:"升降浮沉……中药作用的四类趋向性。升是上升,升提;降是下降,降逆;浮是发散,上行;沉是泄利,收敛,下行。"[25]II-786

《中医基本名词术语中英对照国际标准》:"升降浮沉:upnearing, downbearing, floating and sinking. direction of medicinal action, upward,

downward, outward, and inward."[30]257

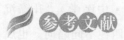

[1] 黄帝内经素问[M].北京：人民卫生出版社,2011：9,13,138,188,203.

[2] [汉]张仲景.伤寒论[M].北京：人民卫生出版社,2011：91.

[3] [唐]陈藏器.本草拾遗[M].芜湖：皖南医学院科研处,1983：2.

[4] [金]张元素.医学启源[M].北京：人民卫生出版社,1978：156,158.

[5] [金]李东垣.珍珠囊补遗药性赋[M].上海：上海科学技术出版社,1958：6,31.

[6] [金]李东垣.脾胃论[M].北京：人民卫生出版社,2005：93.

[7] [元]王好古.汤液本草[M].北京：人民卫生出版社,1987：4,86.

[8] [元]朱震亨.金匮钩玄[M].北京：人民卫生出版社,2006：1.

[9] [明]陈嘉谟.本草蒙筌[M].北京：人民卫生出版社,1988：6.

[10] [明]李时珍.本草纲目[M].北京：中国医药科技出版社,2011：39,40.

[11] [清]汪昂.本草备要[M].北京：中国医药科技出版社,2012：1.

[12] [清]吴瑭.温病条辨[M].北京：中国医药科技出版社,2012：174.

[13] [明]张介宾.类经[M].太原：山西科学技术出版社,2013：653.

[14] [明]陈嘉谟.本草蒙筌[M].北京：人民卫生出版社,1988：31.

[15] [明]刘文泰.本草品汇精要[M].北京：人民卫生出版社,1964：18.

[16] [清]杨时泰.本草述钩元[M].北京：科技卫生出版社,1958,83.

[17] 雷载权.中药学[M].上海：上海科学技术出版社,1994：17.

[18] 高学敏.中药学[M].北京：中国中医药出版社,2005：25.

[19] 凌一揆.中药学[M].上海：上海科学技术出版社,1984：9.

[20] 刘德军.中药方剂学[M].北京：中国中医药出版社,2006：17.

[21] 龚千锋.中药炮制学[M].北京：中国中医药出版社,2003：15.

[22] 钟赣生.中药学图表解[M].北京：人民卫生出版社,2004：21.

[23] 《中医学》编辑委员会.中医学[M]//钱信忠.中国医学百科全书.上海：上海科学技术出版社,1997：956.

[24] 国家中医药管理局《中华本草》编委会.中华本草：第一册[M].上海：上海科学技术出版社,1999：228.

[25] 吴兰成.中国中医药学主题词表[M].北京：中医古籍出版社,2008：Ⅱ-786.

[26] 李经纬,邓铁涛,等.中医大辞典[M].北京：人民卫生出版社,1995：285.

[27] 袁钟,图娅,彭泽邦,等.中医辞海[M].北京：中国医药科技出版社,1999：667.

[28] 全国科学技术名词审定委员会.中医药学名词[M].北京：科学出版社,2004：134.

[29] 李振吉.中医药常用名词术语辞典[M].北京：中国中医药出版社,2001：68.

[30] 世界中医药学会联合会.中医基本名词术语中英对照国际标准[M].北京：人民卫生出版社,2010：257.

（郭文静）

3·010

引 经

yǐn jīng

一、规范名

【汉文名】引经。

【英文名】channel ushering。

【注释】引导其他药物趋向某经或直达病所,以提高疗效的方法。

二、定名依据

药有引经专长的思想萌芽很早,《内经》提出药物气味厚薄不同则作用特点有别,五味对脏腑具有选择性作用等，为药物引经学说提供了理论依据，可以认为是引经理论的雏形。《神农本草经》称菌桂"为诸药先聘通使"，《名医别录》称桂可"宣导百药"等记述，虽未直接与作用部位相联系，但引导他药以增效的思想已较为明确。南宋陈士良《食性本草》进而称酒入药可"引石药气入四肢"，薄荷则"引诸药入营卫"，已与后世引经的概念十分接近。宋代寇宗奭在《本草衍义》"桑螵蛸"条下载"桑白皮引水，意以接螵蛸就肾经"，不但有"引接"的药物，还有最终所"就"之脏腑经络，可谓引经理论的先声。

引经作用较为系统地提出则始自金元时期张元素的《医学启源》，在"药类法象"一节中具体列出了各经病的引经药。张元素明确提出"引经"一词，创立引经报使学说，在中药理论发展史上占有重要地位，对后世有较大影响。

现代有关著作均沿用张元素《医学启源》的记载以"引经"作为规范名，如全国中医药行业高等教育"十三五"规划教材《中药学》（钟赣生）以及辞书类著作《中医大辞典》《中医辞海》等均以"引经"作为规范名。现代有代表性的中药学著作如《中华本草》《中华临床中药学》等也以"引经"作为规范名。说明将药物引导他药直达某经或直达病所的作用以"引经"作为规范名已成为共识，符合术语定名的约定俗成原则。

我国 2005 年出版的由全国科学技术名词审定委员会审定公布的《中医药学名词》已以"引经"作为规范名。所以"引经"作为规范名也符合术语定名的协调一致原则。

三、同义词

【曾称】"引经报使"（《珍珠囊》）；"响导"（《本经逢原》）。

四、源流考释

中药引经理论的思想萌芽可追溯到秦汉时期，《内经》中关于药物气味升降、"五入""五走"的论述为引经学说的创立提供了理论基础。

《黄帝内经素问·阴阳应象大论》云："味厚则泄，薄则通，气薄则发泄，厚则发热。"[1]7 指出药物气味厚薄不同则作用特点有别。《黄帝内经素问·宣明五气》云："五味所入，酸入肝，苦入心，甘入脾，辛入肺，咸入肾，是谓五入。"[1]10 指出五味对五脏的选择性作用。《黄帝内经灵枢·九针论》载"酸走筋、辛走气、苦走血、咸走骨、甘走肉，是谓五走也"[2]52，明确了五味和筋、气、血、骨、肉之间的关系。《黄帝内经素问·至真要大论》论述了药物的君臣佐使配伍："主病之谓君，佐君之谓臣，应臣之谓使。"[1]155 其中的"使"即含有引使之义，后世的"引经报使"学说亦是受此影响。由上可知，《内经》虽未论述引经药，但对药物气味升降、君臣佐使配伍和"五入""五走"分别作了论述，提出药物气味厚薄不同则作用特点有别，五味对脏腑具有选择性作用等，为药物引经学说提供了理论依据，可以认为是引经理论的雏形。

我国第一部药学专著《神农本草经》中对某些药物主治的描述有近似引经的论述，如称菌桂"为诸药先聘通使"[3]42，《名医别录》称桂"宣导百药"[4]36，酒"主行药势"[4]208，这些记述虽未直接与药物作用部位相联系，但引导他药以增效的思想已较为明确。五代以后的本草著作对某些药物功效的记载亦体现了引经思想，如南唐陈士良在《食性本草》中称酒入药可"引石药气入四肢"[5]587，薄荷则"引诸药入营卫"[5]623（均引自《经史证类备急本草》相应条下），已与后世引经的概念十分接近。宋代寇宗奭在《本草衍义》中论述"泽泻"时提到"张仲景八味丸用之者，亦不过引接桂附等，归就肾经"[6]47，于桑螵蛸条下又说："盖桑白皮行水意以接螵蛸，就肾经用桑螵蛸之意如此"[6]116，不但有"引接"的药物，还有最终所"就"之脏腑经络，可谓引经理论的先声。

引经作用较为系统的提出则始自金元时期，"引经"一词的正式启用是张元素的《医学启源》，他接受了"主病之谓君，佐君之谓臣，应臣之为使"[1]155 的影响，在《医学启源》"随证治病用药"中指出"头痛，须用川芎。如不愈各加引经药"[7]54，"用药凡例"中亦言"凡疟疾，以柴胡为君，随所发之时，所属之经，分用引经药佐之"[7]58。此书专列"各经引用"章节，如"太阳经，羌活；在下者黄柏，小肠、膀胱也。少阳经，柴胡；在下者青皮，胆、三焦也"[7]162，并在"药类法象"中具体列出了各经病的引经药，明确指出升麻为"足阳明胃、足太阴脾引经药，若补其脾胃，非此为引用不能补"[7]170，独活为"足少阴肾引经药"等[7]172。张元素亦提出引经报使说，按照十二经分列每经的引经药，在《珍珠囊》中记载"引经报使"，如"足太阳膀胱经：藁本、羌活"等[8]73。张元素明确提出"引经"一词，创立引经报使学说，在中药理论发展史上占有重要地位。

继张元素之后，李东垣、王好古等进一步阐发引经理论，使其成为药物性能及组方原则的基础理论之一。如李东垣《珍珠囊补遗药性赋》、王好古《汤液本草》、许彦纯《本草发挥》、朱震亨《丹溪心法》等书中均继承了《医学启源》"随证治病用药"中记载的内容，继续沿用张元素"引经"之名。李东垣在《珍珠囊补遗药性赋》卷一"用药凡例"中将药物引导他药直达某经或直达病所的作用称为"引经"，其文曰："疟疾，须用柴胡为君，随所发之时，所属经部分，以引经药导之。"[9]13 并在"手足三阳表里引经主治例"章节中对十二经引经药做了进一步的修改，如："太阳（足膀胱手小肠）上羌活，下黄柏。少阴（足肾手心）上黄连，下知母。"[9]11 王好古《汤液本草》"诸经向导"中继承了张元素《医学启源》"各经引用""随证治病用药"中的记载，并对其内容有所发挥，增加了引经药物的数量[10]20。

明代以后，引经学说又有了新的发展，此时期的引经概念中引入了辨证分治的思路，引经药由于其独特的定向、定位作用，在方剂配伍中的应用被众医家所重视。如《韩氏医通》载："予治沉疴，先循经络者，即诸古书所载引经报使药，贵识真耳"[11]22"君臣佐使之外，有一标使，如

剂中合从辛以达金，则取引经一味辛者倍加之，故其效速"[11]10；王纶《本草集要》的"各经引使主治药"中继承了《医学启源》和《珍珠囊》中各经引经药的内容，并进一步分经、脏、腑的引经药，且区分气、血、寒、热的不同，其文曰："小肠与膀胱太阳经：藁本、羌活，下用黄柏。小肠腑：气，小茴香；血，延胡索；寒，大茴香、川乌；热，赤茯苓。"[12]118 陈嘉谟《本草蒙筌》"各经主治引使"将各经又分气、血，区分治寒、热、风、燥、湿的不同，更有治劳、瘵热的辨证，如："治寒……肝：气，吴茱萸；血，当归。心：气，桂心；血，同。脾：气，吴茱萸；血，同。肺：气，麻黄；血，干姜。肾：气，细辛；血，附子。"[13]24 此外，李时珍的《本草纲目》"序例上"对引经内容进行了系统化的增订，详列十二经引经药，为后人选药配方之指南，如"足少阴心，黄连、细辛；足少阴肾，独活、肉桂、知母、细辛；手太阴肺，桔梗、升麻、葱白、白芷"[14]36 等。至此，中药引经理论得到了充分的发展，并形成了初具规模的引经药系统。

清代有关著作中引经的定向、定位目标更为具体，甚至是机体的某一局部，进一步发展丰富了引经药的内容，也扩展了引经药的应用思路。如《疡医大全》"论诸经向导药随经引使"中记载："太阳经疮疽，生于巅顶之上，必用羌活、藁本、麻黄，在下黄柏。少阳经耳前上用升麻、柴胡，下用柴胡、连翘"[15]262；并指出"一切痈疽，须分是何部位，属何经络，用何药向导，施治庶易于奏效也……随经者，引经必要之药也。引者，导引也，引领也。如将之用兵，不识其路，纵兵强将勇，不能取胜。"[15]262 此外，韦协梦《医论三十篇》载"某药专入某经，或兼入某经，果识之真而用之，当自尔百发百中"[16]12，吴鞠通《医医病书》"引经论"中言"药之有引经，为人之不识路径者用响导也"[17]111，这些临床医家均指出了引经药在药物配伍使用中的重要作用，由此亦可以说明他们对于引经药的运用与重视。随着清代伤科用药的发展，此时期还出现了某一局部伤痛应用引经药的情况，如江考卿《江氏伤科

方书》"秘传方"中载"脑头引,藁本、川芎、白芷、白芍、苏叶、升麻、木香、羌活。胸前引,枳壳、厚朴、干姜、郁金、陈皮、乌药、木香、甘草"等[18]14。

"引经"一词的正式启用是张元素的《医学启源》,《珍珠囊》又称之为"引经报使"[8]73,清代张璐《本经逢原》又称之为"响导"[19]93。

1959年由南京中医学院主编的《中医学概论》将引经药进行综合概括并进行论述,"所谓引经药,是古人在归经的基础上,进一步认识到某些药物,不但能自入某经,并能作为他药的响导。处方时,可根据需要,适当配合其他药物,以起到引导的作用。"[20]218

此外,"引经"与"归经"概念不同,归经是中药作用归属、趋向于某脏腑、经络或特定部位等的定位、定向理论[21]134,而引经主要是立足于配伍之后,一种有特殊归经的药,相对于其他被"引导"之药而言的,是归经与配伍的结合[22]26,二者概念不同。"引经""行经""响导""归经"等词在古代医药学相关文献中常互相代称,但清代"归经"一词开始具有了规范、统一的趋向,与"引经"的区分已非常明确,二者亦不再混为一谈。所有的引经药都具有一定的归经,而具有具体归经的药物不一定都具有引经作用,只有那些能引导他药直达病所的药物方可称为引经药。引经的认识是建立在归经理论基础上的,是归经理论的重要组成部分,归经是药物作用的定位概念,引经是引导他药直达病所或趋向某经以增效,这一观点目前在行业内已得到普遍共识。

现代有关著作均沿用张元素《医学启源》的记载以"引经"作为规范名,如全国科学技术名词审定委员会审定公布的《中医药学名词》载:"引经就是引导其他药物趋向某经或直达病所,以提高疗效的方法"[21]138。普通高等教育中医药类规划教材《中药学》[23]35《中医大辞典》[24]1185《中医辞海》[25]764《中华本草》[26]45《中华临床中药学》[27]92《中医学》[28]120 以及《中医词释》[29]133 等亦持相同观点。

五、文献辑录

《黄帝内经素问·阴阳应象大论》:"味厚则泄,薄则通,气薄则发泄,厚则发热。"[1]7

"宣明五气":"五味所入,酸入肝,苦入心,甘入脾,辛入肺,咸入肾,是谓五入。"[1]10

"至真要大论":"主病之谓君,佐君之谓臣,应臣之谓使。"[1]155

《黄帝内经灵枢·九针论》:"酸走筋、辛走气、苦走血、咸走骨、甘走肉,是谓五走也。"[2]52

《神农本草经》卷二:"菌桂,味辛,温。主百病,养精神,和颜色,为诸药先聘通使。"[3]42

《名医别录》卷一:"桂,味甘、辛,大热,有毒……能堕胎,坚骨节,通血脉,理疏不足,宣导百药,无所畏。"[4]36

卷二:"酒,味苦,甘辛,大热,有毒。主行药势,杀邪恶气。"[4]208

《经史证类备急本草》卷二十五:"酒,味苦、甘、辛,大热,有毒。主行药势,杀百邪恶毒气……陈士良云:凡服食丹砂、北庭、石亭脂、钟乳石、诸石、生姜,并不可长久以酒下,遂引石药气入四肢,滞血化为痈疽。"[5]587

卷二十八:"薄荷,味辛、苦,温,无毒。主贼风伤寒发汗,恶气,心腹胀满,霍乱,宿食不消,下气。煮汁服,亦堪生食……陈士良云:胡菝蕳,能引诸药入营卫,疗阴阳毒,伤寒头痛,四季宜食。"[5]623

《本草衍义》卷七:"泽泻,张仲景八味丸用之者,亦不过引接桂、附等归就肾经,别无他意。"[6]47

卷十七:"桑螵蛸,盖桑白皮行水,意以接螵蛸就肾经。用桑螵蛸之意如此,然治男女虚损,益精,阴痿,梦失精,遗溺,疝瘕,小便白浊,肾衰,不可阙也。"[6]116

《医学启源》卷上:"头痛,须用川芎。如不愈各加引经药,太阳蔓荆,阳明白芷,少阳柴胡,太阴苍术,少阴细辛,厥阴吴茱萸。"[7]54 "凡疟疾,以柴胡为君,随所发之时,所属之经,分用引经药佐之。"[7]58

卷下:"太阳经,羌活;在下者黄柏,小肠、膀胱也。少阳经,柴胡;在下者青皮,胆、三焦也。阳明经,升麻、白芷;在下者石膏,胃、大肠也……升麻,气平,味微苦,足阳明胃、足太阴脾引经药……独活,气微温,味甘苦平,足少阴肾引经药也。"[7]162"升麻,气平,味微苦,足阳明胃、足太阴脾引经药。若补其脾胃,非此为引用不能补。"[7]170"独活,气微温,味甘苦平,足少阴肾引经药也,若与细辛同用,治少阴经头痛。"[7]172

《珍珠囊·通经以为使》:"足太阳膀胱经:羌活、藁本;足少阳胆经:柴胡;足阳明胃经:升麻、葛根、白芷;足太阴脾经:芍药;足少阴肾经:独活、桂。"[8]73

《珍珠囊补遗药性赋》卷一:"疟疾,须用柴胡为君,随所发之时,所属经部分,以引经药导之。"[9]13"太阳:足膀胱,手小肠。上羌活,下黄柏。少阴:足肾,手心。上黄连,下知母。少阳:足胆,手三焦。上柴胡,下青皮。厥阴:足肝,手心包络。上青皮,下柴胡。阳明:足胃,手大肠。上升麻、白芷,下石膏。太阴:足脾,手肺。上白芍,下桔梗。"[9]11

《汤液本草》卷二:"如不愈,各加引经药:太阳,川芎;阳明,白芷;少阳,柴胡;太阴,苍术;少阴,细辛;厥阴,吴茱萸。如气刺痛,用枳壳,看何部分,以引经药导使之行则可。"[10]20

《韩氏医通》卷下:"予治沉疴,先循经络者,即诸古书所载引经报使药,贵识真耳。"[11]22

卷上:"君臣佐使之外,有一标使,如剂中合从辛以达金,则取引经一味辛者倍加之,故其效速。"[11]10

《本草集要·各经引使主治药》:"小肠与膀胱太阳经:藁本、羌活,下用黄柏。小肠腑:气,小茴香;血,延胡索;寒,大茴香、川乌;热,赤茯苓。膀胱腑:气,人参、益智仁;血,肉桂、生地黄;寒,川椒、大茴香;热,滑石、山栀仁。"[12]118

《本草蒙筌·各经主治引使》:"治寒……肝:气,吴茱萸;血,当归。心:气,桂心;血,同。脾:气,吴茱萸;血,同。肺:气,麻黄;血,干姜。肾:气,细辛;血,附子。"[13]24

《本草纲目·序例上》:"足少阴心,黄连、细辛;足少阴肾,独活、肉桂、知母、细辛;手太阴肺,桔梗、升麻、葱白、白芷。"[14]36

《本经逢原》卷二:"白蒺藜性升而散,入肝肾经,为治风明目要药。风入少阴、厥阴经者,为响导。"[19]93

《疡医大全·论诸经向导药随经引使》:"太阳经疮疽:生于巅顶之上,必用羌活、藁本、麻黄;在下,黄柏。少阳经:耳前,上(指手经)用升麻、柴胡;下(指足经)用柴胡、连翘。"[15]262"一切痈疽,须分是何部位,属何经络,用何药向导,施治庶易于奏效也……随经者,引经必用之药也。引者,导引也,引领也。如将之用兵,不识其路,纵兵强将勇,不能取胜。如贼入无抵,脚不能入其巢穴,叩之箱箦,此理也。"[15]262

《医论三十篇·药有经络》:"病有经络,药亦有经络,某药专入某经,或兼入某经,果识之真而用之,当自尔百发百中。"[16]12

《医医病书·引经论》:"药之有引经,为人之不识路径者用响导也。"[17]111

《江氏伤科方书·秘传方》:"脑头引,藁本、川芎、白芷、白芍、苏叶、升麻、木香、羌活。胸前引,枳壳、厚朴、干姜、郁金、陈皮、乌药、木香、甘草。"[18]14

《中医学概论》:"所谓引经药,是古人在归经的基础上,进一步认识到某些药物,不但能自入某经,并能作为他药的响导。处方时,可根据需要,适当配合其他药物,以起到引导的作用。"[20]218

《中医词释》:"引经药,指前人在药物归经的基础上,归纳出某些药物不但本身能归某经,并有引导其他方药归某经的作用称引经药。引经报使,指某些药物能引导其他药物到达病变部位或某一经脉,起'向导'作用,故称。"[29]133

《中华临床中药学》:"在归经理论中,前人认为一些药对机体的某一部分具有特殊作用,其选择性特别强,并且可以引导同用的其他药物达于病所,而提高疗效,因而将这些药物称为引经药,其所具有特殊归经作用被称为引经。"[27]92

《中医辞海》:"引经报使,基础理论名词。指某些药物能带引其他药物到达病变部位的作用,好像向导一样,故称。一种是引向经脉,如太阳经病,用羌活、防风、藁本为引;阳明经病,用升麻、葛根、白芷为引;少阳经病,用柴胡为引;太阴经病,用苍术为引;少阴经病,用独活为引;厥阴经病,以细辛、川芎、青皮为引。这种引经的说法必须灵活运用,具体分析。例如少阴病四肢寒冷,手足屈曲而睡,精神衰之,脉沉细欲绝,须用附子、干姜、甘草等回阳救逆,而不能用独活发表。另一种是引向疾病所在。例如咽喉病须用桔梗载药上浮,到达咽喉部;又如治下肢病用牛膝为引,治上肢病用桑枝为引。此为常法,亦非绝对。"[25]764

《中华本草》:"引经,原称引经报使,或称诸经向导。一种药,可以引导其他药物的药力趋向某经或直达病所,从而有力地发挥疗效,这种作用称为引经。"[26]45

《中药学》(张廷模):"引经主要是立足于配伍之后,一种有特殊归经的药,相对于其他被'引导'之药而言的,是归经与配伍的结合。"[22]26

《中医大辞典》:"引经……又称引经报使,某种药物对某经络脏腑及身体部位有特殊作用,可引导药力直达病所。如治太阳经病用羌活、防风;阳明经病用升麻、葛根;少阳经病用柴胡。咽喉病用桔梗;上肢病用桑枝;下肢病用牛膝等。"[24]1185

《中医药学名词》:"归经……中药作用归属、趋向于某脏腑、经络或特定部位等的定位、定向理论。"[21]134"引经就是引导其他药物趋向某经或直达病所,以提高疗效的方法。"[21]138

《中医学》:"一些不但能自入某经,而且还能引导他药进入某经的药物称为引经药。引经药起'向导'作用,能引导'诸药直达病所'。"[28]120

《中药学》(钟赣生):"引经报使是中药的性能之一,指某些药物对某一脏腑经络有特殊作用,其选择性较强,并能引导其他药物的药力到达病变部位,从而提高临床疗效。从治疗意义上说,主要是作为各经用药的向导,这类药物称为引经药。"[23]35

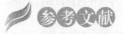

参考文献

[1] 未著撰人.黄帝内经素问[M].李生绍,陈心智点校.北京:中医古籍出版社,1997:7,10,155.

[2] 未著撰人.黄帝内经灵枢[M].北京:中华书局,1991:52.

[3] 未著撰人.神农本草经[M].[清]顾观光重辑.北京:人民卫生出版社,1956:42.

[4] [梁]陶弘景.名医别录[M].尚志钧辑校.北京:人民卫生出版社,1986:36,208.

[5] [宋]唐慎微.经史证类备急本草[M].尚志钧,郑金生,尚元藕,等点校.北京:华夏出版社,1993:587,623.

[6] [宋]寇宗奭.本草衍义[M].颜正华,常章富,黄幼群点校.北京:人民卫生出版社,1990:47,116.

[7] [金]张元素.医学启源[M].任应秋点校.北京:人民卫生出版社,1978:54,58,162,170,172.

[8] [金]张元素.珍珠囊[M]//郑洪新.张元素医学全书.北京:中国中医药出版社,2006:73.

[9] [元]李东垣.珍珠囊补遗药性赋[M].[明]李士材编,[清]王晋三重订.上海:上海科学技术出版社,1958:11,13.

[10] [元]王好古.汤液本草[M].崔扫麈,尤荣点校.北京:人民卫生出版社,1987:20.

[11] [明]韩懋.韩氏医通[M].南京:江苏科学技术出版社,1985:10,22.

[12] [明]王纶.本草集要[M].北京:中国中医药出版社,2015:118.

[13] [明]陈嘉谟.本草蒙筌[M].张印生,韩学杰,赵慧玲主校.北京:中医古籍出版社,2008:24.

[14] [明]李时珍.本草纲目[M].张守康,张向群,王国辰主校.北京:中国中医药出版社,1998:36.

[15] [清]顾世澄.疡医大全[M].凌云鹏点校.北京:人民卫生出版社,1987:262.

[16] [清]韦协梦.医论三十篇[M].韩祖成,宋志超,张琳叶校注.北京:中国中医药出版社,2015:12.

[17] [清]吴鞠通.医医病书[M].卜开初点注.北京:中医古籍出版社,2007:111.

[18] [清]江考卿.江氏伤科方书[M].上海:科技卫生出

版社,1958:14.

[19] [清]张璐.本经逢原[M].赵小青,裴晓峰校注.北京:中国中医药出版社,1996:93.

[20] 南京中医学院.中医学概论[M].北京:人民卫生出版社,1959:218.

[21] 中医药学名词审定委员会.中医药学名词[M].北京:科学出版社,2005:134,138.

[22] 张廷模.中药学[M].长沙:湖南科学技术出版社,2002:26.

[23] 钟赣生.中药学[M].北京:中国中医药出版社,2016:35.

[24] 李经纬,余瀛鳌,蔡景峰,等.中医大辞典[M].北京:人民卫生出版社,2004:1185.

[25] 袁钟,图娅,彭泽邦,等.中医辞海:上册[M].北京:中国医药科技出版社,1999:764.

[26] 国家中医药管理局《中华本草》编委会.中华本草:第一册[M].上海:上海科学技术出版社,1999:45.

[27] 雷载权,张廷模.中华临床中药学:上卷[M].北京:人民卫生出版社,1998:92.

[28] 李家邦.中医学[M].北京:人民卫生出版社,2006:120.

[29] 徐元贞.中医词释[M].郑州:河南科学技术出版社,1983:133.

（臧文华）

归 经

guī jīng

一、规范名

【汉文名】归经。

【英文名】channel tropism。

【注释】中药对脏腑经络作用部位的选择特性。

二、定名依据

北宋时期,寇宗奭在《本草衍义》中论述"泽泻"时首先提出"归……经"的观点。

至金元时期,张元素在其所著的《珍珠囊》《医学启源》中正式把归经作为药性主要内容加以论述,对中药归经理论进行了系统整理研究。李杲在《珍珠囊补遗药性赋》中也对归经理论进行了进一步的补充。王好古的《汤液本草》、徐彦纯的《本草发挥》又全面汇集了金元时期医家对归经的学术见解,标志着系统的归经理论已基本确立,其应用的名词多为"入""走""引"等。

"归经"一词的正式启用是清代的沈金鳌,他在《要药分剂》一书中对药物的归经作了较为全面的总结,他把历代本草论述归经的名称,如"引经""响导""行经""走""入""归"等统称为"归经"。

现代有关著作均沿用沈金鳌的记载,以"归经"作为规范名,如全国中医药行业高等教育"十三五"规划教材《中药学》(钟赣生)、辞书类著作《中医大辞典》和《中国医学百科全书·中医学》等均以"归经"作为规范名。已经广泛应用于中医药学文献的标引和检索的《中国中医药学主题词表》也以"归经"作为正式主题词。现代有代表性的中药学著作如《中华本草》《中华临床中药学》等也以"归经"作为规范名。说明把药物对于机体某部分的选择性作用以"归经"作为规范名已成为共识,符合术语定名的约定俗成原则。

我国2005年出版的由全国科学技术名词审定委员会审定公布的《中医药学名词》已以"归经"作为规范名。所以"归经"作为规范名也符合术语定名的协调一致原则。

三、同义词

【曾称】"引经"(《医学启源》);"行经"(《汤液本草》);"响导"(《本经逢原》)。

四、源流考释

中药归经理论的形成可以追溯到先秦的文史资料，如《韩非子》卷第七中记述："疾在腠理，汤熨之所及；在肌肤，针砭之所及也；在肠胃，火齐之所及也；在骨髓，司命之所属，无奈何也。"[1]58 这可能是早期疾病及药物定位的初步概念。

《内经》是中医理论体系确立的标志，为归经学说的创立奠定了理论基础，如《黄帝内经素问·宣明五气》云"五味所入，酸入肝，苦入心，甘入脾，辛入肺，咸入肾，是谓五入"[2]10，《黄帝内经素问·至真要大论》载"夫五味入胃，各归所喜，酸先入肝，苦先入心，甘先入脾，辛先入肺，咸先入肾"[2]153，均指出五味对五脏的选择性作用。《黄帝内经灵枢·九针论》载："酸走筋、辛走气、苦走血、咸走骨、甘走肉，是谓五走也"[3]52，明确了五味和筋、气、血、骨、肉之间的关系。《黄帝内经灵枢·五味》则论述了谷物之五味和五脏的关系："五味各走其所喜，谷味酸，先走肝，谷味苦，先走心，谷味甘，先走脾，谷味辛，先走肺，谷味咸，先走肾。"[3]37 由上可知，《内经》中"五入""五走"是五味与五脏之间具有特殊的对应关系，且五味对脏腑具有选择性作用，这成为后世推断药物归经的主要依据，可以认为是归经理论的雏形。

《神农本草经》论述青芝味酸补肝气，赤芝味苦益心气，黄芝味甘益脾气，白芝味辛益肺气，黑芝味咸益肾气，是药物归经在本草学中的早期体现。《神农本草经》中已有益肺气、养脾等和脏腑相关的功能记载，对某些药物主治的描述亦有近似归经的论述，如记载：大黄"荡涤肠胃"[4]82；沙参"补中，益肺气"[4]41；地肤子"主膀胱热，利小便"[4]40；大枣"安中养脾，助十二经，平胃气"[4]46；柴胡"主心腹，去肠胃中结气"[4]56 等，其中大枣"助十二经"是本草学著作中有关药物归经最早、最明确的记载。而且《神农本草经》对药物功能主治的趋向性论

述影响了后世对具体药物归经的判定，如《滇南本草》《药品化义》均记载沙参"入肺经"，《汤液本草》《本草纲目》《药品化义》等均记载大黄"入手足阳明经"。

据此可知，在中医学理论体系确立后的较长一段时期内并没有归经理论，但已经出现了类似的概念萌芽。尤其是《内经》中较为明确地提出了药食中的五味可滋养脏腑、治疗脏腑疾病，这种五味与脏腑之间的选择性对应关系实为中药归经理论的先声。

汉代张仲景《伤寒杂病论》的问世，标志着中医学辨证论治理论体系的确立，其脏腑辨证、六经辨证和分经用药理论，对中药归经理论的形成产生了深远的影响。后世出现的六经用药的归经方法，如麻黄、桂枝为太阳经药，知母、石膏为阳明经药，附子、细辛为少阴经药等即肇始于此，这为中药归经理论的形成奠定了坚实的临床基础。

魏晋南北朝时期的《名医别录》中，也有一些有关归经思想的记述，如载有蘸，"归骨"[5]200；韭，"归心，安五脏，除胃中热"[5]201；蒜，"归脾肾"[5]312；葫，"归五脏"[5]312 等内容。说明这一时期的药物学家亦注意到不同药物对脏腑经络的治疗作用具有选择性。唐宋时期的本草著作对某些药物功效的记载也体现了归经思想，如《新修本草》载"泽泻……逐膀胱、三焦停水"[6]157，医家开始注意到中药治疗疾病具有一定的定位、定向性，某些中药只能对某一特定的脏腑病证产生治疗作用，如唐《食疗本草》中称绿豆"行十二经脉"[7]124，宋《图经本草》言瞿麦"通心经"[8]167 等。

宋代本草著作中关于归经的记载虽然并不系统，或没有具体说明某种药物归入某一脏腑，也未归入中药基本理论的范畴，但它们从不同角度的记述，对后世归经学说的创立和发展有着一定影响。如《苏沈良方》的"论脏腑"中有："凡所谓某物入肝，某物入肾之类……人之饮食药饵，但自咽入肠胃，何尝能至五脏。凡人肌

骨、五脏、肠胃虽各别,其入腹之物,英精之气味,皆能洞达,但滓秽即入二肠。"[9]122 阐述了药物精微之物无处不到,无所不及,同时也认识到药食之气对脏腑具有选择性治疗作用,所以亦体现了"归经"的概念内涵。寇宗奭在《本草衍义》中论述"泽泻"时提到"张仲景八味丸用之者,亦不过引接桂、附等,归就肾经"[10]47,首次提出"归……经"的观点。

至金元时期,以刘河间、张子和、李东垣、朱丹溪为代表的四大家以及各流派的学术争鸣大大推动了医药理论的发展,而在中药学方面的归经理论也应运而生。易水学派的代表人物张元素在其所著的《珍珠囊》《医学启源》中正式把归经作为药性主要内容加以论述,对中药归经理论进行了系统整理研究。张元素尤其重视十二经辨证,主张分经用药,在他的《医学启源》一书中,总结了不少分经用药的经验,专列"各经引用"和"去脏腑之火"章节,如"太阳经羌活。少阳经柴胡"[11]162"黄连泻心火,黄芩泻肺火,白芍药泻肝火,知母泻肾火,木通泻小肠火,黄芩泻大肠火,石膏泻胃火"[11]162。在"药类法象"一节中,有90余种药物记述了"入某经""某经药"。张氏为中药归经理论奠定了一定的基础,给后人以较大的启示,在中药理论研究方面作出了很大的贡献。李杲在《珍珠囊补遗药性赋》中也对归经理论进行了进一步的补充,在"手足三阳表里引经主治例"章节中对十二经引经药做了进一步的修改,如"太阳(足膀胱手小肠)上羌活,下黄柏。少阴(足肾手心)上黄连,下知母"[12]11,并专列"诸药泻诸经之火邪"章节,提出"黄连泻心火,栀子、黄芩泻肺火,白芍泻脾火,柴胡、黄连泻肝胆火,知母泻肾火,木通泻小肠火,黄芩泻大肠火,柴胡、黄芩泻三焦火,黄柏泻膀胱火"[12]11,对归经理论进行了补充。

王好古的《汤液本草》、许彦纯的《本草发挥》全面汇集了金元时期医家对归经的学术见解,标志着系统的归经理论已确立。《汤液本草》明确指出每一药物的归经,并以列表的形式

将归入各经的药物进行归纳,称为"向导图",专载"入""走""引"经的药物达80余种,涉及有关内容的药物已达147味之多,如葱白"入手太阴经、足阳明经"[13]140,黄柏"足太阳经引经药"。《本草发挥》则强调以归经指导辨证用药,如"石膏,足阳明药也。又治三焦大热,手少阳也。仲景治伤寒阳明经证,身热目痛鼻干,不得卧"[14]6。据此可知,金元时期归经理论已基本确立。

这一时期还出现了"引经"(《医学启源》)、"行经"(《汤液本草》)等本词的多种曾称。如《医学启源》曰:"升麻……足阳明胃、足太阴脾引经药。"[11]133《汤液本草》曰:"防风,足阳明胃经、足太阴脾经,乃二经行经之药。"[13]164

明代医药学家尽管仍未明确提出"归经"一词,但在论述药物的药性时多遵循张元素的归经理论,且有所发展,如李时珍的《本草纲目》,刘文泰的《本草品汇精要》等著作。《本草品汇精要》论述每一种药物都设24个条目,其中专设了"行何经"一项,明确指出了药物的归经[15]444。《本草纲目》不仅继承了易水学派的归经理论,而且将归经理论与临床治病联系起来,在论述药物归经时,他把脏腑、经络、官窍等功能结合起来讨论,在某药归某经的基础之上又有"本病""经病""窍病"之分,既体现了中医学的整体观,又使归经理论趋于准确。此外,对归经药物的"入气分""入血分"都有比较详细的论述,进一步体现了药物作用的针对性和选择性,如"大黄乃足太阴、手足阳明、手足厥阴五经血分之药。凡病在五经血分者,宜用之。若在气分用之,是谓诛伐无过矣。"[16]483 同代李中梓之《本草征要》[17]84、贾所学之《药品化义》[18]12,皆用"入某经"一词,如《本草征要》载"紫苏,味辛,性温,无毒,入肺经。其气芳香,其性和融,温中达表,散风解凝。"[17]84

明清医家大多将归经理论与临床实践心得相结合,使归经理论逐渐完善趋于成熟,促进了归经理论的应用和推广,如明代缪希雍的《神农

本草经疏》、清代张璐的《本经逢原》、赵观澜的《医学指归》等。这一时期出现的"归经"曾称有"响导"（《本经逢原》）等。如《本经逢原》卷二曰："白蒺藜性升而散，入肝肾经，为治风明目要药。风入少阴、厥阴经者，为响导。"[19]93

"归经"一词的正式启用是清代的沈金鳌，他在《要药分剂》一书中对药物的归经作了较为全面的总结，把历代本草书中论述归经的名称，如元代李杲《珍珠囊补遗药性赋》称之为"引经"，元代王好古《汤液本草》称之为"行经"，清代张璐《本经逢原》称之为"响导"等，统一称为"归经"，如"每药首明主治，见药之功用不一也；次详归经，见药与经各有所入，不相袭也"[20]1，并在每药项下都列出了"归经"。至此，归经理论作为中药药性的重要组成部分完全独立了出来，标志着传统中医形成了对中药选择性作用于脏腑经络的系统认识。

1958年由南京中医学院孟景春、周仲瑛主编的《中医学概论》首次将归经理论进行综合概括并作为中药基本理论进行论述，"所谓归经，就是把药物的作用与五脏、六腑、十二经脉的关系，密切地结合起来，以说明某药对某些脏腑经络的病变，起着主要作用。"[21]158 全国高等医学院校中医药专业统编《中药学》教材，也持这一观点，将归经解释为"药物对于机体某部分的选择作用"，如《中药学》（凌一揆）[22]10、《中药学》（雷载权）[23]18、《中药学》（高学敏）[24]28 和《中药学》（钟赣生）[25]28。

现代有关著作均沿用沈金鳌的记载以"归经"作为规范名，如《中医药学名词》记载："归经是中药作用归属、趋向于某脏腑、经络或特定部位等的定位、定向理论。"[26]134 辞书类著作《中医大辞典》记载："将药物的作用与脏腑经络的关系结合起来，说明某药对某些脏腑经络的病变所起的治疗作用，谓之归经。"[27]400 用于中医药学文献的标引和检索的《中国中医药学主题词表》记载："归经 指药物对机体某部分的选择性作用，主要对某经或某几经发生明显作用，而

对其他经则作用小，或无作用。"[28]II-135 以及《中医辞海》[29]887《中医药常用名词术语辞典》[30]101《中医学》[31]956《中药学》[32]266 均持相同观点。现代有代表性的中药学著作如《中华本草》[33]224《中华临床中药学》[34]86 等也以"归经"作为规范名。持相同观点的还有《中药学图表解》[35]24《中药炮制学》[36]15《中药方剂学》[37]18《张廷模临床中药学讲稿》[38]51《中医学》[39]131 等，"归经"作为本词的规范名已形成共识。

五、文献辑录

《韩非子》卷七："疾在腠理，汤熨之所及；在肌肤，针砭之所及也；在肠胃，火齐之所及也；在骨髓，司命之所属，无奈何也。"[1]58

《黄帝内经灵枢·九针论》："酸走筋、辛走气、苦走血、咸走骨、甘走肉，是谓五走也"。[3]52

"五味"："五味各走其所喜，谷味酸，先走肝，谷味苦，先走心，谷味甘，先走脾，谷味辛，先走肺，谷味咸，先走肾。"[3]37

《黄帝内经素问·宣明五气》云："五味所入，酸入肝，苦入心，甘入脾，辛入肺，咸入肾，是谓五入。"[2]10

"至真要大论"："夫五味入胃，各归所喜，故酸先入肝，苦先入心，甘先入脾，辛先入肺，咸先入肾，久而增气，物化之常也，气增而久，夭之由也。"[2]153

《神农本草经》卷二："沙参……味苦，微寒。主血积惊气，除寒热，补中，益肺气。久服利人。一名知母。生川谷。"[4]41"地肤子……味苦，寒。主膀胱热，利小便，补中，益精气。久服，耳目聪明、轻身、耐老。"[4]40"大枣……味甘，平。主心腹邪气，安中养脾，肋十二经，平胃气，通九窍，补少气、少津液、身中不足，大惊，四肢重，和百药。久服，轻身、长年。"[4]46

卷三："柴胡……味苦，平。主心腹，去肠胃中结气，饮食积聚，寒热邪气，推陈致新。久服，轻身、明目、益精。"[4]56

卷四："大黄……味苦，寒。主下瘀血、血

闭、寒热，破癥瘕积聚，留饮宿食，荡涤肠胃，推陈致新，通利水谷，调中化食，安和五脏，生山谷。"[4]82

陶弘景《名医别录》卷二："薤……味苦，无毒。归骨，菜芝也。除寒热，去水气，温中，散结，利病人，诸疮中风寒水肿以涂之。"[5]200 "韭……味辛，酸，温，无毒。归心，安五脏，除胃中热，利病人，可久食。"[5]201

卷三："蒜……味辛，温，无毒。归脾肾。主治霍乱，腹中不安，消谷，理胃，温中，除邪痹毒气。"[5]312 "葫……味辛，温，有毒。主散痈肿、蜃疮，除风邪，杀毒气。独子者，亦佳。归五脏。久食伤人，损目明。"[5]312

《新修本草·草部》"上品之上卷六"："泽泻……逐膀胱、三焦停水。"[6]157

《食疗本草》卷下："绿豆，补益，和五脏，安精神，行十二经脉。此最为良。"[7]124

《图经本草》卷六："瞿麦……通心经，利小肠为最要。"[8]167

《苏沈良方·论脏腑》："凡所谓某物入肝，某物入肾之类，凡气味到彼尔，之外其质岂能到彼哉……人之饮食药饵，但自咽入肠胃，何尝能至五脏。凡人肌骨、五脏、肠胃虽各别，其入腹之物，英精之气味，皆能洞达，但滓秽即入二肠。"[9]122

《本草衍义》卷七："张仲景八味丸用之者，亦不过引接桂、附等，归就肾经，别无他意。"[10]47

《医学启源》卷下："太阳经，羌活；在下者黄柏，小肠、膀胱也。少阳经，柴胡；在下者青皮，胆、三焦也。阳明经，升麻、白芷；在下者，石膏，胃、大肠也。太阴经，白芍药，脾、肺也。少阴经，知母，心、肾也。厥阴经，青皮；在下者，柴胡，肝、包络也。以上十二经之药也。"[11]162 "去脏腑之火"："黄连泻心火，黄芩泻肺火，白芍药泻肝火，知母泻肾火，木通泻小肠火，黄芩泻大肠火，石膏泻胃火。"[11]162

卷中："升麻……足阳明胃、足太阴脾引经药。"[11]133

《珍珠囊补遗药性赋》卷一："太阳（足膀胱手小肠）上羌活，下黄柏。少阴（足肾手心）上黄连，下知母。少阳（足胆手三焦）上柴胡，下青皮。"[12]11 "黄连泻心火。栀子、黄芩泻肺火。白芍泻脾火。柴胡、黄连泻肝胆火。知母泻肾火。木通泻小肠火。黄芩泻大肠火。柴胡、黄芩泻三焦火。黄柏泻膀胱火。"[12]11

《汤液本草》卷三："防风，足阳明胃经、足太阴脾经，乃二经行经之药。"[13]164

卷六："葱白，气温，味辛。无毒。入手太阴经、足阳明经。"[13]140

《本草发挥》卷一："石膏，足阳明药也。又治三焦大热，手少阳也。仲景治伤寒阳明经证，身热目痛鼻干，不得卧。"[14]6

《本草品汇精要》卷十三："桔梗，行手太阴经，足少阴经。"[15]444

《本草纲目》卷十七："大黄乃足太阴、手足阳明、手足厥阴五经血分之药。凡病在五经血分者，宜用之。若在气分用之，是谓诛伐无过矣。"[16]483

《本草征要》："紫苏，味辛，性温，无毒，入肺经。其气芳香，其性和融，温中达表，散风解凝。"[17]84

《药品化义·药论》："麻黄中空体轻，以其入肺，为发汗之要药。"[18]12

《本经逢原》卷二："白蒺藜性升而散，入肝肾经，为治风明目要药。风入少阴、厥阴经者，为响导。"[19]93

《要药分剂·凡例》："每药首明主治，见药之功用不一也，次详归经，见药与经各有所入，不相袭也。"[20]1

《中医学概论》："所谓归经，就是把药物的作用与五脏、六腑、十二经脉的关系，密切地结合起来，以说明某药对某些脏腑经络的病变，起着主要作用。"[21]158

《中药学》（凌一揆）："归经就是指药物对于机体某部分的选择性作用——主要对某经（脏腑及其经络）或某几经发生明显的作用，而对其他经则作用较小，或没有作用。"[22]10

《中药学》（雷载权）："归经是药物作用的定位概念，即表示的药物作用部位。"[23]18

《中医学》："是说明某些药物对某些脏腑经络病变能起主要治疗作用的理论。"[31]956

《中华临床中药学》："归经是药物作用的定位概念，即表示药物作用部位。归是作用的归属，经是脏腑经络的概称。即一种药物主要对某一经或某几经发生明显作用，而对其他经则作用较小，甚至没有作用。"[34]86

《中医辞海》："归经……基础理论名词。将药物的作用与脏腑经络的关系结合起来，说明某药对某脏腑经络的病变起一定治疗的作用，谓之归经。"[29]887

《中华本草》第一卷："归经，是以脏腑经络理论为指导，阐发药物对机体各部位的选择性作用机理而形成的一种药性理论。"[33]224

《中药学》（高学敏）："归经是指药物对于机体某部分的选择作用，即某药对某些脏腑经络有特殊的亲和作用，因而对这些部位的病变起着主要或特殊的治疗作用，药物的归经不同，其治疗作用也不同。"[24]28

《中药学图表解》："归经：归经是药物作用的定位概念，即表示药物作用部位。归是作用的归属，经是脏腑经络的概称。归经是指药物对于机体某部分的选择性作用，即某药对某些脏腑经络有特殊的亲和作用，因而对这些部位的病变起着主要或特殊的治疗作用。药物的归经不同，其治疗作用也不同。"[35]24

《中医大辞典》："归经……将药物的作用与脏腑经络的关系结合起来，说明某药对某些脏腑经络的病变所起的治疗作用，谓之归经。例如桔梗、款冬花能治咳嗽气喘的肺经病，归入肺经；天麻、全蝎、羚羊角能治疗手足抽搐的肝经病，归入肝经。所以归经是观察疗效后总结出来的。一种药物有归入二经或数经的，说明它的治疗范围较大，例如杏仁入肺、大肠，能治疗肺经的咳嗽，及大肠的大便燥结。泽泻入肾、膀胱、三焦，这些有水湿的病证，常用泽泻治疗。"[27]400

《中医药学名词》："归经……中药作用归属、趋向于某脏腑、经络或特定部位等的定位、定向理论。"[26]134

《中药学》："归经……英文名 Meridian Tropism（中国中医药学主题词表）定义指药物对机体某部位的选择性作用。"[32]266

《中药方剂学》："归经：归经是用以表示药物作用部位的一种性能。"[37]18

《中医学》："药物对于某经（脏腑或经络）或某几经发生明显作用，而对其他经则作用较少，甚至无作用，这种对机体某部分的选择性作用称归经。"[39]131

《中国中医药学主题词表》："归经……指药物对机体某部分的选择性作用，主要对某经或某几经发生明显作用，而对其他经则作用小，或无作用。"[28]Ⅱ-135

《中医药常用名词术语辞典》："用以表示药物作用的定位概念。归是作用的归属，经是脏腑经络的概称。由于一种药物往往主要对某一经或某几经发生明显的作用，而对其他经则作用较小或没有作用。"[30]101

《张廷模临床中药学讲稿》："归经是药物作用对于机体某部分的选择性作用。"[38]51

《中药炮制学》："所谓归经就是指药物有选择性地对某些脏腑或经络表现出明显的作用，而对其他脏腑或经络的作用不明显或无所用。"[36]15

《中药学》（钟赣生）："归经是药物作用的定位概念，即表示的药物作用部位。"[25]28

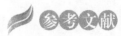 参考文献

［1］ ［战国］韩非.韩非子［M］.秦惠极校点.沈阳：辽宁教育出版社，1997：58.

［2］ 未著撰人.黄帝内经素问［M］.李生绍，陈心智点校.北京：中医古籍出版社，1997：10，153.

［3］ 未著撰人.黄帝内经灵枢［M］.北京：中华书局，1991：37，52.

［4］ 未著撰人.神农本草经［M］.［清］顾观光重辑.北京：人民卫生出版社，1956：40，41，46，56，82.

［5］ ［梁］陶弘景.名医别录［M］.尚志钧辑校.北京：人民

[6] ［唐］苏敬，等.新修本草（辑复本）.尚志钧辑复.合肥：安徽科学技术出版社，1981：157.

[7] ［唐］孟诜，张鼎.食疗本草［M］.谢海洲，马继兴辑.北京：人民卫生出版社，1984：124.

[8] ［宋］苏颂.图经本草（辑复本）.胡乃长，王致谱辑注.福州：福建科学技术出版社，1988：167.

[9] ［宋］沈括，苏轼.苏沈良方［M］.杨俊杰，王振国校注.上海：上海科学技术出版社，2003：122.

[10] ［宋］寇宗奭.本草衍义［M］.颜正华，常章富，黄幼群点校.北京：人民卫生出版社，1990：47.

[11] ［金］张元素.医学启源［M］.任应秋点校.北京：人民卫生出版社，1978：133，162.

[12] ［元］李东垣.珍珠囊补遗药性赋［M］.［明］李士材编，［清］王晋三重订.上海：上海科学技术出版社，1958：11.

[13] ［元］王好古.汤液本草［M］.崔扫麈，尤荣点校.北京：人民卫生出版社，1987：140，164.

[14] ［元］徐彦纯.本草发挥［M］.宋咏梅，李军伟校注.北京：中国中医药出版社，2015：6.

[15] ［明］刘文泰.本草品汇精要［M］.陈仁寿，杭爱武点校.上海：上海科学技术出版社，2005：444.

[16] ［明］李时珍.本草纲目［M］.张守康，张向群，王国辰主校.北京：中国中医药出版社，1998：483.

[17] ［明］李中梓.本草征要［M］//［明］李中梓.医宗必读：三至四卷.北京：人民卫生出版社，1995：84.

[18] ［明］贾所学.药品化义［M］.［清］李延罡补订，杨金萍，卢星，等校注.北京：中国中医药出版社，2015：12.

[19] ［清］张璐.本经逢原［M］.赵小青，裴晓峰校注.北京：中国中医药出版社，1996：93.

[20] ［清］沈金鳌.要药分剂［M］.上海：上海卫生出版社，1968：1.

[21] 孟景春，周仲瑛.中医学概论［M］.北京：人民卫生出版社，1958：158.

[22] 凌一揆.中药学［M］.上海：上海科学技术出版社，1984：10.

[23] 雷载权.中药学［M］.上海：上海科学技术出版社，1995：18.

[24] 高学敏.中药学［M］.北京：中国中医药出版社，2002：28.

[25] 钟赣生.中药学［M］.北京：中国中医药出版社，2016：28.

[26] 中医药学名词审定委员会.中医药学名词［M］.北京：科学出版社，2005：134.

[27] 李经纬，余瀛鳌，蔡景峰，等.中医大辞典［M］.北京：人民卫生出版社，2004：400.

[28] 吴兰成.中国中医药学主题词表［M］.北京：中医古籍出版社，2008：Ⅱ-135.

[29] 袁钟，图娅，彭泽邦，等.中医辞海：上册［M］.北京：中国医药科技出版社，1999：887.

[30] 李振吉.中医药常用名词术语辞典［M］.北京：中国中医药出版社，2001：101.

[31] 《中医学》编辑委员会.中医学［M］//钱信忠.中国医学百科全书.上海：上海科学技术出版社，1997：956.

[32] 施毅.中药学［M］//曹洪欣，刘保延.中国中医药学术语集成.北京：中医古籍出版社，2006：266.

[33] 国家中医药管理局《中华本草》编委会.中华本草：第一册［M］.上海：上海科学技术出版社，1999：224.

[34] 雷载权，张廷模.中华临床中药学：上卷［M］.北京：人民卫生出版社，1998：86.

[35] 钟赣生.中药学图表解［M］.北京：人民卫生出版社，2004：24.

[36] 龚千锋.中药炮制学［M］.北京：中国中医药出版社，2012：15.

[37] 刘德军.中药方剂学［M］.北京：中国中医药出版社，2006：18.

[38] 张廷模.张廷模临床中药学讲稿［M］.北京：人民卫生出版社，2010：51.

[39] 李家邦.中医学［M］.北京：人民卫生出版社，2006：131.

（臧文华）

3 · 012

四气

sì qì

一、规范名

【汉文名】四气。

【英文名】four nature of drugs。

【注释】又称"四性"。寒、热、温、凉、平等药性的统称。

二、定名依据

"四气"作为寒、热、温、凉、平等药性的统称，最早见于《神农本草经》，并以四气作为正名。

宋代寇宗奭在他的《本草衍义》中提出，"气"应是指香臭之气，而描述药物的性质应该用"性"字；明代陈嘉谟在《本草蒙筌》中明确提出"四性"，认为"气"字为后人误书，应该改为"四性"。但本词最早名称"四气"系由《神农本草经》提出，而《神农本草经》作为我国古代第一部本草学专著，具有不可取代的地位。后世的重要本草学著作如《本草经集注》《汤液本草》《本草纲目》均引用此书"四气"的记载，以四气作为正名，所以"四气"作为规范名便于达成共识，符合术语定名的约定俗成原则。

普通高等教育中医药类规划教材，凌一揆主编《中药学》和高学敏主编《中药学》，以及《中药方剂学》在继承《神农本草经》观点的基础上对中药四气作了明确的阐述。现代有关著作均以"四气"作为规范名，如全国科学技术名词审定委员会审定公布的《中医药学名词》以及辞书类著作《中国中医药学术语集成·中药学》《中国医学百科全书·中医学》和《中医大辞典》《中医辞海》《中医药常用名词术语辞典》等均以"四气"作为规范名。已经广泛应用于中医药学文献的标引和检索的《中国中医药学主题词表》也以"四气"作为正式主题词。现代有代表性的中药学著作如《中药学图表解》《中药学讲稿》《中华本草》等也以"四气"作为规范名。说明把寒、热、温、凉、平等功能药性的统称以"四气"作为规范名已成为共识。

我国2005年出版的由中医药学名词审定委员会审定的《中医药学名词》已将"四气"作为本词正名，故将"四气"作为本词正名符合科技名词协调一致的原则。

三、同义词

【又称】"四性"（《本草衍义》）。

四、源流考释

"四气"一词始载于秦汉时期《神农本草经》[1]18，并以"四气"为正名，如该书卷三："彼子……药有酸、咸、甘、苦、辛五味，又有寒、热、温、凉四气，及有毒无毒……疗寒，以热药；疗热，以寒药。"[1]18 其后历代重要的相关著作大多即沿用该书记载，以"四气"为正名记载本词，如南北朝时期陶弘景《本草经集注·序录上》："药有酸、咸、甘、苦、辛五味，又有寒、热、温、凉四气，及有毒、无毒，阴干、曝干，采治时月生熟，土地所出，真伪陈新，并各有法。"[2]13 唐代孙思邈《备急千金要方》卷一"诸论"："又有酸、咸、甘、苦、辛五味，又有寒、热、温、凉四气，及有毒、无毒，阴干、曝干、采造时月、生熟、土地所出，真伪陈新，并各有法，其相使、相畏七情，列之如下，处方之日，宜善究之。"[3]21

宋元的相关著作仍沿用该书记载以"四气"为正名记载本词，如宋代唐慎微《经史证类备急本草·梁陶隐居序》："药有酸、咸、甘、苦、辛五味，又有寒、热、温、凉四气，及有毒、无毒。"[4]10 元代王好古《汤液本草·用药法象》："温凉寒热，四气是也，皆象于天。"[5]3 元代李东垣《珍珠囊补遗药性赋助读》卷二："用药法象……天有阴阳，风寒暑湿燥火。三阴三阳上奉上，温凉寒热四气是也。温热者，天之阳也。寒凉者，天之阴也。此乃天之阴阳也。"[6]110 同时尚出现了"四性"的名称，寇宗奭在他的《本草衍义》[7]8 中提出，气应是指香臭之气，而描述药物的性质应该用"性"字，如《本草衍义·衍义总叙》："药有酸、咸、甘、苦、辛五味，寒、热、温、凉四气。今详之：凡称气者，即是香臭之气；其寒、热、温、凉，则是药之性。论其四气，则是香、臭、臊、腥，故不可以寒、热、温、凉配之。"[7]8

明清的相关著作大多以"四气"为正名记载本词。如明代李时珍《本草纲目·七方》："制方之体，本于气味，寒、热、温、凉，四气生于天；酸、苦、辛、咸、甘、淡，六味成于地。"[8]2 明代缪希雍

《神农本草经疏·自序》："寒、热、温、凉，四气生于天；酸、苦、辛、咸、甘、淡，六味成于地。"[9]2 明代李中梓《本草通玄·用药机要》："药有四气：温、凉、寒、热，四气之本性也。"[10]116 清代张山雷《本草正义·兔丝子》："缪仲淳谓五味之中，辛通四气，《经》言辛以润之，兔丝子之属是也。"[11]242 但明代陈嘉谟《本草蒙筌》[12]16 认为"气"字为后人误书，应该改为"四性"，明确提出"四性"这一名词，如《本草蒙筌·四气》："其古本序例中，并各条内气字，恐或后世误书，当改为性字，于义方允，仍寒热温凉四性。"[12]16

另，"四气"尚用作运气术语，即四之气，出《素问·六元正纪大论》："其乃发也，以其四气。"[13]1010

现代有关著作均沿用《神农本草经》记载以"四气"作为本词正名，同时又均以"四性"作为本词的又称。如《中医药学名词》[14]134《中国中医药学主题词表》[15]Ⅱ-845《中医药常用名词术语辞典》[16]104《中医大辞典》[17]467《中药学》[18]8（凌一揆）、《中药学》[19]21（高学敏）、《中药方剂学》[20]15《中国中医药学术语集成·中药学》[21]257《中国医学百科全书·中医学》[22]955《中华本草》[23]217 等。

关于"四气"的含义，我国 2005 年出版的由中医药学名词审定委员会审定公布的《中医药学名词》释义为"寒、热、温、凉、平等功能药性的统称"[14]134，该释义客观、准确地表达了"四气"的科学内涵和本质属性。

五、文献辑录

《素问·六元正纪大论》："其乃发也，以其四气。"[13]1010

《神农本草经》卷三："彼子……药有酸、咸、甘、苦、辛五味，又有寒、热、温、凉四气，及有毒无毒，阴干曝干，采造时月，生熟土地所出，真伪陈新，并各有法……疗寒，以热药；疗热，以寒药。"[1]18

《本草经集注·序录上》："药有酸、咸、甘、苦、辛五味，又有寒、热、温、凉四气，及有毒、无毒，阴干、曝干，采治时月生熟，土地所出，真伪陈新，并各有法。"[2]13

《备急千金要方》卷一"诸论"："论用药第六……又有酸、咸、甘、苦、辛五味，又有寒、热、温、凉四气，及有毒、无毒，阴干、曝干，采造时月、生熟、土地所出、真伪陈新，并各有法，其相使、相畏七情，列之如下，处方之日，宜善究之。"[3]21

《证类本草》卷第一："序例，药有酸、咸、甘、苦、辛五味，寒、热、温、凉四气。"[4]10

《本草衍义》卷一："衍义总叙序例，药有酸、咸、甘、苦、辛五味，寒、热、温、凉四气。今详之：凡称气者，即是香臭之气；其寒、热、温、凉，则是药之性。且如鹅条中云：白鹅脂性冷，不可言其气冷也，况自有药性。论其四气，则是香、臭、臊、腥，故不可以寒、热、温、凉配之。"[7]8

《汤液本草》卷之一："用药法象……温凉寒热，四气是也，皆象于天。"[5]3

《珍珠囊补遗药性赋助读》卷二："用药法象……天有阴阳，风寒暑湿燥火。三阴三阳上奉上，温凉寒热四气是也。温热者，天之阳也。寒凉者，天之阴也。此乃天之阴阳也。"[6]110

《本草蒙筌·总论》："四气，其古本序例中，并各条内气字，恐或后世误书，当改为性字，于义方允，仍寒热温凉四性。"[12]16

《本草纲目·序例上》："七方……制方之体，本于气味，寒、热、温、凉，四气生于天；酸、苦、辛、咸、甘、淡，六味成于地。"[8]2

《神农本草经疏》卷一："自序……原夫药之生也，气禀乎天，味承乎地，性在其间，气为阳，味为阴，五味四气，各归其类，斯亲上亲下之义也。"[9]2

《本草通玄》卷下："用药机要……药有四气：温者应春生之气而主发育，热者应夏长之气而主畅遂，凉者应秋收之气而主清肃，寒者应冬藏之气而主杀伐。温、凉、寒、热，四气之本性也。"[10]116

《本草正义》卷之六："兔丝子……缪仲淳谓

五味之中，辛通四气，《经》言辛以润之，兔丝子之属是也。"[11]242

《中医药学名词》："四气……又称'四性'，寒、热、温、凉、平等功能药性的统称。"[14]134

《中国中医药学主题词表》："四气……属四气五味，寒、热、温、凉、平等功能药性的统称。又称'四性'。"[15]Ⅱ-845

《中医药常用名词术语辞典》："四气……出《神农本草经·序例》，又称四性，寒、热、温、凉四种药性。"[16]104

《中医大辞典》："四气……又称四性。指寒、热、温、凉四种药性。《神农本草经》：'疗寒以热药，疗热以寒药。'温与热，寒与凉，只是程度上的差别。此外，还有平性药，性质比较和平，其中也有微寒微温者，仍属于四气之内，故称四气，而不称五气。"[17]467

《中药学》（凌一揆）："寒、热、温、凉四种药性，古时也称四气。"[18]8

《中药学》（高学敏）："四气……就是寒热温凉四种不同的药性，又称四性。"[19]21

《中药方剂学》："四气又称四性，即药物的寒、热、温、凉四种药性。"[20]15

《中国医学百科全书·中医学》："四气，指寒、热、温、凉四种药性，故又称四性。"[22]955

《中国中医药学术语集成·中药学》（施毅）："四气……英文名 Four Natures-TCD（中国中医药学主题词表）异名……中药四气（中药学）；四气（中药、中药学）；四性（中药学）……指中药寒、热、温、凉四种不同的药性，它反映药物在影响人体阴阳盛衰、寒热变化方面的作用趋向。"[21]257

《中华本草》："四气，又称四性，指寒、热、温、凉四种药性，是祖国医药学药性理论的重要组成部分。"[23]217

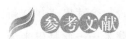 参考文献

［1］ 未著撰人.神农本草经［M］.长沙：湖南科学技术出版社，2008：18.

［2］ ［南朝梁］陶弘景.本草经集注（辑校本）［M］.尚志钧，尚元胜辑校.北京：人民卫生出版社，1994：13.

［3］ ［唐］孙思邈.备急千金要方［M］//张印生，韩学杰主编.孙思邈医学全书.北京：中国中医药出版社，2015：21.

［4］ ［宋］唐慎微.证类本草［M］.上海：上海古籍出版社，1991：10.

［5］ ［元］王好古.汤液本草［M］.北京：中国医药科技出版社，2011：3.

［6］ ［元］李东垣.珍珠囊补遗药性赋助读［M］.朱克俭，朱沛，王凤雷主编.长沙：湖南科学技术出版社，2010：110.

［7］ ［宋］寇宗奭.本草衍义［M］.颜正华点校.北京：人民卫生出版社，1990：8.

［8］ ［明］李时珍.本草纲目［M］.太原：山西科学技术出版社，2014：2.

［9］ ［明］缪希雍.神农本草经疏［M］.太原：山西科学技术出版社，2013：2.

［10］ ［明］李中梓.本草通玄［M］.北京：中国中医药出版社，2015：116.

［11］ ［清］张山雷.本草正义［M］.太原：山西科学技术出版社，2013：242.

［12］ ［明］陈嘉谟.本草蒙筌［M］.北京：中医古籍出版社，2009：16.

［13］ 龙伯坚，龙式昭.黄帝内经集解：素问［M］.天津：天津科学技术出版社，2016：1010.

［14］ 中医药学名词审定委员会.中医药学名词［M］.北京：科学出版社，2005：134.

［15］ 吴兰成.中国中医药学主题词表［M］.北京：中医古籍出版社，2008：Ⅱ-845.

［16］ 李振吉.中医药常用名词术语辞典［M］.北京：中国中医药出版社，2001：104.

［17］ 李经纬，余瀛鳌，蔡景峰，等.中医大辞典［M］.北京：人民卫生出版社，2005：467.

［18］ 凌一揆.中药学［M］.上海：上海科学技术出版社，2014：8.

［19］ 高学敏.中药学［M］.北京：中国中医药出版社，2010：21.

［20］ 刘德军.中药方剂学［M］.北京：中国中医药出版社，2006：15.

［21］ 施毅.中药学［M］//曹洪欣，刘保延.中国中医药学术语集成.北京：中医古籍出版社，2006：257.

［22］ 《中医学》编辑委员会.中医学［M］//钱信忠.中国医学百科全书.上海：上海科学技术出版社，1997：955.

［23］ 国家中医药管理局《中华本草》编委会.中华本草：第一册［M］.上海：上海科学技术出版社，1999：217.

（贺亚静　张白雪）

发 芽

fā yá

一、规范名

【中文名】发芽。

【英文名】budding。

【注释】在一定的温度或湿度条件下，促使具有发芽能力的成熟果实或种子中药材萌发幼芽的炮制方法。

二、定名依据

"发芽"作为中药炮制名词最早见于汉代华佗所撰《华佗神医秘传》，虽此前术语"醴""黄卷"（分别见于《黄帝内经素问》《神农本草经》）与本术语概念基本相同，但在现代沿用的较少，其后历代医书和本草著作中大多以"芽""蘖""生芽"作为本概念正名，如晋时期的《肘后备急方》、唐代的《备急千金要方》《新修本草》《千金翼方》，宋代的《证类本草》《本草衍义》等。明代以后本概念的应用仍多以"芽""蘖""生芽"等为正名，但不少医书对发芽的方法、目的、作用等进行了探讨，如明代《本草蒙筌》《本草纲目》《炮炙大法》，清代的《药品化义》《本草从新》等。

现代文献大多以"发芽"作为本概念的正名，如现代具有代表性的著作《中华本草》《中国药材学》《中药学图表解》，全国高等教育中医药类规划教材《中药学》（雷载权）、《中药学》（高学敏）、《中华人民共和国药典》（2015版），辞书类著作《中医大辞典》《中医药常用名词术语辞典》等，而《中药炮制学》《中药辞海》和《中国中医药学术语集成·中药学》等则以"发芽法"作为概念正名。说明"发芽"作为概念的规范名已基本成为共识，也符合术语定名的约定俗成和简明性原则。

三、同义词

【曾称】"蘖"（《肘后备急方》）；"芽"（《金匮要略》）；"生芽"（《备急千金要方》）；"发芽法"（《中药学》）。

四、源流考释

"发芽"的炮制方法我国很早就有应用，但记载的概念名词多有不一，如汉代医书《黄帝内经素问·汤液醪醴》中有"醪醴"，"岐伯曰：自古圣人之作汤液醪醴者，以为备耳。"[1]26《神农本草经》则见"大豆黄卷"，"大豆黄卷，味甘，平。"[2]169 虽然没有明确出现"发芽"一词，但其中的"醴""黄卷"分别是用谷、大豆发芽酿造的。东汉时张仲景在《金匮要略》中也有使用大豆黄卷的记载，并且出现了"芽"一词，如《金匮要略·百合狐惑阴阳毒病脉证治》："赤小豆当归散方……赤小豆三升，浸令芽出。"[3]14《金匮要略·血痹虚劳病脉证并治》："薯蓣丸方……豆黄卷，各十分，甘草二十八分，人参七分……为膏。"[3]23 汉代华佗撰《华佗神医秘传》："赤小豆……种于湿地，令发芽。"[4]23 这是"发芽"一词的最早记载。

其后历代医书均有应用发芽方法的记载，但在概念应用上则多有不一，如东晋葛洪撰写的《肘后备急方·治脾胃虚弱不能饮食方》中："又方，面半斤，麦蘖五升，豉五合。"[5]126 出现了"蘖"的名词。唐代医书《备急千金要方》卷第十"伤寒下"："以赤小豆三升，渍之令生牙足。"[6]207《千金翼方》卷第六"吐血第论方三十首"："赤小豆当归散方：赤小豆三升，浸，今芽出。"[7]175《新修本草》米部卷第十九："蘖米……此是以米为蘖尔，非别名米也。"[8]488 其中记载的相关名词有"生牙""芽出""蘗"等,其中《新修本草》专门提到了"蘗米"是"以米为蘗尔"。

宋金元时期的医书和本草著作中也有很多本概念应用的记载,并且对发芽的作用进行了探讨和总结,但其名词仍以"芽""蘗"等多见。如《证类本草》卷第二十五:"黄卷是以生豆为蘗,待其芽出便暴干取用。"[9]585《本草衍义》卷之二十:"蘗米此则粟蘗也。今谷神散中用之,性又温于大麦蘗。"[10]149《本草衍义》卷之二十:"今人又以麦蘗造者,盖止是醴尔,非酒也。"[10]151《太平惠民和剂局方》卷之四"治痰饮":"用神曲一两,大麦蘗二两,同研取末,打糊和药为圆,如梧桐子大。"[11]42《太平惠民和剂局方·附指南总论》:"黑豆、赤小豆、大豆黄卷、麦蘗、神曲、白扁豆、绿豆等;凡使,并用炒过,方入药用。"[11]124《丹溪心法·小儿九十四》:"炒茯苓,麦蘗,黄连,甘草,白术上为末,调服。"[12]357《本草发挥》卷之三"米谷部":"大麦蘗,洁古云:气温味咸。补脾胃虚,宽肠胃。炒黄色,捣细,取面用之。"[13]96

明清时期,中药的发芽技术有了进一步的提高,对发芽的方法、作用、目的的探讨总结也越来越多。如明代《本草蒙筌》卷之三"米谷部":"大麦蘗,洁古云:气温味咸。补脾胃虚,宽肠胃。炒黄色,捣细,取面用之。"[13]96;卷之五"谷部":"小麦米 水渍为蘗,消宿食除膨。"[14]259"以水渍生芽柏,大豆黄卷立名。去湿痹筋骨挛疼,散五脏胃气结积。"[14]263《本草纲目·谷部》第二十四卷"谷之三":"大豆黄卷 壬癸日以井华水浸大豆,候生芽,取皮,阴干用。"[15]780;"谷之四":"蘗米……有粟、黍、谷、麦、豆诸蘗,皆水浸胀,候生芽曝干去须,取其中米,炒研面用。其功皆主消导。""稻蘗一名谷芽……麦蘗一名麦芽。"[15]799《炮炙大法·米谷部》:"凡谷皆可生蘗,有粟、黎、谷、麦、豆诸蘗,皆水浸胀,候生芽,曝干去须,取其中米炒,研面用,其功皆主消导。"[16]183《药品化义》卷五:"大麦芽……属阳,体轻,色黄,气炒香,味甘,性温,能升能降,力散

米面,性气与味俱薄,入脾、胃二经。"[17]56《本草从新·造酿类十六种》:"大豆黄卷,黑大豆为蘗芽,生五寸长,便干之,名为黄卷,用之熬过,服食所须,一法,壬癸日以井华水浸大豆,候生芽,取皮阴干。"[18]208 但在概念应用上,仍沿用古籍,以"芽""蘗""生芽"为正名。

现代有关著作大多以"发芽"作为本概念的正名,如现代有代表性的著作《中华本草》[19]192《中国药材学》[20]69《中药学图表解》[21]14、全国高等教育中医药药类规划教材《中药学》(雷载权)[22]13、《中药学》(高学敏)[23]20,《中华人民共和国药典》(2015 版)[24]32,辞书类著作《中医大辞典》[25]551《中医药常用名词术语辞典》[26]120 等,而《中药炮制学》[27]319《中药辞海》[28]1864《中国中医药学术语集成·中药学》[29]250 等则以"发芽法"作为概念正名。

总之,"发芽"一词最早见于汉代华佗所撰《华佗神医秘传》,但古代医书在使用本概念时多用"芽""蘗""生芽"等名词形式,而"发芽"则为多数现代医学著作所记载的正名。

五、文献辑录

《黄帝内经素问·汤液醪醴》:"黄帝问曰:为五谷汤液及醪醴奈何?岐伯对曰:必以稻米,炊之稻薪,稻米者完,稻薪者坚……帝曰:上古圣人作汤液醪醴,为而不用,何也?岐伯曰:自古圣人之作汤液醪醴者,以为备耳!夫上古作汤液,故为而弗服也。"[1]26

《神农本草经》卷第四"下品":"大豆黄卷,味甘,平。主湿痹,筋挛,膝痛。生大豆,涂痈肿。煮汁,饮,杀鬼毒,止痛。"[2]169

《金匮要略·百合狐惑阴阳毒病脉证治》:"赤小豆当归散方……赤小豆三升,浸令芽出,曝干,当归三两,上二味,杵为散,浆水服方寸匕,日三服。"[3]14

"血痹虚劳病脉证并治":"薯蓣丸方 薯蓣三十分,当归,桂枝,曲,干地黄,豆黄卷,各十分,甘草二十八分,人参七分……为膏。"[3]23

中
药

《华佗神医秘传·治妊娠胞漏神方》："妇人妊娠已达数月，经水犹时时来，是名漏胞。治用。赤小豆五升种于湿地，令发芽，然后干之为末，温酒下方寸匕，日三，得效便停。"[4]23

《肘后备急方·治脾胃虚弱不能饮食方》："又方，面半斤，麦蘖五升，豉五合，杏仁二升。皆熬令黄香，捣筛，丸如弹。服一枚，后稍增之。"[5]126

《备急千金要方》卷第十"伤寒下"："以赤小豆三升，渍之令生牙足，乃复干之，加当归三两，为末。"[6]207

《千金翼方》卷第六"吐血第论方三十首"："赤小豆当归散方：赤小豆三升，浸，今芽出，暴千当归三两上二味，捣筛为散，浆服一方寸匕，日三。"[7]175

《新修本草》卷第十九"米部"："蘖米，味苦，无毒，主寒中，下气，除热。此是以米为蘖尔，非别名米也。"[8]488

《证类本草》卷第二十五：黄卷是以生豆为蘖，待其芽出便暴干取用，方书名黄卷皮，今蓐妇药中用之。[9]585

《本草衍义》卷之二十："丹黍米黍皮赤，其米黄，惟可为糜，不堪为饭。黏着难解，然亦动风。蘖米此则粟蘖也。今谷神散中用之，性又温於大麦蘖。"[10]149

《本草衍义》卷之二十："今人又以麦蘖造者，盖止是醴尔，非酒也。《书》曰：若作酒醴，尔惟麴蘖。酒则须用麴，醴故用蘖。盖酒与醴，共气味甚相辽，治疗岂不殊也。"[10]151

《太平惠民和剂局方》卷之四"治痰饮"："两干姜（炮）、白术、良姜、茯苓各一两，丁香（不见火）、木香、青皮、陈皮（去白），各半两上为细末，用神曲一两，大麦蘖二两，同研取末，打糊和药为圆，如梧桐子大。"[11]42

"附指南总论"："黑豆、赤小豆、大豆黄卷、麦蘖、神曲、白扁豆、绿豆等：凡使，并用炒过，方入药用。"[11]124

《丹溪心法·小儿九十四》："小儿吐泻黄疸，三棱，莪术，青皮，陈皮，神曲，炒茯苓，麦蘖，黄连，甘草，白术上为末，调服。"[12]357

《本草发挥》卷之三"米谷部"："大麦蘖，洁古云：气温味咸。补脾胃虚，宽肠胃。炒黄色，捣细，取面用之。"[13]96

《本草蒙筌》卷之五"谷部"："小麦米　水渍为蘖，消宿食除膨。作面诚佳，充餐不厌。助五脏增益气力，厚肠胃滑白肌肤。"[14]259"以水渍生芽柏，大豆黄卷立名。去湿痹筋骨挛疼，散五脏胃气结积。豆豉系蒸熟盒晒，江右每制卖极多。"[14]263

《本草纲目·谷部》第二十四卷"谷之三"："大豆黄卷　壬癸日以井华水浸大豆，候生芽，取皮，阴干用。"[15]780

第二十五卷"谷之四"："蘖米　有粟、黍、谷、麦、豆诸蘖，皆水浸胀，候生芽曝干去须，取其中米，炒研面用。其功皆主消导。""稻蘖一名谷芽……麦蘖一名麦芽。"[15]799

《炮炙大法·米谷部》："凡谷皆可生蘖，有粟、黎、谷、麦、豆诸蘖，皆水浸胀，候生芽，曝干去须，取其中米炒，研面用，其功皆主消导。"[16]183

《药品化义》卷五："大麦芽　属阳，体轻，色黄，气炒香，味甘，性温，能升能降，力散米面，性气与味俱薄，入脾、胃二经。"[17]56

《本草从新·造酿类十六种》："大豆黄卷，黑大豆为蘖芽，生五寸长，便干之，名为黄卷，用之熬过，服食所须，一法，壬癸日以井华水浸大豆，候生芽，取皮阴干。"[18]208

《中国药材学》："发芽……将成熟的果实或种子，在一定的温度和湿度下，促使萌发幼芽的方法称为发芽法。"[20]69

《中药学》（雷载权）："发芽……将具有发芽能力的种子药材用水浸泡后，经常保持一定的湿度和温度，使其萌发幼芽，称为发芽。"[22]13

《中华本草》："发芽多用于稻谷类及豆类药物。选取成熟的果实或种子，用清水浸泡适度（含水量42%～45%），捞出，置于能排水的容器内，用湿物盖住，每日淋水2～3次，以保持湿润，在18～25℃湿度下，使之发芽，待芽长0.5～

1 cm时,取出干燥。"[19]192

《中药辞海》:"发芽法,将成熟的果实或种子,在一定的温度和温度条件下,促使萌发幼芽的方法称为发芽法。"[28]1864

《中医药常用名词术语辞典》:"发芽,中药炮制方法之一。见《炮制大全》。将成熟果实及种子药材,用清水适当浸泡后,在一定的温度和湿度条件下,使其萌发幼芽,称为'发芽'如麦芽、稻芽、大豆黄卷等,都是经发芽而成的药材。"[26]120

《中药学》(高学敏):"发芽……将具有发芽能力的种子药材用水浸泡后,经常保持一定的湿度和温度,使其萌发幼芽,称为发芽,如谷芽、麦芽。"[23]20

《中药学图表解》:"发芽:将具有发芽能力的种子药材用水浸泡后,经常保持一定的湿度和温度,使其萌发幼芽。"[21]14

《中医大辞典》:"发芽……药物炮制方法。将成熟的果实或种子,在一定的温度和湿度下,促使其萌动发芽,待幼芽生长至规定要求,取出并经干燥处理,成为所需药物。如麦芽、谷芽、大豆黄卷等。"[25]551

《中国中医药学术语集成·中药学》:"发芽法……是将净选后的新鲜成熟的果实或种子,在一定的温度或湿度条件下,促使萌发幼芽的方法。"[29]250

《中药炮制学》:"将净选后的新鲜成熟的果实或种子,在一定的温度或湿度条件下,促使萌发幼芽的方法称为发芽法。"[27]319

《中华人民共和国药典》(2015版)(一部·附录P20):"发芽,取待炮制品,置容器内,加适量水浸泡后,取出,在适宜的湿度和温度下使其发芽至规定程度,晒干或低温干燥。注意避免带入油腻,以防烂芽。一般芽长不超过1 cm。"[24]32

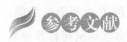

参考文献

[1] [战国]佚名.黄帝内经素问[M].田代华整理.北京:人民卫生出版社,2016:26.

[2] [汉]未注撰人.神农本草经[M].[清]孙星衍,孙冯翼辑.北京:科学技术文献出版社,1996:169.

[3] [汉]张仲景.金匮要略[M].北京:中国医药科技出版社,2013:14,23.

[4] [汉]华佗.华佗神医秘传[M].[唐]孙思邈编辑.沈阳:辽宁人民出版社,1982:23.

[5] [晋]葛洪.肘后备急方[M].北京:中国中医药出版社,2016:126.

[6] [唐]孙思邈.备急千金要方[M].高文柱,沈澍农校注.北京:华夏出版社,2008:207.

[7] [唐]孙思邈.千金翼方[M].彭建中,魏嵩有点校.沈阳:辽宁科学技术出版社,1997:175.

[8] [唐]苏敬等.新修本草[M].合肥:安徽科学技术出版社,1981:488.

[9] [宋]唐慎微.证类本草重修政和经史证类备急本草[M].尚志钧,等校点.北京:华夏出版社,1993:585.

[10] [宋]寇宗奭.本草衍义[M].颜正华,等点校.北京:人民卫生出版社,1990:149,151.

[11] [宋]太平惠民和剂局.太平惠民和剂局方[M].陈庆平,陈冰鸥校注.北京:中国中医药出版社,1996:42,124.

[12] [元]朱震亨.丹溪心法[M].上海:上海科学技术出版社,1959:357.

[13] [明]徐用诚.本草发挥[M]// 纪昀.景印文渊阁四库全书:第764册.北京:中医古籍出版社,1986:96.

[14] [明]陈嘉谟.本草蒙筌[M].北京:中医古籍出版社,2009:259,263.

[15] [明]李时珍.本草纲目[M].太原:山西科学技术出版社,2014:780,799.

[16] [明]缪希雍.《炮炙大法》释义[M].张志国,黄开颜编著.太原:山西科学技术出版社,2009:183.

[17] [明]贾所学.药品化义[M].北京:中国中医药出版社,2015:56.

[18] [清]吴仪洛.本草从新[M].北京:红旗出版社,1996:208.

[19] 国家中医药管理局中华本草编委会.中华本草:第一册[M].上海:上海科学技术出版社,1999:192.

[20] 徐国钧,等.中国药材学[M].北京:人民卫生出版社,1960:69.

[21] 钟赣生.中药学图表解[M].北京:人民卫生出版社,2004:14.

[22] 雷载权.中药学[M].上海:上海科学技术出版社,1995:13.

[23] 高学敏.中药学[M].北京:中国中医药出版社,2002:20.

[24] 国家药典委员会.中华人民共和国药典:一部[M].北京:中国医药科技出版社,2015:32.

[25] 李经纬,余瀛鳌,蔡景峰,等.中医大辞典[M].北京:

人民卫生出版社,2004:551.

[26] 李振吉.中医药常用名词术语辞典[M].北京:中国
中医药出版社,2001:120.

[27] 龚千锋.中药炮制学[M].北京:中国中医药出版社,
2012:319.

[28] 黄泰康,等.中药辞海[M].第一卷.北京:中国医药

科技出版社,1999:1864.

[29] 施毅.中药学[M]//曹洪欣,刘保延.中国中医药学术
语集成.北京:中医古籍出版社,2006:250.

（焦河玲）

发 酵

fā jiào

一、规范名

【汉文名】发酵。

【英文名】fermentation。

【注释】在一定的温度和湿度条件下,利用霉菌和酶的催化分解作用,使原料药发泡、生衣,制成新的中药的炮制方法。

二、定名依据

"发酵"一词最早记载于金元时期著名医家朱震亨著述的《丹溪心法》。

我国早在四千多年前就开始将发酵的方法应用于食品和酿酒,甲骨文和钟鼎文中有"酓"字,虽然与本术语概念内涵基本相同,但后世著作很少沿用。汉代张仲景的《金匮要略》《伤寒论》、东晋葛洪所撰《肘后备急方》、南北朝时期梁代陶弘景的《本草经集注》、南北朝雷敩所撰《雷公炮炙论》、宋代《太平惠民和剂局方》等多部古典医籍中,都有用发酵方法炮制药材的记载,但大多以"曲""生衣"等称谓,没有出现"发酵"一词。

虽然《丹溪心法》首次提出"发酵"这一名词术语,后世医学著作多沿用"曲""生衣"作为本概念的正名,但仍有医家传承《丹溪心法》,以"发酵"作为该炮制方法的正名,如明代的《济阴济阳纲目》、清代包三述的《包氏喉证家宝·附方》、江进的《集古良方》等。这些著作对后世有

一定影响。"发酵"作为炮制规范名已逐渐达成共识,符合术语定名的约定俗成原则。

现代有关中药学著作如《中华本草》《中国药材学》《中药方剂学》《中医药常用名词术语辞典》《中药学》(高学敏)、《中药炮制学辞典》《中医大辞典》《实用中医药基础》等均以"发酵"一词作为本概念的规范名。而《中药炮制学》(叶定江)[24]、《中药辞海》[25]等则以"发酵法"作为规范名词,而"发酵"一词更符合术语名词定名的简明性原则。

三、同义词

【曾称】"曲"(《金匮要略》);"生衣"(《齐民要术》)。

四、源流考释

发酵是一种传统的加工炮制方法,在我国已有数千年的应用历史,最早的酒、醋、酱、豆豉等均是发酵制品。甲骨文和钟鼎文中有"酓"字,与本术语概念内涵基本相同,《战国策·魏策二》:"昔者,帝女令仪狄作酒而美,进之禹,禹饮而甘之。"[1]266 这里的仪狄造酒就是使用发酵的方法。

秦汉时期的《黄帝内经·汤液醪醴论》中提到的"醪醴"[2]28 就是用发酵方法制得的药酒。东汉张仲景开创了用发酵方法炮制药材并加以应用的方法,如《金匮要略·血痹虚劳病脉证并

治》"薯蓣丸方"中就有发酵药材应用的描述："虚劳诸不足，风气百疾，薯蓣丸主之。（薯蓣丸方：薯蓣三十分，当归、桂枝、干地黄、曲、豆黄卷各十分）。"[3]23《伤寒论》中也出现了栀子豉汤的记载："发汗吐下后，虚烦不得眠；若剧者，必反复颠倒，心中懊憹，栀子豉汤主之……栀子十四个（擘），香豉四合（绵裹）。"[4]153 这里的"曲""香豉"虽然没有明确出现"发酵"一词，但其内涵与本概念基本一致。

晋代葛洪《肘后备急方·治伤寒时气瘟病方》中记载："伤寒有数种，今取一药谦疗。若初觉头痛，肉热，脉供，起一二日，便作此加减葱豉汤。葱白一虎口，豉一升。"[5]35 这里的"豉一升"是发酵方法在临床的具体应用，但没有明确其概念。成书于北魏末年贾思勰所著《齐民要术》中记载了神曲、笨曲、白醪曲等制备方法，其中有4种神曲的制作，如卷八"溃曲法"曰："春十日或十五日，秋十五或二十日。所以尔者，寒暖有早晚故也。但候曲香沫起，便下酿。过久曲生衣，则为失候；失候则酒重钝，不复轻香。"又如"作菹、藏生菜法"中曰"三七二十一日，开看，遍有黄衣则止。三七日无衣，乃停，要须衣遍乃止。出，日中曝之，燥可用。"[6]302,381 这里提到的"衣"指的是因发酵而长在物体表面的微生物，"生衣"则指酒曲发酵过头。从以上所述可知，运用发酵方法制造神曲在北魏时期已得到广泛应用，但其概念仍以"曲""生衣"形式呈现。

南北朝雷敩所撰《雷公炮炙论》中卷曰："曲，凡使，捣作末后，掘地坑，深二尺，用物裹，内坑中至一宿，明出，焙干用。"[7]88 详细描述了"曲"的制作方法。

唐朝时期，有关应用发酵方法炮制药物的记载越来越多，如：《备急千金要方》卷十二"胆腑"中有"豉一升，蒸三遍"；[8]191《新修本草·米部》卷第十九中有"小麦……（作麴）""酱（多以豆作）"[9]485；《外台秘要》卷十九中有"大麻子（酿酒）"[10]878，说明用发酵方法加工炮制药材已得到广泛应用，但关于本概念的正名仍沿用古籍。

宋金元时期，是我国医药学发展的重要时期，医学理论不断创新，炮制方法也有很大的改进。在医学书籍中经常可见有发酵方法应用的记载，如宋代《太平惠民和剂局方》卷之五中首载"半夏洗七次，姜汁捣作曲"[11]39，首次出现了半夏曲的记载。《重修政和经史政类备用本草》卷二十五中不仅出现了豆豉，还记载了它的多种炮制方法（蒸炒，以酒渍服之；微炒令香；九蒸九暴；焦炒豉，令烟绝为末）。[12]84 金元时期著名医家朱震亨著述《丹溪心法》中记载："草乌、苍术、白芷（各一两，碾粗末拌发酵，盒过入后药）乳香、没药（各二钱，另研），当归、牛膝（各五钱）。"[13]214 首次出现"发酵"这一名词。用"发酵"一词取代"曲""生衣"等发酵现象描述词，并逐渐为后代所沿用。

明清时期，有关发酵方法的水平有了进一步提高，对发酵的理论有了更多探讨。但大多数医书还是以"曲""生衣"作为本概念的正名，如明代《本草蒙筌》卷之五中对"麴"的记载："神面（麴），入药须炒黄色"；[14]283 李时珍《本草纲目》第八卷"谷部"中有神曲，红曲等炮制方法的详细记载，其发酵工艺源于叶梦得《水云录》："五月五日。或六月六日，或三伏日，用白面百斤……待生黄衣，晒收之。"更注说："昔人用曲，多是造酒之曲，后医乃造神曲，专以供药，方更胜之。"[15]700 专门提到把酒曲与药曲区别开来；缪希雍的《炮制大法》曰："曲，其气味甘温，性专消导，行脾胃滞气，散腑风冷。"[16]702 阐明了用发酵炮制中药的作用是消食健胃；明末李中梓的《医宗必读》："如造酱黄法，待生黄衣，曝干收之。"[17]132 但也有医书将"发酵"作为本概念的正名加以记载，如明代《济阴济阳纲目》："马蔺花一升，土埋三日，取出，马蔺根切片一升……酵音教，酒滓也，以酒母起面曰发酵，今俗笼蒸馒头，发酵浮起者是也。"[18]1247 清代包三述著作《包氏喉证家宝·附方》载："制百药煎法五倍子一斤，研末，细儿茶一两，酵头四两，先用水二碗，煎茶，取浓汁半碗，拌匀五倍子末，及发酵，置盆内,盖口,外用粗糠上下四围盖紧,至六七日发起,则如面矣。收起做成饼,晒干为末。"[19]20 清代江进所作《集古良方》曰:"(陈醋熬膏布摊贴)百药煎取五倍子研末。每斤用茶叶一两煎浓汁。入酵糟四两。捣烂拌和。器盛置糠中窨之。待发酵如面状。即捏作饼。晒干用。"[20]37 表明"发酵"一词已逐渐得到认可并应用。

据不完全统计,现在临床仍在应用的且有本草文献记载的发酵中药制品已近20种,而在2010年版《中国药典》中虽然没有记载发酵名词,但收录的就有"淡豆豉"[21]308,标志着发酵炮制法在中药炮制应用中的规范。

现代有关中药学著作如《中华本草》[22]192《中国药材学》[23]69《实用中医药基础》[24]117,全国高等教育规划教材《中药学》[25]20《中药方剂学》[26]14 等及辞书类著作《中医大辞典》[27]552《中药炮制学辞典》[28]126《中医药常用名词术语辞典》[29]120 等均以"发酵"一词作为本名词的规范名。

如《中医药常用名词术语辞典》中记载:"发酵,中药炮制方法之一。见《本草纲目》。有机物由某些真菌或酶而分解,称为'发酵'。中药采用一定加工处理后,置适宜的温度、湿度下,由于霉菌和酶的催化分解作用,使药物发泡、生衣,并改变原有性能,产生新的治疗作用的方法,即称为'发酵'。如六神曲、半夏曲、淡豆豉等,都是经发酵所制成的药品。"[29]120,121 而《中药炮制学》(叶定江)[30]261、《中药辞海》[31]1865 等则以"发酵法"作为规范名词,而"发酵"一词更符合术语名词定名的简明性原则。

总之,"曲""生衣"是在古代医书中的记载,现代医学类著作大多以《丹溪心法》提出的"发酵"一词作为概念正名并已达成共识。

五、文献辑录

《战国策·魏策二》:"昔者,帝女令仪狄作酒而美,进之禹,禹饮而甘之。"[1]266

《黄帝内经·汤液醪醴论》:"黄帝问曰:为五谷汤液及醪醴,奈何?岐伯对曰:必以稻米,炊之稻薪,稻米者完,稻薪者坚。帝曰:何以然。岐伯曰:此得天地之和,高下之宜,故能至完,伐取得时,故能至坚也。帝曰:上古圣人作汤液醪醴,为而不用,何也?岐伯曰:自古圣人之作汤液醪醴者,以为备耳。夫上古作汤液,故为而弗服也。中古之世,道德稍衰,邪气时至,服之万全。"[2]28

《金匮要略·血痹虚劳病脉证并治》:"虚劳诸不足,风气百疾,薯蓣丸主之。(薯蓣丸方:薯蓣三十分,当归、桂枝、干地黄、曲、豆黄卷各十分)。"[3]23

《伤寒论·辨发汗吐下后病脉证并治》:"发汗吐下后,虚烦不得眠;若剧者,必反复颠倒,心中懊恼,栀子豉汤主之……肥栀子十四枚(擘),香豉四合(绵裹)。"[4]153

《肘后备急方·治伤寒时气瘟病方》:"伤寒有数种,今取一药谦疗。若初觉头痛,肉热,脉供,起一二日,便作此加减葱豉汤。葱白一虎口,豉一升。"[5]35

《齐民要术》卷八:"春十日或十五日,秋十五或二十日。所以尔者,寒暖有早晚故也。但候曲香沫起,便下酿。过久曲生衣,则为失候;失候则酒重钝,不复轻香。"[6]302

《齐民要术·作菹、藏生菜法》:"三七二十一日,开看,遍有黄衣则止。三七日无衣,乃停,要须衣遍乃止。出,日中曝之,燥可用。"[6]381

《雷公炮炙论》中卷:"雷公云:曲,凡使,捣作末后,掘地坑,深二尺,用物裹,内坑中至一宿,明出,焙干用。"[7]88

《备急千金要方》卷十二"胆腑":"治虚劳补方 羊肚一具,切,白术一升,上二味,以水二斗,煮取六升。一服升,日三服。又方,豉一升,蒸三遍,薤白一斤,切上二味,以水七升,煮取三升,分三服,小取汗。"[8]191

《新修本草·米部》卷第十九:"小麦,味甘,微寒,无毒。主除热,止燥渴,咽干,利小便,养肝气,止漏血、唾血。以作曲,消谷,止痢;以作面,温,不能消热止烦。"[9]485"酱,味咸、酸、冷利。主除热,止烦满,杀百药热汤及火毒。酱多以豆作,纯麦者少。今此当是豆者,亦以久久者弥好。"[9]495

《外台秘要》卷十九"引《张文仲方》":"大麻子酒大麻子一升,上为末,清酒三升,渍三宿。温服随性;亦可敷用。"[10]878

《太平惠民和剂局方》卷之五:"木香槟榔圆郁李仁去皮,皂角去皮,酥炙,半夏曲各二两,槟榔,枳壳麸炒,木香不见火,杏仁去皮、尖,麸炒,青皮去白,各一两。上为细末,别用皂角四两,用浆水一碗搓揉熬膏,更入熟蜜少许,和圆如梧桐子大。每服五十圆,食后温生姜汤下。"[11]39

《重修政和经史政类备用本草》卷二十五:"豆豉,蒸炒,以酒渍服之;微炒令香;九蒸九暴;焦炒豉,令烟绝为末。"[12]84

《丹溪心法》:"草乌、苍术、白芷(各一两,碾粗末拌发酵,盦过入后药),乳香、没药(各二钱,另研),当归、牛膝(各五钱)。"[13]214

《本草蒙筌》卷之五:"神面(麴),味什,气平,无毒。六月六日,制造方宜。曝乾仍积月深,入药须炒黄色。"[14]283

《本草纲目》第八卷"谷部":"曲……五月五日。或六月六日,或三伏日,用白面百斤,青蒿自然汁三升,赤小豆末、杏仁泥各三升,苍耳自然汁、野蓼自然汁各三升,以配白虎、青龙、朱雀、玄武、勾陈、蛇六神,用汁和面、豆、杏仁做饼,麻叶或楮叶包,如造酱黄法。待生黄衣,晒收之。"[15]700"时珍曰:昔人用曲,多是造酒之曲。后医乃造神曲,专以供药,力更胜之。盖取诸神聚会之日造之,故得神名。"[15]700

《炮制大法·米谷部》:"曲,其气味甘温,性专消导,行脾胃滞气,散腑风冷。"[16]702

《医宗必读》卷之四·果部:"五月五日,或六月六日,以白面百斤。青蒿、苍耳、野蓼各取自然汁六大碗,赤小豆,杏仁泥各三升,以配白虎、青龙、朱雀、玄武、勾陈、腾蛇,用诸汁和面、豆、杏仁,布包作饼,楮叶包窨,如造酱黄法,待

生黄衣,曝干收之。"[17]132

《济阴济阳纲目》卷一百零八:"马蔺花一升,土埋三日,取出,马蔺根切片一升,用黄米二斗水煮成煤,陈面二块为末,酒酵子二碗,并前马蔺子共和一处,做酒待熟,另用马蔺子并根一升,用水煮十沸,入酒内三日,每日搅匀,去渣,随量饮醉,酒饮尽,其须发尽黑,其酒之色如漆之黑。(酵音教,酒滓也,以酒母起面曰发酵,今俗笼蒸馒头,发酵浮起者是也)。"[18]1247

《包氏喉症家宝·附方》:"制百药煎法五倍子一斤,研末,细儿茶一两,酵头四两,先用水二碗,煎茶,取浓汁半碗,拌匀五倍子末,及发酵,置盆内,盖口,外用粗糠上下四围盖紧,至六七日发起,则如面矣。收起做成饼,晒干为末。"[19]20

《集古良方》卷之三:"(陈醋熬膏布摊贴)百药煎取五倍子研末。每斤用茶叶一两煎浓汁。入酵糟四两。捣烂拌和。器盛置糠中窨之。待发酵如面状。即捏作饼。晒干用。"[20]37

《中国药材学》:"发酵……将药材在一定温度和湿度条件下,利用微生物的繁殖,使其发酵生霉的方法称为发酵法。"[23]69

《中药方剂学》:"发酵:发酵将药材与辅料拌和,置一定的温度和湿度下,利用霉菌使其发酵,并改变原药的药性。"[26]14

《中药炮制学》:"发酵法,经净制或处理后的药物,在一定的温度和湿度条件下,由于霉菌和酶的催化分解作用,使药物发泡、生衣的方法称为发酵法。"[30]261

《中华本草》:"发酵是药物在一定的温度(30~37℃)和湿度(相对湿度70%~80%)下,利用微生物繁殖,使其表面产生黄白色霉衣(菌丝)的方法。"[22]192

《中药辞海》:"发酵法是指药物在一定的温度和湿度条件下,由于霉菌和酶的催化分解作用,使药物发泡、生衣的方法。"[31]1865

《中医药常用名词术语辞典》:"发酵……中药炮制方法之一。见《本草纲目》。有机物由某些真菌或酶而分解,称为'发酵'。中药采用一

定加工处理后，置适宜的温度、湿度下，由于霉菌和酶的催化分解作用，使药物发泡、生衣，并改变原有性能，产生新的治疗作用的方法，即称为'发酵'。如六神曲、半夏曲、淡豆豉等，都是经发酵所制成的药品。"[29]120,121

《中药学》："发酵……在一定条件(温度等)下使药物发酵，从而改变原来药物的性质，可增强和胃消食的作用，如神曲、建曲、半夏曲等。"[25]20

《中医大辞典》："发酵……药物炮制方法。药物经过一定处理后，在适宜的温度和湿度下，借助霉菌和酶的催化分解作用，发酵、生衣，至一定程度取出，干燥处理，成为所需药物。如六神曲、半夏曲、红曲米等。"[27]552

《中药炮制学辞典》："发酵，指药物在一定的温度和湿度条件下，由于微生物和酶的催化分解作用，使药物发泡，产生黄白色霉衣的方法。"[28]126

《实用中医药基础》："发酵……将药材与辅料拌和，置一定的湿度和温度下，利用霉菌使其发泡、生霉，并改变原药的药性，以产生新药的方法，称为发酵法。"[24]117

《中国药典》："淡豆豉，为豆科植物大豆的成熟种子的发酵加工品。"[21]308

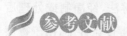 参考文献

[1] [西汉] 刘向. 战国策[M]. 济南：齐鲁书社，2005：266.

[2] [汉] 未著撰人. 黄帝内经[M]. 杨永杰，龚树全主编. 北京：线装书局，2009：28.

[3] [汉] 张仲景. 金匮要略[M]. 何仁，何若苹整理. 北京：人民卫生出版社，2005：23.

[4] [汉] 张仲景. 伤寒论[M]. 钱超尘，等整理. 北京：人民卫生出版社，2005：153.

[5] [晋] 葛洪. 肘后备急方[M]. 王均宁点校. 天津：天津科学技术出版社，2005：35.

[6] [北魏] 贾思勰. 齐民要术[M]. 北京：团结出版社，1996：302,381.

[7] [南北朝] 雷敩. 雷公炮炙论(辑佚本)[M]. 王兴法辑校. 上海：上海中医学院出版社，1986：88.

[8] [唐] 孙思邈. 备急千金要方[M]. 张作记，等辑注. 北京：华夏出版社，1995：191.

[9] [唐] 苏敬，等. 新修本草(辑复本)[M]. 尚志钧辑校. 合肥：安徽科学技术出版社，1981：485,495.

[10] 王焘. 外台秘要[M]//孙世发. 中华医方. 北京：科学技术文献出版社，2015：878.

[11] [宋] 陈承等. 太平惠民和剂局方[M]. 彭建中，魏富有点校. 沈阳：辽宁科学技术出版社，1997：39.

[12] [宋] 唐慎微，等. 重修政和经史政类备用本草[M]. 北京：中国中医药出版社，2013：84.

[13] [元] 朱丹溪. 丹溪心法[M]. 北京：中国医药科技出版社，2012：214.

[14] [明] 陈嘉谟. 本草蒙筌[M]. 北京：人民卫生出版社，1988：283.

[15] [明] 李时珍. 本草纲目[M]. 太原：山西科学技术出版社，2014：700.

[16] [明] 缪希雍. 炮制大法[M]. 北京：中医古籍出版社，2002：702.

[17] [明] 李中梓. 医宗必读[M]. 顾宏平校注. 北京：中国中医药出版社，1998：132.

[18] [明] 武之望. 济阴济阳纲目[M]. 苏礼，等校注. 北京：中国中医药出版社，1996：1247.

[19] [清] 包三述. 喉舌备要秘旨：包氏喉症家宝[M]. 大东书局，1937：20.

[20] [清] 江进. 集古良方[M]. 北京：中国中医药出版社，2015：37.

[21] 国家药典委员会. 中华人民共和国药典：一部[M]. 北京：中国医药科技出版社，2015：308.

[22] 国家中医药管理局中华本草编委会. 中华本草：第一册[M]. 上海：上海科学技术出版社，1999：192.

[23] 徐国钧，等. 中国药材学[M]. 北京：人民卫生出版社，1960：69.

[24] 赵珍东. 实用中医药基础[M]. 重庆：重庆大学出版社，2014：117.

[25] 高学敏. 中药学[M]. 北京：中国中医出版社，2002：20.

[26] 梁颂明. 中药方剂学[M]. 广州：广东科技出版社，1987：14.

[27] 李经纬，余瀛鳌，蔡景峰，等. 中医大辞典[M]. 北京：人民卫生出版社，2004：552.

[28] 叶定江. 原思通. 中药炮制学辞典[M]. 上海：上海科学技术出版社，2005：126.

[29] 李振吉. 中医药常用名词术语辞典[M]. 北京：中国中医药出版社，2001：120,121.

[30] 叶定江. 中药炮制学[M]. 上海：上海科学技术出版社，1996：261.

[31] 黄泰康，等. 中药辞海：第一卷[M]. 北京：中国医药科技出版社，1999：1865.

（焦河玲）

饮 片

yǐn piàn

一、规范名

【汉文名】饮片。

【英文名】decoction pieces。

【注释】中药材经炮制可直接供中医临床或制剂生产使用的处方药品。

二、定名依据

"饮片"作为处方药品名称最早见于南宋末年周密的《武林旧事》。此前相关术语的记载如"㕮咀""咀片"等,虽然与本术语概念基本相同,但清以后的著作已很少沿用。

自周密在《武林旧事》中提出"饮片"之名,其后历代的著作多有沿用,如明代沈之问《解围元薮》、孙一奎《赤水玄珠》、龚廷贤《万病回春》、龚廷贤《寿世保元》,清代黄凯钧《友渔斋医话》、吴仪洛《本草从新》、山田正珍《伤寒论集成》、丹波元珍《伤寒论辑义》、姚俊辑《经验良方全集》、蒋伦元《秘传大麻疯方》等。这些著作均为历代的重要著作,对后世有较大影响。所以"饮片"作为规范名便于达成共识,符合术语定名的约定俗成原则。

我国最新出版的由全国科学技术名词审定委员会审定公布的《中医药学名词》和已经广泛应用于中医药学文献的标引和检索中的《中国中医药学主题词表》以及辞书类著作《中医大辞典》《中医辞海》等均以"饮片"作为规范名。现代具有代表性的中药学著作如《中华本草》《中国药材学》《中药炮制学》《中药鉴定学》以及中国中药协会行标《中药学基本术语》等也以"饮片"作为规范名。说明"饮片"作为经炮制的中药材,可直接供中医临床使用或处方药品的制剂生产,以此为规范名已成共识。

三、同义词

【曾称】"咀"(《黄帝内经灵枢》);"咀片"(《女科百问》)。

四、源流考释

饮片原称"㕮咀",始见于《黄帝内经灵枢》,如该书"寿天刚柔"载:"黄帝问曰:药熨之奈何?伯高答曰:用醇酒二十升,蜀椒一升,干姜一斤,桂心一升,凡四种,皆㕮咀,渍酒中。"[1]33 "㕮咀"指我国古代用捣、咬、切等原始方法对药材进行加工的方法。如明代张景岳《类经》对"㕮咀"的解释:"'㕮咀',古人以口嚼药,碎入豆粒而用之。后世虽用刀切,而犹称㕮咀者,其义本此。"[2]700 日本山田宗俊《伤寒论集成》卷一对"㕮咀"的解释为:"盖㕮咀者,谓制药为饮片。盖古人制药,不用刀切。唯于臼中捣碎,令之如口齿咬细而后用之,是以谓之㕮咀。"[3]16 固"㕮咀"为"饮片"相关术语的最早记载。

梁代继续沿用《黄帝内经灵枢》的记载,以"㕮咀"为正名记载本词,如陶弘景的《本草经集注》:"凡汤酒膏药,旧方皆云㕮咀者,谓秤毕捣之如大豆者,又使吹去细末,此于事殊不允;药有易碎、难碎,多末、少末,秤两则不复均,今皆细切之,较略令如㕮咀者,差得无末,而粒片调和,于药力同出,无生熟也。"[4]39

"饮片"之名始见于宋元时期,如南宋末年周密所撰的《武林旧事》记载:"熟药圆散,生药饮片,麸(小麦屑皮)",[5]130 然而在这一时期,"饮片"这一称谓较少见有使用,大部分著作仍然沿用《黄帝内经灵枢》的记载,以"㕮咀"为正名记载本词,如宋代唐慎微《大观本草》[6]15,金代成无己《注解伤寒论》[7]52、刘完素《素问病机气宜保命集》[8]95。同时,宋代著作还首次出现了

"㕮片"这一称谓，如宋代齐仲甫《女科百问》："小柴胡加地黄汤……柴胡（一两一分），人参、半夏、黄芩、甘草、生地（各半两），上㕮片每服五钱。"[9]30 对于"㕮片"的含义，明代陈嘉谟《本草蒙筌》解释为："㕮片分根梢……古人口咬碎，故称㕮咀。今以刀代之，惟凭锉用。犹曰㕮片，不忘本源。"[10]13 可见，"㕮片"实际上既取了"㕮"又取了"片"，一来不忘本源，保留古意；二来概括了当时药材加工的基本形态。

明清时期，"饮片"之名逐渐增多，出现了"饮片""㕮"和"㕮片"同时使用的情况，如明代沈之问《解围元薮》[11]140、孙一奎《赤水玄珠》[12]391、龚廷贤《万病回春》[13]347、龚廷贤《寿世保元》[14]583，清代吴仪洛《本草从新》[15]12、日本山田正珍《伤寒论集成》[3]16、黄凯钧《友渔斋医话》[16]33、丹波元珍《伤寒论辑义》[17]14、姚俊辑《经验良方全集》[18]13、蒋伦元《秘传大麻疯方》[19]926 等均以"饮片"为正名记载本概念。继续沿用"㕮"这一称谓的有明代徐彦纯《本草发挥》[20]109、陈嘉谟《本草蒙筌》[10]69、李时珍《本草纲目》[21]23、清代丹波元简《灵枢识》[22]592 等。同时，还有医家使用"㕮片"一词，如明代王肯堂《证治准绳》[23]579、张景岳《景岳全书》[24]1575，清代赵学敏《串雅内外编》[25]144、赵学敏《本草纲目拾遗》[26]58、丁尧臣《奇效简便良方》[27]49 等。

现代有关著作均沿用《武林旧事》的记载以"饮片"作为本词正名，如《中医药学名词》[28]136《中国中医药学主题词表》[29]Ⅱ-1248《中医辞海》[30]208《中医大辞典》[31]907《中华本草》[32]191《中国药材学》[33]64《中药炮制学》[34]73《中药鉴定学》[35]1《中药学基本术语》[36]1 等。同时，《中医辞海》和《中医大辞典》又将"㕮片"作为"饮片"的又称，如《中医辞海》："饮片为中医术语。又称㕮片。药材经过加工处理后，成为片、丝、块、段等形状，便于煎汤饮服。"[30]208

根据"饮片"古今名实的演变，"饮片"在古代专指加工处理药材，使之成为片、丝、块、段等形状。"饮片"被定义为："中药材经炮制可直接供中医临床或制剂生产使用的处方药品。"该释义客观、准确地表达了"饮片"的科学内涵和本质属性。

五、文献辑录

《黄帝内经灵枢·寿夭刚柔》："黄帝问曰：药熨之奈何？伯高答曰：用醇酒二十升，蜀椒一升，干姜一斤，桂心一升，凡四种，皆㕮咀，渍酒中。"[1]33

《本草经集注》续录："凡汤酒膏药，旧方皆云㕮咀者，谓秤毕捣之如大豆者，又使吹去细末，此于事殊不允；药有易碎、难碎，多末、少末，秤两则不复均，今皆细切之，较略令如㕮咀者，差得无末，而粒片调和，于药力同出，无生熟也。"[4]39

《大观本草》卷一："㕮咀，正谓商量斟酌之，余解皆里外生情尔。臣禹锡等看详㕮咀，即上文细切之意，非商量斟酌"[6]15

《武林旧事》："熟药圆散，生药饮片，麸（小麦屑皮）。"[5]130

《注解伤寒论》卷二："芍药甘草汤方：白芍药（四两。味酸，微寒），甘草（四两。炙。甘平）……上二味㕮咀。"[7]52

《素问病机气宜保命集》："川芎散……如胸中气滞不利。生姜汤调；目疾，茶调；风热上攻，㕮咀一两，水煎，食后服。"[8]95

《妇科百问》："小柴胡加地黄汤……柴胡（一两一分），人参、半夏、黄芩、甘草、生地（各半两），上㕮片每服五钱。"[9]30

《本草发挥》卷四："古人之用药治病，择净口嚼，水煮服之，谓之㕮咀。后人乃以剉细剉桶内，以竹筛齐之也。"[20]109

《解围元薮》："防风通圣散……共为末，每服三钱，酒下，如饮片，姜枣煎服，以渣晒干，煎汤洗浴。"[11]140

《本草蒙筌》："㕮片分根梢……古人口咬碎，故称㕮咀。今以刀代之，惟凭锉用。犹曰㕮片，不忘本源。"[10]13"漏芦……㕮成薄片，相对甘草而蒸；从巳至申。检净甘草才用。"[10]69

《本草纲目》卷一："凡汤酒膏药云咀者，谓秤毕捣之如大豆，又吹去细末；药有易碎难碎，多末少末,今皆细切如㕮咀也。"[21]23

《赤水玄珠》卷十八:"制药法……用川大黄,须锦纹者佳。锉成饮片,用酒拌匀,燥干后用,不伤阴血。"[12]391

《万病回春》卷六:"乌骨鸡丸……上俱锉成饮片听用。用黄芪为末,拌饭喂乌鸡,喂至肌肥,眼生眵,缢死。燥去毛,破开取出肠胃,好酒洗净,入前药饮片在鸡肚内,线缝住。"[13]347

《证治准绳·类方》:"加减柴苓汤……上咀片,水二盅,姜三片,煎至八分,空心服。"[23]579

《寿世保元》卷九:"上药秤一半,另研为末,炼蜜为丸,如绿豆大,每服一百二十丸,白汤下,一半作饮片,每服五钱,水煎服。"[14]583

《景岳全书》卷五十九:"好苍术(刮净,米泔浸咀片,一斤)。"[24]1575

《类经》卷二十一:"'㕮咀',古人以口嚼药,碎入豆粒而用之。后世虽用刀切,而犹称㕮咀者,其义本此。"[2]700

《本草从新》卷一:"柴胡……谓之统柴胡,药肆中俱切为饮片,其实真柴胡无几。"[15]12

《串雅内外编》卷三:"屠苏酒……上为咀片上为咀片绛囊盛,悬井中或水缸中。"[25]144

《本草纲目拾遗》卷三:"朱参……滇珠参三钱,以米仁四钱拌水蒸透,咀片,再入姜"。[26]58

《伤寒论集成》卷一:"盖㕮咀者,谓制药为饮片。盖古人制药,不用刀切。唯于臼中捣碎,令之如口齿咬细而后用之,是以谓之㕮咀。"[3]16

《友渔斋医话》:"古今药味不同论……是时医人尚携药笼,贮一切丸散,其饮片则取给于店铺矣。"[16]33

《奇效简便良方》:"杂症……金毛狗脊(全身者用黄酒洗去毛净),咀片,用黄酒三斤,煮三炷香时,埋土中七日,空心日服三次,数日能行走。"[27]49

《伤寒论辑义》卷一:"㕮咀。谓碎之如大豆。其颗粒可以咀嚼。又吹去细末。煎取清汁也。后世制为饮片。"[17]14

《经验良方全集》卷一:"养神酒……将茯苓、山药、苡仁、建莲为细末,余药切为饮片,同装入细绢

袋内,入好酒二十斤,隔汤蒸透,停数日饮之。"[18]13

《灵枢识》卷一:"㕮咀……以口焠药如豆粒也。后世虽以刀代。而犹有㕮咀之称者。本此。"[22]592

《秘传大麻疯方》:"三十六种大麻疯症神效方……上为饮片,先用元米七升,酿成白酒浆,匀作四坛盛之,听用。"[19]926

《中国药材学》:"将净制后的药材切成各种类型的'片子'称为饮片。'饮片'最初是指为制备汤剂而切制的片状药物,现在广泛指为制备汤剂而炮制的任何形状的药物。"[33]64

《中药炮制学》:"广义而言,凡是直接供中医临床调配处方或中成药生产用的所有药物,统称为饮片。"[34]73

《中医辞海》:"饮片为中医术语。又称咀片。药材经过加工处理后,成为片、丝、块、段等形状,便于煎汤饮服。"[30]208

《中华本草》:"净选后将药物切成一定规格的片、丝、块、段等各种类型,称为饮片。广义而言,凡属供调配处方的药物均称饮片。"[32]191

《中医大辞典》:"饮片又称咀片。药材经过加工处理后,成为片、丝、块、段等形状,便于煎汤饮服。"[31]907

《中医药学名词》:"饮片……指初步加工或经过炮制后达到质量标准,直接用于配方的中药。"[28]136

《中药鉴定学》:"中药材经过净制、切制、炮炙,制成符合临床医疗需要的加工品称之为饮片。"[35]1

《中国中医药学主题词表》:"饮片……是指经净制、切制或炮制后制成的一定规格的药材。"[29]II-1248

《中药学基本术语》:"饮片……中药材经炮制,可直接供中医临床或制剂生产使用的处方药品。"[36]1

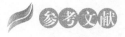
参考文献

[1] 未著撰人.黄帝内经灵枢[M].樊德春,李泰然点校.

上海：第二军医大学出版社,2005：33.

[2] [明]张景岳.类经[M].李廷荃,王新民,王润平,等校注.太原：山西科学技术出版社,2013：700.

[3] [日本]山田宗俊.伤寒论集成[M].北京：人民卫生出版社,1957：16.

[4] [南北朝]陶弘景.本草经集注[M].尚志钧,尚元胜辑校.北京：人民卫生出版社,1994：39.

[5] [宋]周密.武林旧事[M].杭州：浙江古籍出版社,2011：130.

[6] [宋]唐慎微.大观本草[M].[宋]艾晟刊订,尚志钧点校.合肥：安徽科学技术出版社,2002：15.

[7] [金]成无己.注解伤寒论[M].田思胜,马梅青校注.北京：中国医药科技出版社,2011：52.

[8] [金]刘完素.素问病机气宜保命集[M].刘阳校注.北京：中国医药科技出版社,2012：95.

[9] [南宋]齐仲甫.女科百问[M].宋咏梅,宋昌红点校.天津：天津科学技术出版社,1999：30.

[10] [明]陈嘉谟.本草蒙筌[M].张印生,韩学杰,赵慧玲校.北京：中国古籍出版社,2009：13,69.

[11] [明]沈之问.解围元薮[M].陈丽云,胡蓉校注.北京：中国中医药出版社,2015：140.

[12] [明]孙一奎.赤水玄珠[M].北京：中国医药科技出版社,2011：391.

[13] [明]龚廷贤.万病回春[M].李秀芹校注.北京：中国中医药出版社,1998：347.

[14] [明]龚廷贤.寿世保元[M].孙冶熙,徐淑凤,李艳梅校注.北京：中国中医药出版社,1993：583.

[15] [清]吴仪洛.本草从新[M].朱建平,吴文清点校.北京：中医古籍出版社,2001：12.

[16] [清]黄凯钧.友渔斋医话[M]// 曹炳章辑,唐菊香,方汀编校.清代名医医话精华.北京：农村读物出版社,2007：33.

[17] [日本]丹波元简,丹波元坚.伤寒论辑义[M].北京：人民卫生出版社,1983：14.

[18] [清]姚俊辑.经验良方全集[M].刘国正,杜宝俊点校.北京：中国医药科技出版社,1992：13.

[19] [清]蒋伦元.秘传大麻疯方[M]//裘庆元.珍本医书集成：第3册.北京：中国中医药出版社,1999：926.

[20] [明]徐彦纯.本草发挥[M].宋咏梅,李军伟校注.北京：中国中医药出版社,2015：109.

[21] [明]李时珍.本草纲目[M].张守康,张向群,王国辰主校.北京：中国中医药出版社,1998：23.

[22] [日本]丹波元简.素问识 素问绍识 灵枢识 难经疏证[M].北京：人民卫生出版社,1984：592.

[23] [明]王肯堂.证治准绳[M].吴唯,等校注.北京：中国中医药出版社,1997：579.

[24] [明]张介宾.景岳全书[M].赵立勋校.北京：人民卫生出版社,1991：1575.

[25] [清]赵学敏.串雅内外编[M].郭华校注.北京：中国医药科技出版社,2011：144.

[26] [清]赵学敏.本草纲目拾遗[M].闫志安,肖培新校注.北京：中国中医药出版社,2007：58.

[27] [清]丁尧臣.奇效简便良方[M].庆诗,王力点校.北京：中医古籍出版社,1992：49.

[28] 中医药学名词审定委员会.中医药学名词[M].北京：科技出版社,2005：136.

[29] 吴兰成.中国中医药学主题词表[M].北京：中医古籍出版社,2008：Ⅱ-1248.

[30] 袁钟,图娅,彭泽邦,等.中医辞海[M].中国医药科技出版社,1999：208.

[31] 李经纬,余瀛鳌,蔡景峰,等.中医大辞典[M].北京：人民卫生出版社,2004：907.

[32] 国家中医药管理局《中华本草》编委会.中华本草：第一册[M].上海：上海科学技术出版社,1999：191.

[33] 徐国钧.中国药材学[M].北京：中国医药科技出版社,1996：64.

[34] 龚千锋.中药炮制学[M].上海：上海科学技术出版社,1996：73.

[35] 康廷国.中药鉴定学[M].北京：中国中医药出版社,2007：1.

[36] 中国中药协会.中药学基本术语[M].北京：中国中医药出版社,2015：1.

（何　娟　焦河玲）

3 • 016

泛 油

fàn yóu

一、规范名

【汉文名】泛油。

【英文名】oil going rancid。

【注释】中药在贮藏保管过程中所含油分溢出表面,呈油浸润状态,质地返软、发黏、颜色变深,并发出油败气味的现象。

二、定名依据

"泛油"作为中药在贮藏保管过程中所含油分溢出表面,呈油浸润状态,质地返软、发黏、颜色变深,并发出油败气味的现象的名称,原称"走油",始见于明代陈实功的《外科正宗》。其后有些著作将"走油"作为"泛油"的俗称或又称,如《中药保管技术》《新编中药学辞典》《中国药材学》《中药炮制学》(唐廷猷)、《常用中药词语词典》《中药炮制学辞典》《中药炮制学》(龚千锋)等。

"泛油"作为本概念的名称始见于沈阳药学院生药教研室,辽宁省卫生厅药政管理局编撰的《辽宁主要药材》,其后的重要著作大多沿用该名称,如《四川中药志》《中药材商品养护》《中药保管技术》《生药学》《中药储藏技术》《中国中医药学主题词表》《新编中药学辞典》《中国药材学》《中药炮制学》(唐廷猷)、《常用中药词语词典》《中药学综合知识与技能》《中药炮制学辞典》《中药养护学》《医院药品商品学问答》《中药鉴定学》《中华本草》《中医大辞典》《中国中医药信息杂志》《中药学基本术语》《中药炮制学》(龚千锋)等均以"泛油"作为规范名,并一直沿用至今,说明"泛油"作为本概念的规范名符合术语定名的约定俗成原则。

我国 2005 年出版的,由全国科学技术名词审定委员会审定公布的《中医药学名词》已以"泛油"作为规范名。所以"泛油"作为规范名也符合术语定名的协调一致原则。

三、同义词

【曾称】"走油"(《外科正宗》);"浸油"(《中药保管技术》)。

四、源流考释

"泛油"一词原称"走油",始见于明代陈实功《外科正宗》,如该书卷四:"用桐油二两,独活、白芷、甘草、蜈蚣各一钱,入油内煎滚,先将臁疮洗

净,用白面水调作圈,围在疮之四边,毋令泄气走油。"[1]236 其后的相关著作即沿用该书记载,以"走油"为正名记载本词,如清代赵学敏《本草纲目拾遗》[2]26、孙采邻《竹亭医案》[3]554 等。

"泛油"之名始见于沈阳药学院生药教研室,辽宁省卫生厅药政管理局编撰的《辽宁主要药材》,并以"泛油"为正名,如该书载:"[鉴别]以种仁淡黄色,质量充实,不枇瘦,整齐不碎,不泛油,无杂质者佳;如采摘过早或加工贮藏不当,其种仁呈枇瘦、碎粒或泛油虫蛀者次。"[4]71

中国科学院四川分院,中医中药研究所《四川中药志》,首次对泛油概念给予了较明确的论述:"泛油:即某些含有油质的药材,因受热或贮藏不当,油质渗出酸化变坏,这种现象称为泛油。"[5]2506

其后的相关著作即沿用《辽宁主要药材》的记载,以"泛油"为正名记载本词,如商业部医药局《中药材商品养护》[6]53、中国药材公司《中药保管技术》[7]254、郑学忠《生药学》[8]28、孔文彦《中药储藏技术》[9]33、吴兰成《中国中医药学主题词表》[10]Ⅱ-77、王本祥《新编中药学辞典》[11]635、徐国钧《中国药材学》[12]62、唐廷猷《中药炮制学》[13]53、于维萍,李守俊《常用中药词语词典》[14]182、陆丽珠《中药学综合知识与技能》[15]125、叶定江,原思通《中药炮制学辞典》[16]101、中医药学名词审定委员会《中医药学名词》[17]132、徐良《中药养护学》[18]161、贡联兵,王国权,金岩《医院药品商品学问答》[19]279、张贵君《中药鉴定学》[20]24、《中华本草》[21]77《中医大辞典》[22]924、龚千锋《中药炮制学》[23]45、康廷国《中药鉴定学》[24]25 等。

现代有些著作在以"泛油"作为本词正名的同时,还将"泛油"俗称或又称为"走油"。如《中药保管技术》[7]254《新编中药学辞典》[11]635《中国药材学》[12]62、唐廷猷《中药炮制学》[13]53《常用中药词语词典》[14]182、《中药炮制学辞典》[16]101、龚千锋《中药炮制学》[23]45《中药学基本术语》[25]6 等。另外,尚有少数著作将"泛油"又称为"浸

油"，如《中药保管技术》[7]254《中药炮制学》[13]53。

根据"泛油"古今名实的演变，可将"泛油"定义为"中药在贮藏保管过程中所含油分溢出表面，呈油浸润状态，质地返软、发黏、颜色变深，并发出油败气味的现象"。该释义客观、准确地表达了"泛油"的科学内涵和本质属性。

五、文献辑录

《外科正宗》卷四："用桐油二两，独活、白芷、甘草、蜈蚣各一钱，入油内煎滚；先将臁疮洗净，用白面水调作圈，围在疮之四边，毋令泄气走油。"[1]236

《本草纲目拾遗》卷二："烟杆虽受烟火熏渍之气，然非借人气津液渐渍之，必不酥透，其杆经男子食者，光泽可鉴。一经妇人口，便色暗不鲜明，且多直裂纹，又最忌粪，凡多年好杆持以上厕，能令光涩。若象牙杆便裂开走油不堪用，物性之相忌如此。"[2]26

《竹亭医案》卷之六："木棉仁（四两，白仁，拣去黄而走油者）。"[3]554

《辽宁主要药材》："〔鉴别〕以种仁淡黄色，质量充实，不秕瘦，整齐不碎，不泛油，无杂质者佳；如采摘过早或加工贮藏不当，其种仁呈秕瘦、碎粒或泛油虫蛀者次。"[4]71

《四川中药志》："泛油：即某些含有油质的药材，因受热或贮藏不当，油质渗出酸化变坏，这种现象称为泛油。"[5]2506

《中药材商品养护》："药材的泛油：药材泛油，主要是指某些含油质药材所含的油质产生酸败现象。有的也把某些含黏性糖质的药材，因受潮发热而在其表面出现油状物质和变色的现象叫做泛油的。"[6]53

《中药保管技术》："药材泛油（又称走油、浸油），含义比较广泛，包括有三种不同的变异现象。一是含植物油脂多的药材（杏仁、桃仁等），出现现内外色泽严重加深，油质渗透外表，具有油哈气味；二是含黏液质（糖分）多的药材（天门冬、党参等）质地变软，外表发黏，内外色加深，

但无油哈气；三是动物类药材（刺猬皮、几香虫等），躯体易残，色泽加深，外表呈油样物质，'哈喇'（即酸变）气味强烈。这三种现象通称泛油。"[7]254

《生药学》："泛油，系指含油生药的油质泛于药材表面，也指药材变质后表面泛出油样物质。"[8]28

《中药储藏技术》："动植物药材及饮片所含的油分，在一些自然因素的作用下，溢出表面，呈现油浸润状态，质变软，色变深，泽转黯，味变哈喇的现象，叫泛油。"[9]33

《中国中医药学主题词表》："动植物药材及饮片所含油分溢出表面，呈油浸润状态，质变软，色泽变深黯，味变哈喇的现象，叫'泛油'。"[10]II-77

《新编中药学辞典》："泛油又称走油。是指药物中所含挥发油、脂肪、糖类等，因受热或受潮使药物表面出现油状物或返软、发黏，颜色变深，发出油败气等的现象。"[11]635

《中国药材学》："泛油即'走油'是指某些含油药材的油质泛于药材表面，或药材受潮、变色、变质后表面泛出油样物质。"[12]62

《中药炮制学》："泛油又称走油、浸油。是炮制品外表呈现油样物质或发黏、质地变软、内外色泽加深，或产生油哈、哈喇气味的变异现象。"[13]53

《常用中药词语词典》："泛油又称走油。是指药物中所含挥发油、脂肪、糖类等，因受热或受潮而在其表面出现油状物质返软、发黏、颜色变深、发生油败现象。药物的泛油是一种败坏现象，已改变了原有的性质，影响了应有的治疗功效。"[14]182

《中华本草》："动植物药材及饮片所含油分溢出表面，呈油浸润状态，质变软，色泽变深黯，味变哈喇的现象，叫'泛油'。"[21]77

《中药学综合知识与技能》："含有脂肪油、挥发油、黏液质、糖类等较多的中药，在温度和湿度较高时出现的油润、发软、发黏、颜色变鲜

等都被称为'走油'或'泛油'"[15]125

《中医大辞典》:"泛油……药材鉴定中观察某些含油的教材,油质溢于药材表面,或药材变质后表面泛出油样物质的现象。"[22]924

《中药炮制学辞典》:"泛油指含挥发油、油脂及糖类的药物受湿热气候的影响,变软、发黏、颜色加深并产生败油气味的现象。泛油俗称'走油'。"[16]101

《中医药学名词》:"泛油……药材及饮片所含油质溢出表面呈油浸润状态,使质变软、色泽变深黯,味变哈喇的现象。"[17]132

《中药养护学》:"泛油系指中药表面出现油状物质、质地返软、发黏、颜色变浑,发出油败气味的现象。"[18]161

《中药炮制学》:"泛油又称走油。是指含有挥发油、脂肪油的药物,在一定温度、湿度的情况下,造成油脂外溢,质地返软、发黏、颜色变深,并发出油败气味的现象。"[23]45

《中药鉴定学》:"走油又称'泛油'。是指某些药材的油质泛出药材表面,或因药材受潮、变色、变质后表面泛出油样物质。"[24]25

《医院药品商品学问答》:"泛油指含油脂、糖类、挥发油成分的中药,在日光、氧、酶或微生物等因素的作用下所发生的酸败现象。油脂的熔点较低,当储存温度升高时,熔化的油脂比较轻而在中药表面析出的现象称为泛油或走油。"[19]279

《中药鉴定学》:"'走油'又称'泛油',是指某此药材的油质泛出药材表面,或因药材受潮、变色、变质后表面泛出油洋物质的变化。"[20]24

《中药学基本术语》:"泛油 oil leaching 走油中药在贮藏保管过程中所含油分溢出表面,呈油浸润状态,质地返软、发黏、颜色变深,并发出油败气味的现象。"[25]6

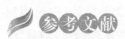

参考文献

[1] [明]陈实功.外科正宗[M].吴少祯,许建平点校.北京:中国中医药出版社,2002:236.

[2] [清]赵学敏.本草纲目拾遗[M].闫志安,肖培新校注.北京:中国中医药出版社,2007:26.

[3] [清]孙采邻.竹亭医案下[M].赵善祥点校.上海:上海科学技术出版社,2004:554.

[4] 沈阳药学院生药教研室,辽宁省卫生厅药政管理局.辽宁主要药材[M].沈阳:辽宁人民出版社,1958:71.

[5] 中国科学院四川分院,中医中药研究所.四川中药志[M].成都:四川人民出版社,1962:2506.

[6] 商业部医药局.中药材商品养护[M].北京:中国财政经济出版社,1975:53.

[7] 中国药材公司.中药保管技术[M].北京:中国商业出版社,1984:254.

[8] 郑学忠.生药学[M].北京:人民卫生出版社,1986:28.

[9] 孔文彦.中药储藏技术[M].北京:华夏出版社,1988:33.

[10] 吴兰成.中国中医药学主题词表[M].北京:中医古籍出版社,1996:Ⅱ-77.

[11] 王本祥.新编中药学辞典[M].天津:天津科学技术出版社,1996:635.

[12] 徐国钧.中国药材学[M].北京:中国医药科技出版社,1996:62.

[13] 唐廷猷.中药炮制学[M].北京:中国医药科技出版社,1998:53.

[14] 于维萍,李守俊.常用中药词语词典[M].济南:山东科学技术出版社,1998:182.

[15] 陆丽珠.中药学综合知识与技能[M].北京:中国医药科技出版社,2001:125.

[16] 叶定江,原思通.中药炮制学辞典[M].上海:上海科学技术出版社,2005:101.

[17] 中医药学名词审定委员会.中医药学名词[M].北京:科学出版社,2005:132.

[18] 徐良.中药养护学[M].北京:科学出版社,2006:161.

[19] 贡联兵,王国权,金岩.医院药品商品学问答[M].北京:化学工业出版社,2009:279.

[20] 张贵君.中药鉴定学[M].北京:科学出版社,2009:24.

[21] 国家中医药管理局《中华本草》编委会.中华本草:第一册[M].上海:上海科学技术出版社,1999:77.

[22] 李经纬,余瀛鳌,蔡景峰,等.中医大辞典[M].北京:人民卫生出版社,2004:924.

[23] 龚千锋.中药炮制学[M].北京:中国中医药出版社,2007:45.

[24] 康廷国.中药鉴定学[M].北京:中国中医药出版社,2007:25.

[25] 中国中药协会.中药学基本术语[M].北京:中国中医药出版社,2015:6.

(何 娟)

泛 糖

fàn táng

一、规范名

【汉文名】泛糖。

【英文名】sugar going rancid。

【注释】中药在贮藏保管过程中所含糖分、可溶性物质及易分解成分，溢出或溶解于表面，呈油渍状或发黏，质变软，色泽变深黯，味变酸败的现象。

二、定名依据

"泛糖"指中药在贮藏保管过程中所含糖分、可溶性物质及易分解成分，溢出或溶解于表面，呈油渍状或发黏，质变软，色泽变深黯，味变酸败的现象，始见于中国药学会上海分会与上海市药材公司合编的《药材资料汇编》，其后的重要著作如《四川中药志》《药品保管手册》《中药储藏技术》《中药养护保管》《中国常用中药材》《中药贮藏养护学》《中华本草》《中药炮制技术》《中华海洋本草》《中药学基本术语》《中药炮制学》（龚千锋）、《中药炮制学》（丁安伟，孙秀梅）等均以"泛糖"作为规范名，并一直沿用至今，说明"泛糖"作为规范名符合术语定名的约定俗成原则。

三、同义词

未见。

四、源流考释

"泛糖"一词始见于中国药学会上海分会，上海市药材公司合编的《药材资料汇编》，如该书下集载："移山参类（包括条、芦、须）：此类品种，均含有糖质，不宜受潮，需经常用矿灰保存，但必须随时注意矿灰有否失效，以免回潮而致造成泛糖现象。"[1]7 其后重要的相关著作大多即沿用该书的记载，以"泛糖"为正名记载本词，如中国科学院四川分院及中医中药研究所《四川中药志》[2]249、朱圣和及王安仁《药品保管手册》[3]401、中国药材公司中药技术培训教材编写组《中药养护保管》[4]200。

孔文彦在《中药储藏技术》一书中，不仅继续沿用《药材资料汇编》以"泛糖"为正名，而且还首次对泛溏的概念给予了较明确的论述，为该术语的规范奠定了基础，如该书载："植物药材或饮片含的糖分和可溶性物质及易分解成分在自然因素的作用下，这些成分溢出或溶解于表面，呈'油渍状'，质变软，色泽变深暗，触有黏腻之感，味变酸败的现象，叫泛糖。"[5]33 其后重要的相关著作大多沿用该书记载，对泛溏的概念给予较明确的论述，如中国药材公司编著《中国常用中药材》[6]702、廖心荣，杨树德《中药贮藏养护学》[7]85、国家中医药管理局中华本草编委会《中华本草》[8]77、龚千锋《中药炮制学》[9]46、丁安伟，孙秀梅《中药炮制学》[10]42、蔡翠芳《中药炮制技术》[11]216、管华诗，王曙光《中华海洋本草》[12]160《中药学基本术语》[13]6 等。

对于"泛糖"和"泛油"的关系，一些著作也做了相关的论述。如中国药材公司《中国常用中药材》将"泛油"作为"泛糖"的又称来记载："枸杞子一般用内衬防潮纸或塑料薄膜的纸箱、木箱或铁箱包装……本品易虫蛀，受潮发霉、泛糖（泛油）、变色。吸潮受热后，颜色变深，质地返软，糖分外渗，表面呈油状，手感黏腻，产生泛糖（泛油），称为油果；感染霉菌，呈现霉斑，结成坨块，并发热变质。"[6]702 龚千锋的《中药炮制学》和丁安伟，孙秀梅的《中药炮制学》均对"泛糖"和"泛油"的内涵做了初步区分，认为"泛糖"

只是类似"泛油"的现象。如丁安伟、孙秀梅《中药炮制学》："药物泛油是一种酸败变质现象,影响疗效,甚至可产生不良反应……含糖分多者易因受潮出现返软等类似泛油的现象,称为'泛糖'。"[10]42 蔡翠芳在其《中药炮制技术》一书中则对"泛糖"和"泛油"做了明显区分,认为"泛糖"和"泛油"的现象类似,但"泛糖"无油败气味,如:"泛油还包括玉竹、天冬、枸杞子等含糖类成分饮片因受热受潮,所含成分氧化分解成糖醛和类似化合物,使其糖分外渗、表面发黏、颜色加深、质地变软,手拿有黏腻感,但无油败气味,这种类似的泛油现象,亦称为'泛糖'。"[11]216

五、文献辑录

《药材资料汇编》："移山参类(包括条、芦、须):此类品种,均含有糖质,不宜受潮,需经常用矿灰保存,但必须随时注意矿灰有否失效,以免回潮而致造成泛糖现象。"[1]7

《四川中药志》:"(人参)本品呈长纺锤形,略弯曲,两端尖,无芦头尾蒂,长6～17厘米,粗可达1.5厘米,表面平坦……以条大、呈冰糖色、外壳透明、肉质厚实细致者为佳,若有油潮、泛糖(即滑润)、表面发黏、有霉坏、色泽棕乌、条瘦多皱者则为次品。"[2]249

《药品保管手册》:"人参经加工之后,若贮藏得当,能保持色泽鲜艳,质量不变。反之,极易生虫、发霉,白参和糖参还会泛糖。应置阴凉干燥处密封保存……利用石灰吸潮可使参体干燥,质地坚实,不易霉蛀、泛糖,同时煎汤时可保持汁清郁香,也容易研粉。"[3]401

《中药储藏技术》:"植物药材或饮片含的糖分和可溶性物质及易分解成分在自然因素的作用下,这些成分溢出或溶解于表面,呈'油渍状',质变软,色泽变深暗,触有黏腻之感,味变酸败的现象,叫泛糖。"[5]33

《中药养护保管》:"党参富吸湿性,吸湿后体质返软,对折不断,断面茬口颜色变深,出现油样物质,一般称泛糖。"[4]200

《中国常用中药材》:"枸杞子一般用内衬防潮纸或塑料薄膜的纸箱、木箱或铁箱包装……本品易虫蛀,受潮发霉、泛糖(泛油)、变色。吸潮受热后,颜色变深,质地返软,糖分外渗,表面呈油状,手感黏腻,产生泛糖(泛油),称为油果;感染霉菌,呈现霉斑,结成坨块,并发热变质。"[6]702

《中药贮藏养护学》:"含糖分较多的含黏液质等可溶性物质及易分解成分,在上述自然条件下,这些成分溢出或溶解于表面呈'油渍状',质变软、色泽变深暗,触之有黏腻感,味变酸败等现象叫泛糖。"[7]85

《中华本草》:"植物药材或饮片含的糖分、可溶性物质及易分解成分,溢出或溶解于表面,呈油渍状或发黏,质变软,色泽变深黯,味变酸败的现象,叫'泛糖'。"[8]77

《中药炮制学》(龚千锋):"含糖类药材或饮片也同样可出现类似泛油的现象,而称为'泛糖'。"[9]46

《中药炮制学》(丁安伟等):"药物泛油是一种酸败变质现象,影响疗效,甚至可产生不良反应……含糖分多者易因受潮出现返软等类似泛油的现象,称为'泛糖'。"[10]42

《中药炮制技术》:"泛油还包括玉竹、天冬、枸杞子等含糖类成分饮片因受热受潮,所含成分氧化分解成糖醛和类似化合物,使其糖分外渗、表面发黏、颜色加深、质地变软,手拿有黏腻感,但无油败气味,这种类似的泛油现象,亦称为'泛糖'。"[11]216

《中华海洋本草》:"藻类药材的糖分、可溶性物质及易分解成分,溢出或溶解于表面,呈油渍状或发黏,质变软,色泽变深暗,味变酸败的现象,称'泛糖'。"[12]160

《中药学基本术语》:"泛糖……中药在贮藏保管过程中所含糖分、可溶性物质及易分解成分,溢出或溶解于表面,呈油渍状或发黏,质变软,色泽变深黯,味变酸败的现象。"[13]6

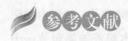
参考文献

［1］中国药学会上海分会,上海市药材公司.药材资料汇编:下集[M].上海:上海科学技术出版社,1959;7.

［2］中国科学院四川分院,中医中药研究所.四川中药志[M].成都:四川人民出版社,1962;249.

［3］朱圣和,王安仁.药品保管手册[M].郑州:河南科学技术出版社,1984;401.

［4］中国药材公司中药技术培训教材编写组.中药养护保管[M].北京:中国商业出版社,1990;200.

［5］孔文彦.中药储藏技术[M].北京:华夏出版社,1988;33.

［6］中国药材公司.中国常用中药材[M].北京:科学出版社,1995;702.

［7］廖心荣,杨树德.中药贮藏养护学[M].昆明:云南中医学院,1996;85.

［8］国家中医药管理局中华本草编委会.中华本草[M].上海:上海科学技术出版社,1999;77.

［9］龚千锋.中药炮制学[M].中国中医药出版社,2003;46.

［10］丁安伟,孙秀梅.中药炮制学[M].北京:科学出版社,2005;42.

［11］蔡翠芳.中药炮制技术[M].北京:中国医药科技出版社,2008;216.

［12］管华诗,王曙光.中华海洋本草[M].上海:上海科学技术出版社,北京:海洋出版社,2009;160.

［13］中国中药协会.中药学基本术语[M].北京:中国中医药出版社,2015;6.

（何　娟）

3・018

证候禁忌

zhèng hòu jìn jì

一、规范名

【汉文名】证候禁忌。

【英文名】symptom / pattern contraindication.

【注释】某些证候对某些中药的禁忌。

二、定名依据

"证候禁忌"一词现代文献中才出现,但关于这一概念内涵的论述却早已有之。如金元以后的本草著作,多用"不可用""不宜服"代替"证候禁忌"之义,且论述尚不系统、全面。明清时期医家更重视有关药物证候禁忌的内容,多以"禁用""忌用"指代药物证候禁忌,以警醒后人注意。如明代缪希雍《神农本草经疏》将具体病证禁忌使用的药物称之为"诸病应忌药",并有专卷介绍"诸病应忌药总例",逐条列举诸证用药宜忌。《本草害利》则逐条列举其害、其忌。喻嘉言《医门法律》将许多用药禁忌广泛涉及伤寒、时疫、中寒、中风、热、暑、湿、燥、疟、痢、痰饮、咳嗽、关格、消渴、虚劳、水、胀、疸诸证治法、用药的讨论,加名为"法律"。章虚谷《医门棒喝》点名评论诸如《伤寒贯珠集》《温病条辨》《景岳全书》和《类经》等医著,有许多精辟的论述,围绕诸证用药当否的争议表述了许多见解。

现代医著,如《中华临床中药学》《临床中药学》《中医学》等均以"证候禁忌"作为规范名。说明把某些证候对某些中药的禁忌以"证候禁忌"作为规范名已成为共识,符合术语定名的约定俗成原则。

我国2005年出版的由全国科学技术名词审定委员会审定公布的《中医药学名词》已以"证候禁忌"作为规范名,所以"证候禁忌"作为规范名也符合术语定名的协调一致原则。

三、同义词

【曾称】"诸病应忌药"《神农本草经疏》;"药之害"《本草害利》。

【又称】"病证用药禁忌"(《中华临床中药

学》）；"证候用药禁忌"（《中药学》钟赣生）。

四、源流考释

宋代以前的本草著作，多以记载药物的产地、采集、气味、经络、主治、功用、毒性等内容为主。关于药物的"证候禁忌"，金元以后的本草著作才始有论述，但未有"证候禁忌"之名，多用"不可用""不宜服"代替，且论述尚不系统、全面。如《儒门事亲》卷四中载："伤寒、温疫、时气、冒风、中暑……慎不可用银粉、巴豆霜、杏仁、芫花热药，下之则必死。"[1]42 即银粉、巴豆霜、杏仁、芫花的证候禁忌，便是"伤寒、温疫、时气、冒风、中暑"等证。又如《珍珠囊补遗药性赋》仅记载了少数药物的禁忌证，其卷三载白术"伤寒有动气者不宜服"[2]42，黄芩"虚寒者不可用"[2]49 等，均明确指出了白术、黄芩的证候禁忌。

明清时期医家更重视有关药物证候禁忌的内容，多以"禁用""忌用"指代药物证候禁忌，以警醒后人注意。如明代陈嘉谟在《本草蒙筌》卷上指出白术"奔豚积忌煎"及"痈疽毒禁用"[3]33，蒲黄"不益极虚之人，若多食未免自利"[3]66 等，"忌煎""禁用""不益……之人"均明确指出了上述药物的证候禁忌。缪希雍在《神农本草经疏》中阐述，药物药性不同，作用亦各有专长，任何一种药物，对于特定的证候，都是有宜亦有忌，如卷一"药性差别论"中云："良由气味互兼，性质各异，参合多少，制用全殊，所以穷五味之变，明药物之能，厥有旨哉！顾其用纷错，其道渊微，可以意知，难以言尽。"[4]8 其在卷二中将具体病证禁忌使用的药物称之为"诸病应忌药"，并有专卷介绍"诸病应忌药总例"[4]17，并分为阴阳表里虚实门、五脏六腑虚实门、六淫门、杂证门、妇人门、小儿门、外科七类逐条列举诸证用药宜忌，如在"阴阳表里虚实门"中论述阳虚"其证恶寒，或发热自汗，汗多亡阳。阳虚不发热，单恶寒者居多。忌破气，降泄，利水，苦寒，又忌辛温发散。"[4]18 并列举应忌药为青皮、枳壳、厚

朴、牵牛、槟榔等。

至清代仍未明确提出药物"证候禁忌"一词，但已有相似名称出现。如汪昂《本草备要·凡例》中云"药有气味、形色、经络、主治、功用、禁忌数端"[5]11，在论述某些药物功效时，亦重视药物宜忌之内容，如卷一所载"元参……脾虚泄泻者忌用。白术……血燥无湿者禁用。"[5]13 所列"禁用""忌用"者，即为药物的证候禁忌。吴兴凌在《本草害利·自序》中言："凡药有利必有害，但知其利，不知其害，如冲锋于前，不顾其后也……遂集各家本草，补入药之害于病者。"[6]2 并逐条列举各个药物其"害"、其"利"，以告诫医家用药"断不可粗知大略，辨证不明"。如其在"酸枣仁"条下载其"害"为："凡肝胆心脾有实热邪者，勿用，以其收敛故也。"[6]1 在"柏子仁"条下载其"害"为："仁体多油辛润，且滑肠，泄泻者勿服。膈间多痰，及阳道数举，肾家有热，暑湿作泻，法在咸禁。"[6]2 书中虽未明确提出"证候禁忌"一词，但所言各个药物其"害"即是证候禁忌的内容，对于临床用药有重要的参考价值。此外，张德裕《本草正义》卷上亦载："生地黄……脾胃寒大忌之。当归……若阴虚有火及补阴宜静者忌之。川芎……凡火升及阴虚不宜动散者皆忌。"[7]2 均明确指出了药物的证候禁忌。

除本草学著作外，清代一些医学著作中也阐述了某些病证的用药禁忌。如喻嘉言《医门法律》将许多病证的治法治则、用药禁忌加名为"法律"，广泛涉及中寒门、中风门、热湿暑三气门、伤燥门、疟证门、痢疾门、痰饮门、咳嗽门、关格门、消渴门、虚劳门、水肿门、黄疸门、肺痈肺痿门等14门诸证治法、用药的讨论，书中所载诸"律"，及"杂证不可犯"之"药禁"，实为各病证之用药禁忌。如卷一"附申治杂证不可犯时禁病禁药禁"篇载："药禁者，津液内亡作渴，禁用淡渗五苓。汗多禁利小便。小便多禁发汗。咽痛禁发汗利小便。大便快利，禁服栀子。大便秘涩，禁用燥药。"[8]37 卷六"水肿门""律七条"篇

载："凡治胀病，而用耗气散气，泻肺泻膀胱诸药者，杀人之事也。"[8]292

清代章虚谷《医门棒喝》点名评论诸如《伤寒贯珠集》《温病条辨》《景岳全书》《类经》等医著，有许多精辟论述，围绕诸证用药当否的争议表述了许多见解，对某些药物的用药宜忌亦有评论，如卷四"蒌仁辨"篇中载："按瓜蒌……是但宜于燥、火二气之病，若寒若湿，断非所宜。《本草》言其能涤荡胸中痰腻，亦是火燥二气，郁蒸津液所成之痰，非湿蕴之痰，此不可不辨也。"[9]149 明确指出瓜蒌不宜用于"湿蕴之痰"以及寒湿证者，此即为瓜蒌的证候禁忌。

清代医家还总结出某些具体病证禁忌使用的药物，此亦为证候禁忌之内容。如郑梅涧所著《重楼玉钥》卷上"附喉症禁忌"篇中列白喉所切忌药味13种，并指出"凡咽喉诸症切不可发表，虚症不宜破血。"[10]26 顾世澄所撰《疡医大全》卷六"论疮疡附子不可轻用"篇载："夫附子，味辛而甘，气温大热，有大毒……用之得宜，有夺旗斩将之功，用之不宜，有杀身殒命之祸……不审阴阳虚实，一概用之，使人服后，火郁中焦，气郁下焦，咆哮喘急，顷刻而毙。"[11]286 述及疮疡证使用附子需辨"阴阳虚实"，不可一概用之。

中华人民共和国成立以后，药物证候禁忌的内容得到了不断发展，且日趋完善，1958年由南京中医学院孟景春、周仲瑛主编的《中医学概论》在"中药的应用"章中专设"禁忌"篇进行论述，"凡病情与药性不相适应者应该慎用或禁用（忌用）"[12]159，所指即是药物证候禁忌。全国科学技术名词审定委员会审定公布的《中医药学名词》则以"证候禁忌"为规范名，指出"证候禁忌是某些证候使用某些中药，将发生不良后果，损害患者健康的用药禁忌。"[13]135

"证候禁忌"作为本词的正名主要见于现代中医药学著作中，如《临床中药学》[14]110 等。《中华临床中药学》又称之为"病证用药禁忌"，提出"用药禁忌包括病证用药禁忌，配伍禁忌，妊娠用药禁忌，服药食忌等内容"，并指出"凡药不对

证，药物功效不为病情所需，有可能导致病情加重、恶化者，原则上都属于病证用药禁忌范畴。"[15]132 普通高等教育中医药类规划教材《中药学》（钟赣生）又称之为"证候用药禁忌"[16]40。此外，普通高等教育中医药类规划教材《中药学》（高学敏）[17]40 和《中医学》[18]121 等也持相同观点，以"证候禁忌"作为规范名。

五、文献辑录

《儒门事亲》卷四："伤寒、温疫、时气、冒风、中暑，俱四时不正之气也。人若初感之，皆头痛恶寒身热，及寒热往来，腰脊强，是太阳经受之也。《内经》曰：可先治内而后治外。先用生姜、葱白、豆豉煎双解散，上涌及汗出则解。如不解者，至五六日，或不大便，喘满谵语实热，两手脉沉，可用调胃大小承气汤下之。慎不可用银粉、巴豆霜、杏仁、芫花热药，下之则必死。"[1]42

《珍珠囊补遗药性赋》卷三："白术，味甘辛无毒。主风寒湿痹。益脾胃。补虚劳。消肿。伤寒有动气者不宜服。"[2]42 "黄芩，味苦平大寒无毒。治黄疸。止痢。女子血崩。本性热者用良。虚寒者不可用。"[2]49

《本草蒙筌》卷上："白术……奔豚积忌煎，因常闭气；痈疽毒禁用，为多生脓。"[3]33 "蒲黄……轻身兼益气力，延年可作神仙。但不益极虚之人，若多食未免自利。"[3]66

《神农本草经疏》卷一："人参、黄芪阳也，甘温以治大热；地黄、五味阴也，甘酸以敛阴精。聊采数端，引以为例，如斯之类，难以枚举。良由气味互兼，性质各异，参合多少，制用全殊，所以穷五味之变，明药物之能，厥有旨哉！顾其用纷错，其道渊微，可以意知，难以言尽。非由妙悟，则物不从心。"[4]8

卷二："诸病应忌药总例，补气：人参，黄芪，二术，人胞，红铅；温补：人胞，红铅，白胶，鹿茸，巴戟天，人参，黄芪，二术，淫羊藿，补骨脂，当归，狗阴茎，菟丝子，蛇床子。"[4]17 "阳虚，其证恶寒，或发热自汗，汗多亡阳。阳虚不发热，单恶寒者

居多。忌：破气，降泄，利水，苦寒，又忌辛温发散。青皮、枳壳、厚朴、牵牛、槟榔，以上破气；大黄，石膏，山栀，知母，天门冬，生地黄，栝蒌，以上降泄；泽泻，木通，瞿麦，木柏根皮，汉防己，葶苈，猪苓，滑石，海金沙，商陆，以上利水；黄连，黄柏，玄参，槐花，以上苦寒；芍药，乌梅，醋，以上酸敛；吴茱萸，麻黄，羌活，独活，前胡，防风，荆芥，以上辛热发散。"[4]18

《本草备要·凡例》："药有气味、形色、经络、主治、功用、禁忌数端，《药性歌赋》虽便记诵，然限于字句，又须用韵，是以不能详括。"[5]11

卷一："元参……脾虚泄泻者忌用。白术……血燥无湿者禁用。能生脓作痛，溃疡忌之。补气故也，凡胀满者忌用。白术闭气，然亦有塞因塞用者。"[5]13

《本草害利·自序》："何证发于何经，应用寒热温凉之药，定方进药，君臣佐使，配合得宜，如汤沃雪，诸恙若失，方能起死回生，岂有害哉。凡药有利必有害，但知其利，不知其害，如冲锋于前，不顾其后也……遂集各家本草，补入药之害于病者，逐一加注，更曰《本草害利》，欲求时下同道，知药利必有害，断不可粗知大略，辨证不明，信手下笔，枉折人命。"[6]2

"心部药队"："酸枣仁，害：凡肝胆心脾有实热邪者，勿用，以其收敛故也。利：性平能补益肝胆，酸收而心守其液，乃固表虚有汗，肝旺而血归其经，用疗彻夜无眠。"[6]1 "柏子仁，害：仁体多油辛润，且滑肠，泄泻者勿服。膈间多痰，及阳道数举，肾家有热，暑湿作泻，法在咸禁。利：甘辛香平，入心养神，入肾定志安神，定悸壮水，强阳，润血而容颜美少，补虚而耳目聪明。"[6]2

《医门法律》卷一："药禁者，津液内亡作渴，禁用淡渗五苓。汗多禁利小便。小便多禁发汗。咽痛禁发汗利小便。大便快利，禁服栀子。大便秘涩，禁用燥药。吐多不得复吐，吐而上气壅滞，大便不通。止可宣散上气，禁利大便。脉弦禁服平胃而虚虚。脉缓禁服建中而实实。"[8]37

卷六："凡治胀病，而用耗气散气，泻肺泻膀胱诸药者，杀人之事也。治病之药，贵得其宜，病有气结而不散，当散其结；甚有除下荡涤，而其气之结仍未遽散者，渐积使然也。今胀病乃气散而不收，更散其气，岂欲直裂其腹乎？"[8]292

《本草正义》卷上："生地黄……脾胃寒大忌之。当归……辛温香动，若阴虚有火及补阴宜静者忌之。川芎……升走善散，鲜有补益。凡火升及阴虚不宜动散者皆忌。"[7]2

《医门棒喝》卷四："按瓜蒌，本名栝蒌，甘凉滑润之品也。润肺，止咳嗽，消痰火郁结，皆取其凉润之功。因其甘凉滋润，故又生津止渴。是但宜于燥、火二气之病，若寒若湿，断非所宜。《本草》言其能涤荡胸中痰腻，亦是火燥二气，郁蒸津液所成之痰，非湿蕴之痰，此不可不辨也。"[9]149

《重楼玉钥》卷上："喉间起白所切忌药味：麻黄，桑白皮，紫荆皮，防风，杏仁，牛蒡子，山豆根，黄芩，射干，花粉，羌活，桔梗，荆芥。咽喉诸症禁忌：凡咽喉诸症，切不可发表。虚症不宜破血。"[10]26

《疡医大全》卷六："夫附子，味辛而甘，气温大热，有大毒……用之得宜，有夺旗斩将之功，用之不宜，有杀身殒命之祸。每人参一钱为君，止可下附子一、二分为使，再加甘草以解其毒，内外之证，遇严寒时候，疮口沉塌，四肢厥冷，寒湿疼痛，痿躄拘挛，膝痛不能行走，腰脊风寒，伏阴伤寒，方可下附子，不审阴阳虚实，一概用之，使人服后，火郁中焦，气郁下焦，咆哮喘急，顷刻而毙。凡用附子者，岂可不细审之乎。"[11]286

《中医学概论》："凡病情与药性不相适应者应该慎用或禁用（忌用），如寒凉药不宜用于阳虚证，温热药不宜用于阴虚证等等。"[12]159

《中华临床中药学》："凡药不对证，药物功效不为病情所需，有可能导致病情加重、恶化者，原则上都属于病证用药禁忌范畴。"[15]132

《中药学》（高学敏）："由于药物的药性不同，其作用各有专长和一定的适应范围，因此，临床用药也就有所禁忌,称证候禁忌。"[17]40

《中医药学名词》:"证候禁忌是某些证候使用某些中药,将发生不良后果,损害患者健康的用药禁忌。"[13]135

《临床中药学》:"所谓证候禁忌是指某种药物用于治疗某种疾病,只适用于某种特定的证候,而其他的证候一般不宜应用。"[14]110

《中医学》:"证候禁忌……由于药物具有寒热温凉和归经等特点,因而一种药物只适用于某种或某几种特定的证候,而对其他证候无效,甚或出现反作用。此时,对其他证候而言,即为禁忌证。如便秘有阴虚、阳虚、热结等不同,大黄只适用于热结便秘,而阴虚、阳虚便秘就是大黄的禁忌证。"[18]121

《中药学》(钟赣生):"由于药物的药性不同,其作用各有专长和一定的适应范围,因此对于某类或某种病证,应当避免使用某类或某种药物,称证候用药禁忌,也称为病证用药禁忌。"[16]40

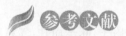

参考文献

[1] [金]张子和.儒门事亲[M].邓铁涛,赖畴整理.北京:人民卫生出版社,2005:42.

[2] [元]李东垣.珍珠囊补遗药性赋[M].[明]李士材编,[清]王晋三重订.上海:上海科学技术出版社,1958:42,49.

[3] [明]陈嘉谟.本草蒙筌[M].张印生,韩学杰,赵慧玲主校.北京:中医古籍出版社,2009:33,66.

[4] [明]缪希雍.神农本草经疏[M].夏魁周,赵瑗校注.北京:中国中医药出版社,1997:8,17,18.

[5] [清]汪昂.本草备要[M].余力,陈赞育校注.北京:中国中医药出版社,1998:11,13.

[6] [清]吴兴凌,奂晓五.本草害利[M].北京:中医古籍出版社,1982:1,2.

[7] [清]张德裕.本草正义[M].程守祯,刘娟校注.北京:中国中医药出版社,2015:2.

[8] [清]喻昌.医门法律[M].赵俊峰点校.北京:中国中医药出版社,2002:37,292.

[9] [清]章楠.医门棒喝:初集医论[M].文昊,晋生点校.北京:中国古籍出版社,1999:149.

[10] [清]郑梅涧.重楼玉钥[M].北京:人民卫生出版社,1956:26.

[11] [清]顾世澄.疡医大全[M].凌云鹏点校.北京:人民卫生出版社,1987:286.

[12] 孟景春,周仲瑛.中医学概论[M].北京:人民卫生出版社,1958:159.

[13] 中医药学名词审定委员会.中医药学名词[M].北京:科学出版社,2005:135.

[14] 高学敏,钟赣生.临床中药学[M].石家庄:河北科学技术出版社,2006:110.

[15] 雷载权,张廷模.中华临床中药学:上卷[M].北京:人民卫生出版社,1998:132.

[16] 钟赣生.中药学[M].北京:中国中医药出版社,2016:40.

[17] 高学敏.中药学[M].北京:中国中医药出版社,2002:40.

[18] 李家邦.中医学[M].北京:人民卫生出版社,2006:121.

(臧文华)

3 • 019

妊娠禁忌

rèn shēn jìn jì

一、规范名

【汉文名】妊娠禁忌。

【英文名】contraindication during pregnancy.

【注释】妊娠期对某些中药的禁忌。

二、定名依据

"妊娠药忌"原称"妊娠禁忌[药]",作为妊娠期对某些中药的禁忌名称最早见于明代孙志宏《简明医彀》,其后历代重要的相关著作多有沿用该书记载,以"妊娠药忌"为正名记载本词,如《绛雪丹书》《胎产心法》《沈氏女科辑要》等。其他相关术语的记载如"产前所忌药物""产前药忌""孕妇药忌""妊娠服药禁""胎前药忌""妊娠药禁""孕妇药忌""妊娠服禁""胎前禁药""胎前药物禁忌""伤胎药""胎前药物宜忌"等,现在均已很少应用。

《炮炙大法》一书首次将本概念称为"妊娠禁忌",后世的重要著作中多有沿用,如《中国医学百科全书·中医学》《中国中医药学主题词表》《中医药学名词》等,但"妊娠起居禁忌"和"妊娠食忌"在一些著作中亦称为"妊娠禁忌",如《诸病源候论》《太平惠民和剂局方》等,因而将"妊娠药忌"作为规范名符合术语定名的单义性原则。

现代相关著作,如《中医药学名词》《中医药常用名词术语辞典》《中华本草》等也将本概念称为"妊娠禁忌药",《中药学》将本概念称为:"妊娠用药禁忌",但将"妊娠药忌"作为规范名符合术语定名的简洁性原则。

现代有代表性的辞书类著作如《中医大辞典》等也以"妊娠药忌"作为规范名记载。这说明"妊娠药忌"适于作为妊娠期对某些中药禁忌的规范名。

三、同义词

【曾称】"妊娠用药禁忌"(《外科心法要诀》);"产前所忌药物"(《卫生家宝产科备要》);"产前药忌"(《指南总论》);"孕妇药忌"(《妇人大全良方》);"妊娠服药禁"(《珍珠囊补遗药性赋》);"孕妇药忌"(《济阴纲目》);"妊娠药禁"(《景岳全书》);"妊娠服禁"(《炮炙大法》);"胎前药物宜忌"(《胎产指南》);"妊娠用药禁忌"(《外科心法要诀》);"伤胎药"(《杂病源流犀烛》);"胎前禁药"(《胎产秘书》);"胎前药物禁忌"(《女科秘诀大全》);"妊娠禁忌"(《炮炙大法》)。

四、源流考释

妊娠药忌的有关记载始见于我国春秋战国时代的《山海经》,该书明确记载了可使人无子的药物,如《山海经·西山经》曰:"又西三百二十里,曰蟠冢之山……有草焉……名曰蓇蓉,食之使人无子。"[1]22 食蓇蓉可导致人无子,即为妊娠期禁忌之药,为有关妊娠药忌术语的最早记载。

汉朝是我国医学发展的重要时期。我国第一部药学专著《神农本草经》中明确标注有"堕胎"之效的药物有6种,如该书卷一:"牛膝:味苦,酸。主寒湿痿痹,四肢拘挛,膝痛不可屈伸,逐血气,伤热火烂,堕胎。"[2]37 具有"堕胎"之效的药物当属妊娠期禁忌之药。

梁代对妊娠药忌的认识较以往更深一步。陶弘景在之前有关妊娠药忌知识的基础上,在《本草经集注》[3]79 中专设堕胎药一项,首次将堕胎药单独抽列出来,共载堕胎药41种,为妊娠药忌理论的形成奠定了基础。

隋唐医家多沿袭《本草经集注》的记载,将妊娠期禁忌之药归于"堕胎药"名下,并有所发挥,如唐《新修本草》[4]68 共收录堕胎药42种。此外,巢元方还首次提出了"妊娠禁忌"名称,但指妊娠起居禁忌,而非妊娠药忌,如《诸病源候论》卷四十一载妊娠禁忌候:"妊娠男女未分之时,未有定仪,见物而化,故须端正庄严,清静和一,无倾视,无邪听。儿在胎,日月未满,阴阳未备,腑脏骨节,皆未成足,故自初讫于将产,饮食居处,皆有。"[5]442

宋金元时期是我国医药学发展的重要时期。此期学术气氛活跃,对外交流频繁,医学理论不断创新,人们对妊娠药忌的认识代有所积,至宋代,妊娠药忌歌应运而生。在妊娠药忌名称上出现了"产前所忌药物"(《卫生家宝产科备要》)[6]82,83、"孕妇药忌"(《妇人大全良方》)[7]229、"妊娠服药禁"(《珍珠囊补遗药性赋》)[8]90 等,为了使医生容易背诵记忆,这几部著作均以歌诀的形式记载药物,如流传甚广的古代妇产科范本专著《妇人大全良方》卷之十一载:"孕妇药忌歌:蚖斑水蛭地胆虫,乌头附子配天雄……切须妇人产前忌,此歌宜记在心胸。"[7]229 此外,这一时期也出现了"妊娠禁忌"这一名称,但与巢元方《诸病源候论》中所说的"妊娠禁忌"(妊娠起居禁忌)并非同一概念,指妊娠食忌。如宋代陈师文《太平惠民和剂局方》卷之九:"按妊娠禁忌:勿食鸡、鸭子、鲤鱼脍、兔、犬、驴、骡、山羊肉、鱼子、鳖卵、雉雀、桑椹。"[9]241

明清时期,妊娠期对某些药物禁忌的数量进一步扩大,对本概念名称的记载出现混乱,出现了"孕妇药忌"(《济阴纲目》)[10]210、"妊娠药禁"(《景岳全书》)[11]443、"妊娠服禁"(《炮炙大法》)[12]54、"胎前药物宜忌"(《胎产指南》)[13]68、"妊娠用药禁忌"(《外科心法要诀》)[14]788、"伤胎药"(《杂病源流犀烛》)[15]240、"胎前禁药"(《胎产秘书》)[16]864、"胎前药物禁忌"(《女科秘诀大全》)[17]74 等名称并存的情况。但值得注意的是,虽然这一时期本概念的名称较多,但却打破了以往在首次出现后便极少被沿用的状况,主要表现在"妊娠药忌"的相对固定使用。"妊娠药忌"一词始载于明代孙志宏《简明医彀》:"〈篇名〉妊娠药忌:雄黄、雌黄、水银……"[18]407 其后历代重要相关著作多有沿用该书记载,以"妊娠药忌"为正名记载本概念。如明代赵贞观《绛雪丹书》,如该书胎症上卷载:"妊娠药忌歌……蚖斑水蛭地胆虫……半夏南星通草同"[19]5,6。清代闵纯玺《胎产心法》:"妊娠药忌歌:蚖斑水蛭地胆虫,乌头附子及天雄。"[20]182 清代沈又彭《沈氏女科辑要》:"妊娠药忌:王孟英按:凡大毒、大热及破血、开窍、重坠、利水之药,皆为妊娠所忌。"[21]60,61

"妊娠禁忌"的概念在明清时期仍未达成一致,多指妊娠药忌、妊娠食忌以及妊娠起居禁忌。如明代李时珍《本草纲目》第二卷"妊娠禁忌"项下共收载"乌头、附子、天雄……驴肉、羊肝、鲤鱼"等药物和食物84种。[22]47 可见,李时珍

所说的"妊娠禁忌"指妊娠药忌和妊娠食忌。明代缪希雍《炮炙大法》"妊娠禁忌"中所列均为药物:"妊娠禁忌前歌所列药品未尽特为拈附:乌喙、侧子、藜芦、薇衔……"[23]55,该书首次将其作为本概念的规范正名。而清代高淑濂《高淑濂胎产方案》则仍沿用巢元方的记载,将"妊娠禁忌"视为妊娠起居禁忌:"妊娠禁忌:怒气恶暴,不孝不贤,一切犯上之事,及随便食饮腥荤,随便语言是非,如此不禁不止,生子凶恶奸盗,非善即为。"[24]13

现代有关著作大多沿用明代缪希雍《炮炙大法》的相关记载,以"妊娠禁忌"作为妊娠期对某些中药禁忌的规范正名。如《中医学》[25]959《中国中医药学主题词表》[26]II-722《中医药学名词》[27]135 等;同时《中医药常用名词术语辞典》[28]203《中华本草》[29]247 以"妊娠禁忌药"为规范名。《中医大辞典》[30]968 继续沿用明代孙志宏《简明医彀》的记载,以"妊娠药忌"作为规范名。高学敏《中药学》[31]40、凌一揆《中药学》[32]13 却沿用《外科心法要诀》的记载,以"妊娠用药禁忌"为规范名。

总之,自明代孙志宏《简明医彀》提出"妊娠药忌"一词后,后世多有应用,如《绛雪丹书》[19]5,6《胎产心法》[20]182《沈氏女科辑要》[21]60,61《中医大辞典》[30] 等。明代缪希雍《炮炙大法》首以"妊娠禁忌"作为妊娠期对某些中药禁忌的规范正名后,后世也多有沿用,如《中国医学百科全书·中医学》[25]959《中国中医药学主题词表》[26]II-722《中医药学名词》[27]135 等,但"妊娠起居禁忌"和"妊娠食忌"在古代某些文献亦称为"妊娠禁忌",如《诸病源候论》[5]442《太平惠民和剂局方》[9]241,但其含义与本词不同,应注意鉴别。古代文献中记载本概念的异名还有"产前所忌药物"(《卫生家宝产科备要》)[6]82,83、"孕妇药忌"(《妇人大全良方》)[7]229、"妊娠服药禁"(《珍珠囊补遗药性赋》)[8]90、"孕妇药忌"(《济阴纲目》)[10]210、"妊娠药禁"(《景岳全书》)[11]443、"妊娠服禁"(《医学入门·外集》)[12]54、"胎前药

物宜忌"（《胎产指南》）[13]68、"妊娠用药禁忌"（《外科心法要诀》）[14]788、"伤胎药"（《杂病源流犀烛》）[15]240、"胎前禁药"（《胎产秘书》）[16]864、"胎前药物禁忌"（《女科秘诀大全》）[17]74。这些称谓在现代文献中均少有沿用。此外，《外科心法要诀》[14]788、高学敏《中药学》[31]40、凌一揆《中药学》[32]13 将本概念记载为"妊娠用药禁忌"，《中医药常用名词术语辞典》[28]203《中华本草》[29]247 将本概念记载为"妊娠禁忌药"。

五、文献辑录

《山海经·西山经》："又西三百二十里，曰蟠冢之山……有草焉……名曰蓇蓉，食之使人无子。"[1]22

《神农本草经》卷一："牛膝：味苦，酸。主寒湿痿痹，四肢拘挛，膝痛不可屈伸，逐血气，伤热火烂，堕胎。"[2]37

《本草经集注·序录下》："〈篇名〉堕胎……雄黄，水银，胡粉，飞生虫，溲疏，大戟，雌黄，巴豆，野葛，藜芦，牡丹，牛膝，桂，皂荚，兰茹，踯躅，鬼箭，槐子，薏苡根，瞿麦，附子，天雄，乌头，乌喙，侧子，蜈蚣，地胆，斑蝥，芫青，亭长，水蛭，虻虫，蠮螉，蛴螬，蝼蛄皮，蛴蜴，蛇蜕，朴硝，蟹爪，芒硝。"[3]79

《诸病源候论》卷四十一："妊娠禁忌候：妊娠男女未分之时，未有定仪，见物而化，故须端正庄严，清静和一，无倾视，无邪听。儿在胎，日月未满，阴阳未备，腑脏骨节，皆未成足，故自初讫于将产，饮食居处，皆有。"[5]442

《新修本草》卷二："〈篇名〉堕胎：雄黄（《本经》平寒，《别录》大温）；雌黄（《本经》平，《别录》大寒）；水银（《本经》寒）；粉锡（《本经》寒）……"[4]68

《太平惠民和剂局方》卷九："按妊娠禁忌：勿食鸡、鸭子、鲤鱼脍、兔、犬、驴、骡、山羊肉、鱼子、鳖卵、雉雀、桑椹。"[9]241

《卫生家宝产科备要》卷五："产前所忌药物庐医周鼎集以为歌……蚖斑水蛭地胆虫，乌头附子配天雄。踯躅野葛螲蛄类，乌喙侧子及虻

虫……切忌妇人产前用，此歌宜记在心胸。"[6]82,83

《妇人大全良方》卷十一："孕妇药忌歌：蚖斑水蛭地胆虫，乌头附子配天雄。踯躅野葛螲蛄类，乌喙侧子及虻虫。牛黄水银并巴豆，大戟蛇蜕及蜈蚣。牛膝藜芦并薏苡，金石锡粉及雌雄。牙硝芒硝牡丹桂，蛴蜴飞生及虫。代赭蚱蝉胡粉麝，芫花薇衔草三棱。槐子牵牛并皂角，桃仁蛴螬和茅根……瞿麦蔄茹蟹爪甲，猬皮赤箭赤头红。马刀石蚕衣鱼等，半夏南星通草同。干姜蒜鸡及鸡子，驴肉兔肉不须供。切须妇人产前忌，此歌宜记在心胸。"[7]229

《本草纲目》卷二："〈篇名〉妊娠禁忌……乌头，附子，天雄，乌喙，侧子，野葛，羊踯躅，桂，南星，半夏，巴豆，大戟，芫花，藜芦，薏苡仁，薇衔，牛膝，皂荚，牵牛，浓朴，槐子，桃仁，牡丹皮、根，茜根，茅根，干漆，瞿麦，茹，赤箭草，三棱草，鬼箭，通草，红花，苏木，麦，葵子，代赭石，常山，水银，锡粉，硇砂，砒石，芒硝，硫黄，石蚕，雄黄，水蛭，虻虫，芫青，斑蝥，地胆，蜘蛛，蝼蛄，葛上亭长，蜈蚣，衣鱼，蛇蜕，蛴蜴，飞生虫，樗鸡，蚱蝉，蛴螬皮，牛黄，麝香，雌黄，兔肉，蟹爪甲，犬肉，马肉，驴肉，羊肝，鲤鱼，蛤蟆，鳅鳝，龟鳖，蟹，生姜，小蒜，雀肉，马刀。"[22]47

《济阴纲目》卷八："孕妇药忌歌曰：蚖斑水蛭及虻虫，乌头附子配天雄，野葛水银并巴豆，牛膝薏苡与蜈蚣，三棱代赭芫花麝，大戟蛇脱黄雌雄，牙硝芒硝丹皮桂，槐花牵牛皂角同，半夏南星与通草……"[10]210

《珍珠囊补遗药性赋》卷二："妊娠服药禁歌：蚖斑水蛭及虻虫，乌头附子配天雄；野葛水银并巴豆，牛膝薏苡与蜈蚣；三棱芫花代赭麝，大戟蝉蜕黄雌雄；牙硝芒硝牡丹桂，槐花牵牛皂角同；半夏南星与通草，瞿麦干姜桃仁通；砂干漆蟹爪甲，地胆茅根都失中。"[8]90

《炮炙大法》："〈篇名〉妊娠服禁……蚖斑水蛭及虻虫，乌头附子配天雄，葛根水银并巴豆，牛膝薏苡与蜈蚣，三棱代赭芫花射，大戟蛇蜕黄

中
药

85

雌雄,牙硝芒硝牡丹桂,槐花牵牛皂角同,半夏南星与通草,瞿麦干姜桃仁通,砂干漆蟹甲爪,地胆茅根都不中。"[12]54"〈篇名〉妊娠服禁……妊娠禁忌前歌所列药品未尽特为拈附:乌喙,侧子,藜芦,薇衔,浓朴,槐实,根茹,茜根,赤箭……"[23]55

《景岳全书》卷三十八:"妊娠药禁……蚖斑水蛭及虻虫,乌头附子配天雄,野葛水银并巴豆,牛膝薏苡与蜈蚣,棱莪代赭芫花麝,大戟蛇蜕黄雌雄,牙硝芒硝牡丹桂,槐花牵牛皂角同,半夏南星与通草,瞿麦干桃仁通,砂干漆蟹甲爪,地胆茅根莫用好。"[11]443

《简明医彀》卷之七:"〈篇名〉妊娠药忌:雄黄、雌黄、水银、铅粉、麝香、朴硝、芫花、大戟、牛黄、巴豆、野葛、牛膝、薏苡、皂角、藜芦、槐子、瞿麦、附子、乌头、天雄、蜈蚣、斑蝥、水蛭、虻虫、蝼蛄、蛴螬、皮、蝉蜕、蛇蜕、蟹甲、半夏、南星、牵牛、代赭、大黄、滑石、木鳖、红花、苏木、三棱、蓬术、甘遂、干漆、桃仁、官桂、丹皮。"[18]407

《绛雪丹书》胎症上卷:"妊娠药忌歌:蚖斑水蛭地胆虫,乌啄侧子与虻虫,蹲蹰蝼蛄野葛类,大戟蛇蜕与蜈蚣。"[19]5,6

《胎产指南》卷二:"〈篇名〉胎前药物宜忌"[13]68

《胎产心法》卷之上:"妊娠药忌歌:蚖斑水蛭地胆虫,乌头附子及天雄。蹲蹰野葛蝼蛄类,乌啄侧子与虻虫。牛黄水银同巴豆,大戟蛇蜕及蜈蚣。牛膝藜芦和薏苡,金银锡粉黄雌雄。牙硝芒硝牡丹桂,蝴蝎飞生与䗪虫。……瞿麦芦茹蟹甲爪,皮赤箭赤头红。马刀石蚕衣鱼辈,半夏南星通草同。凡遇胎前除各味,又能活泼号良工。"[20]182

《外科心法要诀》卷六:"妊娠用药禁忌,另有歌诀,详载首卷。"[14]788

《沈氏女科辑要》卷上:"妊娠药忌:王孟英按:凡大毒、大热及破血、开窍、重坠、利水之药,皆为妊娠所忌。"[21]60,61

《杂病源流犀烛》卷十五:"或胎前作痢,不

可轻用伤胎药(宜芩、连、白芍、炙草、橘红、枳壳、红曲、莲肉,略用升麻亦可,未满七月,勿用滑石)。"[15]240

《胎产秘书》上卷:"胎前禁药歌:芫斑水蛭及虻虫,乌头附子与天雄,野葛水银共巴豆,牛膝薏苡并蜈蚣,三棱莪术芫花麝,大戟甘遂黄雌雄,代赭芒硝牡丹桂,槐花牵牛皂角同,半夏南星及通草,瞿麦干姜桃仁通,硇砂干漆蟹甲爪,地胆牙硝是禁中。"[16]864

《女科秘诀大全》卷二:"胎前药物禁忌　附子,乌头,肉桂,桂枝,桃仁,牡丹皮,槐花……"[17]74

《高淑濂胎产方案》卷一:"妊娠禁忌……怒气恶暴,不孝不贤,一切犯上之事,及随便食饮腥荤,随便语言是非,如此不禁不止,生子凶恶奸盗,非善即为。"[24]13

《中药学》(凌一揆):"妊娠用药禁忌……某些药物具有损害胎元以致堕胎的副作用,所以应该作为妊娠禁忌的药物。"[32]13

《中国医学百科全书·中医学》:"妊娠禁忌……剧毒药对胎儿有直接的毒害作用,故能影响胎儿生长发育,致残致畸,或引起堕胎,如斑蝥……均理当严格禁用。"[25]959

《中华本草》:"妊娠禁忌药……一般简称妊娠禁忌……其主要内容,专指妊娠期间除引产、中断妊娠以外禁忌使用的药物。"[29]247

《中医药常用名词术语辞典》:"妊娠禁忌药……专指妇女妊娠期除中断妊娠、引产外,应禁忌使用的药物。通常将这类药分为禁用与慎用两类。"[28]203

《中药学》(高学敏):"妊娠用药禁忌,它是指妇女妊娠期治疗用药的禁忌。"[31]40

《中医大辞典》:"怀孕期中,有些药物可能引起流产或损害母子,一般不得使用或慎用,称妊娠药忌。"[30]968

《中医药学名词》:"妊娠禁忌[药]……可能造成孕妇、胎儿伤害的药物。分为禁用和慎用两类。"[27]135

《中国中医药学主题词表》:"妊娠禁忌……

属服药禁忌……可能造成孕妇、胎儿伤害的药物，分为禁用和慎用两类。"[26]Ⅱ-722

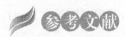

参考文献

[1] 史礼心,李军.山海经[M].北京：华夏出版社,2005：22.

[2] 神农本草经[M].[清] 顾观光辑,杨鹏举校注.北京：学苑出版社,2002：37.

[3] [梁] 陶弘景.本草经集注[M].北京：人民卫生出版社,1994：79.

[4] [唐] 苏敬,等.新修本草[M].合肥：安徽科学技术出版社,1981：68.

[5] [隋] 巢元方.诸病源候论[M].北京：人民卫生出版社,2006：442.

[6] [宋] 朱瑞章.卫生家宝产科备要[M].上海：上海科学技术出版社,2003：82,83.

[7] [宋] 陈自明.妇人大全良方[M].天津：天津科学技术出版社,2003：229.

[8] [元] 李杲.珍珠囊补遗药性赋[M].北京：中国医药科技出版社,1998：90.

[9] [宋] 太平惠民和剂局.太平惠民和剂局方[M].北京：人民卫生出版社,2007：241.

[10] [明] 武之望.济阴纲目[M].北京：中国中医药出版社,2009：210.

[11] [明] 张景岳.景岳全书[M].太原：山西科学技术出版社,2006：443.

[12] [明] 缪希雍.炮炙大法[M].北京：中国医药科技出版社,2012：54.

[13] [清] 单南山.胎产指南[M]// 曹炳章.中国医学大成：第七册.北京：中国中医药出版社,1997：68.

[14] [清] 吴谦.医宗金鉴：外科心法要诀[M].北京：中国中医药出版社,1994：788.

[15] [清] 沈金鳌.杂病源流犀烛[M].北京：中国中医药出版社,1994：240.

[16] [清] 陈笏庵.胎产秘书[M]//牛兵占.中医妇科名著集成.北京：华夏出版社,1997：864.

[17] [清] 陈莲舫.女科秘诀大全[M].北京：中国妇女出版社,1991：74.

[18] [明] 孙志宏.简明医彀[M].北京：人民卫生出版社,1984：407.

[19] [明] 赵贞观.绛雪丹书[M].北京：中国中医药出版社,2002：5、6.

[20] [清] 闵纯玺.胎产心法[M].北京：人民卫生出版社,1988：182.

[21] [清] 沈又彭.沈氏女科辑要[M].南京：江苏科学技术出版社,1983：60,61.

[22] [明] 李时珍.本草纲目[M].北京：中国中医药出版社,1998：47.

[23] [明] 缪希雍.炮炙大法[M].北京：中国医药科技出版社,2012：55.

[24] [清] 高淑濂.高淑濂胎产方案[M].北京：中医古籍出版社,2001：13.

[25] 《中医学》编辑委员会.中医学[M]//钱信忠.中国医学百科全书.上海：上海科学技术出版社,1997：959.

[26] 吴兰成.中国中医药学主题词表[M].北京：中医古籍出版社,2008：Ⅱ-722.

[27] 中医药学名词审定委员会.中医药学名词[M].北京：科技出版社,2005：135.

[28] 李振吉.中医药常用名词术语辞典[M].北京：中国中医药出版社,2001：203.

[29] 国家中医药管理局《中华本草》编委会.中华本草：第一册[M].上海：上海科学技术出版社,1999：247.

[30] 李经纬,余瀛鳌,蔡景峰,等.中医大辞典[M].北京：人民卫生出版社,2004：968.

[31] 高学敏.中药学[M].北京：中国中医药出版社,2002：40.

[32] 凌一揆.中药学[M].上海：上海科学技术出版社,1984：13.

（何　娟）

3·020

拌　衣

bàn yī

一、规范名

【中文名】拌衣。

【英文名】processing by covering adjuvant.

【注释】将中药材净制或切制品表面用水湿润，使辅料粘于其上，以增强疗效的炮制方法。

二、定名依据

"拌衣"的概念最早出现在宋代,虽没有"拌衣"一词的明确出现,但寇宗奭的《本草衍义》中已有"拌"这一具体炮制方法的记载。

清代医著《吴鞠通医案》《温热经纬》分别记载有"为衣""染",其含义与本术语概念是一致的,其后的大多著作多沿用"拌"一词,如《本草便读》《本草害利》《医醇賸义》等,还有的医著是在具体药物名称前加"朱"字来描述本概念,如《清代名医医案精华》等,这些传统医学典籍虽没有明确拌衣一词,但概念与本术语"拌衣"含义完全相同。

至现代,四川人民出版社 1960 年出版的《四川中药志》提出"朱砂拌衣",1980 年出版的《中药炮制学》中在"其他炮制法"项下,明确将"拌衣"一词列为炮制方法之一,这是本概念正名的首次记载。

现代有关著作多以"拌衣"作为本概念的规范名如"中华医学百科全书"和《临床中药炮制学》等,全国高等中医药类规划教材《中药炮制学》等,以及辞书类著作《中药炮制学词典》《常用中药词语词典》等,也以"拌衣"作为规范名。虽也有医著以"拌""朱……"为正名,但以"拌衣"作为本词正名更能表达本其内涵和本质属性,也符合术语定名的约定俗成原则。

三、同义词

【曾称】"拌"(《本草衍义》);"为衣"(《吴鞠通医案》);"染"(《温热经纬》);"朱……"(《清代名医医案精华》)。

四、源流考释

"拌衣",是将药物表面用水润湿,使粉剂辅料黏附于上,以增强其治疗作用的一种炮制方法。"拌衣"炮制方法的应用最早见于宋代寇宗奭的《本草衍义》[1]44,其"卷之九"中详细记载了"拌衣"的过程:"瓜蒌:九月、十月熟实,取瓢拌

干葛粉,银器中慢火炒熟,为末。"这里的"取瓢拌干葛粉",就是指葛粉拌衣制法。宋代窦材的《扁鹊心书·扁鹊心书神方》[2]90,91 中,在茯苓炮制方法中也记载有"乳拌",其中"拌"的含义,与本概念的内涵基部一致。

明清时期,有关"拌衣"炮制方法的记载出现在多部医书中,如清代《吴鞠通医案》卷二"虚劳篇"[3]203,其在补心肾之阴的方中有载:"后以专翕大生朱砂为衣一料收功。"这里的"朱砂为衣",与本术语概念的内涵是一致的,同时期著作《温热经纬·余师愚疫病篇》中有载:"宜导赤散加麦冬、莲子心、朱砂染灯心。"[4]55 其中"朱砂染灯心"中的"染",与本概念的含义完全相同。但大多数医著以"拌"来描述本概念。如凌奂的《本草害利·补心猛将篇》在"麦冬[修治]"条下再次使用"拌衣"中"拌"这一术语,如:"宁心,辰砂少许拌。"[5]3 再有《本草害利·泻心将次篇》"灯芯[修治]"条下载:"宁心,辰砂拌用。"[5]13《医醇賸义》卷二在"豢龙汤(自制)"中首次提出青黛拌的说法,如:"麦冬(青黛少许拌)一钱五分。"并在卷三"玄妙散(自制)"中载:"麦冬(朱砂拌)一钱五分。"[6]80,91 雷丰的外感病专著《时病论·拟用诸法》的"驱辟祟法"中首次提到雄黄染的炮制方法,如:"茯苓三钱(雄黄染黄)。"[7]90 还有的医著是在具体药物名称前加"朱"字来描述本概念,如《清代名医医案精华·秦笛桥医案》:"西洋参,朱麦冬,鲜石斛,淮小麦,东阿胶……"[8]67《三世家传医方实录·妊娠病》:"妊娠心神恍惚……当归身 10 g,焦酸枣仁 10 g,紫蔻 6 g,酒黄芩 6 g,炒杭白芍 10 g,朱茯神 10 g……水煎服。"[9]144

从以上文献记载可以看出,"拌衣"炮制方法在明清时期已得到广泛应用,虽然没有明确出现"拌衣"一词,但"拌""染""为衣""朱……"等词语已多次出现于医学著作中,其内涵与本概念是一致的。

到了现代,"拌衣"一词明确提出。四川人民出版社 1960 年出版的《四川中药志》:"另有用

清水润湿,搓揉1~2次,𤩥透,抽取心,压扁,或违心压扁,以朱砂拌衣,名朱麦冬"。[10]724 这是"拌衣"概念的最早记载。1980版《中药炮制学》在"其他炮制法"项下,明确将"拌衣"一词列为炮制方法之一:"拌衣,朱茯苓,茯苓块1斤,朱砂3钱,取茯苓块加水喷湿,再加朱砂拌匀,晒干。"[11]99 这是"拌衣"作为本概念正名的首次记载。此后,多数医书以"拌衣"来记载本名词,如《中药炮制学》[12]34《临床中药炮制学》[13]54 和普通高等教育中医药类规划教材《中药炮制学》[14]72,[15]29 及辞书类著作《中药炮制学辞典》[16]130《常用中药词语词典》[17]194 等,《中药材加工学》[18]33《中医药信息杂志》[19]18 也以"拌衣"作为本概念的正名。有的医书仍以"拌"记载本概念,如《生药学》[20]109,也有医书仍以"朱……"来描述本概念,如《施今墨药对临床经验集》[21]217《中医验方汇选》[22]21《女科方药指要》[23]460。

总之,"拌衣"炮制方法从出现至今已经沿用了近千年的历史,"拌衣"作为本概念规范名则是现代相关医著中确定的并已达成共识。

五、文献辑录

《本草衍义》卷之九:"瓜蒌实,九月、十月间,取瓢,以干葛粉拌,银器中慢火炒熟为末。食后夜卧,以沸汤点,一二钱服,治肺燥、热渴、大肠秘。"[1]44

《扁鹊心书·扁鹊心书神方》:"蜜犀丸槐角(炒)四两,当归,川乌,元参(炒)各二两,麻黄,茯苓(乳拌),防风,薄荷,甘草各一两,猪牙、皂角(去皮弦子,炒)五钱,冰片五分(另研)。先以前十味为末,后入冰片和匀,蜜丸樱桃大。每服一丸,小儿半丸,细嚼茶清下。"[2]90,91

《吴鞠通医案》卷二:"洋参、丹皮、莲心(连心)、麦冬(连心、朱拌)、丹参、地黄、五味子、云苓块、炒枣仁、冰糖,服五贴渐安,后以专翕大生朱砂为衣一料收功。"[3]203

《温热经纬·余师愚疫病篇》:"言者,心之

声也。病中谵妄,乃热扰于心。瘥后多言,余热未净。譬如灭火,其火已息,尤存余焰也。雄按:'宜导赤散加麦冬、莲子心、朱砂染灯心。'"[4]55

《本草害利·补心猛将》:"麦冬,浙产甚良,四月初采根栽,夏至前一日取根晒干,收之抽心用,不尔令人烦,近时多连心用。恐滑肠;用米炒黄。宁心,用辰砂少许拌。入丸散须瓦焙熟,即于风中吹冷,如此三四次,即易燥而不损药力。"[5]3

"泻心将次":"灯心(修治)入药宜用生,干剥,取生草宁心,辰砂拌用,入丸散,以梗粉浆染过,晒干研末,入水澄之,浮者是灯心。"[5]13

《医醇滕义》卷二:"羚羊角一钱五分,牡蛎四钱,石斛三钱,麦冬一钱五分青黛少许拌,南沙参四钱,川贝二钱去心研,夏枯草一钱五分,丹皮一钱五分,黑荆芥一钱,薄荷炭一钱,茜草根二钱,牛膝二钱,茅根五钱,藕五大片。"[6]80

卷三:"玄妙散(自制)中载:麦冬(朱砂拌)一钱五分。"[6]91

《时病论·拟用诸法》:"驱邪辟祟法:治鬼疟寒热日作,多生恐怖,脉来乍大乍小,龙骨三钱(煅),茯苓三绕(雄黄染),茅苍术一钱(土炒),广木香五分,柏子仁三续(正粒),石菖蒲五分,加桃叶七片为引方。"[7]90

《清代名医医案精华·秦笛桥医案》:"西洋参,朱麦冬,鲜石斛,淮小麦,东阿胶,川雅连,细生地,朱茯神,鸡子黄(冲),炒白芍,柏子仁,莲肉心"。[8]67

《四川中药志》:"麦冬……拣净杂质生用。另有用清水润湿,搓揉、1~2次,𤩥透,抽取心,压扁,或违心压扁,以朱砂拌衣,名朱麦冬"[10]724

《中医验方汇选》:"茯神三钱(朱砂拌)、菖蒲三钱(朱砂拌)、远志三钱(朱砂拌)。"[22]21

《中药炮制学》:"拌衣,朱茯苓,茯苓块1斤,朱砂3钱,取茯苓块加水喷湿,再加朱砂拌匀,晒干。"[11]99

《施今墨药对临床经验集》:"施老临证处方

时,习惯以朱茯神、朱寸冬配伍应用。意即茯神、麦冬二药用朱砂拌之,以引药力于心经,而达养心潜阳、镇静安神,增进睡眠之功。"[21]217

《生药学》:"拌,为了增加某种饮片的药性,将药材与另一种辅料药材同时拌和,使辅料黏附在药材上。"[20]109

《女科方药指要·泄浊摄带》:"朱麦冬—朱茯神 配伍意义:麦冬滋养心阴,茯神养心安神,二药相合,'养心安神之功更著,以朱砂为衣,可增其安神作用。"[23]460

《常用中药词语词典》:"拌衣,将药物表面用水润湿,加辅料附于上,而增强其治疗作用。朱砂拌,如茯苓,远志等;青黛拌,如灯芯草。"[17]194

《中医药信息杂志》:"拌衣,将药材表面用水湿润,使辅料药物粘于药材上面,同时起到治疗作用的方法。"[19]18

《中药材加工学》:"拌衣,将中药材表面用水湿润,使辅料黏于中药材上,从而起到一定的治疗作用。"[18]33

《中药炮制学辞典》:"拌衣……某些药物为适应临床特殊需要,拌附特定的药物细粉,协同发挥一定的治疗作用。如用朱砂拌衣以增强宁心安神的作用,用青黛拌衣增强清热凉肝的作用。"[16]130

《临床中药炮制学》:"拌衣……将药物表面用水湿润,使辅料黏附于药物上,从而增强药物的治疗作用。如青黛拌灯心草,有清热凉肝作用,方法是将药物湿润后,加入定量的青黛粉,拌匀,晾干。传统还有朱砂拌茯神、茯苓、远志、麦冬等,以增强宁心安神的作用,但现已少用或不用。"[13]54

《中药炮制学》(龚千锋):"拌衣……将药物表面用水湿润,使辅料粘于药物上,从而起到一定的治疗作用。置朱砂拌将药物湿润后,加入定量的朱砂细粉拌匀,晾干。如朱砂拌茯神、茯苓、远志等,以增强宁心安神的作用。"[14]72

《中药炮制学》(徐楚江):"拌衣……炮制法

有两种,一是朱砂拌,如朱砂拌茯苓、茯神、远志、麦冬等以增强宁心安神的作用;二是青黛拌,如青黛拌灯心草以适用于清肝凉血。"[15]29

《三世家传医方实录·妊娠病》:"妊娠心神恍惚当归身 10 g,焦酸枣仁 10 g,紫蔻 6 g,酒黄芩 6 g,炒杭白芍 10 g,朱茯神 10 g,炒栀子 10 g,广橘红 10 g,蜜远志 8 g,川贝母 10 g,砂仁 60 g,生地黄 15 g,水煎服。"[9]144

《中药炮制学》(肖永庆):"拌衣,将药物表面用水湿润,加入辅料细粉使均匀黏附于药物表面的加工方法。可使拌衣所用辅料协同药物共同发挥治疗作用,从而增强药物疗效。操作时,将辅料撒在湿润的药物上,然后将其拌匀,晾干即可。根据拌衣辅料的不同,可分为朱砂拌和青黛拌。"[12]34

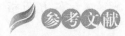

[1] [宋]寇宗奭.本草衍义[M].北京:中华书局,1985:44.

[2] [宋]窦材.扁鹊心书[M].李晓露,于振宣点校.北京:中医古籍出版社,1992:90,91.

[3] [清]吴瑭.吴鞠通医案[M].王绪点校.北京:人民卫生出版社,1985:203.

[4] [清]王士雄.温热经纬[M].图娅点校.沈阳:辽宁科学技术出版社,1997:55.

[5] [清]凌奂.本草害利[M].北京:中医古籍出版社,1982:3.

[6] [清]费伯雄.医醇賸义[M].王新华校点.南京:江苏科学技术出版社,1982:80,91.

[7] [清]雷丰.时病论[M].北京:人民卫生出版社,1964:90.

[8] 秦伯未.清代名医医案精华[M].北京:人民卫生出版社,2006:67.

[9] 崔咏吟.三世家传医方实录[M].人民军医出版社,2015:144.

[10] 中国科学院四川分院中医中药研究所.四川中药志:第一册[M].成都:四川人民出版社,1960:724.

[11] 成都中医学院.中药炮制学[M].上海科学技术出版社,1980:99.

[12] 肖永庆,李丽.中药炮制学[M]//刘德培.中华医学百科全书.北京:中国协和医科大学出版社,2016:34.

[13] 张振凌.临床中药炮制学[M].北京:中国中医药出版社,2007:54.

[14] 龚千锋.中药炮制学[M].北京：中国中医药出版社，2012：72.

[15] 徐楚江.中药炮制学[M].上海：上海科学技术出版社，1985：29.

[16] 叶定江.中药炮制学辞典[M].上海科学技术出版社，2005：130.

[17] 于维萍，李守俊.常用中药词语词典[M].济南：山东科学技术出版社，1998：194.

[18] 李向高.中药材加工学[M].北京：中国农业出版社，2004：33.

[19] 朱文锋，瞿延晖，文乐兮，等.中药术语规范的研究（Ⅳ）[J].中国中医药信息杂志，2002，(5)：18.

[20] 徐国钧，施大方.生药学[M].北京：人民卫生出版社，1987：109.

[21] 吕景山.施今墨对药临床经验集[M].山西：山西人民出版社，1982：217.

[22] 河北新医大学《中医验方汇选》修订小组.中医验方汇选(内科)[M].石家庄：河北人民出版社，1974：21.

[23] 汤叔良.女科方药指要[M].天津：天津科学技术出版社，1994：460.

（焦河玲）

3 · 021

制 炭

zhì tàn

一、规范名

【汉文名】制炭。

【英文名】carbonizing。

【注释】将净药材或切制品通过炒、煅等方法制成炭，但须保存药性，不致灰化的炮制方法。

二、定名依据

"制炭"一词见于《中华人民共和国药典》，但作为中药材传统制药技术最早记载于《五十二病方》，称作"燔"，此后称作"炒炭""煅炭""炒黑""烧灰"等，这些概念与本术语"制炭"不完全相同。

《金匮要略》记载的制炭方法有"炒黑""烧灰"。隋唐时期多沿用以前的记载，以"烧灰""燔"等作为本概念的名称。宋金元时期和明清时期，本概念的名称基本没有变化。制炭的方法主要包括炒炭和煅炭，采用"制炭"名称既能体现炮制成品的性质特征，又能比较广泛地概括中药材制炭的一系列方法，更能确切地反应术语的内涵。所以，"制炭"作为规范名称便于

达成共识，符合术语定名的科学严谨原则。

现代著作《中华人民共和国药典》《中医大辞典》和普通高等教育中医药类教材《中药炮制学》《中药炮制学专论》《中药炮制工程学》等著作均以"制炭"作为规范名称。因此，以"制炭"作为这一传统制药技术的规范名已成为共识。

我国2005年出版的由全国科学技术名词审定委员会审定公布的《中医药学名词》已以"制炭"作为规范名，所以"制炭"作为规范名也符合术语定名的协调一致原则。

三、同义词

【曾称】"烧灰"（《金匮要略》）；"煅炭"（《本草征要》）。

四、源流考释

制炭作为中药炭药的一种炮制方法，相关记载历史悠久。中药炭药的使用，距今已有二千年的历史，最早记载炭药的是我国最早的医书《五十二病方》，"止血出者，燔发"[1]30，即是最早的炭药——血余炭，这里的"燔"即灼烧成灰的意思，和现代意义的煅炭意义接近，但是不完

全相同。

至汉代,制炭技术有了初步的发展。东汉张仲景所著的《金匮要略》是古代医学经典著作之一,此书有"桑根皮:烧灰存性,勿令太过"[2]81"枳实:烧令黑勿太过"[2]88"乱发:烧灰"[2]100 等十余种炭药制作的记载。

南北朝时期的制炭方法基本继承前代的经验,采用"烧灰""燔"作为本术语的名称。如东晋葛洪编著的《肘后备急方》中有"取蟾蜍,烧灰"[3]150 的记载。另外陶弘景所著的《本草经集注》记载了虾蟆烧灰、鼹鼠烧灰、燔枣核等[4]440。这一时期的烧灰,是指用火加热把药材烧成灰,与现代的制炭方法不同。

经历秦、汉、魏、晋、隋等朝代对炭药经验的积累,至唐代迎来了炭药发展史的第一次高潮。这一时期,沿用前代名称,依然采用"烧灰"和"燔"作为制炭的名称,见于孙思邈《千金翼方》[5]112、李敬《新修本草》[6]437,以及李珣编著的《海药本草》[7]33 等著作。

至宋金元时期,炭药数量大增,此时期的炭药特点较唐代已有不同,即植物类炭药所占比重已有提高,且逐渐占据上风,出现了炭药应用的第二次浪潮。这一期关于制炭的名称基本沿袭了唐代的说法,采用"炒黑""烧灰""燔"表示制炭法,如《太平圣惠方》中有"菝葜子(半两,炒黑)""草乌头(半两烧灰)"的记载[8]152;《本草图经》中有木贼炒黑和牛黄烧灰的记载[9]322;《证类本草》中收录了栝蒌根烧灰和大枣核燔[10]218;《太平惠民和剂局方》中记载了生姜炒黑色和棕榈烧灰[11]29,94;《本草衍义》收录了蚕退烧灰[12]122;另外元代王好古编著《汤液本草》中有皂荚烧灰的记载[13]124。

至明代,随着医药学的发展,无论在炭药记载的数量上,还是适用病种的广泛上,炭药都有了很大的发展,出现了炭药应用的第三个浪潮,特别是李时珍编著的划时代药物学巨著《本草纲目》,该书记载炭药接近 100 种。关于制炭炮制技术的名称,在沿用前代"烧灰""炒黑""燔"

的基础上,新增了"煅炭"的制炭方法,具体见于《本草发挥》[14]91《本草品汇精要》[15]420《本草蒙筌》[16]150《本草纲目》[17]73《药鉴》[18]80《雷公炮炙药性解》[19]118《本草正》[20]39《本草汇言》[21]193《神农本草经疏》[22]512《本草乘雅半偈》[23]173《本草通玄》[24]26《本草征要》[25]42 等著作。这一时期的"煅炭"和现代的焖煅法非常接近,都是通过煅制加热使药物成炭。需要注意的是,不管是"烧灰"还是"煅炭",都需要保存药性,不致灰化,如《本草蒙筌》曰:"郁金……烧灰存性,研细调服。"[16]150《本草正》曰:"穿山甲……或炮焦投入煎剂,或烧灰存性,酒服方寸匕。"[20]106

清代医家在明代的基础上发展、完善了药物煅炭的方法。这一时期,关于制炭法的名称依然沿用前代的"炒黑""炒炭""烧灰""煅炭"等,如《本草崇原》[26]104《本草择要纲目》[27]10《本草新编》[28]110《本草易读》[29]232《本草备要》[30]54《本经逢原》[31]153《本草经解》[32]33《本草从新》[33]112《药性切用》[34]92《得配本草》[35]45《本草纲目拾遗》[36]218《本草求真》[37]216《要药分剂》[38]17《神农本草经读》[39]12《本草分经》[40]9《本草述钩元》[41]164《本草害利》[42]87《本草撮要》[43]18《本草便读》[44]55《本草思辨录》[45]126 等著作中均有炭药的记载。

制炭法发展到今天,方法已经相对比较成熟,主要包括炒炭和煅炭两种方法。如《中国医学百科全书·中医学》[46]1139《中华本草》[47]191《中医药常用名词术语辞典》[48]358《中药学》[49]15《中国中医药学主题词表》[50]II-682《中药炮制学》[51]131《中国中医药学术语集成·中药学》[52]552 中的"炒炭"和"煅炭",而"制炭"作为这一概念的名称见于《中医药学名词》[53]137《中医大辞典》[54]1047《中药炮制学专论》[55]80《中药炮制工程学》[56]5《中华人民共和国药典》[57]31 等著作。

总之,制炭是指将净药材或切制品通过炒、煅等方法制成炭,但须保存药性,不致灰化的炮制方法。古代文献多用"烧灰""炒黑""炒炭""煅炭"作为本概念的名称。这些名称是现代

"制炭"炮制方法中的具体炮制技术,和"制炭"概念相比,所包含的范围较窄。因此,以"制炭"作为这一类炮制方法的规范名便于达成共识,不仅体现了炮制品的性质特征,而且符合术语定名的约定俗成和科学严谨的原则。

五、文献辑录

《五十二病方》诸伤:"诸伤……止血出者,燔发,以安(按)其痏(一一)。"[1]30

《金匮要略·疮痈肠痈浸淫病脉证并治》:"王不留行散方:桑根皮以上三味,烧灰存性,勿令灰过,各别杵筛,合治之为散,服方寸匕。小疮即粉之,大疮但服之,产后亦可服。如风寒,桑东根勿取之。前三物皆阴干百日。"[2]81

"妇人产后病脉证治":"枳实芍药散方:枳实(烧令黑,勿太过)、芍药等分。"[2]88

"杂疗方":"大黄(一两,切,浸,汤成下),绯帛(如手大,烧灰),乱发(如鸡子大,烧灰用),久用炊单布(一尺,烧灰),败蒲(一握,三寸),桃仁(四十九个,去皮尖,熬),甘草(如中指节,炙,剉)。"[2]100

《肘后备急方》卷五:"取蟾蜍,烧灰,末,以猪脂和,敷之。"[3]150

《本草经集注》卷六:"虾蟆,烧灰敷疮立验。"[4]440 "鼹鼠,五月取令干,燔之。"[4]453,454

卷七:"三岁陈核中人:燔之,味苦,主腹痛,邪气。"[4]471

《千金翼方》卷十一:"泽兰汤……又方:取蛇皮烧灰末,和大酢,以鸡毛取之,以掠舌上,日三遍。"[5]112

《新修本草》卷十六:"甲香……蠡大如小拳,青黄色,长四、五寸,取厣烧灰用之。"[6]437

卷十七:"芡实……庐江间最多,皆取火燔,以为米充粮,今多蒸曝蜜和饵之,断谷长生。"[6]443

《海药本草》卷三:"毗梨勒,主乌髭发,烧灰,干血效。"[7]33

《太平圣惠方》卷三十四:"治齿漏疳诸方:丁香(一分),生地黄(五两,以竹刀子切,放铜器内炒令黑色),干虾蟆(一分,炙),莨菪子(半两,炒黑),麝香(一钱,细研)右件药。"[8]152

卷九:"治伤寒二日候诸方:草乌头(半两烧灰),桂心(半两),硫黄(半分,细研)上件药。"[8]294

《本草图经》卷九:"木贼,今医用之最多,甚治肠痔多年不瘥,下血不止方,木贼、枳壳各二两,干姜一两,大黄一分,四味并锉,一处于铫子内炒黑色存三分性,捣罗,温粟米饮调,食前服二钱匕,甚效。"[9]322,323

卷十三:"牛黄……又中品有牛角䚡,用水牛、黄牛久在粪土中烂白者,主赤白下,烧灰,末服之。沙牛角䚡,主下闭血瘀,女子带下,并烧灰酒服。牛屎烧灰,傅灸疮不差者。又下条败鼓皮,主蛊毒,古方亦单用,烧灰服之,并牛之类,用之者稀,故但附于其末。"[9]434

《证类本草》八卷:"栝蒌……栝蒌根烧灰,米饮服方寸匕。"[10]218

二十三卷:"大枣,三岁陈核中仁燔(音烦)之,味苦。"[11]554

《太平惠民和剂局方》卷三:"撞气阿魏丸:茴香(炒),青皮(去白),甘草(炒),蓬莪术(炮),川芎、陈皮(去白,各一两),白芷(半两),丁香皮(炮,一两),缩砂仁、肉桂(去皮,各半两),生姜(四两,切作片子,用盐半两腌一宿,炒黑色),胡椒、阿魏(醋浸一宿,以面同为糊,各二钱半)上捣为末,用阿魏糊和丸,如鸡头大,每药丸一斤,用朱砂七钱为衣。"[11]29

卷九:"乌鸡煎丸:血运,棕榈烧灰,酒调吞下。"[11]94

《本草衍义》卷十七:"蚕退……其蚕退纸谓之蚕连,亦烧灰用之,治妇人血露。"[12]122

《汤液本草》卷五:"皂荚……用之有蜜炙酥炙烧灰之异等分依方。"[13]124

《本草发挥》卷三:"海藏云:《鬼遗方》治一切疮肉突出,以乌梅烧灰杵末,傅上,恶肉立尽,极效。"[14]91

《本草品汇精要》卷十四："败蒲席……如经所说，当以人卧久破败者为佳，不论荐、席也。色黄褐，性平……气之薄者，阳中之阴。臭朽。主妇人血奔。制：烧灰或煮汁用。合治：合蒲黄、赤芍药、当归、大黄、朴硝，治从高坠下，瘀血在腹刺痛。煎服之，下瘀血。取一握，细切，浆水一盏，煮汁顿服，治霍乱转筋。烧灰，合鸡子白，敷五色丹，俗名游肿。若犯多致死，不可轻之。"[15]420

《本草蒙筌》卷三："郁金，烧灰存性，研细调服。"[16]150

卷四："山栀子，止血用，须炒黑色，去热用，但燥而已。"[16]233

卷七："大枣……陈年……核中仁，燔之味苦；(三岁者良)。"[16]312

《本草纲目》第三卷："痢……檐藤子(烧灰)，豇豆、豌豆、茅根茎(烧灰水服)，丝瓜(酒痢便血，烧灰酒服)，木耳(血痢，姜醋煮食，或烧灰水服。久痢，炒研酒服。久者加鹿角胶)，刺蜜、无花果、甜瓜、乌药(烧灰丸服)，鲤鱼(暴痢，烧灰，饮服)。"[17]73,74

第十五卷："麻黄……同炒黑色，入麝香少许，为末。"[17]440

第二十二卷："粳……思邈曰：生者寒，燔者热。"[17]625

《本草正·芳草部》："白芷……炒黑用之，提女人血崩、漏下赤白、血闭阴肿。欲去斑，宜以生用，可作面脂。"[20]39

"虫鱼部"："穿山甲……或炮焦投入煎剂，或烧灰存性，酒服方寸匕。"[20]106

《药鉴》卷二："香附……炒黑色，禁崩漏下血。"[18]80"乌梅……如恶疮肉出，烧灰敷上，恶肉立尽。"[18]113

《神农本草经疏》卷十三："合欢……夜合树皮，去粗皮，炒黑色四两，芥菜子炒一两，为末。"[22]512

卷十四："无食子……用无食子烧灰，先以汤浴了，布裹灰扑之，甚良。"[22]529

卷十七："牛角鳃燔之，味苦，无毒。"[22]582

《本草汇言》卷三："艾叶……以艾叶一两，烧灰填脐中，以帛缚定，效。"[21]193

卷七："蒲黄……用蒲黄(炒黑)二两，水二升，煎八合服。用蒲黄炒黑，研末掺入。蒲萼：即蒲黄中筛出赤滓，治泻血、血痢，炒黑用，涩肠甚妙。"[21]473

《雷公炮制药性解》卷五："山栀……虚火炎者，炒黑用。"[19]118

《本草乘雅半偈》第三帙："地肤子……其苗叶烧灰，煎霜制砒石、粉霜、水银、硫黄、硇砂。"[23]173

第四帙："牛角鳃……燔之酒服。燔之以火，转藉母气，功力始备。"[23]257

《本草通玄》卷上："荆芥……荆芥穗，炒黑，治下焦血有功。"[24]26

卷下："巴豆……巴豆壳，烧灰存性，能止泻痢。"[24]64

《本草征要》第一卷："干姜……其止血者，盖血虚则热，热则妄行，炒黑则能引补血药入阴分，血得补则阴生热退，且黑为水色，故血不妄行也。"[25]42

第二卷："荠菜花……久痢赤白，煅炭与尝。"[25]84

第四卷："槐枝(附叶)可沐头长发，须烧灰煮汤。"[25]127

《本草崇原》卷中："白僵蚕：如桑皮炒黄，麻黄炒黑，杏仁、蒺藜皆用火炒。"[26]104

卷下："瓜蒂：今人治黄疸初起，取其蒂烧灰存性，用少许吸鼻中，流出黄水而愈，极验。"[26]126

《本草择要纲目·寒性药品》："青皮，又曰青皮炒黑可入血分。"[27]10

"寒性药品"："地肤子，烧灰亦善。"[27]34

"平性药品"："粳米，燔者热。"[27]115

《本草新编》卷三："荆芥……或问荆芥引血归经，亦有引之而不归经者乎？夫荆芥炒黑，则引血归经，生用则引气归经。"[28]110

卷五："鼠骨（鼠胆）……鼠骨，取其脊骨，烧灰存性，擦齿可以重生，然亦必辅之熟地、榆树皮、当归、青盐、枸杞子、骨碎补、细辛、没石子之类始效。"[28]253

《本草易读》卷五："蒲黄……炒黑性涩，止一切吐衄崩带，便血痢血。耳中出血，炒黑掺之。"[29]232

《本草备要·草部》："骨碎补（前阴利水，后阴利谷），牙痛（炒黑为末，擦牙，咽下亦良）。"[30]54

"鳞介鱼虫部"："鲤鱼骨烧灰，疗鱼骨哽。"[30]235

《本经逢原》卷三："丝瓜……故痘疮不快，用老丝瓜近蒂三寸连皮烧灰存性为末，砂糖水服甚效，以其甘寒解毒而无滑泻之虞也。其丝瓜藤取近根三五寸，烧灰存性为末，治鼻中时流臭浊水，酒调日服方寸匙效。"[31]153 "山楂……童便浸姜汁拌炒黑，去积血甚捷。炒黑治产后儿枕作痛，亦以其能消血也。"[31]159

卷四："牛角䚡，《本经》下闭血瘀血疼痛，女人带下血崩，燔之酒服。"[31]264

《本草经解》卷二："（缩砂仁）连壳炒黑末。"[32]33

《本草从新》卷八："（黄柏）炒黑能止崩带。"[33]112,113

卷十七："（田鸡）烧灰涂月蚀疮。"[33]246

《药性切用》卷一："干生地……然亦有炒松、炒炭用者。盖炒松能去血中之湿；炒炭能止湿热伤阴之血也。"[34]92

卷一："（木绵）烧灰，治血崩金疮。"[34]101

卷四："（荷叶）炒黑，崩漏下血。"[34]154

《得配本草》卷二："（冬白术）治泻痢，炒黑存性。"[35]45"（白芷）提女人崩带，炒炭用。"[35]71,72

卷三："灯心草……煅炭和轻粉，治阴疳。煅炭，吹喉风闭塞。煅炭涂乳头饮儿，止夜啼。"[35]104

卷八："白僵蚕……烧灰酒服，出痈疽头，疗二便血。"[35]268

《本草纲目拾遗》卷七："藤黄……诸毒围药：祝氏效方：南星炒四两，五倍子炒黑，白及

炒各二两，藤黄、姜黄炒各一两，共为细末，醋调涂；重者加牛黄一钱，鹿茸五钱。"[36]218

卷八："刀豆根……牙根臭烂……洪氏一盘珠：刀豆壳烧灰，加冰片，擦涎出，即安。喉癣张氏必效方：刀豆壳烧灰，以二、三厘吹之，立效。"[36]316

卷九："山羊粪……入外科收口药用，祝氏效方大枣丸：用山羊屎晒干，入锅炒炭存性，研细收藏；每久烂不堪，将见内腑者，以大枣去皮核，捣烂如泥，后入前粉，捶至成丸，每服四钱，黑枣汤送下。"[36]371

《本草求真》卷七："卷柏，借炒黑以止血。"[37]216

卷九："橄榄，橄榄烧灰。"[37]270

《要药分剂》卷一："香附，炒黑止血。"[38]17

卷八："蝉蜕，烧灰水服。"[38]391

《神农本草经读》卷之一："白术……可见今人炒燥、炒黑、土蒸、水漂等制，大失经旨。"[39]12

《本草分经·通行经络》："（巴豆）生用，急治，炒黑，缓治。去油名巴豆霜，大黄、黄连、凉水、黑豆、绿豆汁能解其毒。"[40]9

"不循经络杂品"："（杨梅）酸、甘、温。去痰止呕，消食生津，和利五脏，能涤肠胃除恶气。烧灰服，断下痢甚验。"[40]146

《本草述钩元》卷八："白芷，宜炒黑用。"[41]164

卷二十四："楮实，烧灰。"[41]516

卷三十一："牛，燔之。"[41]625

《本草害利·肺部药队》："僵蚕，一名蚕蛾，烧灰酒服，治痈肿无头次日即破。"[42]87

《本草撮要》卷一："（常山）炒黑则缓。"[43]18

卷九："（蚯蚓）或烧灰俱可。"[43]94

《本草便读·木部》："（棕榈皮）炒黑功长。炒黑能入血分。"[44]55

《本草思辨录》卷四："乱发……鼻衄以血余烧灰，吹之立止，即齿血便血与诸窍出血，烧灰送服，亦无不止。"[45]126

《中国医学百科全书·中医学》："艾叶：煎水外洗，又治湿疹瘙痒；炒炭研末外涂，能止局部出血。"[46]1139

《中华本草》:"焖煅法制炭适用于炒炭易于灰化的药物。"[47]191

《中医药常用名词术语辞典》:"清炒,中药炮制……用武火炒至表面焦黑,部分炭化,中心焦黄色或焦褐色,体质酥脆,但仍有本来气味(却存性)者称炒炭。"[48]358

《中医大辞典》:"制炭:中药炮制方法。将净药材或切制品(生片)通过炒、煅等方法制成炭,但须保存药性,不致灰化的炮制方法。"[54]1047

《中医药学名词》:"制炭:将净药材或切制品通过炒、煅等方法制成炭,但须保存药性,不致灰化的炮制方法。"[53]137

《中国中医药学术语集成·中药学》:"炒炭法:是将净选或切制后的药物,置炒制容器内,用武火或中火加热,炒至药物表面焦黑色或焦褐色,内部呈棕褐色或棕黄色的方法。"[52]552

《中国中医药学主题词表》上卷:"清炒,属炒制。是不加辅料的炒法,包括炒黄、炒焦、炒炭三种不同的火候要求。"[50]II-682

《中药炮制学专论》:"因此,槐花制炭应以(185±2)℃为制炭温度、受热30分钟为宜。"[55]80

《中药炮制工程学》:"炮炙方法主要分两种:一种为经加热处理的,如炒制、烫制、煅制、制炭、蒸制、煨制等。"[56]5

《中华人民共和国药典》四部:"制炭:制炭时应'存性',并防止灰化,更要避免复燃。"[57]31

《中药炮制学》:"炒炭是将净选或切制后的药物,置炒制容器内,用武火或中火加热,炒至药物表面焦黑色或焦褐色,内部呈棕褐色或棕黄色。"[51]131"煅法主要用于矿物类中药,以及质地坚硬的药物,如贝壳类药物、化石类药物,或某些中成药在制备过程需要综合制炭(如砒枣散)的各类药物。"[51]267

《中药学》:"炒……炒炭能缓和药物的烈性、副作用,或可增强其收敛止血的功效。"[49]15"煅……药物置于密闭容器内加热煅烧成炭的方法,称为煅炭、密闭煅或焖煅,本法适用于质地轻松、可炭化的药材,如血余炭、棕榈炭。"[49]15

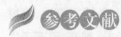 参考文献

[1] [战国]未撰著人.五十二病方[M].北京:文物出版社,1979;30.
[2] [汉]张仲景.金匮要略[M].张玉萍主编.福州:福建科学技术出版社,2011;81,88,100.
[3] [东晋]葛洪.肘后备急方[M].王均宁校.天津:天津科学技术出版社,2005;150.
[4] [梁]陶弘景.本草经集注(辑校本)[M].尚志钧,尚元胜辑校.北京:人民卫生出版社,1994;440,453,454,471.
[5] [唐]孙思邈.千金翼方[M].辽宁:辽宁科学技术出版社,1997;112.
[6] [唐]苏敬.新修本草(辑复本)[M].尚志钧辑校.合肥:安徽科学技术出版社,1981;437,443.
[7] [唐]李珣.海药本草[M].合肥:皖南医学院科研科,1983;33.
[8] [宋]王怀隐,陈昭遇.太平圣惠方[M].郑州:河南科学技术出版社,2015;152,294.
[9] [宋]苏颂.本草图经[M].尚志钧辑校.合肥:安徽科学技术出版社,1994;322,323,434.
[10] [宋]唐慎微.证类本草[M].尚志钧校点.北京:华夏出版社,1993;218,554.
[11] [宋]陈承,等.太平惠民和剂局方[M].彭建中,魏富有点校.沈阳:辽宁科学技术出版社,1997;29,94.
[12] [宋]寇宗奭.本草衍义[M].颜正华点校.北京:人民卫生出版社,1990;122.
[13] [元]王好古.汤液本草[M].北京:中华书局,1991;124.
[14] [元]徐彦纯.本草发挥[M].北京:中国中医药出版社,2015;91.
[15] [明]刘文泰.本草品汇精要[M].北京:人民卫生出版社,1982;420.
[16] [明]陈嘉谟.本草蒙筌[M].北京:人民卫生出版社,1988;150,233,312.
[17] [明]李时珍.本草纲目[M].陈贵廷,等点校.北京:中医古籍出版社,1994;73,74,440,625.
[18] [明]杜文燮.药鉴[M].上海:上海人民出版社,1975;80,113.
[19] [明]李中梓.雷公炮制药性解[M].北京:人民军医出版社,2013;118.
[20] [明]张景岳.本草正[M].北京:中国医药科技出版社,2017;39,106.
[21] [明]薛己.本草汇言[M].戴慎,陈仁寿,虞舜点校.上海:上海科学技术出版社,2005;193,473.
[22] [明]缪希雍.神农本草经疏[M].郑金生校注.北京:中医古籍出版社,2002;512,529,582.

中医名词考证与规范 第三卷 中药、方剂

[23] [明]缪希雍.本草乘雅半偈[M].冷方南,王齐南校点.北京:人民卫生出版社,1986:173,257.

[24] [明]李中梓.本草通玄[M].北京:中国中医药出版社,2015:26,64.

[25] [明]李中梓.本草征要[M].北京:北京科学技术出版社,1986:42,84,127.

[26] [清]张志聪.本草崇原[M].刘小平点校.北京:中国中医药出版社,1992:104,126.

[27] [清]蒋介繁.本草择要纲目[M]//裘吉生.珍本医书集成:本草类.上海:上海科学技术出版社,1985:10,34,115.

[28] [清]陈士铎.本草新编[M].北京:人民军医出版社,2013:110,253.

[29] [清]汪讱庵.本草易读[M].北京:人民卫生出版社,1987:232.

[30] [清]汪昂.本草备要[M].北京:人民军医出版社,2007:54,235.

[31] [清]张璐.本经逢原[M].北京:中国中医药出版社,1996:153,159,264.

[32] [清]叶桂.本草经解[M].上海:上海科学技术出版社,1958:33.

[33] [清]吴仪洛.本草从新[M].北京:中医古籍出版社,2001:112,113,246.

[34] [清]徐大椿.药性切用[M].北京:学苑出版社,2011:92,101,154.

[35] [清]严西亭.得配本草[M].施澹宁,洪缉菴同纂.上海:上海科学技术出版社,1958:45,71,72,104,268.

[36] [清]赵学敏.本草纲目拾遗[M].北京:中国中医药出版社,2007:218,316,371.

[37] [清]黄宫绣.本草求真[M].北京:人民卫生出版社,1987:216,270.

[38] [清]沈金鳌.要药分剂[M].上海:上海卫生出版社,1958:17,391.

[39] [清]陈念祖.神农本草经读[M].福州:福建科学技术出版社,1982:12.

[40] [清]姚澜.本草分经[M].范磊校注.北京:中国中医药出版社,2013:9,146.

[41] [清]杨时泰.本草述钩元[M].乌鲁木齐:新疆科技卫生出版社,1958:164,516,625.

[42] [清]凌奂.本草害利[M].北京:中医古籍出版社,1982:87.

[43] [清]陈其瑞.本草撮要[M]//裘吉生.珍本医书集成:本草类.上海:上海科学技术出版社,1985.18,94.

[44] [清]张秉成.本草便读[M].上海:上海科学技术出版社,1958:55.

[45] [清]周岩.本草思辨录[M].北京:人民军医出版社,2015:126.

[46] 《中医学》编辑委员会.中医学[M]//钱信忠.中国医学百科全书.上海:上海科学技术出版社,1997:1139.

[47] 国家中医药管理局《中华本草》编委会.中华本草[M].上海:上海科学技术出版社,1999:191.

[48] 李振吉.中医药常用名词术语辞典[M].北京:中国中医药出版社,2001:358.

[49] 唐德才,吴庆光.中药学[M].北京:人民卫生出版社,2016:15.

[50] 吴兰成.中国中医药学主题词表[M].北京:中医古籍出版社,2008:Ⅱ-682.

[51] 龚千锋.中药炮制学[M].北京:中国中医药出版社,2016:131,267.

[52] 施毅.中药学:下册[M]//曹洪欣,刘保延.中国中医药学术语集成.北京:中医古籍出版社,2006:552.

[53] 中医药学名词审定委员会.中医药学名词[M].北京:科学出版社,2005:137.

[54] 李经纬,余瀛鳌,蔡景峰,等.中医大辞典[M].北京:人民卫生出版社,2004:1047.

[55] 蔡宝昌,龚千锋.中药炮制学专论[M].北京:人民卫生出版社,2009:80.

[56] 蔡宝昌.中药炮制工程学[M].北京:化学工业出版社,2011:5.

[57] 国家药典委员会.中华人民共和国药典:四部[M].北京:中国医药科技出版社,2015:31.

（高　丽）

中

药

3·022

制炭存性

zhì tàn cún xìng

一、规范名

【汉文名】制炭存性。

【英文名】burn as charcoal with function preserved。

【注释】净药材或切制品通过炒、煅至外

97

表焦黑、内部焦黄或规定程度制成炭时，又须保持药材固有性能的炮制要求。

二、定名依据

制炭存性作为中药制炭的炮制要求最早记载于《金匮要略》，称作"烧灰存性"，此后"烧存性""炒焦黑存性""煅存性""炒炭存性""煅炭存性"等，这些概念与本术语"制炭存性"不完全相同。

《金匮要略》记载的制炭炮制要求有"烧灰存性"。隋唐时期和宋金元时期，出现了"煅存性""炒炭存性"等名称。明清时期，本概念的名称基本没有变化。因为制炭的方法主要包括炒炭法和煅炭法，相对应的炮制要求分别是"炒炭存性"和"煅炭存性"，采用"制炭存性"名称既能体现炮制的方法，又能比较广泛地概括中药材制炭的要求。所以，"制炭存性"作为规范名便于达成共识。

我国2005年出版的由全国科学技术名词审定委员会审定公布的《中医药学名词》以"制炭存性"作为规范名。普通高等教育中医药类规划教材《中药学》《中药炮制学》《中药炮制学专论》《中药炮制工程学》等著作以"炒炭存性"和"煅炭存性"作为规范名。"制炭存性"含义较广，包含"炒炭存性"和"煅炭存性"，因此，以"制炭存性"作为这一传统炮制要求的规范名，符合科学严谨的原则。

三、同义词

【曾称】"烧灰存性"（《金匮要略》）；"烧存性"（《太平惠民和剂局方》）；"炒黑存性"（《本草纲目》）；"煅炭存性"（《得配本草》）；"炒炭存性"（《中药炮制学》）。

四、源流考释

制炭存性是指净药材或切制品通过炒、煅至外表焦黑、内部焦黄或规定程度制成炭时，又必须保持药材固有性能的炮制要求。"制炭存

性"一词原称"烧灰存性"，东汉张仲景所著的《金匮要略》是古代汉医经典著作之一，此书有"桑根皮：烧灰存性，勿令太过"等对制炭药存性的记载[1]398。

古代著作中记载的本概念的名称除了"烧灰存性""烧存性"外，尚有"煅存性""炒炭存性""煅炭存性""炒存性""炒黑存性"等。

其中，以"烧灰存性"作为本概念名称的著作较多，如东晋《肘后备急方》中记载的附子烧灰存性[2]47，宋代《太平惠民和剂局方》中的虾蟆烧灰存性[3]124，明代《滇南本草》中的干柿烧灰存性[4]201、《本草品汇精要》中的蚕蜕烧灰存性[5]707、《本草蒙筌》中的郁金烧灰存性[6]150、《本草正》中的穿山甲烧灰存性[7]106、《本草详节》中的核桃仁烧灰存性[8]153，清代《本草逢原》中的苦瓠烧灰存性[9]151、《本草纲目拾遗》中的棉花子烧灰存性[10]119-121、《本草崇原》中的瓜蒂烧灰存性[11]126、《本草求真》中的胡桃壳烧灰存性[12]47、《本草述钩元》中的大蓟和小蓟烧灰存性[13]224、《食鉴本草》中的丝瓜烧灰存性[14]60、《本草撮要》中的乌梅烧灰存性[15]47等。

以"烧存性"作为本概念名称的著作不胜枚举，如宋代《太平惠民和剂局方》中的猬皮烧存性[3]76、《证类本草》中的草乌头烧存性[16]278、《本草衍义》中的荔枝核烧存性[17]136，明代《本草品汇精要》中的肥皂荚烧灰存性[5]1148、《本草纲目》中的槐花烧存性[18]865、《本草正》中的乌梅肉烧存性[7]84、《本草详节》中的巴豆烧存性[8]102，清代《本草易读》中的大黄烧存性[19]200、《本草备要》中的桃仁烧存性[20]158、《药性切用》中的桑虫烧存性[21]216、《本草从新》中的棕榈烧存性[22]114、《本草崇原》中的蟹壳烧存性[11]102、《本草求真》中的豌豆烧存性[12]257、《本草述钩元》中卷柏烧存性[13]362、《得配本草》中莲烧存性[23]163、《本草便读》中刀豆子烧存性[24]83等。

有的著作以"煅存性"作为本概念名称，如明代的《本草品汇精要》中肥皂荚煅存性[5]1148、《本草蒙筌》中的荔枝肉核煅存性[6]316,317、《炮炙

大法》中的伏翼煅存性[25]213、《本草备要》中的刀豆煅存性[20]179，清代《本经逢原》中的蟾蜍煅存性[9]227、《本草纲目拾遗》中的枸橘煅存性[10]200,201、《本草崇原》中的发髮煅存性[11]107、《本草求真》中的肥皂荚煅存性[12]86、《神农本草经读》中的发髮煅存性[26]57、《本草述钩元》中的灯心草煅存性[13]268、《得配本草》中的皂角煅存性[23]176、《本草撮要》中的鲫鱼煅存性[15]96、《本草思辨录》中的乱发煅存性[27]126 等。

也有的著作以"煅炭存性"作为本概念名称，如清代《得配本草》中丝瓜煅炭存性[23]141。

此外，有的著作以"炒炭存性"作为本概念名称，如清代《本草纲目拾遗》中的山羊粪炒炭存性[10]371、《得配本草》中的熟地黄炒炭存性[23]79 等。

也有著作以"炒黑存性"作为本概念名称，如明代《本草纲目》[18]440 和清代《本草述钩元》[13]238 中记载的木贼炒黑存性、清代《得配本草》中的冬白术炒黑存性[23]33 等。

现代有关著作中，以"制炭存性"作为本概念正名的如《中医药学名词》[28]137《中医大辞典》[29]1474；以"炒炭存性"为这一概念名称的如《中药炮制学专论》[30]80《中药炮制学》[31]131；以"煅存性"为名的著作如《中医学》[32]1128；以"烧存性"为名的著作如《中医学》[32]1132《中医辞海》[33]1121；以"存性"为名的著作如《中华本草》[34]191《中医药常用名词术语辞典》[35]358《中药炮制工程学》[36]88,89《中华人民共和国药典》[37]31《中药学》[38]35。

综上所述，从古到今，因为制炭炮制方法的不同，"制炭存性"这一炮制要求有"烧灰存性""炒炭存性""煅炭存性"等不同的名称，但是"存性"这一关键词没有发生变化，都是指制炭必须保持药材固有性能的炮制要求。不管是"烧灰存性"还是"煅炭存性"，相对于"制炭存性"，都无法正确概括制炭这一炮制要求，而"制炭存性"包含的内涵相对较宽，包含了不同制炭方法的炮制要求，因此，以"制炭存性"作为制炭炮制

要求的规范名，不仅便于达成共识，而且符合术语定名的科学严谨原则。

五、文献辑录

《金匮要略》卷中："王不留行散方……桑根皮以上三味烧灰存性，勿令灰过，各别杵筛，合治之为散，服方寸匕。小疮即粉之，大疮但服之，产后亦可服。如风寒，桑东根勿取之，前三物皆阴干百日。"[1]398

《肘后备急方》卷二："治阴胜隔阳伤寒，其人必燥热而不欲饮水者是也，宜服霹雳散。附子一枚，烧为灰，存性为末，蜜水调下，为一服而愈。此逼散寒气，然后热气上行，而汗出乃愈。"[2]47

《证类本草》卷十："乌头……三神丸：草乌头三两，一两生；一两熟炒；一两烧存性。"[16]278

《太平惠民和剂局方》卷八："钓肠圆：栝蒌（二枚，烧存性）、猬皮（两个，锉碎，罐内烧存性）、鸡冠花（锉，微炒，五两）、胡桃（取仁一十五个，不油者，入罐内烧存性）、白矾（枯）、绿矾（枯）、白附子（生用）、天南星（生用）、枳壳（去瓤，面炒）、附子（去皮、脐，生用）、诃子（煨，去皮）、半夏（各二两）上为细末，以醋煮面糊为圆，如梧桐子大。"[3]76

卷九："漏芦散……漏芦（二两半）、瓜蒌（十个，急火烧焦存性）、蛇蜕（十条，炙）。"[3]90

"指南总论"卷上："虾蟆，凡使，先以酥涂，或酒浸，慢火中反复炙，令焦黄为度，或烧灰存性用。"[3]124

《本草衍义》卷十八："荔枝……以核熳火中烧存性，为末，新酒调一枚末服，治心痛及小肠气。"[17]136

《滇南本草》第一卷："柿花……或干柿烧灰存性。"[4]201

《本草品汇精要》卷三十："蚕蜕……烧灰存性用……〔日华子云〕蚕布纸止吐血、鼻洪、肠风泻血、崩中带下、赤白痢。〔衍义曰〕蚕蜕烧灰止妇人血露。〔别录云〕蚕蜕纸烧。"[5]707

续集卷十:"肥皂荚……头耳诸疮、眉癣、燕窝疮,并用肥皂煅存性一钱,枯矾一分,研匀香油调涂之。小儿头疮,因伤汤水成脓出水不止,用肥皂烧存性,入腻粉,麻油调搽。"[5]1148

《本草蒙筌》卷三:"郁金……烧灰存性,研细调服。"[6]150

卷七:"荔枝肉核 煅存性酒调,治卒心痛疝痛。"[6]316,317

《本草纲目》第十五卷:"木贼(《广利方》)……肠痔下血,多年不止,用木贼、枳壳各二两,干姜一两,大黄二钱半,并于铫内炒黑存性,为末。"[18]440

第三十五卷:"槐,吐血不止,槐花烧存性,入麝香少许研匀,糯米饮下三钱。妇人漏血不止,槐花烧存性,研。"[18]865

《炮炙大法》:"伏翼……凡使,要重一斤者,先拭去肉上毛,及去爪肠,留肉、翅并嘴、脚,以好酒浸一宿取出,以黄精自然汁五两,涂炙至尽,炙干用。一法:止煅存性,近世用者多煅性耳。"[25]213

《本草正·果部》:"乌梅……和紫苏煎汤,解伤寒时气瘴疟,大能作汗,取肉烧存性,研末,敷金疮恶疮,去腐肉弩肉死肌,一夜立尽,亦奇方也。"[7]84

"虫鱼部":"穿山甲……或炮焦投入煎剂,或烧灰存性,酒服方寸匕。"[7]106

《本草详节》卷五:"巴豆……凡使:生温熟寒,有用仁者、用壳者、用油者、生用者、麸炒者、醋煮者、烧存性者;有研烂,以纸包压去油者,谓之巴豆霜。"[8]102

卷八:"桃核仁……凡使:行血,连皮、尖,生用;润燥活血,汤浸,去皮、尖,炒用,或麦麸炒,或烧灰存性,各随病宜。"[8]153

《本草易读》卷四:"妇人室女经脉不通,大黄三钱,烧存性,有实热者生地三钱,为末,空心酒下。"[19]200

《本草备要》:"桃仁……行血连皮尖生用,润燥去皮尖炒用,俱研碎,或烧存性用。"[20]158

"刀豆……温中止呃(煅存性服),胜于柿蒂。"[20]179

《本经逢原》卷三:"苦瓠……长柄胡芦烧灰存性,腋下瘰瘤研末擦之,以愈为度。"[9]151

卷四:"蟾蜍……捕取风干泥固,煅存性用,其目赤嘴赤者有毒。其金蟾丸治肿胀腹满,并治小儿疳劳,腹大胫细,方用大蟾一只,以砂仁入腹令满,盐泥固济,煅存性,黑糖调服一二钱匕,下尽青黄积粪即愈。"[9]227

《药性切用》卷六:"桑虫……虫矢:功用略同,而力稍逊,宜烧存性,研细酒调。"[21]216

《本草从新》卷八:"棕榈……红见黑则止,同侧柏、卷柏烧存性,饭丸,止远年下血,亦可煎服。"[22]114

《本草纲目拾遗》卷六:"枸橘……疗子痈及疝气,俱取整个枸橘,煅存性,研末,陈酒送服。(逢原)胃脘结痛,取枸橘实煅存性,酒服方寸匕。"[10]200,201

卷五:"下血血崩不止:(百草镜)棉花子烧灰存性,酒下立止。又(集验良方)用陈棕、棉花子二味,烧灰存性,黄酒送下,即止。出血不止:(家宝方)棉花子烧灰存性,为末敷之。崩带:(家宝方)陈莲蓬烧灰存性五钱,棉花子肉烧灰存性三钱,共一服,无灰酒调下。"[10]119-121

卷八:"坐板疮,甘蔗皮烧存性,香油调涂(家宝方)。用炉甘石煅淬(入黄连汁三次,童便四次)一两,黄柏(猪胆涂炙七次)、紫甘蔗皮(烧存性)、孩儿茶、赤石脂各五钱,绿豆粉(炒)七分,冰片五分,为末,先用麻油将鸡蛋黄煎黑,去黄候冷,调涂即愈。"[10]278

卷九:"山羊粪……入外科收口药用,(祝氏效方)大枣丸:用山羊屎晒干,入锅炒炭存性,研细收藏。"[10]371

《本草崇原》卷中:"蟹壳(附)烧存性,蜜调,涂冻疮及蜂虿伤,酒服治妇人儿枕痛,及血崩,腹痛,消积。"[11]102"发髲……发髲以皂荚水洗净,入瓶内固济,煅存性用,谓之血余。"[11]107

卷下:"瓜蒂……今人治黄疸初起,取其蒂

烧灰存性,用少许吸鼻中,流出黄水而愈,极验。"[11]126

《本草求真》卷二:"胡桃肉……壳烧灰存性。"[12]47

卷三:"肥皂荚……火煅存性。盐泥固煅存性。"[12]86

卷九:"豌豆……用豌豆四十九粒,烧存性。"[12]257

《神农本草经读》卷二:"发髲……以皂荚水洗净,复用甘草水洗、盐水洗,晒干入瓶内,以盐土固济,煅存性,谓之血余灰,研极细用。"[26]57

《本草述钩元》卷九:"大蓟,小蓟,烧灰存性用。"[13]224

卷九:"木贼……并炒黑存性为末。"[13]238 "灯心草……煅存性。"[13]268

卷十二:"卷柏……烧存性为末。"[13]362

《得配本草》卷二:"冬白术……治泻痢,炒黑存性。"[23]33

卷三:"熟地黄……补脾胃,炒炭存性。"[23]79

卷五:"丝瓜……煅炭存性,治痘后毒气,吐血不止。"[23]141

卷六:"莲……烧存性研末,入麝香少许,米饮下,治小便血淋。"[23]163

卷七:"皂角……煮熟去黄皮,煅存性用。"[23]176

《食鉴本草》:"丝瓜……烧灰存性。"[14]60

《本草撮要》卷一:"金银花……以花烧存性研末。"[15]25

卷三:"乌梅……烧灰存性。"[15]47

卷九:"鲫鱼……泥固煅存性为末。"[15]96

《本草便读》:"刀豆子……取刀豆子烧存性。"[24]83

《本草思辨录》卷四:"乱发……乱发乃梳栉下发也,以皂角水洗净晒干,入罐固济,煅存性用。"[27]126

《中国医学百科全书·中医学》:"荠菜……荠菜花,煅存性研末服,能消小儿乳积,并治赤白痢疾;煎服可治乳糜尿。"[32]1128 "血余……本品

与露蜂房、蛇蜕烧存性研末服,能治疮口久不愈者;也治水火烫伤。"[32]1132

《中医辞海》:"烧存性:中医术语。中药炮制法。把植物药烧至外部枯黑,里面焦黄为度,使药物一部分炭化,另一部分还能尝除原有的气味,即存性。"[33]1121

《中华本草》:"炒炭时要掌握火候,注意'存性',活力太过则易致灰化而影响疗效。"[34]191

《中医药常用名词术语辞典》:"用武火炒至表面焦黑,部分炭化,中心焦黄色或焦褐色,体质酥脆,但仍有本来气味(却存性)者称炒炭。"[35]358

《中医大辞典》:"烧炭存性:中药炮制方法。也称制炭存性,即药材或切制品(生片)通过炒、煅至适宜程度制成炭时,又须保持药材固有性能的炮制要求。"[29]1474

《中医药学名词》:"制炭存性:净药材或切制品通过炒、煅至外表焦黑、内部焦黄或规定程度制成炭时,又必须保持药材固有性能的炮制要求。"[28]137

《中药炮制学专论》:"根据180~190℃之间加热指纹图谱变化最为显著的特点,同时又保留有生品的部分成分,基本符合'炒炭存性'的要求。"[30]80

《中药炮制工程学》:"存性是指药物炒炭后,内部的色泽呈焦黄色、褐色,还能显示出原来色泽,口尝时仍具有原药物的性味,即保存原药材本来之性。"[36]88,89

《中华人民共和国药典》四部:"制炭:制炭时应'存性',并防止灰化,更要避免复燃。"[37]31

《中药炮制学》:"炒炭要求存性。'炒炭存性'是指药物在炒炭时只能使其部分炭化,不能灰化,未炭化部分仍应保存药物的固有气味。花、叶、草等炒炭后,仍可清晰辨别药物原形,如槐花、侧柏叶、荆芥之类。"[31]131

《中药学》:"存性:指炮制药物必须适度,不可过度以致失效。通过炮制,去掉药物对病症不利的寒热之性或毒副作用,保存或加强原有

适应治疗、保健功能。典型的如止血药制炭，就必须以保留原药的有效成分为前提，不能完全灰化，而失去止血作用。"[38]35

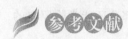 参考文献

[1] ［汉］张仲景.金匮要略[M].于志贤,张志基点校.北京：中国古籍出版社,1997：398.

[2] ［东晋］葛洪.肘后备急方[M].王均宁点校.天津：天津科学技术出版社,2005：47.

[3] ［宋］太平惠民和剂局.太平惠民和剂局方[M].彭建中,魏富有点校.沈阳：辽宁科学技术出版社,1997：76,90,124.

[4] ［明］兰茂.滇南本草[M].于乃义,于兰馥整理主编.昆明：云南科学技术出版社,2004：201.

[5] ［明］刘文泰.本草品汇精要[M].北京：人民卫生出版社,1982：707,1148.

[6] ［明］陈嘉谟.本草蒙筌[M].北京：人民卫生出版社,1988：150,316,317.

[7] ［明］张景岳.本草正[M].北京：中国医药科技出版社,2017：84,106.

[8] ［明］闵仪.本草详节[M].北京：中国中医药出版社,2015：102,153.

[9] ［清］张璐.本经逢原[M].赵小青,裴晓峰校注.北京：中国中医药出版社,1996：151,227.

[10] ［清］赵学敏.本草纲目拾遗[M].北京：中国中医药出版社,2007：200,201,119－121,278,371.

[11] ［清］张志聪.本草崇原[M].刘小平点校.北京：中国中医药出版社,1992：102,107,126.

[12] ［清］黄宫绣.本草求真[M].北京：人民卫生出版社,1987：47,86,257.

[13] ［清］杨时泰.本草述钩元[M].上海：科技卫生出版社,1958：224,238,268,362.

[14] 苏丽清,胡华,丁瑞丛.《食鉴本草》释义[M].太原：山西科学技术出版社,2014：60.

[15] ［清］陈蕙亭.本草撮要[M]//裘吉生.珍本医书集成（二）：本草类.上海：上海科学技术出版社,1985：25,47,96.

[16] ［宋］唐慎微.证类本草[M].北京：华夏出版社,1993：278.

[17] ［宋］寇宗奭.本草衍义[M].颜正华,等点校.北京：人民卫生出版社,1990：136.

[18] ［明］李时珍.本草纲目[M].陈贵廷,等点校.北京：中医古籍出版社,1994：440,865.

[19] ［清］汪昂.本草易读[M].北京：人民卫生出版社,1987：200.

[20] ［清］汪昂.本草备要[M].北京：人民军医出版社,2007：158,179.

[21] ［清］徐大椿.药性切用[M].北京：学苑出版社,2011：216.

[22] ［清］吴仪洛.本草从新[M].朱建平,吴文清点校.北京：中医古籍出版社,2001：114.

[23] ［清］严西亭.得配本草[M].上海：上海科学技术出版社,1958：33,79,141,163,176.

[24] ［清］张秉成.本草便读[M].上海：上海卫生出版社,1958：83.

[25] ［明］缪希雍.《炮炙大法》释义[M].太原：山西科学技术出版社,2009：213.

[26] ［清］陈念祖.神农本草经读[M].福州：福建科学技术出版社,2007：57.

[27] ［清］周岩.本草思辨录[M].北京：人民军医出版社,2015：126.

[28] 中医药学名词审定委员会.中医药学名词[M].北京：科学出版社,2005：137.

[29] 李经纬,余瀛鳌,蔡景峰,等.中医大辞典[M].北京：人民卫生出版社,2004：1474.

[30] 蔡宝昌,龚千锋.中药炮制学专论[M].北京：人民卫生出版社,2009：80.

[31] 龚千锋.中药炮制学[M].北京：中国中医药出版社,2016：131.

[32] 《中医学》编辑委员会.中医学[M]//钱信忠.中国医学百科全书.上海：上海科学技术出版社,1997：1128,1132.

[33] 袁钟,图娅,彭泽邦,等.中医辞海：中册[M].北京：中国医药科技出版社,1999：1121.

[34] 国家中医药管理局《中华本草》编委会.中华本草：第一册[M].上海：上海科学技术出版社,1999：191.

[35] 李振吉.中医药常用名词术语辞典[M].北京：中国中医药出版社,2001：358.

[36] 蔡宝昌.中药炮制工程学[M].北京：化学工业出版社,2011：88,89.

[37] 国家药典委员会.中华人民共和国药典：四部[M].北京：中国医药科技出版社,2015：31.

[38] 唐德才,吴庆先.中药学[M].北京：人民卫生出版社,2016：35.

（高　丽）

制 霜

zhì shuāng

一、规范名

【汉文名】制霜。

【英文名】crystallizing。

【注释】中药材净制品经过加工制成符合一定要求的粉末、结晶或粉渣的炮制方法。

二、定名依据

"制霜"作为中药材炮制方法的名称,最早见于现代文献。其概念的应用,则最早见于汉华佗的《中藏经》,其中出现了"去油"一词,南北朝时期的《雷公炮炙论》则出现了"出油"一词,这些名词与本概念的内涵基本是一致的,由于需要制霜的药材不多,其后关于"制霜"概念应用的记载较少,宋金元时期,记载本概念应用的医书和本草著作逐渐增多,如宋代的《重修政和经史证类备用本草》《圣济总录》《卫生易简方》等,其中大多以"取霜""成霜"等作为概念正名,概念的内涵已扩大至"制成符合一定要求的粉末、粉渣"等,记录用"制霜"方法加工的药材也逐步增多。明清时期,见于医书的用"制霜"加工炮制的药材越来越多,其概念仍多以"取霜""成霜"等为正名,但其内涵已扩大至"制成符合一定要求的粉末、结晶或粉渣",如《本草品汇精要》《本草纲目》《炮炙大法》《药品化义》《审视瑶函》《疡医大全》等均有相关记载。

现代关于本概念多以"制霜""制霜法"作为正名,如全国科学技术名词审定委员会最新审定公布出版的《中医药学名词》,《中华人民共和国药典》,现代有代表性著作《历代中药炮制法汇典》《中国中医药学主题词表》《中华本草》,辞书类著作《中医药常用名词术语辞典》《中医大辞典》,全国普通高等教育规划教材《中药学》

《中药方剂学》等均以"制霜"作为本概念的正名。而《中国中医药术语集成·中药学》《中药炮制学》《中药炮制学辞典》《中药学图表解》则以"制霜法"作为正名。而"制霜"作为传统炮制技术的正名更符合术语定名的简明性原则。

三、同义词

【曾称】"去油"(《中藏经》);"出油"(《雷公炮炙论》);"成霜"(《本草品汇精要》);"取霜"(《本草纲目》);"制霜法"(《中药学》)。

四、源流考释

"制霜"是指中药材净制品经过加工制成符合一定要求的粉末、结晶或粉渣的炮制方法。作为传统炮制技术,其概念最早见于汉代华佗《中藏经》,其"卷第五"中记载:"巴豆去皮出油各一两,醋一升,熬成膏。"[1]73 这里的"去皮出油"其内涵与本概念内涵基本是一致的。南北朝时期《雷公炮炙论》中也有类似记载,如"上卷"中曰:"瓜子霜……若要出油,生杵作膏,用三重纸裹,用重物复压之,取无油用。"[2]49 虽没有明确的"制霜"概念出现,但出现了"霜"一词,并对其炮制方法进行了比较详细的描述。

由于需要制霜的药材不多,其后关于"制霜"概念的记载较少,唐代仅医书《仙授理伤续断秘方·又治伤损方论》中记载:"百草霜一斤……温酒下,妇人艾醋汤下。"[3]17 虽出现"霜"一词,但其内涵与本概念是不一致的。

宋金元时期随着医学的发展,很多医书和本草著作中出现了有关"制霜"概念应用的记载,如《太平圣惠方·治积气诸方》:"取出巴豆细研如膏,纸裹压去油后研入药中。"[4]1481《证类本草》第十一卷:"续随子……去壳,研以纸裹,用物压出油,重研末,分作七服。"[5]352《圣济总录·鬼注》:"八毒丸方……巴豆去皮心炒去油各一两。"[6]170《卫生易简方·宿食十一方》:"治胃热肠寒……巴豆霜一分,为末,面糊丸如绿豆大。"[7]131《卫生易简方·无子八方》:"治诸虚不足……用鹿角霜、白术、白茯苓、每服五十丸,空心米饮送下。"[7]288"以米泔浸鹿角七日令软,入急流水中浸七日去粗皮,以东流水、桑柴火煮七日,旋旋添水,入醋少许,捣成霜用。"[7]288 其中的"去油""出油"其内涵与"制霜"概念是一致的,《卫生易简方》中不仅首次出现了有关"鹿角霜"的记载,并且对其制作过程进行了详细描述,说明在宋代关于本概念的内涵已扩大至"制成符合一定要求的粉末、粉渣",通过"制霜"方法加工的药材也不仅仅限于巴豆。

明清时期本概念应用至更多的药物,如鹿角霜、续随子霜、巴豆霜、柏子仁霜、萎蕤仁霜、瓜蒌子霜、西瓜霜等,对它们的炮制方法都有比较详细的描述,但在概念应用上,则多用"取霜""成霜"等。如明代的《本草品汇精要》卷二十四"兽部":"再旋旋添水煮至三日夜或五日夜七日夜,候胶内虚白,漉出角则成霜矣。"[8]612《本草蒙筌》卷之三"草部下":"续随子……须取仁纸裹,压以重石去油,复研成霜,方可入药。"[9]194《本草纲目》中卷:"巴豆……有研烂以纸包去油者,谓之。凡用,去壳,取白色者,以纸包压,去油取霜用。"[10]1688《炮炙大法·草部》:"续随子凡用去壳,取色白者,以纸包压去油,取霜用。"[11]120《药品化义》卷四:"柏子仁……以温火隔纸微焙,碾去油,为末。"[12]48《药品化义》卷八:"瓜蒌子,入丸去壳,夹粗纸敲压二三次,略去其油,又无多压,失其体润"[12]79《审视瑶函·热积必溃之病》:"十两杏仁泡,去皮尖,取霜。"[13]24《审视瑶函·疳眼症》:"萎蕤仁去壳皮尖油,取霜。"[13]57《疡医大全》卷之十七:"西瓜霜治咽喉口齿双蛾喉痹,命在须臾。用大黄泥钵一个,将西瓜一个照钵大小,松松装入钵内,将瓜切盖,以皮硝装满瓜内,仍以瓜盖盖,竹签扦定,再以一样大的黄泥

钵一个合上,外用皮纸条和泥将缝封固,放阴处过数日,钵外即吐白霜,以鹅毛扫下收好,仍将钵存阴处再吐再扫,以钵外无霜为度,收好。"[14]659 说明明清时期本概念的内涵更为扩大,应用更为广泛,其炮制技术逐渐成熟,对其炮制理论也有一定探索。但在概念正名上还有待统一。

现代关于本概念多以"制霜""制霜法"作为正名,如全国科学技术名词审定委员会最新审定公布出版的《中医药学名词》[15]138《中华人民共和国药典》[16]55;现代有代表性著作《历代中药炮制法汇典》[17]207,208《中国中医药学主题词表》[18]Ⅱ-1297《中华本草》[19]192 等;辞书类著作《中医药常用名词术语辞典》[20]223《中医大辞典》[21]1047;全国普通高等教育规划教材《中药学》[22]13《中药方剂学》[23]14 等均以"制霜"作为本概念的正名。而《中药炮制学》[24]132《中药炮制学》[25]176《中国中医药学术语集成·中药学》[26]506《中药炮制学辞典》[27]130《中药学图表解》[28]14 则以"制霜法"作为正名。

总之,"制霜"作为中药炮制学名词在其沿用过程中出现了多种形式,如"去油""出油""成霜""取霜"等,至现代,"制霜"作为术语正名已基本成为共识。

五、文献辑录

《中藏经·癥瘕》卷第五:"癥瘕……大黄湿纸裹煨,硇砂,三棱湿纸裹煨,乘热细切,干漆炒至烟尽 巴豆去皮出油各一两,醋一升,熬成膏。"[1]73

《雷公炮炙论》上卷:"瓜子霜……瓜子其药不出油,其效力短。若要出油,生杵作膏,用三重纸裹,用重物复压之,取无油用。"[2]49

《仙授理伤续断秘方·又治伤损方论》:"百草霜一斤,草乌,木鳖子,赤芍各半斤,乌豆一斗浸酒,金毛狗脊去尾,为末,酒煮面糊为丸,如梧子大,每服五十丸,温酒下,妇人艾醋汤下。"[3]17

《太平圣惠方·治积气诸方》:"治积聚气,多年不消,变成劳证……硫磺细研,硼砂不加石

者细研,木香半两为末,巴豆去皮四十九粒……取出巴豆细研如膏,纸裹压去油后研入药中。"[4]1481

《证类本草》第十一卷:"续随子《斗门方》:治水气。用联步一两去壳,研以纸裹,用物压出油,重研末,分作七服。"[5]352

《圣济总录·鬼注》:"八毒丸方……治鬼注中恶,心痛积癖,蛊注鬼气,雄黄研,珍珠研,矾石,牡丹皮,巴豆去皮心炒去油各一两,附子去皮脐三两,藜芦二两,蜈蚣去头足炙一枚。共八味,研为末,炼蜜丸如小豆大,每服米饮下二丸,得吐为效。"[6]170

《卫生易简方·宿食十一方》:"治胃热肠寒,善食而饿,便溺小腹胀痛,大便或涩;用青皮、三棱、黄连、蓬术炮各一两,巴豆霜一分,为末,面糊丸如绿豆大。"[7]131

"无子八方":"治诸虚不足,久不妊娠,骨热形羸,崩中带下用鹿角霜、白术、白茯苓、香白芷、白薇、山药、白芍药、牡蛎煅、乌贼鱼骨等分为末,面糊丸如桐子大,每服五十丸,空心米饮送下。"[7]288 "以米泔浸鹿角七日令软,入急流水中浸七日去粗皮,以东流水、桑柴火煮七日,旋旋添水,入醋少许,捣成霜用。"[7]288

《本草品汇精要》卷二十四"兽部":"白胶(附鹿角霜俱无毒)名鹿角胶,黄明胶,今熬胶之法,采鹿年岁久之角,坚好新鲜全贝者……再旋旋添水煮至三日夜或五日夜七日夜,候胶内虚白,漉出角则成霜矣。"[8]612

《本草蒙筌》卷之三"草部下":"续随子一名千金子,味辛,气温。有毒。苗如大戟,叶中抽茎。开花黄小多层,结实青而有壳,人家庭圃,每种观瞻,又因秋种冬生,春秀夏实,故又名拒冬实也。须取仁纸裹,压以重石去油,复研成霜,方可入药"[9]194

《本草纲目》中卷:"巴豆有用仁者,用壳者,用油者,有生用者,麸炒者,醋煮者,烧存性者,有研烂以纸包去油者,谓之巴豆霜。凡用,去壳,取白色者,以纸包压,去油取霜用。"[10]1688

《炮炙大法·草部》:"续随子凡用去壳,取色白者,以纸包压去油,取霜用。"[11]120

《药品化义》卷四:"柏子仁,拣去壳,用入丸,以温火隔纸微焙,碾去油,为末。"[12]48

卷八:"瓜蒌子,入丸去壳,夹粗纸敲压二三次,略去其油,又无多压,失其体润。"[12]79

《审视瑶函·热积必溃之病》:"蜜剂解毒丸治证同上山栀仁炒末,十两杏仁泡,去皮尖,取霜,二两锦纹大黄末五两川石蜜一斤,炼熟上末和蜜为丸,如桐子大。"[13]24

"疳眼症":"养肝丸,治小儿肝血不足,眼目昏花,或生悟泪,久视无力。防风,当归身酒制,白芍药酒洗,炒,川芎酒洗,炒,楮实子去膜、阴干,车前子酒煮,焙,熟地酒蒸,捣膏,蒌蕤仁去壳皮尖油,取霜,各等分,除熟地膏蒌蕤霜另入,余为细末,炼蜜为丸。"[13]57

《疡医大全》卷之十七:"西瓜霜治咽喉口齿双蛾喉痹,命在须臾。用大黄泥钵一个,将西瓜一个照钵大小,松松装入钵内,将瓜切盖,以皮硝装满瓜内,仍以瓜盖盖,竹签扦定,再以一样大的黄泥钵一个合上,外用皮纸条和泥将缝封固,放阴处过数日,钵外即吐白霜,以鹅毛扫下收好,仍将钵存阴处再吐再扫,以钵外无霜为度,收好。"[14]659

《中药炮制学》(成都中医学院):"将药物经过去油制成松散粉末或析出细小结晶的方法称为制霜法。"[24]132

《中药炮制学》(徐楚江):"药物经过去油制成松散粉末或析出细小结晶或升华的方法称为制霜法。"[25]176

《历代中药炮制法汇典》:"制霜……取净瓜蒌仁,去壳,碾碎,摊放吸油纸上,里太阳下晒,反复操作多次,每次必须换纸,以去尽油为度,研细过筛,摊晾即得。依此法炮制,生产周期长,春冬季节,阴雨连绵,往往需要二个多月方能用药,而且污染严重。"[17]207,208

《中药学》:"种子类药材压榨去油或矿物药材从结晶后的制品,称为霜。其相应的炮制方法称为制霜。"[22]13

《中华本草》："制霜是将药物加工制成松散粉末、结晶粉或粉渣的方法。"[19]192

《中医药常用名词术语辞典》："制霜……中药炮制。将中药去油制成松散粉末或析出细小结晶的方法,称为制霜。其相应的炮制品称为'霜'。去油成霜者,主要是为了降低毒性、缓和药性或消除副作用,如巴豆霜;析出细小结晶成霜者,多是为了增强疗效,如西瓜霜。"[20]223

《中药学图表解》："制霜法……有毒药物榨去油质之残渣;多种成分药液渗出的结晶;药物经煮提后剩下的残渣研细。"[28]14

《中医药学名词》："[制]霜……将净药材碾碎如泥状,压去部分油脂,制成符合一定要求的松散粉末,或析出细小结晶,或升华、煎熬成粉渣的炮制方法。"[15]138

《中药炮制学辞典》："制霜法……指制备色泽均一的细粉的炮制方法的总称。包括去油制霜法,如巴豆霜;渗析制霜法,如西瓜霜;升华制霜法,如砒霜;煎煮制霜法,如鹿角霜。"[27]130

《中药方剂学》："种子类药材压榨去油或矿物药材重结晶后的制品,称为霜。其相应的炮制方法称为制霜。"[23]14

《中国中医药学术语集成·中药学》："制霜法……升华制霜法定义是药物经过高温加工处理,升华成结晶或细粉的方法。制霜法定义是药物经过去油制成松散粉末或细小结晶或升华、煎熬成粉渣的方法。"[26]506

《中国中医药学主题词表》："制霜,属炮制方法……将药物经过去油制成松散粉末或析出细小结晶或升华、煎熬成粉渣的方法。"[18]Ⅱ-1297

《中华人民共和国药典》："制霜……取净巴豆仁,照制霜法制霜,或取仁碾细后,照含量测定项下的方法,测定脂肪油含量,加适量的淀粉,使脂肪油含量符合规定,混匀,即得。"[16]55

《中医大辞典》："制霜,中药炮制法之一。某些药材经炮制后取得的粉末。有以下几种：① 种子类药材去油后的粉末,如巴豆霜、苏子霜、杏仁霜等。② 某些药材析出的结晶,如柿霜。③ 某些动物药去胶后的骨质粉末,如鹿角霜等。"[21]1047

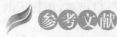

[1]　[后汉] 华佗撰.中藏经[M].农汉才点校.北京：学苑出版社,2007：73.
[2]　[南北朝] 雷敩.雷公炮炙论[M].上海：上海中医学院出版社,1986：49.
[3]　[唐] 兰道人.仙授理伤续断秘方[M].北京：人民卫生出版社,1957：17.
[4]　[宋] 王怀隐.太平圣惠方[M].北京：人民卫生出版社,1958：1481.
[5]　[宋] 唐慎微.证类本草[M].北京：中国医药科技出版社,2011：352.
[6]　[宋] 赵佶敕.圣济总录[M].[清] 程林纂辑,余瀛鳌,等编选.北京：科学出版社,1998：170.
[7]　[明] 胡濙.卫生易简方[M].北京：人民卫生出版社,1984：131,288.
[8]　[明] 刘文泰.本草品汇精要[M].北京：人民卫生出版社,1982：612.
[9]　[明] 陈嘉谟.本草蒙筌[M].北京：中医古籍出版社,2009：194.
[10]　[明] 李时珍.本草纲目[M]北京：中国医药科技出版社,2016：1688.
[11]　[明] 缪希雍.《炮炙大法》释义[M].太原：山西科学技术出版社,2009：120.
[12]　[明] 贾所学.药品化义[M].北京：中国中医药出版社,2015：48,79.
[13]　[清] 傅仁宇.审视瑶函[M].图娅点校.沈阳：辽宁科学技术出版社,1997：24,57.
[14]　[清] 顾世澄.疡医大全[M].北京：人民卫生出版社,1987：659.
[15]　全国科学技术名词审定委员会.中医药学名词[M].北京：科学出版社,2005：138.
[16]　国家药典委员会.中华人民共和国药典[M].北京：中国医药科技出版社,2010：55.
[17]　王孝涛.历代中药炮制法汇典[M].南昌：江西科学技术出版社,1989：207,208.
[18]　吴兰成.中国中医药学主题词表[M].北京：中医古籍出版社,2008：Ⅱ-1297.
[19]　国家中医药管理局《中华本草》编委会.中华本草：第一册.[M].上海：上海科学技术出版社,1999：192.
[20]　李振吉.中医药常用名词术语辞典[M].北京：中国中医药出版社,2001：223.
[21]　李经纬,余瀛鳌,蔡景峰,等.中医大辞典[M].北京：

人民卫生出版社,2012：1047.

[22] 雷载权.中药学[M].上海：上海科学技术出版社,
1995：13.

[23] 刘德军.中药方剂学[M].北京：中国中医药出版社,
2006：14.

[24] 成都中医学院.中药炮制学[M].上海：上海科学技
术出版社,1980：132.

[25] 徐楚江,等.中药炮制学[M].上海,上海科学技术出
版社,1985：176.

[26] 施毅.中药学[M]//曹洪欣,刘保延.中国中医药学术
语集成.北京：中医古籍出版社,2006：506.

[27] 叶定江,原思通.中药炮制学辞典[M].上海：上海科
学技术出版社,2005：130.

[28] 钟赣生.中药学图表解[M].北京：人民卫生出版社,
2004：14.

（焦河玲）

3 · 024

服药食忌

fú yào shí jì

一、规范名

【汉文名】服药食忌。

【英文名】Food taboo in drug application。

【注释】服用中药期间,根据病情与药性,
忌食生冷、辛辣、油腻、腥膻、刺激等食物。

二、定名依据

服药食忌是中药禁忌的主要内容之一,该
词首见于《证类本草》。在此前也有相关术语的
记载,如"服药忌食""食忌""忌口"等,但现多作
为其曾称,简称或又称。且其囊括的概念并不
完全相同。

南北朝时期的《本草经集注》中记载的"服
药忌食"虽与本术语概念相同,但是单从字面意
思来说容易让人产生误解,而在唐宋时期的《本
草图经》中记载的"忌口"则指的是禁食,而现代
文献中多用来其作为服药食忌的俗称。"服药
饮食禁忌"是近代产生的术语,该术语就是"服
药食忌"的全称,但是不够简洁。而采用"服药
食忌"作为规范名,符合术语名简明性原则。

自北宋唐慎微《证类本草》提出"服药食忌"
之名后,在其后的历代中沿用并不广泛,仅《本
草纲目》中沿用该术语。但由于《本草纲目》在
医学界的影响深远,因此,以"服药食忌"作为本

名词的规范名符合约定俗成原则。

我国普通高等教育中医药类规划教材《中
药学》(雷载权)、《中药学》(高学敏)、《中医学》
《中药方剂学》以"服药饮食禁忌"作为规范名。
而国家中医药管理局编纂的集科学性、先进性、
权威性、实用性于一体的中医药学术著作《中华
本草》,我国最新出版的全国科学技术名词审定
委员会审定公布的《中医药学名词》以及世界中
医药学会联合会编制的标准类书《中医基本名
词术语中英对照国际标准》则以"服药食忌"作
为规范词记载。但以"服药食忌"作为规范名
词,更符合术语定名要求的协调一致原则。

三、同义词

【俗称】"忌口"《本草图经》。

【曾称】"服药忌食"《本草经集注》,"食
忌"《备急千金要方》。

四、源流考释

服药食忌的相关记载最早见于我国目前最
早的医方书《五十二病方·白处》："服药时毋食
鱼,病已如故。治病毋时。"[1]70 该书"脉者"篇也
有相关记载："服药时禁,毋食毚肉、鲜鱼。尝
试。"[1]120 这些均为服药食忌的内容,是关于该
术语内容的最早记载。

秦汉时期著名医书《内经》中有中药食忌的相关记载。如《黄帝内经素问·宣明五气》中说："辛走气,气病无多食辛;咸走血,血病无多食咸;苦走骨,骨病无多食苦;甘走肉,肉病无多食甘;酸走筋,筋病无多食酸。"[2]49 论述了五味的饮食禁忌。汉代张仲景的《伤寒论》也有该术语内容的相关论述。如《伤寒论·辨太阳病脉证并治法》中服桂枝汤方后"禁生冷、黏滑、肉面、五辛、酒酪、恶臭等物。"[3]95 而《金匮要略》中关于服药食忌的记载则更为详尽。该书的《禽兽鱼虫禁忌并治》中曰："所食之味。有与病相宜。有与身为害。若得宜则益体。害则成疾。以此致危。例皆难疗。"[4]92 并在此基础上进一步提出了五脏病的饮食禁忌:"肝病禁辛。心病禁咸。脾病禁酸。肺病禁苦。肾病禁甘。春不食肝。夏不食心。秋不食肺。冬不食肾。四季不食脾。"[4]92 这些理论极大地丰富了服药食忌理论的内容。汉代也有其他医书记载服药食忌相关的内容,如汉代《武威医简》中曰:"饮水,常作赤豆麻洙服之,卅日止,禁猪肉鱼荤菜。"[5]13

晋代葛洪在《肘后备急方》卷七中云:"杂果菜诸忌……李子,不可合鸡子,及临水食之。五月五日,不可食生菜。病人,不可食生胡芥菜。妊娠勿食桑椹,并鸭子。"[6]49 增加了杂果菜类的禁忌。这些理论为服药食忌理论的进一步发展奠定了基础。

南北朝梁时期陶弘景的《本草经集注》中首次提出"服药忌食"并对其进行阐述:"服药忌食……有术,勿食桃、李及雀肉、胡蒜、青鱼鲊。服药有巴豆,勿食芦笋羹及猪肉。"[7]88 这里的"服药忌食"与本名词的概念内涵是一致的。

隋代杨上善《黄帝内经太素》中记载:"五禁:肝病禁辛,心病禁咸,脾病禁酸,肾病禁甘,肺病禁苦。(五味所克之脏有病,宜禁其能克之味。)"[8]6 根据五脏与五味之间的生克关系提出了五脏的饮食禁忌。隋代巢元方的《诸病源候论》在葛洪的理论基础之上又增加了果蔬类的饮食禁忌:"凡得温毒病新瘥,脾胃尚虚,谷气未复,若食犬、猪、羊肉并肠、血,及肥鱼脂腻食,此必大下利。下利则不可复救。又禁食饼饵,炙脍、枣、栗诸生果难消物,则不消化,停积在于肠胃,便胀满结实,大小便不通,因更发热,复成病也。非但杂食,梳头、洗浴诸劳事等,皆须慎之。"[9]63

唐和宋代是我国医学发展的重要时期,这一时期不仅首次出现了"服药食忌"的名称,而且还出现了"食忌"(《备急千金要方》)和"忌口"(《本草图经》)等相关术语。"服药食忌"一词首载于我国第一部药典《新修本草》,并将其作为重要的内容列于序列中。该书《序列》云:"服药食忌例 有术,勿食桃、李及雀肉、胡荽、大蒜、青鱼鲊等物。有藜芦,勿食狸肉。有巴豆,勿食芦笋羹及野猪肉……服药不可多食生胡荽,及蒜杂生菜,又不可食诸滑物果实等,又不可多食肥猪、犬肉、油腻、肥羹鱼脍、腥臊等物。服药通忌见死尸及产妇淹秽事。"[10]73 在陶弘景的基础上又增加了蔬菜水果类的饮食禁忌。唐代孟诜的《食疗本草》是我国第一部食疗学专著,食药禁忌也是该书的重要组成部分,该书"卷中":"蜜〈微温〉……忌生冷醋滑臭物。"[11]9 "卷下"又曰:"大豆〈平〉……大豆黄屑:忌猪肉。小儿不得与炒豆食之。若食了,忽食猪肉,必壅气致死。"[11]453 每味药物在饮食宜忌方面都有所体现。孙思邈在《备急千金要方》中提出"食忌"一词,如《备急千金要方·序论第一》中曰:"五脏不可食忌法:多食酸则皮槁而毛夭,多食苦则筋缩而爪枯,多食甘则骨痛也发落,多食辛则肉胝而唇寒,多食咸则脉凝泣而色变。"[12]465 指出了五脏与五味之间的关系。《备急千金要方·伤寒方下》中又曰:"劳复第二……时病新瘥食蒜脍者,病发必致大困。"[12]191 这里的食忌指的是大病初愈后的饮食禁忌。宋代苏颂的《本草图经》是一部承前启后的药物学巨著,该书中最早出现"忌口"一词,如其"食盐"篇中曰:"凡药后吐痢,勿怪。服药一日,忌口两日。"[13]44 这里的"忌口"指的是服药的饮食禁忌。北宋唐慎微的

《证类本草》[14]58沿用"服药食忌"一词作为规范名记载。至此,服药食忌的概念已基本形成。

明清时期,是中医药学理论不断完善的时期,有关"服药食忌"的正名,医家各持己见。《景岳全书》和《本草蒙筌》均沿用《备急千金要方》中"食忌"的说法。如《景岳全书》:"贾序……庸医反是,执古方,泥古法,罔然不知病所自起,为表、为里、为虚、为实,一旦杀人,不知自反,反归咎于食忌,洗其耻于方册,此不善学者之过也。"[15]其中"食忌"指的是"服药饮食禁忌"。《本草品汇精要》卷之二:"六月河中诸热砂,主风湿顽痹不仁,筋骨挛缩,脚疼冷风掣痛缓血脉断绝,取干沙日曝,令极热,伏坐其中,冷则更易之,取热彻通汗,然后随病进药及食忌、风冷、劳役。"[16]137这里的"食忌"指的是饮食的禁忌。《本草蒙筌》:"鲫鱼……子益肝调中,食忌同猪肉。"[17]439这里的"食忌"指的是药物禁忌。《本草纲目》则沿用"服药食忌"的说法。如该书《序列下》:"服药食忌……甘草(忌猪肉、菘菜、海菜)。黄连、胡黄连(忌猪肉、冷水)。苍耳(忌猪肉、马肉、米泔)。"[18]116在前人的基础上更加详尽明了了,而其中的"服药食忌"指的是服药的饮食禁忌。《本草纲目》是一部集十六世纪以前中国本草学大成的著作,在医学界的影响深远。以"服药食忌"作为这一概念规范用语更易达成共识。

现代有关著作中普通高等教育中医药类规划教材《中药学》(雷载权)[19]22、《中药学》(高学敏)[20]40、《中医学》(郑守曾)[21]141、《中药方剂学》[22]24《中药学图表解》[23]34均以"服药饮食禁忌"作为规范名,辞书类著作《中国医学百科全书·中医学》[24]959则以"忌食"作为规范正名。而国家中医药管理局编纂的集科学性、先进性、权威性、实用性于一体的中医药学术著作《中华本草》[25]250,我国最新出版的全国科学技术名词审定委员会审定公布的《中医药学名词》[26]135,以及世界中医药学会联合会编制的标准类书《中医基本名词术语中英对照国际标准》[27]258则

以"服药食忌"作为规范词记载。以"服药食忌"作为规范名词不仅语义更加明确,且更符合术语定名要求的简明性原则。

综上所述,《本草经集注》中记载的"服药忌食"是服药食忌的曾称;《本草图经》中记载的"忌口"是其俗称;《备急千金要方》中记载的"食忌"是服药食忌的简称;而现代文献中记载的"服药饮食禁忌"则是"服药食忌"的全称。

五、文献辑录

《五十二病方》:"服药时毋食鱼,病已如故。治病毋时。"[1]70 "服药时禁,毋食彘肉、鲜鱼。"[1]120

《黄帝内经素问》:"辛走气,气病无多食辛;咸走血,血病无多食咸;苦走骨,骨病无多食苦;甘走肉,肉病无多食甘;酸走筋,筋病无多食酸。"[2]49

《伤寒论》:"禁生冷、黏滑、肉面、五辛、酒酪、恶臭等物。"[3]95

《金匮要略》:"所食之味。有与病相宜。有与身为害。若得宜则益体。害则成疾。以此致危。例皆难疗。"[4]92

《武威医简》:"饮水,常作赤豆麻洙服之,卅日止,禁猪肉鱼荤采。"[5]13

《肘后备急方》:"杂果菜诸忌……李子,不可合鸡子,及临水食之。五月五日,不可食生菜。病人,不可食生胡芥菜。妊娠勿食桑椹,并鸭子。"[6]49

《本草经集注》:"服药忌食……有术,勿食桃、李及雀肉、胡蒜、青鱼鲊。服药有巴豆,勿食芦笋羹及猪肉。"[7]88

《黄帝内经太素》:"五禁:肝病禁辛,心病禁咸,脾病禁酸,肾病禁甘,肺病禁苦。(五味所克之脏有病,宜禁其能克之味。)"[8]6

《诸病源候论》:"凡得温毒病新瘥,脾胃尚虚,谷气未复,若食犬、猪、羊肉并肠、血,及肥鱼脂腻食,此必大下利。下利则不可复救。又禁食饼饵,炙脍,枣、栗诸生果难消物,则不消化,

停积在于肠胃，便胀满结实，大小便不通，因更发热，复成病也。非但杂食，梳头、洗浴诸劳事等，皆须慎之。"[9]63

《新修本草》："服药食忌例……有术，勿食桃、李及雀肉、胡荽、大蒜、青鱼鲊等物。有藜芦，勿食狸肉。有巴豆，勿食芦笋羹及野猪肉……服药不可多食生胡荽，及蒜杂生菜，又不可食诸滑物果实等，又不可多食肥猪、犬肉、油腻、肥羹鱼脍、腥臊等物。服药通忌见死尸及产妇淹秽事。"[10]73

《食疗本草》："蜜〈微温〉……忌生冷醋滑臭物。"[11]9 "大豆〈平〉……大豆黄屑：忌猪肉。小儿不得与炒豆食之。若食了，忽食猪肉，必壅气致死。"[11]453

《备急千金要方》："五脏不可食忌法：多食酸则皮槁而毛夭，多食苦则筋缩而爪枯，多食甘则骨痛也发落，多食辛则肉胝而唇寒，多食咸则脉凝泣而色变。"[12]465 "劳复第二……时病新瘥食蒜脍者，病发必致大困。"[12]191

《本草图经》："凡药后吐痢，勿怪。服药一日，忌口两日。"[13]44

《证类本草》："服药食忌例……有术，勿食桃、李及雀肉、胡荽、大蒜、青鱼鲊等物……服药，不可多食生胡荽及蒜杂生菜。又不可食诸滑物果实等。又不可多食肥猪、犬肉、油腻、肥羹、鱼脍、腥臊等物。"[14]58

《景岳全书》："贾序……庸医反是，执古方，泥古法，罔然不知病所自起，为表、为里、为虚、为实，一旦杀人，不知自反，反归咎于食忌，洗其耻于方册，此不善学者之过也。"[15]

《本草品汇精要》："六月河中诸热砂，主风湿顽痹不仁，筋骨挛缩，脚疼冷风掣痹缓血脉断绝，取干沙日曝，令极热，伏坐其中，冷则更易之，取热彻通汗，然后随病进药及食忌、风冷、劳役。"[16]137

《本草蒙筌》："鲫鱼……子益肝调中，食忌同猪肉。"[17]439

《本草纲目》："服药食忌……甘草（忌猪肉、菘菜、海菜）。黄连、胡黄连（忌猪肉、冷水）。苍耳（忌猪肉、马肉、米泔）。"[18]116

《中药学》（雷载权）："服药饮食禁忌：是指服药期间对某些事物的禁忌，又简称食忌。"[19]22

《中国医学百科全书·中医学》："食忌，是指治病服药期间对某些不利于病情，及有损药效或增强药物毒副作用的饮食物应予禁食，俗称忌口。"[24]959

《中医学》："服药饮食禁忌，指服药期间对某些食物的禁忌，又称忌口。"[21]141

《中华本草》："服药食忌，是指服用药品时饮食方面的禁忌。"[25]250

《中药学图表解》："服药饮食禁忌是指服药期间对某些食物的禁忌，又简称食忌，也就是通常所说的忌口。"[23]34

《中医药学名词》："服药食忌：food taboo in drug application 服用中药期间，根据病情与药性，忌食生冷、辛辣、油腻、腥膻、刺激等食物。"[26]135

《中药学》（高学敏）："服药饮食禁忌：是指服药期间对某些食物的禁忌，又称食忌，也就是通常所说的忌口。"[20]40

《中药方剂学》："服药饮食禁忌：服药期间禁忌进食某些食物，称为服药饮食禁忌，简称服药食忌，俗称忌口。"[22]24

《中医基本名词术语中英对照国际标准》："服药食忌 dietary contraindication during medication，types of food that should be avoided during the period of medication。"[27]258

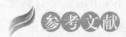 参考文献

［1］ 未著撰人.五十二病方[M].北京：中医古籍出版社，2004：70，120.

［2］ 未著撰人.黄帝内经素问[M].北京：人民卫生出版社，2011：49.

［3］ ［汉］张仲景.伤寒论[M].北京：人民卫生出版社，2011：95.

［4］ ［汉］张仲景.金匮要略[M].北京：人民卫生出版社，

2011：92.

［5］ 张延昌.武威汉代医简注解［M］.北京：中医古籍出版社,2006：13.

［6］ ［晋］葛洪.肘后备急方［M］.天津：天津科学技术出版社,2011：49.

［7］ ［梁］陶弘景.本草经集注［M］.北京：人民卫生出版社,1994：88.

［8］ ［隋］杨上善.黄帝内经太素［M］.北京：人民卫生出版社,1955：6.

［9］ ［隋］巢元方.诸病源候论［M］.北京：人民卫生出版社,1955：63.

［10］ ［唐］苏敬.新修本草［M］.合肥：安徽科学技术出版社,1981：73.

［11］ ［唐］孟诜.食疗本草［M］.北京：中国商业出版社,1992：9,453.

［12］ ［唐］孙思邈.备急千金要方［M］.北京：人民卫生出版社,1955：465,191.

［13］ ［宋］苏颂.本草图经［M］.合肥：安徽科学技术出版社,1994：44.

［14］ ［宋］唐慎微.证类本草［M］.香港：华夏出版社,1993：58.

［15］ ［明］张景岳.景岳全书［M］.北京：人民卫生出版社,2011：15.

［16］ ［明］刘文泰.本草品汇精要［M］.北京：人民卫生出版社,1982：137.

［17］ ［明］陈嘉谟.本草蒙筌［M］.北京：人民卫生出版社,1988：439.

［18］ ［明］李时珍.本草纲目［M］.北京：人民卫生出版社,1982：116.

［19］ 雷载权.中药学［M］.上海：上海科学技术出版社,1994：22.

［20］ 高学敏.中药学［M］.北京：中国中医药出版社,2005：40.

［21］ 郑守曾.中医学［M］.北京：人民卫生出版社,1999：141.

［22］ 刘德军.中药方剂学［M］.北京：中国中医药出版社,2006：24.

［23］ 钟赣生.中药学图表解［M］.北京：人民卫生出版社,2004：34.

［24］ 《中医学》编辑委员会.中医学［M］//钱信忠.中国医学百科全书.上海：上海科学技术出版社,1997：959.

［25］ 国家中医药管理局《中华本草》编委会.中华本草：第一册［M］.上海：上海科学技术出版社,1999：250.

［26］ 全国科学技术名词审定委员会.中医药学名词［M］.北京：科学出版社,2004：135.

［27］ 世界中医药学会联合会.中医基本名词术语中英对照国际标准.北京：人民卫生出版社,2010：258.

（郭文静）

中
药

净 制

jìng zhì

一、规范名

【汉文名】净制。

【英文名】cleansing。

【注释】用挑选、筛选、风选、水选等方法,除去原药材非药用部分及杂质,选取药用部分,并达到净制药材质量标准的方法的总称。

二、定名依据

"净制"作为中药材炮制加工技术始见于最早的医方书《五十二病方》,"（术）根去皮",这里的"去皮"即除去术的非药用部位,选取药用部

分之意。汉代张仲景《伤寒论》也记载不少药材净制的方法,如"麻黄三两（去节）""桂枝二两（去皮）""半夏半升（洗）",此处的"去节""去皮""洗"均属于药材净制的方法。而"净"的有关记载最早见于《雷公炮炙论》,"黄精……凡采得以溪水洗净"。

自《雷公炮炙论》首次提到"净",其后的历代著作多有沿用,采用"净"作为本概念的名称,如"洗净""折净""刮净""拣令净"等。如《备急千金要方》中的"洗净"、《本草蒙筌》中的"折净"、《本草纲目》中的"刮净"、《雷公炮制药性解》中的"拣令净"、《本经逢原》中的"淘净"、《本

111

草纲目拾遗》中的"刷净"、《本草求真》中的"拭净"等。这些著作均为后世产生了较大影响,因此采用"净制"名称既沿用传统名称中的"净",又能包含不同净制方法的内涵。所以,"净制"作为规范名便于达成共识。

我国2005年出版的由全国科学技术名词审定委员会审定公布的《中医药学名词》以"净制"作为这一概念的规范名。此外,现代中医药重要著作《中华本草》《毒药本草》《中医大辞典》《中华人民共和国药典》《中药炮制学》《中药学》和《中国中医药学术语集成·中药学》等著作以"净制"作为本概念的正名。也有著作以"净选""纯净""拣"为该术语的名称,如《中国医学百科全书·中医学》《中药学》《中医药常用名词术语辞典》《中药药剂学》。"净选""纯净""拣"和"净制",意义接近,都有使药物清洁纯净的含义,但是"净制"更加常用,意义也更加准确。因此,以"净制"作为这一传统制药技术的规范名符合术语定名约定俗成和科学严谨的原则。

三、同义词

【曾称】"净"(《本草撮要》);"拣净"(《本草撮要》)。

四、源流考释

中药炮制,分为净制、切制、炮炙。净制又称净选加工,是中药炮制中很重要的一个环节,是指用挑选、筛选、风选、水选等方法,除去原药材非药用部分及杂质,选取药用部分,并达到净药材质量标准的方法的总称。中药来源广泛,品种繁多,原药材在采收、贮存、运输中有些常含有泥沙、杂质、霉变品及残留的非药用部位等,必须进行净选和加工处理,有些同一来源的药物因入药部位不同,作用亦异,故须进行分离。实际操作中,往往配合同时进行,即一些药物在清除杂质时,一并除去非药用部位,并结合分离不同药用部位或进行大小分类(分档)。

中药净制有着悠久的历史,净制是炮制中应用最早、最广泛而工序烦琐的一项基本技术。"净制"作为中药材炮制加工技术始见于《五十二病方》,"(术)根去皮"[1]26,这里的"去皮"即除去术的非药用部位,选取药用部分之意,是中药净制的方法之一。汉代张仲景《伤寒论》也记载不少药材净制的方法,如"麻黄三两(去节)""桂枝二两(去皮)""半夏半升(洗)"[2]65,此处的"去节""去皮""洗"均属于药材净制的方法。

南北朝时期,大量的炮制方法和炮制品涌现而出。值得注意的是,"净"作为这一概念的名称最早见于《雷公炮炙论》,"黄精……凡采得以溪水洗净"[3]5,此"洗净"指采用水洗去黄精药材的泥沙等杂质,达到净药材的标准,属于现代净制的水洗范畴。

唐宋元时期,沿用《雷公炮炙论》的记载,多采用"净"作为本概念的名称,如"洗净""净"等。如唐代《备急千金要方》中的"用水净洗地黄根"[4]488、宋代《太平惠民和剂局方》中的"净洗浮萍草"[5]8、《证类本草》中的"净洗地黄"[6]154、《本草衍义》中的"鹿茸的去毛"[7]105。这一时期的净制方法虽各有不同,但是目的相近,均为纯净药物的操作。

明清时期,药物净制的方法更加多样化,关于这一概念的名称沿用上代,用"净"作为本概念的名称,如"刮净""折净""拣令净""洗净""淘净"等。如明代《本草品汇精要》中的"以竹刀刮净人参根"[8]226、《本草蒙筌》中的"折净柴胡的芦头"[9]56、《本草纲目》中的"洗刮净苍术"[10]733、《药鉴》中的"用滚水泡陈皮去白令极净"[11]74、《雷公炮制药性解》中的"拣令净桃仁"[12]26、《本草征要》中的"洗净紫菀"[13]94、《本草新编》中的"金樱子去毛及子使之净"[14]305、《本草易读》中的"秦艽去净毛"[15]138、《本草备要》中的"竹刀刮净牛蒡子"[16]123、《本经逢原》中的"淘净海金沙"[17]95,清代《本草从新》中的"淘净覆盆子"[18]86、《本草纲目拾遗》中的"刷净白茄子叶上的毛"[19]319、《本草崇原》中的"以皂荚水洗净发髲"[20]107、《要药分剂》中的"拣净刺蒺藜中沙土"[21]72、《本草求真》中"拭净枇杷叶之毛"[22]190、《本草述钩元》中的"拣取艾叶中的净叶"[23]213、《得配本草》的"去花枝洗净淫羊藿"[24]15、《本草害利》中的"淘净青黛"[25]47、《本草撮要》中的"拣净柴胡"[26]8 等。

现代有关著作多以"净制"作为本概念的规范名,如《中华本草》[27]190《毒药本草》[28]15《中医大辞典》[29]1114《中医药学名词》[30]136《中国中医药学术语集成·中药学》[31]504《中华人民共和国药典》[32]31《中药炮制学》[33]69《中药学》[34]14,15。也有著作以"净选""纯净""拣"作为该概念的名称,如《中国医学百科全书·中医学》[35]962《中药学》[36]38《中医药常用名词术语辞典》[37]212《中药药剂学》[38]34。

综上所述,从古到今,净制这一炮制技术有"洗净""刮净""折净"等不同名称,现代中医药著作多以"净制"作为本概念的规范名,也有以"净选""纯净""拣"和"净制"作为本概念的名称。"净选""纯净""拣"和"净制",意义接近,都有使药物清洁纯净的含义,但是"净制"更加常用,意义也更加准确。因此,以"净制"作为这一传统制药技术的规范名符合术语定名约定俗成和科学严谨的原则。

五、文献辑录

《五十二病方·诸伤》:"一,令金伤毋痛,取荠孰(熟)干实,(熬)令焦黑,治一;(术)根去皮,治二,凡二物并和,取三(二五)指最(撮)到节一,醇酒盈一衷栖(杯),入药中,挠饮不者,洒半栖(杯)。"[1]26

《伤寒论》卷三:"太阳与阳明合病,不下利,但呕者,葛根加半夏汤主之。葛根四两,麻黄三两(去节),甘草二两(炙),芍药二两,桂枝二两(去皮),生姜二两(切),半夏半升(洗),大枣十二枚(擘)。"[2]65

《雷公炮炙论》上卷:"黄精……凡采得以溪水洗净,蒸至,从巳至子,刀薄切,暴干用。"[3]5

《备急千金要方》卷二十七:"种地黄法……

至九月、十月,视其叶小衰乃掘取。一亩得二十许斛。择取大根,水净洗,其细根,乃剪头尾辈,亦洗取之,日曝令极燥。"[4]488

《太平惠民和剂局方》卷一:"牛黄小乌犀圆……浮萍草(净洗,焙),龙脑薄荷叶(去土),甜瓜子(各十两),生犀,朱砂(研飞,各五两),龙脑(研),牛黄(研),麝香(研,各一两),上为细末,与前膏子一处搜和,丸如鸡头大。"[5]8

《证类本草》第六卷:"干地黄……今干之法,取肥地黄三二十斤净洗,更以拣去细根及根节瘦短者,亦得二三十斤,捣绞取汁,投银、铜器中,下肥地黄浸漉令浃,饭上蒸三四过,时时浸漉转蒸讫,又曝使汁尽。"[6]154

《本草衍义》第十六卷:"鹿茸……俟毛净,微炙入药。"[7]105

《本草品汇精要》卷七:"人参……【时】(生)春生苗,(采)八月上旬取根。【收】以竹刀刮净。"[8]226

《本草蒙筌》卷一:"柴胡……八月收采,折净芦头。"[9]56

《本草纲目》十二卷:"苍术丸:清上实下,兼治内外障。苍术(洗刮净)一斤,分为四份,分别以酒、醋、淘糯米水、童便各泡三天,一天换液汁一次。三天后,取药洗净,捣烂,晒干,焙过。"[10]733

《药鉴》卷二:"陈皮……予尝用陈皮一斤,滚水泡去白令极净,乌梅大草青盐各四两,浓煎取汁浸透,晒半干,再入白糖六两拌匀,用紫苏叶薄荷叶上盖,蒸一炷香,每用少许,不拘时常服,治久嗽痰火,长服健胃和中,解酒毒。"[11]74

《雷公炮制药性解》卷一:"桃仁……凡用,拣令净,以绢袋盛,于檐下悬令干,去尘了用。"[12]26

《本草征要》第三卷:"紫菀……洗净,蜜水炒。"[13]94

《本草新编》卷五:"金樱子……金樱子内多毛及子,必去之净,方能补肾涩精。"[14]305

《本草易读》卷三:"秦艽二十九……去净毛

汤泡晒干用。"[15]138

《本草备要》草部："牛蒡子……实如葡萄而褐色。酒拌蒸，待有霜，拭去用。根苦寒。竹刀刮净，绞汁，蜜和服，治中风，汗出乃愈。"[16]123

《本经逢原》卷二："海金沙……甘寒，无毒。市铺每以沙土杂入，须淘净，取浮者曝干，捻之不沾指者真。"[17]95

《本草从新》卷五："覆盆子……去蒂淘净，捣饼，用时酒拌蒸"[18]86

《本草纲目拾遗》卷八："白茄……刘羽仪验方：用白茄子叶，经霜方采，刷净毛，去焦黄叶，阴干，取三、四叶，煎浓汤，如此吃三四次，其血即止，永不复发。"[19]319

《本草崇原》卷中："发髲……近于头皮之发也，剪下者为整发，梳栉而下者为乱发。发髲以皂荚水洗净，入瓶内固济，煅存性用，谓之血余。"[20]107

《要药分剂》卷三："刺蒺藜……凡使。春令刺尽。拣净沙土。蒸半日。晒干。再用酒拌蒸半日。晒干用。"[21]72

《本草求真》卷六："枇杷叶……取叶干重三钱者为气足，拭净毛，以免射肺作咳。或姜炙，或蜜炙，各依方用。"[22]190

《本草述钩元》卷九："生艾灸火，则伤人肌脉。其法拣取净叶，扬去尘屑，入石臼内，木杵捣熟。取白者再捣，至柔烂如绵为度，用时焙燥，则灸火得力。"[23]213

《得配本草》卷二："淫羊藿……去花枝洗净，锉细末，每斤用羊脂四两拌炒，脂尽为度。"[24]15

《本草害利·肝部药队》："青黛……今用干靛花，取娇碧者，每斤淘取一两亦佳，内多石灰，故须淘净。"[25]47

《本草撮要》卷一："柴胡……出江南古城山名齐接口者佳，内杂他药，须拣净用。"[26]8

《中国医学百科全书·中医学》："净选：是药物的初步加工过程，为进一步生产作准备。通过挑选、筛选、风选、水选等操作除去非药用

部位及杂质，或大小分档，便于炮制。"[35]962

《中华本草》："净制即净选加工。"[27]190

《中药学》："纯净药材：借助一定的工具，用手工或机械的方法，如挑、筛、簸、刷、刮、挖、撞等方法，去掉泥土杂质、非药用部分及药效作用不一致的部分，使药物清洁纯净，这是原药材加工的第一道工序。"[36]38

《中医药常用名词术语辞典》："拣：中药炮制。指拣选、选择。将药物中的非药用部位、杂质、霉败品拣选出去，如拣去合欢花中的枝、叶；或从中选出优质品来，如拣上等药材。"[37]212

《毒药本草》上篇："一般药材在切制、炮炙、调配或制剂之前，需选取规定的药用部位，除去非药用部位和杂质，以符合用药要求，称为净制。"[28]15

《中医大辞典》："净制：中药炮制方法。用挑选、筛选、风选、水选等方法，除去原药材非药用部分及杂质，选取药用部分，并达到净药材质量标准的方法的总称。"[29]1114

《中医药学名词》："净制：用挑选、筛选、风选、水选等方法，除去原药材非药用部分及杂质，选取药用部分，并达到净药材质量标准的方法的总称。"[30]136

《中国中医药学术语集成·中药学》："净制：指在切制、炮炙或调配、制剂前，选取规定的药用部分，除去非药用部位、杂质及霉变品、虫蛀品、灰屑等，使其达到药用纯度标准的方法。"[31]504,505

《中华人民共和国药典》四部："净制：即净选加工。"[32]31

《中药炮制学》："净制即净选加工，是药材在切制、炮炙或调配、制剂前，选取规定的药用部分，除去非药用部位、杂质及霉变品、虫蛀品、灰屑等，使其达到药用净度标准的方法。"[33]69

《中药学》："净制：即净选加工。净制药材可根据其具体情况，分别选用挑选、风选、水选、筛选、剪、切、刮、削、剔除、刷、酶法、剥离、擦碾串、燀、火燎等方法处理，除去灰屑、杂质及非药

用部分或分离不同药用部位，达到药用净度标准。"[34]14,15

《中药药剂学》："首先，对饮片进行净选、加工处理；其次，应根据饮片的不同性质，分别采用不同的灭菌方法。"[38]34

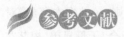 参考文献

[1] 未著撰人.五十二病方[M].马王堆汉墓帛书整理小组.北京：文物出版社，1979：26.
[2] [汉]张仲景.伤寒论[M].张景明，陈震霖.贵州：贵州教育出版社，2010：65.
[3] [南北朝]雷敩.雷公炮炙论[M].[清]张骥补辑，施仲安校注.南京：江苏科学技术出版社，1985：5.
[4] [唐]孙思邈.备急千金要方[M].高文柱，沈澍农校注.北京：华夏出版社，2008：488.
[5] [宋]太平惠民和剂局.太平惠民和剂局方[M].陈庆平，陈冰鸥校注.北京：中国中医药出版社，1996：8.
[6] [宋]唐慎微.证类本草[M].尚志钧，郑金生，尚元藕，郑大培校点.北京：华夏出版社，1993：154.
[7] [宋]寇宗奭.本草衍义[M].颜正华，常章富，黄幼群点校.北京：人民卫生出版社，1990：105.
[8] [明]刘文泰.本草品汇精要[M].北京：人民卫生出版社，1982：226.
[9] [明]陈嘉谟.本草蒙筌[M].王淑民，等点校.北京：人民卫生出版社，1988：56.
[10] [明]李时珍.本草纲目[M].刘衡如校点.北京：人民卫生出版社，1982：733.
[11] [明]杜文燮.药鉴[M].焦耿芳校.上海：上海人民出版社，1975：74.
[12] [明]李中梓.雷龙炮制药性解[M].张家玮，赵文慧校注.北京：人民军医出版社，2013：26.
[13] [明]李中梓.重订本草征要[M].丁甘仁，等增撰，耿鉴庭重订.北京：北京科学技术出版社，1986：94.
[14] [明]陈士铎.本草新编[M].柳长华，徐春波校注.北京：中国中医药出版社，1996：305.
[15] [明]汪讱庵.本草易读[M].吕广振，陶振岗，王海亭，唐永忠点校.北京：人民卫生出版社，1987：138.
[16] [明]汪昂.本草备要[M].余力，陈赞育校注.北京：中国中医药出版社，1998：123.
[17] [明]张璐.本经逢原[M].赵小青，裴晓峰校注.北京：中国中医药出版社，1996：95.
[18] [清]吴仪洛.本草从新[M].朱建平，吴文清点校.北京：中医古籍出版社，2001：86.
[19] [清]赵学敏.本草纲目拾遗[M].闫志安，肖培新校注.北京：中国中医药出版社，2007：319.
[20] [清]张志聪.本草崇原[M].刘小平点校.北京：中国中医药出版社，1992：107.
[21] [清]沈金鳌.要药分剂[M].上海：上海卫生出版社，1958：72.
[22] [清]黄宫绣.本草求真[M].席与民，朱肇和点校.北京：人民卫生出版社，1987：190.
[23] [清]杨时泰.本草述钩元[M].上海：科技卫生出版社，1958：213.
[24] [清]严西亭，施澹宁，洪缉菴.得配本草[M].上海：科技卫生出版社，1958：15.
[25] [清]凌奂.本草害利[M].北京：中医古籍出版社，1982：47.
[26] [清]陈蕙亭.本草撮要[M].上海：上海科学技术出版社，1985：8.
[27] 国家中医药管理局《中华本草》编委会.中华本草：第一册[M].上海：上海科学技术出版社，1999：190.
[28] 邵晖，王敏，吴文青，等.毒药本草[M].北京：中国医药科技出版社，2004：15.
[29] 李经纬，余瀛鳌，蔡景峰，等.中医大辞典[M].北京：人民卫生出版社，2004：1114.
[30] 中医药学名词审定委员会.中医药学名词[M].北京：科学出版社，2005：136.
[31] 施毅.中药学：下[M]//曹洪欣，刘保延.中国中医药学术语集成.北京：中医古籍出版社，2006：504，505.
[32] 国家药典委员会.中华人民共和国药典：四部[M].北京：中国医药科技出版社，2015：31.
[33] 龚千锋.中药炮制学[M].北京：中国中医药出版社，2016：69.
[34] 唐德才，吴庆先.中药学[M].北京：人民卫生出版社，2016：14，15.
[35] 《中医学》编辑委员会.中医学[M]//钱信忠.中国医学百科全书.上海：上海科学技术出版社，1997：962.
[36] 高学敏.中药学：上册[M].北京：人民卫生出版社，2000：38.
[37] 李振吉.中医药常用名词术语辞典[M].北京：中国中医药出版社，2001：212.
[38] 杨明.中药药剂学[M].北京：中国中医药出版社，2016：34.

（高　丽）

中
药

115

单 行

dān xíng

一、规范名

【汉文名】单行。

【英文名】single-medicinal。

【注释】药物单独发挥作用。

二、定名依据

"单行"作为本词的正名始见于秦汉时期《神农本草经》，但没有具体解释其含义。梁代陶弘景《本草经集注》"序录"中完整保留了《神农本草经》关于药物七情理论内容，并有所阐发。

至明代，陈嘉谟在《本草蒙筌》总论中首次论述"单行"含义，并举例说明。李时珍《本草纲目·序例上》把"单行"又称为"独行"，但后世著作较少沿用。

现代有关著作均沿用《神农本草经》的记载以"单行"作为规范名，全国中医药行业高等教育"十三五"规划教材《中药学》（钟赣生）、辞书类著作《中医大辞典》《中国医学百科全书·中医学》等均以"单行"作为规范名。现代有代表性的中药学著作如《中华本草》《中华临床中药学》等也以"单行"作为规范名。说明以"单行"作为规范名已成为共识，符合术语定名的约定俗成原则。

我国 2005 年出版的由全国科学技术名词审定委员会审定公布的《中医药学名词》已以"单行"作为规范名。所以"单行"作为规范名也符合术语定名的协调一致原则。

三、同义词

【曾称】"独行"（《本草纲目》）。

四、源流考释

"单行"作为本词的正名始见于《神农本草经》，但没有具体解释其含义，也没有类似其他"六情"提出临床应用的原则。《神农本草经》对单行的阐述为"药有阴阳配合，子母兄弟，根茎花实，草石骨肉。有单行者，有相须者，有相使者，有相畏者，有相恶者，有相反者，有相杀者。"[1]17 对于单行的概念，《神农本草经》原著未做具体解释。

两晋至宋代，相关本草著作均沿用"单行"一词，在其应用上有所发挥，但对其概念含义均没有作出明确的解释。如梁代陶弘景《本草经集注》"序录"中完整保留了《神农本草经》"序录"关于药物七情理论内容，并有所阐发："案盖谓单行一两种毒物，如巴豆、甘遂辈，不可便令至剂耳，依如经言。"[2]19 并指出"又案诸药，一种虽主数病，而性理亦有偏著。立方之日，或致疑混，复恐单行径用，赴急抄撮，不必皆得研究。"[2]54 唐代《新修本草》卷二沿用《本草经集注》中的记载[3]43，在卷第九论述王瓜的作用时称，"根今多不预干，临用时乃掘取，不堪入大方，正单行小小尔。"[3]233 后蜀韩保昇《蜀本草》首先统计了"单行"的药物数目，原书已轶，其内容记载于宋代掌禹锡所著的《嘉祐本草》一书中，其文曰："臣禹锡等谨按蜀本注云：凡三百六十五种，有单行者七十一种，相须者十二种，相使者九十种，相畏者七十八种，相恶者六十种，相反者十八种，相杀者三十六种。"[4]10 其后，宋代唐慎微《经史证类备急本草》卷一载："故古方或多补养，或多导泄，或众味，或单行。补养即去风，导泄即去气，众味则贵要，单行乃贫下。"[5]19 所载七情关系的药物数量与《嘉祐本草》相同[5]7，并提出"单行乃贫下"，但并未对其进行明确解释。

至明代，陈嘉谟首次论述"单行"含义，并举例说明，如《本草蒙筌》总论记载："有单行者，不与诸药共剂，而独能攻补也。如方书所载独参汤,独桔汤之类是尔。"[6]17 这段文字所说的单行即单味药发挥治疗作用,提出"单行"为"不与诸药共剂"之说,无须涉及配伍,是"独能攻补"。后世认为单行即单味药发挥治疗作用,多源于此。其后,李时珍《本草纲目》在"神农本经名例"中明确指出,"药有七情,独行者,单方不用辅也。"[7]41 称单行为"独行",该著作亦持陈氏之说,在解释《神农本草经》关于"七情合和"理论时明确提出单行为"单方不用辅也"。这一解释几乎被历代所有医家接受,如明代倪朱谟在《本草汇言》卷十九论述乌贼骨作用时称:"乌贼鱼骨,如重舌蛾口,牙疳口臭,痘疮湿烂诸证,俱宜作末掺搽,惟宜单行,不配他药更妙。"[8]1116 缪希雍在《神农本草经疏》卷二十三论述青皮作用时称:"青皮性最酷烈,削坚破滞是其所长。然误服之,立损人真气,为害不浅。凡欲使用,必与人参、术、芍药等补脾药同用,庶免遗患,必不可单行也。"[9]273 清代沈金鳌《要药分剂》载:"青皮,必与参、术、芍药等补脾药同行。必不可单行。"[10]301 此解释已成为现今通行的观点。

全国高等医学院校中医中药专业统编《中药学》历版教材,也持这一观点,将单行解释为"不经配伍"的"单味药的应用"。如《中药学》(凌一揆)[11]11、《中药学》(雷载权)[12]20、《中药学》(高学敏)[13]36、《中药学》(钟赣生)[14]37。现代有关著作亦沿用《神农本草经》的记载以"单行"作为规范名,对单行含义的解释与《本草蒙筌》《本草纲目》等持相同观点,如《中医药学名词》:"单行指药物单独发挥作用。"[15]135《中医药常用名词术语辞典》:"单行就是指单味药应用,如独参汤。"[16]6《中医大辞典》:"单行指单用一味药,以起应有的效能。"[17]979《中药学图表解》:"单行指单用一味药来治疗某种病情单一的疾病。"[18]29《中药方剂学》:"单行是指用单味药物治病。"[19]21《中国中医药学术语集成·中药学》:"单行是指单味药治病。"[20]514《中华本草》[21]47《临床中药学》[22]80《中国医学百科全书·中医学》[23]957 等均持相同观点。

但《中华临床中药学》却提出"凡是彼此之间没有增减治疗效应或毒害效应的特殊关系的两味药合用,其配伍关系即属七情中的单行"[24]122,认为单行不是用单味药治病,而是与相须、相使等其余六情一样,属于配伍后,药物各自针对一定的病情,独自发挥其作用,在治疗效应和毒害效应方面,互不影响(或无明显影响)的一种类型。

鉴于历代主要本草著作、现代有代表性的中药学著作、普通高等教育中医药类规划教材、全国科学技术名词审定委员会审定公布的《中医药学名词》以及各种辞书类著作均认为单行是"不经配伍"的"单味药的应用",因此,本词条也将单行定义为"药物单独发挥作用"。

五、文献辑录

《神农本草经》卷一:"药有阴阳配合,子母兄弟,根茎花实,草石骨肉。有单行者,有相须者,有相使者,有相畏者,有相恶者,有相反者,有相杀者。凡此七情,合和视之。"[1]17

《本草经集注·序录》:"药有阴阳配合,子母兄弟,根茎花实,草石骨肉。有单行者,有相须者,有相使者,有相畏者,有相恶者,有相反者,有相杀者。凡此七情,合和视之……案盖谓单行一两种毒物,如巴豆、甘遂辈,不可便令至剂耳,依如经言。"[2]19"又案诸药,一种虽主数病,而性理亦有偏著。立方之日,或致疑混,复恐单行径用,赴急抄撮,不必皆得研究。"[2]54

《新修本草》卷二:"诸病通用药:案诸药,一种虽主数病,而性理亦有偏著。立方之日,或致疑混,复恐单行径用,赴急抄撮,不必皆得研究。"[3]43

卷九:"王瓜:根今多不预干,临用时乃掘取,不堪入大方,正单行小小尔。"[3]233

《嘉祐本草》卷一:"根叶华实,草石骨肉。有单行者,有相须者,有相使者。有相畏者,有相恶者,有相反者,有相杀者。凡此七情,合和当视之,相须、相使者良,勿用相恶相反者。若有毒宜制,可用相畏、相杀。不尔,勿合用也。

臣禹锡等谨按蜀本注云：凡三百六十五种，有单行者七十一种，相须者十二种，相使者九十种，相畏者七十八种，相恶者六十种，相反者十八种，相杀者三十六种。凡此七情，合和视之……其相须、相使，不必同类，犹如和羹、调食鱼肉，葱、豉各有所宜，共相宣发也。"[4]10

《经史证类备急本草》卷一："故古方或多补养，或多导泄，或众味，或单行。补养即去风，导泄即去气，众味则贵要，单行乃贫下。"[5]19 "陶隐居序：臣禹锡等谨按蜀本注云：凡三百六十五种，有单行者七十一种，相须者十二种，相使者九十种，相畏者七十八种，相恶者六十种，相反者十八种，相杀者三十六种。"[5]7

《本草蒙筌·总论》："有单行者，不与诸药共剂，而独能攻补也。如方书所载独参汤，独桔汤之类是尔。"[6]17

《本草纲目·序例上》："药有七情，独行者，单方不用辅也。相须者，同类不可离也，如人参、甘草，黄柏、知母之类。相使者，我之佐使也。相恶者，夺我之能也。相畏者，受彼之制也。相反者，两不相合也。相杀者，制彼之毒也。"[7]41

《本草汇言》卷十九："乌贼鱼骨：如重舌蛾口，牙疳口臭，痘疮湿烂诸证，俱宜作末掺搽，惟宜单行，不配他药更妙。"[8]1116

《神农本草经疏》卷二十三："青皮性最酷烈，削坚破滞是其所长。然误服之，立损人真气，为害不浅。凡欲使用，必与人参、术、芍药等补脾药同用，庶免遗患，必不可单行也。"[9]273

《要药分剂》卷七："青皮，必与参、术、芍药等补脾药同行。必不可单行。"[10]301

《中药学》（凌一揆）："单行就是指用单味药治病。"[11]11

《中药学》（雷载权）："单行就是指用单味药治病。"[12]20

《中国医学百科全书·中医学》："早在《神农本草经》就提出了七情之说，其中除单行为使用单味药外，其他都属于配伍应用时的相互作用。"[23]957

《中华临床中药学》上卷："凡是彼此之间没有增减治疗效应或毒害效应的特殊关系的两味药合用，其配伍关系即属七情中的单行。"[24]122

《中华本草》："药物七情，除单行是单味药外，其余是指药物性能的六种配伍关系。"[21]47

《中医药常用名词术语辞典》："单行是指单味药应用，如独参汤。"[16]6

《中药学》（高学敏）："单行就是单用一味药来治疗某种病情单一的疾病。"[13]36

《中药学图表解》："单行指单用一味药来治疗某种病情单一的疾病。"[18]29

《中医大辞典》："单行……药物配伍的七情之一。出《神农本草经》。指单用一味药，以起应有的效能。如甘草汤、独参汤等。"[17]979

《中医药学名词》："单行，药物单独发挥作用。"[15]135

《临床中药学》："单行是指单用一味药来治疗某种病情单一的疾病，对那些病情比较单纯的病证，往往选择一种针对性较强的药物即可达到治疗目的的用药方法。"[22]80

《中药方剂学》："单行是指用单味药物治病。"[19]21

《中国中医药学术语集成·中药学》："单行是指单味药治病。"[20]514

《中药学》（钟赣生）："单行是指单用一味药来治疗某种病情单一的疾病。对于病情比较单纯的病证，往往选择一种针对性较强的中药即可达到治疗目的，它符合简便验廉的原则。"[14]37

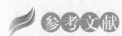参考文献

［1］ 未著撰人.神农本草经［M］.［清］顾观光重辑.北京：人民卫生出版社,1956：17.

［2］ ［南北朝］陶弘景.本草经集注［M］.尚志钧,尚元胜辑校.北京：人民卫生出版社,1994：19,54.

［3］ ［唐］苏敬,等.新修本草（辑复本）［M］.尚志钧辑复.合肥：安徽科学技术出版社,1981：43,233.

［4］ ［宋］掌禹锡.嘉祐本草（辑复本）［M］.尚志钧辑复.北京：中医古籍出版社,2009：10.

［5］ ［宋］唐慎微.经史证类备急本草［M］.尚志钧,郑金

生,尚元藕,等点校.北京：华夏出版社,1993：7,19.

［6］［明］陈嘉谟.本草蒙筌[M].张印生,韩学杰,赵慧玲主校.北京：中医古籍出版社,2009：17.

［7］［明］李时珍.本草纲目[M].张守康,张向群,王国辰主校.北京：中国中医药出版社,1998：41.

［8］［明］倪朱谟.本草汇言[M].戴慎,陈仁寿,虞舜点校.上海：上海科学技术出版社,2005：1116.

［9］［明］缪希雍.神农本草经疏[M].夏魁周,赵瑗校注.北京：中国中医药出版社,1997：273.

［10］［清］沈金鳌.要药分剂[M].孙玉信,朱平生点校.上海：第二军医大学出版社,2005：301.

［11］凌一揆.中药学[M].上海：上海科学技术出版社,1984：11.

［12］雷载权.中药学[M].上海：上海科学技术出版社,1995：20.

［13］高学敏.中药学[M].北京：中国中医药出版社,2002：36.

［14］钟赣生.中药学[M].北京：中国中医药出版社,2016：37.

［15］中医药学名词审定委员会.中医药学名词[M].北京：科学出版社,2005：135.

［16］李振吉.中医药常用名词术语辞典[M].北京：中国中医药出版社,2001：6.

［17］李经纬,余瀛鳌,蔡景峰,等.中医大辞典[M].北京：人民卫生出版社,2004：979.

［18］钟赣生.中药学图表解[M].北京：人民卫生出版社,2004：29.

［19］刘德军.中药方剂学[M].北京：中国中医药出版社,2006：21.

［20］施毅.中药学[M]//曹洪欣,刘保延.中国中医药学术语集成.北京：中医古籍出版社,2006：514.

［21］国家中医药管理局《中华本草》编委会.中华本草：第一册[M].上海：上海科学技术出版社,1999：47.

［22］高学敏,钟赣生.临床中药学[M].石家庄：河北科学技术出版社,2006：80.

［23］《中医学》编辑委员会.中医学[M]//钱信忠.中国医学百科全书.上海：上海科学技术出版社,1997：957.

［24］雷载权,张廷模.中华临床中药学：上卷[M].北京：人民卫生出版社,1998：122.

（臧文华）

炒 法

chǎo fǎ

一、规范名

【中文名】炒法。

【英文名】stir-frying。

【注释】将中药材净制或切制品置炒制容器内,加辅料或不加辅料,用不同火力加热,并不断搅拌或翻动,使之达到一定程度的炮制方法。

二、定名依据

"炒法"作为中药材炮制方法的名称,最早见于现代文献。虽此前术语"燔""火熬""熬""烧""炙"（分别见于《五十二病方》《神农本草经》《伤寒论》《金匮要略》等）与本术语概念基本相同,但在现代沿用的较少,其后历代医书和本草著作中大多以"熬""炒"作为本概念正名,如

晋时期的《肘后备急方》,南北朝时期的《雷公炮炙论》,唐代的《备急千金要方》《新修本草》《千金翼方》,宋代的《证类本草》《本草衍义》等。明代以后本概念多以"炒"正名,并对炒的程度、方法、目的、辅料等进行了探讨,如明代《本草蒙筌》《本草纲目》《炮炙大法》,清代的《修事指南》等。

现代文献有的以"炒"为正名,有的以"炒制"为正名,有的以"炒法"为正名,但"炒""炒制"为动词,而本概念为名词,所以将名词词性的"炒法"作为正名更能准确表达本概念的科学内涵和本质属性,符合术语定名的科学性原则。现代相关著作如《中药学》《中药炮制学》和《中国医学百科全书·中医学》《中国中医药学术语集成·中药学》等均以"炒法"作为规范名,说明"炒法"作为概念的规范名已基本成为共识。

三、同义词

【曾称】"爤"（《五十二病方》）；"火熬"（《神农本草经》）；"熬""炙"（《伤寒论》）；"炒制"（《中国中医药学主题词表》）。

四、源流考释

我国现存最早的医书《五十二病方》就有关于"炒法"的记载，如"诸伤第十七治方"中曰"爤令焦黑"[1]32 这里的"火器"，即中药炮制法中的"炒法"，为有关炮制术语的最早记载。

我国第一部本草学著作《神农本草经》中多处记载有关"炒法"的应用，如该书中《神农本草经·中品》"露蜂房"提到"火熬之，良"[2]126；《神农本草经·下品》"蜣螂"中的"腹胀寒热，大人疾狂易。一名蛄蜣。火熬之，良。生池泽"[2]176。这里的"火熬"，与本概念的内涵基本是一致的。

汉代张仲景在他的著作中多次提到"炮""熬""炙"等称谓，如《伤寒论·辨少阴病脉证并治》卷第六："附子汤方……附子二枚（炮，去皮，破八片）……"[3]88 "白粉五合，熬香，和令相得，温分六服。"[3]89《金匮要略·中风历节病脉证并治》卷上："甘草三两，炙，川乌五枚，㕮咀。"[4]19 这里的"炮""熬""炙"与本概念的内涵基本是一致的，但同时也说明那个时代关于"炒法"的名词没有明确的统一。

晋时期葛洪提出"炒"的概念，如《肘后备急方·治脾胃虚弱不能饮食方》曰："大豆炒黄香，合捣筛，食前一二方寸匕，日四五服，佳矣。"[5]126 后世医书多有沿用，但仍存在"熬""炒"同时被记载的情况，如南北朝时期的《雷公炮炙论》中卷："凡收得后，阴干，干后与糯米同炒，待米焦黑为度。"[6]85 "卷"曰："夫使蜈蚣，先以蜈蚣、木末，不然用柳末，于土器中炒。"[6]119 唐代的《备急千金要方》：卷第一序例"……芫藄皆微炒，干漆炒令烟断。"[7]32 其"卷第八·诸风"中"诸药不能瘥者方：枳实……微火炒去湿气。"[7]183《新修本草》卷第十四："巴豆……又熬令黄黑，别捣如

膏，乃合和丸散耳。""杏核，得火良……用之汤浸去赤皮熬令黄。"[8]342《千金翼方》卷第十四"退居"："商陆以上药，三月以前苗嫩寸采食之。或煮，或蒸皆，或炒。"[9]137 宋代的《证类本草》卷第十二："酸枣仁，主筋骨风，炒末作汤服之。"[10]352《本草衍义》卷之九："麻黄出郑州者佳，剪去节，中两，以蜜一匙匕同炒，良久。"[11]58《圣济总录》卷九"膈气门"："青皮去白，炒，七枚，半夏姜炒，一分共末，入蜜杵丸梧子大，姜汤下廿丸。"[12]88《太平惠民和剂局方·附指南总论》："凡使，并用炒过，方入药用。"[13]124 以上文献说明汉代以后至宋时期关于本概念的应用广泛，目的明确，炒制辅料的应用也渐趋多样，但在概念正名应用上仍未完全统一。

元代医书《汤液本草》首次提出"熬"即"炒"也，其"上卷"曰："连翘：本经不见所注，但仲景古方所注云即连翘根也，方言熬者即今之炒也。"[14]61 其后相关医书和本草著作大多以"炒"作为本概念的正名，如明代《保婴全方》卷第十八："凡方称熬者，是炒也。"[15]224 明代的《本草蒙筌》对"炒"进行了不同程度的区分，有"缓炒""微炒""炒黄""炒褐"等，如卷之三"草部下"："卫矛……缓炒酥尽为度。任煎汤液，专治女科。"[16]190 "莨菪子……微炒入药，专能发吐。"[16]193 卷之四"木部"："槐实……花味甚苦炒黄，亦凉大肠去热。"[16]214 "厚朴……去粗皮姜汁炒褐用。"[16]214 还对"炒"的作用进行了探讨，其卷之四·木部曰："酸枣……能治多眠不眠，必分生用炒用。多眠胆实有热，生研末，取茶叶姜汁调吞；不眠胆虚有寒，炒作散，采竹叶煎汤送下。"[16]225 说明当时对本概念的应用广泛，对其理论研究也在不断探讨中。其后的医书也以"炒"来描述本概念，如《本草纲目》第十二卷"草之一"："桔梗……今但刮去浮皮，米泔水浸一夜，切片微炒用。"[17]373《寿世保元·药论》："炒以缓其性。泡以剖其毒。浸能滋阴，炼可助阳。"[18]41《寿世保元·咳嗽》："论小儿咳嗽不已，用宁嗽膏……香附童便炒。"[18]585

明代缪希雍的《炮炙大法》及清代张仲岩的《修事指南》对"炒"的不同辅料、作用、目的进行了比较系统的归纳与总结，如《炮制大法·草部》："黄连……至于治本脏之火则生用之；治肝胆之实火则以猪胆汁浸炒；治肝胆恒虚火则以醋浸炒；治上焦之火则以酒炒；治中焦之火则以姜汁炒；治下焦之火则以盐水或朴硝炒；治气分湿热之火则以茱萸汤浸炒；治血分块中伏火则以干漆水炒。"[19]36《修事指南·炮制论下》："炒者取芳香之性，浸煮去燥烈之性，蒸者取味足。"[20]2 在概念应用上，均以"炒"为正名。

现代关于本概念的正名仍未完全统一，出现的名词有"炒""炒制""炒法"等，如：《中医药学名词》[21]136《中医药常用名词术语辞典》[22]240《中药学讲稿》[23]12《中医大辞典》[24]1111 以"炒"为正名；《中国中医药学主题词表》[25]II-95《中华本草》[26]185 以"炒制"作为正名；全国普通高等教育中医药类规划教材《中药学》（高学敏主编）[27]2、《中药炮制学》（龚千锋主编）[28]6 及《中国医学百科全书·中医学》[29]962《中国中医药学术语集成·中医学》[30]34 等则以"炒法"为正名。

总之，"炒法"作为中药炮制学名词在其长期沿用过程中出现了多种形式，如"熬""炙""炒"等，至现代"炒法"作为术语正名已基本成为共识。

五、文献辑录

《五十二病房·诸伤第十七治方》："爁令焦黑。"[1]32

《神农本草经中品》："露蜂房……寒热邪气，癫疾，鬼精蛊毒，肠痔。火熬之，良。"[2]126

卷四"下品"："蜣螂……腹胀寒热，大人疾狂易。一名蛣蜣。火熬之，良。生池泽。"[2]176

《伤寒论·辨少阴病脉证并治》："附子汤方附子二枚（炮，去皮，破八片），茯苓三两，人参二两，白术四两，芍药三两，上五味，以水八升，煮取三升，去滓，温服一升，日三服。"[3]88"猪肤一斤，上一味，以水一斗，煮取五升，去滓，加白蜜一升，白粉五合，熬香，和令相得，温分六服。"[3]89

《金匮要略中风历节病脉证并治》："乌头汤方治脚气疼痛，不可屈伸。麻黄芍药黄芪各三两，甘草三两，炙，川乌五枚，咬咀，以蜜二升，煎取一升，即出乌头，上五味，咬咀四味，以水三升，煮取一升，去滓，内蜜煎中更煎之，服七合。不知，尽服之。"[4]19

《肘后备急方·治脾胃虚弱不能饮食方》："疗产后心下停水，仍须利之。治脾胃气弱，水谷不得下。遂成不复受食方大麻子三升，大豆炒黄香，合捣筛，食前一二方寸匕，日四五服，佳矣。"[5]126

《雷公炮炙论》中卷："凡收得后，阴干，干后与糯米同炒，待米焦黑为度。然后去米取之，去口畔并身上肉毛并黑尘了，作三、四截，碾成粉用之。"[6]85

下卷："夫使蜈蚣，先以蜈蚣、木末，不然用柳末，于土器中炒，令木末焦黑后，去木末了，用竹刀刮去足、甲了用。"[6]119

《备急千金要方》卷第一"序例"："凡用小麦，曲米，大豆黄卷，泽兰，芜荑皆微炒，干漆炒令烟断。"[7]32

卷第八"诸风"："诸药不能痊者方：枳实上青刮取末，欲至心止，得茹五升，微火炒去湿气，以酒一斗渍，微火暖令得药味。随性饮。"[7]183

《新修本草》卷第十四："巴豆……出巴郡，似大豆，最能利人，新者佳。用之皆去心皮乃称，又熬令黄黑，别捣如膏，乃合和丸散耳""杏核，得火良……用之汤浸去赤皮熬令黄。"[8]342

《千金翼方》卷第十四"退居"："商陆以上药，三月以前苗嫩寸采食之。或煮，或蒸皆，或炒，或唐平，悉用土苏咸豉汁加米等色为之，下饭甚良。"[9]137

《证类本草》卷第十二："酸枣仁，主筋骨风，炒末作汤服之。"[10]352

《本草衍义》卷之九："麻黄出郑州者佳，剪去节，中两，以蜜一匙匕同炒，良久，以水卒升煎,俟沸,去卜沫,再煎,去三分之一,不用滓。"[11]58

《圣济总录》卷九"膈气门":"丁香丸治膈气呕逆不下食,壅闷恶心。丁香二十一枚,木瓜木香一两,槟榔微煨一枚,肉豆蔻一枚,青皮去白,炒,七枚,半夏姜炒,一分共末,入蜜杵丸梧子大,姜汤下廿丸。"[12]88

《太平惠民和剂局方·附指南总论》:"黑豆、赤小豆、大豆黄卷、麦蘖、神曲、白扁豆、绿豆等:凡使,并用炒过,方入药用。"[13]124

《汤液本草》上卷:"连翘:本经不见所注,但仲景古方所注云即连翘根也,方言熬者即今之炒也。"[14]61

《保婴全方》卷第十八:"凡方称熬者,是炒也。桂削去厚皮至有味处止;厚朴去皮;生姜汁炙;麻黄去根节;甘草炙;附子炮裂去皮;枳实去瓤,以麸皮炒,用商州大枳壳为佳。"[15]224

《本草蒙筌》卷之三"草部下":"卫矛,一说只使箭头,每两用酥一分,缓炒酥尽为度。任煎汤液,专治女科。"[16]190"葨苷子……三月采根,阴干去芦。微炒入药,专能发吐。不用煎汤,惟作散用。"[16]193

卷之四"木部":"槐实……花味甚苦炒黄,亦凉大肠去热"[16]214"酸枣……能治多眠不眠,必分生用炒用。多眠胆实有热,生研末,取茶叶姜汁调吞;不眠胆虚有寒,炒作散,采竹叶煎汤送下。"[16]225

《本草纲目》第十二卷"草之一":"桔梗……今但刮去浮皮,米泔水浸一夜,切片微炒用。"[17]373

《寿世保元·药论》:"凋脾胃之药,丸宜五谷,和气血之剂,利用醋酒。炒以缓其性。泡以剖其毒。浸能滋阴,炼可助阳。"[18]41

"咳嗽":"论小儿咳嗽不已,用宁嗽膏。麻黄、杏仁(去皮、尖)、桔梗(去芦)、甘草、知母、贝母、款冬花、黄芩、紫菀各五钱,黄连一钱,香附(童便炒)三钱,牛胆、南星一两,上为细末,炼蜜为丸,如芡实大。每一丸,白汤食后化下。"[18]585

《炮制大法·草部》:"黄连……至于治本脏之火则生用之;治肝胆之实火则以猪胆汁浸炒;治肝胆怛虚火则以醋浸炒;治上焦之火则以酒炒;治中焦之火则以姜汁炒;治下焦之火则以盐水或朴硝炒;治气分湿热之火则以茱萸汤浸炒;治血分块中伏火则以干漆水炒。诸法不独为之导引,盖辛热能制其苦寒、咸寒能制其燥性,在用者详酌之。"[19]36

《修事指南·炮制论下》:"煅者去坚性,煨者去燥性,炙者取中和之性,炒者取芳香之性,浸煮去燥烈之性,蒸者取味足。"[20]2

《中国医学百科全书·中医学》:"炒法,将净选或切制后的药物,置加热容器内用不同火力连续加热,并不断拌炒。"[29]962

《中华本草》:"炒制 是将净制或切制后的药物,置预热容器内,连续加热,不断搅拌、翻动至一定程度的炮制方法。"[26]185

《中医药常用名词术语辞典》:"炒……属中药火制法。将净选或切制后的中药,置于加热容器内,用不同火力连续加热,并不断翻炒至一定程度的炒制法。"[22]240

《中药学》(高学敏):"炒法……将药物置锅中加热不断翻动,炒至一定程度取出。"[27]2

《中医大辞典》:"炒,中药炮制法之一。将药材放在锅内加热,炒至一定要求。"[24]1111

《中医药学名词》:"炒……清炒、加辅料炒的统称。"[21]136

《中国中医药学术语集成·中药学》:"炒法……是将净制成切制过的药物,筛去灰屑,大小分档,置炒制容器内,加辅料或不加辅料,用不同火力加热,并不断翻动或转动使之达成一定温度的炮制方法。"[30]34

《中国中医药学主题词表》:"炒制,将净选或切制后的中药材,置预热容器内,用不同的火力连续加热,并不断搅拌或翻动至一定程度的方法。"[25]Ⅱ-95

《中药学讲稿》:"炒……将药物置锅中加热,不断翻动,炒至一定程度取出。"[23]12

《中药炮制学》(龚千锋):"将净制或切制过的药物,筛去灰屑,大小分档,置炒制容器内,加辅料或不加辅料,用不同火力加热。并不断翻动或转动使之达到一定程度的炮制方法,称为炒法。"[28]6

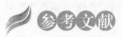

参考文献

[1] [战国]未著撰者.五十二病方[M].马王堆汉墓帛书整理小组编.北京:文物出版社,1979:32.

[2] [汉]未著撰者.神农本草经[M].[魏]吴普,等述,[清]孙星衍辑,石学文点校.沈阳:辽宁科学技术出版社,1997:126,176.

[3] [东汉]张仲景.伤寒论[M].北京:人民卫生出版社,2005:88,89.

[4] [东汉]张仲景.金匮要略[M].北京:人民卫生出版社,2005:19.

[5] [晋]葛洪原.肘后备急方[M].王均宁点校.天津:天津科学技术出版社,2005:126.

[6] [南北朝]雷敩.雷公炮炙论[M].上海:上海中医学院出版社,1986:85,119.

[7] [唐]孙思邈.备急千金要方[M].高文柱,沈澍农校注.北京:华夏出版社,2008:32,183.

[8] [唐]苏敬.新修本草(辑复本)[M].合肥:安徽科学技术出版社,1981:342.

[9] [唐]孙思邈.千金翼方[M].彭建中,魏嵩有点校.沈阳:辽宁科学技术出版社,1997:137.

[10] [宋]唐慎微.重修政和经史证类备急本草[M].尚志钧,等校点.北京:华夏出版社,1993:352.

[11] [宋]寇宗奭.本草衍义[M].颜正华,等点校.北京:人民卫生出版社,1990:58.

[12] [宋]赵佶敕.圣济总录精华本[M].[清]程林纂辑,余瀛鳌,等编选.北京:科学出版社,1998:88.

[13] [宋]陈承,等.太平惠民和剂局方[M].彭建中,魏富有点校.沈阳:辽宁科学技术出版社,1997:124.

[14] [元]王好古.汤液本草[M].北京:中国医药科技出版社,2011:61.

[15] [明]郑端友.吴童校注.保婴全方[M].北京:中国中医药出版社,2016:224.

[16] [明]陈嘉谟.本草蒙筌[M].北京:中医古籍出版社,2009:190,193,214,225.

[17] [明]李时珍.本草纲目[M].北京:人民卫生出版社,1982:373.

[18] [明]龚廷贤.寿世保元[M].北京:人民卫生出版社,2005:41,585.

[19] [明]缪希雍.炮炙大法[M].太原:山西科学技术出版社,2009:36.

[20] [清]张睿,张志国,曹臣.《修事指南》释义[M].太原:山西科学技术出版社,2014:2.

[21] 中医药学名词审定委员会.中医药学名词[M].北京:科学出版社,2005:136.

[22] 李振吉.中医药常用名词术语辞典[M].北京:中国中医药出版社,2001:240.

[23] 张廷模.中药学讲稿[M].北京:人民卫生出版社,2010:12.

[24] 李经纬,余瀛鳌,蔡景峰,等.中医大辞典[M].北京:人民卫生出版社,2004:1111.

[25] 吴兰成.中国中医药学主题词表[M].北京:中医古籍出版社,2008:Ⅱ-95.

[26] 国家中医药管理局《中华本草》编委会.中华本草:第一册[M].上海:上海科学技术出版社,1999:185.

[27] 高学敏.中药学[M].北京:中国中医院药出版社,2002:2.

[28] 龚千锋.中药炮制学[M].北京:中国中医药出版社,2012:6.

[29] 《中医学》编辑委员会.中医学[M]//钱信忠.中国医学百科全书.上海:上海科学技术出版社,1997:962.

[30] 李剑,曾召.中药学[M]//曹洪欣,刘保延.中国中医药学术语集成.北京:中医古籍出版社,2006:34.

(焦河玲)

3·028

炒 黄

chǎo huáng

一、规范名

【汉文名】炒黄。

【英文名】stir-frying to yellow。

【注释】用文火或中火加热,炒至中药材净制或切制品表面呈黄色或较原色稍深,或发泡鼓起,或爆裂,并逸出固有气味的炒法。

二、定名依据

"炒黄"一词最早记载于东晋时期葛洪的《肘后备急方》,虽此前术语"器盐令黄""炙令黄""熬令黄色"(分别见于《五十二病方》《伤寒论》《金匮要略》等)与本术语概念基本相同,但在现代沿用的较少。

自东晋时期葛洪《肘后备急方》提出"炒黄"之名,其后历代的著作多有沿用,但其概念名称并未完全统一,出现的名词形式还有"炒令黄""炙黄"等。如唐代《备急千金要方》《外台秘要》,宋代的《圣济总录》《太平惠民和剂局方》,元代的《汤液本草》等均有记载,明清以后的医书和本草著作逐渐以"炒黄"来表示本概念,如明代《本草蒙筌》《本草纲目》,清代《本草纲目拾遗》《得配本草》等,这些著作均为历代的重要著作,对后世有较大影响。所以作为规范名的"炒黄"一词,符合中药名词术语定名的约定俗成原则。

现代有代表性著作如《中华本草》《中国药材学》《中国中医药学主题词表》,普通高等教育中医药类规划教材《中药炮制学》(1980版)、《中药学》(高学敏)、《中药学》(雷载权)、《中药炮制学》(龚千锋)和辞书类著作《中医药常用名词术语辞典》及《中医药学概论》《中国中医药信息杂志》《WHO西太平洋地区传统医学名词术语国际标准》和《中国中医药学术语集成·中药学》等也以"炒黄"作为规范名。说明"炒黄"作为规范名已成为共识,符合术语定名的约定俗成原则。

三、同义词

未见。

四、源流考释

"炒黄"作为中药材传统炮制方法出现很早,应用历史悠久,如《五十二病方·痉者》:"痉

者,器盐令黄。"[1]21 这里的"令黄"与本概念的内涵基本一致。汉代张仲景的著作中也有有关概念的记载,如《伤寒论·辨太阳病脉证并治》曰:"枳实四枚(水浸,炙令黄)。"[2]44《金匮要略·肺痿肺痈咳嗽上气病脉证治》曰:"葶苈大枣泻肺汤……葶苈(熬令黄色,捣丸如弹子大)……"[3]27 其概念是以"炙令黄""熬令黄色"等名词形式出现的。

"炒黄"一词则始见于东晋时期葛洪《肘后备急方》,该书卷四曰:"大豆炒黄香,合捣筛。"[4]112 其中"大豆炒黄香"既明确出现了"炒黄"一词,又对药物的炒制程度之"炒黄"做出了要求。

唐朝时期,炒黄法广泛用于药物的炮制,但概念使用中名称并不统一,有的用"炒黄",有的用"炒令黄",有的用"炙令黄"等,如《备急千金要方》卷第十一:"方:鸡屎一升,炒令黄。"[5]228《千金翼方》卷第七"妇人三":"鳖甲如于大,炙令黄。"[6]73《外台秘要》卷九:"又方……莨菪二分……焙干炒令黄。"[7]114

宋金元时期是炮制技术系统化的形成时期,有关药物炒黄的记载也相对增多,但其概念仍以"炒令黄""炙黄""炒黄"等名词形式出现的。"炒黄"一词。如宋代《证类本草》卷第十六:"用阿胶炒令黄燥为散。"[8]442《圣济总录》卷九"支饮":"参茯丸……慢炙黄,与药共末糊丸。"[9]91《太平惠民和剂局方》卷一"治诸风":"肉桂去粗皮,鹿茸去毛,酥炙微黄。"[10]3 元代《汤液本草》卷之四"草部":"百合一两,炒黄为末。米饮调服。"[11]70 等,说明此时期其概念仍未统一。

明朝时期,炮制技术应用范围进一步扩大,炮制理论有了显著建树,有关"炒黄"的记载也比较多,其概念则多以"炒黄"一词来表达。如明代《本草蒙筌》一书对白僵蚕、水蛭炒制过程中的火候和程度均做了明确要求,其卷之十一"虫鱼部"记载:"白僵蚕折去翅足,用微火炒黄";"水蛭,烈日曝极干,使其锉细炒黄

色。"[12]395 李时珍《本草纲目》中同样有"炒黄"的记载，如"第十七卷草之六"曰："甘遂……以细糠火炒黄为末。"[13]63 这一时期记载有关"炒黄"的著作还有：《滇南本草》[14]200《神农本草经疏》[15]225 等。

清代本草基本沿用"炒黄"一词来表达本概念，如《本草纲目拾遗器用部》"火漆"："火漆不拘多少，入无油净锅内令化，炒黄烟净。"[16]362《得配本草》卷六"果部篇"曰："杏仁汤浸，使其去皮尖炒黄，或麸炒研用。"[17]159 等，说明明清时期"炒黄"这一炮制名词术语已得到广泛认可和应用。

现代有关著作大多沿用"炒黄"一词，如《中华本草》[18]191《中国药材学》[19]66《中药炮制学》（1980 版）[20]34《中药学》（雷载权）[21]12、《中药学》（高学敏）[22]19、《中医药学概论》[23]37《中国中医药信息杂志》[24]18《中国中医药学术语集成·中药学》[25]37《WHO 西太平洋地区传统医学术语国际标准》[26]13《中国中医药学主题词表》[27]II-95《中医药常用名词术语辞典》[28]240 等都以"炒黄"作为本概念的规范用语，如《中华本草》："炒黄……将药物用文火或中火加热，炒至表面呈黄色或较原色稍深，或发泡鼓起，或爆裂，并透出药物固有的香气。"[18]191

总之"炒黄"作为炮制概念的规范名词已达成共识，成为常用中药炮制名词术语之一。

五、文献辑录

《五十二病方·痉者》："痉者，噐盐令黄，取一斗，裹以布，卒醇酒中，入即出，以市，以熨头。"[1]21

《伤寒论·辨太阳病脉证并治》："伤寒下后，心烦腹满，卧起不安者，栀子厚朴汤主之栀子十四个（擘），厚朴四两（炙，去皮），枳实四枚（水浸，炙令黄），上三味，以水三升半，煮取一升半，去滓，分二服，温进一服。得吐者，止后服。"[2]44

《金匮要略·肺痿肺痈咳嗽上气病脉证治》："葶苈大枣泻肺汤……葶苈（熬令黄色，捣丸如弹子大），大枣十二枚，右先以水三升，煮枣取二升，去枣，内葶苈，煮取一升，顿服。"[3]27

《肘后备急方》卷四："麻豆汤……大豆炒黄香。"[4]112

《备急千金要方》卷第十一："治食中得病为鳖癥，在心下坚强。方：鸡屎一升，炒令黄，取五合，以酒一升浸，更取半，捣为末，以所浸酒服方寸匕，日二，三日中作一剂。"[5]228

《千金翼方》卷第七"妇人三"："鳖甲汤治产后早起中风，冷洿痢及带下。鳖甲如于大，炙令黄，白头翁一两，当归，黄连，干姜，各二两，黄檗长一尺，广三寸。上六味，咬咀，以水七升，煮取三升，分三服。"[6]73

《外台秘要》卷九："又方莨菪二分，以水淘去浮者，水煮令牙出，焙干炒令黄，黑色酥一鸡子许，大枣七枚上三味，铛中煎令酥尽，取枣去皮食之，日二。"[7]114

《证类本草》卷第十六："阿胶炒令黄燥为散，每食前以粥饮调下二钱匕。"[8]442

《圣济总录》卷九"支饮"："参茯丸治支饮不消，胸膈满闷。人参，赤茯苓，胆南星三分，半夏，生姜，晋矾一两，将生姜、南星、半夏捣成饼，慢炙黄，与药共末糊丸，如梧子大，姜汤下二十九丸。"[9]91

《太平惠民和剂局方》卷一"治诸风"："肉桂去粗皮，鹿茸去毛，酥炙微黄，木香，肉豆蔻各一两半，延胡索，胡桐律各三分，以上六味，捣粗罗为末，以前钟乳汁七升，煎至四升，以生绢滤去滓澄清。"[10]3

《汤液本草》卷之四"草部"："治伤寒腹中疼，百合一两，炒黄为末。米饮调服。"[11]70

《滇南本草》第二卷"南扁豆"："解酒毒，调五脏……烧酒炒黄为末，每服（三钱）开水下。"[14]200

《本草蒙筌》卷之十一"虫鱼部"："白僵蚕，折去翅足，用微火炒黄""水蛭，于烈日曝极干，将其锉细炒黄色。"[12]395

《本草纲目》第十七卷"草之六"："甘遂……以细糠火炒黄为末。"[13]63

《神农本草经疏》："香附子一斤，新水浸一宿，炒黄，同茯神四两为末，蜜丸弹子大。"[15]225

《本草纲目拾遗》器用部"火漆"："火漆不拘多少，入无油净锅内令化，炒黄烟净，见白烟起，退火取出，研末，空心时好酒和服三钱，重者不过三服。"[16]362

《得配本草》卷六果部"杏仁"："杏仁汤浸，使其去皮尖炒黄，或麸炒研用。"[17]159

《中药炮制学》："炒黄……将药物置锅内，用文火或中火进行加热，不断翻动，炒至药物表面呈黄色或颜色加深，或发泡鼓起，或种皮爆裂而发出炸裂声，并逸出固有气味，取出放凉。"[20]34

《中药学》（雷载权）："用文火炒至药物表面微黄称炒黄。"[21]12

《中国药材学》："炒黄：用文火炒至药材表面微黄色，或较原色加深，或发泡鼓起，或种皮裂开发出爆裂声，以致爆裂'开花'，并能嗅到药材固有气味为度。"[19]66

《中华本草》："炒黄……将药物用文火或中火加热，炒至表面呈黄色或较原色稍深，或发泡鼓起，或爆裂，并透出药物固有的香气。"[18]191

《中医药常用名词术语辞典》："炒黄……中药炮制。详见清炒条。"[28]240

《中国中医药信息杂志》："炒黄法……将净制或切制过的药物，置炒制容器内，用文火或中火加热并不断翻动或转动，使药物表面呈黄色或颜色加深，或发泡鼓起，或爆裂，并逸出固有气味的方法。"[24]18

《中药学》（高学敏）："炒黄……将药物炒至表面微黄或能嗅到药物固有的气味为度。"[22]19

《中国中医药学术语集成·中药学》："炒黄法……将净制或切制过的药物，置炒制容器内，用文火或中火加热并不断翻动或转动，使药物表面呈黄色或颜色加深，或发泡鼓起，或爆裂，并逸出固有气味的方法。"[25]37

《中国中医药学主题词表》："清炒，属炒制，是不加辅料的炒法，包括炒黄、炒焦、炒炭三种不同的火候要求。"[27]Ⅱ-95

《中医药学概论》："炒黄：药物炒至表面微黄或能嗅到固有的气味为度。"[23]37

《WHO 西太平洋地区传统医学名词术语国际标准》："炒黄 bake a medicinal in a pan, with constant stirring, till it turns yellow。"[26]13

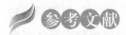

参考文献

［1］［战国］未著撰者.五十二病方[M].北京：文物出版社，1979：21.

［2］［汉］张仲景.伤寒论[M].北京：人民卫生出版社，2005：44.

［3］［汉］张仲景.金匮要略[M].北京：人民卫生出版社，2005：27.

［4］［晋］葛洪.肘后备急方[M].北京：中国中医药出版社，2016：112.

［5］［唐］孙思邈.备急千金要方[M].高文柱，沈澍农校注.北京：华夏出版社，2008：228.

［6］［唐］孙思邈.千金翼方[M].彭建中，魏嵩有点校.沈阳：辽宁科学技术出版社，1997：73.

［7］［唐］李曙光主编.外台秘要[M].王焘原.余瀛鳌，林菁，田思胜，等编选.沈阳：辽宁科学技术出版社，2007：114.

［8］［宋］唐慎微.尚志钧，等校点.重修政和经史证类备急本草[M].北京：华夏出版社，1993：442.

［9］［宋］赵佶敕.圣济总录精华本[M].［清］程林纂辑，余瀛鳌，等编选.北京：科学出版社，1998：91.

［10］［宋］太平惠民和剂局.太平惠民和剂局方[M].陈庆平，陈冰鸥校注.北京：中国中医药出版社，1996：3.

［11］［元］王好古.汤液本草[M].北京：中国医药科技出版社，2011：70.

［12］［明］陈嘉谟.本草蒙筌[M].北京：中医古籍出版社，2009：395.

［13］［明］李时珍.本草纲目[M].太原：山西科学技术出版社，2014：63.

［14］［明］兰茂.滇南本草[M].《滇南本草》整理组整理.昆明：云南人民出版社，1977：200.

［15］［明］缪希雍.神农本草经疏[M].太原：山西科学技术出版社，2013：225.

［16］［清］赵学敏.本草纲目拾遗[M].闫冰，等校注.北京：中国中医药出版社，1998：362.

［17］［清］严西亭.得配本草[M].北京：中国中医药出版社，2008：159.

[18] 国家中医药管理局《中华本草》编委会.中华本草:第一册[M].上海:上海科学技术出版社,1999:191.

[19] 徐国均.中国药材学[M].北京:中国医学科技出版社,1996:66.

[20] 成都中医学院.中药炮制学[M].上海:上海科学技术出版社,1980:34.

[21] 雷载权.中药学[M].上海:上海科学技术出版社,1995:12.

[22] 高学敏.中药学[M].北京:中国中医药出版社,2005:19.

[23] 许兆亮.中医药学概论[M].北京:人民卫生出版社,2009:37.

[24] 朱文锋,瞿延晖,文乐兮,等.中药术语规范的研究(Ⅳ)[J].中国中医药信息杂志,2002,(5):18.

[25] 施毅.中药学[M]//曹洪欣,刘保延.中国中医药学术语集成.北京:中医古籍出版社,2006:37.

[26] 世界卫生组织(西太平洋地区).WHO西太平洋地区传统医学名词术语国际标准[M].北京:北京大学医学出版社,2009:13.

[27] 吴兰成.中国中医药学主题词表[M].北京:中医古籍出版社,2008:Ⅱ-95.

[28] 李振吉.中医药常用名词术语辞典[M].北京:中国中医药出版社,2001:240.

（焦河玲）

3 · 029

油 制

yóu zhì

一、规范名

【汉文名】油制。

【英文名】processed with oil。

【注释】将净药材或切制品与一定量的油脂共同加热处理的炮制方法。

二、定名依据

"油制"作为中药材传统制药技术名称最早见于宋代朱佐撰写的《类编朱氏集验医方》。此前相关术语"油煎""油炒""涂酥炙""脂炒""油炙"等概念与本术语"油制"不完全相同。

《五十二病方》记载的油制方法有"膏炙",南北朝时期的《雷公炮炙论》以"涂酥炙""酥炙"等作为本概念的名称。至宋金元时期,油制法广泛应用,油制方法也在前人的基础上增加了"油炒""羊脂炒"等。明清时代,多采用炙或炒的油制方法。油制的方法繁多,采用"油制"名称既能体现加辅料炮制中辅料油的名称,又能比较广泛地概括中药材油制的一系列炮制方法,更能确切地反应术语的内涵。

自《类编朱氏集验医方》首次提出"油制"之名,其后历代的著作多有沿用,如明代的《本草纲目》,清代的《本草易读》《本经逢原》等,这些著作均为中医药史上重要的论著,对后世影响较大。所以,"油制"作为规范名便于达成共识,符合术语定名的约定俗成原则。

我国2005年出版的由全国科学技术名词审定委员会审定公布的《中医药学名词》和普通高等教育中医药类教材《中药炮制学专论》,以及《中药炮制名词术语辞典》《中医大辞典》等著作均以"油制"作为规范名。因此,以"油制"作为这一传统制药技术的规范名已成为普遍共识。

三、同义词

【曾称】"脂炒"(《太平惠民和剂局方》);"油炒"(《本草纲目》)。

四、源流考释

油制是中药传统的炮制方法之一,包含油炙法、油炸法、涂酥炙等一系列炮制技术。其中油炙法指药物与油拌匀后,文火炒至油被吸尽;油炸法指将药物放进沸腾的油中,文火炸至酥脆;涂酥炙是指药物边涂油边置明火上烘烤,至

127

质地酥脆。

中药油制起源可追溯到汉代之前。在《五十二病方》中就有"豹膏"炙药的记载,"加(痂):以□脂若豹膏□而炙之,□□□而不痛,娄(屡)复【之】"[1]108,"豹膏"即豹的脂肪,这里的"膏炙"一名是我国历史上有关油制炮制技术的最早记载。

中药油制的方法,南北朝到唐代为初兴时期。这一时期的著作,有的称之为"涂酥炙",有的称之为"油煎",如南北朝雷敩《雷公炮炙论》曰:"凡使虾蟆,先去皮并肠及爪了,阴干,然后涂酥炙令干。"[2]120 唐代孟诜《食疗本草》曰:"堇菜……又,干末和油煎成,摩结核上,三、五度便瘥"[3]331 "龟甲又方,卜师处钻了者,涂酥炙,细罗,酒下二钱,疗风疾。"[3]165

宋金元时期,油制法迅速发展,油制法沿用"涂酥法""油煎""油炒""羊脂炒"等名称,如宋代王怀隐《太平圣惠方》曰:"龟甲(涂酥炙令黄)。"[4]102 "蛤蚧(一只头尾全涂酥炙令微黄)。"[4]169 "巴豆(一两去皮心油煎令黄色去油)。"[4]1535 宋代苏颂《本草图经》曰:"虎骨涂酥炙。"[5]447 "鼹鼠以油煎为膏。"[5]453 宋代唐慎微《证类本草》曰:"鹿茸涂酥炙紫色为末。"[6]449 "小鸡以油煎令黄。"[6]508 "鳖甲涂酥炙令黄。"[6]477 "羊肾脂炒薤白食。"[6]619 宋代太平惠民和剂局《太平惠民和剂局方》曰:"虎骨(涂酥炙)。"[7]22 "良姜(油炒)。"[7]78 "石韦:凡使,先以粗布拭去黄毛,用羊脂炒干,方入药。"[7]288 等。值得注意的是"油制"作为本词的正名始见于宋代朱佑所著的《类编朱氏集验医方》,该书卷一曰:"草乌(二两用油制,如制川乌法;二两用盐一两拌和……去盐勿令焦)。"[8]26 这里所说的"油制",是指油制中的其中一种炮制技术,即麻油煎,和现代意义的"油制"(加油炮制的方法的总称)概念不完全相同。

明清时期,油制法已趋于完善。这一期的油制方法沿用宋金元时期的"涂酥炙""油炙""油炒""油煎""脂炒""脂炙""脂炒""油制"等作

为本词的名称,见于明代著作《本草品汇精要》[9]618《本草蒙筌》[10]367《本草纲目》[11]376《濒湖炮炙法》[12]12《本草详节》[13]143《本草汇言》[14]971《雷公炮制药性解》[15]92《神农本草疏》[16]518《本草乘雅半偈》[17]126 等,以及清代著作《本草择要纲目》[18]108《本草新编》[19]243《本草易读》[20]207《本草备要》[21]240《本经逢原》[22]38《本草从新》[23]79《得配本草》[24]145《本草纲目拾遗》[25]43《本草求真》[26]12《要药分剂》[27]55《本草述钩元》[28]299《本草害利》[29]43 等。

另外,有的著作沿用《类编朱氏集验医方》的记载,用"油制"作为本词正名,如清代汪昂《本草易读》:"皂角三条,去皮子,一条入巴豆十粒,香油制。"[20]300 清代张璐《本经逢原》:"又苍术一味,麻油制过为末。"[22]38

现代有关著作有的沿用《类编朱氏集验医方》的记载以"油制"作为本术语的正名,如《中医大辞典》[30]1116《中医药学名词》[31]138《中药炮制学专论》[32]125《中药炮制名词术语辞典》[33]70 等。有的以"油炙"为正名(现代的油制法以油炙为主),如《中华本草》[34]192《中国中医药学术语集成·中药学》[35]545《中国中医药学主题词表》[36]Ⅱ-1300《中华人民共和国药典》[37]31《中药炮制学》[38]261《中药学》[39]321。也有著作中以"香油炸"和"羊脂油炙"为名,如《中国医学百科全书·中医学》中的香油炸全蝎[40]1200,《中医药常用名词术语辞典》中的羊脂油炙淫羊藿[41]238。

总之,油制法是油炙、油炸、涂酥炙等以油为辅料炮制中药的一类方法的统称,以油炙最常见。明清文献中的"油制"是指药物经过加辅料油炮制,与现代"油制"不是同一概念。相比较古代的"油制",现代的"油制"的意义更加广泛,是一类炮制方法的统称。但是需要注意的是油制以油炙为主。载有中药炮制方法的历版药典对于油制法只是收录了"油炙"。综上所述,以"油制"作为一类炮制方法的规范名便于达成共识,不仅体现加了加辅料炮制中的辅料的名称,而且符合术语定名的科学严谨原则。

五、文献辑录

《五十二病方·大带》："加（痂）：以□脂若豹膏□而炙之，□□□而不痛，娄（屡）复【之】。"[1]108

《雷公炮炙论》中卷："厚朴……夫或丸散，便去粗皮，用酥炙过。每修一斤，用酥四两炙了，细判用。"[2]77 "鬼箭……用，拭上赤毛，用酥缓炒过用之。每修事一两，用酥一分，炒酥尽为度。"[2]78

下卷："虾蟆……凡使虾蟆，先去皮并肠及爪了，阴干，然后涂酥炙令干。"[2]120

《食疗本草》卷中："龟甲……又方，卜师处钻了者，涂酥炙，细罗，酒下二钱，疗风疾。"[3]165

卷下："堇菜……又，干末和油煎成，摩结核上，三五度便瘥。"[3]331

《太平圣惠方》第四卷："补心益智及治健忘诸方……龟甲（涂酥炙令黄）、龙骨、远志、菖蒲（以上各一两），上件药，捣细罗为散。"[4]102

第六卷："治肺萎诸方……阿胶（一两捣碎炒令黄燥），熟干地黄（三分），白茯苓（半两），人参（三分去芦头），麦门冬（半两去心焙），蛤蚧（一只头尾全涂酥炙令微黄），侧柏叶（一两涂酥炙令黄）。"[4]169

第四十九卷："经效化气消食丸方……巴豆（一两去皮心油煎令黄色去油），朱砂（半两细研），槟榔（半两），木香（半两），丁香（半两），乳香（半两），肉豆蔻（半两去瓤）。"[4]1535

《本草图经》卷十三："虎骨……又一方，虎胫骨五六寸已来，净刮，去肉膜等，涂酥炙，令极黄熟，细捣，绢袋子盛，以酒一斗，置袋子于瓷瓶中。"[5]447 "鼹鼠……脂，主汤火疮，腊日取活鼠，以油煎为膏，疗汤火疮，灭瘢疵，极良。"[5]453

《证类本草》卷十七："鹿茸……鹿茸不限多少，涂酥炙紫色为末，温酒调下一钱匕。"[6]449

卷十九："丹雄鸡……小鸡一只去毛、足，以油煎令黄，筋穿作孔枕之。"[6]477

卷二十一："鳖甲……方用鳖甲三两，涂酥炙令黄，去裙为末。"[6]508

卷二十八："薤……用肥羊肉去脂，作炙食之；或以羊肾脂炒薤白食，尤佳。"[6]619

《太平惠民和剂局方》卷一："四斤圆……附子（炮，去皮、脐），虎骨（涂酥炙）各二两，上同为细末，用浸前药酒打面糊为丸，如梧桐子大。"[7]22

卷三："铁刷汤……良姜（油炒）六两，茴香（炒）二两，甘草（炙）八两半，苍术（米泔浸一宿）八两，上为细末。"[7]78

"附指南总论"："石韦：凡使，先以粗布拭去黄毛，用羊脂炒干，方入药用。"[7]288

《类编朱氏集验医方》卷一："驱风丹……川乌（一两，生用，不去皮尖，大者破作四边，小者破两边，判如骰子大，用麻油煎令黄色，勿焦，去油，焙）草乌（四两，择鸡心者，生用，不去皮尖，每个破作二片，择白净者用，心黑者不用，锉如骰子大。二两用油制，如制川乌法；二两用盐一两拌和，水微淹着，浸三昼夜，一日一度漉，转候日数足，取出去水，再用干盐一两同炒，候干，去盐勿令焦）。"[8]26

《本草品汇精要》卷二十四："虎骨……无毒附膏爪肉胎生虎骨主除邪恶气……〔雷公云〕虎睛先于羊血中浸一宿漉出微微火上焙之干捣成粉虎骨去肉膜涂酥炙令黄熟研细入药用。"[9]618

《本草蒙筌》卷九："虎骨……才取涂酥油炙脆。"[10]367

《本草纲目》第十四卷："高良姜（红豆蔻）……脾虚寒疟用高良姜麻油炒、干姜炮各一两，为漠。"[11]376

第二十二卷："小麦……今人多以油炒，则性热矣。"[12]620

第二十四卷："大豆……止渴急方大豆苗嫩者三五十茎，涂酥炙黄为末。"[11]641

第四十五卷："水龟……以龟甲锯去四边，石上磨净，灰火炮过，涂酥炙黄用。"[11]1042

《濒湖炮炙法》第九卷："雄黄……凡服食用武都雄黄，须油煎九日九夜，乃可入药；不尔有毒,慎勿生用。"[12]12

卷四:"龟甲……以龟甲锯去四边,石上磨净,灰火炮过,涂酥炙黄用。亦有酒炙、醋炙、猪脂炙、烧灰用者。"[12]63

《本草详节》卷七:"胡荽……主蛊毒,五痔,以油煎涂秃疮。"[13]143

《本草汇言》卷十六:"韭……用韭菜白八两,和胡桃肉(去皮)二两,同脂麻油炒熟,日食之,一月愈。用韭菜白八两,和黄牛肉四两(切薄片),同脂麻油炒熟,日食之,一月愈。"[14]971

卷十七:"蛴螬……用蛴螬、虫、虻虫各一两(俱微炒),水蛭十枚(油煎燥)……黄芩、大黄各一两二钱(俱酒洗炒),共为末,炼蜜丸梧子大,每服七丸,早、晚温酒下。"[14]1029

卷十九:"龟版……取版锯去四边,石上磨净,或酥炙、酒炙、醋炙、猪脂炙,以黄色为度。"[14]1118

《雷公炮制药性解》卷四:"石韦……拭去毛,羊脂炒焦黄用,络石、杏仁为使,得菖蒲良。"[15]92

卷六:"虾蟆……凡使,先去皮并肠及爪子了,阴干,然后涂酥炙,令干。"[15]172

《神农本草经疏》卷十四:"巴豆……巴豆三十粒,麻油煎黑,去豆,以油调硫黄、轻粉末,频涂取效。"[16]518,519

《本草乘雅半偈》第二帙:"龟甲……锯去四边,石上磨净,灰火炮过,涂酥炙黄用。亦有酒炙、醋炙、猪脂炙,及炮灰用者,各有所宜。"[17]126

《本草择要纲目·平性药品》:"龟甲……醋涂酥炙。"[18]108

《本草新编》卷五:"虎骨……大怀生地八两……川杜仲,去粗皮,净酥油炙断丝,四两……天花粉,酥油炙,晒干,二两。"[19]243

《本草易读》卷五:"蓖麻子百三十四,发黄不黑,净仁,香油煎焦,去渣,三日后频刷之。"[20]207 "天花粉百六十九耳卒烘烘,削尖,以猪油煎三沸塞之。"[20]227

卷七:"痰喘咳嗽,皂角三条,去皮子,一条

入巴豆十粒,香油制;一条入杏仁十粒,姜汁制;一条入半夏十粒,蜜制。"[20]300

《本草备要·虫部》:"穿山甲……童便油煎土炒,随方用。"[21]240 "龟板……酥炙或酒炙、猪脂炙,煅灰用。"[21]241

《本经逢原》卷一:"苍术……又苍术一味,麻油制过为末,煮大枣肉为丸,治胁下饮澼。"[22]38

《本草从新》卷四:"蓖麻子……发黄不黑、蓖麻仁香油煎焦、去滓、三日后、频刷效。"[23]79

卷十七:"鲮鲤,酥炙、醋炙、童便炙、油煎、土炒。"[23]254 "龟板,或酒炙、醋炙、猪脂炙,煅灰用。"[23]256

《得配本草》卷四:"石韦,除烦热,羊脂炒。"[24]145

卷九:"猪肉,麻油炒熟同粥食,治肺虚劳嗽。"[24]274

卷十:"血余,香油煎化,入鸡子煮服,治广疮,并疗脓窠积年不愈。"[24]292

《本草纲目拾遗》卷二:"倭硫黄……硫出内地者,取土与油煎熬而成。"[25]43

卷五:"臭草……腹内蛔虫:以清油煎臭草叶,捣烂敷脐上,胜食使君子远矣。"[25]164

卷八:"稆豆(叶)、马料豆五升(用混堂油制九次),黄芪八两(人乳制七次),白当归(酒洗)四两,金樱子二斗(去内子与毛,外去刺,淘净熬膏,临收时,加童便一二盏听用),上将前三味和金樱膏,丸如梧子大,每服三钱,桂圆汤下。"[25]297

卷九:"鹅毛,苦参一斤为末,鹅毛香油炒存性六两,黄米糊丸,朱砂为衣,此方与《元珠》治大麻风所用,大同小异,因并存之。"[25]357

卷十:"大力丸《汇集》:此冯嘉宝方,蒺藜酒洗炒去刺,白茯苓、白芍、苁蓉酒洗、杜仲酥油炒……虎骨二两酥油炙,上药俱为细末,炼蜜丸,二钱半重,早晚盐汤或黄酒送下。"[25]421

《本草求真》卷一:"鲫鱼,以猪油煎灰服。"[26]12

卷六："榲实,猪脂炒榲。"[26]239,240

卷七："栗而火煨油炒。"[26]270

《要药分剂》卷二："穿山甲,或油煎。"[27]55

卷六："瓜蒌实……取子去壳去油炒用。"[27]153

《本草述钩元》卷十："半夏……半夏油炒为末。"[28]299

卷二十三："(皂荚)一荚入麻油制巴豆十粒。"[28]499

卷二十四："女贞子,白茯苓怀山药(乳浸晒干三次),丹皮(酒浸一宿晒干),山萸肉(雄半油炙),何首乌(同黑豆九蒸九晒),枸杞子(蒸熟),金樱子(蒸熟),女贞子(酒浸一宿蒸熟)。各八两。"[28]530

卷二十九："龟,涂酥炙黄用。亦有酒炙。醋炙。猪脂炙。烧灰用者。"[28]597

《本草害利·肝部药队》："穿山甲,或生用,或酥炙、醋炙、童便炙、油煎、土炒、蛤粉炒,当各随本方制用。"[29]43"龟板,酥炙,或酒炙、醋炙、猪脂炙,煅灰用。"[29]99

《中国医学百科全书·中医学》："全蝎:现代报道,用活蝎入食油中浸泡,取油外搽,可治烧伤;取全蝎以香油炸黄内服,可治流行性腮腺炎。"[40]1200

《中华本草》第一卷："(油炙)系将药物与一定量的油脂共同加热处理的方法。辅料用油有植物油和动物脂肪油两类。"[34]192

《中医药常用名词术语辞典》："炙:中药炮制。将净选或切制后的中药与一定的液体辅料拌炒,使辅料渗入药物内部的炮制方法……如蜜炙黄芪、酒炙川芎、醋炙香附、盐水炙杜仲、姜汁炙厚朴、羊脂油炙淫羊藿等。"[41]238

《中医大辞典》："(油制)中药炮制方法。也称油炙。将净药材或切制品(生片)与一定量的油脂共同加热处理的炮制方法。"[30]1116

《中医药学名词》："(油制)将净药材或切制品与一定量的油脂共同加热处理的炮制方法。"[31]138

《中国中医药学术语集成·中药学》下册:"油炙法:是将净选或切制后的药物,与一定量的食用油脂共同加热处理的方法。"[35]545

《中国中医药学主题词表》上卷:"炙制:属炮制方法。将净选或切制后的药物,加入一定量的液体辅料拌炒,使辅料逐渐渗入药物组织内部的炮制方法。醋炙、姜汁炙、酒炙、蜜炙、童便炙、盐炙、油炙。"[36]II-1300

《中药炮制学专论》:"(油制)系以食用植物油或羊脂油为辅料炮制药材的一类方法。食用植物油传统采用麻油。油制的方法有油炒(油炙)和油炸两种。"[32]125

《中药炮制名词术语辞典》:"(油制)中药用羊脂油炙后,可增强补益作用。"[33]70

《中华人民共和国药典》四部:"(油炙)羊脂油炙时,先将羊脂油置锅内加热溶化后去渣,加入待炮炙品拌匀,用文火炒至油被吸尽,表面光亮时,摊开,放凉。"[37]31

《中药炮制学》:"将净制或切制后的药物,与定量的食用油脂共同加热处理的方法称为油炙法。油炙法又称酥炙法。"[38]261

《中药学》:"淫羊藿又名仙灵脾。自古对本品主张用羊脂油进行炒炙,且有羊油脂炙炒有助于壮阳成分溶出的报道。"[39]321

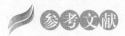

参考文献

[1] 未著撰人.五十二病方[M].马王堆汉墓帛书整理小组.北京:文物出版社,1979:108.

[2] [南北朝]雷敩.雷公炮炙论(辑佚本)[M].王兴,法辑校.上海:上海中医学院出版社,1986:77,78,120.

[3] [唐]孟诜.食疗本草[M].北京:中国商业出版社,1992:165,331.

[4] [宋]王怀隐.太平圣惠方[M].北京:人民卫生出版社,1958:102,169,1535.

[5] [宋]苏颂.本草图经[M].合肥:安徽科学技术出版社,1994:447,453.

[6] [宋]唐慎微.证类本草[M].尚志钧,等校点.北京:华夏出版社,1993:449,477,508,619.

[7] [宋]太平惠民和剂局.太平惠民和剂局方[M].陈庆平,陈冰鸥校注.北京:中国中医药出版社,1996:22,

78,288.

[8] [宋]朱佐.类编朱氏集验医方[M].上海：上海科学技术出版社，2003：26.

[9] [明]刘文泰.本草品汇精要[M].北京：人民卫生出版社，1982：618.

[10] [明]陈嘉谟.本草蒙筌[M].北京：人民卫生出版社，1988：367.

[11] [明]李时珍.本草纲目[M].北京：人民卫生出版社，1982：376,620,641,1042.

[12] [明]李时珍.濒湖炮炙法[M].尚志钧集.合肥：皖南医学院科研科，1984：12,63.

[13] [明]闵钺.本草详节[M].北京：中医古籍出版社，2005：143.

[14] [明]倪朱谟.本草汇言[M].上海：上海科学技术出版社，2005：971,1029,1118.

[15] [明]李中梓.雷公炮制药性解[M].北京：人民军医出版社，2013：92,172.

[16] [明]缪希雍.神农本草经疏[M].北京：中医古籍出版社，2002：518,519.

[17] [明]颜之颐.本草乘雅半偈[M].北京：人民卫生出版社，1986：126.

[18] [清]蒋介繁.本草择要纲目[M].上海：上海科学技术出版社，1985：108.

[19] [清]陈士铎.本草新编[M].北京：人民军医出版社，2013：243.

[20] [清]汪昂.本草易读[M].北京：人民卫生出版社，1987：207,227,300.

[21] [清]汪昂.本草备要[M].北京：人民军医出版社，2007：240,241.

[22] [清]张璐.本草逢原[M].赵小青,裴晓峰校注.北京：中国中医药出版社，1996：38.

[23] [清]吴仪洛.本草从新[M].北京：中医古籍出版社，2001：79,254,256.

[24] [清]严西亭.得配本草[M].上海：上海科学技术出版社，1958：145,274,292.

[25] [清]赵学敏.本草纲目拾遗[M].北京：中国中医药出版社，2007：43,164,297,357,421.

[26] [清]黄宫绣.本草求真[M].北京：人民卫生出版社，1987：12,239,240,270.

[27] [清]沈金鳌.要药分剂[M].上海：上海卫生出版社，1958：55,153.

[28] [清]杨时泰.本草述钩元[M].上海：科学技术出版社，1958：299,499,530,597.

[29] [清]凌奂.本草害利[M].北京：中医古籍出版社，1982：43,99.

[30] 李经纬,余瀛鳌,蔡景峰,等.中医大辞典[M].北京：人民卫生出版社，2004：1116.

[31] 中医药学名词审定委员会.中医药学名词[M].北京：科学出版社，2005：138.

[32] 蔡宝昌,龚千锋.中药炮制学专论[M].北京：人民卫生出版社，2009：125.

[33] 李锦开.中药炮制名词术语辞典[M].广州：广东科技出版社，2009：70.

[34] 国家中医药管理局《中华本草》编委会.中华本草：第一册[M].上海：上海科学技术出版社，1999：192.

[35] 施毅.中药学：下册[M]//曹洪欣,刘保延.中国中医药学术语集成.北京：中医古籍出版社，2006：545.

[36] 吴兰成.中国中医药学主题词表[M].北京：中医古籍出版社，2008：Ⅱ-1300.

[37] 国家药典委员会.中华人民共和国药典：四部[M].北京：中国医药科技出版社，2015：31.

[38] 龚千锋.中药炮制学[M].北京：中国中医药出版社，2016：261.

[39] 唐德才,吴庆光.中药学[M].北京：人民卫生出版社，2016：321.

[40] 《中医学》编辑委员会.中医学[M]//钱信忠.中国医学百科全书.上海：上海科学技术出版社，1997：1200.

[41] 李振吉.中医药常用名词术语辞典[M].北京：中国中医药出版社，2001：238.

（高　丽）

3 • 030

性　味

xìng wèi

一、规范名

【汉文名】性味。

【英文名】properties and flavors。

【注释】中药四气五味的统称。

二、定名依据

"性味"一词的相关概念最早见于秦汉时期

的《神农本草经》。"性味"作为本词的名称最早出现在宋代苏颂所著的《本草图经》中,其后历代著作均有沿用,如宋代《证类本草》《本草衍义》,元代《汤液本草》,明代《本草发挥》《滇南本草》《本草品汇精要》《本草蒙筌》《本草纲目》《本草汇言》《雷公炮制药性解》《本草征要》《本草通玄》《本草乘雅半偈》,清代《本草择要纲目》《炮炙全书》《本草易读》《本草备要》《本经逢原》《本草从新》《得配本草》《本草纲目拾遗》《本草求真》《本草分经》《本草述钩元》《本草害利》《本草问答》《本草思辨录》等,这些著作均为历代的重要著作,对后世有较大影响。所以"性味"作为规范名便于达成共识,符合术语定名的约定俗成原则。

《内经》中记载的"气味"虽与本术语概念相同,但古代文献中亦有记载"气味"指的是一种病,并非中药四气五味。如陈延之《小品方》,因此"气味"不符合科技名词单义性原则,而"性味"更能体现单义性。

现代有关著作有的以"中药性味"作为本词正名,如《中国中医药学主题词表》;有的以"气味"为正名,如《中医大辞典》《中国医学百科全书·中医学》《中药辞海》等;而我国 2005 年出版的全国科学技术名词审定委员会审定公布的《中医药学名词》已以"性味"作为规范名,所以"性味"作为规范名也符合术语定名的协调一致原则。

三、同义词

【全称】"四气五味"(《古今医统大全》)。
【曾称】"气味"(《内经》)。

四、源流考释

"性味"一词的相关概念最早见于秦汉时期的《神农本草经》中,如该书卷三记载:"药有酸、咸、甘、苦、辛五味,又有寒、热、温、凉四气。"[1]158 明确指出了中药五味和性质的分类,虽未见"性味"一词但是其内涵与之相应。同时,春秋战国

至秦汉时期的医学著作《内经》中首次记载了本词的又一名称"气味",如《黄帝内经素问·阴阳应象大论》曰:"气味辛甘发散为阳,酸苦涌泄为阴。"[2]9 此时的"气味"应专指辛、甘、酸、苦、咸五种味道,虽也属于"性味"的范畴,但其内涵略为缩小。

魏晋南北朝至隋唐时期,医家继续沿用《神农本草经》有关"性味"概念的记载,如陶弘景《本草经集注》记载:"药有酸、咸、甘、苦、辛五味,又有寒、热、温、凉四气,及有毒、无毒,阴干、曝干,采治时月生熟,土地所出,真伪陈新,并各有法。"[3]13 同时又存在沿用本词又称"气味"的情况,如隋代杨上善《黄帝内经太素》曰:"谷之气味入身,养人五精,益人五气也。"[4]18 此处"气味"指的是"谷"的一种养人五精、益人五气的特性。

"性味"作为本词名称始见于宋代苏颂所著的《本草图经》中,该书卷四"葳蕤"条记载:"葳蕤……此女葳性平,味甘。中品女葳味辛,性温。性味既殊,安得为一物。"[5]75 指出两种葳蕤的性味不同,不属于同种药物,明确了性味的重要性。至此,中药的四气和五味两者概念得到了统一。同时,该书也记载了本词的又称"气味",如该卷"菊花"条:"有紫茎而气香,叶厚至柔嫩可食者,其花微小,味甚甘,此为真;有青茎而大,叶细作蒿艾气味苦者,华亦大,名苦薏,非真也。"[5]88 此处"气味"仍指五味。

自宋代苏颂提出"性味"这一名称后,宋元时期出现了"性味""气味"名称并存的情况,如宋代唐慎微《证类本草》[6]22,372 寇宗奭《本草衍义》[7]4,元代王好古《汤液本草》[8]21 等,有时称之为"性味",有时又称之为"气味",《证类本草》卷一曰:"菌桂,生交趾山谷;牡桂,生南海山谷;桂,生桂阳。旧经载此三种之异,性味、功用亦别,而《尔雅》但言,梫,木桂一种。"[6]372 其卷一又记载:"《本草》第一序例言犀角、羚羊角、鹿角,一概末如粉,临服纳汤中。然今昔药法中,有生磨者,煎取汗者。且如丸药中用蜡,取其能

固护药之气味，势力全备，以过关鬲而作效也。"[6]22 此时期的"性味"均指中药的寒热温凉以及酸苦甘辛咸。而"气味"不仅仅指药物的五味，也包含有药物的性质，其内涵较《内经》有所扩大，更接近本词的正名"性味"。

明代相关著作有的沿用宋代《本草图经》称之为"性味"，如徐用诚《本草发挥》[9]21、兰茂《滇南本草》[10]1、刘文泰《本草品汇精要》[11]537、陈嘉谟《本草蒙筌》[12]107、李时珍《本草纲目》[13]20、倪朱谟《本草汇言》[14]65、李中梓《雷公炮制药性解》[15]35《本草征要》[16]97《本草通玄》[17]6 卢之颐《本草乘雅半偈》[18]25 等。有的沿用《内经》称之为"气味"，如兰茂《滇南本草》[10]1、陈嘉谟《本草蒙筌》[12]11、李时珍《本草纲目》[13]1 等。同时，明代尚出现了该名词的全称"四气五味"，如徐春甫《古今医统大全》卷九十四曰："药有四气五味，此四气五味，药之纪纲，业医者须详明之，方可以为司命之寄也。"[19]1122 明确指出业医者要懂得药之四气五味，方可救人性命。

清代虽仍有以"气味"作为本词名称者，如张志聪《本草崇原》[20]6、陈其瑞《本草撮要》[21]58 等，但大多著作沿用《本草图经》记载以"性味"作为本词名称，如蒋居祉《本草择要纲目》[22]110、陈士铎《本草新编》[23]154、稻宣义《炮炙全书》[24]64、汪昂《本草易读》[25]6、汪昂《本草备要》[26]38、张璐《本经逢原》[27]37、徐大椿《药性切用》[28]727、吴仪洛《本草从新》[29]16、严西亭《得配本草》[30]5、赵学敏《本草纲目拾遗》[31]65、沈金鳌《要药分剂》[32]126、黄宫绣《本草求真》[33]42、姚澜《本草分经》[34]6、杨时泰《本草述钩元》[35]2、凌奂《本草害利》[36]16、唐宗海《本草问答》[37]12、周岩《本草思辨录》[38]17 等，说明本词名称的演变趋势逐渐以"性味"为主。

现代有关著作有的以"性味"或"中药性味"作为本词正名，如《中医药学名词》[39]134《中国中医药学主题词表》[40]Ⅱ-1313；有的以"气味"为正名，如《中医大辞典》[41]273《中国医学百科全书·中医学》[42]955《中药辞海》[43]1128 等。如《中医药

学名词》："性味，中药四气五味的统称。"[39]134《中国中医药学主题词表》："中药性味……中药四气五味的统称。"[40]Ⅱ-1313

另外，晋代皇甫谧《针灸甲乙经》卷一中记载："十二原者，五脏之所以禀三百六十五骨之气味者也。"[44]15 此"气味"并非指的是中药的五味和性质。同时在陈延之《小品方》卷八曰："今但令不狐臭、瘿瘤、㿉瘿、气味、蜗蚧、癣瘭、白秃、疠疡、瘭唇、耳聋、衄鼻、癫眩，无此等病者，便可饮儿也。"[45]151 这里的"气味"指的是一种病，并非中药四气五味。应用时注意鉴别。

总之，"性味"一词的相关概念最早见于《神农本草经》，而该词名称最早记载于宋代苏颂《本草图经》中，而"气味"这一名称最早见于《黄帝内经》中，其内涵略小，单指药物的五味，并不能涵盖本词的全部含义，直至宋金元时期，其内涵有所扩大更接近本词含义，既包含有药物的酸、苦、甘、辛、咸五味，也包括药物的寒、热、温、凉四种药性。明代《古今医统大全》中出现了该名词的全称"四气五味"。

五、文献辑录

《神农本草经》卷三："彼子……药有酸、咸、甘、苦、辛五味，又有寒、热、温、凉四气。"[1]158

《黄帝内经素问·阴阳应象大论》："气味辛甘发散为阳，酸苦涌泄为阴。"[2]9

《本草经集注·序录上》："药有酸、咸、甘、苦、辛五味，又有寒、热、温、凉四气，及有毒、无毒，阴干、曝干，采治时月生熟，土地所出，真伪陈新，并各有法。"[3]13

《黄帝内经太素》卷二："气味合而服之，以养精益气。（谷之气味入身，养人五精，益人五气也。）"[4]18

《针灸甲乙经》卷一："十二原者，五脏之所以禀三百六十五骨之气味者也。"[44]15

《小品方》卷八："今但令不狐臭、瘿瘤、㿉瘿、气味、蜗蚧、癣瘭、白秃、疠疡、瘭唇、耳聋、衄鼻、癫眩，无此等病者，便可饮儿也。"[45]151

《本草图经》卷四："葳蕤……此女葳性平，味甘。中品女葳味辛，性温。性味既殊，安得为一物。"[5]75"菊花……有紫茎而气香，叶厚至柔嫩可食者，其花微小，味甚甘，此为真；有青茎而大，叶细作蒿艾气味苦者，华亦大，名苦薏，非真也。"[5]88

《证类本草》卷一："《本草》第一序例言犀角、羚羊角、鹿角，一概末如粉，临服纳汤中。然今昔药法中，有生磨者，煎取汗者。且如丸药中用蜡，取其能固护药之气味，势力全备，以过关膈而作效也。"[6]22"菌桂，生交趾山谷；牡桂，生南海山谷；桂，生桂阳。旧经载此三种之异，性味、功用亦别。"[6]372

《本草衍义》卷一："其《淮南子》之言，神农尝百草之滋味，一日七十毒，亦无本草之说。是知此书乃上古圣贤，具生知之智，故能辨天下品物之性味，合世人疾病之所宜。"[7]4

《汤液本草》卷上："药味专精……失其地则性味少异矣，失其时则性味不全矣。"[8]21

《本草发挥》卷一："升麻、犀角性味相远不同，何以代之？盖以升麻是引地黄及余药，同入阳明经耳。"[9]21

《滇南本草·序》："余幼酷好本草，考其性味，辨地理之情形，察脉络之往来，留心数年，合滇中蔬菜草木种种性情，并著《医门揽要》二卷，以传后世。"[10]1

卷一："石莲花……气味辛平。"[10]1

《本草品汇精要》卷十四："陶隐居亦以为一物，苏恭云药对及古方无蒴藋，惟言陆英，明非别物。今注以性味不同，疑非一种，谓其类尔，况亦不能细别。然陆英用花，蒴藋用根，茎叶盖一物而所用有别，故性味不同。"[11]537

《古今医统大全》卷九十四："药有四气五味此四气五味，药之纪纲，业医者须详明之，方可以为司命之寄也。"[19]1122

《本草蒙筌》卷二："萎蕤，女萎，性味既殊，功用又别，安得为一物乎？又续命鳖甲汤治伤寒七八日不解，鳖甲汤治脚弱并用萎蕤。"[12]107

"总论"："凡诸草本、昆虫，各有相宜地产。气味功力，自异寻常。"[12]11

《本草纲目·序例上》："凡诸草、木、昆虫，产之有地；根、叶、花、实，采之有时。失其地，则性味少异；失其时，则气味不全。"[13]20

"原序"："予开卷细玩，每药标正名为纲，附释名为目，正始也；次以集解、辨疑、正误，详其土产形状也；次以气味、主治、附方，著其体用也。"[13]1

《本草汇言》卷一："白前，然则性味功力，三因并施，脏腑咸入，腠理皮毛靡不前至，盖以功用为名也。"[14]65

《雷公炮制药性解》卷一："扁豆性味，皆与脾家相得，宜独入之，然此剂最为泥膈，惟入健脾药中，则能补脾，若单食多食，极能壅气伤脾，本草称其下气，恐非。"[15]35

《本草征要》卷一："二蓟性味，主疗皆同，但大蓟兼主痈疽也。"[16]97

《本草乘雅半偈》卷一："丹砂……色赤，离也；气寒，坎也；伏汞，水也；固质，金也；甘平性味，土也；盖水中有金，火中有木，方堪攒簇，所谓龙从火里得，金向水中求。"[18]25

《本草通玄》卷上："葳蕤……朱肱用治风温，亦谓其能去风热与湿也。但性味和平，力量宽缓，譬之盛德之人而短于才者也。"[17]6

《本草崇原》卷上："酸枣仁，气味酸平，无毒。主治心腹寒热，邪结气聚，四肢酸痛，湿痹。久服安五脏，轻身延年。"[20]6

《本草择要纲目·平性药品》："龙眼肉……性味和平。"[22]110

《本草新编》卷三："牡丹皮……种分赤、白，性味却同。"[23]154

《炮炙全书》卷三："松寄生……松萝一名女萝，性味及所生全别。"[24]64

《本草易读·序》："自唐以降，药品日增，而性味多未研究，率皆师心自用。"[25]6

《本草备要》卷一："升麻，二药性味相远，何以为代？盖以升麻能引诸药同入阳明也。"[26]38

《本经逢原》卷一："狗脊,其性味形类与萆薢相似,而功用亦不甚相远。"[27]37

《药性切用》卷一："人参,大补,能回元气于无有,性味甘温,肺家专药。"[28]727

《本草从新》卷一："升麻……下元虚者用此升之,则下元愈虚。朱肱《活人书》言,瘀血入里,吐衄血者,犀角地黄汤乃阳明圣药。如无犀角,代以升麻。二药性味相远,何以云代?盖以升麻能引诸药同入阳明也。"[29]16

《得配本草·凡例》:"药有制法,制得其宜,性味功用为之变化。"[30]5

《本草纲目拾遗》卷三:"防风党参……惟防党性味和平足贵,根有狮子盘头者真,硬纹者伪也。"[31]65

《要药分剂》卷三:"刺蒺藜,性味功用皆浑言之。"[32]126

《本草求真》卷一:"阿胶,其性味皆平补。若鹿角胶则性味热补。"[33]42

《本草分经·原叙》:"读者但识其性味主治,而于所入之经络,每多忽之,此所以有诛伐无过之讥,而难于收针芥相投之效也。"[34]6

《本草述钩元》卷一:"井泉水……性味同于雪水也。"[35]2

《本草害利·心部药对》:"黄丹,一名铅丹,〔害〕性味沉阴能损阳,铅粉主治略同。"[36]16

《本草撮要》卷四:"胡萝卜,味甘平。入手足阳明经,功专宽中下气,散肠胃滞气,元时始自胡地来,气味似莱菔。微有羊臊气,有黄赤二种,子似莳萝,可和食料。以锅底灰煨之。去外皮。治痰喘并治时痢。"[21]58

《本草问答》卷上:"桃花红而仁味苦,皆得地火之性味者也,仁又有生气,故桃仁能破血,亦能生血。大凡得地火之性味者,皆入血分也。"[37]12

《本草思辨录》卷一:"石膏,麻黄能由至阴以达至阳,而性味轻扬,得石膏芍药则屈而入里,得桂枝杏仁则伸而出表,石膏寒重之质,复辛甘津润而解肌,并堪为麻黄策应,故名之曰大

青龙。"[38]17

《中药辞海》第一卷:"气味即性味。指药物寒、热、温、凉四气和辛、甘、酸、苦、咸五味的基本属性。"[43]1128

《中国医学百科全书·中医学》:"气味……四气,指寒、热、温、凉四种药性,故又称四性;五味,即辛、甘、酸、苦、咸五种药味。合称'四气五味',简称'气味'或'性味'。"[42]955

《中医大辞典》:"气味,即性味。指药物寒、热、温、凉四气和辛、甘、酸、苦、咸五味的基本属性,它们直接影响药物的作用与效能。"[41]273

《中医药学名词》:"性味,中药四气五味的统称。"[39]134

《中国中医药学主题词表》:"中药性味……中药四气五味的统称。"[40]II-1313

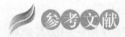

参考文献

[1] 未著撰人.神农本草经[M].[清]孙星衍辑.呼和浩特:内蒙古人民出版社,2006:158.

[2] 未著撰人.黄帝内经素问[M].田代华整理.北京:人民卫生出版社,2017:9.

[3] [梁]陶弘景.本草经集注(辑校本)[M].尚志钧,尚元胜辑校.北京:人民卫生出版社,1994:13.

[4] [隋]杨上善.黄帝内经太素[M].北京:人民卫生出版社,1965:18.

[5] [宋]苏颂.本草图经[M].尚志钧辑校.合肥:安徽科学技术出版社,1994:75,88.

[6] [宋]唐慎微.证类本草[M].郭君双,金秀梅,赵益梅校注.北京:中国医药科技出版社,2011:22,372.

[7] [宋]寇宗奭.本草衍义[M].颜正华,常章富,黄幼群点校.北京:人民卫生出版社,1990:4.

[8] [元]王好古.汤液本草[M].竹剑平主校.北京:中国中医药出版社,2008:21.

[9] [元]徐彦纯.本草发挥[M].宋咏梅,李军伟校注.北京:中国中医药出版社,2015:21.

[10] [明]兰茂.滇南本草[M].昆明:云南人民出版社,1975:1.

[11] [明]刘文泰.本草品汇精要[M].上海:上海科学技术出版社,2005:537.

[12] [明]陈嘉谟.本草蒙筌[M].张印生,韩学杰,赵慧玲主校.北京:中医古籍出版社,2008:11,107.

[13] [明]李时珍.本草纲目[M].张守康,张向群,王国辰主校.北京:中国中医药出版社,1998:1,20.

[14] [明]倪朱谟.本草汇言[M].戴慎,陈仁寿,虞舜点校.上海:上海科学技术出版社,2004:65.

[15] [明]李中梓.雷公炮制药性解[M].[明]钱允治补订,张家玮,赵文慧校注.北京:人民军医出版社,2013:35.

[16] [明]李中梓.本草征要[M]//[明]李中梓著,顾宏平校注.医宗必读.北京:中国中医药出版社,1998:97.

[17] [明]李中梓.本草通玄[M].付先军,周扬,范磊校注.北京:中国中医药出版社,2015:6.

[18] [明]卢之颐.本草乘雅半偈[M].刘更生校注.北京:中国中医药出版社,2016:25.

[19] [明]徐春甫.古今医统大全[M].崔仲平,王耀廷主校.北京:人民卫生出版社,1991:1122.

[20] [明]张志聪.本草崇原[M].刘小平点校.北京:中国中医药出版社,1992:6.

[21] [清]陈蕙亭.本草撮要[M].上海:上海科学技术出版社,1985:58.

[22] [清]蒋介繁.本草择要纲目[M].上海:上海科学技术出版社,1985:110.

[23] [清]陈士铎.本草新编[M].柳璇,宋白杨校注.北京:中国医药科技出版社,2011:154.

[24] [日]稻生宣义.炮炙全书[M].成莉校注,中国医药科技出版社,2012:64.

[25] [清]汪讱庵.本草易读[M].吕广振,陶振岗,王海亭,等点校.北京:人民卫生出版社,1987:6.

[26] [清]汪昂.本草备要[M].余力,陈赞育校注.北京:中国中医药出版社,2008:38.

[27] [清]张璐.本经逢原[M].赵小青,裴晓峰,杜亚伟校注.北京:中国中医药出版社,2007:37.

[28] [清]徐大椿.药性切用[M]//徐大椿医书全集.北京市卫生部进修学院中医部编校.北京:人民卫生出版社,1988:727.

[29] [清]吴仪洛.本草从新[M].陆拯,赵法新,陈明显校点.北京:中国中医药出版社,2013:16.

[30] [清]严洁,施雯,洪炜.得配本草[M].姜典华,姜洪涛,姜典勋校注.北京:中国中医药出版社,2008:5.

[31] [清]赵学敏.本草纲目拾遗[M].闫志安,肖培新校注.北京:中国中医药出版社,2007:65.

[32] [清]沈金鳌.要药分剂[M].孙玉信,朱平生点校.上海:第二军医大学出版社,2005:126.

[33] [清]黄宫绣.本草求真[M].刘理想,潘秋平校注.北京:学苑出版社,2010:42.

[34] [清]姚澜.本草分经[M].太原:山西科学技术出版社,2013:6.

[35] [清]杨时泰.本草述钩元[M].上海:科技卫生出版社,1958:2.

[36] [清]凌奂.本草害利[M].北京:中医古籍出版社,1982:16.

[37] [清]唐容川.本草问答[M].陆拯校点.北京:中国中医药出版社,2013:12.

[38] [清]周岩.本草思辨录[M].北京:人民卫生出版社,1960:17.

[39] 中医药学名词审定委员会.中医药学名词[M].北京:科技出版社,2005:134.

[40] 吴兰成.中国中医药学主题词表[M].北京:中医古籍出版社,2008:Ⅱ-1313.

[41] 李经纬,余瀛鳌,蔡景峰,等.中医大辞典[M].北京:人民卫生出版社,2004:273.

[42] 《中医学》编辑委员会.中医学:中[M]//钱信忠.中国医学百科全书.上海:上海科学技术出版社,1997:955.

[43] 赵守训.中药辞海[M].北京:中国医药科技出版社,1993:1128.

[44] [晋]皇甫谧.针灸甲乙经[M].王勤俭主校.上海:第二军医大学出版社,2008:15.

[45] [南北朝]陈延之.小品方[M].高文铸校注.北京:中国中医药出版社,1995:151.

（王梦婷　李　龙）

3·031

毒　性

dú xìng

一、规范名

【汉文名】毒性。

【英文名】poisonous character。

【注释】是指某些药物性质强烈,对人体具有一定的毒副作用,如果应用不当,就会引起中毒,甚至导致死亡。

二、定名依据

我国现存最早的药物学专著《神农本草经》

首次明确了"有毒""无毒"与四气、五味同属药性理论的范畴。但"毒性"一词首载于《证类本草》。

西周时期的《周礼》记载的"毒药"以及春秋战国时期的《黄帝内经》记载的"毒"虽与本术语有一定的联系，但含义并不尽相同。"毒药"在东汉以前的文献中是中药的统称，而东汉以后的大多文献中的概念与现代毒药的概念基本一致，但也有著作中仍保持其原义。如《中药炮制学》《中医大词典》和颜正华的《中药学》。而在《素问》及其以前则认为药毒同义，在《神农本草经》中"毒"是指药性峻烈，并首次将其归为药性理论的范畴。而张景岳的《类经》中"毒"则是指药物的偏性，与药性的概念基本一致。在其后的历代本草中"毒"的词义范围日益扩大，已接近现代中医界的认识。而在现代著作《中华本草》《中医辞海》《中药学》（凌一揆）以及颜正华的《中药学》中仍旧以"毒"来表示中药的毒性，但是有的含义并不单一。如《中医辞海》中"毒"的含义有：① 属病因之一。② 病症名。③ 药性理论中用指药物的毒性或药性峻猛程度。而采用"毒性"一词作为规范名既符合术语的单义性原则，且又能确切地表达出该术语的内涵。

北宋唐慎微《证类本草》首提"毒性"之名，其后历代多有沿用。如宋代的《圣济总录》；元代的《卫生宝鉴》；明代的《神农本草经疏》《本草纲目》《本草备要》《本草从新》《本草述钩元》《本草求真》等。这些著作均为历代的重要著作，对后世影响深远。所以"毒性"作为规范名便于达成共识，符合术语定名的约定俗成原则。

我国普通高等教育中医药类规划教材《中药学》（雷载权）、《中药学》（高学敏）、《中药炮制学》《中药方剂学》以及辞书类著作《中国医学百科全书·中医学》等均以"毒性"作为规范名。说明"毒性"作为中药药性理论重要内容之一的规范名已成为共识。

三、同义词

【曾称】"毒"《内经》；"毒药"《周礼》。

四、源流考释

毒性的有关记载最早见于《周礼天官·冢宰》："医师掌医之政令，聚毒药以供医事"[1]60，而这里的"毒"指的就是药物的偏性。这是中医对药物"毒性"相关描述的最早记载。

春秋战国至秦汉时代的医学著作《素问》中有关于"毒"的记载较为详尽，如《素问·汤液醪醴论》云："岐伯曰：当今之世，必齐毒药攻其中，镵石针艾治其外也。"[2]79 这里岐伯口中的"毒药"则是指广义的中药。在《灵枢·论痛》篇中则对用药要因人而异作了较好的阐述："胃厚、色黑、大骨及肥者，皆胜毒；故其瘦而薄胃者，皆不胜毒也。"[3]281 这对临床用药也起到了指导作用。

东汉时期，对药物毒性理论的认识渐趋全面。在现存最早的药物学专著《神农本草经》中明确指出了药物毒性的有无及毒性大小，与药物炮制、采收、产地、真伪、陈新有密切关系。该书卷三中云："药有酸、咸、甘、苦、辛五味，又有寒、热、温、凉四气，及有毒、无毒，阴干曝干，采治时月生熟，土地所出，真伪陈新，并各有法。"[4]序录3 且该论述首次明确了"有毒""无毒"，与四气、五味同属于药性理论的范畴，这对于药物毒性理论的确立有重要的意义。《神农本草经·序录》中又云："上药一百二十种为君，主养命以应天，无毒……中药一百二十种为臣，主养性以应人，无毒有毒……下药一百二十五种为佐使，主治病以应地，多毒。"[4]序录1 提示"上、中、下三品药物分类法"在此时已形成。至此，药物毒性理论已趋于成熟。西汉时期，刘安《淮南子·诠言训》中曰："饮毒药，非不苦也；然而为之者，便于身也。"[5]167 说明了毒性药物虽然能损伤机体，但若能妥善加以利用，可以变害为利，保健治病。故《淮南子·主术训》又云："天下之物，莫凶于奚毒，然而良医汇而藏之，有所用也。"[5]100 说明当时有毒药物已较为常用，且对其毒性能力的掌控也达到了相当水准。

而魏晋时期,吴普在先贤神农、岐伯、扁鹊、雷公等的基础之上,完善了中药的药性理论,著《吴普本草》一书。《吴普本草》在药物毒性方面较先前有了更新的认识,在理论上最早对药物毒性进行大毒、有毒的二级定量分级,使中药毒性的认识由模糊到具体,也为后世毒性的定量分级奠定了基础,且这一分级方法为历代医家所沿用。但遗憾的是该书已失传。但是毒性理论的分级方法却被后世传承下来。到梁陶弘景《本草经集注》中将药物分为"大毒""有毒""小毒"三级。而至明李时珍的《本草纲目》中则又增加"微毒"[6]645一词,将药物毒性分为大毒,有毒,小毒和微毒的四级定量分级。至此,药物定量分级已臻至完善。

隋唐时期,隋代杨上善《黄帝内经太素》卷十九曰:"良药可以养性,毒药以疗病。"[7]120 隋代巢元方《诸病源候论》卷之二十六:"凡药物云有毒及大毒者,皆能变乱于人为害,亦能杀人。"[8]125 已认识到药物的毒副作用,接近近现代对药物毒性的认识。

宋金元时期,是我国医药学发展的重要时期。此期的药性理论也不断进步和完善。宋代寇宗奭的《本草衍义》对中药毒性认识较为深刻。在《本草衍义·总序》中道:"苟知病之虚实,方之可否,若不能达药性之良毒,辨方宜之早晚,真伪相乱,新陈相错,则曷由去道人陈宿之蛊。"[9]3 指出若药物服用不当,其毒性会对机体产生危害。而"毒性"一词也应运而生。"毒性"一词首载于我国现存最早的完整本草学著作——北宋唐慎微的《证类本草》。该书卷九"昆布"曰:"又云:紫菜,下热气,多食胀人。若热气塞咽喉煮汁饮之。此是海中之物,味犹有毒性。"[10]251 而金元时期的其他医家在毒性理论方面鲜有创新。

明清时期,药性理论不断的补充和完善的时期。明代陈嘉谟《本草蒙筌》中曰:"朱砂微寒,生饵无毒。伏火者,大毒杀人。水银乃火煅朱砂而成,何谓无毒……又水银和入皂矾,再加火煅,飞着釜盖者,谓之水银粉,又名轻粉。此经煅而又煅,阳中之阳。更资皂矾燥烈,比之朱砂水银,尤为大毒燥烈之剂也。经云:粉寒无毒,岂理也哉?"[11]332 对于朱砂、水银、轻粉之间的关系及其毒性机理的论述堪称一绝。为后世毒性机理的研究开辟了道路。在毒性学说方面,明代李时珍进行了系统的总结,在其《本草纲目》中的"草部"专列毒草类,且对其采集、炮制、服用方法及中毒解救等进行了具体论述。如该书中的第十七卷"草部":"乌、附毒药,非危病不用,而补药中稍加引导,其功甚捷。"[6]970 其中"毒药"是指有大毒的一类药物,并指出其服用及中毒解救的方法。而明代张景岳在《类经》第十四卷中指出:"药以治病,因毒为能,所谓毒者,因气味之有偏也,盖气味之偏者,药饵之属也,所以去人之邪气……大凡可辟邪安正者,均可成为毒药,故曰毒药攻邪也。"[12]456 认为毒性作为药物的性能之一,即是药物的偏性。还指出凡药皆为毒,药毒同义。清代徐灵胎在《医学源流论》用药如兵论中则曰:"虽甘草、人参,误用致害,皆毒药之类也。"[13]38 片面夸大药物的毒副作用。这两种说法均不科学。随着毒性理论的日臻完善,"毒性"一词作为中药药性理论的主要内容,已被广泛采用。如宋代的《圣济总录》[14]2406,元代的《卫生宝鉴》[15]210,明代的《神农本草经疏》[16]165《本草纲目》[6]67,清代的《本草备要》[17]169《本草从新》[18]191《本草求真》[19]298 和《本草述钩元》[20]298 等。这些均为历代重要的本草著作,对后世影响很大。

而现代有关著作对于《周礼》[1]60 记载的"毒药",《内经》[2]79 中记载的"毒"及《证类本草》[10]251 中的"毒性"则均有沿用。关于"毒药"在现代文献中的应用,如《中药炮制学》[21]16《中医大词典》[22]1025 和颜正华的《中药学讲稿》[23]14 均有记载,其含义是指有毒副作用的药物。而"毒"在现代著作《中华本草》[24]232《中医辞海》[25]642《中药学》(凌一揆)[26]11 以及颜正华的《中药学讲稿》[23]14 中仍多有记载,但是其含义往往不单一。而"毒性"在现代著作中的记载集中在普通高等教育中医药类规划教材中，如《中药学》（雷载权）[27]19、《中药学》（高学敏）[28]30、《中药炮制学》[23]《中药方剂学》[29]19以及辞书类著作《中国医学百科全书·中医学》[30]955等。且含义明确单一。所以以"毒性"作为规范名便于达成共识，符合术语定名的约定俗成的原则。

综上所述，"毒药"（《周礼》）在古代指的是中药的统称，而在现代著作中多指有毒副作用的药物。"毒"（《内经》）在此之前指的是广义的中药，在《神农本草经》及其之后多指药性峻烈，而在现代的相关著作中则有多层含义，以"毒性"作为规范名已达成共识。

五、文献辑录

《周礼天官·冢宰》："医师掌医之政令，聚毒药以供医事"[1]60

《灵枢·论痛》："胃厚、色黑、大骨及肥者，皆胜毒；故其瘦而薄胃者，皆不胜毒也。"[3]281

《素问·汤液醪醴论》："岐伯曰：当今之世，必齐毒药攻其中，镵石针艾治其外也。"[2]79

《神农本草经·序列》："药有酸、咸、甘、苦、辛五味，又有寒、热、温、凉四气，及有毒、无毒，阴干曝干，采治时月生熟，土地所出，真伪陈新，并各有法。"[4]序录3"上药一百二十种为君，主养命以应天，无毒……中药一百二十种为臣，主养性以应人，无毒有毒……下药一百二十五种为佐使，主治病以应地，多毒……"[4]序录1

《淮南子·诠言训》："饮毒药，非不苦也；然而为之者，便于身也。"[5]167

"主术训"："天下之物，莫凶于奚毒，然而良医汇而藏之，有所用也。"[5]100

《本草纲目》："急方……有汤散荡涤之急方，下咽易散而行速也。有毒药之急方，毒性能上涌下泄以夺病势也。"[6]67"白花菜……苦、辛，微毒。"[6]645"乌、附毒药，非危病不用，而补药中稍加引导，其功甚捷。"[6]670

《黄帝内经太素》："良药可以养性，毒药以疗病。"[7]120

《诸病源候论》："凡药物云有毒及大毒者，皆能变乱于人为害，亦能杀人。"[8]125

《本草衍义·衍义总序》："苟知病之虚实，方之可否，若不能达药性之良毒，辨方宜之早晚，真伪相乱，新陈相错，则曷由去道人陈宿之蛊。"[9]3

《证类本草》卷九："紫菜，下热气，多食胀人。若热气塞咽喉煮汁饮之。此是海中之物，味犹有毒性。"[10]251

《本草蒙筌》："朱砂微寒，生饵无毒。伏火者，大毒杀人。水银乃火煅朱砂而成，何谓无毒……又水银和入皂矾，再加火煅，飞着釜盖者，谓之水银粉，又名轻粉。此经煅而又煅，阳中之阳。更资皂矾燥烈，比之朱砂水银，尤为大毒燥烈之剂也。经云：粉寒无毒，岂理也哉？"[11]332

《类经》："药以治病，因毒为能，所谓毒者，因气味之有偏也，盖气味之偏者，药饵之属也，所以去人之邪气……大凡可辟邪安正者，均可成为毒药，故曰毒药攻邪也。"[12]456

《医学源流论》"用药如兵论"："故虽甘草、人参，误用致害，皆毒药之类也。"[13]38

《圣济总录》："论曰五金受五方精气。各有毒性。不可谓有利无害也。"[14]2406

《卫生宝鉴》："此药只在心头，至明大便如烂鱼，小便赤为验，取去。药无毒性如君子，有神效，小儿用一钱，十五以上五钱或七钱，空心服之更效。"[15]210

《神农本草经疏》："南星得牛胆则燥气减，得火炮则毒性缓。"[16]165

《本草备要》："其毒性又能解毒杀虫，疗疮疡蛇蝎诸毒。"[17]169

《本草从新》："其毒性又能杀虫。治疮。制锡毒、狗毒。（消狗肉积。）因虚而咳嗽便闭者忌之。双仁者杀人。去皮尖炒研。发散、连皮尖研。得火良。恶葛根、黄芩、黄芪。杏子、酸热。有小毒。损人。孕妇忌。"[18]191

《本草求真》:"芫花……故凡水隐痰癖。皮肤胀满。喘急痛引胸胁。咳嗽胀疟。里外水闭。危迫殆甚者。用此毒性至紧。无不立应。"[19]298

《本草述钩元》:"草乌射罔。非若川乌附子人所栽种加以酿制杀其毒性之比。自非风顽急疾。不可轻投。"[20]298

《中药学》(凌一揆):"药物都各有偏性,这种偏性就是'毒'。"[26]11

《中药学》(雷载权):"毒性:是指药物对机体的损害性。"[27]19

《中医大词典》:"古代统称治病的药物为'毒药'。现代指药性剧烈,有毒、副作用,能导致中毒的药物为毒药。"[22]1025

《中国医学百科全书·中医学》:"中药毒性:是指某些药物性质强烈,对人体具有一定的毒副作用,如果应用不当,就会引起中毒,甚至导致死亡。"[30]955

《中医辞海》:"毒……中医术语。药性理论中用指药物的毒性或药性峻猛程度。"[25]642

《中华本草》:"后世本草在药性理论研究中所谓之'毒',都是专指人体产生的毒害作用。所谓毒药,即指对人体产生毒害作用的药物。"[24]642

《中药炮制学》:"在古代医药文献中,早期的'毒药'通常是药物的总称。所谓'毒'主要是指药物的偏性。利用'毒'来纠正脏腑的偏盛偏衰。后世医药著作中所称的'毒'则是具有一定毒性和副作用的药物,用之不当,可导致中毒,与现代'毒'的概念一致。"[21]16

《中药学》(高学敏):"毒性:古代常常把毒药看作是一切药物的总称,而把药物的毒性看作是药物的偏性。"[28]30

《中药方剂学》:"毒性是药物对机体的伤害性,是用以反映药物安全程度的性能。"[29]19

《中药学讲稿》:"古人还往往把药物的偏性看作是'毒',而将'毒药'一词作为一切药物的总称。"[23]14

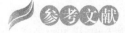

参考文献

[1] 未著撰人.周礼[M].郑州:中州古籍出版社,2004:60.

[2] 未著撰人.素问[M].北京:中国中医药出版社,1998:79.

[3] 未著撰人.灵枢[M].长沙:湖南科学技术出版社,2010:281.

[4] 徐树南.神农本草经[M].石家庄:河北科学技术出版社,1996:序录1,序录3.

[5] [汉]刘安.淮南子:诸子集成:三.长春:长春出版社,1999:100,167.

[6] [明]李时珍.本草纲目[M]//柳长华.李时珍医学全书.北京:中国中医药出版社,1999:67,645,670,970.

[7] [隋]杨上善.黄帝内经太素[M].北京:人民卫生出版社,1955:120.

[8] [隋]巢元方.诸病源候论[M].沈阳:辽宁科学技术出版社,1997:125.

[9] [宋]寇宗.本草衍义[M].北京:人民卫生出版社,1990:3.

[10] [宋]唐慎微.证类本草[M].北京:华夏出版社,1993:251.

[11] [明]陈嘉谟.本草蒙筌[M].北京:人民卫生出版社,1988:332.

[12] [明]张介宾.类经:上册[M].北京:人民卫生出版社,1965:456.

[13] [清]徐灵胎.医学源流论[M].北京:中国中医药出版社,2008:38.

[14] [宋]赵佶.圣济总录[M].北京:人民卫生出版社,1982:2406.

[15] [元]罗天益.卫生宝鉴[M].北京:人民卫生出版社,1963:210.

[16] [明]缪希雍.神农本草经疏[M].北京:中国中医药出版社,1997:165.

[17] [清]汪昂.本草备要[M].北京:人民卫生出版社,1965:169.

[18] [清]吴仪洛.本草从新[M].上海:上海科学技术出版社,1982:191.

[19] [清]黄宫绣.本草求真[M].北京:中国中医药出版社,2010:298.

[20] [清]杨时泰.本草述钩元[M].北京:科技卫生出版社,1958:298.

[21] 龚千锋.中药炮制学[M].北京:中国中医药出版社,2003:16.

[22] 李经纬,邓铁涛,等.中医大辞典[M].北京:人民卫生出版社,1995:1025.

[23] 颜正华.中药学讲稿[M].北京：人民卫生出版社，2009：14.

[24] 国家中医药管理局《中华本草》编委会.中华本草：第一册[M].上海：上海科学技术出版社，1999：232.

[25] 袁钟,图娅,彭泽邦,等.中医辞海[M].北京：中国医药科技出版社，1999：642.

[26] 凌一揆.中药学[M].上海：上海科学技术出版社，1984：11.

[27] 雷载权.中药学[M].上海：上海科学技术出版社，1994：19.

[28] 高学敏.中药学[M].北京：中国中医药出版社，2005：30.

[29] 刘德军.中药方剂学.北京：中国中医药出版社，2006：19.

[30] 《中医学》编辑委员会.中医学[M]//钱信忠.中国医学百科全书.上海：上海科学技术出版社，1997：955.

（郭文静）

3 · 032

草 药

cǎo yào

一、规范名

【汉文名】草药。

【英文名】medicinal herbs。

【注释】我国局部地区、民间或某些人群习用，缺乏中医药理论系统指导的药物。

二、定名依据

"草药"之名始见于南北朝时期陶弘景《本草经集注》，但是其概念与本术语不完全相同，此处的"草药"专指植物药，为了与金石药对举。宋代李迅《集验背疽方》始将"草药"作为本概念的正名而记载，将其与中药区别。唐代孙思邈《千金翼方》，明代李时珍《本草纲目》、王肯堂《证治准绳》、萧京《轩岐救正论》、李中梓《本草征要》，清代陈士铎《本草新编》、黄宫绣《本草求真》等，这些历代重要著作皆使用"草药"一名作为本概念正名，对后世有较大影响，并一直沿用至今，因此，"草药"作为正名符合名词规范的约定俗成原则。

明代孙一奎《孙文垣医案》，清代沈金鳌《杂病源流犀烛》，日本丹波元简《金贵玉函要略辑义》等记载的"草头药"虽然与本术语概念相同，但清代以后基本不再沿用。

我国最新出版的由全国科学技术名词审定委员会审定公布的《中医药学名词》和辞书类著作《中医大辞典》和《中国医学百科全书·中医学》等均以"草药"作为规范名。现代有代表性的中药学著作如《中药学图表解》《药用植物学与生药学》和《中国中医药学术语集成·中药学》等也以"草药"作为规范名。说明"草药"作为我国局部地区、民间或某些人群习用，缺乏中医药理论系统指导的药物的正名已成为共识。

三、同义词

【曾称】"草头药"（《孙文垣医案》）。

四、源流考释

草药的有关记载始见于东汉许慎的《说文解字》，如该书载有："药（'藥'），治病草也，从草，乐声。"[1]4 草乃草木、植物的意思，可见最初只有植物药的概念，此为有关草药术语的最早记载。

"草药"之名始见于南北朝时期陶弘景《本草经集注》，但是其概念与本术语不完全相同。此处的"草药"专指植物药，为了与金石药对举，如该书序录上："凡筛丸药，用重密绢令细，于蜜丸易成熟。若筛散草药，用轻疏绢，于酒服则不泥。其石药亦用细绢筛如丸者。"[2]41

隋唐时期的医学著作大多沿用《本草经集注》的记载，以"草药"为植物药来记载本词，如唐代孙思邈《备急千金要方》云："草药气力易尽，石性沉滞，独主胃中"[3]710。又如唐代孙思邈《千金翼方》："凡诸霜雪等方，皆据曾服金石大药，药发猛热，非诸草药所能制者则用之，若非金石发者，则用草药等汤散方制之，不得雷同用霜雪方。"[4]392,393

"草药"作为本概念的正名始见于宋代李迅的《集验背疽方》，如该书治疽痈用药大纲载："近时有亲旧得此病，为愚医所惑，或用君臣药，或用草药，其疾益甚，痛苦日增，然后回心，杜绝众医，用愚方，间蒙下问，但指示三、五方与之服饵，无有不安者。"[5]17 此处的草药与君臣药对举，主要指民间医生所使用的药。宋朝以降，走街串巷的民间医生空前壮大。民间医生用药以植物为主，多自采、自制、生用、单用，不重视君臣佐使的配伍原则，常被称为"草医"或"草泽医"，他们所使用的药被称为"草药"或"草头药"。如清代王孟英《名医类案正续编》："俗医云：此病如用官料药。须成发黄鼓胀而死。但当服草头药，并以针挑，其指出黄水自愈。浙西人言：出自医家药笼中者，谓之官料药。俗传单方一二味。谓之草头药。"[6]734 日本丹波元坚的《医媵》将草药中的"草"训为，"盖草草粗之义，非草木之草。"[7]66 据丹波元坚训，草药的含义除了以植物药为主外，还有"粗"之义，即加工炮制欠规范，缺乏中医药理论系统指导之意。宋元时期的大多数医家仍沿用《本草经集注》记载，以"草药"为植物药来记载本词，如宋代王怀隐《太平圣惠方》[8]784、沈括及苏轼《苏沈良方》[9]6、寇宗奭《本草衍义》[10]35、赵佶《圣济总录》[11]1034 等。

明清时期，"草药"作为植物药名称的现象逐渐减少，作为本概念正名逐渐增多，如明代王肯堂《证治准绳》："如出远路讨不便者，可为末用，研末不及生采者为胜。如无草药讨处，就用君臣药接缚之。"[12]848 继续沿用这一记载的著作

还有明代李时珍《本草纲目》[13]260、萧京《轩岐救正论》[14]139、李中梓《重订本草征要》[15]171，清代陈士铎《本草新编》[16]149、黄宫绣《本草求真》[17]94 等。此外，明代记载的名称还有"草头药"，如明代孙一奎《孙文垣医案》："又以草头药乱进之，肌肉如削，膝软如痿，患有年所矣。"[18]24 采用"草头药"这一称谓的还有清代沈金鳌《杂病源流犀烛》[19]179，日本丹波元简《金匮玉函要略辑义》[20]211 等。

现代有关著作均沿用《集验背疽方》的记载以"草药"作为本词正名，如《中医药学名词》[21]132《中医大辞典》[22]1174《中药学图表解》[23]3《中国医学百科全书·中医学》[24]9《药用植物学与生药学》[25]1《中国中医药学术语集成·中药学》[26]694 等。

总之，早期言草药常和金石药对举，主要指植物药。宋代及以后言草药主要是为了将其与中药相区别，尤指我国局部地区、某些人群或民间习用，加工炮制欠规范，缺乏中医药理论系统指导的中药。然而，需要指出的是，不少疗效好的草药理论已经充实，使用遍及全国。从本质上看，草药仍遵循中医理论，是中药的一部分。

根据"草药"古今名实的演变，可将"草药"定义为"我国局部地区、民间或某些人群习用，缺乏中医药理论系统指导的药物"。该释义客观、准确地表达了"草药"的科学内涵和本质属性。

五、文献辑录

《说文解字》："药（'藥'），治病草也，从草，乐声。"[1]4

《本草经集注》序录："凡筛丸药，用重密绢令细，于蜜丸易成熟。若筛散草药，用轻疏绢，于酒服则不泥。其石药亦用细绢筛如丸者。"[2]41

《备急千金要方·寒食散》："草药气力易尽，石性沉滞，独主胃中。"[3]710。

《千金翼方》卷十八："凡诸霜雪等方，皆据曾服金石大药，药发猛热，非诸草药所能制者则

用之,若非金石发者,则用草药等汤散方制之,不得雷同用霜雪方。"[4]392,393

《太平圣惠方》卷三十八:"白石英和草药浸酒方……白石英、磁石及诸草药浸酒服饵,能除风虚湿痹,脚弱筋挛,阴萎体寒,视听不明。"[8]784

《苏沈良方》卷一:"古方采草药,多用二八月,此殊未当。二月草已芽,八月苗未枯"[9]6。

《本草衍义》卷八:"[景天]陶隐居既云:今人皆盆盛养之于屋上,即知是草药。"[10]35

《圣济总录》卷一百一:"上一十三味,先将草药捣烂为细末,次将石药及水银合研如粉,方熬猪脂、松脂化,次下诸药。"[11]1034

《集验背疽方·治疽痈用药大纲》:"近时有亲旧得此病,为愚医所惑,或用君臣药,或用草药,其疾益甚,痛苦日增,然后回心,杜绝众医,用愚方,间蒙下问,但指示三、五方与之服饵,无有不安者。"[5]17

《孙文垣医案》卷一:"又以草头药乱进之,肌肉如削,膝软如痿,患有年所矣。"[18]24

《本草纲目·石部》:"[颂曰]:古方多用合百草团末,治金疮殊胜。今医家或以腊月黄牛胆汁搜和,纳入胆中风干,研用,更胜草药者。古方以诸草杂石灰熬煎,点疣痣黑子,丹家灶亦用之。"[13]260

《证治准绳·疡医》:"如出远路讨不便者,可为末用,研末不及生采者为胜。如无草药讨处,就用君臣药接缚之。"[12]848

《轩岐救正论》卷六:"无知愚民每每擅一二单方草药,为能立奏殊功,且复省费。谁不悦从,但此须村里坚刚异禀,别具一副耐毒肠胃者用之极验,若元气稍虚。误服旋倾,目击者屡矣,书此为戒。"[14]139

《重订本草征要》:"近年来,各地民间贡献出许多单方草药,编纂了许多草药方书。"[15]171

《本草新编》卷四:"世以泽兰为泽草,谁知泽兰别是一种草药,非兰蕙馨香之药也。"[16]149

《本草求真》卷二:"暂用则可,久用鲜效。且诸草药切忌。时珍曰:凡诸草药,皆忌铁器,而补肾药尤忌。"[17]94

《名医类案正续编》:"俗医云:此病如用官料药。须成发黄鼓胀而死。但当服草头药,并以针挑,其指出黄水自愈。浙西人言:出自医家药笼中者,谓之官料药。俗传单方一二味。谓之草头药。"[6]734

《杂病源流犀烛》卷二十六:"盖以病者之性情,日常多胶执……又多服草头药,已经十有余载。"[19]179

《医媵》:"盖草草粗之义,非草木之草。"[7]66

《金匮玉函要略辑义》卷四:"所谓草头药者。亦有效验。故附载之。"[20]211

《中国医学百科全书·中医学》:"中国人民防治疾病……近二三十年来,又先后广泛应用'草药'和'中草药'两词。前者专指在民间流传应用,可以就地取材,具有廉、便、验等优点的药物。后者是常用中药与'草药'的复合名词。"[24]9

《中医大辞典》:"草药……习惯上指在中药书上没有记述的药用植物。多为民间及草药医所掌握使用。近年来,已较广泛应用于临床,扩大了中药的品种,统称中草药。"[22]1174

《中医药学名词》:"草药……我国局部地区、某些人群或民间习用,加工炮制欠规范的中药。"[21]132

《中国中医药学术语集成·中药学》:"草药……是指分布与使用都有一定地域性,药性理论不甚成熟,且主要为民间医生或群众凭经验使用的药物。"[26]694

《药用植物学与生药学》:"草药……一般是指局部地区民间草医用以治病或地区性口碑相传的民间药,其中也有是本草记载的药物。"[25]1

《中药学图表解》:"草药一词,系指广泛流传于民间,在正规中医院应用不太普遍为民间医生所习用,且加工炮制尚欠规范的部分中药。"[23]3

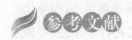

[1] [汉]许慎.说文解字[M].南京:江苏古籍出版社,2001:4.

［2］［南北朝］陶弘景.本草经集注［M］.尚志钧,尚元胜辑校.北京:人民卫生出版社,1994:41.

［3］［唐］孙思邈.备急千金要方［M］.鲁瑛,梁宝祥,高慧校注.太原:山西科学技术出版社,2010:710.

［4］［唐］孙思邈.千金翼方［M］.王勤俭,周艳艳主校.上海:第二军医大学出版社,2008:392,393.

［5］［宋］李迅.集验背疽方［M］.赵正山校注.福州:福建科学技术出版社,1986:17.

［6］［清］王孟英.名医类案正续编［M］.太原:山西科学技术出版社,2013:734.

［7］［日本］丹波元坚.医賸［M］.上海:上海中医书局,1935:66.

［8］［宋］王怀隐.太平圣惠方［M］.郑金生,汪惟刚,董志珍校点.北京:人民卫生出版社,2016:784.

［9］［宋］沈括,苏轼.苏沈良方［M］.成莉校注.北京:中国医药科技出版社,2012:6.

［10］［宋］寇宗奭.本草衍义［M］.北京:中国医药科技出版社,2012:35.

［11］［宋］赵佶.圣济总录校注:下［M］.王振国,杨金萍主校.上海:上海科学技术出版社,2016:1034.

［12］［明］王肯堂.证治准绳［M］.北京:人民卫生出版社,1993:848.

［13］［明］李时珍.本草纲目［M］.太原:山西科学技术出版社,2014:260.

［14］［明］萧京.轩岐救正论［M］.北京:线装书局,2011:139.

［15］［明］李中梓.重订本草征要［M］.丁甘仁,等增撰,耿

鉴庭重订.北京:北京科学技术出版社,1986:171.

［16］［清］陈士铎.本草新编［M］.太原:山西科学技术出版社,2011:149.

［17］［清］黄宫绣.本草求真［M］.王淑民校注.北京:中国中医药出版社,1997:94.

［18］［明］孙一奎.孙文垣医案［M］.杨洁校注.北京:中国医药科技出版社,2012:24.

［19］［清］沈金鳌.杂病源流犀烛［M］.李占永,李晓林校注.北京:中国中医药出版社,1994.179.

［20］［日本］丹波元简.金匮玉函要略辑义［M］.北京:人民卫生出版社,1983:211.

［21］中医药学名词审定委员会.中医药学名词［M］.北京:科技出版社,2005:132.

［22］李经纬,余瀛鳌,蔡景峰,等.中医大辞典［M］.北京:人民卫生出版社,2004:1174.

［23］钟赣生.中药学图表解［M］.北京:人民卫生出版社,2013:3.

［24］《中医学》编辑委员会.中医学［M］//钱信忠.中国医学百科全书.上海:上海科学技术出版社,1997:9.

［25］李昌勤.药用植物学与生药学［M］.北京:中国医药科技出版社,2007:1.

［26］施毅.中药学:上［M］//曹洪欣,刘保延.中国中医药学术语集成.北京:中医古籍出版社,2006:694.

（何 娟）

3·033

相 反

xiāng fǎn

一、规范名

【汉文名】相反。

【英文名】antagonism。

【注释】两药合用,能产生或增强毒性反应或副作用的配伍关系。

二、定名依据

"相反"作为本词的正名首见于《神农本草经》,并明确提出"勿用相恶相反者"的应用原则。

南北朝梁代陶弘景《本草经集注》沿用"相反"一词,并举例说明相反配伍情况,其论述成为研究相反配伍的重要文献资料。

唐宋时期本草著作中对相反配伍基本上沿袭《神农本草经》《本草经集注》观点,并认为相反配伍"动则为害不浅"。

明代陈嘉谟、李时珍对"相反"的概念内涵进行了深入探讨并影响至今。清代本草著作对"相反"的论述均沿用《本草纲目》所载,如《本草备要》《本经逢原》等。以上著作均为历代的重要著作,对后世有较大影响。因此"相反"作为

规范名便于达成共识,符合术语定名的约定俗成原则。

现代有关著作均沿用《神农本草经》记载以"相反"作为正名,并继承其"勿用相恶相反"的用药原则,强调相反是使原有毒害效应增强,或产生新的毒害效应的配伍关系。如普通高等教育中医药类规划教材《中药学》(雷载权)、《中药学》(高学敏)等,辞书类著作《中医大辞典》《中国医学百科全书·中医学》《中医药常用名词术语辞典》等均以"相反"作为规范名。已经广泛应用于中医药学文献的标引和检索的《中国中医药学主题词表》也以"相反"作为正式主题词。现代有代表性的中药学著作如《中华本草》《中华临床中药学》《临床中药学》等也以"相反"作为规范名。说明把两种药物合用,能产生或增强毒性反应或副作用的配伍关系以"相反"作为规范名已成为共识。

我国 2005 年出版的由全国科学技术名词审定委员会审定公布的《中医药学名词》已以"相反"作为规范名。所以以"相反"作为规范名也符合术语定名的协调一致原则。

三、同义词

未见。

四、源流考释

"相反"作为本词的正名始见于《神农本草经》,其对相反的阐述为:"药有阴阳配合……有单行者,有相须者,有相使者,有相畏者,有相恶者,有相反者,有相杀者。凡此七情,合和视之,当用相须相使者良,勿用相恶相反者。"[1]17《神农本草经》卷一中首次把相恶、相反并提,未对相反作进一步的具体解释,但明确提出"勿用相恶相反者"的应用原则。

汉代《金匮玉函经》中提出药物有相反、相畏、相得等 6 种配伍关系,其卷一"证治总例"中论述如下:"药有相生相杀,相恶相反,相畏相得,气力有强有弱,有君臣相理,佐使相持。"[2]16

此书中也没有具体解释"相反"的含义。张仲景《伤寒杂病论》中不乏相反合用的例证,如"甘遂半夏汤"[3]360 中甘遂与甘草同用,《金匮要略方论》之"赤丸"[4]29,则以乌头、半夏同用等。

南北朝梁代陶弘景在《本草经集注》卷一"序录"中完整收录《神农本草经》中有关"七情"理论的论述[5]10,虽未明确提出"相反"的含义,但对相反配伍进行深入的探讨并予以举例说明,其论述成为研究相反配伍的重要文献资料。其论述如下:"今检旧方,用药亦有相恶、相反者,服之乃不为害。或能有制持之者,犹如寇、贾辅汉,程、周佐吴,大体既正,不得以私情为害。虽尔,恐不如不用。"[5]11"相反为害,深于相恶……相反者,则彼我交仇,必不宜合,今画家用雌黄、胡粉相近,便自黯妒。粉得黄则黑,黄得粉亦变,此盖相反之证也。"[5]94 根据其"相反为害,深于相恶""彼我交仇,必不宜合"的论述而推断,相反是指两种药物同用能产生毒副作用的配伍关系,亦符合《神农本草经》"勿用相恶相反者"的用药原则。《本草经集注》相反配伍共涉及 19 条,除去云母反流水外,其余内容与"十八反"相同。该著作卷五"草木下品"中载,"半夏,射干为之使,恶皂荚,畏雄黄、生姜、干姜、秦皮、龟甲,反乌头。"[5]354 将半夏和乌头的配伍关系称之为"半夏……反乌头"。

五代韩保昇《蜀本草》首先统计了有"相反"关系的药物数目,原书已佚,但其对"七情"进行分类统计的内容见于掌禹锡《嘉祐本草》一书中。其文曰:"臣禹锡等谨按蜀本注云:凡三百六十五种,有单行者七十一种,相须者十二种,相使者九十种,相畏者七十八种,相恶者六十种,相反者十八种,相杀者三十六种。"[6]10《本草经集注》记载相反配伍共涉及 19 条,与韩保昇统计有出入,但后世逐渐将"十八反"作为相反配伍的代名词,应该是源于韩保昇的统计。

从唐宋时期的文献记载来看,此时期的本草著作对"相反"配伍论述基本上沿袭《神农本草经》《本草经集注》的观点,认为相反配伍有害,"使人迷乱,力甚刀剑",甚或杀人。此时虽未对相反做具体解释,但认为相反配伍"为害不浅"。如《新修本草》卷一[7]19 及《备急千金要方》[8]5 均全文引述了《神农本草经》中"七情"理论,《新修本草》卷二"畏恶七情表"[7]76 还引述《本草经集注》对相反理论的发挥与注释,但亦未对相反做明确解释。孙思邈《备急千金要方》卷一序例"合和第七"中论述药物配伍时进一步强调"或医自以意加减,不依方分,使诸草石强弱相欺,入人腹中不能治病,更加斗争,草石相反,使人迷乱,力甚刀剑"[8]10。明确相反配伍"力甚刀剑",亦符合"勿用相恶相反者"的用药原则。宋代《太平圣惠方》卷二"药相反"篇列举相反药十八种:"乌头反半夏、栝蒌、贝母、白蔹;甘草反大戟、芫花、甘遂、海藻;藜芦反五参、细辛、芍药"[9]30。与《本草经集注》相反药例比较,少白及反乌头。但该书在"分三品药及反恶"项所列相反药中,却有乌头反白及,"五参"也具体为人参、丹参、玄参、沙参、苦参[9]28。《太平圣惠方》强调勿用相反药物配伍,并将其单独列出,以提醒医家在临床实践中注意不要使用相反药物。宋代《嘉祐本草》[6]10,62 及唐慎微《经史证类备急本草》[10]7,60 综合了《神农本草经》《本草经集注》《蜀本草》中有关"相反"的论述,在理论上没有发挥。

金元时期医家对相反含义多有讨论,与此同时,也开始特别重视相反药对同用的情况,将其作为配伍禁忌,如张子和《儒门事亲》卷十四"治法心要"[11]348 首载"十八反"歌诀,警醒世人注意。李东垣在《珍珠囊补遗药性赋》卷一"用药发明"中云:"凡药有畏、恶、相反……若所谓相反,则各怀酷毒,两仇不共,共则必害事也。"[12]10 其卷一"诸药相反例"还列举了相反药物的内容[12]12。

明代是中药学理论发展的重要时期,陈嘉谟、李时珍对"相反"含义的深入探讨影响至今。如陈嘉谟在《本草蒙筌》总论中云:"有相反者,两药仇隙,必不可使和合也。"[13]17 李时珍《本草

纲目》卷一"神农本经名例"指出:"相反者,两不相合也。"[14]41 陈嘉谟对相反"两药仇隙,必不可使和合也"的解释与《本草纲目》所说"相反者,两不相合也"毫无二致,均符合《神农本草经》"勿用相恶相反者"的原意。虽然上述有关相反的论述均未能清楚地表明相反二药配伍后是治疗效应降低,还是毒害效应增强,但以相恶为减效,相反为增毒,在医药界已成共识。

后世本草著作对"相反"的论述均沿用《本草纲目》所载,如清代汪昂《本草备要》"药性总义"云:"相反者,两不可合也。"[15]3 并认为若病情所需,亦可使用相反配伍,如清代张璐《本经逢原》载:"甘草……藻、戟、遂、芫与之相反"[16]28 "甘遂能泻肾经湿气,治痰之本也。不可过服,中病则止。仲景治心下留饮与甘草同用,取其相反而立功也。"[16]101

中华人民共和国成立以后,"相反"配伍理论得到了不断发展,且日趋完善,1958 年由南京中医学院孟景春、周仲瑛主编的《中医学概论》首次将"相反"进行概括并论述,"两药同用,能产生或增强毒副作用……对相恶、相反的药物,则应避免同用,以免降低疗效或产生不良反应。"[17]159 历版全国高等医学院校中医药专业统编《中药学》教材在全面继承的基础上对相反配伍理论作了系统的阐述,均认为相反是两种药物合用,能产生或增强毒性反应或副作用。如《中药学》(凌一揆)[18]12、《中药学》(雷载权)[19]21、《中药学》(高学敏)[20]37 和《中药学》(钟赣生)[21]38。

现代有关著作均沿用《神农本草经》记载以"相反"作为规范名,并继承其"勿用相恶相反"的用药原则,以相反是使原有毒害效应增强,或产生新的毒害效应的配伍关系,已成为共识。如全国科学技术名词审定委员会审定公布的《中医药学名词》载:"相反是指两种药物合用,能产生或增强毒性反应或副作用的配伍关系。"[22]135 此外,《中医大辞典》[23]1190《中国中医药学主题词表》[24]II-979《中医药常用名词术语辞

典》[25]254《中华临床中药学》[26]127《中国医学百科全书·中医学》[27]957《临床中药学》[28]82《中国中医药学术语集成·中药学》[29]670《中医学》[30]121《中医词释》[31]386《张廷模临床中药学讲稿》[32]85等均持相同观点。

五、文献辑录

《神农本草经》卷一："药有阴阳配合，子母兄弟，根茎花实，草石骨肉。有单行者，有相须者，有相使者，有相畏者，有相恶者，有相反者，有相杀者。凡此七情，合和视之，当用相须相使者良，勿用相恶相反者。若有毒宜制，可用相畏相杀者。不尔，勿合用也。"[1]17

《金匮玉函经》卷一："药有相生相杀，相恶相反，相畏相得，气力有强有弱，有君臣相理，佐使相持。若不广通诸经，焉知草木好恶，或医自以意加减，更不依方分配，使诸草石，强弱相欺，胜负不顺，入人腹内，不能治病，自相斗争，使人逆乱，力胜刀剑。若调和得宜，虽未去病，犹得利安五脏，令病无至增剧。"[2]16

《伤寒杂病论·痰饮咳嗽病脉证治》："病者脉伏，其人欲自利，利反快，虽利，心下续坚满，此为留饮欲去故也，甘遂半夏汤主之。甘遂半夏汤方 甘遂大者三枚 半夏十二枚（以水一升煮取半升去渣）芍药五枚 甘草如指大一枚"。[3]360

《金匮要略·腹满寒疝宿食病脉证治》："寒气厥逆，赤丸主之。赤丸方：茯苓四两，乌头二两炮，半夏四两洗，细辛一两"。[4]29

《本草经集注》卷一："有单行者，有相须者，有相使者，有相畏者，有相恶者，有相反者，有相煞者……若有毒宜制，可用相畏、相煞；不尔，勿合用也。"[5]10"今检旧方用药，并亦有相恶、相反者，服之不乃为忤。或能复有制持之者，犹如寇、贾辅汉，程、周佐吴，大体既正，不得以私情为害。虽尔，恐不如不用。今仙方甘草丸，有防己、细辛；世方五石散，有栝蒌、干姜，略举大者如此。其余复有数十余条，别注在后。半夏有毒，用之必须生姜，此是取其所畏，以相制耳。

其相须相使，不必同类，犹如和羹、调食鱼肉，葱、豉各有所宜，共相宣发也。"[5]11"相反为害，深于相恶。相恶者，谓彼虽恶我，我无忿心，犹如牛黄恶龙骨，而龙骨得牛黄更良，此有以相制伏故也。相反者，则彼我交仇，必不宜合。今画家用雌黄、胡粉相近，便自黯妒。粉得黄则黑，黄得粉亦变，此盖相反之证也。"[5]94"芍药，须丸为之使，恶石斛、芒硝，畏硝石、鳖甲、小蓟，反藜芦。"[5]107

卷五："半夏，射干为之使，恶皂荚，畏雄黄、生姜、干姜、秦皮、龟甲，反乌头。"[5]354

《新修本草》卷一"序"："有单行者，有相须者，有相使者，有相畏者，有相恶者，有相反者，有相杀者。凡此七情，合和当视之，相须、相使者良，勿用相恶相反者……今检旧方用药，亦有相恶、相反者，服之不乃为忤。或能复有制持之者，犹如寇、贾辅汉，程、周佐吴，大体既正，不得以私情为害。虽尔，恐不如不用。"[7]19

卷二"例"："何忽强以相憎，苟令共事乎，相反为害，深于相恶。相恶者，谓彼虽恶我，我无忿心，犹如牛黄恶龙骨，而龙骨得牛黄更良，此有以相制伏故也。相反者，则彼我交仇，必不宜合。今画家用雌黄、胡粉相近，便自黯妒。粉得黄则黑，黄得粉亦变，此盖相反之证也。"[7]76

《备急千金要方》卷一："又有阴阳配合，子母兄弟，根茎花实，草石骨肉。有单行者，有相须者，有相使者，有相畏者，有相恶者，有相反者，有相杀者。凡此七情，合和之时，用意视之，当用相须、相使者良，勿用相恶、相反者。若有毒宜制，可用相畏、相杀者，不尔勿合用也。"[8]5"药有相生相杀，气力有强有弱，君臣相理，佐使相持，若不广通诸经，则不知有好有恶，或医自以意加减，不依方分，使诸草石强弱相欺，入人腹中不能治病，更加斗争，草石相反，使人迷乱，力甚刀剑。"[8]10

《太平圣惠方》卷二："乌头，反半夏、栝蒌、贝母、白蔹。甘草，反大戟、芫花、甘遂、海藻。藜芦，反五参、细辛、芍药。"[9]30"人参，茯苓为使，反藜芦……沙参,恶防己,反藜芦……丹参,畏咸水,反藜芦……玄参,恶黄芪、干姜、大枣、山茱萸,反藜芦……苦参,玄参为使,恶贝母、漏芦、菟丝子,反藜芦……乌头、乌喙,许秽切莽草为使,反半夏、栝蒌、贝母、白蔹、白及,恶藜芦。"[9]28

《嘉祐本草》卷一"序例上":"臣禹锡等谨按蜀本注云:凡三百六十五种,有单行者七十一种,相须者十二种,相使者九十种,相畏者七十八种,相恶者六十种,相反者十八种,相杀者三十六种。凡此七情,合和视之。"[6]10

卷二"序例下":"相反为害,深于相恶。相恶者,谓彼虽恶我,我无忿心,犹如牛黄恶龙骨,而龙骨得牛黄更良,此有以制伏故也。相反者,则彼我交仇,必不宜合。今画家用雌黄、胡粉相近,使自黯妒。粉得黄即黑,黄得粉亦变,此盖相反之证也。"[6]62

《经史证类备急本草》卷一:"有单行者,有相须者,有相使者,有相畏者,有相恶者,有相反者,有相杀者。凡此七情,合和视之。当用相须、相使者良,勿用相恶相反者。若有毒宜制,可用相畏、相杀者;不尔,勿合用也。臣禹锡等谨按蜀本注云:凡三百六十五种,有单行者七十一种,相须者十二种,相使者九十种,相畏者七十八种,相恶者六十种,相反者十八种,相杀者三十六种。凡此七情,合和视之。"[10]7

卷二:"何忽强以相憎,苟令共事乎,相反为害,深于相恶……相反者,则彼我交仇,必不宜合。今画家用雌黄、胡粉相近,使自黯妒。粉得黄即黑,黄得粉亦变,此盖相反之证也。"[10]60

《儒门事亲》卷十四:"十八反:本草明言十八反,半蒌贝蔹及攻乌;藻戟遂芫俱战草,诸参辛芍叛藜芦。"[11]348

《珍珠囊补遗药性赋》卷一:"凡药有畏、恶、相反……若所谓相反,则各怀酷毒,两仇不共,则必害事也。"[12]10"甘草反大戟、芫花、甘遂、海藻。乌头反半夏、栝蒌、贝母、白及、白蔹。藜芦反细辛、芍药、人参、沙参、苦参、丹参、元参。"[12]12

《本草蒙筌·总论》:"有相反者,两药仇隙,必

不可使和合也。如画家用雌黄、胡粉相近,便自暗妒,粉得雌则黑黄,雌得粉亦变之类是尔。"[13]17

《本草纲目》卷一:"相反者,两不相合也……古方多有用相恶、相反者,盖相须、相使同用者,帝道也。相畏、相杀同用者,王道也。相恶、相反同用者,霸道也。有经、有权,在用者识悟尔。"[14]41

《本草备要·药性总义》:"药有相须者,同类而不可离也;如黄柏、知母、破故纸、胡桃之类;相使者,我之佐使也;相恶者,夺我之能也。相畏者,受彼之制也。相反者,两不相合也。相杀者,制彼之毒也。此异同之义也。"[15]3

《本经逢原》卷一:"甘草,一名国老,甘平,无毒。反海藻、甘遂、大戟、芫花……凡中满呕吐、诸湿肿满、酒客之病,不喜其甘,藻、戟、遂、芫与之相反,亦迂缓不可救昏昧耳。而胡洽治痰澼,以十枣汤加甘草、大戟,乃痰在膈上,欲另通泄,以拔病根也。古方有相恶相反并用,非妙达精微者,不知此理。"[16]28

卷二:"甘遂能泻肾经湿气,治痰之本也。不可过服,中病则止。仲景治心下留饮与甘草同用,取其相反而立功也。"[16]101

《中医学概论》:"相反就是两药同用,能产生或增强毒副作用……对相恶、相反的药物,则应避免同用,以免降低疗效或产生不良反应。"[17]159

《中医词释》:"相反,指两种药物合用发生不良反应者。如甘草之反甘遂。"[31]386

《中药学》(凌一揆):"相反即两种药物合用,能产生毒性反应或副作用。如'十八反''十九畏'中的若干药物。"[18]12

《中药学》(雷载权):"相反即两种药物合用,能产生或增强毒性反应或副作用。如'十八反''十九畏'中的若干药物。"[19]21

《中国医学百科全书·中医学》:"相反是指两药配伍应用后,能产生或增强其毒性或副作用。"[27]957

《中华临床中药学》:"相反指合用后,原有毒害效应增强,或产生新的毒害效应的两味药

之间的配伍关系。"[26]127

《中医药常用名词术语辞典》："相反属中药禁忌。两种药物合用,能产生或增强毒性反应或副作用的关系……属中药配伍关系。如'十八反''十九畏'中的若干药物,原则上应避免配伍应用。"[25]254

《中药学》(高学敏)："相反是指两种药物合用,能产生或增强毒性反应或副作用的配伍关系。"[20]37

《中医大辞典》："相反,出自《神农本草经》,是指两种药物同用可能产生毒性或副作用。如乌头反半夏。"[23]1190

《中医药学名词》："相反是指两种药物合用,能产生或增强毒性反应或副作用的配伍关系。"[22]135

《临床中药学》："相反就是两种药物同用能产生剧烈的毒副作用的配伍方法。如甘草反甘遂,贝母反乌头等,详见用药禁忌'十八反''十九畏'中若干药物。"[28]82

《中医学》："相反是指两种药物配伍应用后,产生毒性反应或副作用。如贝母反乌头、附子,甘草反甘遂等。"[30]121

《中国中医药学术语集成·中药学》："相反指两种药物合用,能产生或增强毒性反应或副作用的方法。"[29]670

《中国中医药学主题词表》："相反属中药配伍;两种药物合用,能产生或增强毒性反应或副作用的配伍关系。"[24]II-979

《张廷模临床中药学讲稿》："相反总的说来就是毒性增加,安全性降低。"[32]85

《中药学》(钟赣生)："相反是两种中药同用能产生或增强毒性或副作用。如甘草反甘遂,贝母反乌头等。"[21]38

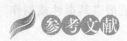
参考文献

[1] 未著撰人.神农本草经[M].[清]顾观光重辑.北京:人民卫生出版社,1956:17.

[2] [汉]张仲景.金匮玉函经[M].北京:人民卫生出版社,1955:16.

[3] [汉]张仲景.伤寒杂病论[M].刘世恩,毛绍芳点校.北京:华龄出版社,2000:360.

[4] [汉]张机.金匮要略方论[M].北京:人民卫生出版社,1956:29.

[5] [南北朝]陶弘景.本草经集注[M].尚志钧,尚元胜辑校.北京:人民卫生出版社,1994:10,11,94,107,354.

[6] [宋]掌禹锡.嘉祐本草(辑复本)[M].尚志钧辑复.北京:中医古籍出版社,2009:10,62.

[7] [唐]苏敬,等.新修本草(辑复本)[M].尚志钧辑复.合肥:安徽科学技术出版社,1981:19,76.

[8] [唐]孙思邈.备急千金要方[M].北京:人民卫生出版社,1982:5,10.

[9] [宋]王怀隐.太平圣惠方[M].郑金生,汪惟刚,董志珍校点.北京:人民卫生出版社,2016:28,30.

[10] [宋]唐慎微.经史证类备急本草[M].尚志钧,郑金生,尚元藕,等点校.北京:华夏出版社,1993:7,60.

[11] [金]张子和.儒门事亲[M].邓铁涛,赖畴整理.北京:人民卫生出版社,2005:348.

[12] [元]李东垣.珍珠囊补遗药性赋[M].[明]李士材编,[清]王晋三重订.上海:上海科学技术出版社,1958:10,12.

[13] [明]陈嘉谟.本草蒙筌[M].张印生,韩学杰,赵慧玲主校.北京:中医古籍出版社,2009:17.

[14] [明]李时珍.本草纲目[M].张守康,张向群,王国辰主校.北京:中国中医药出版社,1998:41.

[15] [清]汪昂.本草备要[M].余力,陈赞育校注.北京:中国中医药出版社,1998:3.

[16] [清]张璐.本经逢原[M].赵小青,裴晓峰校注.北京:中国中医药出版社,1996:28,101.

[17] 孟景春,周仲瑛.中医学概论[M].北京:人民卫生出版社,1958:159.

[18] 凌一揆.中药学[M].上海:上海科学技术出版社,1984:12.

[19] 雷载权.中药学[M].上海:上海科学技术出版社,1995:21.

[20] 高学敏.中药学[M].北京:中国中医药出版社,2002:37.

[21] 钟赣生.中药学[M].北京:中国中医药出版社,2016:38.

[22] 中医药学名词审定委员会.中医药学名词[M].北京:科学出版社,2005:135.

[23] 李经纬,余瀛鳌,蔡景峰,等.中医大辞典[M].北京:人民卫生出版社,2004:1190.

[24] 吴兰成.中国中医药学主题词表[M].北京:中医古籍出版社,2008:II-979.

[25] 李振吉.中医药常用名词术语辞典[M].北京:中国

中医药出版社,2001;254.

[26] 雷载权,张廷模.中华临床中药学:上卷[M].北京:
人民卫生出版社,1998;127.

[27] 《中医学》编辑委员会.中医学[M]//钱信忠.中国医
学百科全书.上海:上海科学技术出版社,1997;957.

[28] 高学敏,钟赣生.临床中药学[M].石家庄:河北科学
技术出版社,2006;82.

[29] 施毅.中药学[M]//曹洪欣,刘保延.中国中医药学术
语集成.北京:中医古籍出版社,2006;670.

[30] 李家邦.中医学[M].北京:人民卫生出版社,2006;
121.

[31] 徐元贞.中医词释[M].郑州:河南科学技术出版社,
1983;386.

[32] 张廷模.张廷模临床中药学讲稿[M].北京:人民卫
生出版社,2010;85.

(臧文华)

中
药

3 · 034

相 杀

xiāng shā

一、规范名

【汉文名】相杀。

【英文名】mutual suppression。

【注释】一药能减轻或消除另一药毒性或
副作用的配伍关系。

二、定名依据

"相杀"一词首见于《神农本草经》,明确提
出"若有毒宜制,可用相畏相杀者"的应用原则。

南北朝梁代陶弘景在《本草经集注》中以半
夏与生姜(干姜)的关系为例阐释了"相畏"与
"相杀"的相对关系。

明代陈嘉谟《本草蒙筌》"总论"综合前人论
述,首次分述"相杀"含义,并对相杀配伍举例说
明。李时珍《本草纲目》第一卷"序例上"对"相
杀"含义多有阐发。清代本草著作对"相杀"的论
述均沿用《本草纲目》观点,如《本草备要》《本草
求真》等。以上这些著作均为历代的重要著作,
对后世有较大影响。因此"相杀"作为规范名便
于达成共识,符合术语定名的约定俗成原则。

历版普通高等教育中医药类规划教材《中
药学》在全面继承的基础上对"相杀"作了全面
而系统的阐述。现代有关著作均沿用《神农本
草经》记载以"相杀"作为规范名,并继承其"有

毒宜制,可用相畏相杀者"的观点,强调相杀的
配伍关系是指二药合用后可使毒害效应降低或
消除。如辞书类著作《中医大辞典》《中国医学
百科全书·中医学》《中医药常用名词术语辞
典》等均以"相杀"作为规范名。已经广泛应用
于中医药学文献的标引和检索的《中国中医药
学主题词表》,以"相杀"作为正式主题词。现代
具有代表性的中药学著作如《中华本草》《中华
临床中药学》《临床中药学》等也以"相杀"作为
规范名。如《中华本草》载:"选择具有相互拮
抗、相互制约的药物进行配伍,消除其不良反
应,此类配伍方式,如李时珍所举的相畏、相杀,
陈嘉谟所述的相恶均属之。"说明把两药合用,
一种药物能够消除另一种药物的毒副作用的配
伍用药方法以"相杀"作为规范名已成为共识。

我国2005年出版的由全国科学技术名词审
定委员会审定公布的《中医药学名词》已以"相
杀"作为规范名。所以"相杀"作为规范名也符
合术语定名的协调一致原则。

三、同义词

未见。

四、源流考释

"相杀"作为本词的正名始见于《神农本草

151

经》，其对相杀的阐述为"药有阴阳配合，子母兄弟，根茎花实，草石骨肉。有单行者，有相须者，有相使者，有相畏者，有相恶者，有相反者，有相杀者……若有毒宜制，可用相畏相杀者。不尔，勿合用也。"[1]17《神农本草经》卷一中首次把相畏、相杀并提，明言"若有毒宜制，可用相畏相杀者"的应用原则，说明相畏与相杀应是配伍有毒药物时宜采用的一种配伍关系，合用可使毒害效应降低或消除。但《神农本草经》未对"相杀"的具体内容作出解释。

汉代张仲景在药物配伍的理论与实践上进行了有益的探索，如《金匮玉函经》卷一"证治总例"中提出的药物配伍关系有相生、相杀、相恶、相反、相畏、相得6种，但书中未具体解释"相杀"配伍的含义，其论述如下："药有相生相杀，相恶相反，相畏相得，气力有强有弱，有君臣相理，佐使相持。"[2]16

梁代陶弘景《本草经集注》卷一"序录"完整收录《神农本草经》有关"相杀"理论的论述[3]10，举例解释了"相杀"的含义，云："半夏有毒，用之必须生姜，此是取其所畏，以相制耳。"[3]11"半夏……畏生姜、干姜。"[3]354"干姜……杀半夏、莨菪毒。"[3]321"半夏毒，用生姜汁、煮干姜汁并解之。"[3]84 提示相畏与相杀涉及的是同一药对，只是两者所站的角度有所不同。本书卷一还专列"解毒"篇，明确指出蜈蚣[3]80、雄黄[3]83、半夏[3]84、大戟[3]85 等药物的毒性分别能被桑根汁，防己，生姜汁、干姜汁，菖蒲等药物解除。

五代韩保昇《蜀本草》首先统计了"相杀"的数目，原书已佚，但其对七情进行分类统计的内容见于掌禹锡《嘉祐本草》一书中。其文曰："臣禹锡等谨按蜀本注云：凡三百六十五种，有单行者七十一种，相须者十二种，相使者九十种，相畏者七十八种，相恶者六十种，相反者十八种，相杀者三十六种。"[4]10

唐代以前本草著作中"相杀"理论停留在《神农本草经》的总体认识水平，并以《神农本草经》论述为理论内核。唐、宋、金、元时期的本草著作对相杀配伍的论述基本上沿袭《神农本草经》《本草经集注》观点，无明显进展。如唐代《新修本草》[5]19《备急千金要方》[6]5 均全文引述了《神农本草经》中"七情"理论，未对相杀做具体解释。《新修本草》亦列"解毒"专篇，内容与《本草经集注》所载相同[5]71。宋代唐慎微的《经史证类备急本草》综合了《神农本草经》《本草经集注》《嘉祐本草》中有关"相杀"的论述，在理论上没有发挥[7]7。元代王好古《汤液本草》卷五"生枣"条下载："生枣，味甘辛……杀乌头毒。"[8]156 卷六"生姜"条下载："生姜，杀半夏、莨菪毒。"[8]162 可见相杀是一种药物消除另一种药物毒副作用的配伍关系。

明代是中药"七情"理论发展的重要时期，陈嘉谟、李时珍对"七情"含义的深入探讨影响至今。陈嘉谟《本草蒙筌》对七情理论进行了系统整理，首次分述"相杀"含义，并对相杀配伍举例说明，载雄黄可杀蛇虺毒，防己可杀雄黄毒，其文曰："有相杀者，中彼药毒，用此即能杀除也。如蛇虺毒，必用雄黄。中雄黄毒，必用防己之类是尔。"[9]17 李时珍《本草纲目》"序例上"对"相杀"含义多有阐发，明确指出："相杀者，制彼之毒也……相畏、相杀同用者，王道也。"[10]41 所谓"王道"，是选择具有相互拮抗、相互制约的药物进行配伍，消除其不良作用，以利治疗。后世本草著作对"相杀"的论述均沿用《本草纲目》观点，如清代汪昂《本草备要》"药性总义"[11]3 及黄宫绣《本草求真》卷十"总义"中均记载："相杀者，制彼之毒也。"[12]331

中华人民共和国成立以后，相杀配伍理论得到了不断发展，且日趋完善，1958年由南京中医学院孟景春、周仲瑛主编的《中医学概论》首次将"相杀"进行概括并论述，"两药同用，能减低毒性，被减低毒性者称相畏，能减低另一种药毒性者称相杀，这是同一配伍关系的两种不同提法……对有毒的、药性峻烈的采用相畏、相杀的配伍方法，以制其毒副作用。"[13]159 历版全国高等医学院校中医药专业统编教材《中药学》，在全面继承的基础上对相杀配伍理论作了系统的阐述，认为相杀就是一种药物能够消除另一种药物的毒副作用，并指出相畏和相杀没有本质的区别，是从自身的毒副作用受到对方的抑制和自身能消除对方毒副作用的不同角度提出来的配伍方法。相畏、相杀即是"有毒宜制"，主要用于毒剧药的配伍应用，在毒剧药的炮制和中毒解救上也有一定意义。如《中药学》(凌一揆)[14]12、《中药学》(雷载权)[15]20、《中药学》(高学敏)[16]37 和《中药学》(钟赣生)[17]38。

现代有关著作均沿用《神农本草经》记载以"相杀"作为规范名，并继承其"有毒宜制，可用相畏相杀者"的观点，强调相杀的配伍关系是指二药合用后可使毒害效应降低或消除。如全国科学技术名词审定委员会审定公布的《中医药学名词》载："一药能减轻或消除另一药毒性或副作用的配伍关系。"[18]135 此外，《中华本草》[19]227《中医大辞典》[20]1190《中国医学百科全书·中医学》[21]957《中国中医药学主题词表》[22]Ⅱ-979《中医药常用名词术语辞典》[23]254《中华临床中药学》[24]126《临床中药学》[25]81《中国中医药学术语集成·中药学》[26]671《中医学》[27]121《中医词释》[28]386《张廷模临床中药学讲稿》[29]83 等均持相同观点。

总之，自汉代《神农本草经》中使用"相杀"以后，后世医家均沿用《神农本草经》的记载，以"相杀"为正名，明代陈嘉谟首次分述"相杀"含义，并对相杀配伍举例说明。现代有代表性的中医药学著作均以"相杀"为本词的正名，说明"相杀"作为规范名已达成共识，符合术语定名的约定俗成和协调一致的原则。

五、文献辑录

《神农本草经》卷一："药有阴阳配合，子母兄弟，根茎花实，草石骨肉。有单行者，有相须者，有相使者，有相畏者，有相恶者，有相反者，有相杀者……若有毒宜制，可用相畏相杀者。不尔，勿合用也。"[1]17

《金匮玉函经》卷一："药有相生相杀，相恶相反，相畏相得，气力有强有弱，有君臣相理，佐使相持。若不广通诸经，焉知草木好恶，或医自以意加减，更不依方分配，使诸草石，强弱相欺，胜负不顺，入人腹内，不能治病，自相斗争，使人逆乱，力胜刀剑。若调和得宜，虽未去病，犹得利安五脏，令病无至增剧。"[2]16

《本草经集注》卷一："药有阴阳配合，子母兄弟，根茎花实，草石骨肉。有单行者，有相须者，有相使者，有相畏者，有相恶者，有相反者，有相煞者。凡此七情，合和当视之。相须、相使者良，勿用相恶、相反者。若有毒宜制，可用相畏、相煞；不尔，勿合用也。"[3]10 "半夏有毒，用之必须生姜，此是取其所畏，以相制尔。"[3]11 "半夏毒，用生姜汁、煮干姜汁并解之。"[3]84 "蜈蚣毒，用桑汁若煮桑根汁。"[3]80 "雄黄毒，用防己解之。"[3]83 "大戟毒，用菖蒲汁解之。"[3]85

卷四："干姜，秦椒为之使，杀半夏、莨菪毒，恶黄芩、黄连、天鼠屎。"[3]321

卷五："半夏，射干为之使，恶皂荚，畏雄黄、生姜、干姜、秦皮、龟甲，反乌头。"[3]354

《新修本草序》卷一"序"："药有阴阳配合，子母兄弟，根茎华实，草石骨肉。有单行者，有相须者，有相使者，有相畏者，有相恶者，有相反者，有相杀者。凡此七情，合和当视之，相须、相使者良，勿用相恶相反者。若有毒宜制，可用相畏、相杀；不尔，勿合用也。"[5]19

卷二"例"："蜈蚣毒，桑汁及煮桑根汁……雄黄毒，防己……半夏毒，生姜汁、煮干姜汁……大戟毒，菖蒲汁。"[5]71

《备急千金要方》卷一："又有阴阳配合，子母兄弟，根茎花实，草石骨肉。有单行者，有相须者，有相使者，有相畏者，有相恶者，有相反者，有相杀者。凡此七情，合和之时，用意视之，当用相须、相使者良，勿用相恶、相反者。若有毒宜制，可用相畏、相杀者，不尔勿合用也。"[6]5

《嘉祐本草·序例上》卷一："臣禹锡等谨按蜀本注云：凡三百六十五种，有单行者七十一种，相须者十二种，相使者九十种，相畏者七十八种，相恶者六十种，相反者十八种，相杀者三十六种。凡此七情，合和视之。"[4]10

《经史证类备急本草》卷一："有单行者，有相须者，有相使者，有相畏者，有相恶者，有相反者，有相杀者。凡此七情，合和视之。当用相须、相使者良，勿用相恶相反者。若有毒宜制，可用相畏、相杀者；不尔，勿合用也。臣禹锡等谨按蜀本注云：凡三百六十五种，有单行者七十一种，相须者十二种，相使者九十种，相畏者七十八种，相恶者六十种，相反者十八种，相杀者三十六种。凡此七情，合和视之。"[7]7

《汤液本草》卷五："生枣，味甘辛。多食令人多寒热，羸瘦者不可食，叶，覆麻黄能令出汗。生河东平泽，杀乌头毒。"[8]156

卷六："生姜，能制半夏、厚朴之毒，发散风寒，益元气，大枣同用……秦椒为之使，杀半夏、莨菪毒。"[8]162

《本草蒙筌·总论》："有相杀者，中彼药毒，用此即能杀除也。如蛇虺毒，必用雄黄。中雄黄毒，必用防己之类是尔。"[9]17

《本草纲目·序例上》："相杀者，制彼之毒也……古方多有用相恶、相反者，盖相须、相使同用者，帝道也。相畏、相杀同用者，王道也。"[10]41

《本草备要·药性总义》："药有相须者，同类而不可离也；如黄柏、知母、破故纸、胡桃之类……相杀者，制彼之毒也。此异同之义也。"[11]3

《本草求真》卷十："时珍曰，药有七情：独行者，单方不辅也。相须者，同类不可离也。如人参、甘草、黄柏、知母之类。相使者，我之佐使也。相恶者，夺我之能也。相畏者，受彼之制也。相反者，两不合也。相杀者，制彼之毒也。古方多有用相恶、相反者。盖相须、相使同用者，帝道也。相畏、相杀同用者，王道也。相恶、相反同用者，霸道也。有经有权，用者识悟尔。"[12]331

《中医学概论》："两药同用，能减低毒性，被减低毒性者称相畏，能减低另一种药毒性者称相杀，这是同一配伍关系的两种不同提法……

对有毒的、药性峻烈的采用相畏、相杀的配伍方法，以制其毒副作用。"[13]159

《中医词释》："相杀，出自《神农本草经》，指一种药物能消除另一种药物的毒性反应。如绿豆杀巴豆毒；防风杀砒霜毒；土茯苓杀水银毒等。"[28]386

《中药学》（凌一揆）："相杀即一种药物能减轻或消除另一种药物的毒性或副作用。"[14]12

《中药学》（雷载权）："相杀即一种药物能减轻或消除另一种药物的毒性或副作用。如生姜能减轻或消除生半夏和生南星的毒性或副作用，所以说生姜杀生南星和生半夏的毒。由此可知，相畏、相杀实际上是同一配伍关系的两种提法，是药物间相互对待而言的。"[15]20

《中国医学百科全书·中医学》："相杀是指一种药物能减轻或消除另一药物的毒性或副作用。"[21]957

《中华临床中药学》："相杀指二药合用，一药能减轻或消除另一药的毒害效应的配伍关系。"[24]126

《中华本草》："选择具有相互拮抗、相互制约的药物进行配伍，消除其不良反应，此类配伍方式，如李时珍所举的相畏、相杀，陈嘉谟所述的相恶均属之。"[19]227

《中医药常用名词术语辞典》："相杀属中药配伍关系。是指一种药物能减轻或消除配伍中另一种药物的毒性或副作用的关系。如生姜与生半夏合用时，能减轻或消除生半夏的毒性或副作用，就说是生姜杀生半夏的毒。"[23]254

《中药学》（高学敏）："相杀就是以一种药物能够消除另一种药物的毒副作用。"[16]37

《中医大辞典》："相杀，出自《神农本草经》，是指一种药物能消除另一种药物的中毒反应，如绿豆杀巴豆毒。"[20]1190

《中医药学名词》："相杀是一药能减轻或消除另一药毒性或副作用的配伍关系。"[18]135

《临床中药学》："相杀是指一种药物能减轻或消除另一种药物的毒性或副作用的配伍用药

方法。如生姜杀半夏、南星、莨菪毒；绿豆杀巴豆毒；生白蜜杀乌头毒；防风杀砒霜毒等。"[25]81

《中医学》："相杀是指一种药物能够消除另一种药物毒副作用的配伍。如金钱草杀雷公藤毒，防风杀砒霜毒，绿豆杀巴豆毒，麝香杀杏仁毒等。"[27]121

《中国中医药学术语集成·中药学》："相杀指一种药物能减轻或消除另一种药物的毒性或副作用的方法。"[26]671

《中国中医药学主题词表》："相杀属中药配伍；一药能减轻或消除另一药毒性或副作用的配伍关系。"[22]Ⅱ-979

《张廷模临床中药学讲稿》："相杀是一种药物能减轻或消除另一种药物的毒性或副作用的配伍。"[29]83

《中药学》（钟赣生）："相杀是一种中药能够降低或消除另一种中药的毒性或副作用。如羊血杀钩吻毒，金钱草杀雷公藤毒，麝香杀杏仁毒，绿豆杀巴豆毒，生白蜜杀乌头毒，防风杀砒霜毒等。由此可见，相畏和相杀没有本质的区别，是从自身的毒副作用受到对方的抑制和自身能消除对方毒副作用的不同角度提出来的配伍方法，它是同一配伍关系的两种不同提法。"[17]38

参考文献

[1] 未著撰人. 神农本草经[M].[清]顾观光重辑. 北京：人民卫生出版社，1956：17.

[2] [汉]张仲景. 金匮玉函经[M]. 北京：人民卫生出版社，1955：16.

[3] [南北朝]陶弘景. 本草经集注[M]. 尚志钧，尚元胜辑校. 北京：人民卫生出版社，1994：10，11，80，83，84，85，354.

[4] [宋]掌禹锡. 嘉祐本草（辑复本）[M]. 尚志钧辑复. 北京：中医古籍出版社，2009：10.

[5] [唐]苏敬，等. 新修本草（辑复本）[M]. 尚志钧辑复. 合肥：安徽科学技术出版社，1981：19，71.

[6] [唐]孙思邈. 备急千金要方[M]. 北京：人民卫生出版社，1982：5.

[7] [宋]唐慎微. 经史证类备急本草[M]. 尚志钧，郑金生，尚元藕，等点校. 北京：华夏出版社，1993：7.

[8] [元]王好古. 汤液本草[M]. 崔扫麈，尤荣点校. 北京：人民卫生出版社，1987：156，162.

[9] [明]陈嘉谟. 本草蒙筌[M]. 张印生，韩学杰，赵慧玲主校. 北京：中医古籍出版社，2009：17.

[10] [明]李时珍. 本草纲目[M]. 张守康，张向群，王国辰主校. 北京：中国中医药出版社，1998：41.

[11] [清]汪昂. 本草备要[M]. 余力，陈赞育校注. 北京：中国中医药出版社，1998：3.

[12] [清]黄宫绣. 本草求真[M]. 席与民，朱肇和点校. 北京：人民卫生出版社，1987：331.

[13] 孟景春，周仲瑛. 中医学概论[M]. 北京：人民卫生出版社，1958：159.

[14] 凌一揆. 中药学[M]. 上海：上海科学技术出版社，1984：12.

[15] 雷载权. 中药学[M]. 上海：上海科学技术出版社，1995：20.

[16] 高学敏. 中药学[M]. 北京：中国中医药出版社，2002：37.

[17] 钟赣生. 中药学[M]. 北京：中国中医药出版社，2016：38.

[18] 中医药学名词审定委员会. 中医药学名词[M]. 北京：科学出版社，2005：135.

[19] 国家中医药管理局《中华本草》编委会. 中华本草：第一册[M]. 上海：上海科学技术出版社，1999：227.

[20] 李经纬，余瀛鳌，蔡景峰，等. 中医大辞典[M]. 北京：人民卫生出版社，2004：1190.

[21] 《中医学》编辑委员会. 中医学[M]//钱信忠. 中国医学百科全书. 上海：上海科学技术出版社，1997：957.

[22] 吴兰成. 中国中医药学主题词表[M]. 北京：中医古籍出版社，2008：Ⅱ-979.

[23] 李振吉. 中医药常用名词术语辞典[M]. 北京：中国中医药出版社，2001：254.

[24] 雷载权，张廷模. 中华临床中药学：上卷[M]. 北京：人民卫生出版社，1998：126.

[25] 高学敏，钟赣生. 临床中药学[M]. 石家庄：河北科学技术出版社，2006：81.

[26] 施毅. 中药学[M]//曹洪欣，刘保延. 中国中医药学术语集成. 北京：中医古籍出版社，2006：671.

[27] 李家邦. 中医学[M]. 北京：人民卫生出版社，2006：121.

[28] 徐兰贞. 中医词释[M]. 郑州：河南科学技术出版社，1983：386.

[29] 张廷模. 张廷模临床中药学讲稿[M]. 北京：人民卫生出版社，2010：83.

（臧文华）

中药

相 使

xiāng shǐ

一、规范名

【汉文名】相使。

【英文名】mutual assistance。

【注释】性能功效有某些联系，以一药为主，另一药为辅配合应用，以提高主药疗效的配伍关系。

二、定名依据

"相使"一词首见于《神农本草经》，其卷一中首次把相须、相使并提。

南北朝梁代陶弘景《本草经集注》"序录"对《神农本草经》"相使"关系有所发挥，认为相须、相使"不必同类……各有所宜，共相宣发"。

明代陈嘉谟《本草蒙筌》"总论"综合前人论述，首次分述"相使"含义。李时珍《本草纲目》"序例上"对"相使"含义多有阐发。清代《本草备要》《得配本草》《本草求真》对"相使"的论述均沿用《本草纲目》观点。以上这些著作均为历代的重要著作，对后世有较大影响。因此"相使"作为规范名便于达成共识，符合术语定名的约定俗成原则。

现代有关著作均沿用《神农本草经》记载以"相使"作为规范名，并继承《本草蒙筌》《本草纲目》之观点，强调相使二药有主辅之分。如全国中医药行业高等教育"十三五"规划教材《中药学》(钟赣生)等以及辞书类著作《中医大辞典》《中国医学百科全书·中医学》等均以"相使"作为规范名。已经广泛应用于中医药学文献的标引和检索的《中国中医药学主题词表》也以"相使"作为正式主题词。现代有代表性的中药学著作如《中华本草》《中华临床中药学》《临床中药学》等也以"相使"作为规范名。说明把两药合用，辅药可以提高主药功效的配伍用药方法以"相使"作为规范名已成为共识。

我国2005年出版的由全国科学技术名词审定委员会审定公布的《中医药学名词》已以"相使"作为规范名。所以"相使"作为规范名也符合术语定名的协调一致原则。

三、同义词

未见。

四、源流考释

"相使"的有关记载始见于汉代的《神农本草经》，并以"相使"为正名，如该书卷一对"相使"的阐述为："药有阴阳配合……有单行者，有相须者，有相使者，有相畏者，有相恶者，有相反者，有相杀者。凡此七情，合和视之，当用相须相使者良，勿用相恶相反者。"[1]17 其首次把相须、相使并提，但没有具体解释相使的含义，只提到"当用相须、相使者良"的应用原则，这是相使配伍运用的最早准则。

南北朝梁代陶弘景《本草经集注》也提到了有关"相使"的配伍原则，如"天门冬，地黄为之使。"[2]194 此书"序录"对《神农本草经》"相使"关系有所发挥，云："相须、相使者良，勿用相恶、相反者……其相须、相使，不必同类，犹如和羹、调食鱼肉，葱、豉各有所宜，共相宣发也。"[2]11 认为相须、相使"不必同类……各有所宜，共相宣发"，但仍未对"相使"作出必要的解释，尚不能揭示其真正内涵。

唐代、宋代以前的本草著作对相使配伍的论述基本上沿袭《神农本草经》《本草经集注》观点，无明显进展。五代韩保昇《蜀本草》首先统计了有"相使"关系的药物数目，原书已佚，但其对七情进行分类统计的内容见于掌禹锡《嘉祐本草》一书中。其文曰："臣禹锡等谨按蜀本注云：凡三百六十五种，有单行者七十一种，相须者十二种，相使者九十种，相畏者七十八种，相恶者六十种，相反者十八种，相杀者三十六种。"[3]10《新修本草》[4]19《备急千金要方》[5]5 均全文引述了《神农本草经》中"七情"理论和《本草经集注》对七情理论的发挥与注释，未对相使做具体解释。

宋代《经史证类备急本草》[6]7《嘉祐本草》[3]10 及明代《本草品汇精要》[7]10 等综合了《神农本草经》《本草经集注》《蜀本草》中有关"七情"的论述，在理论上没有发挥。唐宋之前的本草著作将"相须""相使"二者相提并论，至明代《本草蒙筌》《本草纲目》才分而述之。如陈嘉谟《本草蒙筌》"总论"中阐述相使："有相须者，二药相宜，可兼用之也，有相使者，能为使卒，引达诸经也。"[8]17 陈嘉谟首次分述"相使"含义，即"能为使卒，引达诸经也。"李时珍《本草纲目》序例上"神农本经名例"中对"相使"含义多有阐发，明确提出："相使者，我之佐使也。"[9]41 意在强调相使配伍的二药有主次之分，还指出"盖相须、相使同用者，帝道也。"[9]41 所谓"帝道"，是彼此增长药效，或使主要的药效更准确、更有力，如相须、相使配伍，即是最理想的配伍关系。至此，相使配伍理论取得了长足进展。

清代相使配伍多以继承或转录前人的论述为主，对"相使"的论述多沿用《本草纲目》观点，如清代汪昂《本草备要》"药性总义"载："相使者，我之佐使也。"[10]3 此外，严浩、施雯、洪炜三位医家合撰的《得配本草》是论述药物配伍的专著，其文中记载："得一药而配数药，一药收数药之功。配数药而治数病，数病仍一药之效。以正为配，固倡而随。以反为配，亦克而生。运用之妙，殆无过此已。"[11]1 并以得、配、佐、使、和、合、同、君等类别论述药物配伍后的功效和主治，对指导临床配伍用药具有一定的参考价值，如"甘草，术、苦参、干漆为之使。"[11]27 黄宫绣

《本草求真》卷一载："黄芪书言性畏防风，其功益大，盖谓能以助芪达表，相畏而更相使，是以如斯。"[12]5 卷十"总义"亦是继承李时珍对相使概念的阐发，即"相使者，我之佐使也。"[12]331

中
药

中华人民共和国成立后，相使配伍理论得到了不断发展，且日趋完善，1958 年由南京中医学院孟景春、周仲瑛主编的《中医学概论》首次将"相使"理论进行概括并作为中药基本理论进行论述，"相使就是以一种药物为主，配伍其他功效不一定相同的药物来提高主药的疗效。"[13]159 历版全国高等医学院校中医药专业统编《中药学》教材在全面继承的基础上对"相使"配伍理论作了系统的阐述，认为相使就是以一种药物为主，另一种药物为辅，两药合用，辅药可以提高主药的功效。如《中药学》（凌一揆）[14]12、《中药学》（雷载权）[15]20、《中药学》（高学敏）[16]37、《中药学》（钟赣生）[17]37 等。

现代有关著作均沿用《神农本草经》记载以"相使"作为规范名，并继承《本草蒙筌》《本草纲目》之观点，强调相使二药有主辅之分。如全国科学技术名词审定委员会审定公布的《中医药学名词》载："相使是指中药性味相同或相近，或性味不同而以一药为主，另一药为辅配合应用以提高主药疗效的配伍关系。"[18]135 此外，《中医大辞典》[19]1190《中国中医药学主题词表》[20]Ⅱ-979《中医药常用名词术语辞典》[21]254《中华临床中药学》[22]122《临床中药学》[23]81《中药学图表解》[24]29《中药方剂学》[25]21《方剂学》[26]11《中国医学百科全书·中医学》[27]957《中国中医药学术语集成·中药学》[28]671《张廷模临床中药学讲稿》[29]82《中医学》[30]140 等均持相同观点。

五、文献辑录

《神农本草经》卷一："药有阴阳配合，子母兄弟，根茎花实，草石骨肉。有单行者，有相须者，有相使者，有相畏者，有相恶者，有相反者，有相杀者。凡此七情，合和视之，当用相须相使者良，勿用相恶相反者。"[1]17

《本草经集注》卷一:"药有阴阳配合,子母兄弟,根茎花实,草石骨肉。有单行者,有相须者,有相使者,有相畏者,有相恶者,有相反者,有相杀者。凡此七情,合和视之,当用相须相使者良,勿用相恶相反者……半夏有毒,用之必须生姜,此是取其所畏,以相制耳。其相须、相使,不必同类,犹如和羹、调食鱼肉,葱、豉各有所宜,共相宣发也。"[2]11

卷三:"天门冬,地黄为之使。"[2]194

《新修本草》序卷一:"有单行者,有相须者,有相使者,有相畏者,有相恶者,有相反者,有相杀者。凡此七情,合和当视之,相须、相使者良,勿用相恶相反者。其相须、相使,不必同类,犹如和羹、调食鱼肉,葱、豉各有所宜,共相宣发也。"[4]19

《备急千金要方》卷一:"又有阴阳配合,子母兄弟,根茎花实,草石骨肉。有单行者,有相须者,有相使者,有相畏者,有相恶者,有相反者,有相杀者。凡此七情,合和之时,用意视之,当用相须、相使者良,勿用相恶、相反者。若有毒宜制,可用相畏、相杀者,不尔勿合用也……其相使、相畏七情,列之如左,处方之日,宜善究之。"[5]5

《嘉祐本草》卷一:"根叶华实,草石骨肉。有单行者,有相须者,有相使者。有相畏者,有相恶者,有相反者,有相杀者。凡此七情,合和当视之,相须、相使者良,勿用相恶相反者。若有毒宜制,可用相畏、相杀。不尔,勿合用也。臣禹锡等谨按蜀本注云:凡三百六十五种,有单行者七十一种,相须者十二种,相使者九十种,相畏者七十八种,相恶者六十种,相反者十八种,相杀者三十六种。凡此七情,合和视之……其相须、相使,不必同类,犹如和羹、调食鱼肉,葱、豉各有所宜,共相宣发也。"[3]10

《经史证类备急本草》卷一:"臣禹锡等谨按蜀本注云:凡三百六十五种,有单行者七十一种,相须者十二种,相使者九十种,相畏者七十八种,相恶者六十种,相反者十八种,相杀者三

十六种。凡此七情,合和视之。"[6]7 "有单行者,有相须者,有相使者,有相畏者,有相恶者,有相反者,有相杀者。凡此七情,合和视之,当用相须、相使者良,勿用相恶、相反者。"[6]7

《本草品汇精要》卷一:"药有阴阳配合,子母兄弟,根茎花实,草石骨肉。有单行者,有相须者,有相使者,有相畏者,有相恶者,有相反者,有相杀者。凡此七情,合和视之,当用相须相使者良,勿用相恶相反者。若有毒宜制,可用相畏、相杀者,不尔勿合用也。"[7]10

《本草蒙筌·总论》:"有相须者,二药相宜,可兼用之也,有相使者,能为使卒,引达诸经也。"[8]17

《本草纲目·序例上》:"相使者,我之佐使也……古方多有用相恶、相反者,盖相须、相使同用者,帝道也。"[9]41

《本草备要·药性总义》:"药有相须者,同类而不可离也;如黄柏、知母、破故纸、胡桃之类;相使者,我之佐使也;相恶者,夺我之能也。相畏者,受彼之制也。相反者,两不相合也。相杀者,制彼之毒也。此异同之义也。"[10]3

《得配本草·魏序》:"得一药而配数药,一药收数药之功。配数药而治数病,数病仍一药之效。以正为配,固倡而随。以反为配,亦克而生李时珍运用之妙,殆无过此已。"[11]1

卷二:"甘草,术、苦参、干漆为之使。恶远志。反大戟、芫花、甘遂、海藻。"[11]27

《本草求真》卷一:"黄芪书言性畏防风,其功益大,盖谓能以助芪达表,相畏而更相使,是以如斯。若使阳盛阴虚,上焦热甚,下焦虚寒,肝气不和,肺脉洪大者,则并戒其勿用矣。"[12]5

卷十:"时珍曰:药有七情:独行者,单方不辅也。相须者,同类不可离也。如人参、甘草、黄柏、知母之类。相使者,我之佐使也。相恶者,夺我之能也。相畏者,受彼之制也。相反者,两不相合也。相杀者,制彼之毒也。古方多有用相恶、相反者。盖相须、相使同用者,帝道也。相畏、相杀同用者,王道也。相恶、相反同

用者,霸道也。有经有权,用者识悟尔。"[12]331

《中医学概论》:"相使就是以一种药物为主,配伍其他功效不一定相同的药物来提高主药的疗效。"[13]159

《中药学》(凌一揆):"相使即在性能功效方面有某种共性的药物配合应用,而以一种药物为主,另一种药物为辅,能提高主药的疗效。"[14]12

《中药学》(雷载权):"相使即在性能功效方面有某种共性,或性能功效虽不相同,但是治疗目的一致的药物配合应用,而以一种药为主,另一种药为辅,能提高主药疗效。"[15]20

《中国医学百科全书·中医学》:"相使是指在配伍中采用性能效用不同或有某种共性的药物,以一药为主,另一药起到辅助作用,从而提高疗效。"[27]957

《中华临床中药学》:"相使指合用可增进某方面治疗效应,但不具有特殊协同作用的两味药之间的配伍关系。"[22]122

《中医药常用名词术语辞典》:"相使属中药配伍关系。性能功效有某些共性,或性能功效虽不相同,但治疗目的一致的配合应用,而以一种药为主,另一种药为辅,能提高主药疗效的关系。"[21]254

《中药学》(高学敏):"相使就是以一种药物为主,另一种药物为辅,两药合用,辅药可以提高主药的功效。"[16]37

《中药学图表解》:"相使指性能功效方面有某些共性,或性能功效虽不相问,但治疗目的一致的药物配合应用。而以一种药物为主,另一种药为辅。能提高主药疗效。"[24]29

《方剂学》:"相使是由2种或2种以上的药物组成,功用既相同又有明显差异,一般以一种药为主,而以另一种药为辅,辅药能增强主药的治疗作用,并能兼治病证表现的其他方面即为相使配伍。"[26]11

《中医大辞典》:"相使是指两种以上药物同用。一种药为主,其余药为辅,以提高其药效。

如款冬花配杏仁。"[19]1190

《中医药学名词》:"相使 中药性味相同或相近,或性味不同而以一药为主,另一药为辅配合应用以提高主药疗效的配伍关系。"[18]135

《临床中药学》:"相使是指以一种药物为主,另一种药物为辅,两药合用,辅药可以提高主药的功效的配伍用药方法。"[23]81

《中药方剂学》:"相使指在性能功效方面有某种共性的药物配伍应用,而以一味药为主,另一味药为辅,辅药能提高主药的疗效。"[25]21

《中医学》:"相使即以一种药物为主,另一种药物为辅,两药合用,辅药可以提高主药的疗效。"[30]140

《中国中医药学术语集成·中药学》:"相使指在性能功效方面有某些共性,或性能功效虽不相同,但是治疗目的一致的药物配合应用,而以一种药为主,另一种药为辅,以提高主药疗效的方法。"[28]671

《中国中医药学主题词表》:"相使属中药配伍;中药性味相同或相近,或性味不同而以一药为主,另一药为辅配合应用以提高主药疗效的配伍关系。"[20]Ⅱ-979

《张廷模临床中药学讲稿》:"相使指在性能功效方面有某些共性的药物配合使用,而以一种药物为主,另一种药物为辅,来提高疗效。"[29]82

《中药学》(钟赣生):"相使是在性能功效方面有某种共性,或性能功效虽不相同,但是治疗目的一致的中药配合应用,其中一种中药为主,另一种中药为辅,两药合用,辅药可以提高主药的功效。"[17]37

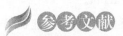 参考文献

[1] 未著撰人.神农本草经[M].[清]顾观光重辑.北京:人民卫生出版社,1956:17.

[2] [南北朝]陶弘景.本草经集注[M].尚志钧,尚元胜辑校.北京:人民卫生出版社,1994:11,194.

[3] [宋]掌禹锡.嘉祐本草(辑复本)[M].尚志钧辑复.

北京：中医古籍出版社，2009：10.

［4］［唐］苏敬，等.新修本草（辑复本）［M］.尚志钧辑复.合肥：安徽科学技术出版社，1981：19.

［5］［唐］孙思邈.备急千金要方［M］.北京：人民卫生出版社，1982：5.

［6］［宋］唐慎微.经史证类备急本草［M］.尚志钧，郑金生，尚元藕，等校校.北京：华夏出版社，1993：7.

［7］［明］刘文泰.本草品汇精要［M］.陈仁寿，杭爱武点校.上海：上海科学技术出版社，2005：10.

［8］［明］陈嘉谟.本草蒙筌［M］.张印生，韩学杰，赵慧玲主校.北京：中医古籍出版社，2009：17.

［9］［明］李时珍.本草纲目［M］.张守康，张向群，王国辰主校.北京：中国中医药出版社，1998：41.

［10］［清］汪昂.本草备要［M］.余力，陈赟育校注.北京：中国中医药出版社，1998：3.

［11］［清］严西亭，施澹宁，洪缉菴.得配本草［M］.上海：上海科学技术出版社，1958：1，27.

［12］［清］黄宫绣.本草求真［M］.席与民，朱肇和点校.北京：人民卫生出版社，1987：5，331.

［13］孟景春，周仲瑛.中医学概论［M］.北京：人民卫生出版社，1958：159.

［14］凌一揆.中药学［M］.上海：上海科学技术出版社，1984：12.

［15］雷载权.中药学［M］.上海：上海科学技术出版社，1995：20.

［16］高学敏.中药学［M］.北京：中国中医药出版社，2002：37.

［17］钟赣生.中药学［M］.北京：中国中医药出版社，2016：37.

［18］中医药学名词审定委员会.中医药学名词［M］.北京：科学出版社，2005：135.

［19］李经纬，余瀛鳌，蔡景峰，等.中医大辞典［M］.北京：人民卫生出版社，2004：1190.

［20］吴兰成.中国中医药学主题词表［M］.北京：中医古籍出版社，2008：Ⅱ-979.

［21］李振吉.中医药常用名词术语辞典［M］.北京：中国中医药出版社，2001：254.

［22］雷载权，张廷模.中华临床中药学：上卷［M］.北京：人民卫生出版社，1998：122.

［23］高学敏，钟赣生.临床中药学［M］.石家庄：河北科学技术出版社，2006：81.

［24］钟赣生.中药学图表解［M］.北京：人民卫生出版社，2004：29.

［25］刘德军.中药方剂学［M］.北京：中国中医药出版社，2006：21.

［26］邓中甲.方剂学［M］.北京：中国中医药出版社，2003：11.

［27］《中医学》编辑委员会.中医学［M］//钱信忠.中国医学百科全书.上海：上海科学技术出版社，1997：957.

［28］施毅.中药学［M］//曹洪欣，刘保延.中国中医药学术语集成.北京：中医古籍出版社，2006：671.

［29］张廷模.张廷模临床中药学讲稿［M］.北京：人民卫生出版社，2010：82.

［30］李家邦.中医学［M］.北京：人民卫生出版社，2006：140.

（臧文华）

3 · 036

相 畏

xiāng wèi

一、规范名

【汉文名】相畏。

【英文名】mutual restraint.

【注释】一药毒性反应或副作用，能被另一药减轻或消除的配伍关系。

二、定名依据

"相畏"一词首见于《神农本草经》，明确提出"若有毒宜制，可用相畏相杀者"的应用原则。

梁代陶弘景在《本草经集注》中完整收录《神农本草经》中有关"相畏"的论述，并以半夏与生姜（干姜）的关系为例阐释了"相畏"的含义。

明代陈嘉谟首次分述"相畏"含义，并对相畏配伍举例说明。李时珍《本草纲目》"序例上"对"相畏"含义多有阐发。以上这些著作均为历代的重要著作，对后世有较大影响。因此"相畏"作为规范名便于达成共识,符合术语定名的约定俗成原则。

现代有关著作均沿用《神农本草经》记载以"相畏"作为规范名,并继承其"有毒宜制,可用相畏相杀者"的观点,强调相畏的配伍关系是指二药合用后可使毒害效应降低或消除。如历版普通高等教育中医药类规划教材《中药学》(雷载权)、《中药学》(钟赣生)等,以及辞书类著作《中医大辞典》《中国医学百科全书·中医学》《中医药常用名词术语辞典》等均以"相畏"作为规范名。已经广泛应用于中医药学文献的标引和检索的《中国中医药学主题词表》也以"相畏"作为正式主题词。现代有代表性的中药学著作如《中华本草》《中华临床中药学》《临床中药学》等也以"相畏"作为规范名。说明把两药合用,一种药物的毒性或副作用,能被另一种药物减轻或消除的配伍用药方法以"相畏"作为规范名已成为共识。

我国 2005 年出版的由全国科学技术名词审定委员会审定公布的《中医药学名词》已以"相畏"作为规范名。所以以"相畏"作为规范名也符合术语定名的协调一致原则。

三、同义词

未见。

四、源流考释

"相畏"的有关记载始见于汉代的《神农本草经》,并以"相畏"为正名,如该书卷一对"相畏"的阐述为:"药有阴阳配合……有单行者,有相须者,有相使者,有相畏者,有相恶者,有相反者,有相杀者。凡此七情,合和视之,当用相须相使者良,勿用相恶相反者。若有毒宜制,可用相畏相杀者。不尔,勿合用也。"[1]17《神农本草经》卷一中首次把相畏、相杀并提,明言"若有毒宜制,可用相畏相杀者"的应用原则,说明相畏与相杀应是配伍有毒药物时宜采用的一种配伍关系,合用可使毒害效应降低或消除。但对于

"相畏"的概念,《神农本草经》原著未做进一步的具体解释。

汉代《金匮玉函经》中提出药物有相生、相杀、相恶、相反、相畏、相得 6 种配伍关系,其卷一"证治总例"中论述如下:"药有相生相杀,相恶相反,相畏相得,气力有强有弱,有君臣相理,佐使相持。"[2]16 此书也没有具体解释"相畏"的含义。

南北朝梁代陶弘景《本草经集注》也提到了有关"相畏"的配伍原则,如"芍药,须丸为之使,恶石斛、芒硝,畏硝石、鳖甲、小蓟,反藜芦。"[3]107 该著作卷五"草木下品"中载,"半夏,射干为之使,恶皂荚,畏雄黄、生姜、干姜、秦皮、龟甲,反乌头。"[3]354 此外,本书卷一"序录"中完整收录《神农本草经》中有关"七情"理论的论述[3]10,并对"相畏"进行探讨,云:"半夏有毒,用之必须生姜,此是取其所畏,以相制耳"[3]11"半夏……畏生姜、干姜"[3]354"干姜……杀半夏、莨菪毒"[3]321"半夏毒,用生姜汁、煮干姜汁并解之"[3]84。陶弘景《本草经集注》对"相畏"的论述与《神农本草经》观点相符,将相畏、相杀并提,说明相畏与相杀是二药合用,可使毒害效应降低或消除。

宋以前的本草著作对相畏配伍的论述基本上沿袭《神农本草经》《本草经集注》观点,无明显进展。五代韩保昇《蜀本草》首先统计了有"相畏"关系的药物数目,原书已佚,但其对七情进行分类统计的内容见于掌禹锡《嘉祐本草》一书中。其文曰:"臣禹锡等谨按蜀本注云:凡三百六十五种,有单行者七十一种,相须者十二种,相使者九十种,相畏者七十八种,相恶者六十种,相反者十八种,相杀者三十六种。"[4]10 唐代《新修本草》[5]19《备急千金要方》[6]5 均全文引述了《神农本草经》中"七情"理论,《新修本草》玉石等部上品卷三"云母"条下载:"今炼之用矾石则柔烂,亦便是相畏之效。"[5]92 但书中未对相畏做具体解释。宋代唐慎微的《经史证类备急本草》综合了《神农本草经》《本草经集注》《嘉祐本草》中有关"相畏"的论述,在理论上没有

发挥[7]7。

自宋代始，相畏就与相恶混淆起来，与《神农本草经》药性七情"若有毒宜制，可用相畏相杀者"的原义不同。如金元时期李东垣《珍珠囊补遗药性赋》卷一"用药法"中云："凡药有畏恶相反。所谓畏者，畏其制我，不得自纵。如半夏畏生姜之类是也。所谓恶者，恶其异我，不得自尽。如生姜恶黄芩之类是也。统而论之，彼所畏者，我必恶之；我所恶者，彼亦畏我。"[8]9 把相畏解释为相恶的配伍关系。金元时期在七情理论方面仍然没有突破，因畏与恶字义相通，出现了"相畏"与"相恶"混淆的情况。

明代本草著作对"相畏"含义多有阐发，如虞抟《医学正传》卷一"医学或问"中说："然药性各有能毒，其所畏者畏其能，所恶者恶其毒耳。如仲景制小柴胡汤，用半夏、黄芩、生姜三物同剂，其半夏、黄芩畏生姜，而生姜恶黄芩、半夏。"[9]26 这里"相畏"与"相恶"并提，"畏其能"可以有两种理解：一种是畏其制毒之能；另一种是畏其制效之能，畏其制效之能即是效能被制之义。所以，此时的"相畏"已不只是毒性受制之义，还包含有效能被制之义。陈嘉谟《本草蒙筌》"总论"综合前人论述，首次分述"相畏"含义，并对相畏配伍举例说明，总结云："有相恶者，彼有毒而我恶之也。有相畏者，我有能而彼畏之也。此二者不深为害，盖我虽恶彼，彼无忿心；彼之畏我，我能制伏。如牛黄恶龙骨，而龙骨得牛黄更良；黄芪畏防风，而黄芪得防风其功愈大之类是尔。"[10]17 陈嘉谟认为"相畏"配伍"不深为害"，此时的"相畏"含有效能被制之义。李时珍《本草纲目》序例上"神农本经名例"中明确提出"相畏者，受彼之制也"[11]41，指出"相畏、相杀同用者，王道也"[11]41，所谓"王道"，是选择具有相互拮抗、相互制约的药物进行配伍，消除其不良作用，以利治疗。

宋代以后的本草著作中出现相畏与相恶互换的提法，如《本草纲目》[11]301,1097《本草从新》[12]2,222《得配本草》[13]28,218 中，既称"人参畏五灵脂"，又说"五灵脂恶人参"，之所以出现上述提法，与以下原因有关：一是"畏"与"恶"在字义上有相通之处，恶亦有"畏惧、害怕"之义，因此，有可能导致相畏与相恶互换的混乱现象。古代广义的毒性是指药物的偏性，如张景岳在《类经》卷十四"五脏病气法时"中说："药以治病，因毒为能，所谓毒者，因气味之偏也。"[14]248 狭义的毒性是指药物的毒副作用。二药合用后，配伍关系属相畏还是相恶，应结合患者的具体病证进行判断：如所削弱或消除的作用正是病情所需的功效，则二药相恶；如所削弱或消除的是药物的毒副作用，则二药相畏。基于此种观点，可使相畏、相恶概念区分开来。

中华人民共和国成立以后，相畏配伍理论得到了不断发展，且日趋完善，1958 年由南京中医学院孟景春、周仲瑛主编的《中医学概论》首次将"相畏"进行概括并进行论述，"两药同用，能减低毒性，被减低毒性者称相畏，能减低另一种药毒性者称相杀，这是同一配伍关系的两种不同提法……对有毒的、药性峻烈的采用相畏、相杀的配伍方法，以制其毒副作用。"[15]159 历版全国高等医学院校中医药专业统编《中药学》教材在全面继承的基础上对相畏配伍理论作了系统的阐述，认为相畏就是一种药物的毒性反应或副作用能被另一种药物减轻或消除。如《中药学》(凌一揆)[16]12、《中药学》(雷载权)[17]20、《中药学》(高学敏)[18]37 和《中药学》(钟赣生)[19]38。

现代有关著作亦沿用《神农本草经》记载以"相畏"作为规范名。如全国科学技术名词审定委员会审定公布的《中医药学名词》载："相畏是一药毒性反应或副作用，能被合用的另一药物减轻或消除的配伍关系。"[20]135 此外，《中医大辞典》[21]1190《中国医学百科全书·中医学》[22]957《中国中医药学主题词表》[23]II-979《中医药常用名词术语辞典》[24]254《中华临床中药学》[25]126《临床中药学》[26]81《中国中医药学术语集成·中药学》[27]671《中医学》[28]121《中医词释》[29]386《张廷模临床中药学讲稿》[30]83 等均持相同观点。

五、文献辑录

《神农本草经》卷一："药有阴阳配合,子母兄弟,根茎花实,草石骨肉。有单行者,有相须者,有相使者,有相畏者,有相恶者,有相反者,有相杀者。凡此七情,合和视之,当用相须相使者良,勿用相恶相反者。若有毒宜制,可用相畏相杀者。不尔,勿合用也。"[1]17

《金匮玉函经》卷一："药有相生相杀,相恶相反,相畏相得,气力有强有弱,有君臣相理,佐使相持。若不广通诸经,焉知草木好恶,或医自以意加减,更不依方分配,使诸草石,强弱相欺,胜负不顺,入人腹内,不能治病,自相斗争,使人逆乱,力胜刀剑。若调和得宜,虽未去病,犹得利安五脏,令病无至增剧。"[2]16

《本草经集注》卷一："有单行者,有相须者,有相使者,有相畏者,有相恶者,有相反者,有相煞者……若有毒宜制,可用相畏、相煞;不尔,勿合用也。"[3]10"半夏有毒,用之必须生姜,此是取其所畏,以相制尔。"[3]11"半夏毒,用生姜汁、煮干姜汁并解之。"[3]84"芍药,须丸为之使,恶石斛、芒硝,畏硝石、鳖甲、小蓟,反藜芦。"[3]107

卷四："干姜……杀半夏、莨菪毒,恶黄芩、黄连、天鼠屎。"[3]321

卷五："半夏,射干为之使,恶皂荚,畏雄黄、生姜、干姜、秦皮、龟甲,反乌头。"[3]354

《新修本草》卷一："有单行者,有相须者,有相使者,有相畏者,有相恶者,有相反者,有相杀者。凡此七情,合和当视之,相须、相使者良,勿用相恶相反者。"[5]19

卷三："今炼之用矾石则柔烂,亦便是相畏之效。"[5]92

《备急千金要方》卷一："又有阴阳配合,子母兄弟,根茎花实,草石骨肉。有单行者,有相须者,有相使者,有相畏者,有相恶者,有相反者,有相杀者。凡此七情,合和之时,用意视之,当用相须、相使者良,勿用相恶、相反者。若有

毒宜制,可用相畏、相杀者,不尔勿合用也。"[6]5

《嘉祐本草》卷一："臣禹锡等谨按蜀本注云:凡三百六十五种,有单行者七十一种,相须者十二种,相使者九十种,相畏者七十八种,相恶者六十种,相反者十八种,相杀者三十六种。凡此七情,合和视之。"[4]10

《经史证类备急本草》卷一："有单行者,有相须者,有相使者,有相畏者,有相恶者,有相反者,有相杀者。凡此七情,合和视之。当用相须、相使者良,勿用相恶相反者。若有毒宜制,可用相畏、相杀者;不尔,勿合用也。臣禹锡等谨按蜀本注云:凡三百六十五种,有单行者七十一种,相须者十二种,相使者九十种,相畏者七十八种,相恶者六十种,相反者十八种,相杀者三十六种。凡此七情,合和视之。"[7]7

《珍珠囊补遗药性赋》卷一："凡药有畏恶相反。所谓畏者,畏其制我,不得自纵。如半夏畏生姜之类是也。所谓恶者,恶其异我,不得自尽。如生姜恶黄芩之类是也。统而论之,彼所畏者,我必恶之;我所恶者,彼亦畏我。相畏相恶之中,亦有相成者,在因病制方,轻重多寡之间耳。若所谓相反,则各怀酷毒,两仇不共,共则必害事也。"[8]9

《医学正传》卷一："或问:药性有相畏相恶相反,而古方多有同为一剂而用者,其理何如?曰:若夫彼畏我者,我必恶之,我所恶者,彼必畏我,盖我能制其毒而不得以自纵也。且如一剂之中,彼虽畏我,而主治之能在彼,故其分两,当彼重我轻,略将以杀其毒耳;设我重彼轻,制之太过,则尽夺其极而治病之功劣矣。然药性各有能毒,其所畏者畏其能,所恶者恶其毒耳。如仲景制小柴胡汤,用半夏、黄芩、生姜三物同剂,其半夏、黄芩畏生姜,而生姜恶黄芩、半夏,因其分两适中,故但制其慓悍之毒,而不减其退寒热之能也。其为性相反者,各怀酷毒,如两军相敌,决不与之同队也。"[9]26

《本草蒙筌·总论》:"有相恶者,彼有毒而我恶之也。有相畏者,我有能而彼畏之也。此

中
药

163

二者不深为害,盖我虽恶彼,彼无忿心;彼之畏我,我能制伏。如牛黄恶龙骨,而龙骨得牛黄更良;黄芪畏防风,而黄芪得防风其功愈大之类是尔。"[10]17

《本草纲目》卷一:"相畏者,受彼之制也……相畏、相杀同用者,王道也。"[11]41

卷十二:"人参,畏五灵脂,恶皂荚、黑豆,动紫石英。"[11]301

卷四十八:"五灵脂,甘,温,无毒。恶人参,损人。"[11]1097

《类经》卷十四:"药以治病,因毒为能,所谓毒者,因气味之偏也。"[14]248

《本草从新》卷一:"人参,茯苓为使。畏五灵脂。恶皂角、黑大豆、紫石英、人溲。反藜芦。"[12]2

卷十六:"五灵脂,研末,酒飞,去砂石用。行血宜生,止血宜炒,恶人参。"[12]222

《得配本草》卷二:"人参,茯苓、马蔺为之使。畏五灵脂。"[13]28

卷九:"五灵脂,即寒号虫屎,恶人参。损人。"[13]218

《中医学概论》:"两药同用,能减低毒性,被减低毒性者称相畏,能减低另一种药毒性者称相杀,这是同一配伍关系的两种不同提法……对有毒的、药性峻烈的采用相畏、相杀的配伍方法,以制其毒副作用。"[15]159

《中医词释》:"相畏,出自《神农本草经》,指一种药物可被另一种药物减轻或消除毒性作用者。如生姜可减除半夏的毒性等。"[29]386

《中药学》(凌一揆):"相畏即一种药物的毒性反应或副作用,能被另一种药物减轻或消除。如生半夏和生南星的毒性能被生姜减轻或消除,所以说生半夏和生南星畏生姜。"[16]12

《中药学》(雷载权):"相畏即一种药物的毒性反应或副作用,能被另一种药物减轻或消除。如生半夏和生南星的毒性能被生姜减轻或消除,所以说生半夏和生南星畏生姜。"[17]20

《中国医学百科全书·中医学》:"相畏是指在配伍应用中,一药的毒性或副作用,可被另一药物所减弱或消除。"[22]957

《中华临床中药学》:"相畏指二药合用,一药的毒害效应被另一药减轻或消除的配伍关系。"[25]126

《中医药常用名词术语辞典》:"相畏属中药配伍关系。是指一种药物的毒性反应或副作用,能被所配伍的另一种药物减轻或消除的关系。如生半夏的毒性能被同用的生姜减轻或消除,就叫生半夏畏生姜。"[24]254

《中药学》(高学敏):"相畏就是以一种药物的毒性反应或副作用能被另一种药物减轻或消除。"[18]37

《中医大辞典》:"相畏出自《神农本草经》,是指利用药物的互相抑制作用,以减少或抑制某一药物的有害成分,而发挥临床效能。如半夏畏生姜,因生姜能抑制半夏的毒性。"[21]1190

《中医药学名词》:"相畏是一药毒性反应或副作用,能被合用的另一药物减轻或消除的配伍关系。"[20]135

《临床中药学》:"相畏是指一种药物的毒副作用,能被另一种药物所抑制,使其减轻或消除。"[26]81

《中医学》:"相畏是指一种药物的毒副作用,被另一种药物所抑制,使其毒副作用减轻或消失的配伍方法。如半夏畏生姜,即生姜可抑制半夏的毒副作用。"[28]121

《中国中医药学术语集成·中药学》:"相畏指一种药物的毒性反应或副作用,能被另一种药物减轻或消除的方法。"[27]671

《中国中医药学主题词表》:"相畏属中药配伍;一药毒性反应或副作用,能被合用的另一药减轻或消除的配伍关系。"[23]Ⅱ-979

《张廷模临床中药学讲稿》:"相畏是针对有毒的药而言的:一种药物的毒性反应或副作用,能够被另一种药物减轻或消除的配伍叫相畏。"[30]83

《中药学》(钟赣生):"相畏是以一种中药的毒性或副作用能被另一种中药降低或消

除。"[19]38

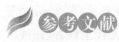
参考文献

[1] 未著撰人.神农本草经[M].[清]顾观光重辑.北京：人民卫生出版社,1956：17.

[2] [汉]张仲景.金匮玉函经[M].北京：人民卫生出版社,1955：16.

[3] [南北朝]陶弘景.本草经集注[M].尚志钧,尚元胜辑校.北京：人民卫生出版社,1994：10,11,84,107,321,354.

[4] [宋]掌禹锡.嘉祐本草(辑复本)[M].尚志钧辑复.北京：中医古籍出版社,2009：10.

[5] [唐]苏敬,等.新修本草(辑复本)[M].尚志钧辑复.合肥：安徽科学技术出版社,1981：19,92.

[6] [唐]孙思邈.备急千金要方[M].北京：人民卫生出版社,1982：5.

[7] [宋]唐慎微.经史证类备急本草[M].尚志钧,郑金生,尚元藕,等点校.北京：华夏出版社,1993：7.

[8] [元]李东垣.珍珠囊补遗药性赋[M].[明]李士材编,[清]王晋三重订.上海：上海科学技术出版社,1958：9.

[9] [明]虞抟.医学正传[M].郭瑞华,马湃,王爱华校注.北京：中国古籍出版社,2002：26.

[10] [明]陈嘉谟.本草蒙筌[M].张印生,韩学杰,赵慧玲主校.北京：中医古籍出版社,2009：17.

[11] [明]李时珍.本草纲目[M].张守康,张向群,王国辰主校.北京：中国中医药出版社,1998：41,301,1097.

[12] [清]吴仪洛.本草从新[M].朱建平,吴文清点校.北京：中医古籍出版社,2001：2,222.

[13] [清]严西亭,施澹宁,洪缉菴.得配本草[M].上海：上海科学技术出版社,1958：28,218.

[14] [明]张景岳.类经[M].范志霞校注.北京：中国医药科技出版社,2011：248.

[15] 孟景春,周仲瑛.中医学概论[M].北京：人民卫生出版社,1958：159.

[16] 凌一揆.中药学[M].上海：上海科学技术出版社,1984：12.

[17] 雷载权.中药学[M].上海：上海科学技术出版社,1995：20.

[18] 高学敏.中药学[M].北京：中国中医药出版社,2002：37.

[19] 钟赣生.中药学[M].北京：中国中医药出版社,2016：38.

[20] 中医药学名词审定委员会.中医药学名词[M].北京：科学出版社,2005：135.

[21] 李经纬,余瀛鳌,蔡景峰,等.中医大辞典[M].北京：人民卫生出版社,2004：1190.

[22] 《中医学》编辑委员会.中医学[M]//钱信忠.中国医学百科全书.上海：上海科学技术出版社,1997：957.

[23] 吴兰成.中国中医药学主题词表[M].北京：中医古籍出版社,2008：Ⅱ-979.

[24] 李振吉.中医药常用名词术语辞典[M].北京：中国中医药出版社,2001：254.

[25] 雷载权,张廷模.中华临床中药学：上卷[M].北京：人民卫生出版社,1998：126.

[26] 高学敏,钟赣生.临床中药学[M].石家庄：河北科学技术出版社,2006：81.

[27] 施毅.中药学：下[M]//曹洪欣,刘保延.中国中医药学术语集成.北京：中医古籍出版社,2006：671.

[28] 李家邦.中医学[M].北京：人民卫生出版社,2006：121.

[29] 徐元贞.中医词释[M].郑州：河南科学技术出版社,1983：386.

[30] 张廷模.张廷模临床中药学讲稿[M].北京：人民卫生出版社,2010：83.

(臧文华)

3 · 037

相　须

xiāng xū

一、规范名

【汉文名】相须。

【英文名】mutual reinforcement。

【注释】性味相类似的中药配合应用,以增强疗效的配伍关系。

二、定名依据

"相须"一词最早见于汉代《神农本草经》中,其后历代著作均以"相须"作为该词的规范

165

名，如梁代《本草经集注》，宋代《太平圣惠方》《本草衍义》《圣济总录》《太平惠民和剂局方》，元代《汤液本草》，明代《本草汇言》《本草发挥》《普济方》，清代《医方集解》《本草备要》《本草从新》《本草崇原》《本草求真》《本草述钩元》等。这些著作均为历代的重要著作，对后世有较大影响。故以"相须"为规范名便于达成共识，符合术语定名的约定俗成原则。

现代相关著作，如《中医药常用名词术语辞典》《中医大辞典》《中药学图表解》《中药学讲稿》和《中国医学百科全书·中医学》《中国中医药学术语集成·中药学》，以及全国高等中医药院校规划教材《中药方剂学》《中药学》《中医学》等均以"相须"作为规范名，同时，已经广泛应用于中医药学文献的标引和检索的《中国中医药学主题词表》也以"相须"作为正式主题词，这些均说明"相须"作为一种中药配伍关系已成为共识。

我国 2005 年出版的全国科学技术名词审定委员会审定公布的《中医药学名词》已以"相须"作为规范名。所以"相须"作为规范名也符合术语定名的协调一致原则。

三、同义词

未见。

四、源流考释

"相须"的有关记载始见于秦汉时期的《神农本草经》，并以"相须"为正名，如该书卷三记载："药有阴阳配合，子母兄弟，根茎花实，草石骨肉；有单行者，有相须者，有相使者，有相畏者，有相恶者，有相反者，有相杀者。凡此七情，合和时之，当用相须、相使者良，勿用相恶、相反者。"[1]158 指出"相须"属七情中的一种，药物配伍时采用相须，相使者为好。但并没有就其内涵作出解释。

自《神农本草经》提出"相须"之名后，其后历代重要的相关著作大多沿用该书记载，以"相

须"为正名记载本词，如梁代陶弘景《本草经集注》[2]11，宋代王怀隐《太平圣惠方》[3]34、寇宗奭《本草衍义》[4]71、赵佶《圣济总录》[5]2397、陈承等《太平惠民和剂局方》[6]281，元代王好古《汤液本草》[7]137 等。对于"相须"内涵，梁代陶弘景《本草经集注》给出了更明确的解释。如该书"序录上"中记载："其相须、相使，不必同类，犹如和羹，调食鱼肉，葱、豉各有所宜，共相宣发也。"[2]11 陶弘景认为相须是指药物之间共同发挥作用，互相加强疗效的一种配伍关系。他还指出相须的药物不必同类。

明清时期，对本词名称的记载仍沿用《神农本草经》记载，以"相须"为正名，如明代倪朱谟《本草汇言》[8]28,29、徐彦纯《本草发挥》[9]2、朱橚《普济方》[10]4164，清代汪昂《医方集解》[11]11《本草备要》[12]1、吴仪洛《本草从新》[13]199、张志聪《本草崇原》[14]108、黄宫绣《本草求真》[15]174、杨时泰《本草述钩元》[16]203 等。同时，部分著作对本词的概念提出了比较明确的解释，如陈嘉谟在其《本草蒙筌·总论》中记载："有相须者，二药相宜，可兼用之也。"[17]17 认为"相须"是"相宜"药物的共同作用，但是对什么是"相宜"并未作出解释。李时珍在《本草纲目·序例上》中曰："相须者，同类不可离也，如人参、甘草，黄柏、知母之类。"[18]18,19 明确指出相须是同类药物可一同使用，这与《本草经集注》的解释"不必同类"恰恰相反。又如陈士铎在其《本草新编》卷二论述"知母"条曰："知母……黄柏入肾，而不入肺；知母下润肾，而上清肺金，二药必相须而行，譬之虾之不能离水母也。"[19]70 陈士铎这里更形象地把知母与黄柏这种相须配伍关系比作虾不能离水母一样。由此可知，对于相须的理解古人并未达成统一的认识。

现代有关著作均以"相须"作为本词正名，如《中国中医药学主题词表》[20]Ⅱ-423《中医药常用名词术语辞典》[21]254《中医大辞典》[22]1047《中药学》[23]36《中药学图表解》[24]29《中药方剂学》[25]21《中国医学百科全书·中医学》[26]957《中国中医

药学术语集成·中药学》[27]671《中药学讲稿》[28]15《中医学》[29]140 等。对于"相须"内涵的界定，现代文献在《本草纲目》的记载基础上，不断趋于精确。如《中医药学名词》："相须……性味相类似的中药配合应用，以增强疗效的配伍关系。"[30]135

总之，"相须"一词始载于约成书于秦汉时期的《神农本草经》，但是其内涵并不明确，梁代陶弘景《本草经集注》中明确了相须的概念，指药物之间共同发挥作用，互相加强疗效的一种配伍关系，还指出相须的药物"不必同类"。《本草纲目》中"相须"的概念与《本草经集注》中恰恰相反，认为"相须"的药物"同类不可离"，直至现代"相须"的概念才日趋完善。

五、文献辑录

《神农本草经》卷三："药有阴阳配合，子母兄弟，根茎花实，草石骨肉；有单行者，有相须者，有相使者，有相畏者，有相恶者，有相反者，有相杀者。凡此七精，合和时之，当用相须、相使者良，勿用相恶、相反者。"[1]158

《本草经集注·序录上》："其相须、相使，不必同类，犹如和羹，调食鱼肉，葱、豉各有所宜，共相宣发也。"[2]11

《太平圣惠方》卷二："论用药……当用相须相使者良。"[3]34

《本草衍义》卷十一："白蔹 白及……二物多相须而行。"[4]71

《圣济总录》卷第一百四十六："食毒……本草论物性味，有相须相得相畏相恶，相得则良，相须则用，相畏则制其毒，相恶则置而不。"[5]2397

《太平惠民和剂局方》："论用药法……又有单行者，有相须者，有相使者，有相畏者，有相反者，有相杀者，凡此七情，合和之时，留意视之。当用相须相使者良，勿用相恶相反者。"[6]281

《汤液本草》卷下："硝石……故用芒硝、大黄，相须为使也。"[7]137

中
药

《本草发挥》卷一："金石部……经言热淫于内，治以咸寒，佐以苦辛，故用芒硝、大黄相须为使也。"[9]2

《普济方》卷二百五十二："解诸饮食中毒……有相须、相得、相畏、相恶。相须则用……有相须相得则益体。"[10]4164

《本草蒙筌·总论》："七情……有单行者，不与诸药共剂，而独能攻补也，如方书所载独参汤、独桔汤之类是尔。有相须者，二药相宜，可兼用之也。有相使者，能为使卒，引达诸经也。此二者不必同类，如和羹调食，鱼肉、葱豉各有宜，合共相宜发足尔。"[17]17

《本草纲目·序例上》："《神农本经》名例……有单行者，有相须者，有相使者，有相畏者，有相恶者，有相反者，有相杀者。当用相须、相使者良，勿用相恶、相反者……相须者，同类不可离也，如人参、甘草，黄柏、知母之类。盖相须、相使同用者，帝道也；相畏、相杀同用者，王道也；相恶、相反同用者，霸道也。"[18]18,19

《本草汇言》卷一："天麻……结实如楝子核，有六棱，中仁如白面，至秋不落，却透空入茎中，还筒而下，潜生土内，根如芋，或如王瓜，去根三五寸，有游子十二枚，环列如卫，皆有细根如白发，虽相须，实不相连，但以气相属耳。"[8]28,29

《本草新编》卷二："知母……黄柏入肾，而不入肺；知母下润肾，而上清肺金，二药必相须而行，譬之虾之不能离水母也。"[19]70

《医方集解》卷上："滋肾丸……水不胜火，法当壮水以制阳光，黄柏苦寒微辛，泻膀胱相火，补肾水不足，入肾经血分；知母辛苦寒滑，上清肺金而降火，下润肾燥而滋阴，入肾经气分，故二药每相须而行，为补水之良剂。"[11]11

《本草备要·药性总义》："药有相须者，同类而不可离也（如黄柏、知母、破故纸、胡桃之类）；相使者，我之佐使也；相恶者，夺我之能也；相畏者，受彼之制也；相反者，两不可合也；相杀者，制彼之毒也，此异同之义也。"[12]1

《本草从新》卷十三："朴硝……无己曰：热淫于内，治以咸寒，气坚者以咸软之，热盛者以寒消之，故仲景大陷胸汤、大承气汤、调胃承气汤，皆用芒硝以软坚去实热，结不至坚者不可用也，佐之以苦，故用大黄相须为使，按芒硝消散破结软坚，大黄推荡走而不守，故二药相须，同为峻下之剂。"[13]199

《本草崇原》卷下："附子……其附母根而生，虽相须实不相连者，为附子，如子附母也。"[14]108

《本草求真》卷四："朴硝……故用芒硝大黄相须为用也。"[15]174

《本草述钩元》卷八："水苏……紫苏水苏。味皆辛。气皆温。皆为火中之金。第水苏辛味胜于紫苏。而气之温则逊之。且采以七月。取乘金之进气也。夫金以火为主。火以金为用。二者固相合而相须。"[16]203

《中国医学百科全书·中医学》："中医对配伍用药……所谓'相须'，是指性能效用基本类同的药物，通过配伍可以起到协同作用，增强疗效。"[26]957

《中医药常用名词术语辞典》："相须……属中药配伍关系。性能功效相类似的药物配合应用，可以增强原有疗效的关系。"[21]254

《中医学》（郑守曾）："相须……即性能和功效相似的药物配合应用，可以增强原有疗效。"[29]140

《中医大辞典》："相须……出《神农本草经》。两种性能相类似的药物同用，以互相增强作用。"[22]1047

《中医药学名词》："相须……性味相类似的中药配合应用，以增强疗效的配伍关系。"[30]135

《中药方剂学》："相须……即性能功效相类似的药物配合应用，使其相互协助，提高治疗效果。"[25]21

《中国中医药学术语集成·中药学》："相须……指性能功效相类似的药物配合应用，以增强原有疗效的方法。"[27]671

《中药学》（高学敏）："相须……就是两种功效类似的药物配合应用，可以增强原有药物的功效。"[23]36

《中国中医药学主题词表》："相须……属中药配伍；性能功效相类似的药物配合应用，可以增强其原有疗效。"[20]Ⅱ-423

《中药学讲稿》："相须……两种以上功用相同的药物合用后能互相促进疗效的称为'相须'。"[28]15

《中药学图表解》："相须……两种性能功效相类似的药物配合应用，可以增强原有药物的功效。"[24]29

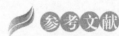

参考文献

［1］　未著撰人.神农本草经[M].[清]孙星衍辑.呼和浩特：内蒙古人民出版社，2006：158.

［2］　[南北朝]陶弘景.本草经集注[M].尚志钧，尚元胜辑校.北京：人民卫生出版社，1994：11.

［3］　[宋]王怀隐，等.太平圣惠方校注：1[M].田文敬，孙现鹏，牛国顺校注.郑州：河南科学技术出版社，2015：34.

［4］　[宋]寇宗奭.本草衍义[M].颜正华，常章富，黄幼群点校.北京：人民卫生出版社，1990：71.

［5］　[宋]赵佶.圣济总录[M].北京：人民卫生出版社，1962：2397.

［6］　[宋]太平惠民和剂局.太平惠民和剂局方[M].陈庆平，陈冰欧校注.北京：中国中医药出版社，1996：281.

［7］　[元]王好古.汤液本草[M].竹剑平主校.北京：中国中医药出版社，2008：137.

［8］　[明]倪朱谟.本草汇言[M].戴慎，陈仁寿，虞舜点校.上海：上海科学技术出版社，2005：28，29.

［9］　[元]徐彦纯.本草发挥[M].宋咏梅，李军伟校注.北京：中国中医药出版社，2015：2.

［10］　[明]朱橚.普济方[M].北京：人民卫生出版社，1960：4164.

［11］　[清]汪昂.医方集解[M].鲍玉琴，杨德利校注.北京：中国中医药出版社，2007：11.

［12］　[清]汪昂.本草备要[M].鲁兆麟主校.沈阳：辽宁科学技术出版社，1997：1.

［13］　[清]吴仪洛.本草从新[M].朱建平，吴文清点校.北京：中医古籍出版社，2001：199.

［14］　[明]张志聪.本草崇原[M].刘小平点校.北京：中国中医药出版社，1992：108.

[15] [清]黄宫绣.本草求真[M].席与民,朱肇和点校.北京：人民卫生出版社,1987：174.

[16] [清]杨时泰.本草述钩元[M].上海：科技卫生出版社,1958：203.

[17] [明]陈嘉谟.本草蒙筌[M].张印生,韩学杰,赵慧玲主校.北京：中医古籍出版社,2008：17.

[18] [明]李时珍.本草纲目[M].张守康,张向群,王国辰主校.北京：中国中医药出版社,1998：18,19.

[19] [清]陈士铎.本草新编[M].柳璇,宋白杨校注.北京：中国医药科技出版社,2011：70.

[20] 吴兰成.中国中医药学主题词表[M].北京：中医古籍出版社,2008：Ⅱ-423.

[21] 李振吉.中医药常用名词术语辞典[M].北京：中国中医药出版社,2001：254.

[22] 李经纬,余瀛鳌,蔡景峰,等.中医大辞典[M].北京：人民卫生出版社,2004：1047.

[23] 高学敏.中药学[M].北京：中国中医药出版社,2007：36.

[24] 钟赣生.中药学图表解[M].北京：人民卫生出版社,2013：29.

[25] 梁颂名.中药方剂学[M].广州：广东科技出版社,2006：21.

[26] 《中医学》编辑委员会.中医学[M]//钱信忠.中国医学百科全书.上海：上海科学技术出版社,1997：957.

[27] 施毅.中药学[M]//曹洪欣,刘保延.中国中医药学术语集成.北京：中医古籍出版社,2006：671.

[28] 颜正华.中药学讲稿[M].北京：人民卫生出版社,2009：15.

[29] 郑守曾.中医学[M].北京：人民卫生出版社,2002：140.

[30] 中医药学名词审定委员会.中医药学名词[M].北京：科技出版社,2005：135.

（王梦婷　张家馨）

3 · 038

相 恶

xiāng wù

一、规范名

【汉文名】相恶。

【英文名】mutual inhibition。

【注释】一药能使另一药原有功效降低，甚至消失的配伍关系。

二、定名依据

"相恶"一词首见于《神农本草经》，明确提出"勿用相恶相反者"的应用原则。

南北朝梁代陶弘景在《本草经集注》虽未明确提出"相恶"的含义，但对相恶与相反的论述成为研究相恶配伍的重要文献资料。唐、宋时期的本草著作对相恶配伍的论述基本上沿袭《神农本草经》《本草经集注》的观点，无重要进展。

金元时期在七情理论方面仍沿袭前人观点。明代《本草纲目》对"相恶"含义多有阐发。

以上著作均为历代的重要著作，对后世有较大影响。因此"相恶"作为规范名便于达成共识，符合术语定名的约定俗成原则。

现代有关著作均沿用《神农本草经》记载以"相恶"作为规范名，并继承其"勿用相恶相反者"的观点，强调相恶的配伍关系是指一种药物能削弱另一种药物的性能。如历版普通高等教育中医药类规划教材《中药学》（雷载权）、《中药学》（高学敏）等，以及辞书类著作《中医大辞典》《中国医学百科全书·中医学》《中医药常用名词术语辞典》等，均以"相恶"作为规范名。已经广泛应用于中医药学文献的标引和检索的《中国中医药学主题词表》也以"相恶"作为正式主题词。现代有代表性的中药学著作如《中华本草》《中华临床中药学》《临床中药学》等也以"相恶"作为规范名。说明把两药合用，一种药物能削弱另一种药物的性能的配伍关系以"相恶"作为规范名已成为共识。

我国2005年出版的由全国科学技术名词审定委员会审定公布的《中医药学名词》已以"相恶"作为规范名。所以"相恶"作为规范名也符合术语定名的协调一致原则。

三、同义词

未见。

四、源流考释

"相恶"作为本词的正名始见于《神农本草经》，其对相恶的阐述为："药有阴阳配合……有单行者，有相须者，有相使者，有相畏者，有相恶者，有相反者，有相杀者。凡此七情，合和视之，当用相须相使者良，勿用相恶相反者。"[1]17《神农本草经》卷一中首次把相恶、相反并提，明言"勿用相恶相反者"的应用原则，但未对相恶作进一步的具体解释。

汉代《金匮玉函经》中对中药"七情"理论的阐释与《神农本草经》不同，对后世医家所产生的影响也不及《神农本草经》。其卷一"证治总例"论述如下："药有相生相杀，相恶相反，相畏相得，气力有强有弱，有君臣相理，佐使相持。"[2]16此书也没有具体解释"相恶"的含义。

南北朝梁代陶弘景在《本草经集注》对"相恶"进行了深入探讨[3]10，书中虽未明确解释其含义，但其论述成为研究相恶配伍的重要文献资料："今检旧方，用药亦有相恶、相反者，服之乃不为害。或能有制持之者，犹如寇、贾辅汉，程、周佐吴，大体既正，不得以私情为害。虽尔，恐不如不用。"[3]11"相反为害，深于相恶。相恶者，谓彼虽恶我，我无忿心，犹如牛黄恶龙骨，而龙骨得牛黄更良，此有以相制伏故也。"[3]94"芍药，须丸为之使，恶石斛、芒硝，畏硝石、鳖甲、小蓟，反藜芦。"[3]107该著作卷五"草木下品"中载，"半夏，射干为之使，恶皂荚，畏雄黄、生姜、干姜、秦皮、龟甲，反乌头。"[3]354将半夏和皂荚的配伍关系称之为"半夏……恶皂荚"。

唐宋时期的本草著作对相恶配伍的论述基本上沿袭《神农本草经》《本草经集注》的观点。五代韩保昇《蜀本草》首先统计了有"相恶"关系的药物数目，原书已佚，但其对七情进行分类统计的内容见于掌禹锡《嘉祐本草》一书中。其文曰："臣禹锡等谨按蜀本注云：凡三百六十五种，有单行者七十一种，相须者十二种，相使者九十种，相畏者七十八种，相恶者六十种，相反者十八种，相杀者三十六种。"[4]10但具体是哪些药物相恶，却未有详细记载。唐代《新修本草》卷一[5]19及《备急千金要方》[6]5均全文引述了《神农本草经》中"七情"理论，《新修本草》卷二"畏恶七情表"[5]75还引述了《本草经集注》对相恶理论的发挥与注释，但未对相恶做具体解释。宋代《嘉祐本草》[4]10,62《经史证类备急本草》[7]7,60综合了《神农本草经》《本草经集注》《蜀本草》中有关"相恶"的论述，在理论上均没有发挥。

因畏与恶字义相通，自宋代开始，一些医药著作中出现了"相畏"与"相恶"混淆的情况。如金元时期李东垣在《珍珠囊补遗药性赋》卷一"用药法"中云："凡药有畏、恶、相反。所谓畏者，畏其制我，不得自纵，如半夏畏生姜之类是也。所谓恶者，恶其异我，不得自尽，如生姜恶黄芩之类是也。统而论之，彼所畏者，我必恶之；我所恶者，彼必畏我。相畏、相恶之中，亦有相成者，因病制方，轻重多寡之间耳。"[8]9把相畏的关系解释为相恶、相反的关系，"彼所畏者，我必恶之；我所恶者，彼必畏我"与《神农本草经》中所言"勿用相恶相反者"的原义已截然不同。

明代本草著作对相恶配伍的论述有较大进展，如虞抟在《医学正传》卷一"医学或问"中论述："或问药性有相畏相恶相反，而古方多同为一剂而用者，其理何如？曰：若夫彼畏我者，我必恶之。我所恶者，彼必畏我。盖我能制其毒而不得以自纵也。且如一剂之中，彼虽畏我，而主治之能在彼，故其分两，当彼重我轻，略将以杀其毒耳；设我重彼轻，制之太过，则尽夺其权而治病之功劣矣。然药性各有能毒，其所畏者畏其能，所恶者恶其毒耳。"[9]26 其承袭"彼畏我者，我必恶之。我所恶者，彼必畏我"的观点，说明此时相畏与相恶混淆的情况；其所言"我能制其毒""所恶者恶其毒"，显然是从毒性制约角度解释"相恶"。陈嘉谟也从毒性制约角度阐释"相恶"，在《本草蒙筌·总论》中云："有相恶者，彼有毒而我恶之也。有相畏者，我有能而彼畏之也。此二者不深为害，盖我虽恶彼，彼无忿心；彼之畏我，我能制伏。如牛黄恶龙骨，而龙骨得牛黄更良；黄芪畏防风，而黄芪得防风其功愈大之类是尔。"[10]17 李时珍《本草纲目·序例上》"神农本经名例"对"相恶"含义多有阐发，指出："相恶者，夺我之能也。相畏者，受彼之制也。相反者，两不相合也。相杀者，制彼之毒也。"[11]41 能，即功效，或治疗作用。夺我之能就是使功效减弱，降低治疗作用。显然，李时珍所述"相恶"是一种削弱药力的配伍，其观点和《神农本草经》"勿用相恶相反者"的用药原则相符。

宋代以后的本草著作中出现相畏与相恶互换的提法，如《本草纲目》[11]301,1097《本草从新》[12]2,222《得配本草》[13]28,218 中既称"人参畏五灵脂"，又说"五灵脂恶人参"。二药合用，某方面或某几方面作用被削弱或消除，究竟降低的是毒害效应，还是治疗效应，即二者间的配伍关系应属相畏还是相恶，仅从药物的角度是无法判断的，必须落实到患者的具体病证：如所削弱或消除的作用正是病情所需者，则二药相恶；如不为病情所需，则二药相畏。基于此种观点，可使相畏、相恶概念更加准确，从而将二者严格区分开来。金元时期后，虽然出现了相恶与相畏混淆的情况，但相恶配伍是使药物的治疗效应降低的配伍关系得到大多数学者的认可，也符合《神农本草经》中"勿用相恶相反"的本意和李时珍"夺我之能"的经典论述，是"相恶"概念的主流表达方式[14]55。

中华人民共和国成立以后，相恶配伍理论得到了不断发展，且日趋完善，1958 年由南京中医学院孟景春、周仲瑛主编的《中医学概论》首次将"相恶"进行概括并论述，即"两药同用，能降低疗效……对相恶、相反的药物，则应避免同用，以免降低疗效或产生不良反应。"[15]159 历版普通高等教育中医药类规划教材如《中药学》（凌一揆）[16]12、《中药学》（雷载权）[17]20、《中药学》（高学敏）[18]37 和《中药学》（钟赣生）[19]38 在继承前人观点的基础上对相恶作了全面而系统的阐述，认为相恶就是一种药物能破坏另一种药物的功效。如人参恶莱菔子，莱菔子能削弱人参的补气作用；生姜恶黄芩，黄芩能削弱生姜的温胃止呕作用。并认为相恶只是两药的某方面或某几方面的功效减弱或丧失，并非二药的各种功效全部相恶。如生姜恶黄芩，只是生姜的温肺、温胃功效与黄芩的清肺、清胃功效互相牵制而疗效降低，生姜还能和中开胃治不欲饮食并喜呕之证，黄芩尚可清泄少阳以除热邪，在这些方面，两药并不一定相恶。两药是否相恶，还与所治证候有关。如用人参治元气虚脱或脾肺纯虚无实之证，而伍以消积导滞的莱菔子，则人参补气效果降低。但对脾虚食积气滞之证，如单用人参益气，则不利于积滞胀满之证；单用莱菔子消积导滞，又会加重气虚。两药合用相制而相成，故《本草新编》云："人参得萝卜子，其功更神。"[20]289 故相恶配伍原则上应当避免，但也有可利用的一面。由此亦可以解释，为什么历代本草文献中所列相恶药物达百种以上，而临床医家并不将相恶配伍当作配伍禁忌对待。

现代有关著作均沿用《神农本草经》记载以"相恶"作为规范名，如全国科学技术名词审定委员会审定公布的《中医药学名词》认为"相恶是指一药能使另一药原有功效降低，甚至消失的配伍关系。"[21]135《中医大辞典》载："相恶是指一种药物能削弱另一种药物的性能。如生姜恶黄芩，因黄芩能减弱生姜的温性。"[22]1190 此外，《中国中医药学主题词表》[23]Ⅱ-978《中医药常用名词术语辞典》[24]254《中国医学百科全书·中医学》[25]957《中华临床中药学》[26]125《临床中药学》[27]82《中国中医药学术语集成·中药学》[28]671

五、文献辑录

《神农本草经》卷一："药有阴阳配合,子母兄弟,根茎花实,草石骨肉。有单行者,有相须者,有相使者,有相畏者,有相恶者,有相反者,有相杀者。凡此七情,合和视之,当用相须相使者良,勿用相恶相反者。若有毒宜制,可用相畏相杀者。不尔,勿合用也。"[1]17

《金匮玉函经》卷一："药有相生相杀,相恶相反,相畏相得,气力有强有弱,有君臣相理,佐使相持。若不广通诸经,焉知草木好恶,或医自以意加减,更不依方分配,使诸草石,强弱相欺,胜负不顺,入人腹内,不能治病,自相斗争,使人逆乱,力胜刀剑。若调和得宜,虽未去病,犹得利安五脏,令病无至增剧。"[2]16

《本草经集注》卷一："有单行者,有相须者,有相使者,有相畏者,有相恶者,有相反者,有相煞者……若有毒宜制,可用相畏、相煞;不尔,勿合用也。"[3]10"今检旧方用药,并亦有相恶、相反者,服之不乃为忤。或能复有制持之者,犹如寇、贾辅汉,程、周佐吴,大体既正,不得以私情为害。虽尔,恐不如不用。今仙方甘草丸,有防己、细辛;世方五石散,有栝蒌、干姜,略举大者如此。其余复有数十余条,别注在后。半夏有毒,用之必须生姜,此是取其所畏,以相制耳。其相须相使,不必同类,犹如和羹、调食鱼肉,葱、豉各有所宜,共相宣发也。"[3]11"相反为害,深于相恶。相恶者,谓彼虽恶我,我无忿心,犹如牛黄恶龙骨,而龙骨得牛黄更良,此有以相制伏故也。相反者,则彼我交仇,必不宜合。今画家用雌黄、胡粉相近,便自黯妒。粉得黄则黑,黄得粉亦变,此盖相反之证也。"[3]94"芍药,须丸为之使,恶石斛、芒硝,畏硝石、鳖甲、小蓟,反藜芦。"[3]107

卷五："半夏,射干为之使,恶皂荚,畏雄黄、生姜、干姜、秦皮、龟甲,反乌头。"[3]354

《新修本草》卷一"序"："有单行者,有相须者,有相使者,有相畏者,有相恶者,有相反者,有相杀者。凡此七情,合和当视之,相须、相使者良,勿用相恶相反者。"[5]19

卷二"例"："何忽强以相憎,苟令共事乎,相反为害,深于相恶。相恶者,谓彼虽恶我,我无忿心,犹如牛黄恶龙骨,而龙骨得牛黄更良,此有以相制伏故也。"[5]75

《备急千金要方》卷一："又有阴阳配合,子母兄弟,根茎花实,草石骨肉。有单行者,有相须者,有相使者,有相畏者,有相恶者,有相反者,有相杀者。凡此七情,合和之时,用意视之,当用相须、相使者良,勿用相恶、相反者。若有毒宜制,可用相畏、相杀者,不尔勿合用也。"[6]5

《嘉祐本草》卷一"序例上"："臣禹锡等谨按蜀本注云:凡三百六十五种,有单行者七十一种,相须者十二种,相使者九十种,相畏者七十八种,相恶者六十种,相反者十八种,相杀者三十六种。凡此七情,合和视之。"[4]10

卷二："相反为害,深于相恶。相恶者,谓彼虽恶我,我无忿心,犹如牛黄恶龙骨,而龙骨得牛黄更良,此有以制伏故也。相反者,则彼我交仇,必不宜合。今画家用雌黄、胡粉相近,使自黯妒。粉得黄即黑,黄得粉亦变,此盖相反之证也。"[4]62

《经史证类备急本草》卷一："有单行者,有相须者,有相使者,有相畏者,有相恶者,有相反者,有相杀者。凡此七情,合和视之。当用相须、相使者良,勿用相恶相反者。若有毒宜制,可用相畏、相杀;不尔,勿合用也。臣禹锡等谨按蜀本注云:凡三百六十五种,有单行者七十一种,相须者十二种,相使者九十种,相畏者七十八种,相恶者六十种,相反者十八种,相杀者三十六种。凡此七情,合和视之。"[7]7

卷二："何忽强以相憎,苟令共事乎,相反为害,深于相恶。相恶者,谓彼虽恶我,我无忿心,犹如牛黄恶龙骨,而龙骨得牛黄更良,此有以制伏故也。"[7]60

《珍珠囊补遗药性赋》卷一："凡药有畏恶相

反。所谓畏者，畏其制我，不得自纵。如半夏畏生姜之类是也。所谓恶者，恶其异我，不得自尽。如生姜恶黄芩之类是也。统而论之，彼所畏者，我必恶之；我所恶者，彼亦畏我。相畏相恶之中，亦有相成者，在因病制方，轻重多寡之间耳。若所谓相反，则各怀酷毒，两仇不共，共则必害事也。"[8]9

《医学正传》卷一："或问：药性有相畏相恶相反，而古方多有同为一剂而用者，其理何如？曰：若夫彼畏我者，我必恶之，我所恶者，彼必畏我，盖我能制其毒而不得以自纵也。且如一剂之中，彼虽畏我，而主治之能在彼，故其分两，当彼重我轻，略将以杀其毒耳；设我重彼轻，制之太过，则尽夺其极而治病之功劣矣。然药性各有能毒，其所畏者畏其能，所恶者恶其毒耳。如仲景制小柴胡汤，用半夏、黄芩、生姜三物同剂，其半夏、黄芩畏生姜，而生姜恶黄芩、半夏，因其分两适中，故但制其慓悍之毒，而不减其退寒热之能也。其为性相反者，各怀酷毒，如两军相敌，决不与之同队也。"[9]26

《本草蒙筌·总论》："有相恶者，彼有毒而我恶之也。有相畏者，我有能而彼畏之也。此二者不深为害，盖我虽恶彼，彼无忿心；彼之畏我，我能制伏。如牛黄恶龙骨，而龙骨得牛黄更良；黄芪畏防风，而黄芪得防风其功愈大之类是尔。"[10]17

《本草纲目》卷一："独行者，单方不用辅也。相须者，同类不可离也。如人参、甘草；黄柏、知母之类。相使者，我之佐使也。相恶者，夺我之能也。相畏者，受彼之制也。相反者，两不相合也。相杀者，制彼之毒也。古方多有用相恶、相反者，盖相须、相使同用者，帝道也。相畏、相杀同用者，王道也。相恶、相反同用者，霸道也。有经、有权，在用者识悟尔。"[11]41

卷十二："人参，畏五灵脂，恶皂荚、黑豆，动紫石英。"[11]301

卷四十八："五灵脂，甘、温，无毒。恶人参，损人。"[11]1097

《本草新编》卷四："人参得萝卜子，其功更神。盖人参补气，骤服，气必难受，非止喘胀之症为然，得萝卜子以行其补中之利气，则气平而易受。是萝卜子平气之有余，非损气之不足，实制人参以平其气，非制人参以伤其气也。世人动谓萝卜子解人参，误矣。"[20]289

《本草从新》卷一："人参，茯苓为使。畏五灵脂。恶皂角、黑大豆、紫石英、人溲。反藜芦。"[12]2

卷十六："五灵脂，研末，酒飞，去砂石用。行血宜生，止血宜炒，恶人参。"[12]222

《得配本草》卷二："人参，茯苓、马蔺为之使。畏五灵脂。"[13]28

卷九："五灵脂，即寒号虫屎，恶人参。损人。"[13]218

《中医学概论》："相恶就是二药合用，能降低疗效的……对相恶、相反的药物，则应避免同用，以免降低疗效或产生不良反应。"[15]159

《中医词释》："相恶，出自《神农本草经》，指一种药物与另一种药物共用而能降低其疗效者。如黄连和生姜相配，黄连能降低生姜的温性，生姜能降低黄连的寒性等。"[30]387

《中药学》（凌一揆）："相恶就是两种药物合用，一种药物与另一种药物相作用而致原有功效降低，甚至丧失药效。如人参恶莱菔子，因莱菔子能削弱人参的补气作用。"[16]12

《中药学》（雷载权）："相恶即两药合用，一种药物能使另一种药物原有功效降低，甚至丧失。如人参恶莱菔子，因莱菔子能削弱人参的补气作用。相恶，只是两药的某方面或某几方面的功效减弱或丧失，并非二药的各种功效全部相恶。"[17]20

《中国医学百科全书·中医学》："相恶是指两药同用时，可产生制约作用，而降低甚至丧失原有的功效。"[25]957

《中华临床中药学》："相恶指合用后，一药或二药某方面或某几方面治疗效应减弱（甚至丧失）的两味药之间的配伍关系。"[26]125

《中医药常用名词术语辞典》："相恶，属中药配伍关系。两药合用,一种药物能使另一种药物原有功效降低,甚至消失的关系。如人参与莱菔子合用,莱菔子能削弱人参的补气作用,就叫人参恶莱菔子。但两药合用是否所有功效都会全部相恶,则并非绝对。如当脾虚食积气滞时,单用人参益气,则不利于积滞胀满之证;单用莱菔子消积导滞,又会加重气虚。两者合用相制而相成,故《本草新编》说:'人参得莱菔子,其功更神'。故两药是否相恶,与所治证候密切相关。因此,历代临床医家并不将相恶完全视为配伍禁忌对待。"[24]254

《中药学》(高学敏):"相恶就是一种药物能破坏另一种药物的功效。如人参恶莱菔子,莱菔子能削弱人参的补气作用;生姜恶黄芩,黄芩能削弱生姜的温胃止呕作用。"[18]37

《中医大辞典》:"相恶,出自《神农本草经》,是指一种药物能削弱另一种药物的性能。如生姜恶黄芩,因黄芩能减弱生姜的温性。"[22]1190

《中医药学名词》:"相恶是指一药能使另一药原有功效降低,甚至消失的配伍关系。"[21]135

《临床中药学》:"近代学者认为相恶配伍的概念,是指一种药物的功效,受到另一种药物的牵制使其降低,甚至消失,或认为就是指一种药物能破坏另一种药物的功效。"[27]82

《中医学》:"相恶是指一种药物能破坏另一种药物的功效,使其作用减弱,甚至消失的一种配伍。如生姜恶黄芩,黄芩能削弱生姜的温胃止呕作用。"[29]121

《中国中医药学术语集成·中药学》:"相恶是指二药合用,一种药物能使另一种药物原有功效降低,甚至丧失的方法。"[28]671

《中国中医药学主题词表》:"相恶属中药配伍;一药能使另一药原有功效降低、甚至消失的配伍关系。"[23]Ⅱ-978

《中药七情的文献研究》:"金元时期后,虽然出现了相恶与相畏混淆的情况,但相恶配伍是使药物的治疗效应降低的配伍关系得到大多数学者的认可,也符合《神农本草经》中'勿用相恶相反'的本意和李时珍'夺我之能'的经典论述。吴嘉瑞等考证文献,相恶含义包括两个方面,一种是药物本身的治疗效应受到其他药物的制约,另一种是药物可制约其他药物的毒性。第二种将相恶与相畏、相杀纠葛在一起,虽似有另辟蹊径之妙,但却使概念混淆不清,因此第一种才是相恶的主流表达方式。"[14]55

《张廷模临床中药学讲稿》:"相恶是两种药物配合使用以后,一种药物的作用被另外一种药物影响而降低或消失。"[31]83

《中药学》(钟赣生):"相恶即两药合用,一种中药能使另一种中药原有功效降低,甚至丧失。如人参恶莱菔子,莱菔子能削弱人参的补气作用;生姜恶黄芩,黄芩能削弱生姜的温胃止呕作用。"[19]38

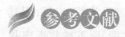 参考文献

[1] 未著撰人.神农本草经[M].[清]顾观光重辑.北京:人民卫生出版社,1956:17.

[2] [汉]张仲景.金匮玉函经[M].北京:人民卫生出版社,1955:16.

[3] [南北朝]陶弘景.本草经集注[M].尚志钧,尚元胜辑校.北京:人民卫生出版社,1994:10,11,94,107,354.

[4] [宋]掌禹锡.嘉祐本草(辑复本)[M].尚志钧辑复.北京:中医古籍出版社,2009:10,62.

[5] [唐]苏敬,等.新修本草(辑复本)[M].尚志钧辑复.合肥:安徽科学技术出版社,1981:19,75.

[6] [唐]孙思邈.备急千金要方[M].北京:人民卫生出版社,1982:5.

[7] [宋]唐慎微.经史证类备急本草[M].尚志钧,郑金生,尚元藕,等点校.北京:华夏出版社,1993:7,60.

[8] [元]李东垣.珍珠囊补遗药性赋[M].[明]李士材编,[清]王晋三重订.上海:上海科学技术出版社,1958:9.

[9] [明]虞抟.医学正传[M].郭瑞华,马湃,王爱华校注.北京:中国古籍出版社,2002:26.

[10] [明]陈嘉谟.本草蒙筌[M].张印生,韩学杰,赵慧玲主校.北京:中医古籍出版社,2009:17.

[11] [明]李时珍.本草纲目[M].张守康,张向群,王国辰主校.北京:中国中医药出版社,1998:41,301,1097.

[12] [清]吴仪洛.本草从新[M].朱建平,吴文清点校.北京:中医古籍出版社,2001:2,222.

[13] [清]严西亭,施澹宁,洪缉菴.得配本草[M].上海:

上海科学技术出版社,1958:28,218.

[14] 姜开运.中药七情的文献研究[D].沈阳:辽宁中医药大学,2009:55.

[15] 孟景春,周仲瑛.中医学概论[M].北京:人民卫生出版社,1958:159.

[16] 凌一揆.中药学[M].上海:上海科学技术出版社,1984:12.

[17] 雷载权.中药学[M].上海:上海科学技术出版社,1995:20.

[18] 高学敏.中药学[M].北京:中国中医药出版社,2002:37.

[19] 钟赣生.中药学[M].北京:中国中医药出版社,2016:38.

[20] [清]陈士铎.本草新编[M].柳长华,徐春波校注.北京:中国中医药出版社,1996:289.

[21] 中医药学名词审定委员会.中医药学名词[M].北京:科学出版社,2005:135.

[22] 李经纬,余瀛鳌,蔡景峰,等.中医大辞典[M].北京:人民卫生出版社,2004:1190.

[23] 吴兰成.中国中医药学主题词表[M].北京:中医古籍出版社,2008:Ⅱ-978.

[24] 李振吉.中医药常用名词术语辞典[M].北京:中国中医药出版社,2001:254.

[25] 《中医学》编辑委员会.中医学[M]//钱信忠.中国医学百科全书.上海:上海科学技术出版社,1997:957.

[26] 雷载权,张廷模.中华临床中药学:上卷[M].北京:人民卫生出版社,1998:125.

[27] 高学敏,钟赣生.临床中药学[M].石家庄:河北科学技术出版社,2006:82.

[28] 施毅.中药学:下[M]//曹洪欣,刘保延.中国中医药学术语集成.北京:中医古籍出版社,2006:671.

[29] 李家邦.中医学[M].北京:人民卫生出版社,2006:121.

[30] 徐元贞.中医词释[M].郑州:河南科学技术出版社,1983:387.

[31] 张廷模.张廷模临床中药学讲稿[M].北京:人民卫生出版社,2010:83.

(臧文华)

中
药

3 · 039

姜汁制

jiāng zhī zhì

一、规范名

【汉文名】姜汁制。

【英文名】stir-frying with ginger juice.

【注释】一类以姜汁为辅料的传统中药炮制技术的总称。

二、定名依据

姜汁制药物的记载始见于汉代张仲景的《伤寒论》,该书记载了半夏配伍姜,可知当姜制方法未形成以前,主要通过与姜配伍应用达到减轻半夏毒性的目的。

南北朝时期龚庆宣的《刘涓子鬼遗方》中记载了用生姜浸半夏,同一时期的《雷公炮炙论》记载的姜制方法较多,有"姜汁煮""姜汁拌蒸""姜汁炙"等。隋唐时期多沿用《雷公炮炙论》中的记载,以"姜煮""姜煎"等作为本概念的名称。至宋金元时期,姜汁制法广泛应用,方法日臻完善,姜制品大幅度增加,姜制方法也在上代的基础上增加了"姜汁涂炙""姜汁研"等。明清时代,多采用姜汁制的方法。姜汁制的方法繁多,采用"姜汁制"名称既能体现加辅料炮制中辅料姜汁的名称,又能比较广泛地概括中药材姜汁制的一系列方法,更能确切地反应术语的内涵。

自宋代《太平惠民和剂局方》首次提出"姜汁制"之名后历代的著作多有沿用,如明代的《本草纲目》《本草正》,清代的《本草易读》《本草备要》《本草从新》《本草求真》等,这些著作均为中医药史上重要的论著,对后世影响较大。所以,"姜汁制"作为规范名便于达成共识,符合术语定名的约定俗成原则。

我国2005年出版的由全国科学技术名词审

定委员会审定公布的《中医药学名词》和中医药辞典类著作《中华医学大辞典》《中医大辞典》均以"姜汁制"作为规范名。因此,以"姜汁制"作为这一传统制药技术的规范名已成为共识。

三、同义词

【曾称】"姜煮"(《雷公炮炙论》);"姜炙"(《证类本草》);"姜炒"(《本草纲目》)。

四、源流考释

姜汁制是中药传统的炮制方法之一。姜含有挥发油0.25%～3.0%,主要成分有姜醇、姜烯、水芹烯、莰烯、柠檬醛、芳樟醇、甲基康烯酮等,尚含有6-姜辣素、多种氨基酸、淀粉等。姜性味辛温,能发表散寒、止呕、化痰止咳、解毒。药物经过姜制能减轻或消除药物的毒副作用,或增强药物开痰止呕功效,尚能缓和药性。

中药姜汁制法历史悠久,汉代的炮制技术已有了较大发展,中药的炮制目的、原则已初步确立,并出现了大量的炮制方法和炮制品。姜汁制药物的记载始见于张仲景的《伤寒论》,书曰:"太阳与阳明合病,不下利,但呕者,葛根加半夏汤主之。葛根四两,麻黄三两(去节),甘草二两(炙),芍药二两,桂枝二两(去皮),生姜二两(切),半夏半升(洗),大枣十二枚(擘)。"[1]65可知当姜制方法未形成以前,主要通过与姜配伍应用达到减轻半夏毒性的目的。

姜汁制的炮制方法形成于公元500年左右,与其他各种炮制法比较,相对而言形成的时间较晚。南北朝时期龚庆宣编著的《刘涓子鬼遗方》记载了姜汁制半夏,"汤洗七遍,生姜浸一宿,熬过,侯干用。"[2]12简言之,即是多次漂洗处理后,用生姜汁先浸后煮。另南北朝雷敩总结了前人炮制方面的技术和经验,撰成的《雷公炮炙论》是我国最早的中药炮制学专著,该书记载的姜汁制方法有"姜汁煮""姜汁拌蒸""姜汁炙","凝水石……先须用生姜自然汁煮,汁尽为度,研成粉用。每修十两,用姜汁一镒。"[3]55"蒟

酱……用生姜自然汁拌之,蒸一日了,出,日干。每修事五两,用生姜汁五两,蒸干为度"[3]71"厚朴……用自然姜汁八两,炙一升为度"[3]76。这一时期的"姜汁煮"即加姜汁煎煮,"姜汁拌蒸"即加姜汁先拌后蒸,"姜汁炙"即加姜汁炙烤,三者是姜汁制的不同炮制方法,均属于"姜汁制"的范畴。

隋唐时期多沿用《雷公炮炙论》的记载,以"姜煮""姜煎"作为本概念的名称。如孟诜编著的《食疗本草》中有姜煮鹑的记载,"鹑:患痢人可和生姜煮食之"[4]86,此处的"和生姜煮"即加姜共煮。另外此书中尚有姜煎的记载,如蜜项下"治癞,可取白蜜一斤,生姜三斤捣取汁。又秤,知斤两,下姜汁于蜜中,微火煎,令姜汁尽"[4]88,此处的姜煎即先加姜汁后煎煮浓缩之意。

宋金元时期,姜汁制法广泛应用,方法日臻完善,除了沿用之前的"姜汁渍""姜汁煮""姜汁拌蒸""姜汁涂炙"等外,增加了"生姜汁研"的炮制方法,姜制药物的品种也相应地增多,如宋代《太平圣惠方》载有涂生姜汁炙厚朴[5]75,76;《本草图经》载有姜汁浸焙龙胆、姜汁渍前胡[6]111,162;《太平惠民和剂局方》载有姜汁涂炙厚朴、姜汁浸南星、姜汁制焙南星、姜汁炒半夏、姜汁制厚朴、姜炙厚朴[7]17,27,30,84,86,251;《证类本草》载有干姜制天雄、姜汁涂炙金挺腊茶、生姜汁研丁香、姜炙厚朴[8]278,353,363,384;《汤液本草》载有姜汁制厚朴[9]113。这一时期,运用的比较多的是"姜汁炙"和"姜汁炒"这两种姜汁制炮制方法,"姜汁炙"即涂姜汁炙烤,和现代的"姜炙"(加姜汁拌炒)意义不同,而这一时期的"姜汁炒"和现代的"姜炙"类似,均是先加姜汁后拌炒之意。值得注意的是,《太平惠民和剂局方》一书首次提出"姜汁制"这一名词,"厚朴(去粗皮,姜汁制)"[7]86。

随着中医药的发展,明清时期药物的种类逐渐扩大,姜汁制药物的品种也相应增多,专项记载炮制方法的著作或专门论述炮制方法的专

著日渐增多。明清时期姜汁制药物方法沿用宋朝的"姜汁制""姜汁炒"等,但是论述姜汁制药物种类更加多样,如明代《本草纲目》载有姜汁制杏仁、姜炙蚕、姜炒白僵蚕[10]860,952,1191;《本草正》载有姜汁制南星[11]55;《本草汇言》载有姜汁制大黄、姜汁制南星[12]305,755;《本草约言》载有姜炒半夏[13]17。清代《本草易读》载有姜汁制半夏和姜炙枇杷叶[14]213,276;《本草备要》载有姜汁制香附[15]99;《本经逢原》载有姜汁制当归[16]56;《本草从新》载有姜汁制香附[17]48;《本草求真》载有姜汁制橘皮、姜炙僵蚕、姜炙枇杷叶[18]129,133,190;《本草述钩元》载有姜汁制炒黄连、姜汁制生地、姜汁制杏仁、姜汁制五加皮[19]123,254,499,532;《得配本草》载有姜炒白芍药[20]38;《本草害利》载有姜炒黄连[21]9 等。

姜汁制法应用广泛,流传至今。现代有关著作有的沿用《太平惠民和剂局方》的记载以"姜汁制"为本概念的正名,如《中华医学大辞典》[22]926《中医大辞典》[23]1314《中医药学名词》[24]138;有的著作以"姜制"作为本概念的正名,如《中医辞海》[25]1233《中药炮制学专论》[26]57,125《中药炮制工程学》[27]5;有的著作以"姜汁炙"为本概念的正名,如《中国药材学》[28]68《中国医学百科全书·中医学》[29]962《中医药常用名词术语辞典》[30]238《中国中医药学主题词表》[31]II-1300《中药学》[32]13;也有著作以"姜炙"为本概念的正名,如《中华本草》[33]192《中国中医药学术语集成·中药学》[34]634《中华人民共和国药典》[35]31《中药炮制学》[36]237。现代的姜汁制以姜炙为主,即加姜汁拌炒的炮制方法。

总之,姜汁制是姜汁炙、姜汁煮、姜汁蒸等以姜汁为辅料炮制中药的一类方法的统称,以姜汁炙最常见。明清文献中的"姜汁制"多是指加姜汁炙烤,与现代的"姜汁制"不是同一概念。相比较古代的"姜汁制"的意义,现代的"姜汁制"意义更加广泛,是一类炮制方法的统称,而不是仅仅指一种炮制方法,但是需要注意的是姜汁制以姜汁炙最常见。载有中药炮制方法的

历版药典对于姜汁制法也只是收录了"姜汁炙"。总之,以"姜汁制"作为一类炮制方法的规范名便于达成共识,不仅体现加了加辅料炮制中的辅料的名称,而且符合术语定名的约定俗成和科学严谨的原则。

五、文献辑录

《伤寒论》卷三:"太阳与阳明合病,不下利,但呕者,葛根加半夏汤主之。葛根四两,麻黄三两(去节),甘草二两(炙),芍药二两,桂枝二两(去皮),生姜二两(切),半夏半升(洗),大枣十二枚(擘)。"[1]65

《刘涓子鬼遗方》卷二:"半夏三两,汤洗七遍,生姜浸一宿,熬过。"[2]12

《雷公炮炙论》中卷:"凝水石……[雷公云]凡使,先须用生姜自然汁煮,汁尽为度,研成粉用。每修十两,用姜汁一镒。"[3]55"蒟酱……[雷公云]凡使,采得后,以刀刮上粗皮,便捣,用生姜自然汁拌之,蒸一日了,出,日干。每修事五两,用生姜汁五两,蒸干为度。"[3]71"厚朴……若汤饮中使,用自然姜汁八两炙,一升为度。"[3]76

《食疗本草》卷中:"鹑……患痢人可和生姜煮食之。"[4]86"蜜……又,治癞,可取白蜜一斤,生姜三斤捣取汁。又秤,知斤两,下姜汁于蜜中,微火煎,令姜汁尽。"[4]88

《太平圣惠方》第三卷:"治肝风冷转筋诸方,木瓜(五颗大者)……厚朴(半两去粗皮涂生姜汁炙)、白术(一两)、高良姜(半两锉)、盐(二两湿纸裹烧令赤通),右件药。以生姜汤下二十丸。宜用高良姜汤淋蘸方。"[5]75,76

《本草图经》上卷:"龙胆……浙中又有山龙胆草,味苦涩,取根细锉,用生姜自然汁浸一宿,去其性,焙干,捣,水煎一钱匕,温服之。"[6]111"前胡……中破以姜汁渍,捣服之,甚下膈,解痰实。"[6]162

《太平惠民和剂局方》卷一:"消风散……荆芥穗、甘草(炒)、芎藭、羌活、白僵蚕(炒)、防风(去芦)、茯苓(去皮用白底)、蝉壳(去土,微炒)、

藿香叶(去梗)、人参(去芦)各二两、厚朴(去粗皮,姜汁涂,炙熟)、陈皮(去瓤,洗,焙),各半两。"[7]17"惊气圆……紫苏子(炒)一两,橘红、南木香、附子(生,去皮、脐)、麻黄(去根,节)、花蛇(酒浸,炙,去皮、骨)、白僵蚕(微炒)、南星(洗浸,薄切,姜汁浸一宿)、天麻(去苗)各半两、朱砂(研)一分半(为衣)、干蝎(去尾针,微炒)一分。"[7]27"经进地仙丹……人参、黄芪各一两半……天南星(汤洗,姜汁制焙)……地龙(去土),各三两,上为细末,煮酒面糊为丸,如梧桐子大。"[7]30

卷三:"如神圆……天南星(炮)、羌活、白芷、甘草(炙)、京三棱(醋浸,炮,捶)、干姜(炮)、附子(炮,去皮、脐)、半夏(汤洗二七遍,姜汁炒,令干)。上等分为末,醋煮面糊圆,如梧桐子大。"[7]84"降气汤……紫苏叶(去梗)四两、厚朴(去粗皮,姜汁制)、桂皮(去粗皮,不见火)、半夏(汤洗七次,去滑)、川当归(去芦)、前胡(去芦,洗)、甘草(爁)各三两、陈皮(去白)三两半,上为咬咀。每服二钱至三钱,水一大盏,生姜三片,煎至七分,去滓,温服,不拘时候。"[7]86

卷十:"和中散……厚朴(去皮,姜炙)六两、白术(三两)、干姜(炮)、甘草(炙)各二两。上为末。每服一钱,水八分盏,生姜二片,煎六分,去滓稍热服,乳食前服。"[7]251

《证类本草》卷十:"天雄干姜制,用之能治风痰,冷痹,软脚,毒风,能止气喘促急,杀禽虫毒。如养蚕而为白姜之类也。"[8]278

卷十二:"酸枣……而胡洽治振悸不得眠……酸枣仁一两生用,金挺腊茶二两,以生姜汁涂,炙令微焦,捣罗为散。"[8]353

卷十二:"丁香又按陈藏器本草云……丁香于其母丁香,主变白,以生姜汁研,拔去白须涂孔中,即异常黑也。"[8]363

卷十三:"干姜为之使,恶泽泻、寒水石、硝石。入药去粗皮,姜汁炙,或姜汁炒用。厚朴半斤……制之以姜汁,火上炙,令香,为末。用一两涂生姜汁,炙令黄,为末。厚朴火上炙,令干,

又蘸姜汁炙,直待焦黑为度,捣筛如面。但薄而色淡,不如梓州者厚而紫色有油,味苦,不以姜制,则棘人喉舌。"[8]384

《汤液本草》果部:"厚朴去皮,姜汁制,微炒。"[9]113

《本草纲目》第三十五卷:"皂荚……用姜汁制杏仁,麻油制巴豆,蜜制半夏,一处火炙黄色为末。"[10]860

第三十九卷:"蚕……后以生姜炙过,含之,百一选方无南星。"[10]952

第五十二卷:"牙齿,铅灰〔虫禽兽部〕,白僵蚕(同姜炒)。"[10]1191

《本草正·毒草部》:"南星……姜汁制用。善行脾肺,坠中风实痰,利胸膈,下气,攻坚积,治惊痫,散血堕胎。水磨箍蛇虫咬毒,醋调散肿。破伤风、金疮折伤瘀血,宜捣傅之。"[11]55

《本草汇言》卷五:"大黄……生用性烈,酒、醋、姜汁制,其性稍缓,各因其用也。"[12]305

卷十二:"云母……用云母(水煮过)五钱,半夏(姜汁制)、南星(姜汁制)各一两,于白术(土拌炒)一两五钱。"[12]755

《本草约言》卷一:"半夏……妊妇用须姜炒。"[13]17

《本草易读》卷五:"半夏百四十二……汤泡数日,姜汁制用。"[14]213

卷六:"枇杷叶二百五十二……治胃病姜炙,治肺病蜜炙。"[14]276

《本草备要·草部》:"香附……(祷张王梦授以方:姜汁制香附为末,每服二钱,米饮下,遂愈),吐血便血,崩中带下,月候不调(气为血配,血因气行)。"[15]99

《本经逢原·芳草部》:"当归……凡治本病酒制,有痰姜汁制。"[16]56

《本草从新·芳草类》:"香附……姜汁制香附为末、每服二钱、米饮下遂愈。"[17]48

《本草求真》卷四:"橘皮……寒痰姜汁制。"[18]129"僵蚕……后以生姜炙过含之。"[18]133

卷六:"枇杷叶……或姜炙,或蜜炙,各依方

用。"[18]190

《本草述钩元》卷七:"黄连……用姜汁制炒。"[19]123

卷九:"决明子……用姜汁制生地一钱。"[19]254

卷二十三:"皂荚……一荚入姜汁制杏仁十粒。"[19]499

卷二十四:"五加皮……或用姜汁制。"[19]532

《得配本草》卷二:"白芍药……除寒,姜炒。"[20]38

《本草害利·心部药队》:"连……修治,本经心火生用,肝火胆汁炒;上焦火酒炒;中焦火姜炒;下焦火盐水炒,或童便炒;食积火土炒;湿热在气分,吴萸汤炒;在血分醋炒。"[21]9

《中华医学大辞典》下卷:"姜汁制:药物之经姜汁制者,便温散而不滞。"[22]926

《中国药材学》:"姜汁炙:将药材加入定量姜汁,经拌炒,或煮制等处理的方法称为姜炙。"[28]68

《中国医学百科全书·中医学》:"炙法:加入一定量液体辅料拌炒,使辅料逐渐渗入药物组织内部,这一炮制方法称为炙法……如蜜炙黄芪可增强补中益气作用;酒炙川芎可增强活血之功;醋炙香附可增强疏肝止痛之效;盐水炙杜仲可增强补肾功能;姜汁炙厚朴可消除对咽喉的刺激性等。"[29]962

《中华本草》:"姜炙:取药物与一定量的姜汁拌匀,放置闷润,使姜汁逐渐渗入药物内部,然后用文火炒至一定程度,取出晾凉。"[33]192

《中医辞海》:"黄连汤……黄连2两,厚朴(姜制)、炙阿胶、当归、干姜各1.5两、艾叶、黄柏各1两。为细末,每服1方寸匕,空腹米饮调下,日3次。治妊娠下痢赤白,脓血不止。"[25]1233

《中医药常用名词术语辞典》:"炙:中药炮制。将净选或切制后的中药与一定的液体辅料拌炒,使辅料渗入药物内部的炮制方法……如蜜炙黄芪、酒炙川芎、醋炙香附、盐水炙杜仲、姜汁炙厚朴、羊脂油炙淫羊藿等。"[30]238

《中医大辞典》:"姜汁制:中药加辅料炒制的炮制方法之一。又称姜汁炙,即将净药材或切制品(生片),加生姜榨汁或干姜煎汁拌匀,置锅内,用文火炒至姜汁被吸尽,或至规定程度时,取出,晾干的炮制方法。"[23]1314

《中医药学名词》:"姜汁制:将净药材或切制品,加生姜榨汁或干姜煎汁拌匀,置锅内,用文火炒至姜汁被吸尽,或至规定程度时,取出晾干的炮制方法。"[24]138

《中国中医药学术语集成·中药学》:"姜炙法:是将净选或切制后的药物,加入定量姜汁拌炒的方法。"[34]634

《中国中医药学主题词表》上卷:"炙制:属炮制方法。将净选或切制后的药物,加入一定量的液体辅料拌炒,使辅料逐渐渗入药物组织内部的炮制方法。醋炙、姜汁炙、酒炙、蜜炙、童便炙、盐炙、油炙。"[31]Ⅱ-1300

《中药炮制学专论》:"姜制发散:指中药用姜汁炮制可取其温经发散之功,增强中药疗效。"[26]57"姜制:中药姜制后可增强止呕作用。"[26]125

《中药炮制工程学》:"另一种为加入特定辅料再经加热处理的,如酒制、醋制、盐制、姜制、蜜制、药汁制等。"[27]5

《中华人民共和国药典》四部:"姜炙:取待炮制品,加姜汁拌匀,置锅内,用文火炒至姜汁被吸尽,或至规定程度时,取出,晾干。"[35]31

《中药炮制学》:"将净选或切制后的药物,加入定量姜汁拌炒的方法,称为姜炙法。"[36]237

《中药学》:"姜汁炙可加强止呕作用,如姜川连、姜竹茹。"[32]13

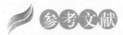 参考文献

[1] [汉]张仲景.伤寒论[M].张景明,陈震霖.贵州:贵州教育出版社,2010:65.

[2] [南北朝]龚庆宣.刘涓子鬼遗方[M].于文忠校.北京:人民卫生出版社,1986:12.

[3] [南北朝]雷敩.雷公炮炙论(辑佚本)[M].王兴,法

辑校.上海：上海中医学院出版社,1986：55,71,76.

[4] [唐]孟诜,张鼎.食疗本草[M].谢海洲,马继兴,翁维健,等辑.北京：人民卫生出版社,1984：86,88.

[5] [宋]王怀隐等.太平圣惠方[M].北京：人民卫生出版社,1958：75,76.

[6] [宋]苏颂.本草图经[M].尚志钧辑校.合肥：安徽科学技术出版社,1994：111,162.

[7] [宋]太平惠民和剂局.太平惠民和剂局方[M].陈庆平,陈冰鸥校注.北京：中国中医药出版社,1996：11,27,30,84,86,251.

[8] [宋]唐慎微.证类本草[M].尚志钧,等校点.北京：华夏出版社,1993：278,353,363,384.

[9] [元]王好古.汤液本草[M].北京：中华书局,1991：113.

[10] [明]李时珍.本草纲目(校点本)[M].陈贵廷,等点校.北京：中国古籍出版社,1994：860,952,1191.

[11] [明]张介宾.本草正[M].北京：中国医药科技出版社,2017：55.

[12] [明]倪朱谟.本草汇言[M].戴慎,陈仁寿,虞舜点校.上海：上海科学技术出版社,2005：305,755.

[13] [明]薛己.本草约言[M].北京：中国中医药出版社,2015：17.

[14] [清]汪讱庵.本草易读[M].北京：人民卫生出版社,1987：213,276.

[15] [清]汪昂.本草备要[M].北京：人民军医出版社,2007：99.

[16] [清]张璐.本经逢原[M].赵小青,裴晓峰校注.北京：中国中医药出版社,1996：56.

[17] [清]吴仪洛.本草从新[M].上海：上海科学技术出版社,1958：48.

[18] [清]黄宫秀.本草求真[M].北京：人民卫生出版社,1987：129,133,190.

[19] [清]杨时泰.本草述钩元[M].上海：科技卫生出版社,1958：123,254,499,532.

[20] [清]严西亭.得配本草[M].上海：科技卫生出版社,1958：38.

[21] [清]凌奂.本草害利[M].北京：中医古籍出版社,1982：9.

[22] 谢观.中华医学大辞典：下卷[M].沈阳：辽宁科学技术出版社,1994：926.

[23] 李经纬,余瀛鳌,蔡景峰,等.中医大辞典[M].北京：人民卫生出版社,2004：1314.

[24] 中医药学名词审定委员会.中医药学名词[M].北京：科学出版社,2005：138.

[25] 袁钟,图娅,彭泽邦,等.中医辞海：中册[M].北京：中国医药科技出版社,1999：1233.

[26] 蔡宝昌,龚千锋.中药炮制学专论[M].北京：人民卫生出版社,2009：57,125.

[27] 蔡宝昌.中药炮制工程学[M].北京：化学工业出版社,2011：5.

[28] 徐国钧.中国药材学：上[M].北京：中国医药科技出版社,1996：68.

[29] 《中医学》编辑委员会.中医学[M]//钱信忠.中国医学百科全书.上海：上海科学技术出版社,1997：962.

[30] 李振吉.中医药常用名词术语辞典[M].北京：中国中医药出版社,2001：238.

[31] 吴兰成.中国中医药学主题词表[M].北京：中医古籍出版社,2008：Ⅱ-1300.

[32] 唐德才,吴庆先.中药学[M].北京：人民卫生出版社,2016：13.

[33] 国家中医药管理局《中华本草》编委会.中华本草：第一册[M].上海：上海科学技术出版社,1999：192.

[34] 施毅.中药学：下[M]//曹洪欣,刘保延.中国中医药学术语集成.北京：中医古籍出版社,2006：634.

[35] 国家药典委员会.中华人民共和国药典：四部[M].北京：中国医药科技出版社,2015：31.

[36] 龚千锋.中药炮制学[M].北京：中国中医药出版社,2016：237.

（高　丽）

3·040

炮　制

páo zhì

一、规范名

【汉文名】炮制。

【英文名】processing.

【注释】根据中医药理论,依照辨证用药需要和药物自身性质,以及调剂、制剂的不同要求,将中药材加工成饮片时所采取的一系列制药技术。

二、定名依据

"炮制"作为中药材传统制药技术名称,最早见于汉代张仲景《金匮玉函经》。虽此前或同书中尚有相关术语"炮""炙""治""制""炮炙"等,但概念与本术语"炮制"不完全相同。

南北朝《雷公炮炙论》记载的"炮炙""修事""修治"以及《日华子诸家本草》记载的"修制"虽然与本术语概念相同,且"炮炙""修事"尚作为炮制专著的书名,但"修事""修治""修制"清代以后沿用较少。"炮炙"虽然后世多有应用,但"炮"和"炙"在古代都是专指火制法,"炮炙"在汉以前也是指两种火制方法而言,而现代对于中药材的加工处理技术已超出了火的范围,使"炮炙"两个字不能确切反映和概括中药材加工处理的全貌。而采用"炮制"名称既能保持原意,又能较广泛地概括中药材的各种加工处理技术,更能确切地反映术语的内涵。

自汉代张仲景《金匮玉函经》提出"炮制"之名后历代的著作多有沿用,如宋代《太平惠民和剂局方》《证类本草》,明代《本草发挥》《滇南本草》《本草蒙筌》,清代《本草崇原》《炮炙全书》《本经逢原》《得配本草》《本草述钩元》等。这些著作均为历代的重要著作,对后世有较大影响。所以"炮制"作为规范名便于达成共识,符合术语定名的约定俗成原则。

现代相关著作,如《中医大辞典》《中国医学百科全书·中医学》《中华本草》《中国药材学》,以及全国高等中医药院校规划教材《中药学》等均以"炮制"作为规范名,同时,已经广泛应用于中医药学文献的标引和检索的《中国中医药学主题词表》也以"炮制"作为正式主题词,这些均说明"炮制"作为传统制药技术的规范名已成为共识。

我国2005年出版的由全国科学技术名词审定委员会审定公布的《中医药学名词》已以"炮制"作为规范名。所以"炮制"作为规范名也符合术语定名的协调一致原则。

三、同义词

【曾称】"炮炙""修事""修治"(《雷公炮炙论》);"修制"(《日华子诸家本草》)。

四、源流考释

炮制的有关记载始见于我国已发现的最早医学方书《五十二病方》,该书"牝痔"篇曰:"痔者,以酱灌黄雌鸡,令自死,以莙裹,涂(塗)上〈土〉,炮之。涂(塗)干,食鸡,以羽熏纂。"[1]78 "颓"篇又曰:"炙蚕卵,令婆婆黄,冶之,三指最(撮)至节,入半(杯)酒中饮之。"[1]91 其中的"炮"和"炙",即中药炮制的火制法之一,为有关炮制术语的最早记载。

春秋战国至秦汉时期的医学著作《内经》有关于"治"的记载,如《黄帝内经灵枢·邪客》曰:"今厥气客于五脏六腑,则卫气独卫其外⋯⋯饮以半夏汤一剂⋯⋯治半夏五合,徐炊,令竭为一升半,去其滓,饮汁一小杯,日三稍益,以知为度。"[2]83《黄帝内经素问·缪刺论》曰:"邪客于手足少阴、太阴、足阳明之络⋯⋯鬄其左角之发,方一寸,燔治,饮以美酒一杯,不能饮者灌之,立已。"[3]127 这里的"治"即"制",如明代李中梓曰:"治半夏,犹言制过半夏也。"[4]93

《神农本草经》系我国现存的第一部药学专著,其中首次提出了有关中药"制"的概念,如该书"序录"指出:"凡此七情,合和时之⋯⋯若有毒宜制,可用相畏相杀者。"[5]129 这里的"制",是指通过不同的炮制方法,制药物偏性的泛称。

汉代张仲景在之前有关炮制知识的基础上,首次提出了"炮炙""炮制"的名称。如《金匮玉函经》"卷一"曰:"凡草木有根茎枝叶皮毛花实,诸石有软硬消走,诸虫有毛羽甲角头尾骨足之属,有须烧炼炮炙,生熟有定。"[6]1《金匮玉函经》卷七又曰:"方药炮制:凡野葛不入汤,入汤则杀人。不谓今葛根、皂凡、半夏不㕮咀,以汤洗十数度,令水清滑尽⋯⋯厚朴即斜削如脯法⋯⋯细辛斩折之,麻黄亦折之,皆先煮数沸,生则令人烦……石韦手扑速吹去毛尽曝。"[6]73 张仲景这里所说的"炮炙"指的是两种火制方法,而"炮制"的内容则包含了水制、切制、火制、净制等多种制药技术,系现代"炮制"概念的最早记载。

南北朝雷敩总结了前人炮制方面的技术和经验,撰成《雷公炮炙论》,系我国第一部炮制专著。该书虽以"炮炙"为书名,但书中记载了水、火、净、切等各种炮制方法。可见,雷氏所说的"炮炙"已非仲景所说的"炮炙",而与仲景所说的"炮制"为同一概念。该书同时提出了"修事""修治"等名称,如上卷"朱砂"篇曰:"夫修事朱砂,先于一静室内焚香斋沐,然后取砂,以香水浴过了,拭干,即碎捣之。"[7]7 中卷"犀角"篇曰:"凡修治一切角,大忌盐也。"[7]82 可见,"修事""修治"实际即"炮制"的又称。

隋唐时期多沿用《雷公炮炙论》的记载,以"炮炙"作为本概念的名称。如唐代孙思邈《备急千金要方》专列"合和"篇曰:"凡草有根茎枝叶皮骨花实,诸虫有毛翅皮甲头足尾骨之属,有须烧炼炮炙,生熟有定,一如后法。"[8]9 唐代由政府修订的《新修本草》曰:"凡汤、丸、散,用天雄、附子、乌头、乌喙、侧子,皆㵼灰火炮炙令微拆。"[9]38

宋金元时期是我国医药学发展的重要时期,此期学术气氛活跃,医学理论不断创新,炮制方法有很大改进。在炮制名称上,出现了"炮制"(《太平惠民和剂局方》)[10]4、"修事"(《太平惠民和剂局方》)[10]56、"炮炙"(《圣济总录》)[11]173、"修治"(《汤液本草》)[12]87 数种名称并存的情况,甚至尚有同一书中以上名称并用的现象,如《太平圣惠方》卷二"论合和"记载了"炮炙"名称[13]29,而在卷二十四"治风身体如虫行诸方"和卷三十二"治远年风赤眼诸方"则分别记载了"炮制"[13]679 和"修事"[13]923 名称。此外,这一时期还出现了"修制"这一名称。如《证类本草》引宋初日华子《日华子诸家本草》云:"北庭砂,味辛、酸,暖,无毒。畏一切酸……凡

修制,用黄丹、石灰作柜,煅赤使用,并无毒。"[14]108 关于"修制"一词,《圣济总录》卷二"修制"曰:"古方修制法度,多于叙例开述,今欲临方易为检用。兼有一药修制不同,故各于逐方下注释。"[11]1665 可见,"修制"实际也即"炮制"的曾称。

明清时期,炮制理论日臻成熟,炮制技术应用范围日益扩大,专项记载炮制方法的著作或专门论述炮制方法的专著日渐增多。如明代李时珍《本草纲目》每药下多设"修治"专项[15]17,先述前人记载,再记当时炮制经验,最后谈及个人见解,就炮制内容而言,远远超过以前的炮制专著,全面反映了明代炮制技术水平。明代缪希雍的《炮炙大法》[16]14、清代张睿的《修事指南》[17]93 均为这一时期的炮制专书,这些专著将前人的炮制方法进行了比较系统的归纳与总结。这一时期炮制的名称仍为数种名称并存,如《本草纲目》每药下的炮制专项名为"修治",炮制专著的书名分别为"炮炙"或"修事"。但就整体而言,这一时期尤其是清代以后,"修治""修事""修制"的名称应用日渐减少。张睿的《修事指南》虽以"修事"为书名,而在正文中多用"炮制"名称。同时,"炮制"和"炮炙"的名称应用日益广泛,尤其是"炮制"名称,已为大多著作所采用,如明代的《本草发挥》[18]105《滇南本草》[19]318《本草蒙筌》[20]145,清代的《本草崇原》[21]81《本草新编》[22]286《本经逢原》[23]97《得配本草》[24]1《本草求真》[25]161《本草述钩元》[26]46 等。

现代有关著作均沿用《金匮玉函经》的记载以"炮制"或"中药炮制"作为规范名,如《中医大辞典》[27]1311《中华本草》[28]185《中药炮制学》[29]1《中国中医药学主题词表》[30]II-270《中国医学百科全书·中医学》[31]961《中国药材学》[32]63《中医药学名词》[33]135,以及全国高等中医药院校规划教材《中药学》[34]20 等,同时以"炮炙""修治""修事"作为古称或又称。如《中医药学名词》:"炮制……根据中医药理论,按照医疗、调制、制剂、

贮藏等不同要求以及自身的性质,将药材加工成饮片时所采取的一系列传统制药技术。古称炮炙。"[33]135《中医大辞典》:"炮制……又称炮炙、修治、修事。泛指药材的加工处理,如切饮片、炙、煅、蒸、淬等。"[27]1311

总之,"炮"和"炙"(《五十二病方》)在古代指的是中药材的火制法;"治"(《黄帝内经》)和"制"(《神农本草经》)指的是通过不同的炮制方法,制药物偏性的泛称;"炮制"(《金匮玉函经》)包含了现代炮制方法的火制、水制、净制、切制等;"炮炙"在汉代张仲景《金匮玉函经》中指的是两种火制方法,但在南北朝雷斅《雷公炮炙论》以后多指火、水、净、切等多种制药技术,与"炮制"为同一概念;"修事"(《雷公炮炙论》)、"修治"(《雷公炮炙论》)、"修制"(《日华子诸家本草》)则为"炮制"的曾称。

五、文献辑录

《五十二病方·牡痔》:"痔者,以酱灌黄雌鸡,令自死,以菅裹,涂(塗)上〈土〉,炮之。涂(塗)干,食鸡,以羽熏纂。"[1]78

"颓":"炙蚕卵,令婆婆黄,冶之,三指最(撮)至节,入半(杯)酒中饮之。"[1]91

《黄帝内经灵枢·邪客》:"今厥气客于五脏六腑,则卫气独卫其外……其汤方,以流水千里以外者八升,扬之万遍,取其清五升,煮之,炊以苇薪,火沸,置秫米一升,治半夏五合,徐炊,令竭为一升半,去其滓,饮汁一小杯,日三稍益,以知为度。"[2]83

《黄帝内经素问·缪刺论》:"邪客于手足少阴、太阴、足阳明之络……鬄其左角之发,方一寸,燔治,饮以美酒一杯,不能饮者灌之,立已。"[3]127

《神农本草经·序录》:"药有阴阳配合,子母兄弟,根茎花实,草石骨肉;有单行者,有相须者,有相使者,有相畏者,有相恶者,有相反者,有相杀者……若有毒宜制,可用相畏、相杀者。不尔,勿合用也。"[5]129

《金匮玉函经》卷一:"证治总例……凡草木有根茎枝叶皮毛花实,诸石有软硬消走,诸虫有毛羽甲角头尾骨足之属,有须烧炼炮炙,生熟有定。"[6]1

卷七:"方药炮制……凡野葛不入汤,入汤则杀人。不谓今葛根、皂凡、半夏不㕮咀,以汤洗十数度,令水清滑尽。"[6]73

《雷公炮炙论》上卷:"朱砂……夫修事朱砂,先于一静室内焚香斋沐,然后取砂,以香水浴过了,拭干,即捣碎之;后向钵中更研三伏时,竟,取一瓷锅子,着研了砂于内,用甘草、紫背天葵、五方草各锉之,着砂上下,以东流水煮,亦三伏时。"[7]7

中卷:"犀角……雷公云:凡使,勿用奴犀、雌犀、病水犀、孪子犀、下角犀、浅水犀、无润犀。要使乌黑、肌粗皴、坼裂、光润者上……凡修治一切角,大忌盐也。"[7]82

《备急千金要方·合和》:"凡草有根、茎、枝、叶、皮、骨、花、实,诸虫有毛、翅、皮、甲、头、足、尾、骨之属,有须烧炼炮炙,生熟有定,一如后法。"[8]9

《新修本草》卷一:"合药分剂料理法……凡汤、丸散,用天雄、附子、乌头、乌喙、侧子,皆爆灰火炮炙令微拆。削去黑皮乃秤之。惟姜附汤及膏酒中生用,亦削去皮乃秤,直理破作七八片。随其大小,但削除外黑尖处令尽。"[9]38

《太平惠民和剂局方》卷三:"感应丸……百草霜(用村庄家锅底上刮得者,细研,称二两)……川干姜(炮制,一两)肉豆蔻(去粗皮,用滑皮仁子)二十个,巴豆七十个(去皮、心、膜,研细,出尽油如粉)。"[10]4

卷一:"乌犀丸……上五十八味,并须如法修事,捣研令细。"[10]56

《太平圣惠方》卷二:"凡合和汤药,务在精专,甄别新陈,辨明州土,修制合度,分两无差,用得其宜,病无不愈。若真假非类,冷热相乖,草石昧其甘辛,炮炙失其体性,筛罗粗恶,分剂差殊,虽有疗疾之名,永无必愈之效。"[13]29

卷二十四："治风在头面眉间,如虫行,或头眩,目中泪出,宜服防风散方。防风(一两去芦头)……干姜(半两炮制),莽草(半两微炙),白蒺藜(半两微炒去刺),附子(半两炮裂去皮脐),人参(半两去芦头)。"[13]679

卷三十二："治三二十年风赤胎赤眼。宜点麻油膏方。生乌麻油(半鸡子许着铜器内以细砺石磨之使浓不能流乃止),熟艾(二升)……上件药。并不修事。穿地作一坑子。其形如瓶口。外小里大。"[13]923

《证类本草》卷五："砂……(唐本先附)臣禹锡等谨按《药性论》云:硇砂,有大毒。畏浆水,忌羊血。味酸、咸。能销五金八石,腐坏人肠胃。生食之,化人心为血……凡修制,用黄丹、石灰作柜,煅赤使用,并无毒。"[14]108

《圣济总录》卷九十四："治卒疝,心痛如刺,绕脐腹中尽痛,自汗出,气欲绝,蜀椒散方:蜀椒(去目并闭口炒出汗),半夏(生姜汁制曝干半两),附子(一枚炮炙去皮脐),干姜……"[11]173

卷三："古方修制法度,多于叙例开述,今欲临方易为检用。兼有一药修制不同,故各于逐方下注释。"[11]1665

《汤液本草》卷三："甘草……盖甘之味,有升降浮沉,可上可下,可内可外,有和有缓,有补有泻,居中之道尽矣。入足厥阴、太阴、少阴,能治肺痿之脓血而作吐剂,能消五发之疮疽……修治之法与甘草同。"[12]87

《本草发挥》卷二："花为阴,成实。丹为赤,即火,故能泻阴中之火。牡丹皮主手厥阴、足少阴无汗之骨蒸,地骨皮主足少阴、手少阳有汗之骨蒸。又云:牡丹皮,治胞中之火。京三棱……洁古云:气平味苦,阴中阳也。破积气,损真气,虚人勿用。火炮制使。"[18]105

《滇南本草》卷一："香附……用萝卜汤浸,消痰,消食积也。春浸二日,夏浸一日,秋浸三日,冬浸五日。制毕焙干,以香附为君,加蕲艾(四两),熟地(四两),人参(二两)……以上俱上好之药。如法炮制,共为末,水酒煮神曲汤,炼蜜为丸。"[19]318

《本草蒙筌》卷三："蓬莪术……味苦、辛,气温。无毒。多产广南诸州,或生江浙田野……九月采收,依前炮制。色黑属在血分,气中之血。专驱破痃癖,止心疼,通月经,消瘀血。"[20]145

《本草纲目·凡例》："诸品首以释名,正名也;次以集解,解其出产、形状、采取也;次以辨疑、正误,辨其可疑,正其谬误也;次以修治,谨炮炙也;次以气味,明性也;次以主治,录功也;次以发明,疏义也;次以附方,著用也。"[15]17

《炮炙大法·草部》："淫羊藿(细锉,用羊脂相对拌炒过,待羊脂尽为度,每修事一斤用羊脂四两为度也。薯蓣紫芝为之使得酒良)。"[16]14

《内经知要》卷下："火沸,言未投药而水先沸也。秫米,糯小米也,北人呼为小黄米,味甘性平,能养胃和中,用以为君。治半夏,犹言制过半夏也,味辛性温,能下气化痰,用以为臣。"[4]93

《本草崇原》卷中："干姜……后人以干姜炮黑,谓之炮姜……姜味本辛,炮过则辛味稍减,主治产后血虚身热,及里寒吐血、衄血、便血之证。若炮制太过,本质不存,谓之姜炭,其味微苦不辛,其质轻浮不实,又不及炮姜之功能矣。"[21]81

《本草新编》卷四："干姜味辛,炮姜味苦,皆气温大热,半浮半沉,阳中阴也……虽然姜性大热而辛散,俱能散邪补正,安在炮制而异宜。干姜散邪之中,未尝无温中之益。炮姜固正之内,未尝无治表之功。"[22]286

《本经逢原》卷二："川乌头……辛热,有毒。入祛风药。同细辛、黑豆煮人活络药。同甘草炮制,按乌头乃附子之母。春生新附即采其母,诸家《本草》未尝发明。"[23]97

《修事指南·炮制论下》":"药固虔修,制法迥别,而气味相殊,各归所喜也。凡酒制升提,姜制温散,盐制走肾而软坚,醋制注肝而收敛,童便制除劣性而降下,米泔制去燥性而和中。"[17]93

《得配本草·凡例》:"药有制法,制得其宜,性味功用为之变化。今备采雷公炮制法详载于后。""药有利必有害。特载禁忌于后,庶使触目惊心,不敢轻试。"[24]1

《本草求真》卷三:"干姜……其味本辛。炮制则苦。大热无毒。守而不走。凡胃中虚冷。元阳欲绝。合以附子同投。则能回阳立效。故书则有附子无姜不热之句。与仲景四逆白通姜附汤皆用之。"[25]161

《本草述钩元》卷五:"滑石……如用以治痢。照雷公炮制。用丹皮同煮过。加丹砂水飞细末。每两一钱。名辰砂六一散。治心经伏暑。下利纯血。烦躁口渴。神昏不爽。"[26]46

《中国药材学》:"中药炮制是以中医中药理论为指导,根据医疗辨证施治和药物调剂、制剂的不同要求,以及药材本身的性质,对原药材所进行的各种加工处理的总称。"[32]63

《中国中医药学主题词表》:"炮制……属中药制药工艺;对中药进行洗涤、洁净、去除无用部分、切片、浸泡晒干、蒸、煅、炒等处理。"[30]Ⅱ-270

《中国医学百科全书·中医学》:"中药炮制……是根据中医理论,按照医疗、调剂、制剂、贮藏等需要,对药物进行各种加工处理的一项传统制药技术。"[31]961

《中华本草》:"中药炮制,是根据中医、中药理论,按照医疗、调剂、制剂、贮藏等不同要求,以及药材自身的性质,所采取的一系列传统的制药技术……炮制是中药制药的传统术语,古代亦称'炮炙'……为了更确切地反映整个中药的加工技术,现都称为'中药炮制'。"[28]185

《中医大辞典》:"炮制……又称炮炙、修治、修事。泛指药材的加工处理,如切饮片、炙、煅、蒸、淬等。"[27]1311

《中医药学名词》:"炮制……根据中医药理论,按照医疗、调制、制剂、贮藏等不同要求以及自身的性质,将药材加工成饮片时所采取的一系列传统制药技术,古称'炮炙'。"[33]135

《中药炮制学》:"中药炮制是根据中医药理论,依照辨证施治用药需要和药物自身性质,以及调剂、制剂的不同要求,所采取的一项制药技术。"[29]1

《中药学》:"炮制,古时又称'炮炙''修事''修治'。是指药物在应用或制成各种剂型前,根据中医药理论,依照辨证施治用药的需要和药物的自身性质,以及调制、制剂的不同需要,而进行必要的加工处理的过程,它是我国的一项传统制药技术。"[34]20

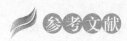 参考文献

[1] 未著撰人.五十二病方[M].马王堆汉墓帛书整理小组.北京:文物出版社,1979:78,91.

[2] 未著撰人.黄帝内经灵枢[M].李生绍,陈心智点校.北京:中医古籍出版社,1997:83.

[3] 未著撰人.黄帝内经素问[M].[唐]王冰注,[宋]林亿校正.北京:人民卫生出版社,1956:127.

[4] [明]李念莪.内经知要[M].北京:人民卫生出版社,1982:93.

[5] 未著撰人.神农本草经[M].[清]孙星衍,孙冯翼辑本.北京:人民卫生出版社,1955:129.

[6] [汉]张仲景.金匮玉函经[M].北京:人民卫生出版社,1955:1,73.

[7] [南北朝]雷敩.雷公炮炙论[M].上海:上海中医学院出版社,1986:7,82.

[8] [唐]孙思邈.备急千金要方[M].北京:人民卫生出版社,1982:9.

[9] [唐]苏敬,等.新修本草[M].合肥:安徽科学技术出版社,1981:38.

[10] [宋]太平惠民和剂局.太平惠民和剂局方[M].北京:人民卫生出版社,1959:4,56.

[11] [宋]赵佶.圣济总录[M].北京:人民卫生出版社,1962:173,1665.

[12] [元]王好古.汤液本草[M].北京:人民卫生出版社,1987:87.

[13] [宋]王怀隐.太平圣惠方[M].北京:人民卫生出版社,1958:29,679,923.

[14] [宋]唐慎微.证类本草[M].北京:人民卫生出版社,1957:108.

[15] [明]李时珍.本草纲目[M].北京:人民卫生出版社,1982:17.

[16] [明]缪希雍.炮炙大法[M].北京:北京市中国书店,1985:14.

[17] [清]张睿.修事指南[M].海口：海南出版社，2000：93.

[18] [明]徐用诚.本草发挥[M].//纪昀.景印文渊阁四库全书：第764册.北京：中医古籍出版社，1986：105.

[19] [明]兰茂.滇南本草[M].昆明：云南人民出版社，1959：318.

[20] [明]陈嘉谟.本草蒙筌[M].北京：人民卫生出版社，1988：145.

[21] [清]张志聪.本草崇原[M].北京：中国中医药出版社，1992：81.

[22] [清]陈士铎.本草新编[M].北京：中国中医药出版社，1996：286.

[23] [清]张璐.本经逢原[M].上海：上海科学技术出版社，1959：97.

[24] [清]严西亭.得配本草[M].上海：上海科学技术出版社，1958：1.

[25] [清]黄宫绣.本草求真[M].北京：中国中医药出版社，1997：161.

[26] [清]杨时泰.本草述钩元[M].上海：上海科学技术

出版社，1958：46.

[27] 李经纬，余瀛鳌，蔡景峰，等.中医大辞典[M].北京：人民卫生出版社，2004：1311.

[28] 国家中医药管理局《中华本草》编委会.中华本草：第一册[M].上海：上海科学技术出版社，1999：185.

[29] 龚千锋.中药炮制学[M].北京：中国中医药出版社，2007：1.

[30] 吴兰成.中国中医药学主题词表[M].北京：中医古籍出版社，1996：Ⅱ-270.

[31] 《中医学》编委会.中医学：中[M]//钱信忠.中国医学百科全书.上海：上海科学技术出版社，1997：961.

[32] 徐国钧，何宏贤，徐珞珊，等.中国药材学[M].北京：中国医药科技出版社，1996：63.

[33] 中医药学名词审定委员会.中医药学名词[M].北京：科学出版社，2005：135.

[34] 钟赣生.中药学[M].北京：中国中医药出版社，2012：20.

（蔡永敏　郭凤鹏　朱建平）

3 · 041

盐 制

yán zhì

一、规范名

【汉文名】盐制。

【英文名】processing with salt-water。

【注释】盐炙、盐蒸等以盐为辅料炮制的一类方法的统称。

二、定名依据

"盐制"作为中药材炮制方法的名称，最早见于现代文献。用盐炮制药材的方法历史悠久，南北朝刘宋时期雷敩的《雷公炮炙论》上、中、下三卷中均有盐炮制药材的记录，但其概念名称则是以"盐"为主，如"盐……洗""盐……沸""盐汤煮"等。

其后历代医书和本草著作中大多以"盐"为主来描述本概念，如唐代的《备急千金要方》《食

疗本草》，宋代的《证类本草》《圣济总录》《太平惠民和剂局方》，明代的《本草蒙筌》《本草发挥》《医学入门》，清代的《本草述钩元》《得配本草》《本草问答·四十六问》等多以"盐淹""盐酒炒""盐泥包裹""盐水浸""涂盐炙香润""盐炒""入盐""炒盐""盐水炒""制以盐"作为本概念正名。我国全国科学技术名词审定委员会最新审定公布的《中医药学名词》，我国最新出版的国标《中华人民共和国药典》和普通高等教育中医药类规划教材《中药学》（雷载权）、《中药学》（高学敏）、《中药炮制学》《中药方剂学》《中药学》（凌一揆）等以及辞书类著作《中药炮制学辞典》《中医大辞典》《中国医学大辞典》《中药炮制名词术语辞典》《中药饮片炮制述要》等均以"盐制"作为规范名。用"盐制"作为传统制药技术的规范名已成为共识，也符合术语定名的约定俗成原

则和简明性原则。

三、同义词

【曾称】"盐"（《雷公炮炙论》）；"盐制法"（《中药饮片炮制与应用》）。

四、源流考释

"盐制"是盐炙、盐蒸等以盐为辅料炮制的一类方法的统称。该概念最早记录于南北朝时期的《雷公炮炙论》，其上、中、下三卷中均有用"盐"炮制药材的记录，如"上卷"："吴茱萸……用盐二两，研作末，换东流水器斗中，分作一百度洗，别有大致。"[1]39 "中卷"："白垩……用白盐一分，投于斗水中，用铜器物内沸十余沸了。"[1]62 "下卷"："蓖麻子，凡使，先须和皮，用盐汤煮半日。"[1]75 这里的"盐……洗""盐……沸""盐汤煮"其内涵与"盐制"概念的内涵基本是一致的，也说明用"盐"炮制药材的方法在当时已得到比较广泛的应用。

魏晋南北朝至宋金元时期的医著多沿用古籍，对本概念的应用记载比较多，如唐代的《备急千金要方》卷第十四"小肠腑""又无灰浓酒半升，盐三钱匕，炼成，如上法。"[2]234《食疗本草》卷中："脚软不行，爱倒。盐淹食之，即宜人。"[3]84《证类本草》卷第三十"黄花了……生信州……以盐酒炒，傅肿痛处，经宿一易。"[4]645《圣济总录·消渴门》："消渴……用鸡子一枚……外以盐泥包裹，晒干煅赤。""乌头，盐水浸一日，切作片子，焙干炒。"[5]95《圣济总录·脾脏门》："知母盐酒炒。"[5]180《太平惠民和剂局方》卷一："透冰丹……切作片，焙干，用盐炒。"[6]6 说明用"盐制"方法炮制药材已比较普遍。上述文献中出现的概念名词有"盐……炼成""盐淹""盐酒炒""盐泥包裹""盐水浸""盐炒"等，与本概念的内涵基本一致，但历史条件所限，均没有统一的概念正名出现。

明清时期随着医学的发展，炮制理论和技术也不断进步，明代陈嘉谟在他的《本草蒙筌》

中对本概念的作用进行了总结，其"总论"曰："入盐走肾脏，仍使软坚。"[7]6 明清时期对本概念的记载也非常多，如《本草发挥》卷之二："黑附子……入盐尤捷也。"[8]49《医学入门》卷二"本草总括"："虚以炒盐补之。"[9]127《本草述钩元》卷八"芳草部"："盐炒益智。"[10]158《本草述钩元》卷二十三"乔木部"："黄柏，资肾火，泻膀胱，必资乎盐炒。"[10]484《得配本草》卷二"草部"："补骨脂……盐水炒，恐其性燥。"[11]59《本草问答·二十六问》："上升之药，制以盐，则能下降。"[12]54《本草问答·四十六问》："然将腌附子之盐，放于竹筒中，用火煅过，则无毒。"[12]86 上述文献中出现的概念名词有"盐""入盐""炒盐""盐炒""盐水炒""制以盐"等，虽没有统一的概念正名出现，但均和"盐"有关。

1978年出版的王孝涛主编的《中药饮片炮制与应用》[13]39 中以"盐制法"归纳本概念的正名，但更多的医学书籍则以"盐制"作为概念正名，如《中医药学名词》[14]138《中华人民共和国药典》（2015版）[15]21《中药炮制学辞典》[16]139《中医大辞典》[17]1374《中国医学大辞典》[18]1115《中药炮制名词术语辞典》[19]69《中药饮片炮制述要》[20]87 等。

总之，"盐制"作为传统炮制概念在其应用历史中先后出现多种名词形式，至现代医学文献中方提出"盐制"一词，"盐制"作为本概念正名已形成共识。

五、文献辑录

《雷公炮炙论》中卷："吴茱萸，凡使，先去叶并杂物了，用大盆一口，使盐水洗一百转，自然无涎，日干，任入丸散中用，修事十两，用盐二两，研作末，换东流水斗中，分作一百度洗，别有大致。"[1]39

下卷："白垩，每修事白垩二两，用白盐一分，投于斗水中，用铜器物内沸十余沸了，然后用此沸了水飞过白垩，免结涩人肠也。"[1]62 "蓖麻子，凡使，先须和皮，用盐汤煮半日，去皮取

中
药

187

子,研过用。"[1]75

《备急千金要方》卷第十四"小肠腑""治大便密塞不通……又椒豉汤五升,和猪膏三合灌之佳,临时易可得即用之。又煎蜜成煎如人指大,深纳谷道佳。又无灰浓酒半升,盐三钱匕,炼成,如上法。"[2]234

《食疗本草》卷中:"野鸭,鸭卵:小儿食之,脚软不行,爱倒。盐淹食之,即宜人。"[3]84

《证类本草》卷第三十"黄花了……生信州……不拘时采叶,捣烂于垧器中,以盐酒炒,傅肿痛处,经宿一易。"[4]645

《圣济总录·消渴门》:"消渴……用鸡子一枚,取孔去黄,将清和末如膏,入壳封固,外以盐泥包裹,晒干煅赤,以药细研,大人饮下二钱,小儿五分。""乌头,盐水浸一日,切作片子,焙干炒。""腽肭脐,薄切,涂盐炙香。""生姜,二斤和皮切作片子,以盐三两淹一宿。慢火焙干。"[5]95

"脾脏门":"治脾瘅内热,口甘烦渴引饮。生麦冬汁,怀生地汁,生白蜜,栝蒌根二两,犀角生者,淡竹叶,知母盐酒炒,地骨皮,萎蕤,绵黄芪,升麻一两炙,甘草五钱,凝水石烧研,石膏研二两。"[5]180

《太平惠民和剂局方》卷一:"透冰丹 蔓荆子去白皮,白茯苓去皮,川大黄去粗皮,山栀子去皮,益智子去皮,威灵仙去芦头,洗,焙干……切作片,焙干,用盐炒,天麻去苗,仙灵脾叶,洗,焙,各半两,上细末,入药研匀,炼蜜搜和,如麦饭相似。"[6]6

《本草蒙筌·总论》:"酒制升提,姜制发散。入盐走肾脏,仍使软坚,用醋注肝经,且资住痛。童便制,除劣性降下柴泔制,去燥性和中。"[7]6

《本草发挥》卷之二:"黑附子,如治风寒,必须用乌头、附子者,当以童便煮而浸之,以杀其毒,且可以行下之力,入盐尤捷也。"[8]49

《医学入门》卷二"本草总括":"实则白芍泻之,如无他证,泻青丸主之。实则泻其子,心乃肝之子,以甘草泻心汤。虚以炒盐补之,虚则补其母,木能生火,肝乃心之母。"[9]127

《本草述钩元》卷八"芳草部":"盐炒益智,天台,乌药等分为末,酒煮山药,糊丸如梧子大,每服七十九,空心盐汤下,名缩泉丸。"[10]158

卷二十三"乔木部":"黄柏,资肾火,泻膀胱,必资乎盐炒。"[10]484

《得配本草》卷二"草部":"补骨脂,一名破故纸 暖上焦,酒炒蒸,暖肾,盐水炒,恐其性燥,乳汁拌蒸,胡麻,胡桃拌蒸亦可;恐其热入心脏,童便浸蒸。"[11]59

《本草问答·二十六问》:"本草言:上升之药,制以盐,则能下降,下降之药,制以酒,则能上升。酒亦五谷所化,何以性纯于升哉?"[12]54

"四十六问":"四川彰明县采制附子,必用盐腌,其腌附子之盐,食之毒人至死,并无药可解,可知附子之毒甚矣。然将腌附子之盐,放于竹筒中,用火煅过,则无毒,入补爵药,又温而不烈,反为良药。"[12]86

《中药饮片炮制与应用》:"盐制法是将净药材或生片,与定量的食盐水溶液混合均匀,稍闷润,使盐液渗入药材组织内部,再经炒制、蒸制和煅淬制等加热处理的一种炮制方法。"[13]39

《中药饮片炮制述要》:"盐制系将净药材或生片,与定量的食盐水溶液混合均匀,稍闷润,使盐液渗入药材组织内部,再经炒制、蒸制和淬制等加热处理的一种炮制方法。"[20]87

《中药炮制名词术语辞典》:"盐制系以食盐为辅料进行炮制的一类方法。盐制的方法有:盐炒(盐炙)、盐蒸制、盐淬制等。"[19]69

《中国医学大辞典》:"盐制……药物之经盐水制者,如盐水炒、盐水浸、盐水洗之类是,可使走肾而软坚,下行而不燥。"[18]1115

《中医大辞典》:"盐制……中药炮制法。即用盐作为辅料来对中药材进行加工炮制。如盐炙、盐蒸等。"[17]1374

《中医药学名词》:"盐制:盐炙、盐蒸等的统称。盐蒸:将净药材或切制品,加盐水拌匀,置适宜容器内蒸制的盐制方法。盐炙:将净药材或切制品加盐水拌匀,闷透,置锅内,或将净药材放锅内边拌炒边喷盐水,以文火加热,炒至规定的程度时,取出,放凉的盐制方法。"[14]138

《中药炮制学辞典》:"盐制:炮制法之一,以盐及盐水为辅料按规定程序加工处理药物的炮制方法。"[16]139

《中华人民共和国药典》:"盐蒸……取净药材,加盐水拌匀,照上述蒸法[取净药材,照各品种项下的规定,加入液体辅料拌匀(清蒸除外),置适宜的容器内,加热蒸透或至规定程度时,取出,干燥。]制备。"[15]21

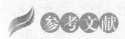

[1] [南北朝]雷敩.雷公炮炙论[M].上海:上海中医学院出版社,1986:39,62,75.

[2] [唐]孙思邈.备急千金要方[M].张作记,等辑注.北京:华夏出版社,1995:234.

[3] [唐]孟诜.食疗本草[M].北京:人民卫生出版社,1984:84.

[4] [宋]唐慎微.证类本草[M]//尚志钧,等校点.重修政和经史证类备急本草.北京:华夏出版社,1993:645.

[5] [宋]赵佶敕.圣济总录精华本[M].[清]程林纂辑,余瀛鳌,等编选.北京:科学出版社,1998:95,180.

[6] [宋]太平惠民和剂局.太平惠民和剂局方[M].陈庆平,陈冰鸥校注.北京:中国中医药出版社,1996:6.

[7] [明]陈嘉谟.本草蒙筌[M].北京:人民卫生出版社,1988:6.

[8] [明]徐彦纯.本草发挥[M].北京:中国中医药出版社,2015:49.

[9] [明]李梴.医学入门[M].金嫣莉,等校注.北京:中国中医药出版社,1995:127.

[10] [清]杨时泰.本草述钩元[M].北京:科技卫生出版社,1958:158,484.

[11] [清]严西亭,等.得配本草[M].上海:上海科学技术出版社,1958:59.

[12] [清]张伯龙,唐容川,黄杰熙.本草问答评注[M].太原:山西科学教育出版社,1991:54,86.

[13] 王孝涛.中药饮片炮制与应用(参考提纲)[M].中医研究院中药研究所资料室,1978:39.

[14] 中医药学名词审定委员会.中医药学名词[M].北京:科学出版社,2005:138.

[15] 国家药典委员会.中华人民共和国药典:一部[M].北京:中国医药科技出版社,2015:21.

[16] 叶定江.中药炮制学辞典[M].上海:上海科学技术出版社,2005:139.

[17] 李经纬,余瀛鳌,蔡景峰,等.中医大辞典[M].北京:人民卫生出版社,2004:1374.

[18] 谢观.中国医学大辞典[M].天津:天津科学技术出版社,2002:1115.

[19] 李锦开.中药炮制名词术语辞典[M].广州:广东科技出版社,1991:69.

[20] 王孝涛.中药饮片炮制述要[M].上海:上海科学技术出版社,1981:87.

(焦河玲)

配 伍

pèi wǔ

一、规范名

【汉文名】配伍。

【英文名】Concerted application。

【注释】配伍是根据病情需要,按照用药法则,有目的的选择两种以上药物配合使用,充分发挥药物效能,取得预期疗效的方法。

二、定名依据

"配伍"作为本名词的正名首次记载于明代李中梓的《本草征要》中。

"七情"一词首见于《神农本草经》,是单味药物或两种药物之间配伍关系的总结。其内涵与配伍的内涵是一致的。其后历代医家也多有沿用。但随着医家对疾病认识的逐渐深化以及疾病表现的错综复杂,用药也由简到繁出现了多味药物配合应用的现象。因而"七情"一词已不能准确地概括其含义,"配伍"一词应运而生。

自汉代《神农本草经》提出"七情"之名,其后历代的著作也多有沿用,如梁代《本草经集注》,唐代《新修本草》《千金要方》,宋代《大观本草》,元代《本草蒙筌》,明代《本草纲目》等,这些著作均为历代的重要著作。所以在近代以前,"配伍"往往是以"七情"概念出现的。

现代出版的相关著作如《中药学》(凌一揆)、《中药学》(周凤梧)、《中药学》(凌一揆、雷载权、刘继林)、《中药学讲稿》等仍记载有"七情"概念,但都提出了相同观点:"七情"只是中药配伍的基本形式,其概念已不能准确概括药物之间的配合关系,而把"配伍"作为本名词的正名,能广泛的概括药物之间的配合关系,准确表达概念的内涵和本质属性。

我国最新出版的由全国科学技术名词审定委员会审定公布的《中医药学名词》和普通高等教育中医药类规划教材《中药学》(雷载权)、《中药学》(高学敏)、《方剂学》《中药方剂学》和《中药图表解》等,以及辞书类著作《中医大辞典》和《中国医学百科全书·中医学》等均以"配伍"作为规范名。已经广泛应用于中医药学文献的标引和检索的《中国中医药学主题词表》也以"配伍"作为正式主题词。现代有代表性的中药学著作如《中华本草》《现代中药学大辞典》《中医药常用名词术语辞典》等也以"配伍"作为规范名。世界中医药学会联合会编制的标准类书《中医基本名词术语中英对照国际标准》也以"配伍"作为标准词记载。这说明"配伍"作为药物与药物之间的相互配合使用的规范名已成为共识。

三、同义词

【曾称】"七情"(神农本草经)。

四、源流考释

配伍的有关记载始见于我国最早的医方书《五十二病方》,该书"疽病"篇曰:"冶白蔹、黄芪、芍药、桂、姜、椒、茱萸,凡七物。骨疽倍白蔹,肉疽倍黄芪,肾疽倍芍药,其余各一。"[1]94 该方中通过不同药物的配伍,分别用于治疗骨疽、肉疽、肾疽,充分体现了配伍概念的内涵。秦汉经典著作《黄帝内经素问》不仅论述了配伍用药原则,而且还为后世留下了配伍用药的典范。如《黄帝内经素问·至真要大论》:"主病之谓君,佐君之谓臣,应臣之谓使,非上下三品之谓也。"[2]190 指出药物可按其在方剂配伍中所起的作用分为君药、臣药、佐药、使药。《黄帝内经素问·至真要大论》又云:"君一臣二,制之小也。君二臣三佐五,制之中也。君一臣三佐九,制之大也。"[2]188《黄帝内经素问·病能论》:"以泽泻、术各十分,麋衔五合,以三指撮,为后饭。"[2]92 指出君臣佐使的配伍比例不同来区分成方的大小。

《神农本草经》系我国第一部药学专著,书中首次提出了有关中药"七情"配伍的概念,如该书"彼子"篇曰:"药有阴阳配合,子母兄弟,根茎花实,草石骨肉;有单行者,有相须者,有相使者,有相畏者,有相恶者,有相反者,有相杀者。凡此七情,合和时之,当用相须、相使者良,勿用相恶、相反者。若有毒宜制,可用相畏相杀者,不尔,勿合用也。"[3]4 "彼子"中又云:"药有君臣佐使,以相宣摄合和,宜用一君、二臣、三佐、五使,又可一君,三臣,九佐使也。"[3]4 说明中药配伍的基本观点在春秋战国时期已经形成。其中"七情"是中药配伍的基本内容,而"君臣佐使"为方剂学术语,是方剂配伍组成的基本原则。"七情"即为"配伍"概念的最早记载。

南北朝时期,中药配伍理论出现了巨大飞跃。北齐时,徐之才著《药对》(该书已失传)一书,标志着中药由单用到复方。药对也成为中药配伍的一种形式。但是有关《药对》的著作均已亡佚。梁代陶弘景在《本草经集注》中首次解释"七情",曰:"相须、相使者,不必同类,犹如和羹,调食鱼肉,葱、豉各有所宜,共相宜发也。"[4]14 而"君臣佐使"则解释为"大抵养命之药则多君,养性之药则多臣,疗病之药则多佐,犹依本性所主,而兼复斟酌详用此者,益当为善。"[4]12

隋唐时期,中药理论研究已有相当成就,唐代孙思邈在七情概念的基础上又提出了四气、五味的配伍观念。其《备急千金要方·序论》论用药曰:"又有酸、咸、甘、苦、辛五味,又有寒、热、温、凉四气,及有毒、无毒、阴干、曝干、采造时月、生熟、土地所出、真伪陈新,并各有法,其相使、相畏七情,列之如下,处方之日,宜善究之。"[5]5 唐代苏敬《新修本草》:"今检旧方用药,亦有相恶、相反者,服之不乃为忤。或能复有制持之者,犹如寇、贾辅汉,程、周佐吴,大体既正,不得以私情为害。虽尔,恐不如不用。"[6]19 王冰《素问注·至真要大论》曰:"上药为君,中药为臣,下药为佐使,所以异善恶之名位。"[7]436 虽没有"配伍"概念出现,但其论述均与"配伍"相关。

宋金元时期,是我国医药学发展的重要时期。此期学术气氛活跃,医学理论不断创新,有关"配伍"的理论有了新的发展。如宋代唐慎微《大观本草》卷一云:"凡三百六十五种,有单行者七十一种,相须者十二种,相使者九十种,相畏者七十八种,相恶者六十种,相反者十八种,相杀者三十六种。凡此七情,合和视之。"[8]9,10 首次将药物按七情更为详细地加以分类。金元时期的医家常把相畏与相恶、相反相混淆。于是便出现了十八反、十九畏的歌括。金代张子和《儒门事亲》[9]163 首载十八反歌括,元代李杲《珍珠补囊药性赋》[10]624 首次同时记载十八反、十九畏歌括,对防止反药同用起到了推广作用。而明代刘纯《医经小学》[11]29,30 中对"十八反"与"十九畏"的歌括进行了更为详尽的论述。在配伍的基本内容方面也有了新的发展。元代李杲在《脾胃论》卷上:"君药分量最多,臣药次之,使药又次之。不可令臣过于君,君臣有序,相与宣摄,则可以御邪除病矣。"[12]18 明确组方配伍顺序,君臣有序,方能药到病除。元代王好古《汤

液本草》:"方有君臣佐使,轻重缓急,君臣大小,反正逆从之制也。"[13]14

明清时期,七情配伍理论及应用得到了全面的发展。如明代陈嘉谟《本草蒙筌》对七情含义综前人论述进行了系统的整理。《本草蒙筌》总论七情云:"有单行者……有相须者……有相使者……有相恶者……有相畏者……有相反者……凡此七情共剂可否,一览即了然也。"[14]9 内容翔实,不言而喻。明代李时珍《本草纲目》对七情配伍规律进行了更为详尽的阐述。《本草纲目·序列》云:"药有七情,独行者,单方不用辅也。相须者,同类不可离也,如人参、甘草,黄柏、知母之类。相使者,我之佐使也。相恶者,夺我之能也。相畏者,受彼之制也。相反者,两不相合也。相杀者,制彼之毒也。古方多有用相恶、相反者。盖相须、相使同用者,帝道也;相畏、相杀同用者,王道也;相恶、相反同用者,霸道也。有经有权,在用者识悟尔。"[15]47 明代张景岳《景岳全书·全书纪略》:"创药方,分八阵,曰补,曰和,曰寒,曰热,曰固,曰因,曰攻,曰散,名新方八阵,凡四十卷。集古方,分八阵,名古方八阵,凡八卷。别辑妇人、小儿、痘疹、外科方,总皆出入古方八阵。"[16]1335,1336 以用兵来喻用药,是用药配伍的又一创新。清代徐大椿《医学源流论·方药离合论》:"圣人为之制方以调剂之,或用以专攻,或用以兼治,或相辅者,或相反者,或相用者,或相制者,故方之既成,能使药各全其性,亦能使药各失其性。操纵之法,有大权焉。此方之妙也。"[17]179 这说明了中药配伍的奥妙。徐氏明确指出了在组药成方的过程中,必须重视"配伍"这个环节。清·严西亭《得配本草·魏序》:"得一药而配数药,一药而收数药之功,配数药而治数病,数病仍一药之效,以正为配,固倡而随,以反为配,亦克而生,运用之妙,殆无过此已。"[18]1 详述各种不同药物之间的配合应用,为临床配伍用药做出了贡献。而"配伍"一词首载于明代李中梓的《本草征要》中,如《本草征要·紫苏》:"紫苏温能散寒,香可和气。

譬诸盛德之人,可无往而不利。若与橘皮同用,尤为适宜。治受暑之藿香正气散,治脚气之鸡鸣散,均作如此配伍。"[19]1

"七情"作为配伍的最早概念记载,现代有关著作已较少沿用。仅有《中药学》(凌一揆)、《中药学》(周凤梧)、《中药学》(凌一揆、雷载权、刘继林)和《中药学讲稿》中把其作为古名词加以解释。如《中药学》(凌一揆):"前人把单味药的应用同药与药之间的配伍关系总结为七个方面,称为药物的'七情'。"[20]11《中药学》(周凤梧):"前人把单味药的应用同药与药之间的配伍关系总结为'七情'。"[21]73《中药学》(凌一揆):"《神农本草经》曾把应用药物治疗疾病可能出现的基本情况总结为七个方面,称为药物的'七情'。"[20]11《中药学讲稿》:"古代医家在长期临床实践的过程中,逐步认识到各种药物在配合应用时,能起复杂的变化,如有些能增强或减低疗效,有些能消除或抑制毒性和烈性,有些能产生有害的副作用,等等,从而加以总结,称为'七情'。"[23]15而现代著作均以"配伍"作为规范名,因"配伍"更能表达出药物之间相互配合的关系,如《新编中药学》[23]55《中药学》(雷载权)[24]27、《中药学》(高学敏)[25]36、《中药方剂学》[26]21《中药图表解》[27]29《中华本草》[28]238《中国中医药学主题词表》[29]Ⅱ-587《中国医学百科全书·中医学》[30]957《中医药学名词》[31]134《现代中药学大辞典》[32]1671《实用中药学词典》[33]410《方剂学》(十五教材)[34]17、《中医药常用名词术语辞典》[35]302《中医基本名词术语中英对照国际标准》[36]258 等。《中药学》(高学敏):"按照病情不同的需要和药物的不同特点,有选择地将两种以上的药物合在一起应用叫做配伍。"[25]36

综上所述,"七情"(神农本草经)指的是中药配伍的基本内容;而"君臣佐使"(神农本草经)为方剂学术语,是方剂配伍组成的基本原则;"配伍"一词更能准确表达本概念的内涵和本质属性。

五、文献辑录

《五十二病方·疸病》:"冶白薇、黄芪、芍药、桂、姜、椒、茱萸,凡七物。骨疸倍白薇,肉疸倍黄芪,肾疸倍芍药,其余各一。"[1]94

《黄帝内经素问·病能论》:"以泽泻、术各十分,麋衔五合,以三指撮,为后饭。"[2]92

"至真要大论":"君一臣二,制之小也。君二臣三佐五,制之中也。君一臣三佐九,制之大也。"[2]188"主病之谓君,佐君之谓臣,应臣之谓使,非上下三品之谓也。"[2]190

《神农本草经·彼子》:"药有阴阳配合,子母兄弟,根茎花实,草石骨肉;有单行者,有相须者,有相使者,有相畏者,有相恶者,有相反者,有相杀者。凡此七情,合和时之,当用相须、相使者良,勿用相恶、相反者。若有毒宜制,可用相畏相杀者,不尔,勿合用也。"[3]4"药有君臣佐使,以相宣摄合和,宜用一君、二臣、三佐、五使,又可一君,三臣,九佐使也。"[3]4

《本草经集注》:"相须、相使者,不必同类,犹如和羹,调食鱼肉,葱、豉各有所宜,共相宣发也。"[4]14"大抵养命之药则多君,养性之药则多臣,疗病之药则多佐,犹依本性所主,而兼复斟酌详用此者,益当为善。"[4]12

《备急千金要方·序论》论用药曰:"又有酸、咸、甘、苦、辛五味,又有寒、热、温、凉四气,及有毒、无毒、阴干、曝干、采造时月、生熟、土地所出,真伪陈新,并各有法,其相使、相畏七情,列之如下,处方之日,宜善究之。"[5]5

《新修本草》:"今检旧方用药,亦有相恶、相反者,服之不乃为忤。或能复有制持之者,犹如寇、贾辅汉,程、周佐吴,大体既正,不得以私情为害。虽尔,恐不如不用。"[6]19

《素问注·至真要大论》注曰:"上药为君,中药为臣,下药为佐使,所以异善恶之名位。胶饵之道,当为此为法。治病之道不必皆然,以主病者为君,佐君者为臣,应臣之为佐,皆所以赞成方用也"。[7]436

《大观本草·卷一》云："凡三百六十五种，有单行者七十一种，相须者十二种，相使者九十种，相畏者七十八种，相恶者六十种，相反者十八种，相杀者三十六种。凡此七情，合和视之。"[8]9,10

《儒门事亲》卷十四："本草名言十八反，半蒌贝蔹芨攻乌，藻戟遂芫俱战草，诸参辛芍叛藜芦。"[9]163

《珍珠囊补遗药性赋》卷一："本草名言十八反，半蒌贝蔹芨攻乌，藻戟遂芫俱战草，诸参辛芍叛藜芦。"[10]624

"硫黄原是火中精，朴硝一见便相争。水银莫与砒霜见，狼毒最怕密陀僧。巴豆性烈最为上，偏与牵牛不顺情。丁香莫与郁金见，牙硝难合京三棱。川乌草乌不顺犀，人参最怕五灵脂。官桂善能调冷气，若逢石脂便相欺。大凡修合看顺逆，炮熸炙爆莫相依。"[10]624

《医经小学》卷一："本草名言十八反。半蒌贝蔹芨攻乌。谓半夏。栝蒌。贝母。白及。白蔹。与乌头相攻。藻戟遂芫俱战草。海藻。大戟。芫花。甘遂。俱与甘草相反。诸参辛芍叛藜芦。苦参。人参。沙参。玄参。细辛。芍药。俱与藜芦相反。"[11]29"硫黄原是火中精，朴硝一见便相争。水银莫与砒霜见，狼毒最怕密陀僧。巴豆性烈最为上，偏与牵牛不顺情。丁香莫与郁金见，牙硝难合京三棱。川乌草乌不顺犀，人参最怕五灵脂。官桂善能调冷气，若遇石脂便相欺。大凡修台看逆顺，炮熸炙煿要精微。"[11]30

《脾胃论》卷上："君药分量最多，臣药次之，使药又次之。不可令臣过于君，君臣有序，相与宣摄，则可以御邪除病矣。"[12]18

《汤液本草》："方有君臣佐使，轻重缓急，君臣大小，反正逆从之制也。"[13]14

《本草蒙筌·总论》七情云："有单行者，不与诸药共剂，而独能攻补也，如方书所载独参汤、独桔汤之类是尔。有相须者，二药相宜，可兼用之也。有相使者，能为使卒，引达诸经也。

此二者不必同类，如和羹调食，鱼肉、葱豉各有宜，合共相宜发足尔。有相恶者，彼有毒而我恶之也。有相畏者，我有能而彼畏之也。此二者不深为害，盖我虽恶彼，彼无忿心，彼之畏我，我能制伏。如牛黄恶龙骨，而龙骨得牛黄更良；黄芪畏防风，而黄芪得防风其功愈大之类是尔。有相反者，两相仇隙，必不可使和合也。如画家用雌黄胡粉相近便自黯，妒粉得雌则黑黄，雌得粉亦变之类是尔。有相杀者，中彼药毒，用此即能杀除也。如中蛇虺毒，必用雄黄；中雄黄毒，必用防己之类是尔。凡此七情共剂可否，一览即了然也。"[14]9

《本草纲目·序列》："药有七情，独行者，单方不用辅也。相须者，同类不可离也，如人参、甘草，黄柏、知母之类。相使者，我之佐使也。相恶者，夺我之能也。相畏者，受彼之制也。相反者，两不相合也。相杀者，制彼之毒也。古方多有用相恶、相反者。盖相须、相使同用者，帝道也；相畏、相杀同用者，王道也；相恶、相反同用者，霸道也。有经有权，在用者识悟尔。"[15]47

《景岳全书·全书纪略》："创药方，分八阵，曰补，曰和，曰寒，曰热，曰固，曰因，曰攻，曰散，名新方八阵，凡四十卷。集古方，分八阵，名古方八阵，凡八卷。别辑妇人、小儿、痘疹、外科方，总皆出入古方八阵。"[16]1335,1336

《医学源流论·方药离合论》："圣人为之制方以调剂之，或用以专攻，或用以兼治，或相辅者，或相反者，或相用者，或相制者，故方之既成，能使药各全其性，亦能使药各失其性。操纵之法，有大权焉。此方之妙也。"[17]179

《得配本草·魏序》："得一药而配数药，一药而收数药之功，配数药而治数病，数病仍一药之效，以正为配，固倡而随，以反为配，亦克而生，运用之妙，殆无过此已。"[18]1

《本草征要·紫苏》："紫苏温能散寒，香可和气。譬诸盛德之人，可无往而不利。若与橘皮同用，尤为适宜。治受暑之藿香正气散，治脚气之鸡鸣散，均作如此配伍。"[19]1

《新编中药学》："按照病情需要和用药法度，将两种以上的药物合用，就叫配伍。"[23]55

《中药学》（周凤梧）："前人把单味药的应用同药与药之间的配伍关系总结为'七情'。"[21]73

《中药学》（雷载权）："配伍是指有目的的按病情需要和药性特点，有选择地将两味以上药物配合同用。"[24]27

《中药学》（凌一揆）："前人把单味药的应用同药与药之间的配伍关系总结为七个方面，称为药物的'七情'。"[20]11

《中国中医药学主题词表》："中药配伍属中药药理学现象；属中药其他技术；应用二种以上中药时，药与药之间相互发生的作用。"[29]Ⅱ-587

《中国医学百科全书·中医学》："指根据病情需要，选择两种以上药物配合应用，借以提高疗效，或减少毒副作用的一种用药方法，是中医临床用药的主要形式。"[30]957

《中华本草》："配伍，是根据病情需要，采取两种以上药物配合应用的方法，是中医临床用药的主要形式。"[28]238

《现代中药学大辞典》："根据病情需要，选择两种以上的药物配合同用的方法。"[32]1671

《中医药常用名词术语辞典》："根据病情需要和药性特点，有选择地将两味以上的药物，按一定组方原则配合同用。"[35]302

《中药学》（高学敏）："按照病情不同的需要和药物的不同特点，有选择地将两种以上的药物合在一起应用叫做配伍。"[25]36

《中药图表解》："按照病情的不同需要和药物的不同特点，有选择地将两种以上的药物合在一起应用，叫作配伍。"[27]29

《中医药学名词》："配伍……根据治疗目的和药性特点，选择运用相应的理论原则，配合应用药物的方法。"[31]134

《中药方剂学》："根据病情需要和用药法度，有目的地将两种以上的药物配合应用，称为配伍。"[26]21

《实用中药学辞典》："配伍，中药应用原则之一。即根据病情、治法和药性，有选择地将两种或两种以上的药物配合应用。"[33]410

《中药学讲稿》："古代医家在长期临床实践的过程中，逐步认识到各种药物在配合应用时，能起复杂的变化，如有些能增强或减低疗效，有些能消除或抑制毒性和烈性，有些能产生有害的副作用，等等，从而加以总结，称为'七情'。"[22]15

《中医基本名词术语中英对照国际标准》："配伍：Combination, use various medicinals jointly in a formula or prescription for producing the desired therapeutic effect and reducing toxic or side effects。"[36]258

《方剂学》："药物的功用各有所长，也各有所短，只有通过合理的组织，调其偏性，制其毒性，增强或改变原有功能，消除或缓解其对人体的不良因素，发挥其相辅相成或相反相成的综合作用，使各具特性的群药组合成一个新的有机整体，才能符合辨证论治的要求。这种运用药物的组合过程，中医药学称之为'配伍'。"[34]17

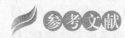

参考文献

[1]　五十二病方[M].北京：文物出版社,1979：94.

[2]　黄帝内经素问[M].北京：人民卫生出版社,2011：92,188,190.

[3]　张玉萍.神农本草经[M].福州：福建科学技术出版社,2012：4.

[4]　[梁]陶弘景.本草经集注[M].上海：群联出版社,1955：12,14.

[5]　[唐]孙思邈.备急千金要方[M].北京：人民卫生出版社,1982：5.

[6]　[唐]苏敬,等撰.新修本草[M].尚志钧辑校.安徽：安徽科学技术出版社,1981：19.

[7]　[唐]王冰.素问注[M]//王国辰.王冰医学全书.北京：中国中医药出版社,2011：436.

[8]　[宋]唐慎微.大观本草[M].安徽：安徽科学技术出版社,2002：9,10.

[9]　[金]张子和.儒门事亲[M]//王国辰.张子和医学全书.北京：中国中医药出版社,2011：163.

[10]　[元]李杲.珍珠囊补遗药性赋[M]//李朝,纪诗.金元四大医家医学全书.太原：山西科学技术出版社,

2012：624.

[11] [明]刘纯.医经小学[M].北京：人民卫生出版社，1986：29,30.

[12] [元]李杲.脾胃论[M].北京：人民卫生出版社，2012：18.

[13] [元]王好古.汤液本草[M]//盛增秀.王好古医学全书.北京：中国中医药出版社，2011：14.

[14] [明]陈嘉谟.本草蒙筌[M].北京：人民卫生出版社，1988：9.

[15] [明]李时珍.本草纲目[M].北京：中国国际广播出版社，1994：47.

[16] [明]张景岳.景岳全书[M].北京：人民卫生出版社，2012：1335,1336.

[17] [清]徐大椿.医学源流论[M]//徐大椿.徐大椿医学全书.北京：人民卫生出版社，2006：179.

[18] [清]严西亭.得配本草[M].上海：上海科学技术出版社，1994：1.

[19] [明]李中梓.本草征要[M].北京：北京科技出版社，1986：1.

[20] 凌一揆.中药学[M].上海：上海科学技术出版社，1991：11.

[21] 周凤梧.中药学[M].济南：山东科学技术出版社，1981：73.

[22] 颜正华.中药学讲稿[M].北京：人民卫生出版社，2009：15.

[23] 河南中医学院.新编中药学[M].郑州：河南科学技术出版社，1976：55.

[24] 雷载权,雷载权,刘继林.中药学[M].成都：四川科

学技术出版社，1985：27.

[25] 高学敏.中药学[M].北京：中国中医药出版社，2002：36.

[26] 刘德军.中药方剂学[M].北京：中国中医药出版社，2006：21.

[27] 钟赣生.中药学图表解[M].北京：人民卫生出版社，2004：29.

[28] 国家中医药管理局《中华本草》编委会.中华本草：第一册[M].上海：上海科学技术出版社，1999：238.

[29] 吴兰成.中国中医药学主题词表[M].北京：中医古籍出版社，1996：Ⅱ－587.

[30] 《中医学》编委会.中医学[M]//钱信忠.中国医学百科全书.上海：上海科学技术出版社，1997：957.

[31] 中医药学名词审定委员会.中医药学名词[M].北京：科技出版社，2005：134.

[32] 宋立人,洪恂,丁绪亮,等.现代中药学大辞典[M].北京：人民卫生出版社，2001：1671.

[33] 王福云,罗杰英.实用中药学词典[M].长沙：湖南科学技术出版社，2006：410.

[34] 邓中甲.中国中医药学主题词表[M].北京：中国中医药出版社，2012：17.

[35] 李振吉.中医药常用名词术语辞典[M].北京：中国中医药出版社，2001：302.

[36] 世界中医药学会联合会.中医基本名词术语中英对照国际标准.北京：人民卫生出版社，2010：258.

（郭文静）

配伍禁忌

pèi wǔ jìn jì

一、规范名

【汉文名】配伍禁忌。

【英文名】prohibited combination。

【注释】中药配合应用将出现毒副作用，或减低疗效等后果的用药禁忌。

二、定名依据

"配伍禁忌"一词现代文献中才出现，但关于这一概念内涵的论述却早已有之。如《神农

本草经》序录中便提出了配伍禁忌的原则，即"勿用相恶相反"。梁代陶弘景《本草经集注》对相恶、相反配伍情况举例说明，其论述成为研究配伍禁忌的重要文献资料。

金元时期张从正《儒门事亲》中首载"十八反歌"，元代李东垣所撰《珍珠囊补遗药性赋》最早记载十九畏歌诀。目前，医药界约定俗成、共同认可的配伍禁忌，主要是"十八反""十九畏"所涉及的药对。"十八反"是相反配伍的主体，且为《中华人民共和国药典》认可，而成为法定

配伍禁忌。

"配伍禁忌"作为本词的正名主要见于现代中药学著作及中医药教材中,如普通高等教育中医药类规划教材《中药学》(雷载权)和《中药学》(高学敏)等。现代有关著作均以"配伍禁忌"作为规范名,如辞书类著作"中国医学百科全书"和《中医药常用名词术语辞典》等均以"配伍禁忌"作为规范名。已经广泛应用于中医药学文献的标引和检索的《中国中医药学主题词表》也以"配伍禁忌"作为正式主题词。现代有代表性的中药学著作如《中华临床中药学》《临床中药学》等也以"配伍禁忌"作为规范名。说明把某些药物合用会产生剧烈的毒副作用或降低和破坏药效,应避免配合应用以"配伍禁忌"作为规范名已成为共识,符合术语定名的约定俗成原则。

我国2005年出版的由全国科学技术名词审定委员会审定公布的《中医药学名词》已以"配伍禁忌"作为规范名。所以"配伍禁忌"作为规范名也符合术语定名的协调一致原则。

三、同义词

未见。

四、源流考释

《神农本草经》提出的"七情"为中药配伍理论的总纲,其"卷一序录"中提出了配伍禁忌的原则。《神农本草经》对配伍禁忌的阐述为"凡此七情,合和视之,当用相须相使者良,勿用相恶相反者。若有毒宜制,可用相畏相杀者。不尔,勿合用也"[1]17。《神农本草经》未对其作进一步的具体解释,但明确提出"勿用相恶相反"的应用原则,可见,相恶、相反均被视为中药配伍禁忌。从"七情"的角度而言,"相恶"会使治疗效应降低,"相反"会使毒害效应增强,均应避免,将"相恶""相反"列为配伍禁忌是强调配伍用药时,应尽量避免或杜绝减效、增毒的情况发生,使临床用药更加安全有效。

唐宋以前的本草及方书对配伍禁忌基本上沿袭《神农本草经》"勿用相恶相反"的用药原则,所载相反药对以"十八反"为主要内容,很少变化。如张仲景《伤寒杂病论》中不仅有相须、相使药对,还有相畏、相杀药对,更不乏相恶、相反合用的例证,如"甘遂半夏汤"中甘遂与甘草同用[2]360,"赤丸"则以乌头、半夏同用等[3]29。陶弘景《本草经集注》完整收录《神农本草经》有关"七情"理论的论述,对相恶、相反配伍情况举例说明,并对其进行深入的探讨,其论述成为研究配伍禁忌的重要文献资料,如"今检旧方用药,并亦有相恶、相反者,服之不乃为忤。或能复有制持者,犹如寇、贾辅汉,程、周佐吴,大体既正,不得以私情为害。虽尔,恐不如不用。"[4]11 "相反为害,深于相恶。相恶者,谓彼虽恶我,我无忿心,犹如牛黄恶龙骨,而龙骨得牛黄更良,此有以制伏故也。相反者,则彼我交仇,必不宜合,今画家用雌黄、胡粉相近,便自黯妒。粉得黄即黑,黄得粉亦变,此盖相反之证也"[4]94。其观点符合《神农本草经》"勿用相恶相反者"的用药原则,但基于"相反为害,深于相恶"的论述,后世讨论配伍禁忌时都主要强调相反。

五代韩保昇《蜀本草》首先统计了有"相恶""相反"关系的药物数目,其对七情进行分类统计的内容见于掌禹锡《嘉祐本草》一书中。其文曰:"臣禹锡等谨按蜀本注云:凡三百六十五种,有单行者七十一种,相须者十二种,相使者九十种,相畏者七十八种,相恶者六十种,相反者十八种,相杀者三十六种。"[5]10《新修本草》[6]19及《备急千金要方》[7]5均全文引述了《神农本草经》中"七情"理论,《新修本草》卷二"畏恶七情表"[6]76还引述《本草经集注》对相反理论的发挥与注释。唐代孙思邈《备急千金要方·序例》"合和第七"中论述药物配伍时进一步强调"诸草石强弱相欺,入人腹中不能治病,更加斗争,草石相反,使人迷乱,力甚刀剑"[7]10。宋代《太平圣惠方》第二卷"药相反"篇列举相反药十八种:"乌头反半夏、栝蒌、贝母、白蔹;甘草反大载、芫花、甘遂、海藻；藜芦反五参、细辛、芍药。"[8]30 唐慎微《经史证类备急本草》[9]7,60 则综合了《神农本草经》《本草经集注》《蜀本草》《嘉祐本草》中有关"相反"的论述。

金元时期的本草著作亦沿袭《神农本草经》《本草经集注》观点，医家特别重视相反药对同用的情况，并将其作为配伍禁忌，如张子和《儒门事亲》卷十四"治法心要"[10]348 首载"十八反"歌诀，警醒世人注意。李东垣在《珍珠囊补遗药性赋》卷一"用药发明"中云："凡药有畏、恶、相反……若所谓相反，则各怀酷毒，两仇不共，共则必害事也。"[11]10，并在"用药发明"中同时记载十八反、十九畏歌括以及"诸药相反例"[11]12，对防止反药同用起到了推广作用。

自《蜀本草》提出"相反者十八种"以后，不少重要本草著作皆有引用，影响很大。相反歌诀中，以金元时期张从正《儒门事亲》的"十八反"的文字最为简练易记，流传最广，此歌诀实际药数为 19 种[10]348。明代，杜文燮《药鉴》卷一"十八反药性"歌诀中实际药物 25 种[12]14；缪希雍《炮炙大法·用药凡例》"十八反"歌诀实际药物为 26 种[13]102。上述情况说明，在金元以后的医药学著作中，"十八反"已失去原有的数量含义，而成为药物相反的同义语，同时，医家亦更加重视配伍禁忌的内容。"十九畏"亦被编成歌诀，现存资料中，最早记载"十九畏"歌诀的是元代李东垣《珍珠囊补遗药性赋》卷一之"用药发明"[11]12。其后，明代刘纯《医经小学》中对"十八反"与"十九畏"的歌括进行了更为详尽的论述[14]17。

目前，医药界约定俗成、共同认可的配伍禁忌，主要是"十八反""十九畏"所涉及的药对。一般认为"十八反"中各药对之间的"七情"关系均为"相反"。"十八反"不仅是约定俗成、共同认可的配伍禁忌，至今《中华人民共和国药典》一直沿袭这一观点，成为法定配伍禁忌。

明清有"七情"记载的《本草纲目》《药鉴》《雷公炮制药性解》《本草从新》《得配本草》等著作中，共载 41 条。在这些记载中，"十九畏"涉及的 10 对药物之间，都记为某药畏某药者。如《本草纲目》[15]301《本草从新》[16]2《得配本草》[17]28 中称"人参畏五灵脂"。"七情"中的"相畏"是指二药合用，一种药物的毒性或副作用，能被另一种药物减轻或消除。临床应用有毒药物可利用"相畏"关系，以降低毒副效应，即"若有毒宜制，可用相畏相杀者"。可见"相畏"药对并不属于配伍禁忌范畴。但"十九畏"歌诀中明言"莫相依"，即这些药对不宜合用，是将其作为配伍禁忌对待的。目前学术界普遍认为，"十九畏"大多属于"相恶""相反"配伍，并且同"十八反"一样，已成为医药界约定俗成、共同认可的配伍禁忌。

"配伍禁忌"作为本词的正名主要见于现代中药学著作及中医药教材中，如 1958 年由南京中医学院孟景春、周仲瑛主编的《中医学概论》首次将"配伍禁忌"进行概括并论述[18]159，历版普通高等教育中医药类规划教材《中药学》在继承《神农本草经》观点的基础上对中药配伍禁忌作了系统的阐述，指出"配伍禁忌是指某些药物合用会产生剧烈的毒副作用或降低和破坏药效，因而应该避免配合应用，也即《神农本草经》所谓'勿用相恶相反者'"。还指出"目前医药界共同认可的配伍禁忌，有'十八反'和'十九畏'"。如《中药学》(凌一揆)[19]12、《中药学》(雷载权)[20]21、《中药学》(高学敏)[21]39 和《中药学》(钟赣生)[22]39。

现代有关著作均以"配伍禁忌"作为规范名，并继承《神农本草经》"勿用相恶相反"的用药原则，以合用后可使原有毒害效应增强，或使原有治疗效应降低的配伍关系，均列为配伍禁忌范畴，如全国科学技术名词审定委员会审定公布的《中医药学名词》载："中药配合应用，将出现毒副作用，或减低疗效等后果的用药禁忌"[23]135。此外，《中医药常用名词术语辞典》[24]303《中国中医药学主题词表》[25]II-1180《中国医学百科全书·中医学》[26]958《中华临床中药学》[27]132《中国中医药学术语集成·中药学》[28]796《临床中药学》[29]109《中医学》[30]121 等均持相同观点。

五、文献辑录

《神农本草经》卷一:"药有阴阳配合,子母兄弟,根茎花实,草石骨肉。有单行者,有相须者,有相使者,有相畏者,有相恶者,有相反者,有相杀者。凡此七情,合和视之,当用相须相使者良,勿用相恶相反者。若有毒宜制,可用相畏相杀者。不尔,勿合用也。"[1]17

《伤寒杂病论·痰饮咳嗽病脉证治》:"病者脉伏,其人欲自利,利反快,虽利,心下续坚满,此为留饮欲去故也,甘遂半夏汤主之。甘遂半夏汤方:甘遂大者三枚,半夏十二枚(以水一升煮取半升去渣),芍药五枚,甘草如指大一枚"。[2]360

《金匮要略·腹满寒疝宿食病脉证治》:"寒气厥逆,赤丸主之。赤丸方,茯苓四两,乌头二两炮,半夏四两洗,细辛一两"。[3]29

《本草经集注》卷一:"今检旧方用药,并亦有相恶、相反者,服之不乃为忤。或能复有制持之者,犹如寇、贾辅汉,程、周佐吴,大体既正,不得以私情为害。虽尔,恐不如不用。"[4]11 "相反为害,深于相恶。相恶者,谓彼虽恶我,我无忿心,犹如牛黄恶龙骨,而龙骨得牛黄更良,此有以相制伏故也。相反者,则彼我交仇,必不宜合。今画家用雌黄、胡粉相近,便自黯妒。粉得黄则黑,黄得粉亦变,此盖相反之证也。"[4]94

《新修本草》卷一"序":"有单行者,有相须者,有相使者,有相畏者,有相恶者,有相反者,有相杀者。凡此七情,合和当视之,相须、相使者良,勿用相恶相反者……今检旧方用药,亦有相恶、相反者,服之不乃为忤。或能复有制持之者,犹如寇、贾辅汉,程、周佐吴,大体既正,不得以私情为害。虽尔,恐不如不用。"[6]19

卷二"例":"何忽强以相憎,苟令共事乎,相反为害,深于相恶。相恶者,谓彼虽恶我,我无忿心,犹如牛黄恶龙骨,而龙骨得牛黄更良,此有以相制伏故也。相反者,则彼我交仇,必不宜

合。今画家用雌黄、胡粉相近,便自黯妒。粉得黄则黑,黄得粉亦变,此盖相反之证也。"[6]76

《备急千金要方》卷一:"又有阴阳配合,子母兄弟,根茎花实,草石骨肉。有单行者,有相须者,有相使者,有相畏者,有相恶者,有相反者,有相杀者。凡此七情,合和之时,用意视之,当用相须、相使者良,勿用相恶、相反者。若有毒宜制,可用相畏、相杀者,不尔勿合用也。"[7]5 "药有相生相杀,气力有强有弱,君臣相理,佐使相持,若不广通诸经,则不知有好有恶,或医自以意加减,不依方分,使诸草石强弱相欺,入人腹中不能治病,更加斗争,草石相反,使人迷乱,力甚刀剑。"[7]10

《太平圣惠方》卷二:"乌头,反半夏、栝蒌、贝母、白蔹。甘草,反大戟、芫花、甘遂、海藻。藜芦,反五参、细辛、芍药。"[8]30

《嘉祐本草·序例上》卷一:"臣禹锡等谨按蜀本注云:凡三百六十五种,有单行者七十一种,相须者十二种,相使者九十种,相畏者七十八种,相恶者六十种,相反者十八种,相杀者三十六种。凡此七情,合和视之。"[5]10

《经史证类备急本草》卷一:"有单行者,有相须者,有相使者,有相畏者,有相恶者,有相反者,有相杀者。凡此七情,合和视之。当用相须、相使者良,勿用相恶相反者。若有毒宜制,可用相畏、相杀者;不尔,勿合用也。臣禹锡等谨按蜀本注云:凡三百六十五种,有单行者七十一种,相须者十二种,相使者九十种,相畏者七十八种,相恶者六十种,相反者十八种,相杀者三十六种。凡此七情,合和视之。"[9]7

卷二:"何忽强以相憎,苟令共事乎,相反为害,深于相恶……相反者,则彼我交仇,必不宜合。今画家用雌黄、胡粉相近,使自黯妒。粉得黄即黑,黄得粉亦变,此盖相反之证也。"[9]60

《儒门事亲》卷十四"十八反":"本草明言十八反,半蒌贝蔹及攻乌;藻戟遂芫俱战草,诸参辛芍叛藜芦。"[10]348

《珍珠囊补遗药性赋》卷一:"凡药有畏恶相

反。所谓畏者,畏其制我,不得自纵。如半夏畏生姜之类是也。所谓恶者,恶其异我,不得自尽。如生姜恶黄芩之类是也。统而论之,彼所畏者,我必恶之。我所恶者,彼亦畏我。相畏相恶之中,亦有相成者。在因病制方,轻重多寡之间耳。若所谓相反,则各怀酷毒,两仇不共,共则必害事也。"[11]10 "诸药相反例:甘草反大戟、芫花、甘遂、海藻。乌头反半夏、栝蒌、贝母、白及、白蔹。藜芦反细辛、芍药、人参、沙参、苦参、丹参、元参。""十八反歌:本草明言十八反。半蒌贝蔹芨攻乌。藻戟遂芫俱战草。诸参辛芍叛藜芦。""十九畏歌:硫黄原是火中精。朴硝一见便相争。水银莫与砒霜见。狼毒最怕密陀僧。巴豆性烈最为上。偏与牵牛不顺情。丁香莫与郁金见。牙硝难合京三棱。川乌草乌不顺犀。人参最怕五灵脂。官桂善能调冷气。若逢石脂便相欺。大凡修合看顺逆。炮爁炙煿莫相依。"[11]12

《医经小学》卷一:"十八反:本草明言十八反,半蒌贝蔹芨攻乌,谓半夏、瓜蒌、贝母、白及、白蔹与乌头相攻。藻戟遂芫俱战草,海藻、大戟、芫花、甘遂俱与甘草相反。诸参辛芍叛藜芦。苦参、人参、沙参、玄参、细辛、芍药俱与藜芦相反,凡汤药丸散中不可合用也。若要令反而吐者,则不忌也。十九畏:硫黄原是火中精,朴硝一见便相争。水银莫与砒相见,狼毒最怕密陀僧。巴豆性烈最为上,偏与牵牛不顺情。丁香莫与郁金见,牙硝难合京三棱。川乌草乌不顺犀,人参又忌五灵脂。官桂善能调冷气,若逢石脂便相欺。大凡修合看顺逆,炮爁炙煿要精微。"[14]17

《本草纲目》卷十二:"人参,畏五灵脂,恶皂荚、黑豆,动紫石英。"[15]301

《药鉴》卷一:"十八反药性:人参芍药与沙参,细辛玄参及紫参,苦参丹参并前药,一见藜芦便杀人。白及白蔹并半夏,瓜蒌贝母五般真,莫见乌头与乌喙,逢之一反疾如神。大戟芫花并海藻,甘遂以上反甘草。蜜蜡莫与葱根睹,云

母休见石决明。"[12]14

《炮炙大法·用药凡例》:"十八反:本草明言十八反,逐一从头说与君。人参芍药与沙参,细辛玄参与紫参,苦参丹参并前药,一见藜芦便杀人。白及白蔹并半夏,瓜蒌贝母五般真,莫见乌头与乌喙,逢之一反疾如神。大戟芫花并海藻,甘遂以上反甘草。若还吐蛊用翻肠,寻常犯之都不好,蜜蜡莫与葱相睹,石决明休见云母。藜芦莫使酒来浸,人若犯之都是苦。"[13]102

《本草从新》卷一:"人参,茯苓为使。畏五灵脂。恶皂角、黑大豆、紫石英、人溲。反藜芦。"[16]2

《得配本草》卷二:"人参,茯苓、马蔺为之使。畏五灵脂。"[17]28

《中医学概论》:"配伍禁忌:即相反的药物不能同用。历代对哪些药物相反,认识并不一致,其中影响较大的为金元时代所概括的'十八反',即乌头与半夏、瓜蒌、贝母、白蔹、白及相反;甘草与海藻、大戟、甘遂、芫花相反;藜芦与人参、沙参、丹参、玄参、苦参、细辛、芍药相反……至于这些药物是否确属相反,虽然做了一些文献考证和实验研究,但至今尚无定论。在未得出公认的结论之前,应持慎重态度,一般应避免同用。"[18]159

《中药学》(凌一揆):"配伍禁忌,在复方配伍中,有些药物应避免合用。《神农本草经》称这些药物之间的关系为'相恶'和'相反'。"[19]12

《中药学》(雷载权):"相恶配伍可使药物某些方面的功效减弱,但又是一种可以利用的配伍关系,并非绝对禁忌。而'相反为害,深于相恶',可能危害患者的健康,甚至危及生命。故相反的药物原则上禁止配伍应用。目前医药界共同认可的配伍禁忌,有'十八反'和'十九畏'。"[20]21

《中国医学百科全书·中医学》:"某些药物在配伍以后,能产生或增强其毒副作用,以及相互削弱药物的功效,都属配伍禁忌之列。在'七情'中前者称为'相反',如芫花与甘草配合可增强芫花的毒性,后者称为'相恶',如人参与莱菔子同用可削弱人参的补气作用等。"[26]958

《中华临床中药学》上卷："凡是合用后反而会使疗效下降，或使毒副效应增强，影响用药安全者，原则上都不宜合用，属于配伍禁忌。"[27]132

《中医药常用名词术语辞典》："在复方配伍中，某些药物如果配合应用，可能导致损害患者健康，甚至危及生命的后果者，应禁止配伍使用。目前医药界共同认可的配伍禁忌，有'十八反'和'十九畏'。"[24]303

《中药学》（高学敏）："配伍禁忌是指某些药物合用会产生剧烈的毒副作用或降低和破坏药效，因而应该避免配合应用，也即《神农本草经》所谓'勿用相恶相反者'。"[21]39

《中医药学名词》："中药配合应用，将出现毒副作用，或减低疗效等后果的用药禁忌。"[23]135

《临床中药学》："所谓配伍禁忌，是指某些药物配伍使用后会产生或增强毒副作用，或降低和破坏原有药效，因此临床应当避免配合使用。"[29]109

《中医学》："配伍禁忌是指某些药物配伍使用，会产生或增强毒副作用，或破坏和降低原药物的药效，因此临床应当避免配伍使用。中药配伍禁忌的范畴主要包括药物七情中相反、相恶两个方面的内容。"[30]121

《中国中医药学术语集成·中药学》："指两个或两个以上药物之间有药理拮抗作用或治疗效果上有对抗作用，而不能混合应用的情况。"[28]796

《中国中医药学主题词表》："药物配伍禁忌属中药药理学现象；指中药配合应用，将出现毒副作用，或减低疗效等后果的用药禁忌。"[25]Ⅱ-1180

《中药学》（钟赣生）："所谓配伍禁忌，就是指某些中药合用会产生或增强剧烈的毒副作用或降低、破坏药效，因而应该避免配合应用，即《神农本草经》所谓'勿用相恶相反者'。目前医药界共同认可的中药配伍禁忌有'十八反'和'十九畏'。"[22]39

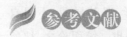

参考文献

[1] 未著撰人.神农本草经[M].[清]顾观光重辑.北京：人民卫生出版社，1956：17.

[2] [汉]张仲景.伤寒杂病论[M].刘世恩，毛绍芳点校.北京：华龄出版社，2000：360.

[3] [汉]张机.金匮要略方论[M].北京：人民卫生出版社，1956：29.

[4] [南北朝]陶弘景.本草经集注[M].尚志钧，尚元胜辑校.北京：人民卫生出版社，1994：11，94.

[5] [宋]掌禹锡.嘉祐本草（辑复本）[M].尚志钧辑复.北京：中医古籍出版社，2009：10.

[6] [唐]苏敬，等.新修本草（辑复本）[M].尚志钧辑复.合肥：安徽科学技术出版社，1981：19，76.

[7] [唐]孙思邈.备急千金要方[M].北京：人民卫生出版社，1982：5，10.

[8] [宋]王怀隐.太平圣惠方[M].郑金生，汪惟刚，董志珍校点.北京：人民卫生出版社，2016：30.

[9] [宋]唐慎微.经史证类备急本草[M].尚志钧，郑金生，尚元藕，等点校.北京：华夏出版社，1993：7，60.

[10] [金]张子和.儒门事亲[M].邓铁涛，赖畴整理.北京：人民卫生出版社，2005：348.

[11] [元]李东垣.珍珠囊补遗药性赋[M].[明]李士材编，[清]王晋三重订.上海：上海科学技术出版社，1958：10，12.

[12] [明]杜文燮.药鉴[M].张向群校注.北京：中国中医药出版社，1993：14.

[13] [明]缪希雍.炮炙大法[M].北京：人民卫生出版社，1956：102.

[14] [明]刘纯.医经小学[M].郑红斌，钟海平，裘伟国校注.北京：中国中医药出版社，2015：17.

[15] [明]李时珍.本草纲目[M].张守康，张向群，王国辰主校.北京：中国中医药出版社，1998：41.

[16] [清]吴仪洛.本草从新[M].朱建平，吴文清点校.北京：中医古籍出版社，2001：2.

[17] [清]严西亭，施澹宁，洪缉菴.得配本草[M].上海：上海科学技术出版社，1958：28.

[18] 孟景春，周仲瑛.中医学概论[M].北京：人民卫生出版社，1958：159.

[19] 凌一揆.中药学[M].上海：上海科学技术出版社，1984：12.

[20] 雷载权.中药学[M].上海：上海科学技术出版社，1995：21.

[21] 高学敏.中药学[M].北京：中国中医药出版社，2002：39.

[22] 钟赣生.中药学[M].北京：中国中医药出版社，2016：39.

[23] 中医药学名词审定委员会.中医药学名词[M].北京：科学出版社,2005：135.

[24] 李振吉.中医药常用名词术语辞典[M].北京：中国中医药出版社,2001：303.

[25] 吴兰成.中国中医药学主题词表[M].北京：中医古籍出版社,2008：Ⅱ−1180.

[26] 《中医学》编辑委员会.中医学[M]//钱信忠.中国医学百科全书.上海：上海科学技术出版社,1997：958.

[27] 雷载权,张廷模.中华临床中药学：上卷[M].北京：人民卫生出版社,1998：132.

[28] 施毅.中药学[M]//曹洪欣,刘保延.中国中医药学术语集成.北京：中医古籍出版社,2006：796.

[29] 高学敏,钟赣生.临床中药学[M].石家庄：河北科学技术出版社,2006：109.

[30] 李家邦.中医学[M].北京：人民卫生出版社,2006：121.

（臧文华）

中
药

3·044

润　法

rùn fǎ

一、规范名

【中文名】润法。

【英文名】moistening。

【注释】将中药材保持湿润状态，使药材外部的水分徐徐渗透到组织内部，达到内外湿度一致，便于切制的方法。

二、定名依据

"润法"一词作为专业炮制术语见于现代相关医学书籍中，如1999年出版的"十一五"国家重点图书《中药炮制学》（叶定江）。虽然古代医书如《五十二病方》《神农本草经》就记载有"渍""浸"等与本术语概念基本相同的名词，但以后的著作少有沿用。

南北朝时期梁代陶弘景所编的《本草经集注·序录》中首次出现了"润"的记载，其后历代的医书和本草著作多用"润"作为本概念的正名，如唐宋时期的《备急千金要方》《本草衍义》，明代的《本草蒙筌》《本草纲目》等。说明"润"法作为常用的加工药材的方法，已得到广泛应用，但"润"是炮制动作，为动词词性，不足以表达本概念的本质属性。

到了现代，关于本概念的正名仍未统一，出现的名词有"润""闷润""润制""浸润法""润法"等，如：《中医药学名词》《中国药材学》《中医药常用名词术语辞典》《中国中医药信息杂志》及全国普通高等教育中医药类规划教材《中药学》等以"润"作为本概念的正名；1980年出版的《中药炮制学》（成都中医学院主编）以"浸润法"作为正名；《中国中医药学主题词表》以"润制"作为正名；1999年出版的《中药炮制学》（叶定江）和中国中药协会主编的《中药学基本术语》则以"润法"作为本概念的正名。而"润法"一词，更能准确表达本概念的内涵和本质属性，也符合术语定名的简明性原则，因此，建议以"润法"作为本概念的规范名。

三、同义词

【曾称】"渍"（《五十二病方》）；"浸"（《神农本草经》）；"润"（《本草经集注》）；"润制"（《中国中医药学主题词表》）；"浸润法"（《中药炮制学》成都中医学院）。

四、源流考释

"润法"概念来历已久，我国现存最早的医书《五十二病方·疽（疽）病》中就记载有"取商牢（陆）渍醯（醋）中"；"醇酒渍而饼之"[1]28。这

201

里的"渍"古人解释为"谓水浸润物也。"由此可见,"渍"即可释意为浸润,"渍"是本概念应用的最早记载。

秦汉时期,为本草学发展奠定基础的《神农本草经》中出现了类似记载,如《神农本草经·中经》"木"中:"(秦皮)剥取其皮,以水浸之。"[2]77 就有"浸"的描述;东汉张仲景的《伤寒论》也有"浸"之说,如其"辨太阳病脉证并治"中记载:"枳实(四枚,水浸,炙令黄)"[3]7 这里的"浸"与本概念的内涵基本是一致的。

南北朝时期出现了"润"的记载,如南朝梁·陶弘景所编的《本草经集注·序录上》曰:"凡麦门冬皆微润抽去心。杏仁、桃仁汤柔挞去皮。"[4]29 这是"润"作为本概念的最早出现。同时期"浸""渍"的概念亦有应用,如雷敩的《雷公炮炙论》上卷:"褚实子,凡使,水浸三日,将物搅旋,投水,浮者去之。"[5]33 但后世多以"润"来描述本概念。

唐时期,"润""浸""渍"作为本概念的正名在本草和医书中多有记载,如唐代孙思邈的《备急千金要方》卷一"诸论·论合和第七":"凡麦门冬皆微润,抽去心。"[6]19 唐代苏敬等撰的《新修本草》卷第十三中记载:"〔谨案〕此树似檀。取皮水渍便碧色,书纸看皆青色者是。"[7]34《千金翼方》卷第五"妇人一":"水浸膏髓等五日,日别再易水。"[8]633"鹿角先水渍百日令软。"[8]633《仙授理伤续断秘方·方论》:"牛膝10两(酒浸,焙)"[9]9,等等。

宋金元时期,随着医学的不断发展,炮制方法也在不断创新,关于"润法"的应用也越来越多,但在概念正名上仍沿用"润""浸""浸润"等。如宋代寇宗奭的《本草衍义》卷之七中:"衍义曰:天门冬,麦门冬之类虽去心,但水渍漉使,周润。"[10]45《证类本草》卷第九"白前"曰:"白前二两……渍一宿,明旦煮取三升。"[11]288《太平惠民和剂局方》卷四曰:"南星切作十数块,同半夏先用水浸三日。"[12]79 元代医书《活幼心书》卷下中记载:"枳壳(水浸润,去壳,锉片,麦麸炒微黄)。"[13]203《汤液本草》卷之三

"草部":"乌、附、天雄、侧子之属,皆水浸炮裂,去皮脐用之。"[14]71 等。

明清时期,炮制理论不断创新,炮制技术比较成熟,关于本概念的描述内容也相对丰富,如明代陈嘉谟的《本草蒙筌》中多处记载有相关内容,其"贸易辨假真"篇曰:"钟乳令白醋煎,细辛使直水渍。"[15]12 卷之一"草部上"曰:"白术……咀后人乳汁润之,制其性也;润过陈壁土和炒。"[15]33 卷之五"谷部":"生大豆 以水渍生芽。"[15]263 不仅多处提到"润""浸"等概念,并且解释了"润"的作用是"制其性也"。明代李时珍《本草纲目·草部》第十二卷"草之一"记载:"亦有以盐汤润透,器盛,于汤瓶蒸熟切用者。"[16]316 其卷十四"草之三·补骨脂"中曰:"恶燥,故油以润之。佐破故纸,有木火相生之妙。"[16]819 此时期记载相关概念的本草书籍还有不少,如《本草崇原》卷上"本经上品":"白术作煎饵,则燥而能润,温而能和,此先圣教人之苦心。"[17]2《本草述钩元》"草部"记载:"(术)入乳汁润以制其性。脾病则陈壁土炒。"[18]110《得配本草》卷九"兽部":"鹿茸……水浸七日,刮净,桑柴煮七日。"[19]686《本草纲目拾遗》"木部·肉桂油":"灯草一茎,约长三、四寸,以水稍润,再以肉桂油涂之。"[20]182 等,以上文献描述说明多数医书以"润"作为本概念的正名,对"润"的作用也多有探讨。

到了现代,关于本概念的正名仍未统一,出现的名词有"润""闷润""润制""浸润法""润法"等,如相关医学著作《中医药学名词》[21]136《中国药材学》[22]65《中医药学概论》[23]190《中国中医药信息杂志》[24]34,全国高等教育中医药药类规划教材《中药学》[25]10《中药学》[26]25《中药炮制学》[27]63 及辞书类著作《中医药常用名词术语辞典》[28]331《中医大辞典》[29]1499 等均以"润"作为正名。1983年出版的《中药学概要》(北京中医学院)[30]9 以"闷润"作为正名。1980年出版的《中药炮制学》(成都中医学院)[31]25 则以"浸润法"来描述本概念。《中国中医药学主题词

表》[32]II-731 以"润制"作为正名,而 1999 年出版的"十一五"国家重点图书《中药炮制学》(叶定江)[33]68 和中国中药协会主编的《中药学基本术语》[34]15 以"润法"作为本概念的正名。

总之,"渍""浸"作为本概念的较早用语,逐步演变至"润""浸润"等,到现代医学著作中关于本概念的正名仍然比较多,但"润法"一词,更能准确表达本概念的内涵和本质属性。

五、文献辑录

《五十二病方·疽(疽)病》:"疽(疽)始起,取商牢(陆)渍醯(醋)中,以熨其种(肿)处。"[1]28

《神农本草经·中经》"木·秦皮":"生于山,剥取皮,水浸之,正青,用洗眼,愈人目中肤翳。"[2]77

《伤寒论·辨太阳病脉证并治》卷第三:"栀子(十四个,擘)……枳实(水浸,炙令黄)。"[3]7

《本草经集注·序录上》:"凡麦门冬皆微润抽去心。杏仁、桃仁汤柔挞去皮。"[4]29

《雷公炮炙论》上卷"楮实":"雷公云:凡使,采得后,用水浸三日,将物搅旋,投水,浮者去之。"[5]33

《备急千金要方》卷一"诸论·论合和第七":"凡麦门冬皆微润,抽去心。"[6]19

《新修本草》卷第十三:"〔谨案〕此树似檀。取皮水渍便碧色,书纸看皆青色者是。"[7]34

《千金翼方》卷第五"妇人一":"水浸膏髓等五日,日别再易水;又五日,日别一易水;又十日,二日一易水。凡二十日止,以酒浸一升。"[8]633"鹿角先水渍百日令软,总纳乳中,微火煎之令汁竭。"[8]633

《仙授理伤续断秘方·方论》:"赤敛 1 斤(即何首乌,焙干),川乌 1 斤 7 两(火煨坼),天南星 1 斤(焙),芍药 1 斤(焙),土当归 10 两(焙),骨碎补 1 斤(姜制,焙),牛膝 10 两(酒浸,焙),细辛 8 两(去苗叶,焙),赤小豆 2 升(焙),自然铜 4 两(煅存性),青桑炭 5 斤(煅,醋淬。欠此 1 味亦可。其上俱要制焙后,方秤斤两)。"[9]9

《本草衍义》卷之七:"衍义曰:天门冬,麦门冬之类虽去心,但水渍漉使,周润,渗入肌,俟软擘取,不可浸出脂液。"[10]45

《证类本草》卷第九"白前":"白前二两,紫菀、半夏洗各三两,大戟七合切,四物以水一斗,渍一宿,明旦煮取三升。"[11]288

《太平惠民和剂局方》卷四:"南星切作十数块,同半夏先用水浸三日,每日易水,次用白矾二两,研碎,调入水内,再浸三日,洗净,焙干。"[12]79

《活幼心书》卷下:"青木香汤青木香(去芦)枳壳(水浸润,去壳,锉片,麦麸炒微黄)各半两甘草二钱半,上锉。每服二钱,水一盏,煎七分,温服,不拘时候。"[13]203

《汤液本草》卷之三"草部":"乌、附、天雄、侧子之属,皆水浸炮裂,去皮脐用之。"[14]71

《本草蒙筌》"贸易辨假真":"钟乳令白醋煎,细辛使直水渍,当归酒洒取润,枸杞蜜伴为甜,螵蛸胶于桑枝,蜈蚣朱其足赤。"[15]12

卷之一"草部上":"白术……浙者大块旋曝,每润滞油多;歙者薄片顿烘,竟干燥白甚。凡用惟白为胜,仍觅歙者尤优。咀后人乳汁润之,制其性也;润过陈壁土和炒。"[15]33

卷之五"谷部":"生大豆 以水渍生芽,大豆黄卷立名。去湿痹筋骨挛疼,散蒸熟合晒。"[15]263

《本草纲目·草部》第十二卷"草之一·黄芪":"亦有以盐汤润透,器盛,于汤瓶蒸熟切用者。"[16]316

卷十四"草之三":"(补骨脂)……恶燥,故油以润之。佐破故纸,有木火相生之妙。"[16]819

《本草崇原》卷上"本经上品":"白术作煎饵,则燥而能润,温而能和,此先圣教人之苦心。"[17]2

《本草述钩元》"草部":"(术)入乳汁润以制其性。脾病则陈壁土炒。"[18]110

《得配本草》卷九"兽部":"鹿茸……水浸七日,刮净,桑柴煮七日……"[19]686

《本草纲目拾遗》"木部"："(肉桂油)……灯草一茎,约长三四寸,以水稍润,再以肉桂油涂之。"[20]182

《中药炮制学》记载："浸润法,将湿渍药物放于适宜容器内,遮盖,保持湿润,或继续喷洒适量清水,浸润至所需要的程度。"[31]25

《中药学概要》："闷润:用清水湿润药物,使水分徐徐渗入药物组织内部,使药材软化,而便于切制操作。"[30]9

《中药学》(凌一揆)："润:又称闷或伏。根据药材质地的软硬,加工时的气温、工具,用淋润、洗润、泡润、浸润、晾润、盖润、伏润、露润、包润、复润、双润等多种方法,使清水或其他液体辅料徐徐入内,在不损失少损失药效的前提下,使药材软化,便于切制饮片。"[26]25

《中国药材学》："润(或称'饮'):把漂洗过药材盛装,保持湿润状态,使药材吸收的水分向内部渗透而变软,利于切片,使质地比较松脆的药材切时不致破碎损失。""润又称闷或伏。将经过洗或泡的药材装入适宜容器中,使外部的水分缓缓渗入组织内部,在药效不损失或少损失的前提下,使药材软化,便于切制饮片。"[22]65

《中药学》(成都中医学院)："润……又称闷或伏。根据药材质地的软硬,加工时的气温、工具,用林润、洗润、泡润、晾润、浸润、盖润、伏润、露润、包润、复润、双润等多种方法,使清水或其他液体徐徐入内,在不损失或少损失药效的前提下,使药物药材软化,便于切制饮片。"[25]10

《中药炮制学》："润指湿润、润泽。用'润'处理中药材的方法,又称为'闷'或'伏'。主要是将经淋、洗、泡处理后,其软化程度仍不能达到切制要求的药材,继续置于一定容器内,或堆积于润药台上,以物遮盖,使水分徐徐渗入药材内部,令其软化,达到符合切制要求。"[27]63

《中药炮制学》："润法是把泡、洗、淋过的药材,用适当器具盛装,保持湿润状态,使药材外部吸收的水分向内部渗透,达到内外湿度一致,利于切制。"[33]68

《中医药常用名词术语辞典》："润……中药炮制。指湿润、润泽。用'润'处理中药材的方法,又称为'闷'或'伏'。主要是将经淋、洗、泡处理后,其软化程度仍不能达到切制要求的药材,继续置于一定容器内,或堆积于润药台上,以物遮盖,使水分徐徐渗入药材内部,令其软化,达到符合切制要求。"[28]331

《中国中医药信息杂志》(2002年第5期)："润……将泡、洗、淋过的药材,用适当器具盛装,或堆集于润药台上,以湿物遮盖,或继续喷适量清水,保持湿润状态,使药材外部的水分徐徐渗透到药物组织内部,达到内外湿度一致,利于切片的方法。"[24]34

《中医大辞典》："润……中药炮制方法。通过浸、洗、淋、泡等使药材软化以便切制的方法。"[29]1499

《中医药学名词》："润……药材通过洗、浸、泡、淋等使之软化以便切制的方法。"[21]136

《中国中医药学主题词表》："润制……属水制;使用清水或其他液体辅料徐徐浸入药内,在不损失药效的前提下,使药材软化,便于切制。"[32]Ⅱ-731

《中医药学概论》："润:又称闷或伏。根据药材质地的软硬,加工时的气温、工具,用淋润、洗润、泡润、浸润、晾润、盖润、伏润、露润、包润、复润、双润等多种方法,使清水或其他液体辅料徐徐入内,在不损失少损失药效的前提下,使药材软化,便于切制饮片。"[23]190

《中药学基本术语》："润法 moistening 在不损失药效的前提下,采用适宜方法,使经过清水或其他液体处理过的中药材保持湿润状态,外部的液体徐徐渗透到内部,达到内外湿度一致的炮制方法。"[34]15

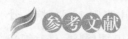

参考文献

[1]　[汉]未著撰人.马王堆汉墓帛书整理小组编.五十二病方[M].马王堆汉墓帛书整理小组编.北京:文物出版社,1979:28.

[2]　未著撰人.神农本草经[M].[魏]吴普,等述,[清]孙

星衍,[清]孙冯翼辑.太原:山西科学技术出版社,1991:77.

[3] [汉]张仲景.仲景全书之伤寒论·金匮要略方论[M].张新勇点校.北京:中医古籍出版社,2010:7.

[4] [梁]陶弘景.本草经集注[M].北京:群联出版社,1995:29.

[5] [南北朝]雷敩.雷公炮炙论(辑佚本)[M].上海:上海中医学院出版社,1986:33.

[6] [唐]孙思邈.备急千金要方[M].太原:山西科学技术出版社,2016:19.

[7] [唐]苏敬,等.新修本草(辑复本)[M].合肥:安徽科学技术出版社,1981:34.

[8] [唐]孙思邈.千金翼方[M].太原:山西科学技术出版社,2016:633.

[9] [唐]兰道人.仙授理伤续断秘方[M].北京:人民卫生出版社,1957:9.

[10] [宋]寇宗奭.本草衍义[M].颜正华,等点校.北京:人民卫生出版社,1990:45.

[11] [宋]唐慎微.证类本草[M].北京:中国医药科技出版社,2011:288.

[12] [宋]太平惠民和剂局.太平惠民和剂局方[M].北京:人民卫生出版社,1959:79.

[13] [元]曾世荣.活幼心书[M].北京:北京市中国书店,1985:203.

[14] [元]王好古.汤液本草[M].北京:人民卫生出版社,1987:71.

[15] [明]陈嘉谟.本草蒙筌[M].张印生,韩学杰,赵慧玲校.北京:中医古籍出版社,2009:12,33,263.

[16] [明]李时珍.本草纲目[M].太原:山西科学技术出版社,2014:316,819.

[17] [明]张志聪.本草崇原[M].刘小平点校.北京:中国中医药出版社,1992:2.

[18] [清]杨时泰.本草述钩元[M].北京:科技卫生出版社,1958:110.

[19] [清]严西亭.《得配本草》释义[M].太原:山西科技

出版社,2009:686.

[20] [清]赵学敏.本草纲目拾遗[M].北京:人民卫生出版社,1963:182.

[21] 中医药学名词审定委员会.中医药学名词[M].北京:科学出版社,2005:136.

[22] 徐国钧,等.中国药材学[M].北京:中国医药科技出版社,1996:65.

[23] 张的凤,余润民,张金莲.中医药学概论[M].南昌:江西高校出版社,2009:190.

[24] 林青,张超,李立纪,等.去脂软肝丸对实验性脂肪肝肝脂的影响[J].中国中医药信息杂志,2002,(5):34.

[25] 成都中医学院,等.中药学[M].上海:上海人民出版社,1977:10.

[26] 凌一揆.中药学[M].上海:上海科学技术出版社,1984:25.

[27] 唐廷猷.中药炮制学[M].北京:中国医药科技出版社,1998:63.

[28] 李振吉.中医药常用名词术语辞典[M].北京:中国中医药出版社,2001:331.

[29] 李经纬,余瀛鳌,蔡景峰,等.中医大辞典[M].北京:人民卫生出版社,2004:1499.

[30] 常章富,庞俊忠.中药学概要[M].北京:北京中医学院,1983:9.

[31] 成都中医学院.中药炮制学[M].上海:上海科学技术出版社,1980:25.

[32] 吴兰成.中国中医药学主题词表[M].北京:中医古籍出版社,2008:Ⅱ-731.

[33] 叶定江,等.中药炮制学[M].北京:人民卫生出版社,1999:68.

[34] 中国中药协会.中药学基本术语[M].北京:中国中医药出版社,2015:15.

(焦河玲)

麸 炒

fū chǎo

一、规范名

【中文名】麸炒。

【英文名】stir-frying with bran。

【注释】将中药材净制或切制品加定量麸

皮熏炒的炮制方法。

二、定名依据

"麸炒"一词最早见于汉代华佗的《中藏经》,是本概念正名的最早记载。

此后历代医书对"麸炒"概念的应用多有记载，如东晋时期葛洪著的《肘后备急方》，南北朝刘宋时期雷敩著的《雷公炮炙论》，唐代医书《外台秘要》《仙授理伤续断秘方》及宋金元时期的《证类本草》《本草衍义》《圣济总录》《汤液本草》《活幼心书》《保婴全方》等，在概念应用上，出现的名词有"麸炒""麦麸炒""麸皮炒"等，还有医书仅仅是描述具体炮制方法而没有记载概念。明清时期，随着医学的不断发展，其概念也逐步统一为"麸炒"一词，如明代的《本草蒙筌》《本草纲目》《炮炙大法》，清代的《本草易读》等，说明"麸炒"作为本概念正名已达成共识，符合术语定名的约定俗成原则。

我国 2005 年出版的由全国科学技术名词审定委员会审定公布的《中医药学名词》，《中华人民共和国药典》和普通高等教育中医药类规划教材《中药炮制学》等以及辞书类著作《中医辞海》《中医大辞典》《中药炮制学辞典》及《中华本草》《中国药材学》等均以"麸炒"作为本概念的正名；具有代表性的中药学著作如《中华本草》《中国药材学》等也以"麸炒"作为正名。说明"麸炒"作为概念正名已成为现代共识，也符合术语定名的协调一致和约定俗成原则。

三、同义词

【曾称】"麦麸炒"（《活幼心书》）；"麸皮炒"（《保婴全方》）；"麸炒法"（《中药学》中国中医药学术语集成）。

四、源流考释

"麸炒"是将中药材净制或切制品加定量麸皮熏炒的炮制方法。其概念最早见于汉代华佗的《中藏经》，该书"附录·药方三卷"中记载"枳实，麸炒去瓤"[1]73，是本概念名词的最早记载。

东晋时期葛洪著《肘后备急方·治卒阴肿痛颓卵方》中曰："捶微破，麸二升。同于铜锅内炒。"[2]162 虽没有出现"麸炒"一词，但对其具体操作方法进行了描述。

南北朝刘宋时期雷敩著的我国第一部炮制专著《雷公炮炙论》中卷记载："枳壳，凡用时，先去瓤，以麸炒过，待麸焦黑，遂出。"[3]76 对"麸炒"的程度有了较详细的描述。但查阅文献发现，唐以前有关"麸炒"概念的记载较少，说明其炮制技术还没有得到广泛应用。

唐代医书也有记载本概念的，但应用较少，如《外台秘要》："杏仁去皮尖双人，麸炒黄。"[4]312《仙授理伤续断秘方·方论》："木鳖（去壳麸炒）六两 乳没别研，右焙碾为末。"[5]11 可能与医学发展相对落后，对"麸炒"作用的认识不够有关。

宋金元时期是我国医学发展的繁荣时期，用麸炒的药材品种增多，记载"麸炒"概念的医书和本草著作也比较多，如《证类本草》卷第二十三："用桃仁三十个，汤去皮、尖，麸炒赤色，别研。"[6]568《本草衍义》卷之十八："用桃仁三十个，汤去皮尖，麸炒赤色，别研。"[7]137《圣济总录》卷二十疮肿门："枳壳麸炒，黄芪蜜炙共末。"[8]263《太平惠民和剂局方》卷之三"治一切气"："枳壳，麸炒，木香不见火，杏仁去皮、尖，麸炒。"[9]39《活幼心书》卷下："青木香汤……锉片，麦麸炒微黄。"[10]203《汤液本草》卷之五："桃仁，除肺燥，治风燥在胸膈间。麸炒，去皮尖用。"[11]158《保婴全方》卷第十八："枳实去瓤，以麸皮炒，用商州大枳壳为佳。"[12]224 说明"麸炒"这一炮制技术已得到大家的认可并广泛应用，但在描述其概念时，有的以"麸炒"为正名，有的以"麦麸炒"（《活幼心书》）为正名，有的则以"麸皮炒"（《保婴全方》）为正名。

明清时期，随着医学的不断发展，对"麸炒"的理论研究和具体技术的记载也较为详尽，其概念也逐步统一为"麸炒"一词。如明代陈嘉谟在《本草蒙筌·制造资水火》中提出的"麦麸皮制抑酷性勿伤上膈。"[13]3"卷之四·木部"："枳实……剉净内瓤，锉片麸炒用。"[13]213"卷之九·兽部"："枳壳麸炒四两，以大肠脏七寸入水浸糯米于内，蒸烂捣为丸。"[13]346《本草纲目》卷三十六"木部"："枳实、枳壳性效不同……以小麦麸炒至麸焦去麸用。"[14]1074《药鉴》卷二:"枳实 若气虚及年高者,必须醋拌麸炒,醋能敛表,麸能密膜故也。"[15]49《炮炙大法·木部》:"枳壳……以麸炒过待麸黑焦遂出,用布拭上焦黑,然后单捣如粉用。"[16]150《本草易读·诸积部三十一》:"巴豆有用仁、用壳、用油,麸炒,醋煮、烧末之异。"[17]303 等。

现代中医药学著作大多以"麸炒"作为规范正名,如我国 2005 年出版的由全国科学技术名词审定委员会审定公布的《中医药学名词》[18]136,《中华人民共和国药典》(2015版)[19]20,辞书类著作《中医辞海》[20]5《中医大辞典》[21]1522《中药炮制学辞典》[22]144,全国普通高等教育中医药类规划教材《中药炮制学》[23]16 及代表性的中药学著作《中华本草》[24]191《中国药材学》[25]11 等;也有的医学著作以"麸炒法"作为正名,如《中国中医药学术语集成·中药学》[26]892;还有的医书记载"麸炒"一词,但把其归于"加辅料炒"中,如《中医药学主题词表》[27]248《中药学》[28]23 等。

总之"麸炒"作为炮制名词沿用时间长,应用广泛,为历代著作所采用、记载,说明"麸炒"作为本概念的正名已达成共识。

五、文献辑录

《中藏经》"附录·药方三卷":"枳实,麸炒去瓤。"[1]73

《肘后备急方·治卒阴肿痛颓卵方》:"夫本脏气伤膀胱连小肠等气。金铃子一百个,温汤浸过,去皮,巴豆二百个,捶微破,麸二升。同于铜锅内炒。"[2]162

《雷公炮炙论》中卷:"枳壳,凡用时,先去瓤,以麸炒过,待麸焦黑,遂出,用布拭上焦黑,然后单捣如粉用。"[3]76

《外台秘要》:"杏仁去皮尖双人,麸炒黄。"[4]312

《仙授理伤续断秘方·方论》:"肉桂,干姜各三两,牛膝,羌活各四两,白芷二两,川芎细辛

姜黄各四两,骨碎补当归各四两,芍药,草乌川乌各四两,苍术六两,桔梗十两,赤小豆一升,乳香半斤,没药五两,何首乌十五两,木鳖(去壳麸炒)六两 乳没别研,右焙碾为末。"[5]11

《证类本草》卷第二十三:"如伤寒八、九日间,发热如狂不解,小腹满痛,有瘀血,用桃仁三十个,汤去皮、尖,麸炒赤色,别研,虻虫三十枚,去翅,水蛭二十枚,各炒,川大黄一两,同为末,再与桃仁同捣。"[6]568

《本草衍义》卷之十八:"如伤寒八、九日间,发热如狂不解,小腹满痛,有瘀血,用桃仁三十个,汤去皮尖,麸炒赤色,别研,虻虫三十枚,去翅,水蛭二十枚,各炒,川大黄一两,同为末,再与桃仁同捣。"[7]137

《圣济总录》卷二十"疮肿门":"必效丸治气痔脱肛不收,或生鼠乳,时出脓血,久不差。枳壳麸炒,黄芪蜜炙共末,陈米糊丸梧子大,空心饮下三十九,日二服。"[8]263

《太平惠民和剂局方》卷之三"治一切气":"木香槟榔圆两槟榔,枳壳,麸炒,木香不见火,杏仁去皮、尖,麸炒,青皮去白,各一两上为细末,别用皂角四两,用浆水一碗搓揉熬膏,更入熟蜜少许,和圆如梧酮子大。每服五十圆,食后温生姜汤下。"[9]39

《活幼心书》卷下:"青木香汤青木香(去芦)枳壳(水浸润,去壳,锉片,麦麸炒微黄)各半两甘草二钱半,上锉。每服二钱,水一盏,煎七分,温服,不拘时候。"[10]203

《汤液本草》卷之五:"桃仁,除肺燥,治风燥在胸膈间。麸炒,去皮尖用。"[11]158

《保婴全方》卷第十八:"凡方称熬者,是炒也。桂削去厚皮至有味处止;厚朴去皮;生姜汁炙;麻黄去根节;甘草炙;附子炮裂去皮;枳实去瓤,以麸皮炒,用商州大枳壳为佳,牡蛎煅;大黄本法清酒洗,或令于饭甑中略蒸过,或湿纸裹微煨;杏仁去皮尖;犀角取屑;麦门冬去心秤;半夏汤浸七次;鳖甲剥洗净醋煮。生地黄如无只用干地黄,每干地黄五两当生地黄一斤,芒硝如无

《本草蒙筌·制造资水火》:"麦麸皮制抑酷性勿伤上膈。"[13]3

卷之四"木部":"枳实……故凡人药剂,必求黑色为真也。剜净内瓤,锉片麸炒用。"[13]213

卷之九"兽部":"猪肤……大肠脏捣连壳丸内,黄连酒煮十两,枳壳麸炒四两,以大肠脏七寸入水浸糯米于内,蒸烂捣为丸。能消内痔益肠;脊骨髓入补阴丸中,可助真阴生髓。"[13]346

《本草纲目》卷三十六"木部":"枳实、枳壳性效不同,若使枳壳,取辛苦酸,并有油者要陈久年深者为佳,并去瓤核,以小麦麸炒至麸焦去麸用。"[14]1074

《药鉴》卷二:"枳实 若气虚及年高者,必须醋拌麸炒,醋能敛表,麸能密腠故也。"[15]49

《炮炙大法·木部》:"枳壳要陈久年深者为上,用时先去瓤,以麸炒过待麸黑焦遂出,用布拭上焦黑,然后单捣如粉用。"[16]150

《本草易读·诸积部三十一》:"巴豆有用仁、用壳、用油,麸炒,醋煮、烧末之异。布包压去油,谓之巴霜。新者佳。用之去皮及心。辛,温,有毒。"[17]303

《中国药材学》:"麸炒:药材与麸皮拌炒。"[25]11

《中医辞海》:"麸炒是指取麸皮,撒入加热的炒药锅内,至冒烟时,加入净药材,迅速翻动,炒至表面呈黄色或色变时,取出,筛取药材,去麸皮,放凉的一种炮制方法。"[20]5

《中华本草》:"麸炒……取麦麸撒在锅内,加热至冒烟时,投入药物,迅速翻动,炒至表面呈黄色或色变深时,取出,筛去麦麸,放凉。"[24]191

《中医大辞典》:"麸炒属中药炮制法中用辅料进行炒制的方法之一,指净药材或切制品(生片)加定量麸皮熏炒的炮制方法。"[21]1522

《中医药学名词》:"麸炒……净药材或切制品加定量麸皮熏炒的炮制方法。"[18]136

《中药炮制学辞典》:"麸炒……将净制或切

制后的药物用麦麸熏炒的炮制方法。又称麦麸炒、麸皮炒。炒制药物所用的麦麸未制者称净麸炒或清麸炒;麦麸经用蜂蜜或红糖制过者则称蜜麸炒或糖麸炒。麸炒法常用于补脾胃或作用强烈及有腥臭气味的药物。明代陈嘉谟《本草蒙筌》有'麦麸皮制抑酷性勿伤上膈'。"[22]144

《中国中医药学术语集成·中药学》:"麸炒法定义:是将净制或切制后的药物用麦麸熏炒的方法。"[26]892

《中医药学主题词表》:"加辅料炒,属净制,将净制或切制后的药物与固体辅料同炒的方法,有蛤粉炒,滑石粉炒,米炒,砂炒,土炒,麸炒。"[27]248

《中药学》(钟赣生):"加辅料炒……也是根据所加辅料的不同而分为麦麸炒、米炒、土炒、砂炒、蛤粉炒和滑石粉炒等。"[28]23

《中药炮制学》:"将净制或切制后的药物用麦麸熏炒的方法,称为麸炒。"[23]16

《中华人民共和国药典》:"麸炒……取麸皮,撒在热锅中,加热至冒烟时,加入净药材,迅速翻动,炒至药材表面呈黄色或色变深时,取出,筛去麸皮,放凉。"[19]20

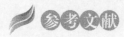 参考文献

[1] [后汉]华佗.中藏经[M].农汉才点校.北京:学苑出版社,2007:73.

[2] [晋]葛洪原.肘后备急方[M].王均宁点校.天津:天津科学技术出版社,2005:162.

[3] [南北朝]雷敩.雷公炮炙论[M].上海:上海中医学院出版社,1986:76.

[4] [唐]王焘.外台秘要[M].北京:人民卫生出版社影印,1955:312.

[5] [唐]兰道人.仙授理伤续断秘方[M].北京:人民卫生出版社,1957:11.

[6] [宋]唐慎微.重修政和经史证类备急本草[M].尚志钧,等校点.北京:华夏出版社,1993:568.

[7] [宋]寇宗奭.本草衍义[M].颜正华,等点校.北京:人民卫生出版社,1990:137.

[8] [宋]赵佶敕,[清]程林纂辑.圣济总录精华本[M].余瀛鳌,等编选.北京:科学出版社,1998:263.

[9] [宋]陈承,等.太平惠民和剂局方[M].彭建中,富有

点校.沈阳：辽宁科学技术出版社,1997：39.

[10] [元]曾世荣.活幼心书[M].北京市中国书店,1985：203.

[11] [元]王好古.汤液本草[M].崔扫塵,尤荣辑点校.北京：人民卫生出版社,1987：158.

[12] [宋]郑端友.保婴全方[M].吴童校注.北京：中国中医药出版社,2016：224.

[13] [明]陈嘉谟.本草蒙筌[M].北京：中医古籍出版社,2009：3,213,346.

[14] [明]李时珍.本草纲目[M].王育杰整理.北京：人民卫生出版社,1999：1074.

[15] [明]杜文燮.药鉴[M].张向群校注.北京：中国中医药出版社,1993：49.

[16] [明]缪希雍.炮炙大法[M].太原：山西科学技术出版社,2009：150.

[17] [清]汪讱庵.本草易读[M].北京：人民卫生出版社,1987：303.

[18] 中医药学名词审定委员会.中医药学名词[M].北京：科学出版社,2005：136.

[19] 国家药典委员会.中华人民共和国药典：一部[M].北京：中国医药科技出版社,2015：20.

[20] 袁钟,图娅,彭泽邦,等.中医辞海[M].北京：中国医药科技出版社,1999：5.

[21] 李经纬,余瀛鳌,蔡景峰,等.中医大辞典[M].北京：人民卫生出版社,2004：1522.

[22] 叶定江,原思通.中药炮制学辞典[M].上海：上海科学技术出版社,2005：144.

[23] 龚千锋.中药炮制学[M].北京：中国中医药出版社,2012：16.

[24] 国家中医药管理局《中华本草》编委会.中华本草：第一册[M].上海：上海科学技术出版社,1999：191.

[25] 徐国钧,等.中国药材学[M].北京：中国医药科技出版社,1996：11.

[26] 施毅.中药学[M]//曹洪欣,刘保延.中国中医药学术语集成.北京：中医古籍出版社,2006：892.

[27] 吴兰成.中国中医药主题词表[M].北京：中医古籍出版社,2008：248.

[28] 钟赣生.中药学[M].北京：中国中医药出版社,2012：23.

（焦河玲）

3 · 046

煮 法

zhǔ fǎ

一、规范名

【汉文名】煮法。

【英文名】decocting。

【注释】将中药材净制品加定量清水或规定的辅料共置适宜容器内,加热煮至切开内无白心时,取出,干燥的炮制方法。

二、定名依据

"煮法"最早称为"煮",最早记载见于汉代医书《五十二病方》,魏晋南北朝时期的《肘后备急方》《本草经集注》《雷公炮炙论》均有其应用的描述,说明"煮法"已得到广泛应用,但其概念正名仍沿用"煮"一词。

其后历代本草和医书均有有关"煮法"的记载,如唐代的《备急千金要方》《新修本草》《千金翼方》,宋金元时期的《证类本草》《本草衍义》《太平惠民和剂局方》《保婴全方》《儒门事亲》等,明代的《本草蒙筌》《本草纲目》《本草征要》,清代的《本草备要》《修事指南》等,均以"煮"为概念正名。这些著作均为历代的重要著作,对后世有较大影响。说明"煮"这一名词术语已得到公认。而"煮法"一词则首见于1960年出版的《四川中药饮片炮制经验集》。

现代文献有的以"煮"为概念正名,有的以"煮制"为正名,有的以"煮法"为正名,但"煮""煮制"为动词,而本概念为名词,所以将名词词性的"煮法"作为正名更能准确表达本概念的科学内涵和本质属性,符合术语定名的科学性原则。现代相关著作如《中国医学百科全书·中

209

医学》《中国中医药学术语集成·中药学》和《中药学图表解》《中药炮制学》《中药辞海》等均以"煮法"作为概念正名,说明"煮法"作为概念的规范名已基本成为共识。

三、同义词

【曾称】"煮制"(《中国中医药学主题词表》);"煮"(《中医大辞典》)。

四、源流考释

"煮法"在古代已早有使用。如我国现存最早的医书《五十二病方·癃病》中记载:"胃(谓)内复,以水与弱(溺)煮陈葵种而饮之。"[1]78 其中的"煮"与本概念内涵基本是一致的。

魏晋南北朝至唐代,诸多医书和本草著作均有本概念应用的记载,大多以"煮"作为概念正名,如晋代的《肘后备急方·治痈疽拓乳诸毒肿方第三十六》中"又方,治毒热,足肿疼欲脱。酒煮苦参以渍之。"[2]143《肘后备急方·治卒发丹火恶毒疮方第三十八》:"又方,煮柳叶若皮,洗之。"[2]146《本草经集注》:"半夏……亦可宣煮之沸,易水如此三过。"[3]653《雷公炮炙论》上卷:"牡蛎……煮一伏时后,入火中烧令通赤,然后入钵中研如粉用也。"[4]42《雷公炮炙论》下卷:"以麻油并酒等可煮巴豆了,研膏后用。"[4]109《备急千金要方》卷第二十二"疗肿痈疽":"又方:取萎黄葱叶煮沸渍之。"[5]412《新修本草·兽禽第十五》:"一名鹿角胶。生云中,煮鹿角作之。"[6]371《千金翼方》卷第十四"退居":"商陆以上药……或煮,或蒸皆,或炒,或唐平……下饭甚良。"[7]137

宋金元时期,随着医学的不断发展,煮法的应用越来越多,煮的方法也有很大改进,但在概念应用上,则多以"煮"为正名,如宋代本草书籍《证类本草》卷第六:"以水煮升麻,绵沾洗之。"[8]166《证类本草》卷第六:"但煮法小别。先以水二升煮二物,取一升,又以水一升煮泽泻蚀,取五合。"[8]171《本草衍义》卷之十六:"酒煮一日……罗为末。"[9]105《圣济总录》卷二诸风门:

"天南星酸浆水煮透心。"[10]27《太平惠民太平惠民和剂局方》卷之十"治小儿诸疾""黑铅炼十遍……同甘草水煮半日,候冷,取出研。"[11]103 元代医书《保婴全方》卷第十八:"鳖甲剥洗净醋煮。"[12]224《儒门事亲》"诸风疾证第十四":"不老丹……1斤用好醋1升,煮泣尽;1斤用好酒1升,煮泣尽。"[13]335 等。

明清时期,在积累前人经验的基础上,"煮法"有了更多应用,关于"煮法"的理论也有所探讨,在概念应用方面,仍多以"煮"为正名,如明代的《本草蒙筌》卷之三"草部下":"芫花,煮醋熟沸。"[14]185《本草纲目》第九卷"金石之三":"雄黄用米醋入萝卜汁煮干用良。"[15]275《炮制大法·虫鱼部》:"牡蛎……左顾者良。东流水入盐一两,煮一伏时后。"[16]215《本草述钩元》:"附子,凡乌附天雄,须用童便浸透煮过。"[17]35 清代本草书籍《本草备要·药性总义》曰:"凡药火制四,煅、煨、炙、炒也;水制三,浸、泡、洗也;水火共制二,蒸、煮也。"[18]0《修事指南·炮制论下》:"煅者去坚性,煨者去燥性,炙者取中和之性,炒者取芳香之性,浸煮去燥烈之性,蒸者取味足"[19]2 则分别对"煮"的归类、作用进行了归纳和总结。

1960年出版的《四川中药饮片炮制经验集》首次用"煮法"来归纳此炮制概念:"煮法:按照各个药物的不同性质和炮制要求,加入所需要的辅料和适量的水,置锅中共煮,至水干或药物透心为度。如黄芩等。"[20]18 其后现代有关著作多以"煮法"作为本概念正名,如《中医学》[21]962《中药学》[22]836《中药学图表解》[23]712《中药炮制学》(龚千锋)[24]414 和《中药辞海》[25]11 等;而《中医药常用名词术语辞典》[26]371《中医大辞典》[27]1672、《中国药材学》[28]73《中药学》(凌一揆)[29]7、《中药学》(雷载权)[30]12、《中药学》(高学敏)[31]26、《中药方剂学》[32]4《中华人民共和国药典》(2015版)[33]308 以"煮"作为正名;《中医药学名词》[34]137《中国中医药学主题词表》[35]II-1341《中华本草》[36]192 则以"煮制"作为正名。

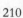

总之,"煮法"概念历史悠久,应用广泛,历代医书和本草著作均有记载,但均以"煮"作为概念正名,1960年出版的《四川中药饮片炮制经验集》首次以"煮法"作为正名,以"煮法"作为炮制名词正名已基本达成共识。

五、文献辑录

《五十二病方·癃病》:"胃(谓)内复,以水与弱(溺)煮陈葵种而饮之。"[1]78

《肘后备急方·治痈疽拓乳诸毒肿方第三十六》:"又方,治毒热,足肿疼欲脱。酒煮苦参以渍之。"[2]143

"治卒发丹火恶毒疮方第三十八":"又方,煮柳叶若皮,洗之。亦可内少盐。此又疗面上疮。"[2]146

《本草经集注》:"半夏……旧房廿许过,今六七过便足,亦可宜煮之沸,易水如此三过。"[3]653

《雷公炮炙论》上卷:"牡蛎凡修事,先用二十个,东护流水,盐一两,煮一伏时后,入火中烧令通赤,然后入钵中研如粉用也。"[4]42

下卷:"凡修事巴豆,敲碎,以麻油并酒等可煮巴豆了,研膏后用。"[4]109

《备急千金要方》卷第二十二 疗肿痈疽:"以蜀椒四合,水一升煮三沸,以渍之。又方:取萎黄葱叶煮沸渍之。治指痛欲脱方:猪脂和盐煮令消,热纳指中,食久住。"[5]412

《新修本草·兽禽第十五》:"一名鹿角胶。生云中,煮鹿角作之。得火良,畏大黄。今人少复煮作,惟合角弓,犹言用此胶尔。"[6]371

《千金翼方》卷第十四"退居":"商陆以上药,三月以前苗嫩寸采食之。或煮,或蒸皆,或炒,或唐平,悉用土苏咸豉汁加米等色为之,下饭甚良。"[7]137

《证类本草》卷第六:"以水煮升麻,绵沾洗之,苦酒煮弥佳,但躁痛难忍也。"[8]166"治伤寒有大、小泽泻汤,五苓散辈,皆用泽泻,行利停水为最要。深师治支饮,亦同用泽泻、术,但煮法小别。先以水二升煮二物,取一升,又以水一升煮泽泻蚀,取五合,合此二汁,为再服。"[8]171

《本草衍义》卷之十六:"鹿茸急燎去毛,酥,微炙黄色。不可令燋干姜炮。已上各一两蛇宋手半两,微炒阳起石半两,酒煮一日,令数人不住手研一日将前八味同杵,罗为末。"[9]105

《圣济总录》卷二"诸风门":"天南星散方治偏头痛。天南星酸浆水煮透心,硬切,曝干一两,菊花三分,自然铜烧赤醋淬一两,防风半两,同菊花自然铜防风三味煮水尽为度,去防风,自然铜不用,只单用菊花、芎䓖一两,五味,除二味不用外,捣罗为细散。每服半钱匕。"[10]27

《太平惠民太平惠民和剂局方》卷之十"治小儿诸疾":"黑铅炼十遍,称三两,与水银结砂子,分为小块,同甘草水煮半日,候冷,取出研。"[11]103

《保婴全方》卷第十八:"鳖甲剥洗净醋煮。生地黄如无,只用干地黄,每干地黄五两,当生地黄一斤,芒硝如无可用朴硝。"[12]224

《儒门事亲》"诸风疾证第十四":"不老丹:苍术4斤(米泔水浸软,竹刀子刮去皮,切作片子;1斤用椒3两,去白炒黄,去椒;1斤用盐3两炒黄,去盐;1斤用好醋1升,煮泣尽;1斤用好酒1升,煮泣尽)。"[13]335

《本草蒙筌》卷之三"草部下":"芫花,煮醋熟沸,漉出渍水一宵,复曝干用,才免毒害。"[14]185

《本草纲目》第九卷"金石之三":"雄黄用米醋入萝卜汁煮干用良。"[15]275

《炮制大法·虫鱼部》:"牡蛎,左顾者良。东流水入盐一两,煮一伏时后,入火中烧,令通赤,然后入钵中研如粉用。"[16]215

《本草述钩元》:"附子,凡乌附天雄,须用童便浸透煮过,以杀其毒,并助下行之力,入盐少许尤好。"[17]35

《本草备要·药性总义》:"凡药火制四,煅、煨、炙、炒也;水制三,浸、泡、洗也;水火共制二,蒸、煮也。"[18]0

《修事指南·炮制论下》:"煅者去坚性,煨者去烌性,炙者取中和之性,炒者取芳香之性,浸煮去燥烈之性,蒸者取味足。"[19]2

《四川中药饮片炮制经验集》:"煮法:按照各个药物的不同性质和炮制要求,加入所需要的辅料和适量的水,置锅中共煮,至水干或药物透心为度。如黄芩等。"[20]18

《中药学》(凌一揆):"煮:是用清水或液体辅料与药物共同加热的方法。"[29]7

《中药方剂学》:"煮是用清水或液体辅料与药物共同加热的方法。"[32]4

《中药学》(雷载权):"煮是用清水或液体辅料与药物共同加热的方法,如醋煮芫花、酒煮黄芩。"[30]12

《中国药材学》:"煮,是药材与水或其他液体或其他药材共煮。"[28]73

《中国医学百科全书·中医学》中医学:"煮法……药物加水或液体辅料同煮的方法称为煮法。"[21]962

《中药辞海》:"煮法是指取净药材。投入清水或液体辅料中共煮,辅料用量照各该药炮制项下的规定加入,煮至液体完全吸尽或切开无白心,取出干燥的一种炮制方法。"[25]11

《中华本草》:"煮制是将药物加水或液体辅料共煮的方法。"[36]192

《中医药常用名词术语辞典》:"煮……中药炮制的一种方法。将中药加辅料(或不加辅料)放入锅中,加适量清水、烧开,至药物所需程度。"[26]371

《中医大辞典》:"煮……中药炮制法之一。将药物放在清水或其他液体(醋、药汁等)内煎煮。"[27]1672

《中医药学名词》:"煮[制]将净药材加一定量水货液体辅料加热沸腾,至液体被吸尽,或切开无白心时,取出,干燥的炮制方法。"[34]137

《中药学》(高学敏):"煮是将药物与水或辅料置锅中同煮的方法。"[31]26

《中国中医药学术语集成·中药学》:"煮法……是将净选过的药物加辅料或不加辅料放入锅内(固体辅料需先捣碎或切制),加适量清水同煮的方法。"[22]836

《中国中医药学主题词表》:"煮制属水火共制;将药物放入水锅中煮沸的加工方法。"[35]Ⅱ-1341

《中药炮制学》(龚千锋):"将净选过的药物加辅料或不加辅料放入锅内(固体辅料需先捣碎或切制),加适量清水同煮的方法称为煮法。"[24]414

《中药学图表解》:"煮法:将药物与水或辅料置锅中同煮的方法。"[23]712

《中华人民共和国药典》(2015版):"煮,取净药材加水或液体辅料共煮,辅料用量照各品种炮制项下的规定,煮至溶液完全吸尽,或切开内无白心时,取出,干燥。"[33]308

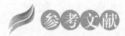

参考文献

[1] [汉代]佚名.五十二病方[M].北京:文物出版社,1979:78.

[2] [晋]葛洪.肘后备急方[M].北京:人民卫生出版社,1956:143,146.

[3] [南北朝]陶弘景.本草集经注[M].北京:人民卫生出版社,1994:653.

[4] [南北朝]雷敩.雷公炮炙论[M].上海:上海中医学院出版社,1986:42,109.

[5] [唐]孙思邈.备急千金要方[M].高文柱,沈澍农校注.北京:华夏出版社,2008:412.

[6] [唐]苏敬,等.新修本草[M].合肥:安徽科学技术出版社,1981:371.

[7] [唐]孙思邈.千金翼方[M].沈阳:辽宁科学技术出版社,1997:137.

[8] [宋]唐慎微.重修政和经史证类备急本草[M].尚志钧,等校点.北京:华夏出版社,1993:166,171.

[9] [宋]寇宗奭.本草衍义[M].颜正华,等点校.北京:人民卫生出版社,1990:105.

[10] [宋]赵佶敕.[清]程林纂辑.圣济总录[M].余瀛鳌,等编选.北京:科学出版社,1998:27.

[11] [宋]陈承,等.太平惠民和剂局方[M].彭建中,魏富有点校.沈阳:辽宁科学技术出版社,1997:103.

[12] [宋]郑端友.保婴全方[M].吴童校注.北京:中国中医药出版社,2016:224.

[13] [金]张子和.儒门事亲[M].刘更生点校.天津:天津科学技术出版社,2000:335.

[14] [明]陈嘉谟.本草蒙筌[M].北京：中医古籍出版社，2009：185.

[15] [明]李时珍.本草纲目[M].北京：人民卫生出版社，1982：275.

[16] [明]缪希雍.《炮炙大法》释义[M].太原：山西科学技术出版社，2009：215.

[17] [清]杨时泰.本草述钩元[M].山西出版集团，山西科学技术出版社，2009：35.

[18] [清]汪昂.本草备要[M].陈婷校注.北京：中国医药科技出版社，2012：0.

[19] [清]张睿.《修事指南》释义[M].张志国，曹臣主编.太原：山西科学技术出版社，2014：2.

[20] 四川省卫生厅.四川中药饮片炮制经验集[M].成都：四川人民出版社，1960：18.

[21] 《中医学》编辑委员会.中医学：中[M]//钱信忠.中国医学百科全书.上海：上海科学技术出版社，1997：962.

[22] 施毅.中药学：下[M]//曹洪欣，刘保延.中国中医药学术语集成.北京：中医古籍出版社，2006：836.

[23] 钟赣生.中药学图表解[M].北京：人民卫生出版社，2013：712.

[24] 龚千锋.中药炮制学[M].北京：中国中医药出版社，2012：414.

[25] 赵守训.中药辞海：第3卷[M].北京：医药科技出版社，1997：11.

[26] 李振吉.中医药常用名词术语辞典[M].北京：中国中医药出版社，2001：371.

[27] 李经纬，余瀛鳌，蔡景峰，等.中医大辞典[M].北京：人民卫生出版社，2004：1672.

[28] 徐国钧，等.中国药材学[M].北京：中国医药科技出版社，1996：73.

[29] 凌一揆.中药学[M].上海：海科学技术出版社，1984：7.

[30] 雷载权.中药学[M].上海：上海科学技术出版社，1994：12.

[31] 高学敏.中药学[M].北京：中国中医药出版社，2005：26.

[32] 梁颂名.中药方剂学[M].广州：广东科技出版社，1991：4.

[33] 国家药典委员会.中华人民共和国药典：一部[M].北京：中国医药科技出版社，2015：308.

[34] 中医药学名词审定委员会.中医药学名词[M].北京：科学出版社，2005：137.

[35] 吴兰成.中国中医药学主题词表[M].北京：中医古籍出版社，2008：Ⅱ-1341.

[36] 国家中医药管理局中华本草编委会.中华本草：第一册[M].上海：上海科学技术出版社，1999：192.

（焦河玲）

道地药材

dào dì yào cái

一、规范名

【汉文名】道地药材。

【英文名】authentic Chinese materia medica。

【注释】特定产地的质量、疗效优良的中药材。

二、定名依据

"道地药材"作为特定产地的质量、疗效优良的中药材的称谓最早见于《牡丹亭》，虽此前出现过相似含义的内容，如蜀椒、巴戟天、阿胶、代赭石、戎盐等，但没有明确的概念。

《太医院秘藏膏丹丸散方剂》记载的"地道药材"虽与"道地药材"这一术语概念相同，但其后著作鲜有沿用。

自明末汤显祖在《牡丹亭》首次提出"道地药材"一词后，清代的《验方新编》《绛囊撮要》等多部著作都沿用这一词，且这些著作均为清代很有影响的著作，对后世有较大影响。所以"道地药材"作为规范名便于达成共识，符合术语定名的约定俗成原则。

我国最新出版的由全国科学技术名词审定委员会审定公布的《中医药学名词》和普通高等教育中医药类规划教材《中药学》（高学敏）、《中药方剂学》，以及辞书类著作《中医药常用名词术语辞典》《中国中医药学术语集成·中药学》《中医大辞典》等均以"道地药材"作为规范名。现代有代表性的中药学著作如《中药鉴定学》《药用植物学与生药学》《中药学图表解》《中医学》以及中国中药协会行标《中药学基本术语》等也以"道地药材"作为规范名。说明"道地药材"作为特定产地的质量、疗效优良的中药材的规范名已成为共识。

三、同义词

【曾称】"地道药材"（《太医院秘藏膏丹丸散方剂》）。

四、源流考释

道地药材的相关记载始见于秦汉时期的《五十二病方》[1]109，书中虽未正式提出"道地药材"一词，但其记载的一些药名已经体现出了中药材的质量和产地之间的关系。如该书"加（痂）篇"曰："冶乌（喙）、黎（藜）卢、蜀叔（菽）、庶、蜀椒、桂各一合，并和。"随后，《神农本草经》中明确提出了中药材产地的重要意义，如《神农本草经·序录》："土地所出，真伪新陈，并各有法。"[2]5 其强调了区分中药材的产地、讲究道地的重要性，已经体现出"以特定地区所产为佳品"的内涵，初步具备了"道地药材"的主要特征。从其中所载的365种药材中，如巴豆、巴戟天、蜀椒、蜀漆、蜀枣、秦椒、秦皮、秦瓜、吴茱萸、阿胶、代赭石、戎盐等药名上也可以看出中药材产地的重要意义，以及"道地"的色彩。

南北朝时期，梁代陶弘景总结了前人的药学成就，进一步较明确地论述了药材"道地"的重要性，说明了"道地"药材的实质是质量、疗效优于他处。如《本草经集注》："多出近道，气力性理，不及本邦。所以疗病不及往人，亦当缘此故也。蜀药北药，虽有未来，亦复非精者。"[3]29《名医别录》也在若干药物项下注明了何地、何种土壤生长者佳，如谓生地黄："生咸阳黄土地

者佳。"[4]23

唐代，药物的产地划分已初显规模，如唐代孙思邈在《备急千金要方》卷一"序例"中提道："又古之医者，有自将采取，阴干、暴干，皆悉如法，用药必依土地，所以治十得九。"[5]18《千金翼方》在"药出州土篇"中专门记载了各州的产地药材，强调了只有采用道地药材，才能取得良好的临床治疗效果，如："洛州（秦椒、黄石脂、黄鱼胆），谷州（半夏、桔梗），郑州（秦椒），陕州（栝蒌、柏子仁）。"[6]6

宋金元时期是我国道地药材发展的重要时期。寇宗奭在《本草衍义》中再次强调中药材产地的重要性，如："凡用药必须择州土所宜者，则药力具，用之有据。"[7]10 其后王璆在《是斋百一选方》中正式提出"道地"一词，但仅用于说明某一中药材的产地，并不能说明该中药材质量的好坏，如："治牙痛……香白芷（太平州道地者，不知多少）、朱砂（十分白芷之一，别研），上为细末，入朱砂拌匀，炼蜜丸如大樱桃大，每用一丸，擦痛处立止。"[8]117,118 杨士瀛《仁斋直指方论》[9]34，元代沙图穆苏的《瑞竹堂经验方》[10]30，李杲的《珍珠囊补遗药性赋》[11]51 等都沿用了《是斋百一选方》的"道地"称谓。

明清时期在前人总结的基础上，"道地"一词从用来形容中药材的产地延伸到形容中药材质量，并开始对中药材标注"道地"二字。如明代朱橚的《普济方》，如《普济方·眼目门》载："右用炉甘石一两。用蜀道地粉者佳。腊水浸地黄一宿。"[12]900 又如李中梓《本草征要》："风气有分别欤？药产非道地欤？亦以见执方者之失也。"[13]69《本草品汇精要》中，每种药物均设有产地一项以载出处，很多药物也都明确标注有"道地"，如"山蓟"条云："苍术主治与白术同……地出郑山山谷、汉中、南郑，今处处有之。[道地]茅山、蒋山、嵩山者为胜。"[14]103 其后李时珍的《本草纲目》对药材的产地和质量进一步详细论述，为"道地药材"一词的产生奠定了基础。如该书卷九："[时珍曰]炉甘石所在坑冶处皆有，

川蜀、湘东最多,而太原、泽州、阳城、高平、灵丘、融县及云南者为胜,金银之苗也。"[15]239

至明神宗二十六年,汤显祖在《牡丹亭》中首次提出"道地药材"的名称。如该书卷三十四载:"好铺面!这'儒医'二字,杜太爷赠的。好'道地药材'!"[16]257此后道地药材的发展走向繁荣,许多著作中都开始沿用"道地药材"这一名称。如清代云川道人《绛囊撮要》:"选道地药材称准,用大麻油六斤,浸瓷盆内五日,然后熬摊。"[17]123清代鲍相璈《验方新编·臌胀经验十九方》:"以上十九方,药料务要真正道地药材,分两必要秤准,切不可稍事妄加增减。"[18]349同时,清代也有称本概念为"地道药材"的,但不常见,如《太医院秘藏膏丹丸散方剂》:"地道药材秤准,用真香油芝麻油六斤,浸在盆内数日,然后熬膏。"[19]194

现代有关著作除了个别著作称本概念为"地道药材"外,如《中国中医药学主题词表》[20]Ⅱ-161,大部分著作都沿用《牡丹亭》[16]257的记载以"道地药材"作为本词正名,如《中医药学名词》[21]132《中药学》(高学敏)[22]16《中药方剂学》[23]8《中医药常用名词术语辞典》[24]394《中国中医药学术语集成·中药学》[25]967《中医大辞典》[26]1770《中药鉴定学》[27]14《药用植物学与生药学》[28]1《中药学图表解》[29]10《中医学》[30]135《中药学基本术语》[31]1。同时,《中药学》[22]16《中药方剂学》[23]8《中药学图表解》[27]14也将"地道药材"作为"道地药材"的又称。

总之,道地药材指特定产地的质量、疗效优良的中药材。王璆在《是斋百一选方》中正式提出"道地"一词,其后历代著作均沿用该书记载。"道地药材"首见于明汤显祖的《牡丹亭》,并作为规范正名被大多数著作沿用至今。《太医院秘藏膏丹丸散方剂》首次提出"地道药材"名称,但后世较少沿用。现代部分著作仅将"地道药材"作为"道地药材"的又称。

根据"道地药材"古今名实的演变,可将"道地药材"定义为"特定产地的质量、疗效优良的

中药材"。该释义客观、准确地表达了"道地药材"的科学内涵和本质属性。

五、文献辑录

《五十二病方》:"冶乌(喙)、黎(藜)卢、蜀叔(菽)、庶、蜀椒、桂各一合,并和"。[1]109

《神农本草经》卷一:"土地所出,真伪新陈,并各有法。"[2]5

《名医别录·上品》卷一:"生地黄……生咸阳黄土地者佳。"[4]23

《本草经集注·序录上》:"多出近道,气力性理,不及本邦。所以疗病不及往人,亦当缘此故也。蜀药北药,虽有未来,亦复非精者。"[3]29

《备急千金要方》卷一"序例":"又古之医者,有自将采取,阴干、暴干,皆悉如法,用药必依土地,所以治十得九。"[5]18

《千金翼方》卷一:"洛州(秦椒、黄石脂、黄鱼胆)谷州(半夏、桔梗)郑州(秦椒)陕州(栝蒌、柏子仁)……"[6]6

《本草衍义》卷二:"凡用药必须择州土所宜者,则药力具,用之有据。"[7]10

《是斋百一选方》第十一门:"治牙痛……香白芷(太平州道地者,不知多少)、朱砂(十分白芷之一,别研),上为细末,入朱砂拌匀,炼蜜丸如大樱桃大,每用一丸,擦痛处立止。"[8]117,118

《仁斋直指方论》卷二:"以道地粳米饮乘热调下,或用人参、茯苓、石莲子肉入些菖蒲与之。"[9]34

《瑞竹堂经验方》卷九:"天门冬(去心,焙)、生地黄(怀州道地)、熟地黄(怀州道地)、麦门冬(去心,焙)、新罗参(去芦)。"[10]30

《普济方》卷八十六:"炉甘石一两。用蜀道地粉者佳。腊水浸地黄一宿。"[12]900

《珍珠囊补遗药性赋》卷三:"萆薢,川中者为道地,味苦甘平无毒,红花本能行血,白藓疮疥利便。"[11]51

《本草品汇精要》:"苍术主治与白术同……地出郑山山谷、汉中、南郑,今处处有之。[道

地]茅山、蒋山、嵩山者为胜。"[14]103

《本草纲目》卷九:"[时珍曰]炉甘石所在坑冶处皆有,川蜀、湘东最多,而太原、泽州、阳城、高平、灵丘、融县及云南者为胜,金银之苗也。"[15]239

《牡丹亭》卷三十四:"好铺面! 这'儒医'二字,杜太爷赠的。好'道地药材'!"[16]257

《本草征要》卷二:"风气有分别欤? 药产非道地欤? 亦以见执方者之失也。"[13]69

《绛囊撮要·通治》:"选道地药材称准,用大麻油六斤,浸瓷盆内五日,然后熬摊。"[17]123

《验方新编》卷十八:"以上十九方,药料务要真正道地药材,分两必要秤准,切不可稍事妄加增减。"[18]349

《太医院秘藏膏丹丸散方剂》:"地道药材秤准,用真香油芝麻油六斤,浸在盆内数日,然后熬膏。"[19]194

《中医药常用名词术语辞典》:"道地药材……现通常认为某地产的某种药材,因自然条件适宜、品种优良、栽培和加工方法合理等原因,而质量在同种药材中最佳,疗效最好,即被称为'道地药材'。"[24]394

《中药学》(高学敏):"所谓道地药材,又称为地道药材,是优质纯真药材的专用名词,它是指历史悠久、产地适宜、品种优良、产量宏丰,炮制考究、疗效地域特点的药材。"[22]16

《中医学》(郑守曾):"道地药材……即历史悠久、产地适宜、品种优良、产量宏丰、炮制考究、疗效突出、带有地域特点的药材。"[30]135

《中医大辞典》:"道地药材……指特定产地的特定品种,且质量、疗效优良的药材。"[26]1770

《中医药学名词》:"道地药材……特定产地的特定品种,且质量、疗效优良的药材。"[21]132

《中药方剂学》:"所谓道地药材,又称地道药材,是优质纯真药材的专用名词,它是指历史悠久、产地适宜、品种优良、产量宏丰、炮制考究、疗效突出、带有地域特点的药材。"[23]8

《中国中医药学术语集成·中药学》(施毅):"道地药材 Famous-region Drug　是指某些产地生产的优质药材(中药商品学)。"[25]967

《中药鉴定学》:"许多药材由于天时、地利的生长条件和多年来劳动人民精心培植和加工,逐步形成了历史悠久、品种优良、生产及加工技术成熟、质量稳定、临床常用的著名药材。这些药材在中药经营行业中被称为'道地药材'(authentic and superior medicinal herbals)。"[27]14

《中国中医药学主题词表》:"地道药材……在一特定自然条件、生态环境的地域内所产的中药材,因生产较为集中,栽培技术、采收、加工也都有一定的讲究,以致较同种药材在其他地区所产者质佳、疗效好。"[20]II-161,II-162

《中药学图表解》:"所谓道地药材,又称地道药材,是优质纯真药材的专用名词,它是指历史悠久、产地适宜、品种优良、产量宏丰、炮制考究、疗效突出、带有地域特点的药材。"[29]10

《药用植物学与生药学》:"道地药材　特指来源于特定产区的货真质优的生药,是中药材质量控制的一项独具特色的综合判别标准的体现。"[28]1

《中药学基本术语》:"道地药材……特定产地的特定品种,且质量、疗效优良的中药材。"[31]1

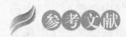

参考文献

[1]　马王堆汉墓帛书整理小组.五十二病方[M].北京:文物出版社,1979:109.

[2]　[汉]神农本草经[M].[清]顾观光辑,杨鹏举校注.北京:学苑出版社,2007:5.

[3]　[梁]陶弘景.本草经集注[M].上海:群联出版社,1995:29.

[4]　[梁]陶弘景.名医别录[M].尚志钧辑校.北京:人民卫生出版社,1986:23.

[5]　[唐]孙思邈.备急千金要方[M].鲁瑛,梁宝祥,高慧校注.太原:山西科学技术出版社,2010:18.

[6]　[唐]孙思邈.千金翼方[M].王勤俭,周艳艳主校.上海:第二军医大学出版社,2008:6.

[7]　[宋]寇宗奭.本草衍义[M].张丽君,丁侃校注.北京:中国医药科技出版社,2012:10.

[8]　王璆.是斋百一选方[M].王伊明点校.上海:上海中

医学院出版社,1991:117,118.

[9] 杨士瀛.仁斋直指方论[M].孙玉信,朱平生主编校.
上海:第二军医大学出版社,2006:34.

[10] [元]沙图穆苏.瑞竹堂经验方[M].宋白杨校注.中
国医药科技出版社,2012.30.

[11] [元]李东垣.珍珠囊补遗药性赋[M].[明]李士材,
编,[清]王晋三重订.上海:上海科学技术出版社,
1958:51.

[12] [明]朱橚.普济方:第2册[M].北京:人民卫生出
版社,1982:900.

[13] [明]李中梓.重订本草征要[M].丁甘仁,等增撰,耿
鉴庭重订.北京:北京科学技术出版社,1986:69.

[14] [明]刘文泰,等.《本草品汇精要》校注研究本[M].
曹晖校注.北京:华夏出版社,2004:103.

[15] [明]李时珍.本草纲目[M].张守康,张向群,王国辰
主校.北京:中国中医药出版社,1998:239.

[16] [明]汤显祖.牡丹亭[M].邹自振,董瑞兰评注.南
昌:百花洲文艺出版社,2015:257.

[17] [清]云川道人.绛囊撮要[M]//裘庆元辑.珍本医书
集成:第3册[M].北京:中国中医药出版社,1999:
123.

[18] [清]鲍相璈.验方新编[M].[清]梅启照增辑,李世
华校注.北京:中国中医药出版社,1994:349.

[19] 太医院.太医院秘藏膏丹丸散方剂[M].北京:中国
中医药出版社,2008:194.

[20] 吴兰成.中国中医药学主题词表[M].北京:中医古

籍出版社,2008:Ⅱ-161,Ⅱ-162.

[21] 中医药学名词审定委员会.中医药学名词[M].北京:
科技出版社,2005:132.

[22] 高学敏.中药学[M].北京:中国中医药出版社,
2002:16.

[23] 刘德军.中药方剂学.北京:中国中医药出版社,
2006:8.

[24] 李振吉.中医药常用名词术语辞典[M].北京:中国
中医药出版社,2001:394.

[25] 施毅.中药学:下[M]//曹洪欣,刘保延.中国中医药
学术语集成.北京:中医古籍出版社,2006:967.

[26] 李经纬,余瀛鳌,蔡景峰,等.中医大辞典[M].北京:
人民卫生出版社,2004:1770.

[27] 康廷国.中药鉴定学.北京:中国中医药出版社,
2007:14.

[28] 周晔.药用植物学与生药学[M].北京:人民卫生出
版社,2013:1.

[29] 钟赣生.中药学图表解[M].北京:人民卫生出版社,
2013:10.

[30] 郑守曾.中医学[M].北京:人民卫生出版社,2003:
135.

[31] 中国中药协会.中药学基本术语[M].北京:中国中
医药出版社,2015:1.

(何 娟 焦河玲)

3 · 048

蒸 法

zhēng fǎ

一、规范名

【汉文名】蒸法。

【英文名】steaming。

【注释】将中药材净制或切制品置适宜的
蒸法容器内,用蒸汽加热至规定程度时,取出,
干燥的炮制方法。

二、定名依据

"蒸法"作为中药材传统制药技术最早见于
汉初《五十二病方》中,其中有"蒸"一词,是有关
"蒸法"概念的最早记录。汉代《神农本草经》

《伤寒论》中也有关于"蒸法"的记载,均以"蒸"
为概念正名。南北朝时期的《吴普本草》《肘后
备急方》《本草经集注》《雷公炮炙论》中记载了
很多用"蒸法"炮制的药物,说明"蒸法"已得到
广泛应用,但其概念正名仍沿用"蒸"一词。

其后历代本草和医书均有有关"蒸法"的记
载,如唐代的《备急千金要方》《新修本草》《千金
翼方》,宋金元时期的《证类本草》《本草衍义》
《太平惠民和剂局方》《保婴全方》《儒门事亲》
等,明代的《本草蒙筌》《本草纲目》《本草征要》,
清代的《本草备要》《修事指南》等,均以"蒸"为
概念正名。这些著作均为历代的重要著作,对

后世有较大影响。说明"蒸"这一名词术语已得到公认。而"蒸法"一词则首见于清代杨时泰的《本草述钩元》。

现代文献有的以"蒸"为概念正名，有的以"蒸制"为正名，有的以"蒸法"为正名，但"蒸""蒸制"为动词，而本概念为名词，所以将名词词性的"蒸法"作为正名更能准确表达本概念的科学内涵和本质属性，符合术语定名的科学性原则。现代相关著作如《中药学》《中国医学百科全书·中医学》等均以"蒸法"作为概念正名，说明"蒸法"作为概念的规范名已基本成为共识。

三、同义词

【曾称】蒸制（《中国中医药学主题词表》）；蒸（《中医大辞典》）。

四、源流考释

"蒸法"相关概念应用很早，如我国现存最早的医书《五十二病方·婴儿索痉》中记载："合挠而㾼（蒸），以扁（遍）熨直肯挛筋所。熨寒（四六）复㾼（蒸），熨干更为。"[1]40 其中的"蒸"一词与本概念内涵基本是一致的。汉代《神农本草经》《伤寒论》等中也有关于"蒸法"概的记载，如《神农本草经》卷一"上经"："桑螵蛸……生桑枝上，采，蒸之。"[2]69《伤寒论·辨厥阴病脉证并治》："以苦酒渍一宿，去核，蒸之。"[3]94《吴普本草·草木类》："翘根……以作蒸饮酒，病人。"[4]68 等，其概念名称则均以"蒸"为正名。

其后历代本草和医书在描述本概念时均沿用"蒸"一词。如魏晋南北朝时期的《吴普本草·草木类》："翘根……以作蒸饮酒，病人。"[4]68《肘后备急方》卷一："治……蜜半盏，和蒸令软。"[5]20《本草经集注》："门冬蒸剥去皮，食之甚甘美，止饥。"[6]195《雷公炮炙论》上卷："五味子……用蜜浸蒸。"[7]25 唐代的《备急千金要方》卷第二十七"养性"："熟干地黄法：采地黄……蒸之一时出，曝燥，更纳汁中，又蒸，汁尽止，便干之。"[8]488《新修本草》卷一："合药分剂料理法

丸散中用大黄，旧皆蒸，今不须尔。"[9]37《千金翼方》卷第十四"退居"："商陆以上药……或煮，或蒸皆，或炒，或唐平。"[10]137 宋金元时期的《证类本草》卷第九："荜澄茄……用酒浸蒸，从巳至酉出，细杵，任用也。"[11]268《证类本草》卷第十四："南椒……其椒子先须酒拌令湿蒸。"[11]403《本草衍义》卷之十二："灯心草陕西亦有。蒸熟。"[12]76《太平惠民和剂局方》卷之五"治诸虚"："何首乌丸……如此重重铺，令药、豆俱尽，安于釜上蒸之，令豆熟为度。去黑豆，取药曝干，又换豆蒸之，如此三遍，去豆取药，候干为末，蒸枣肉和丸，如梧桐子大。"[13]45《保婴全方》卷第十八："大黄本法清酒洗，或令于饭甑中略蒸过。"[14]224《儒门事亲·诸风疾证》第十四："不老丹……何首乌2斤（米泔水浸软，竹刀子刮去皮，切作片子，用瓦甑蒸）。"[15]335 等。以上文献摘录说明，虽然不同时期医书和本草著作中记载的"蒸"的药物不同，方法各异，但均以"蒸"作为本概念正名。

明清时期，炮制理论日渐变得成熟，炮制技术的应用范围也日益扩大，论述或记载有关炮制方法的专著越来越多，"蒸法"也被普遍运用于中药炮制和疾病治疗，并对所用工具、目的、作用进行了探讨和总结，如明代陈嘉谟的《本草蒙筌》卷之一"草部上"："干生地黄，无毒。秋深汁降，根实采收。日干者平，火干者温，蒸干者温补，生干者平宣。"[16]34 提到"蒸"的作用是"温补"，李时珍的《本草纲目》中对熟地黄的炮制方法进行了详细描述，提出"九蒸九晾"之说，并在蒸法药物的功效方面提出了新的见解。如其"第十六卷草之五"曰："熟地黄，近时造法……如此九蒸九晾乃止。盖地黄性泥，得砂仁之香而窜，合和五脏冲和之气，归缩丹田故也。"[17]538 清代本草书籍《本草备要·药性总义》曰："凡药火制四，煅、煨、炙、炒也；水制三，浸、泡、洗也；水火共制二，蒸、煮也。"[18]0《修事指南·炮制论下》："煅者去坚性，煨者去焕性，炙者取中和之性，炒者取芳香之性，浸煮去燥烈之性，蒸者取味足"[19]3 则分别对"蒸"的归类、作用进行了归

纳和总结，但对其概念正名，则均以"蒸"为之。清代杨时泰的《本草述钩元》卷十"毒草部"："常山 蒸法得法。"[20]278 则首次以"蒸法"作为本概念的正名。

现代相关医学著作对本概念正名没有完全统一，如全国普通高等教育中医药类规划教材《中药学》(雷载权)[21]12、《中药学》(凌一揆)[22]7，辞书类著作《中医大辞典》[23]1818《中医辞海》[24]284《中医药常用名词术语辞典》[25]409 及《中华人民共和国药典》(2015 版)[26]21 以"蒸"作为正名，《中华本草》[27]192《中药炮制学》(龚千锋)[28]290、《中国中医药学主题词表》[29]Ⅱ-1280、《中医药学名词》[30]137 以"蒸制"作为正名，而《中药学》(高学敏)[31]20、《中药学》(施毅)[32]1009、《中国医学百科全书·中医学》[33]962 等则以"蒸法"作为本概念的正名。

总之，"蒸法"概念历史悠久，应用广泛，历代医书和本草著作均有记载，但均以"蒸"作为概念正名，清代的《本草述钩元》首次以"蒸法"作为正名，至现代，以"蒸法"作为炮制名词正名已基本达成共识。

五、文献辑录

《五十二病方·婴儿索痉》："取封殖土治之，(四五)二，盐一，合挠而烝(蒸)，以扁(遍)熨直肯挛筋所。熨寒(四六)复烝(蒸)，熨干更为。"[1]40

《神农本草经》卷一"上经"："桑螵蛸，生桑枝上，采，蒸之。"[2]69

《伤寒论·辨厥阴病脉证并治》："蛔厥者，乌梅丸主之……以苦酒渍一宿，去核，蒸之，五升米下，饭熟取捣成泥。"[3]94

《吴普本草·草木类》："翘根……以作蒸饮酒，病人。"[4]68

《肘后备急方》卷一"治卒心腹烦满方第十一"："蜜半盏，和蒸令软。"[5]20

《本草经集注》"草木上品"："天门冬……门冬蒸剥去皮，食之甚甘美，止饥。"[6]195

《雷公炮炙论》上卷："五味子……凡用，以钢刀劈作两片，用蜜浸蒸，从巳至申，却，以浆水浸一宿，焙干。"[7]25

《备急千金要方》卷第二十七"养性"："熟干地黄法：采地黄，去其须、叶及细根，捣绞取汁，以渍肥者，著甑中。土若米无在上盖，蒸之一时出，曝燥，更纳汁中，又蒸，汁尽止，便干之。"[8]488

《新修本草》卷一"合药分剂料理法……丸散中用大黄，旧皆蒸，今不须尔。"[9]37

《千金翼方》卷第十四"退居"："商陆以上药，三月以前苗嫩寸采食之。或煮，或蒸皆，或炒，或唐平，悉以土苏咸豉汁加米等色为之，下饭甚良。"[10]137

《证类本草》卷第九："荜澄茄……古方偏用染发，不用治病也。雷公万凡使，采得后去柄及皱皮了，用酒浸蒸，从巳至酉出，细杵，任用也。"[11]268

卷第十四："南椒。凡使，须去目及闭口者不用，其椒子先须酒拌令湿蒸，从巳至午，放冷密区盖，除向下火四畔，无气后取出，便人瓷器中盛，勿令伤风用也。"[11]403

《本草衍义》卷之十二："灯心草陕西亦有。蒸熟，乾则拆取中心穰然灯者，是谓之熟草。又有不蒸，但生乾剥取者，为生草。入药宜用生草。"[12]76

《太平惠民和剂局方》卷之五"治诸虚"："何首乌丸……如此重重铺，令药、豆俱尽，安于釜上蒸之，令豆熟为度。去黑豆，取药曝干，又换豆蒸之，如此三遍，去豆取药，候干为末，蒸枣肉和丸，如梧桐子大。"[13]45

《保婴全方》卷第十八："大黄本法清酒洗，或令于饭甑中略蒸过，或湿纸裹微煨；杏仁去皮尖；犀角取屑；麦门冬去心秤；半夏汤浸七次；鳖甲剥洗净醋煮。生地黄如无只用干地黄，每干地黄五两当生地黄一斤，芒硝如无可用朴硝。"[14]224

《儒门事亲·诸风疾证》："不老丹……何首

乌 2 斤 (米泔水浸软,竹刀子刮去皮,切作片子,用瓦甑蒸。先铺黑豆 3 升,干枣 2 升,上放何首乌;上更铺枣 2 升,黑豆 3 升,用炊单复着上,用盆合定,候豆枣香熟,取出,不用枣豆),地骨皮(去粗皮)2 斤。"[15]335

《本草蒙筌》卷之一"草部上":"干生地黄 无毒。秋深汁降,根实采收。日干者平,火干者温,蒸干者温补,生干者平宜。"[16]34

《本草纲目》第十六卷"草之五":"熟地黄……近时造法:近时造法,拣职沉水肥大者,以好酒入缩砂仁末在内,拌匀,柳木甑于瓦锅内蒸令气透,晾干,再以砂仁酒拌蒸晾,如此九蒸九晾乃止。盖地黄性泥,得砂仁之香而窜,合和五脏冲和之气,归缩丹田故也。"[17]538

《本草备要·药性总义》:"凡药火制四,煅、煨、炙、炒也;水制三,浸、泡、洗也;水火共制二,蒸、煮也。"[18]0

《修事指南·炮制论下》:"煅者去坚性,煨者去燥性,炙者取中和之性,炒者取芳香之性,浸煮去燥烈之性,蒸者取味足。"[19]3

《本草述钩元》卷十"毒草部":"常山……蒸法得法。"[20]278

《中药学》(凌一揆):"蒸是利用水蒸气或隔水加热药物的方法。"[22]7

《中药学》(雷载权):"蒸是利用水蒸气或隔水加热药物的方法。"[21]12

《中国医学百科全书·中医学》:"蒸法……将药物或加拌辅料的药物置适宜容器内,用水蒸气或隔水加热的方法称蒸法。"[33]962

《中医辞海》:"蒸……中医术语。中药炮制法之一。将药物隔水蒸熟,以便于制剂。如茯苓、厚朴蒸后易于切片。"[24]284

《中华本草》:"蒸制是将药加热,置适当的容器内,隔水加热或用蒸汽加热的方法。"[27]192

《中医药常用名词术语辞典》:"蒸……属中药水火共制法的一种,是利用水蒸气上升的热力对中药进行加热处理的方法。其不加辅料者为清蒸;加入辅料者称辅料蒸。"[25]409

《中医大辞典》:"蒸是中药炮制法之一。将药物隔水蒸熟,以便于制剂。"[23]1818

《中医药学名词》:"蒸制是将净药材或切制品置蒸笼中,于开水锅上加热至规定温度时,取出,干燥的炮制方法。分清蒸和加辅料蒸两种。"[30]137

《中药学》(高学敏):"蒸法是以水蒸气或附加成分将药物蒸熟的加工方法。"[31]20

《中药学》(施毅):"蒸法是将净选或切制后的药物加辅料(酒、醋、药汁等)或不加辅料装入蒸制容器内隔水加热至一定程度的方法称为蒸法。"[32]1009

《中国中医药学主题词表》:"蒸制,属水火共制,利用水蒸气制药物,使之熟透的加工方法。"[29]Ⅱ-1280

《中药炮制学》(龚千锋):"蒸制是利用水蒸气加热药物的方法,加辅料蒸制时间较长,主要在于改变药物性味,产生新的功能,扩大临床适用范围。"[28]290

《中华人民共和国药典》:"蒸是取净药材,照各品种项下的规定,加入液体辅料拌匀(清蒸除外),置适宜的容器内,加热蒸透或至规定程度时,取出,干燥。"[26]21

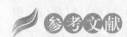

参考文献

[1]　[汉代]佚名.五十二病方[M].北京:文物出版社,1979:40.

[2]　[汉]未著撰人.神农本草经[M].[清]孙星衍,孙冯翼辑本.北京:人民卫生出版社,1955:69.

[3]　[东汉]张仲景.伤寒论[M].北京:人民卫生出版社,2005:94.

[4]　[三国]吴普.吴普本草[M].北京:人民卫生出版社,1987:68.

[5]　[晋]葛洪.肘后备急方[M].北京:人民卫生出版社,1956:20.

[6]　[南北朝]陶弘景.本草集经注[M].北京:人民卫生出版社,1994:195.

[7]　[南北朝]雷敩.雷公炮炙论[M].上海:上海中医学院出版社,1986:25.

[8]　[唐]孙思邈.备急千金要方[M].高文柱,沈澍农校

注.北京:华夏出版社,2008:488.

[9] [唐]苏敬,等.新修本草[M].合肥:安徽科学技术出版社,1981:37.

[10] [唐]孙思邈.千金翼方[M].沈阳:辽宁科学技术出版社,1997:137.

[11] [宋]唐慎微.尚志钧,等校点.重修政和经史证类备急本草[M].北京:华夏出版社,1993:268,403.

[12] [宋]寇宗奭.本草衍义[M].颜正华,等点校.北京:人民卫生出版社,1990:76.

[13] [宋]陈承,等.太平惠民和剂局方[M].彭建中,魏富有点校.沈阳:辽宁科学技术出版社,1997:45.

[14] [宋]郑端友.保婴全方[M].吴童校注.北京:中国中医药出版社,2016:224.

[15] [金]张子和.儒门事亲[M].刘更生点校.天津:天津科学技术出版社,2000:335.

[16] [明]陈嘉谟.本草蒙筌[M].北京:中医古籍出版社,2009:34.

[17] [明]李时珍.本草纲目[M].北京:人民卫生出版社,1982:538.

[18] [清]汪昂.本草备要[M].陈婷校注.北京:中国医药科技出版社,2012:0.

[19] [清]张睿.《修事指南》释义[M].张志国,曹臣.太原:山西科学技术出版社,2014:3.

[20] [清]杨时泰.本草述钩元[M].上海:上海科学技术出版社,1958:278.

[21] 雷载权.中药学[M].上海:上海科学技术出版社,1994:12.

[22] 凌一揆.中药学[M].上海:上海科学技术出版社,1984:7.

[23] 李经纬,余瀛鳌,蔡景峰,等.中医大辞典[M].北京:人民卫生出版社,2004:1818.

[24] 袁钟,图娅,彭泽邦,等.中医辞海:下册[M].北京:中国医药科技出版社,1999:284.

[25] 李振吉.中医药常用名词术语辞典[M].北京:中国中医药出版社,2001:409.

[26] 国家药典委员会.中华人民共和国药典:一部[M].北京:中国医药科技出版社,2015:附录20,附录21.

[27] 国家中医药管理局中华本草编委会.中华本草:第一册[M].上海:上海科学技术出版社,1999:192.

[28] 龚千锋.中药炮制学[M].北京:中国中医药出版社,2012:290.

[29] 吴兰成.中国中医药学主题词表[M].北京:中医古籍出版社,2008:Ⅱ-1280.

[30] 中医药学名词审定委员会.中医药学名词[M].北京:科学出版社,2005:137.

[31] 高学敏.中药学[M].北京:中国中医药出版社,2005:20.

[32] 施毅.中药学[M].北京:中医古籍出版社,2006:1009.

[33] 《中医学》编辑委员会.中医学:中[M]//钱信忠.中国医学百科全书.上海:上海科学技术出版社,1997:962.

(焦河玲)

3 • 049

煨 法

wēi fǎ

一、规范名

【中文名】煨法。

【英文名】roasting。

【注释】将中药材净制或切制品,以规定的辅料包裹或隔层分放,或与麦麸同置炒制容器内,加热至规定程度时,取出,放凉的炮制方法。

二、定名依据

"煨法"作为炮制技术概念的正名始于现代文献,虽此前术语"炮"(《雷公炮炙论》)与本概念内涵基本一致,但现代沿用较少,汉代华佗的《中藏经》提出"煨"一词,其后历代医书和本草著作中大多沿用,如:唐代《备急千金要方》;宋代《证类本草》《本草图经》《本草衍义》;明代《本草纲目》《本草品汇精要》;清代《鲁府禁方》《本草征要》等,说明"煨"作为概念术语已得到广泛使用。

现代文献有的以"煨"为概念正名,有的以"煨制"为正名,有的以"煨法"为正名,但"煨""煨制"为动词,而本概念为名词,所以将名词词性的"煨法"作为正名更能准确表达本概念的科学内涵和本质属性,符合术语定名的科学性原

221

则。现代相关著作如《中药学》《中药炮制学》等均以"煨法"作为规范名，说明"煨法"作为概念的规范名已基本成为共识。

三、同义词

【曾称】炮（《雷公炮炙论》）；煨制（《中国中医药学主题词表》）；煨（《中医大辞典》）。

四、源流考释

有关"煨"的加工方法出现的比较早，如《礼记·内则》："涂之以谨（墐）涂，炮之。"[1]1131 与本概念的内涵基本一致。

"煨"作为炮制技术概念的记载始见于汉代华佗的《中藏经》卷第五："大黄湿纸裹煨，硇砂，三棱湿纸裹煨。"[2]73 南北朝时期的《雷公炮炙论》卷三："肉豆蔻……凡使，须以糯米作粉，使热汤搜裹豆蔻，于塘灰中炮。"[3]55 虽没有出现"煨"一词，也是本概念的具体应用。

自《中藏经》出现"煨"这一名词后，历代医书和本草均有沿用。如唐代孙思邈《备急千金要方》卷二十二："以毛杂黄土作泥，泥指上，浓五分，纳灰中煨之，令热可忍，泥干即易，不过数度瘥。"[4]19《仙授理伤续断秘方·方论》："川乌1斤7两（火煨坼）。"[5]9《本草图经·草部中品之下卷第七》："蓬莪术，此物极坚硬难捣治，用时，热灰火中煨令透熟。"[6]6 宋代的《证类本草》卷第六："生地黄细锉……一云以纸裹微灰火中煨之用，良。"[7]101《圣济总录》卷九"膈气门"："丁香丸……槟榔微煨一枚。"[8]88《本草衍义》卷十五："诃黎勒……气虚人亦宜，缓缓煨熟，少服。"[9]102《汤液本草》卷之二："大黄须煨，恐寒则损胃气。"[10]88 卷之三"草部·草豆蔻"："面包煨熟，去面用。"[10]89《保婴全方》卷第十八："大黄本法清酒洗，或令于饭甑中略蒸过，或湿纸裹微煨。"[11]224 虽然不同时期"煨"的药物不同，方法各异，但均以"煨"作为本概念正名。

明清时期，炮制理论日渐变得成熟，炮制技术的应用范围也日益扩大，论述或记载有关炮制方法的专著越来越多，"煨法"也被普遍运用于中药炮制和疾病治疗，如明代刘文泰的《本草品汇精要·续集》卷之一"玉石部·银朱"："（心鉴方）乳香煨。"[12]3《本草纲目》第八卷"金石之一·铅丹"："每枣子一枚，去核，包一丸，纸裹煨熟食之。"[13]27 并且炮制用包裹的材料除了外层用到的纸、面以外，还出现了鸡蛋、莱菔（萝卜）等，如：明代龚廷贤《鲁府禁方》："以鸡子一个去顶入米，搅匀，纸糊顶口。外用纸裹，塘灰火煨熟，嚼吃"[14]21；明代李中梓《本草征要》："硫黄……用莱菔剜空，入硫合定，糠火煨熟。"[15]32

可见，明清时期，煨法不仅在中药炮制中使用的较多，其炮制方式也更为完善，但均是以具体药物炮制方法的形式出现，其概念正名则以"煨"多见。

现代相关中药学著作对本概念正名没有完全统一，如：《中医大辞典》[16]1871《中医辞海》[17]368《中药学》[18]8《中医药常用名词术语辞典》[19]419《中华人民共和国药典》（2015 版）[20]15 以"煨"作为正名；《中国中医药学主题词表》[21]Ⅱ-918《中华本草》[22]192《中医药学名词》[23]137 以"煨制"作为正名；而全国普通高等教育中医药类规划教材《中药炮制学》[24]129《中药学》（雷载权）[25]12、《中药学》（高学敏）[26]18 则以"煨法"作为概念正名。

总之，"炮"是《雷公炮炙论》中对本概念的称谓，"煨"一词由《中藏经》提出后，为历代医书和本草书籍所沿用，"煨法"则更能准确表达概念的科学内涵和本质属性。

五、文献辑录

《礼记·内则》："涂之以谨（墐）涂，炮之。"[1]1131

《中藏经》卷第五："大黄湿纸裹煨，硇砂，三棱湿纸裹煨，乘热细切，干漆炒直至烟尽，巴豆去皮出油，各一两，醋一升，熬成膏，入药如后。"[2]73

《雷公炮制论》卷三："肉豆蔻……凡使，须以糯米作粉，使热汤搜裹豆蔻，于塘灰中炮。"[3]55

《备急千金要方》卷二十二："以毛杂黄土作泥，泥指上，浓五分，纳灰中煨之，令热可忍，泥干即易，不过数度瘥。"[4]19

《仙授理伤续断秘方·方论》："赤敛 1 斤（即何首乌，焙干），川乌 1 斤 7 两（火煨坼），天南星 1 斤（焙），芍药 1 斤（焙），土当归 10 两（焙），骨碎补 1 斤（姜制，焙），牛膝 10 两（酒浸，焙），细辛 8 两（去苗叶，焙），赤小豆 2 升（焙），自然铜 4 两（煅存性），青桑炭 5 斤（煅，醋淬）。欠此 1 味亦可。其上俱要制焙后，方秤斤两）。"[5]9

《本草图经·草部中品之下卷第七》："蓬莪术 此物极坚硬难捣治，用时，热灰火中煨令透熟，乘热入臼中捣之，即碎如粉。古方不见用者。今医家治积聚诸气为最要之药，与京三棱同用之，良。妇人药中亦多使。"[6]6

《证类本草》卷第六"干地黄"："生地黄细锉，绵裹着齿上咂之，渍齿根，日三、四，并咽之。十日，大佳。肘后方：治耳中常鸣。生地黄截塞耳，数易之，以瘥为度。一云以纸裹微灰火中煨之用，良。"[7]101

《圣济总录》卷九"膈气门"："丁香丸……治膈气呕逆不下食，壅闷恶心。丁香二十一枚，木瓜木香一两，槟榔微煨一枚，肉豆蔻一枚，青皮去白，炒，七枚，半夏姜炒，一分共末，入蜜杵丸梧子大，姜汤下廿丸。"[8]88

《本草衍义》卷十五"诃黎勒"："气虚人亦宜，缓缓煨熟，少服。此物虽涩肠，而又泄气，盖其味苦涩。"[9]102

《汤液本草》卷之二："黄芩、黄连、黄柏、知母，病在头面及手梢皮肤者，须用酒炒之。借酒力以上腾也。咽之下、脐之上，须酒洗之。在下生用。大凡生升、熟降。大黄须煨，恐寒则损胃气。"[10]88

卷之三"草部·草豆蔻"："《象》云：治风寒客邪在胃口之上，善去脾胃客寒，心与胃痛。面包煨熟，去面用。"[10]89

《保婴全方》卷第十八："大黄本法清酒洗，或令于饭甑中略蒸过，或湿纸裹微煨。"[11]224

《本草品汇精要·续集》卷之一"玉石部·银朱"："(心鉴方)治小儿内钓多啼，银朱五分，乳香煨，蒜各一钱，为末研丸，黍米大，半岁五丸薄荷汤下。"[12]3

《本草纲目》第八卷"金石之一·铅丹"："每枣子一枚，去核，包一丸，纸裹煨熟食之。"[13]27

《鲁府禁方》第二卷："用芫花根为末，每用一、二分，三岁用三分，以鸡子一个去顶入米，搅匀，纸糊顶口。外用纸裹，塘灰火煨熟，嚼吃。"[14]21

《本草征要》第四卷："硫黄 味酸，性大热，有毒。入心、肾二经。畏细辛、朴硝、铁、醋，用莱菔剜空，入硫合定，糠火煨熟，紫背浮萍同煮，皂角汤淘去黑浆。"[15]32

《中药学》（凌一揆）："煨：利用湿面粉或湿纸包裹药物，置热灰中加热至面或纸焦黑为度，可减轻药物的烈性和副作用，如煨生姜、煨甘遂、煨肉豆蔻等。"[18]8

《中药炮制学》："将药物用湿面或湿纸包裹，置于热火灰中或用吸油纸与药物隔层分放进行加热的方法称为煨法。"[24]129

《中药学》（雷载权）："将药材包裹于湿面粉、湿纸中，放入热火灰中加热，或用草纸与饮片隔层分放加热的方法，称为煨法。"[25]12

《中医辞海》："煨……基础理论名词。中药炮制法之一。将药材用湿润面粉包裹，在炒热的滑石粉锅内煨至外皮焦黄色为度；或层层隔纸加热，以除去部分油质。如煨木香等。"[17]368

《中华本草》："煨制是将药物包裹一层吸附油质的辅料（纸浆或湿面块），埋于加热的滑石粉中煨烫或直接拌炒至所需程度时，筛去滑石粉，剥去包裹层，切片或捣碎，如煨肉豆蔻、煨诃子等。或取未干燥药物铺摊吸油纸上，层层隔纸，上下用平板夹住，捆扎结实，加热除去部分油质，如煨木香。煨制的目的是除去药物中部分挥发性及刺激性成分，缓和药性或降低副反应。"[22]192

《中医药常用名词术语辞典》："煨……指在

带火的灰里把东西慢慢烧熟。现凡将中药直接放在加热中麦麸中；或用湿面、湿纸包裹，置于加热的滑石粉或沙中；或用纸将药物隔层分放加热至所需程度的方法，都称之为'煨'。"[19]419

《中药学》(高学敏)："将药物用湿面或湿纸包裹，置于热火灰中或用吸油纸与药物隔层分开进行加热的方法称为煨法。"[26]18

《中医大辞典》："煨……中药炮制法之一。将药材用湿润面粉包裹，在炒热的滑石粉锅内煨至外皮焦黄色为度；或层层隔纸加热，以除去部分油分。"[16]1871

《中医药学名词》："煨[制]：将净药材或切制品外包裹一层能吸附油质如湿润的面粉或纸浆等辅料，再埋入加热的滑石粉煨烫，或将切制品层层隔纸加热烘煨的炮制方法。"[23]137

《中国中医药学主题词表》："煨制……将药物用湿面或湿纸包裹，置于加热的滑石粉中，或将药物直接置于加热的麦麸中，或将药物铺摊吸油纸上，层层隔纸加热，以除去部分油质。"[21]Ⅱ-918

《中华人民共和国药典》(2015 版)："煨：取净药材用湿面或湿纸包裹，或用吸油纸均匀地隔层分放，进行加热处理，或将药材埋入麸皮中，用文火炒至规定程度取出，放凉。"[20]15

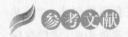 参考文献

[1] [汉]戴圣.礼记[M].辽宁：辽宁教育出版社,1986：1131.

[2] [汉]华佗.中藏经[M].农汉才点校.北京：学苑出版社,2007：73.

[3] [南北朝]雷敩.雷公炮炙论[M].上海：上海中医学院出版社,1986：55.

[4] [唐]孙思邈.备急千金要方[M].北京：人民卫生出版社,1982：19.

[5] [唐]兰道人.仙授理伤续断秘方[M].北京：人民卫生出版社,1957：9.

[6] [宋]苏颂.本草图经[M].尚志钧辑校.合肥：安徽科学技术出版社,1994：6.

[7] [宋]唐慎微.证类本草[M].北京：人民卫生出版社,1957：101.

[8] [宋]赵佶敕.圣济总录精华本[M].[清]程林纂辑,余瀛鳌,等编选.北京：科学出版社,1998：88.

[9] [宋]寇宗奭.本草衍义[M].颜正华,等点校.北京：人民卫生出版社,1990：102.

[10] [元]王好古.汤液本草[M].北京：人民卫生出版社,1987：88,89.

[11] [宋]郑端友.保婴全方[M].吴童校注.北京：中国中医药出版社,2016：224.

[12] [明]刘文泰.本草品汇精要[M].北京：人民卫生出版社,1982：3.

[13] [明]李时珍.本草纲目[M].北京：人民卫生出版社,1982：27.

[14] [明]龚廷贤.鲁府禁方[M].北京：中医古籍出版社,1991：21.

[15] [明]李中梓.本草征要[M].北京：中国中医药出版社,1999：32.

[16] 李经纬,余瀛鳌,蔡景峰,等.中医大辞典[M].北京：人民卫生出版社,2004：1871.

[17] 袁钟,图娅,彭泽邦,等.中医辞海：下册[M].北京：中国医药科学技术出版社,1999：368.

[18] 凌一揆.中药学[M].上海：上海科学技术出版社,1984：8.

[19] 李振吉.中医药常用名词术语辞典[M].北京：中国中医药出版社,2001：419.

[20] 国家药典委员会.中华人民共和国药典：一部[M].北京：中国医药科技出版社,2015：15.

[21] 吴兰成.中国中医药学主题词表[M].北京：中医古籍出版社,2008：Ⅱ-918.

[22] 国家中医药管理局《中华本草》编委会.中华本草：第一册[M].上海：上海科学技术出版社,1999：192.

[23] 中医药学名词审定委员会.中医药学名词[M].北京：科学出版社,2005：137.

[24] 成都中医学院.中药炮制学[M].上海：上海科学技术出版社,1980：129.

[25] 雷载权.中药学[M].上海：上海科学技术出版社,1995：12.

[26] 高学敏.中药学[M].北京：中国中医药出版社,2002：18.

（焦河玲）

煅 法

duàn fǎ

一、规范名

【汉文名】煅法。

【英文名】calcining。

【注释】将中药材净制品置耐火的容器内或直接置于无烟炉火（或煅药炉）上高温烧煅，使其烈性降低、质地酥脆、易于粉碎的炮制方法。

二、定名依据

"煅法"作为中药材炮制方法的名称，最早见于现代文献。虽此前术语"段""炼""熬""烧"（分别见于《五十二病方》《神农本草经》《伤寒论》《金匮要略》等）与本术语概念基本相同，但在现代沿用的较少，其后历代医书和本草著作中大多以"煅""烧"作为本概念正名，如晋时期的《肘后备急方》，南北朝时期的《雷公炮炙论》，唐代的《备急千金要方》《新修本草》《千金翼方》，宋代的《证类本草》《本草衍义》等。明代以后本概念多以"煅"正名，并对煅的方法、目的、作用等进行了探讨和总结，如明代《本草蒙筌》《本草纲目》《炮炙大法》，清代的《修事指南》等。

现代医学文献有的以"煅制"为正名，有的以"煅"为正名，有的以"明煅法""明煅"为正名，有的以"煅法"为正名，但"煅制""煅"为动词，"明煅法""明煅"则不足以本概念的内涵，所以将名词词性的"煅法"作为概念正名更能准确表达出本概念的本质属性和科学内涵，符合术语定名的科学性原则。现代相关著作，如《中药炮制学》和《中国医学百科全书·中医学》《中国中医药学术语集成·中药学》《中药学基本术语》等均以"煅法"作为规范名，说明"煅法"作为概

念的规范正名已基本成为共识。

三、同义词

【曾称】"段"（《五十二病方》）；"炼"（《神农本草经》）；"熬"（《伤寒论》）；"烧"（《金匮要略》）；"煅"（《中医辞海》）；"明煅法"（《中药炮制学》）；"明煅"（《中华人民共和国药典》）。

四、源流考释

"煅法"多用于矿石类药物的炮制，"煅"的概念出现较早，我国现存最早的医方书《五十二病方》就有多处有关煅法的记载，如"牝痔"篇曰："（燔）炭其中，段骆阮少半斗，布炭上。"[1]88 "去人马疣方"篇又曰："取段铁者灰。"[1]90 这里的"段"与本概念的内涵基本一致。

秦汉时期对本概念的应用也多有记载，但其名称多有不一，如《素问·刺法论》卷第二十一："用火二十斤煅之也，七日终，候冷七日取。"[2]175《神农本草经》卷三"中品"："雄黄……炼食之，轻食神仙。"[3]54 "卷四·下品"："贝子……烧用之良。"[3]58《伤寒论·辨太阳病脉证并治》卷第四："柴胡桂枝干姜汤……牡蛎二两，熬，甘草二两，炙。"[4]59《金匮要略》卷中"惊悸吐衄下血胸满瘀血病脉证治"："桂枝救逆汤方……牡蛎五两，熬。"[5]61《金匮要略》卷中"黄疸病脉证并治"："硝石矾石散方……硝石矾石烧。"[5]61 以上文献摘录显示，中医四大经典中均有有关本概念的记载，说明"煅"作为矿石类药材的炮制方法在古代已广泛应用，但其名词形式则以"炼""烧""煅""熬"被记载。

魏晋南北朝至唐代，记载本概念相关医书和本草著作很多，但其名词形式多以"炼""烧""煅"等呈现，如晋代葛洪《肘后备急方·治卒发

黄疸诸黄病》中："又方，烧乱发，服一钱匕，日三服。"[6]115《雷公炮制论》上卷："消石……煅令通赤。"[7]5《本草经集注》中："玉石三品……强烧之，紫青烟起，仍成灰。"[8]46 唐代《备急千金要方》卷第二十三"治漏"："治漏方：煅落铁屑……治下筛。"[9]415《新修本草》卷第三"玉石等部上品"："炼之白如银。"[10]94"卷第十八""菜"："又云取羊角、马蹄烧作灰。"[10]457《千金翼方》卷第二"玉石部下品"："煅灶灰：主癥瘕坚积，去邪恶气。"[11]16《仙授理伤续断秘方·方论》："自然铜4两（煅存性）。"[12]9 等，说明宋以前对本概念的正名仍未完全统一。

宋金元时期，随着医学的发展，炮制经验的丰富和炮制技术广泛使用，使得炮制术语也逐渐统一起来，此时期的医学和本草著作对本概念的正名大多以"煅"来记载，其他名词形式已很少应用。如宋代苏颂的《本草图经》卷上"自然铜"："自然铜用多须煅。"[13]3 宋代《证类本草》卷第三："煅云母粉以清水调服之。"[14]69《本草衍义》卷之五："铁华粉铁粉，以上二等，烧煅取。"[15]33《本草衍义》卷之九："芍药根白者、白矾各半两，矾烧枯别研。"[15]60《太平惠民和剂局方》卷之一"治诸风"："石膏煅烂研。"[16]10 卷之六"治积热"："砒霜醋煮煅。"[16]68 但对"煅"的作用、目的却少有提及。

明清时期随着医学的发展，炮制理论和技术也不断进步，对"煅"的作用、目的、方法等进行了探索和总结，在描述本概念时则均以"煅"作为正名，如明代医书徐用诚的《本草发挥》："白马胫骨，丹溪云：白马胫骨，煅过用，性甘性寒。"[17]117 陈嘉谟的《本草蒙筌·总论》："火制四：有煅、有炮、有炙、有炒之不同。"[18]13 卷之八"石部"："花蕊石……得之煅研粉霜，治诸血证神效。"[18]322 "一名青盐，煅白才妙。益气去气蛊，明目却目疼。止吐衄血可加，坚筋骨节堪人。"[18]336《本草纲目》第九卷"金石之三"："石膏近人因其性寒，火煅过用，或糖拌炒过，则不妨脾胃。"[19]281《外科正宗》卷之三"痔疮论第三

十"："予疗此症，药味数晶，从火煅炼，性即纯和，百试百验，此方法由来异矣。"[20]162《炮制大法》"虫鱼部"："牡蛎……左顾者良。东流水入盐一两，煮一伏时后，入火中烧，令通赤。"[21]215 清代王昂的《本草备要·药性总义》："凡药火制四，煅、煨、炙、炒也。"[22]1 特别是清代的《修事指南》，专门记载了"煅"的作用，其"炮制论下"曰："煅者去坚性。"[23]3

现代相关医学书籍对本概念的应用仍未完全统一，出现的名词有"煅制""煅""明煅法""明煅"或"煅法"等，如：《中医药学名词》[24]137《中华本草》[25]191《中国中医药学主题词表》[26]II-187 以"煅制"作为正名；《中药学》（凌一揆）[27]7、《中药学》（雷载权）[28]12《中药学》（高学敏）[29]19、《中药方剂学》[30]14《中药学讲稿》[31]22《中国药材学》[32]68《中药学图表解》[33]14《WHO 西太平洋地区传统医学名词术语国际标准》[34]256 以"煅"作为正名；《中药炮制学》（叶定江）[35]72 和《中华人民共和国药典》（2015 版）[36]20 分别以"明煅法""明煅"为正名；而《中药炮制学》[37]245《中国医学百科全书·中医学》[38]962《中国中医药学术语集成·中药学》[39]998《中药学基本术语》[40]13 则以"煅法"作为概念正名。

总之，"炼""烧""熬"等名词是汉代以前医书对本概念的称谓，其后逐步统一至"煅"一词，现代医学著作对本概念正名仍未完全统一，"煅法"更能反映概念的内涵和本质属性，因此建议用之。

五、文献辑录

《五十二病方·牝痔》："（燔）炭其中，段（煅：）骆阮少半斗，布炭上。"[1]88

"去人马疣方"："取段（煅）铁者灰。"[1]90

《素问》卷第二十一"刺法论"："小金丹方：辰砂二两，水磨雄黄一两，叶子雌黄一两，紫金半两，同入合中，外固了，地一尺筑地实，不用炉，不须药制，用火二十斤煅之也，七日终，候冷七日取，次日出合子，埋药地中七日，取出顺日

研之三日,炼白沙蜜为丸,如梧桐子大。"[2]175

《神农本草经》卷三"中品":"雄黄,味苦,平。主寒热,鼠瘘,恶疮,疽痔,死肌,杀精物恶鬼,邪气百虫毒,胜五兵。炼食之,轻食神仙。"[3]54

卷四"下品":"贝子,味咸,平。主目翳,鬼疰,蛊毒,腹痛,下血,五癃,利水道。烧用之良。"[3]58

《伤寒论·辨太阳病脉证并治》卷第四:"柴胡桂枝干姜汤 柴胡半斤,桂枝三两,去皮,干姜二两,瓜蒌根四两,黄芩三两,牡蛎二两,熬,甘草二两,炙。"[4]59

《金匮要略》卷中"惊悸吐衄下血胸满瘀血病脉证治":"桂枝救逆汤方……桂枝(三两,去皮),甘草(二两,炙),生姜三两,牡蛎(五两,熬),龙骨四两,大枣十二枚,蜀漆(三两,洗去腥),上为末,以水一斗二升,先煮蜀漆,减二升,内诸药,煮取三升,去滓,温服一升。"[5]61

卷中"黄疸病脉证并治":"硝石矾石散方:硝石矾石烧,等分上二味,为散,以大麦粥汁和服方寸匕,日三服。"[5]61

《肘后备急方·治卒发黄疸诸黄病》:"又方,烧乱发,服一钱匕,日三服。"[6]115

《雷公炮制论》上卷:"消石:凡使,先研如粉,以瓷瓶子于五斤火中,煅令通赤。"[7]5

《本草经集注》:"玉石三品,硝石"篇云:"先时有人得一种物,其色理与朴硝大同小异,朏朏如握盐雪不冰,强烧之,紫青烟起,仍成灰。"[8]46

《备急千金要方·治漏》卷第二十三:"治漏方:煅落铁屑狗颊车连齿骨炙虎粪麂皮合毛烧灰右四味,等分,治下筛。"[9]415

《新修本草》卷第三"玉石等部上品":"炼饵服之。轻身、神仙。炼之白如银。能寒能热。能滑能涩,能辛,能苦,能咸能酸,入地千岁不变,色青自者律,青者伤人,赤者杀人。"[10]94

卷第十八"菜":"又云取羊角、马蹄烧作灰,散于湿地,即生罗勒,俗呼为西王母菜,食之益人。"[10]457

《千金翼方》卷第二"玉石部·下品":"煅灶灰:主癥瘕坚积,去邪恶气。"[11]16

《仙授理伤续断秘方·方论》:"自然铜4两(煅存性),青桑炭5斤(煅,醋淬。欠此1味亦可。其上俱要制焙后,方秤斤两)。"[12]9

《本草图经》卷上"自然铜":"自然铜用多须煅,此乃畏火,不必形色,只此可辨也。"[13]3

《重修政和经史证类备急本草》卷第三:"煅云母粉以清水调服之,看人大小,以意酌量,与之多少服。"[14]69

《本草衍义》卷之五:"铁华粉铁粉,以上二等,烧煅取。"[15]33

卷之九:"芍药根白者、白矾各半两,矾烧枯别研,余为末,同以蜡丸,如梧子大。"[15]60

《太平惠民和剂局方》卷之一"治诸风":"川乌(炮,去皮、脐,尖),防风(去芦、叉),川芎(洗白),僵蚕(去丝、嘴,微炒),荆芥(去梗),石膏(煅,烂,研)。"[16]10

卷之六"治积热":"尖巴豆(去皮,心,膜,出油)各八钱半,黄蜡、朱砂各一两,木鳖半两,白胶香一钱,黄丹二两半,砒霜(醋煮煅)二钱,中上件研为细末,熔胶搜和为圆,如麻子仁大。每服一圆,小儿半圆。"[16]68

《本草发挥》:"白马胫骨,丹溪云:白马胫骨,煅过用,性甘性寒,可代黄芩、黄连,中气不足者用之。"[17]117

《本草蒙筌·总论》:"制造资水火 凡药制造,贵在适中,不及则功效难求,太过则气味反失。火制四:有煅、有炮、有炙、有炒之不同;水制三:或渍、或泡、或洗之弗等。水火共制造者,若蒸、若煮而有二焉。"[18]13

卷之八"石部":"花蕊石因名花蕊,最难求真。得之煅研粉霜,治诸血证神效。"[18]322 "秋石丹可代肌戎盐类石,出自西羌。一名青盐,煅白才妙。益气去气蛊,明目却目疼。止吐衄血可加,坚筋骨节堪人。"[18]336

《本草纲目》第九卷"金石之三":"石膏……近人因其性寒,火煅过用,或糖拌炒过,则不妨脾胃。"[19]281

《外科正宗》卷之三"痔疮论第三十"："予疗此症，药味数晶，从火煅炼，性即纯和，百试百验，此方法由来异矣。"[20]162

《炮制大法》"虫鱼部"："牡蛎……左顾者良。东流水入盐一两，煮一伏时后，入火中烧，令通赤，然后入钵中研如粉用。一法：火煅醋淬七次，研极细，如飞面。"[21]215

《本草备要·药性总义》："凡药火制四，煅、煨、炙、炒也；水制三，浸、泡、洗也；水火共制二，蒸、煮也。"[22]1

《修事指南·炮制论下》："煅者去坚性，煨者去焕性，炙者取中和之性，炒者取芳香之性，浸煮去燥烈之性，蒸者取味足。"[23]3

《中药学》(凌一揆)："煅：将药物用猛火直接或间接煅烧，使质地松脆，易于粉碎，充分发挥疗效。"[27]7

《中药学》(高学敏)："煅：将药物用猛火直接或间接煅烧，使质地松脆，易于粉碎，使于有效成分的煎出，以充分发挥疗效。"[29]19

《中国药材学》："煅：是将药材直接放入无烟炉火中或置于适宜的耐火容器内煅烧。"[32]68

《中国医学百科全书·中医学》中医学："煅法将药物直接放入无烟炉火中，或置于适宜的耐火容器内煅烧的方法称为煅法。"[38]962

《中药学》(雷载权)："煅：将药材用猛火直接或间接煅烧，使质地松脆，易于粉碎，充分发挥疗效。"[28]12

《中药炮制学》(叶定江)："明煅法，取净药材，砸成小块，置无烟炉火上或适宜的容器内煅至酥脆红透，取出，放凉，碾碎。"[35]72

《中华本草》："煅制……是将药物直接放于无烟炉火中或适当的耐火容器内煅烧的一种方法。"[25]191

《中医药学名词》："煅[制]将净药材置耐火的容器内或直接安置无烟炉火(或煅药炉)上高温烧煅，使其烈性降低、质地酥脆、易于粉碎的炮制方法。"[24]137

《中药学图表解》："煅：将药物用猛火直接或间接煅烧。"[33]14

《中国中医药学术语集成·中药学》："煅法定义：是将药物直接放于无烟炉火中或适当的耐火容器内煅烧的方法。"[39]998

《中国中医药学主题词表》："煅制……药物直接放于无烟炉火中或适当的耐火容器内煅烧的一种方法。"[26]II-187

《WHO西太平洋地区传统医学名词术语国际标准》："煅 burn a medicinal on a fire to make it crispy, easy to crush."[34]256

《中药学讲稿》："煅：将药物用强火煅烧，使质地改变性质，便于煎出成分，发挥疗效。"[31]22

《中药方剂学》："煅：煅，将药材用猛火直接或间接煅烧，使质地松脆，易于粉碎，充分发挥疗效。"[30]14

《中药炮制学》(龚千锋)："将药物直接放于无烟炉火中或适当的耐火容器内煅烧的一种方法，称为煅法。"[37]245

《中华人民共和国药典》："明煅……取净药材，砸成小块，置无烟的炉火上或置适宜的容器内，煅至酥脆或红透时，取出，放凉，碾碎。"[36]20

《中药学基本术语》："煅法 calcining 将中药材净制品置耐火的容器内或直接置于无烟炉火(或煅药炉)上高温烧煅，使其烈性降低，质地酥脆，易于粉碎的炮制方法。"[40]13

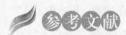

参考文献

［1］［战国］未著撰者.五十二病方[M].马王堆汉墓帛书整理小组编.北京：文物出版社,1979：88,90.

［2］［汉］未著撰人.黄帝内经[M].杨永杰,龚树全.北京：线装书局,2009：175.

［3］［汉］未著撰人.神农本草经[M].[清]孙星衍,孙冯翼辑本.北京：人民卫生出版社,1955：54,58.

［4］［东汉］张仲景.伤寒论[M].北京：人民卫生出版社,2005：59.

［5］［东汉］张仲景.金匮要略[M].北京：人民卫生出版社,2005：61.

［6］［晋］葛洪.肘后急备方[M].王均宁点校.天津：天津科学技术出版社,2005：115.

［7］［南北朝］雷敩.雷公炮炙论[M].上海：上海中医学

院出版社,1986:5.

[8] [南北朝]陶弘景.本草经集注[M].北京:人民卫生出版社,1994:46.

[9] [唐]孙思邈.备急千金要方[M].高文柱,沈澍农校注.北京:华夏出版社,2008:415.

[10] [唐]苏敬,等.新修本草(辑复本)[M].合肥:安徽科学技术出版社,1981:94,457.

[11] [唐]孙思邈.千金翼方[M].沈阳:辽宁科学技术出版社,1997:16.

[12] [唐]兰道人.仙授理伤续断秘方[M].北京:人民卫生出版社,1957:9.

[13] [宋]苏颂.本草图经[M].合肥:安徽科学技术出版社,1994:3.

[14] [宋]唐慎微.重修政和经史证类备急本草[M].尚志钧,等校点.北京:华夏出版社,1993:69.

[15] [宋]寇宗奭.本草衍义[M].颜正华,等点校.北京:人民卫生出版社,1990:33,60.

[16] [宋]陈承,等.太平惠民和剂局方[M].彭建中,魏富有点校.沈阳:辽宁科学技术出版社,1997:10,68.

[17] [明]徐用诚.本草发挥[M]//纪昀.景印文渊阁四库全书:第764册.北京:中医古籍出版社,1986:117.

[18] [明]陈嘉谟.本草蒙筌[M].北京:中医古籍出版社,2009:13,322,336.

[19] [明]李时珍.本草纲目[M].北京:人民卫生出版社,1982:281.

[20] [明]陈实功.外科正宗[M].吴少祯,等点校.北京:中国中医药出版社,2002:162.

[21] [明]缪希雍.炮炙大法[M].太原:山西科学技术出版社,2009:215.

[22] [清]汪昂.本草备要[M].陈婷校注.北京:中国医药科技出版社,2012:1.

[23] [清]张睿.《修事指南》释义[M].张志国,曹臣.太原:山西科学技术出版社,2014:3.

[24] 中医药学名词审定委员会.中医药学名词[M].北京:科学出版社,2005:137.

[25] 国家中医药管理局中华本草编委会.中华本草:第一册[M].上海:上海科学技术出版社,1999:191.

[26] 吴兰成.中国中医药学主题词表[M].北京:中医古籍出版社,2008:Ⅱ-187.

[27] 凌一揆.中药学[M].上海:上海科学技术出版社,1984:7.

[28] 雷载权.中药学[M].上海:上海科学技术出版社,1998:12.

[29] 高学敏.中药学[M].北京:中国中医药出版社,1988:19.

[30] 李铁男.中药方剂学[M].北京:人民卫生出版社,2010:14.

[31] 张廷模.中药学讲稿[M].北京:人民卫生出版社,2010:22.

[32] 徐国均等.中国药材学[M].北京:中国医药科技出版社,1996:68.

[33] 钟赣生.中药学图表解[M].北京:人民卫生出版社,2005:14.

[34] 世界卫生组织(西太平洋地区).WHO西太平洋地区传统医学名词术语国际标准[M].北京:北京大学医学出版社,2009:256.

[35] 叶定江,张世臣,吴皓.中药炮制学[M].北京:人民卫生出版社,1999:72.

[36] 国家药典委员会.中华人民共和国药典:一部[M].北京:中国医药科技出版社,2015:20.

[37] 龚千锋.中药炮制学[M].北京:中国中医药出版社,2012:245.

[38] 《中医学》编辑委员会.中医学[M]//钱信忠.中国医学百科全书.上海:上海科学技术出版社,1997:962.

[39] 施毅.中药学[M]//曹洪欣,刘保延.中国中医药学术集成.北京:中医古籍出版社,2006:998.

[40] 中国中药协会.中药学基本术语[M].北京:中国中医药出版社,2015:13.

(焦河玲)

煅 淬

duàn cuì

一、规范名

【中文名】煅淬。

【英文名】calcining and quenching.

【注释】将中药材净制品按明煅的方法煅烧至红透后,迅速投入冷水或规定的液体辅料中骤然冷却淬酥的炮制方法。

二、定名依据

"煅淬"作为中药材传统炮制技术很早就有使用,如汉代医书《五十二病方》,魏晋南北朝时期的《肘后备急方》《雷公炮炙论》,唐代的《备急千金要方》《仙授理伤续断秘方》《日华子本草》等都有相关记载,但概念名称各有不一,先后以"醋淬""酒淬"等名词形式出现,且往往是在描述具体药物时使用。

"煅淬"一词最早见于元代医书《瑞竹堂经验方》,其后医家也有沿用,如明代陈嘉谟的《本草蒙筌》,但大多医书描述本概念时仍应用其他相似名词,如明代的《本草纲目》《外科正宗》《寿世保元》,清代的《本草纲目拾遗》《得配本草》等,出现的名词形式仍有"醋淬""酒淬""童便淬"等,没有统一的概念正名出现。

现代相关医学著作大多以"煅淬"作为规范名,如最新出版的由全国科学技术名词审定委员会审定公布的《中医药学名词》和《中华人民共和国药典》(2015版),辞书类著作《中医大辞典》《中医辞海》《中药辞海》,全国普通高等教育中医药类规划教材《中药炮制学》(叶定江)、《中药炮制学》(龚千锋)、《中药学讲稿》等,以及现代有代表性的中药学著作如《中国药材学》《中药学图表解》等也以"煅淬"作为规范名。也有少数文献以"淬""煅淬法"作为规范名的,但"煅淬"一词更符合术语定名的约定俗成和协调一致、简明性原则,以"煅淬"作为规范名已成为共识。

三、同义词

【曾称】"醋淬"(《仙授理伤续断秘方》);"酒淬"(《备急千金要方》);淬(《中医药常用名词术语辞典》);煅淬法(《中华本草》)。

四、源流考释

"煅淬"是指将中药材净制品按明煅的方法煅烧至红透后,迅速投入冷水或规定的液体辅料中骤然冷却淬酥的炮制方法。对于一些质地坚硬的矿石、贝壳类药材,在煅制后往往需要急速冷却使其容易粉碎,所以本概念在古代已早有使用。如《五十二病方·伤痉》中就有:"裹以布,卒(淬)醇酒中,入即出。"[1]25 的记载,这里的"卒"与本概念内涵基本是一致的。

魏晋南北朝至唐代,诸多医书和本草著作均有本概念应用的记载,但其名词则多有不一,如《肘后备急方·治卒冒反呕哕方》:"又依前火逼干,复淬之。"[2]115《雷公炮炙论》上卷:"白矾凡使……研如粉,于瓷瓶中盛。其瓶盛得三升已来,以六一泥泥,于火畔炙之令干,置研了白矾于瓶内,用五方草、紫背天葵二味自然汁各一镒,旋旋添白矾于中,下火逼令药汁干,用盖子并瓶口。"[3]5 其中详细记载了"煅淬"的方法,但没有具体名词出现。唐代医书《备急千金要方》卷第二"妇人方上":"烧之,淬酒中服。亦治妊娠卒下血。"[4]47《备急千金要方》卷第六上"七窍方上":"烧铜箸头,以醋淬之数过,取醋敷之。"[4]129《仙授理伤续断秘方·方论》:"青桑炭5斤(煅,醋淬)。"[5]9《日华子本草·玉石部上品》卷第二:"紫石英,治痈肿毒等,醋淬,捣为末。"[6]15 说明此时期的概念大多以"淬""淬酒""醋淬"等名词形式出现。

宋金元时期,随着医学水平的提高,炮制技术越来越多,但在本概念应用上,仍沿用古籍,没有统一的名词出现。如《证类本草》卷第四:"车辖无毒。主喉痹及喉中热塞。烧令赤投酒中,及热饮之。"[7]116《本草衍义》卷之五:"入药,须烧赤醋悴。"[8]32《圣济总录》卷二"诸风门":"天南星散方治偏头痛……自然铜烧赤醋淬一两。"[9]27 元代医书《瑞竹堂经验方》中首次出现了"煅淬"一词,其"一诸风门"中记载:"自然铜火煅淬,川椒炒出汗。"[10]13

明清时期,在积累前人经验的基础上,煅淬方法有了很大的进步,关于"煅淬"的作用也有所探讨,但在概念正名方面,只有明代陈嘉谟的《本草蒙筌》沿袭《瑞竹堂经验方》的提法,使用了"煅淬"一词："瓦楞子……火煅淬酽醋三度，研。"[11]392更多医书仍以"醋淬""火煅醋淬""童便淬"对名词来描述本概念，如《本草纲目·石部》第十卷："赭石……今人惟煅赤以醋淬三次或七次，研。"[12]304《外科正宗》卷之三"结毒主治方"："石决明（用九孔大者，煅红，童便内溃之一次）。"[13]205《寿世保元》卷三："鹅管石，火煅，醋淬七次。"[14]56《炮制大法·虫鱼部》："牡蛎……一法：火煅醋淬七次，研极细，如飞面。"[15]215《得配本草》卷一"石部"："凡用炉甘石，以炭火煅红，童便淬，或黄连煎水淬七次，洗净研粉，水飞过，晒干用。"[16]240《本草纲目拾遗·土部》："白朱砂……火醋淬，研细水飞用。"[17]28等。

现代有关著作对本概念的使用仍没有统一正名，如：《中国中医药学主题词表》[18]Ⅱ-187以"煅制"为正名，但其中提到"煅淬"一词；《中医药常用名词术语辞典》[19]364、《中药学》（凌一揆）[20]8以"淬"为正名；《实用中药学》[21]27《中华本草》[22]185分别以"淬法""煅淬法"为正名。但更多医书则以"煅淬"为本概念的正名，如《中医药学名词》[23]137《中华人民共和国药典》（2015版）[24]132《中医大辞典》[25]132《中医辞海》[26]368《中药辞海》[27]143《中药炮制学》[28]137《中药炮制学》（龚千锋）[29]262、《中药学讲稿》[30]6《中国药材学》[31]63《中药学图表解》[32]188等。

总之，本概念的术语演变比较多，从"卒"至"醋淬""酒淬""童便淬"等，到现代医学著作中关于本概念的名称仍然比较多，但"煅淬"作为概念正名已基本成为共识。

五、文献辑录

《五十二病方·伤痉》："治之，嚣盐令黄，取一斗，裹以布，卒（淬）醇酒中，入即出，蔽以市，以熨斗熬则举，适下。"[1]25

《肘后备急方·治卒冒反呕晼方》："用附子一个，最大者，坐于砖上，四面着火，渐逼碎，入生姜自然汁中，又依前火逼干，复淬之，约生姜汁尽，尽半碗许，捣罗为末，用粟米饮下一钱，不

过三服，差。"[2]115

《雷公炮炙论》上卷："白矾……凡使……研如粉，于瓷瓶中盛。其瓶盛得三升已来，以六一泥泥，于火畔炙之令干，置研了白矾于瓶内，用五方草、紫背天葵二味自然汁各一镒，旋旋添白矾于中，下火逼令药汁干，用盖子并瓶口。"[3]5

《备急千金要方》卷第二"妇人方上"："治妊娠胀满方：服秤锤酒良。烧之，淬酒中服。亦治妊娠卒下血。"[4]47

卷第六上"七窍方上"："治䘌虫蚀鼻生疮方：烧铜箸头，以醋淬之数过，取醋敷之。"[4]129

《仙授理伤续断秘方·方论》："赤敛1斤（即何首乌，焙干），川乌1斤7两（火煨坼），天南星1斤（焙），芍药1斤（焙），土当归10两（焙），骨碎补1斤（姜制，焙），牛膝10两（酒浸，焙），细辛8两（去苗叶，焙），赤小豆2升（焙），自然铜4两（煅存性），青桑炭5斤（煅，醋淬。欠此1味亦可。其上俱要制焙后，方秤斤两）。"[5]9

《日华子本草·玉石部上品》卷第二："紫石英，治痈肿毒等，醋淬，捣为末。"[6]15

《证类本草》卷第四："车辖无毒。主喉痹及喉中热塞。烧令赤投酒中，及热饮之。"[7]116

《本草衍义》卷之五："俗谓之熵铁石。养益肾气，补填精髓，肾虚耳聋目昏皆用之。入药，须烧赤醋悴。"[8]32

《圣济总录》卷二"诸风门"："天南星散方治偏头痛。天南星酸浆水煮透心，硬切，曝干一两，菊花三分，自然铜烧赤醋淬一两，防风半两，同菊花自然铜防风三味煮水尽为度，去防风，自然铜不用，只单用菊花、芎䓖一两，五味，除二味不用外，捣罗为细散。每服半钱匕。"[9]27

《瑞竹堂经验方》"一诸风门"："乳香应痛散……胡芦巴，破故纸炒，自然铜火煅淬，川椒炒出汗。"[10]13

《本草蒙筌》卷之八"石部"："瓦楞子……状类瓦屋，故名瓦垄。大如人拳者力优，小若栗子者力少。火煅淬酽醋三度，研。"[11]392

《本草纲目·石部》第十卷："赭石……今人

惟煅赤以醋淬三次或七次,研,水飞过用,取其相制,并为肝经血分引用也。"[12]304

《外科正宗》卷之三"结毒主治方":"结毒紫金丹 龟板 石决明(用九孔大者,煅红,童便内渍之一次),朱砂(明亮者),各末二钱共再碾极细,烂米饭为丸麻子大,每服一钱。"[13]205

《寿世保元》卷三:"鹅管石,火煅,醋淬七次。"[14]56

《炮制大法·虫鱼部》:"牡蛎……左顾者良。东流水入盐一两,煮一伏时后,入火中烧,令通赤,然后入钵中研如粉用。一法:火煅醋淬七次,研极细,如飞面。"[15]215

《得配本草》卷一"石部":"凡用炉甘石,以炭火煅红,童便淬,或黄连煎水淬七次,洗净研粉,水飞过,晒干用。"[16]240

《本草纲目拾遗·土部》:"白朱砂……以其年久无火毒之害,必不得已,用破碎定窑入土过者,火醋淬,研细水飞用。"[17]28

《中药学》(凌一揆):"淬是将药物煅烧红后,迅速投入冷水液体辅料中,使其酥脆的方法。"[20]8

《中药炮制学》(徐楚江):"将药物按明煅法煅烧至红透,趁热投入一定量的淬液或冷水中,骤然冷却,使之疏脆的一种方法称为煅淬。"[28]137

《中国药材学》:"煅淬,将药材煅至红透时,立即投入规定的液体辅料中,骤然冷却,使之酥脆的一种方法。"[31]63

《中药辞海》:"煅淬系药材炮制方法之一。将金石类物用火烧红后,立即投入预先准备好的水或药液中,反复多次,使药物酥松,这种方法叫淬,又叫煅淬。"[27]143

《中医辞海》:"煅淬……基础理论名词。中药炮制方法之一。药物经火煅红后,立即投入水内或醋内,使其质地松脆,易于研碎。"[26]368

《中华本草》:"有些药物煅红后,还要趁炽热投入规定的液体辅料中淬,称煅淬法。"[22]185

《中医药常用名词术语辞典》:"淬亦作焠。

中药炮制。将中药煅烧红后,迅速投入冷水或液体辅料中,使其酥脆,易于粉碎,而且辅料被其吸收,可发挥所需疗效。如醋淬自然铜、鳖甲,黄连煮汁淬炉甘石等。"[19]364

《中医大辞典》:"煅淬,中药炮制法之一。药材经火煅红后,立即投入水内或醋内。"[25]132

《中医药学名词》:"煅淬……将净药材按明煅的方法煅烧至红透后,迅速投入冷水或规定的液体辅料中骤然冷却淬酥的炮制方法。"[23]137

《中药学图表解》:"煅淬,将药物煅烧红后,迅速投入冷水或液体辅料中,使其酥脆。"[32]188

《实用中药学》:"淬法:是将药物煅烧红后,迅速投入冷水或液体辅料中,使其酥脆的方法。"[21]27

《中国中医药学主题词表》:"煅制……属炮制方法。药物直接放于无烟炉火中或适当的耐火容器内煅烧的一种方法,分为煅淬,扣锅煅,明煅。"[18]II-187

《中药学讲稿》:"煅淬,将药物煅红后迅速投入冷水或醋液中,反复多次,使其改变质地与性质。"[30]6

《中药炮制学》(龚千锋):"将药物在高温有氧条件下煅烧至红透后,立即投入规定的液体辅料中骤然冷却的方法称煅淬。"[29]262

《中华人民共和国药典》(2015 版):"煅淬将净药材煅至红透时,立即投入规定的液体辅料中,淬酥(若不酥,可反复煅淬至酥),取出,干燥,打碎或研粉。"[24]132

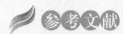 参考文献

[1] [战国] 未著撰者.五十二病方[M].马王堆汉墓帛书整理小组编.北京:文物出版社,1979:25.

[2] [晋] 葛洪原.肘后备急方[M].王均宁点校.天津:天津科学技术出版社,2005:115.

[3] [南北朝] 雷敩.雷公炮炙论[M].上海:上海中医学院出版社,1986:5.

[4] [唐] 孙思邈.备急千金要方[M].高文柱,沈澍农校注.北京:华夏出版社,2008:47,129.

[5] [唐] 兰道人.仙授理伤续断秘方[M].北京:人民卫

生出版社,1957:9.

[6] [唐]日华子.日华子本草[M].合肥:皖南医学院科研处,1983:15.

[7] [宋]唐慎微.重修政和经史证类备急本草[M].尚志钧,等校点.北京:华夏出版社,1993:116.

[8] [宋]寇宗奭.颜正华,等点校.本草衍义[M].北京:人民卫生出版社,1990:32.

[9] [宋]赵佶敕.圣济总录[M].[清]程林纂辑,余瀛鳌,等编选.北京:科学出版社,1998:27.

[10] [元]萨谦齐.重订瑞竹堂经验方[M].北京:人民卫生出版社,1982:13.

[11] [明]陈嘉谟.本草蒙筌[M].北京:中医古籍出版社,2009:392.

[12] [明]李时珍.本草纲目[M].北京:人民卫生出版社,1982:304.

[13] [明]陈实功.外科正宗[M].吴少祯,等点校.北京:中国中医药出版社,2002:205.

[14] [明]龚廷贤.寿世保元[M].上海:上海科学技术出版社,1959:56.

[15] [明]缪希雍.炮炙大法[M].太原:山西科学技术出版社,2009:215.

[16] [清]严西亭,施澹宁,洪缉菴.得配本草[M].北京:科技卫生出版社,1958:240.

[17] [清]赵学敏.本草纲目拾遗[M].漆浩,张瑞贤主编.北京:学苑出版社,1994:28.

[18] 吴兰成.中国中医药学主题词表[M].北京:中医古籍出版社,2008:Ⅱ-187.

[19] 李振吉.中医药常用名词术语辞典[M].北京:中国中医药出版社,2001:364.

[20] 凌一揆.中药学[M].上海:上海科学技术出版社,1984:8.

[21] 高学敏,钟赣生.实用中药学[M].北京:中国中医药出版社,2006:27.

[22] 国家中医药管理局中华本草编委会.中华本草:第一册[M].上海:上海科学技术出版社,1999:185.

[23] 中医药学名词审定委员会.中医药学名词[M].北京:科学出版社,2005:137.

[24] 国家药典委员会.中华人民共和国药典:一部[M].北京:中国医药科技出版社,2015:132.

[25] 李经纬,余瀛鳌,蔡景峰,等.中医大辞典[M].北京:人民卫生出版社,2004:132.

[26] 袁钟,图娅,彭泽邦,等.中医辞海:下册[M].北京:中国医药科学技术出版社,1999:368.

[27] 袁钟,图娅,彭泽邦,等.中药辞海[M].北京:中国医药科技出版社,1997:143.

[28] 徐楚江.中药炮制学[M].上海:上海科学技术出版社,1985:137.

[29] 龚千锋.中药炮制学[M].北京:中国中医药出版社,2012:262.

[30] 张廷模.中药学讲稿[M].北京:人民卫生出版社,2010:6.

[31] 徐国均,等.中国药材学[M].北京:中国医药科技出版社,1996:63.

[32] 钟赣生,等.中药学图表解[M].北京:人民卫生出版社,2005:188.

(焦河玲)

3 · 052

鲜 药

xiān yào

一、规范名

【汉文名】鲜药。

【英文名】fresh medicinals。

【注释】以新鲜采制的植物、动物的药用部分应用的药物。

二、定名依据

"鲜药"作为以新鲜采制的植物、动物的药

用部分应用的药物名称最早见于明代龚廷贤《鲁府禁方》,虽此前文献中尚有用相关术语"生××"来记载鲜药品,但均非概念性术语。

自明代龚廷贤《鲁府禁方》提出"鲜药"之名,其后的著作如明代缪希雍《炮炙大法》,清代陈士铎《洞天奥旨》、程鹏程《急救广生集》、赵晴初《存存斋医话稿》等均以"鲜药"一词作为规范名,并一直沿用至今。

现代已经广泛应用于中医药学文献的标引

和检索的《中国中医药学主题词表》以"鲜药"作为正式主题词。现代有代表性的著作如《外科十三方考》《伤寒解毒疗法》以及辞书类著作《中医大辞典》等也以"鲜药"作为规范名。说明"鲜药"作为以新鲜采制的植物、动物的药用部分应用的药物的规范名已成为共识。

我国 2005 年出版的由全国科学技术名词审定委员会审定公布的《中医药学名词》已以"鲜药"作为规范名。所以"鲜药"作为规范名也符合术语定名的协调一致原则。

三、同义词

未见。

四、源流考释

鲜药的有关记载始见于我国最早医方书《五十二病方》,该书"牝痔"篇曰:"取蔺茎干治二升,取薯萩汁二斗以渍之,以为浆,饮之,病已而已。"[1]89 其中的薯萩(山药)汁的应用,是为目前所知的鲜植物药自然汁疗法的第一个范例,为有关鲜药术语的最早记载。

汉代,我国第一部药学专著《神农本草经》中,述及"干地黄"与"干姜"的条文下均记有"生者尤良",如该书卷二:"干地黄,味甘,寒。主折跌绝筋,伤中,逐血痹,填骨髓,长肌肉,作汤除寒热积聚,除痹;生者尤良。"[2]36 可见,古人所云"生"与"干"相对举,即是指"鲜"而言,"生者"即为"鲜药"。汉代"医圣"张仲景也十分重视鲜药的应用,在其著作《伤寒杂病论》中可以窥见一斑。在《伤寒论》中,生姜泻心汤除了使用干姜外,还重用四两生姜为君,如第 157 条载:"伤寒汗出解之后,胃中不和,心下痞硬,干噫食臭,胁下有水气,腹中雷鸣下利者,生姜泻心汤主之。方二十。生姜(切,四两),甘草(炙,三两),人参(三两),干姜(一两),黄芩(三两),半夏(洗,半升),黄连(一两),大枣(擘,十二枚),右八味,以水一斗,煮取六升,去滓,再煎取三升。"[3]42《金匮要略》中治疗"病如狂状妄行,独语不休,无寒

热,其脉浮"选用防己地黄汤主之。方中地黄的应用也十分考究,如:"防己(一分),桂枝(三分),防风(三分),甘草(一分),右四味,以酒一杯,渍之一宿,绞取汁;生地黄二斤咬咀,蒸之如斗米饭久;以铜器盛其汁,更绞地黄汁,和分再服。"[4]15

唐宋时期的医学,大多沿用《神农本草经》的记载,凡鲜药品常明确记为"生××",如唐代孙思邈《备急千金要方》言:"治五脏热结,吐血、衄血方:伏龙肝(如鸡子一枚),生竹茹(一升),芍药、当归、黄芩、芎、甘草(各二两),生地黄(一斤),上八味,咬咀,以水一斗三升,先煮竹茹,减三升,下药,取二升,分三服。"[5]360 沿用这一记载的还有唐代孙思邈《千金翼方》[6]75,宋代王怀隐《太平圣惠方》[7]773、陈自明《妇人大全良方》[8]140 等。

"鲜药"一词始载于明代龚廷贤《鲁府禁方》,如该书卷一:"每年五月初一日采取鲜药。至初五日,先将玄参等四味用水洗净,切片碾压,取自然汁,入磁缸内,每日搅晒。"[9]2 其后历代重要的相关著作大多即沿用该书记载,以"鲜药"为正名记载本词,如明代缪希雍《炮炙大法》[10]1,清代陈士铎《洞天奥旨》[11]121,122、程鹏程《急救广生集》[12]263、赵晴初《存存斋医话稿》[13]48 等。

"鲜药"一词自明代提出并逐渐使用后,清代也开始用"鲜××"来记载鲜药品,如清代吴世昌《奇方类编》:"治痘风眼……川连一钱,地骨皮一钱,白矾一钱,铜青五分,鲜槐条五节,川椒七粒,用水一大碗,煎滚取起,少冷又煎,如此三次。"[14]4 其他的著作如明代王子接《绛雪园古方选注》[15]115、赵学敏《串雅内外编》[16]42,清代叶桂《种福堂公选良方》[17]106、鲍相璈《验方新编》[18]68 等也"鲜××"来记载鲜药品。清代及以后的"生××"多不再指鲜药品,而是与熟药相对举,指经过采收加工后,供生产饮片,成药的原料性中药。如清代俞根初《重订通俗伤寒论》:"养阴清肺汤。(鲜生地一两、元参八钱、麦

冬六钱、川贝、白芍、丹皮,各四钱、苏薄荷三钱、生甘草二钱、加冬雪水煎药。)"[19]270 养阴清肺汤中同时出现鲜生地和生甘草,可见此处生甘草当指供生产饮片、成药的原料性中药,而非以新鲜采制的植物、动物的药用部分应用的药物。

近现代有关著作均沿用《鲁府禁方》的记载以"鲜药"作为规范名,如《外科十三方考》[20]56《伤寒解毒疗法》[21]853《中医药学名词》[22]132《中国中医药学主题词表》[23]Ⅱ-977《中医大辞典》[24]1900 等。

五、文献辑录

《五十二病方·牝痔》:"取菌茎干治二升,取薯蓣汁二斗以溃之,以为浆,饮之,病已而已。"[1]89

《神农本草经》卷二:"干地黄,味甘,寒。主折跌绝筋,伤中,逐血痹,填骨髓,长肌肉,作汤除寒热积聚,除痹;生者尤良。"[2]36

《伤寒论》"伤寒汗出解之后,胃中不和,心下痞硬,干噫食臭,胁下有水气,腹中雷鸣下利者,生姜泻心汤主之。方二十。生姜(切,四两),甘草(炙,三两),人参(三两),干姜(一两),黄芩(三两),半夏(洗,半升),黄连(一两),大枣(擘,十二枚),右八味,以水一斗,煮取六升,去滓,再煎取三升。"[3]42

《金匮要略方论·中风历节病脉证并治》:"防己地黄汤……治病如狂状妄行,独语不休,无寒热,其脉浮。防己(一分),桂枝(三分),防风(三分),甘草(一分),右四味,以酒一杯,渍之一宿,绞取汁;生地黄二斤咬咀,蒸之如斗米饭久;以铜器盛其汁,更绞地黄汁,和分再服。"[4]15

《备急千金要方》卷十二:"治五脏热结,吐血、衄血方:伏龙肝(如鸡子一枚),生竹茹(一升),芍药、当归、黄芩、芎、甘草(各二两),生地黄(一斤),上八味,咬咀,以水一斗三升,先煮竹茹,减三升,下药,取二升,分三服。"[5]360

《千金翼方》卷三:"麝香:味辛,温,无毒。主辟恶气,杀鬼精物……生中台川谷及益州、雍

州山谷,春分取之,生者益良。"[6]75

《太平圣惠方》卷第三十七:"治吐血衄血,至一斗不止。宜服麦门冬饮子方。生麦门冬汁(五合),生刺蓟汁(五合),生地黄汁(五合),右件药汁相和,于银锅中略暖过,每服一小盏。调伏龙肝末一钱服之。"[7]773

《妇人大全良方》卷七:"四生丸:生荷叶、生艾叶、生侧柏叶、生地黄,上等分研烂,丸如鸡子大,每服一丸。"[8]140

《鲁府禁方》卷一:"每年五月初一日采取鲜药。至初五日,先将玄参等四味用水洗净,切片碾压,取自然汁,入磁缸内,每日搅晒。"[9]2

《炮炙大法·用药凡例》:"汤者,荡也,煎成清汁是也,去大病用之。散者,散也,研成细末是也,去急病用之。膏者,熬成稠膏也。液者,捣鲜药而绞自然真汁是也。丸者,缓也,作成圆粒也,不能速去病,舒缓而治之也。"[10]1

《洞天奥旨》卷十一:"地榆(二钱),天花粉(一钱),菊花根(一把),生甘草(一钱),芙蓉叶(十四叶),蒲公英(鲜者,一把),将干研末,捣鲜药取汁,调之敷上,则毒不走开,内自化矣。"[11]121,122

《奇方类编》卷上:"治痘风眼……川连一钱,地骨皮一钱,白矾一钱,铜青五分,鲜槐条五节,川椒七粒,用水一大碗,煎滚取起,少冷又煎,如此三次。"[14]4

《绛雪园古方选注》:"天真丸,精羊肉(七斤,去筋膜脂皮,批开,入后药),当归(十二两,洗,去芦),鲜山药(十两,去皮)。"[15]115

《串雅内外编·截药外治门》:"鲜紫苏、鲜凤仙花。二味洗净,连根叶捣拦,放木盆内,以滚水冲入,将脚架盆上熏至可洗,以软棉洗之,立愈。"[16]42

《种福堂公选良方》卷三:"又方:鲜茄蒂(七个,干者加倍),鲜何首乌(一两),上用河水三碗,煎一碗,食远服,一服出脓,两服收口。"[17]106

《急救广生集·附》"制剂说":"古时权量甚轻,古一两,今二钱零。古一升,今二合。古一剂,今之三服。又,古之医者,皆自采鲜药,如生

中
药

235

地、半夏之类,其重比干者数倍。"[12]263

《验方新编》卷二:"溏鸡粪敷之,或用鲜桑叶捣敷,均极效。"[18]68

《重订通俗伤寒论》:"养阴清肺汤。(鲜生地一两、元参八钱、麦冬六钱、川贝、白芍、丹皮、各四钱、苏薄荷三钱、生甘草二钱、加冬雪水煎药。)"[19]270

《存存斋医话稿·附录》:"青蒿苦寒清湿热。芬芳不伤脾。以疗暑温及湿温之热多于湿者。确属针锋相对。刈鲜药味全。量重力专。迅奏肤功。"[13]48

《外科十三方考》:"麻凉膏……川乌(四两),草乌(四两),生南星(二两),野芋头(四两),芙蓉叶(四两)……共为细末备用……此方最适合于阴阳夹杂之症,在鲜药难办时,亦可以[南星散]代替之,方用生南星一两,炒白芥三钱,白芷五分,共研细末,以猪胆汁、蜂蜜各半调涂之,消肿散结之功,不亚于麻凉膏。"[20]56

《伤寒解毒疗法·方剂说明》:"肠炎丸新方……鲜荷叶八两、鲜苏叶、鲜藿香、鲜佩兰各五两、生莱菔子打碎二两,五种入石臼同捣融,再加莱菔汁四两、马齿苋汁四两,和匀,浸药末及滑石,为大丸或小丸均可。如汁水太多,则可先将冷药汤浸滑石及药末晒干,后浸各种鲜汁做丸更妙。各种鲜药各地缺乏者,惟多加莱菔汁可也。"[21]853

《中医大辞典》:"鲜药,指鲜、活应用的药物。"[24]1900

《中医药学名词》:"鲜药……鲜、活应用的药物。"[22]132

《中国中医药学主题词表》:"鲜药……指新采集未经干燥之药用植物。"[23]II-977

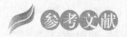

参考文献

[1] 马王堆汉墓帛书整理小组.五十二病方[M].北京:文物出版社,1979:89.

[2] [汉]神农本草经[M].[清]顾观光辑,杨鹏举校注.北京:学苑出版社,2007:36.

[3] [汉]张仲景.伤寒论[M].上海中医学院中医基础理论教研组校注.上海:上海人民出版社,1976:42.

[4] [汉]张仲景.金匮要略方论[M].[晋]王叔和集.北京:人民卫生出版社,1963:15.

[5] [唐]孙思邈.备急千金要方[M].鲁瑛,梁宝祥,高慧校注.太原:山西科学技术出版社,2010:360.

[6] [唐]孙思邈.千金翼方[M].王勤俭,周艳艳主校.上海:第二军医大学出版社,2008:75.

[7] [宋]王怀隐.太平圣惠方[M].郑金生,汪惟刚,董志珍校点.北京:人民卫生出版社,2016:773.

[8] [宋]陈自明.妇人大全良方[M].盛维忠校注.北京:中国中医药出版社,2007:140.

[9] [明]龚廷贤.鲁府禁方[M].张慧芳,等点校.北京:中国中医药出版社,2005:2.

[10] [明]缪希雍.炮炙大法[M].庄继光录校.庄继光刊本影印,1985:1.

[11] [清]陈士铎.洞天奥旨[M].太原:山西科学技术出版社,2011:121,122.

[12] [清]程鹏程.急救广生集[M].李静生,等点校.北京:中国中医药出版社,2008:263.

[13] [清]赵晴初.存存斋医话稿[M]//裘吉生.珍本医书集成:14 杂著类.上海:上海科学技术出版社,1986:48.

[14] [清]吴世昌.奇方类编[M].[清]王远辑,朱定华,曹秀芳点校.北京:中医古籍出版社,1986:4.

[15] [清]王子接.绛雪园古方选注[M].赵小青点校.北京:中国中医药出版社,1993:115.

[16] [清]赵学敏.串雅内外编[M].郭华校注.北京:中国医药科技出版社,2011:42.

[17] [清]叶桂.种福堂公选良方[M].刘燕君校注.北京:中国医药科技出版社,2012:106.

[18] [清]鲍相璈.验方新编[M].[清]梅启照增辑,周光优,严肃云,禹新初点校.北京:人民卫生出版社,1990:68.

[19] [清]俞根初,等.重订通俗伤寒论[M].杭州:新医书局,1956:270.

[20] 张觉人.外科十三方考[M].上海:上海科学技术出版社,1959:56.

[21] 聂云台.伤寒解毒疗法[M]//刘炳凡,周绍明总主编,周慎主编.湖湘名医典籍精华:内科卷.长沙:湖南科学技术出版社,1999:853.

[22] 中医药学名词审定委员会.中医药学名词[M].北京:科技出版社,2005:132.

[23] 吴兰成.中国中医药学主题词表[M].北京:中医古籍出版社,2008:II-977.

[24] 李经纬,余瀛鳌,蔡景峰,等.中医大辞典[M].北京:人民卫生出版社,2004:1900.

(何　娟　焦河玲)

蜜 制

mì zhì

一、规范名

【汉文名】蜜制。

【英文名】stir-frying with honey。

【注释】一类以蜂蜜为辅料的传统中药炮制技术的总称。

二、定名依据

蜜制药物的记载始见于我国最早的医学方书《五十二病方》，汉代《神农本草经》蜜制中药的方法已具雏形，南北朝《雷公炮炙论》记载的蜜制方法有"蜜浸""蜜蒸"等。隋唐时期多沿用《雷公炮炙论》的记载，以"蜜蒸""蜜浸""蜜炙"等作为本概念的名称。至宋金元时期，蜜制法广泛应用，方法日臻完善，蜜制品大幅增加，蜜制方法也在上代的基础上增加了"蜜炒"等。明清时代，多采用"蜜炙"和"蜜炒"的方法。蜜制的方法繁多，采用"蜜制"名称既能体现加辅料炮制中辅料蜜的名称，又能比较广泛地概括中药材蜜制的一系列方法，更能确切地反映术语的内涵。

自《本草蒙筌》首次提出"蜜制"之名，其后历代的著作多有沿用，如明代的《本草纲目》，清代的《本草从新》《本草备要》《要药分剂》和《本草求真》等。这些著作均为中医药史上重要的论著，对后世影响较大。所以，"蜜制"作为规范名便于达成共识，符合术语定名的约定俗成原则。

我国 2005 年出版的由全国科学技术名词审定委员会审定公布的《中医药学名词》和普通高等教育中医药类教材《中药炮制学专论》《中药炮制工程学》，以及《中药炮制名词术语辞典》《中医大辞典》等著作均以"蜜制"作为规范名。

现代有代表性的中药学著作如《中药辞海》也以"蜜制"作为规范名，说明"蜜制"作为这一传统制药技术的规范名已成为共识。

三、同义词

【曾称】"蜜蒸"（《新修本草》）；"蜜炙"（《雷公炮炙论》）；"蜜炒"（《本草纲目》）。

四、源流考释

中药蜜制法历史悠久，源自战国时期，最早以蜜和药的形式出现，以后逐渐转为以炼蜜炮制药物。蜜制是一类以蜂蜜为辅料的传统中药炮制技术，炮制方法大致有蜜煎、蜜煮、蜜炙、蜜蒸、蜜浸、蜜焙六种，蜜制炮制法的目的包括增强润肺止咳功能、增强补益作用、缓和药性、降低毒性、减小不良作用、抑制微生物的生长繁殖、防止腐败变质七个方面。

以蜂蜜炮制药物的有关记载始见于我国最早的医学方书《五十二病方》，该书"人篇"曰："弱（溺）不利，胕盈者方：取枣种粗屑二升，葵种一升……浚取其汁，以蜜和，令嶲甘，寒温适，（一七四）饮之。药尽更为，病【已】而止。"[1]70 这里的"以蜜和"，即药汁和蜂蜜混合使药汁变甘之意，和现代的"蜜制"意义不同。

汉代，"蜜制"中药的方法已具雏形，如《神农本草经》上卷："大黄豆卷……得前胡、乌喙、杏子、牡蛎、天雄、鼠屎，共蜜和，佳。"[2]160 这里的"共蜜和"也是药汁加蜜的意思。

南北朝时期，中药炮制方法已经有了相当的发展，"炮、炙、煨、炒、煮、蒸"等炮制方法都已经成熟，各类炮制方法都已发展和完善起来，辅料制药在炮制中占了非常重要的位置，"蜜制"中药的方法和品种逐渐增多。这一时期的蜜制

中药

方法比上一期有所发展,常用的有"蜜浸"和"蜜蒸"。南北朝雷敩总结了前人炮制方面的技术和经验,撰成《雷公炮炙论》三卷,是我国最早的中药炮制学专著,该书中记载的蜜制方法有蜜浸、蜜浸蒸、蜜拌蒸等,如"五味子……凡用,以铜刀劈作两片,用蜜浸蒸,从巳至申,却,以浆水浸一宿,焙干用"[3]25 "杜若:临使,以蜜浸一夜,至明漉出用"[3]27 "芍药……将蜜水拌蒸,从巳至未,晒干用之"[3]58 等。又如陶弘景所著的《本草经集注》中有蜜蒸黄芪的记载,"黄芪蜜蒸为甜"[4]15。这一期的蜜浸和蜜浸蒸,均属于蜜制中药的方法。

隋唐时期多沿用《雷公炮炙论》的记载,以"蜜蒸""蜜浸""蜜炙"作为本概念的名称。如唐代国家修订的药典《新修本草》中有黄芪蜜蒸的记载[5]29,30。又如《千金翼方》曰:"喉痹方:取附子一枚去皮,蜜涂,火炙令干,复涂蜜炙,须臾含之,咽汁,愈"[6]150,这里的"蜜涂,火炙"即涂蜜火烤,和现代的"蜜炙"意义不同。另外,《食疗本草》中有蜜煮、蜜先浸后熬炮制方法的记载,如:天门冬项下"可去皮、心,入蜜,煮之,食后服之"[7]35;鹿项下"若腰脊痛、折伤,多取鹿角并截取尖,错为屑,以白蜜淹浸之(一),微火熬令小变色(二),曝干,捣筛令细,以酒服之(三)"[7]375。

宋金元时期,是我国医药学发展的重要时期,此期学术氛围活跃,医学理论不断创新,蜜制理论有了新发展。这一时期,蜜制法广泛应用,方法日臻完善,除了沿用隋唐时期的"蜜炙""蜜蒸""蜜浸"等外,增加了"蜜炒""蜜煎"的炮制方法,蜜制品种有了很大程度的增加。如:《太平圣惠方》载有涂蜜微炙黄柏和甘草[8]321;《本草图经》载有通草"南人或以蜜煎作果"[9]176和芰实"蜜渍食之,以断谷"[9]536;《证类本草》载有蜜煮天门冬、蜜浸蒸五味子、蜜炙檗木的记载[10]151,152,201,353;《本草衍义》载有蜜煎白冬瓜[11]140;《增广和剂局方药性总论》载有蜜炙黄檗木[12]78;《珍珠补遗囊药性赋》载有加蜜煎的制药方法[13]33;《汤液本草》载有蜜炒黄檗和蜜炙皂

荚[14]118,124。这一时期,运用比较多的是"蜜炙"和"蜜炒"这两种蜜制方法。宋代的蜜炙逐渐脱离了涂蜜火烤的狭义的"炙",开始向加蜜炒过渡,与今天的蜜炙法比较接近。

明清时期,炮制理论日臻成熟,炮制技术应用范围日益扩大,专项记载炮制方法的著作或专门论述炮制方法的专著日渐增多。明清时代蜜制药物方法沿用上一时期的,但是论述蜜制药物种类更加多样,如明代的《本草发挥》中的蜜炙皂荚[15]74;《滇南本草》中的蜜炙枇杷叶、蜜炒黄花地丁和蜜炒响铃草[16]99,716;《本草蒙筌》中的蜜炙黄芪和蜜炒麻黄[17]28,105;《本草纲目》中的蜜炒罂子粟和蜜制檗木[18]636,843;《药鉴》中的蜜炙桑白皮[19]103;《雷公炮制药性解》中的蜜炙紫菀[20]76;《神农本草经疏》中的蜜炒麻黄、蜜蒸焙紫菀、蜜炙椿木叶[21]280,301,526;《本草征要》中的蜜炙蛤蚧[22]98。清代《本草择要纲目》中的蜜炙皂荚[23]118;《本草易读》中的蜜炙甘草、蜜制皂角[24]113,299;《本草备要》中的蜜炙桑白皮和蜜炒御米壳[25]126,181;《本草从新》中的蜜炒黄柏和蜜炙桑根白皮[26]112,113,122;《得配本草》中的蜜炙升麻和蜜炙龙胆草[27]45,49;《要药分剂》中的蜜炙枳实[28]162;《本草求真》中的蜜炒紫菀[29]166;《神农本草经读》中的涂蜜炙桑根白皮[30]49;《本草分经》中的蜜炙枇杷叶[31]94;《本草述钩元》中的蜜炒升麻和蜜炙枳[32]141,520;《本草害利》中的蜜炒香附和蜜炙麻黄[33]32,82;《本草撮要》中的蜜炙橘皮[34]49;《本草便读》中的蜜炙柴胡[35]7 等。这一时期的蜜炙是涂蜜火烤之意,和今日蜜炙意义不同。蜜炒是加蜜后炒之意,和今日蜜炙意义接近。

需要注意的是,"蜜制"作为本概念的名称,首见于明陈嘉谟所撰写的《本草蒙筌》[17]5,该书中有"蜜制甘缓难化,增益元阳"的记载,此外,《本草纲目》[18]843《本草从新》[26]113《要药分剂》[28]156《本草求真》[29]187《本草害利》[33]64 等中均有黄柏"蜜制治中"的记载。

蜜制法应用较广泛,流传至今。加蜂蜜炮

制的具体制法已演化为炼蜜加水润药后炒制为主,类似于古代的蜜水拌炒,只是仍称之为"蜜炙"。以"蜜炙"作为规范名的著作,如《中国医学百科全书·中医学》[36]962《中医辞海》[37]835《中医药常用名词术语辞典》[38]238《中国中医药学术语集成·中药学》[39]1040《中国中医药学主题词表》[40]Ⅱ-1299《中华人民共和国药典》[41]31《中药炮制学》[42]241《中药学》[43]15。而现代意义的"蜜制"作为规范名,是加蜂蜜炮制这一类方法的总称,见于诸多著作,如《中药炮制名词术语辞典》[44]69《中药辞海》[45]1424《中医大辞典》[46]1912《中医药学名词》[47]138《中药炮制学专论》[48]58《中药炮制工程学》[49]5 等。

总之,蜜制法是蜜炙、蜜炒、蜜煮、蜜蒸、蜜拌等以蜂蜜为辅料炮制中药的一类方法的统称,以蜜炙最常见。明清文献中的"蜜制"多是指现代蜜制方法中的蜜炙,与现代"蜜制"不是同一概念。相比较古代的"蜜制",现代的"蜜制"的意义更加广泛,是一类炮制方法的统称,而不仅仅指一种炮制方法,但是需要注意的是中华人民共和国成立后的调查发现,各地仍在沿用的蜜制方法包括蜜炙(炒)、蜜蒸、蜜拌等,以蜜炙(炒)最常见。载有中药炮制方法的历版药典对于蜜制也只是收录了蜜炙(炒)法。目前,蜜炙(炒)法之外的蜜制法只在少数地区应用,成为当地特色,如江西的蜜麸拌炒法。总之,以"蜜制"作为一类炮制方法的规范名便于达成共识,符合术语定名的约定俗成和科学严谨的原则。

五、文献辑录

《五十二病方·人》:"弱(溺)不利,胕盈者方:取枣种粗屑二升,葵种一升……浚取其汁,以蜜和,令巉甘,寒温适,(一七四)饮之。药尽更为,病【已】而止。"[1]70

《神农本草经》上卷:"大黄豆卷……得前胡、乌啄、杏子、牡蛎、天雄、鼠屎,共蜜和,佳。"[2]160

《雷公炮炙论》上卷:"五味子……凡用,以铜刀劈作两片,用蜜浸蒸,从巳至申,却,以浆水浸一宿,焙干用。"[3]25"杜若……临使,以蜜浸一夜,至明漉出用。"[3]27

中卷:"芍药……凡采得后,于日中晒干,以竹刀刮上粗皮并头土了,锉之,将蜜水拌蒸,从巳至未,晒干用之。"[3]58

《本草经集注》卷一:"采送之家傅习治拙,真伪好恶莫测。所以有钟乳醋煮令白,细辛水渍使直,黄芪蜜蒸为甜,当归酒洒取润,螵蛸胶着桑枝,吴公朱足令赤。"[4]15

《新修本草》卷一:"所以有钟乳醋煮令白,细辛水渍使直,黄芪蜜蒸为甜,当归酒洒取润,螵蛸胶着桑枝,蜈蚣朱足令赤。"[5]29,30

《千金翼方》卷十一:"喉痹方:取附子一枚去皮,蜜涂,火炙令干,复涂蜜炙,须臾含之,咽汁,愈。"[6]150

《食疗本草》:"天门冬……补虚劳,治肺劳,止渴,去热风。可去皮、心,入蜜,煮之,食后服之。若爆干,入蜜丸尤佳。"[7]35"鹿……若腰脊痛、折伤,多取鹿角并截取尖,错为屑,以白蜜淹浸之(一),微火熬令小变色(二),曝干,捣筛令细,以酒服之(三)。"[7]375

《太平圣惠方》十一卷:"治伤寒口疮诸方……密陀僧(半两),黄柏(一两半涂蜜微炙锉),甘草(一两涂蜜炙微赤锉),蒲黄(一两),黄药(一两),右件药。"[8]321

《本草图经》卷六:"通草……南人或以蜜煎作果,食之甚美,兼解诸药毒。"[9]176

卷十六:"芰实……道家蒸作粉,蜜渍食之,以断谷。"[9]536

《证类本草》第六卷:"天门冬……可去皮、心,入蜜煮之,食后服之。若曝干,入蜜丸尤佳。"[10]151,152

第七卷:"五味子……凡用,以铜刀劈作两片,用蜜浸蒸,从巳至申,却以浆水浸一宿,焙干用。量酸甘入蜜,再上火,待蜜熟,俟冷,器中贮,作汤。"[10]201

第十二卷:"檗木……蜜炙治鼻洪、肠风泻

血,后分急热肿痛,身皮力微次于根。"[10]353

《本草衍义》第十九卷:"白冬瓜……一二斗许大,冬月收为菜,压去汁,蜜煎代果。"[11]140

《增广和剂局方药性总论·木部》:"黄檗木……蜜炙,治鼻洪,肠风泄血,后分急热肿痛。"[12]78

《珍珠囊补遗药性赋》卷二……"发散风寒以葱白煎。去膈上病以蜜煎。"[13]33

《汤液本草》卷五:"黄檗……蜜炒此一味,为细末,治口疮如神。"[14]118 "皂荚……用之有蜜炙酥炙烧灰之异,等分依方。"[14]124

《本草发挥》卷三:"杵皂荚末一物,蜜丸梧子大,枣汤下一丸,日三夜一。用之有蜜炙、酥炙、烧火灰之异,宜从本方。"[15]74

《滇南本草》:"枇杷、枇杷叶……枇杷叶(去毛,蜜炙),煨吃即效。"[16]99 "黄花地丁……黄花地丁[二钱(蜜炒)],响铃草[二钱(蜜炒)],竹叶为引,[煎汤服之]。"[16]716

《本草蒙筌·总论》:"制造资水火……乳制滋润回枯,助生阴血;蜜制甘缓难化,增益元阳。"[17]5

《本草蒙筌》卷一:"黄芪……生用治痈疽,蜜炙补虚损。"[17]28

卷二:"麻黄若蜜炒煎汤,主小儿疮疱。"[17]105

《本草纲目》第二十三卷:"罂子粟……亦有蜜炒、蜜炙者。又方:粟壳十两去膜,分作三分:一分醋炒,一分蜜炒,一分生用。"[18]636

第三十五卷:"檗木……时珍曰:黄檗性寒而沉,生用则降实火,熟用则不伤胃,酒制则治上,盐制则治下,蜜制则治中。"[18]843

《药鉴》卷二:"桑白皮……蜜炙用之,又主理肺气,而止咳嗽。"[19]103

《雷公炮制药性解》卷三:"紫菀……水洗净,蜜炙用。款冬为使,恶天雄、瞿麦、雷丸、远志,畏茵陈蒿。紫色润软者佳。"[20]76

《神农本草经疏》卷八:"麻黄……蜜炒麻黄,治冬月疮疱为风寒所郁,以致倒靥喘闷,一服立解。"[21]280 "紫菀……得蜜蒸焙良。"[21]301

卷十四:"椿木叶……采得去粗皮,蜜炙用。"[21]526

《本草征要》第三卷:"蛤蚧……酥炙,或蜜炙,或酒浸,焙用。"[22]98

《本草择要纲目·平性药品》:"皂荚……又有蜜炙酥炙绞汁烧灰之异。"[23]118

《本草易读》卷三:"甘草第一……蜜炙补中,生用泻火。阴头生疮,蜜炙频敷。痘疮烦渴,蜜炙,同花粉煎服。乳痈初起,蜜炙煎服。"[24]113

卷七:"痰喘咳嗽,皂角三条,去皮子,一条入巴豆十粒,香油制;一条入杏仁十粒,姜汁制;一条入半夏十粒,蜜制。"[24]299

《本草备要·木部》:"桑白皮……刮去外皮,取白用(如恐其泄气,用蜜炙之)。"[25]126

"谷菜部":"御米壳……醋炒或蜜炒用(性紧涩,不制多令人吐逆)。"[25]181

《本草从新》卷八:"黄柏……蜜炒研含,凡口疮用凉药不效者,乃中气不足,虚火上炎,宜用反治之法。参术甘草,补土之虚,干姜散火之标,甚者加附子,或噙官桂,引火归元。"[26]112 "黄柏……蜜制治中。"[26]113

卷九:"桑根白皮……或蜜炙。"[26]122

《得配本草》卷二:"升麻……多用则散,少用则升,蜜炙使不骤升。"[27]45 "龙胆草……蜜炒,中行。"[27]49

《要药分剂》卷六:"黄柏……蜜制则治中。"[28]156 "枳实……蜜炙用。"[28]162

《本草求真》卷五:"紫菀……蜜炒用,款冬为使。"[29]166 "黄柏……蜜制治中。"[29]187

《神农本草经读》卷二:"桑根白皮……且谓生用大泻肺气,宜涂蜜炙之。"[30]49

《本草分经》:"枇杷叶……苦、平,清肺和胃,下气而消痰,降火,治肺蜜炙,治胃姜汁炙,刷去毛。"[31]94 "黄柏……生用降实火,炒黑止崩带。酒制治上,蜜制治中,盐制治下。"[31]144,145

《本草述钩元》卷七:"升麻……止咳汗蜜炒。"[32]141

卷二十四:"枳……(蜜炙则破水积)散逆

240

气。"[32]520

《本草害利·肝部药队》:"香附……润燥补虚,童便浸炒;入血分盐水炒;行经络酒浸炒;消积聚醋炒;制燥蜜炒;化痰姜汁炒;入肾气盐炒;炒黑止血。"[33]32

"脾部药队":"川黄柏……酒制治上,蜜制治中(蜜炙,庶不伤胃),盐制治下。"[33]64

"肺部药队":"麻黄……或用醋泡,或蜜炙则和,亦有生用,须煎去沫。"[33]82

《本草撮要》卷二:"黄柏……蜜制治中。"[34]35

卷三:"橘皮……蜜炙入中焦。"[34]49

《本草便读·草部》:"柴胡……宜蜜炙用之。"[35]7

《中药炮制名词术语辞典》:"蜜制:系以蜂蜜为辅料进行炮制一类方法。蜜制的方法有:蜜炙、蜜水浸焙、蜜浸、酥蜜等。"[44]69

《中药辞海》:"蜜制是指用蜂蜜加入净药材中拌匀,闷透,置炒药锅内,用文火炒至规定程度时,取出放凉的一种炮制方法。"[45]1424

《中国医学百科全书·中医学》:"炙法:加入一定量液体辅料拌炒,使辅料逐渐渗入药物组织内部,这一炮制方法称为炙法……如蜜炙黄芪可增强补中益气作用;酒炙川芎可增强活血之功;醋炙香附可增强疏肝止痛之效;盐水炙杜仲可增强补肾功能;姜汁炙厚朴可消除对咽喉的刺激性等。"[36]962

《中医辞海》:"甘草……蜜炙甘草:取甘草片,加炼熟的蜂蜜与开水少许,拌匀,稍闷,置锅内用文火炒至变为深黄色、不粘手为度,取出放凉。"[37]835

《中医药常用名词术语辞典》:"炙:中药炮制。将净选或切制后的中药与一定的液体辅料拌炒,使辅料渗入药物内部的炮制方法……如蜜炙黄芪、酒炙川芎、醋炙香附、盐水炙杜仲、姜汁炙厚朴、羊脂油炙淫羊藿等。"[38]238

《中医大辞典》:"蜜制:中药炮制方法。也称蜜炙,即将净药材或切制品(生片)加入定量的稀释炼蜜,混合均匀,闷透,置锅内,用文火炒

至规定程度时,取出,放凉的炮制方法。"[46]1912

《中医药学名词》:"蜜制:将净药材或切制品加入定量的稀释炼蜜,混合均匀,闷透,置锅内,用文火炒至规定程度时,取出放凉的炮制方法。"[47]138

《中国中医药学术语集成·中药学》:"蜜炙法:是将净选或切制后的药材,加入一定量炼蜜拌炒的方法。"[39]1040

《中国中医药学主题词表》上卷:"炙甘草:属补气药。为甘草的炮制加工品。取甘草片,照蜜炙法炒至黄色至深黄色,不粘手时取出,晾凉。"[40]Ⅱ-1299

《中药炮制学专论》:"蜜制甘缓难化增益元阳……指中药用蜂蜜炮制可借蜂蜜之味甘,缓和药物峻烈之性,赋中药以缓急止痛之功,并能增强补益中气及补肾益元之效。"[48]58

《中药炮制工程学》:"另一种为加入特定辅料再经过加热处理的,如酒制、醋制、盐制、姜制、蜜制、药汁制等。"[49]5

《中华人民共和国药典》四部:"蜜炙:蜜炙时,应先将炼蜜加适量沸水稀释后,加入待炮炙品中拌匀,闷透,置炒制容器内,用文火炒至规定程度时,取出,放凉。"[41]31

《中药炮制学》:"将净制或切制后的药物,加入定量熟蜜拌炒的方法称为蜜炙法。蜜炙为蜜制方法之一"。[42]241

《中药学》:"炙:是将药物与定量的液体辅料拌润并炒至一定程度,使辅料逐渐渗入药物内部的炮制方法。通常使用的液体辅料有蜂蜜、酒、醋、姜汁、盐水及食用油等。如蜜炙黄芪、蜜炙甘草、酒制川芎、醋制香附、盐水炙杜仲等。炙可以改变药性,增强疗效或减少副作用。"[43]15

 参考文献

[1] 未著撰人.五十二病方注释[M].马王堆汉墓帛书整理小组.北京:人民文物出版社,1979:70.

[2] [魏]吴普.神农本草经[M].长春:时代文艺出版社,2008:160.

［3］［南北朝］雷敩.雷公炮炙论(辑佚本)[M].王兴,法辑校.上海：上海中医学院出版社,1986：25,27,58.

［4］［南北朝］尚志钧,陶弘景.本草经集注[M].合肥：皖南医学院科研科,1985：15.

［5］［唐］苏敬,等.新修本草(辑复本)[M].尚志钧辑校.合肥：安徽科学技术出版社,1981：29,30.

［6］［唐］孙思邈.千金翼方[M].焦振廉校注.北京：中国医药科技出版社,2011：150.

［7］［唐］孟诜.食疗本草[M].[唐]张鼎增补,吴受琚,俞晋校注.北京：中国商业出版社,1992：35,375.

［8］［宋］王怀隐,等.太平圣惠方[M].北京：人民卫生出版社,1958：321.

［9］［宋］苏颂.本草图经[M].尚志钧辑校.合肥：安徽科学技术出版社,1994：176,536.

［10］［宋］唐慎微.证类本草[M].尚志钧,等校点.北京：华夏出版社,1993：151,152,201,353.

［11］［宋］寇宗奭.本草衍义[M].颜正华,等点校.北京：人民卫生出版社,1990：140.

［12］［宋］郭思.增广和剂局方药性总论[M].郝近大校点.北京：中医古籍出版社,1988：78.

［13］［金］李杲.珍珠囊补遗药性赋[M].[明]李士材编.上海：上海科学技术出版社,1958：33.

［14］［元］王好古.汤液本草[M].北京：中华书局,1991：118,124.

［15］［明］徐彦纯.本草发挥[M].北京：中国中医药出版社,2015：74.

［16］［明］兰茂.滇南本草[M].于乃义,于兰馥整理主编.昆明：云南科技出版社,2004：99,716.

［17］［明］陈嘉谟.本草蒙筌[M].北京：人民卫生出版社,1988：5,28,105.

［18］［明］李时珍.本草纲目(点校本)[M].陈贵延,等点校.北京：中国古籍出版社,1994：636,843.

［19］［明］杜文燮.药鉴[M].上海：上海人民出版社,1975：103.

［20］［明］李中梓.雷公炮制药性解[M].北京：人民军医出版社,2013：76.

［21］［明］缪希雍.神农本草经疏[M].郑金生校注.北京：中医古籍出版社,2002：280,301,526.

［22］［明］李中梓.本草征要[M].北京：北京科学技术出版社,1986：98.

［23］［清］蒋居祉.本草择要纲目[M]//裘吉生.珍本医书集成：二本草类.上海：上海科学技术出版社,1985：118.

［24］［清］汪讱庵.本草易读[M].北京：人民卫生出版社,1987：113,299.

［25］［清］汪昂.本草备要[M].北京：人民军医出版社,2007：126,181.

［26］［清］吴仪洛.本草从新[M].朱建平,吴文清点校.北京：中医古籍出版社,2001：112,113,122.

［27］［清］严西亭.得配本草[M].上海：上海科学技术出版社,1958：45,49.

［28］［清］沈金鳌.要药分剂[M].上海：上海卫生出版社,1958：156,162.

［29］［清］黄宫秀.本草求真[M].北京：人民卫生出版社,1987：166,187.

［30］［清］陈念祖.神农本草经读[M].肖钦朗校注.福州：福建科学技术出版社,1982：49.

［31］［清］姚澜.本草分经[M].太原：山西科学技术出版社,2013：94,144,145.

［32］［清］杨时泰.本草述钩元[M].乌鲁木齐：科技卫生出版社,1958：141,520.

［33］［清］凌奂.本草害利[M].北京：中医古籍出版社,1982：32,64,82.

［34］［清］陈蕙亭.本草撮要[M]//裘吉生.珍本医书集成：二本草类.上海：上海科学技术出版社,1985：35,49.

［35］［清］张秉成.本草便读[M].上海：上海科学技术出版社,1958：7.

［36］《中医学》编辑委员会.中医学[M]//钱信忠.中国医学百科全书.上海：上海科学技术出版社,1997：962.

［37］袁钟,图娅,彭泽邦,等.中医辞海：上册[M].北京：中国医药科技出版社,1999：835.

［38］李振吉.中医药常用名词术语辞典[M].北京：中国中医药出版社,2001：238.

［39］施毅.中药学：下[M]//曹洪欣,刘保延.中国中医药学术语集成.北京：中医古籍出版社,2006：1040.

［40］吴兰成.中国中医药学主题词表[M].北京：中医古籍出版社,2008：Ⅱ-1299.

［41］国家药典委员会.中华人民共和国药典：四部[M].北京：中国医药科技出版社,2015：31.

［42］龚千锋.中药炮制学[M].北京：中国中医药出版社,2016：241.

［43］唐德才,吴庆先.中药学[M].北京：人民卫生出版社,2016：15.

［44］李锦开.中药炮制名词术语辞典[M].广州：广东科技出版社,1991：69.

［45］赵守训.中药辞海：第三卷[M].北京：中国医药科技出版社,1997：1424.

［46］李经纬,余瀛鳌,蔡景峰,等.中医大辞典[M].北京：人民卫生出版社,2004：1912.

［47］中医药学名词审定委员会.中医药学名词[M].北京：科学出版社,2005：138.

［48］蔡宝昌,龚千锋.中药炮制学专论[M].北京：人民卫生出版社,2009：58.

［49］蔡宝昌.中药炮制工程学[M].北京：化学工业出版社,2011：5.

（高　丽）

中医名词考证与规范　第三卷　中药、方剂

醋 制

cù zhì

一、规范名

【汉文名】醋制。

【英文名】processing with vinegar.

【注释】醋炙、醋煮、醋蒸等以醋为辅料炮制中药的一类方法的统称。

二、定名依据

"醋制"作为中药材传统制药技术名称最早见于宋代许叔微撰写的《普济本事方》，与之相关的术语有"醋炙""醋淬""醋炒""醋煮"。

"醋炙"（《本草纲目》）、"醋淬"（《证类本草》）、"醋炒"（《本草图经》）、"醋煮"（《本草纲目》）与"醋制"含义基本相同，但现代醋制的方法繁多，采用"醋制"名称既能体现加辅料炮制中辅料醋的名称，又能比较广泛地概括中药材醋制的一系列方法，能更确切地表达该炮制方法的内涵，符合名词定名的科学性原则。

自《普济本事方》首次提出"醋制"之名，其后历代的著作多有沿用，如：明代的《本草纲目》《景岳全书》《本草汇言》《雷公炮制药性解》《本草详节》等；清代的《本草易读》《本草从新》《得配本草》《要药分剂》《本草述钩元》《本草撮要》等。这些著作均为中医药史上重要的论著，对后世影响较大。所以，"醋制"作为规范名便于达成共识，符合术语定名的约定俗成原则。

我国普通高等教育中医药类规划教材《中药学》《中药学》《中药方剂学》等以及辞书类著作《中药辞海》和《中医大辞典》均以"醋制"作为规范名。现代有代表性的著作如《中华本草》也以"醋制"作为规范名，说明"醋制"作为这一传统制药技术的规范名已成为共识。

我国 2005 年出版的由中医药学名词审定委员会审定的《中医药学名词》已将"醋制"作为规范名。故将"醋制"作为规范名符合科技名词定名协调一致的原则。

三、同义词

【曾称】"醋炙"（《本草纲目》）；"醋淬"（《证类本草》）；"醋炒"（《本草图经》）；"醋煮"（《本草纲目》）。

四、源流考释

中药醋制法源远流长，春秋时代的《论语》中就有醋的记载："成乞醯矣"[1]52，明代卢之颐《本草乘雅半偈》曰："醋，一名酢，一名醯，一名苦酒"[2]686。古书上的醯、酢、苦酒，都是指醋而言的，醋其味酸性温，具有散瘀止痛、散水气、解毒等功效。醋制中药是将药材与醋混合后再经处理的一种炮制方法，如醋炙、醋淬、醋煮、醋蒸等，其作用主要能引药入肝经、增强活血祛瘀、理气止痛之功效，缓和药性、降低或减轻其毒副作用、并有利于粉碎和有效成分煎出。

醋制中药的有关记载始见于西汉《五十二病方》，该书"睢"篇曰："睢（疽）始起，取商（商）牢渍醯中，以熨其种（肿）处"[3]95，其中"渍醯中"即中药醋制的方法之一，为有关醋制术语的最早记载。此外，《五十二病方》中尚载有醋腌、醋杀、醋磨、醋成膏、醋煨、醋熏、醋调、醋捣等醋制方法。

春秋战国至秦汉时期是炮制技术的起始时期，东汉张仲景的《伤寒论》中有乌梅丸"以苦酒浸乌梅一宿，去核，蒸之五斗米下，饭熟成泥"的记载，这里的苦酒先浸一宿再蒸即醋蒸，是醋制方法的一种[4]94。

南北朝雷敩总结了前人炮制方面的技术和经验，撰成《雷公炮炙论》三卷，是我国最早的中

中
药

药炮制学专著。该书中记载的醋制方法有醋煮、磨及苦酒浸等，如"鹿角胶：凡使，采得鹿角了，须全戴者……然后用酽醋煮七日，旋旋添醋，勿令火歇，戌时不用著火，只从子时至戌时也"[5]40"蓬莪茂：凡使，于砂盆中用醋磨，令尽，然后于火畔，吸令干，重筛过用。"[5]72 这一时期的醋制方法沿用上代，常用的有醋磨、浸、煮等。

隋唐时期多沿用《雷公炮炙论》的记载，以"醋煮""醋磨""醋炙"作为本概念的名称。唐代醋制方法在沿用上代的基础上增加了炒、炙、蒸、熬等方法，如：唐代国家修订的药典《新修本草》松脂项下"采炼松脂法，并在服食方中，以桑灰汁苦酒煮辄，内寒水中数十过，白滑则可用"[6]301；孙思邈所著的《千金翼方》豆项下有"醋拌蒸，暴干，三拌，三暴，三蒸，熬"[7]181；唐《食疗本草》中同样记载了醋制的方法，如"(酢)磨青木香服之，止卒心痛、血气等。"[8]125 "又，人口有疮，以黄檗皮醋渍，含之即愈。"[8]125

宋金元时期，是我国医药学发展的重要时期。此期学术氛围活跃，医学理论不断创新，醋制理论有了新发展。这一时期，醋制法广泛应用，方法日臻完善，醋制品大幅增加，醋制方法也在上代的基础上增加了锻、化、制、淬等，如宋苏颂的《本草图经》芫蔚子项下"亦主马啮，细切此草，和醋炒，傅之良"和鳖项下的"又醋炙令黄捣末，以牛乳一合，调一匙，朝日服之，主痃气"[9]110,490，首次明确记载"醋炒""醋炙"的炮制方法。宋代唐慎微《证类本草》曰"赤下：禹余粮一两，干姜半两，上件禹余粮用醋淬，捣研细为末，空心温酒调下二钱匕"[10]83，始见到"醋淬"的方法；《太平惠民和剂局方》中有"乳香，好者，细研入米醋一碗熬令熟香"[11]190。元代李杲《珍珠囊补遗药性赋》中代赭石项下"用火煅醋淬七遍，研水飞。味甘寒无毒；出代州，其色赤，故名代赭石。养血气，强精辟邪。畏天雄附子"[12]36。值得注意的是，"醋制"作为这一炮制技术的名称首次出现在宋代许叔微的《普济本事方》中，如"芫花(醋制干，秤，一两)"[13]46。

明清时期，炮制理论日臻成熟，炮制技术应用范围日益扩大，专项记载炮制方法的著作或专门论述炮制方法的专著日渐增多，至明、清醋制品种增加至近 200 种，但醋制方法仍沿用上代，如蒸、磨、拌、煮、熬、淬、调、煎、制、炙、炒等，如明代李时珍《本草纲目》艾项下"苦酒、香附为之使。苦酒作煎，治癣甚良"[14]408；芫花项下"用时以好醋煮十数沸"[14]523；罂子粟项下"若用醋制，加以乌梅，则用得法矣"[14]636；皂荚项下"射工水毒生疮：皂荚长尺二者，苦酒一升煎汁，熬如饴，涂之"[14]861。如清代汪昂所著《本草备要》中的"或云皂矾乃铜之精液，用醋制以平肝"[15]234。

这一时期，加醋炮制的名称仍为几种名称并存，但是"醋制"的名称，已为多数著作所采用，如明代的《景岳全书》中的醋制铜绿[16]957、《本草汇言》中的醋制玄胡索[17]52、《雷公炮制药性解》中的醋制白扁豆和香附[18]30,48、《本草详节》中的醋制大黄[19]58 等；清代的《本草易读》中的醋制铜绿[20]359、《本草从新》中的醋制御米壳[21]177、《得配本草》中的醋制白扁豆[22]12、《要药分剂》中的醋制常山[23]24、《本草述钩元》中的醋制罂粟[24]382、《本草撮要》中的醋制半夏[25]73 等。

现代，醋制方法以醋炙、醋淬为主，亦用醋煮、醋蒸、醋拌、醋提净等制法。其中，沿用《普济本事方》的记载以"醋制"作为规范名的著作较多，如《中药方剂学》[26]494《中药学》[27]9《中药辞海》[28]1479《中华本草》[29]193《中医药学名词》[30]137《中医大辞典》[31]1923《中药学》[32]15。也有以"醋炙"作为规范名的著作，如《中国医学百科全书·中医学》[33]962《中医药常用名词术语辞典》[34]238《中国中医药学术语集成·中药学》[35]1062《中国中医药学主题词表》[36]Ⅱ-1300《中华人民共和国药典》[37]31《中药炮制学》[38]202 等，也有以"醋炒"为规范名的著作，如《中医辞海》[39]487。

总之，"醋制"与"醋炙"(《本草纲目》)、"醋煮"(《本草纲目》)、"醋淬"(《证类本草》)、"醋炒"(《本草图经》)概念基本相同，我国 2005 年出版的由中医药学名词审定委员会审定公布的

《中医药学名词》释义为"醋炙、醋煮、醋蒸等的统称"[30]137。现代醋制方法以醋炒、醋淬为主，亦用醋煮、醋蒸、醋拌、醋提净等制法。因而应以"醋制"为规范名，建议释义为："醋炙、醋煮、醋蒸等以醋为辅料炮制中药的一类方法的统称。"该释义能更客观、准确、全面地表达了"醋制"的科学内涵和本质属性。以"醋炙""醋煮""醋淬""醋炒"为曾称。

五、文献辑录

《论语》公冶长第五："孰谓微生高直？或乞醯焉，乞诸其邻而与之。"[1]52

《五十二病方·睢》："睢（疽）始起，取商（商）牢渍醯中，以熨其种（肿）处（二七四）。"[3]95

《伤寒论》卷六："乌梅三百枚、细辛六两、干姜十两、黄连十六两、当归四两、附子六两，炮，去皮、蜀椒四两，出汗、桂枝去皮，六两、人参六两、黄檗六两，上十味，异捣碎，合治之，以苦酒浸乌梅一宿，去核，蒸之五斗米下，饭熟成泥。"[4]94

《雷公炮炙论》上卷："鹿角胶：凡使，采得鹿角了，须全戴者……然后用酽醋煮七日，旋旋添醋，勿令火歇，戌时不用著火，只从子时至戌时也。"[5]40

中卷："蓬莪茂：凡使，于砂盆中用醋磨，令尽，然后于火畔，吸令干，重筛过用。"[5]72

《新修本草》卷十二："松脂……采炼松脂法，并在服食方中，以桑灰汁苦酒煮辄，内寒水中数十过，白滑则可用。"[6]301

《千金翼方》卷十九："治渴利方……豆一升，醋拌蒸，暴干，三拌，三暴，三蒸，熬，黄连一斤，如金色者，上二味，捣筛为末，炼蜜为丸如梧子，饮服三十丸，日二，稍加至四十丸，神验。"[7]181

《食疗本草》卷下："（酢）磨青木香服之，止卒心痛、血气等。"[8]125

"又，人口有疮，以黄檗皮醋渍，含之即愈。"[8]125

《普济本事方》卷三："芫花圆……芫花（醋制干，秤，一两）。"[13]46

《本草图经》卷四："芫蔚子……亦主马喑，细切此草，和醋炒，傅之良。"[9]110

卷十四："鳖……又醋炙令黄捣末，以牛乳一合，调一匙，朝日服之，主痎气。"[9]490

《证类本草》三卷："赤下……禹余粮一两，干姜半两，上件禹余粮用醋淬，捣研细为末，空心温酒调下二钱匕。"[10]83

《太平惠民和剂局方》卷八："乳香，好者，细研入米醋一碗熬令熟香。"[11]190

《珍珠囊补遗药性赋》卷三："代赭石……用火煅醋淬七遍。研水飞。味甘寒无毒。出代州，其色赤，故名代赭石。养血气，强精辟邪。畏天雄附子。"[12]36

《本草纲目》第八卷："铜青……近时人以醋制铜生绿，取收晒干货也。"[14]200

第十五卷："艾……苦酒、香附为之使。苦酒作煎，治癣甚良。"[14]408

第十七卷："芫花……用时以好醋煮十数沸，去醋，以水浸一宿，晒干用，则毒灭也，或以醋炒者次之。"[14]523

第二十三卷："罂子粟……若用醋制，加以乌梅，则用得法矣。"[14]636

第三十五卷："皂荚……射工水毒生疮：皂荚长尺二者，苦酒一升煎汁，熬如饴，涂之。"[14]861

《景岳全书》卷四十九："铜青二三七，即铜绿。此铜之精华，惟醋制者良，砲制者毒也。味酸涩，性收敛。善治风眼烂弦流泪，合金疮，止血，明目，去肤赤瘜肉，治恶疮、口鼻疳疮。"[16]957

《本草汇言》卷一："玄胡索……凡用之行血，酒制则行；用之止血，醋制则止；用之破血，非生用不可；用之调血，非炒用不神。"[17]52

《雷公炮制药性解》卷一："白扁豆……主补脾益气，和中止泻。醋制能疗霍乱转筋，解酒毒及河豚毒，一切草木毒。"[18]30

卷二："香附……性燥，故便制以润之。性散，故醋制以敛之。"[18]48

《本草详节》卷三："大黄……凡使，有生、有熟、有蒸，或酒或醋制。"[19]58

《本草乘雅半偈》十一帙："醋，一名酢，一名醯，一名苦酒。"[2]686

《本草备要》卷五:"或云皂矾乃铜之精液,用醋制以平肝,胜于针铁,不必忌盐,后亦不发。"[15]234

《本草易读》卷八:"铜绿四百二十一,醋制,铜刮之。"[20]359

《本草从新》卷十二:"御米壳……醋制而与参术同行,可无妨食之害。"[21]177

《得配本草》卷五:"白扁豆……治吐泻,醋制。"[22]12

《要药分剂》卷一:"常山生用则吐。与甘草同必不吐。若苦酒浸炒透用钱许,每见奇功。未必吐也,醋制亦可。"[23]24

《本草述钩元》卷十四:"罂粟,若用醋制。"[24]382

《本草撮要》卷一:"半夏……味辛,入手太阴少阴二经。功专消痰止呕。救五绝急病。得醋制,再得茯苓甘草,治伏暑引饮。"[25]73

《中药方剂学》:"香附:本品可生用或醋制用。醋制用则增强入肝止痛力。"[26]494

《中药学》:"醋炙香附、柴胡可增强疏肝止痛功效;醋制芫花、甘遂、大戟可降低毒性。"[27]9

《中药辞海》:"醋制包括醋炙(炒)、醋煮、醋蒸等,一般用米醋或其他发酵醋。"[28]1479

《中国医学百科全书·中医学》:"炙法:加入一定量液体辅料拌炒,使辅料逐渐渗入药物组织内部,这一炮制方法称为炙法……如蜜炙黄芪可增强补中益气作用;酒炙川芎可增强活血之功;醋炙香附可增强疏肝止痛之效;盐水炙杜仲可增强补肾功能;姜汁炙厚朴可消除对咽喉的刺激性等。"[33]962

《中华本草》:"炮制品若是用酒、醋、盐、姜、蜜等辅料炮制,除具原有的气和味外,还应带有所用辅料的气味,如醋制品应带醋香气味,盐制品应带有咸味等。"[29]193

《中医辞海》:"醋煎散,方名。《张氏医通》方。三棱、莪术、香附、乌药、赤芍药、甘草、肉桂各等分。上药醋炒,为细末,每服3钱,空腹砂糖水调下。治经行少腹结痛,及产后恶漏不行。"[39]487

《中医药常用名词术语辞典》:"炙:中药炮

制。将净选或切制后的中药与一定的液体辅料拌炒,使辅料渗入药物内部的炮制方法……如蜜炙黄芪、酒炙川芎、醋炙香附、盐水炙杜仲、姜汁炙厚朴、羊脂油炙淫羊藿等。"[34]238

《中医药学名词》:"醋制:醋炙、醋煮、醋蒸等的统称。"[30]137

《中医大辞典》:"醋制:中药炮制法。即用醋作为辅料来对净制之后的药材进行加工炮制,醋炙、醋煮、醋蒸等。"[31]1923

《中国中医药学术语集成·中药学》下册:"醋炙法:是将净选或切制后的药物,加入定量的米醋拌炒至规定程度的方法。"[35]1062

《中国中医药学主题词表》上卷:"炙制:属炮制方法。将净选或切制后的药物,加入一定量的液体辅料拌炒,使辅料逐渐渗入药物组织内部的炮制方法。醋炙。姜汁炙。酒炙。蜜炙。童便炙。盐炙。油炙。"[36]II-1300

《中华人民共和国药典》四部:"醋炙:取待炮炙品,加醋拌匀,闷透,置炒制容器内,炒至规定的程度是,取出,放凉。"[37]31

《中药学》:"炙:是将药物与定量的液体辅料拌润并炒至一定程度,使辅料逐渐渗入药物内部的炮制方法。通常使用的液体辅料有蜂蜜、酒、醋、姜汁、盐水及食用油等。如蜜炙黄芪、蜜炙甘草、酒制川芎、醋制香附、盐水炙杜仲等。炙可以改变药性,增强疗效或减少副作用。"[32]15

《中药炮制学》:"将净选或切制后的药物,加入定量米醋拌炒至规定程度的方法称为醋炙法。"[38]202

参考文献

[1] [春秋]孔子.论语[M].程昌明译著.沈阳:辽宁民族出版社,1996:52.

[2] [明]卢之颐.本草乘雅半偈[M].冷方南,王齐南校点.北京:人民卫生出版社,1986:686.

[3] 未著撰人.五十二病方[M].马王堆汉墓帛书整理小组.北京:文物出版社,1979:95.

[4] [汉]张仲景.伤寒论[M].[晋]王叔和撰次,钱超尘,

郝万山整理.北京：人民卫生出版社,2005：94.

[5] [南北朝]雷敩.雷公炮炙论(辑佚本)[M].王兴法辑
校.上海：上海中医学院出版社,1986：40,72.

[6] [唐]苏敬,等.新修本草(辑复本)[M].尚志钧辑校.
合肥：安徽科学技术出版社,1981：301.

[7] [唐]孙思邈.千金翼方[M].彭建中,魏嵩有点校.沈
阳：辽宁科学技术出版社,1997：181.

[8] [唐]孟诜,张鼎.食疗本草[M].谢海洲,马继兴,翁
维健,等辑.北京：人民卫生出版社,1984：125.

[9] [宋]苏颂.本草图经[M].尚志钧辑校.合肥：安徽科
学技术出版社,1994：110,490.

[10] [宋]唐慎微.证类本草[M].尚志钧,等校点.北京：
华夏出版社,1993：83.

[11] [宋]太平惠民和剂局.太平惠民和剂局方[M].陈庆
平,陈冰鸥校注.北京：中国中医药出版社,1996：190.

[12] [元]李东垣.珍珠囊补遗药性赋[M].[明]李士材
编.上海：上海科学技术出版社,1958：36.

[13] [宋]许叔微.普济本事方[M].刘景超,李具双校注.
北京：中国中医药出版社,2007：46.

[14] [明]李时珍.本草纲目(校点本)[M].陈贵延,等点
校.北京：中国古籍出版社,1994：200,408,636,861.

[15] [清]汪昂.本草备要[M].北京：人民卫生出版社,
1965：234.

[16] [明]张介宾.景岳全书[M].上海：上海科学技术出
版社,1959：957.

[17] [明]倪朱谟.本草汇言[M].郑金生,甄雪燕,杨梅香
校点.北京：中医古籍出版社,2005：52.

[18] [明]李中梓,[明]钱允治订正.雷公炮制药性解[M].
金芷君校注.北京：中国中医药出版社,1998：30,48.

[19] [明]闵仪.本草详节[M].张效霞校注.北京：中国中
医药出版社,2015：58.

[20] [清]汪讱庵.本草易读[M].北京：人民卫生出版社,
1987：359.

[21] [清]吴仪洛.本草从新[M].朱建平,吴文清点校.北
京：中医古籍出版社,2001：177.

[22] [清]严西亭,洪缉菴,施澹宁.得配本草[M].上海：
科技卫生出版社,1958：12.

[23] [清]沈金鳌.要药分剂[M].上海：上海卫生出版社,
1958：24.

[24] [清]杨时泰.本草述钩元[M].上海：科学技术出版
社,1958：382.

[25] [清]陈蕙亭.本草撮要[M].上海：上海科学技术出
版社,1985：73.

[26] 梁颂名.中药方剂学[M].广州：广东科技出版社,
1991：494.

[27] 雷载权.中药学[M].上海：上海科学技术出版社,
1995：9.

[28] 赵守训.中药辞海[M].北京：中国中医药出版社,
1997：1479.

[29] 国家中医药管理局《中华本草》编委会.中华本草
[M].上海：上海科学技术出版社,1999：193.

[30] 中医药学名词审定委员会.中医药学名词[M].北京：
科学出版社,2005：137.

[31] 李经纬,余瀛鳌,蔡景峰,等.中医大辞典[M].北京：
人民卫生出版社,2004：1923.

[32] 唐德才,吴庆先.中药学[M].北京：人民卫生出版
社,2016：15.

[33] 《中医学》编辑委员会.中医学[M]//钱信忠.中国医
学百科全书.上海：上海科学技术出版社,1997：962.

[34] 李振吉.中医药常用名词术语辞典[M].北京：中国
中医药出版社,2001：238.

[35] 施毅.中药学：下册[M]//曹洪欣,刘保延.中国中医
药学术语集成.北京：中医古籍出版社,2006：1062.

[36] 吴兰成.中国中医药学主题词表[M].北京：中医古
籍出版社,2008：Ⅱ-1300.

[37] 国家药典委员会.中华人民共和国药典：四部[M].
北京：中国医药科技出版社,2015：31.

[38] 龚千锋.中药炮制学[M].北京：中国中医药出版社,
2016：202.

[39] 袁钟,图娅,彭泽邦,等.中医辞海：下册[M].北京：
中国医药科技出版社,1999：487.

（高 丽）

焯法

chǎn fǎ

一、规范名

【中文名】焯法。

【英文名】blanching in boiling water.

【注释】将中药材净制品置沸水中短暂浸
煮,旋即取出的炮制方法。

二、定名依据

虽然"燀"的概念出现较早,春秋时期的《左传·昭公二十年》中记载"燀之以薪",但其中的"燀"为炊,烧火做饭的意思,与本概念的内涵有一定差别。

东汉时期张仲景的《伤寒论》中记载的"去皮尖",虽没有本名词的出现,但其的内涵与本概念基本一致。

梁代陶弘景《本草经集注》"以汤浸去皮尖"的说法,其含义是本名词应用的具体记载,其后历代的著作多以"去皮尖""以汤浸去皮尖"表达本概念。如宋代《太平圣惠方》,元代的《汤液本草》,明代的《本草纲目》《炮制大法》,到清代的《本草备要》等,但"去皮尖""以汤浸去皮尖"是炮制动作,为动词词性,不足以表达正名的本质属性。

"燀法"一词明确出现是在1949年后,在1960年出版的《四川中药饮片炮制经验集》总论部分记载了"燀法"一词并给予了注释,根据注释,"燀法"的具体炮制方法与古代医书中的"去皮尖""汤浸去皮尖"的内涵基本是一致的,也是本概念正名的首次记载。其后多部中医药书籍均以"燀法"作为本概念的正名,如我国第一部炮制学规划教材《中药炮制学》(成都中医学院主编,1980年出版),全国高等教育中医药药类规划教材《中药学》(高学敏)、《中药炮制学》(龚千锋)及现代中医药学著作《中国医学百科全书·中医学》和《中国药材学》《中药学图表解》等,2005年出版的《中药炮制学辞典》(主编叶定江、原思通)对此进行了解释,首次把"去皮尖"与"燀法"联系起来。而部分医学著作如《中药辞海》《中医药常用名词术语辞典》《中医大辞典》《中医辞海》《中药学》(凌一揆)等则以"燀"作为本概念的正名,《中华本草》又以"燀制"作为正名。但"燀""燀制"为炮制的具体动作,为动词词性,而本概念为名词,所以作为名词词性的"燀法"为正名更能准确表达出本概念的科学

内涵和本质属性,也符合术语定名的约定俗成原则。

三、同义词

【曾称】"汤浸去皮尖"(《本草经集注》);"去皮尖"(《伤寒论》);"燀"(《中医药常用名词术语辞典》);"燀制"(《中华本草》)。

四、源流考释

"燀法"的炮制方法很早就有使用,如《春秋左传》:"以烹鱼肉,燀之以薪……"[1]468 但当时的概念是"去皮尖"。东汉时期张仲景《伤寒论》中也有记载,如《伤寒论·辨太阳病脉证并治》:"桂枝三两,去皮……杏仁五十枚,去皮尖,上七味,以水七升,微火煮取三升,去滓。温服一升。"[2]40 等。说明"去皮尖"这种炮制技术在当时已开始应用,其内涵与本概念的内涵是基本一致的。

其后,梁代陶弘景《本草经集注》卷第七"果菜米食有名无用"中记有:"杏核人,汤浸去赤皮。熬,令黄。"[3]1314 又如:"凡用杏仁,以汤浸去皮尖,炒黄,或用面麸炒过。"[3]1314 将本概念的炮制过程详细加以记录。

南北朝刘宋时期,雷敩的《雷公炮炙论》下卷中记载:"杏仁,凡使,须以沸汤浸少时,去皮膜,去尖,擘作两片,用白火石并乌豆、杏仁三件于锅子中,下东流水煮,从巳到午,其杏仁色褐黄,则去尖,然用。"[4]125 至此"去皮尖"的具体炮制方法被记载下来并传承至今,成为中国传统炮制概念的组成部分之一。

唐代,"去皮尖"技术有了更加广泛的应用,概念正名则多以"去皮尖"出现。如孙思邈《千金方》第六卷中记载"平胃丸方 杏仁五十枚,去皮尖、双仁者"[5]1323;《千金翼方·伤寒篇》中记载:"麻黄杏子石膏甘草汤:杏仁,五十枚,去皮、尖。"[6]223 另在其"卷第十一小儿"篇中有麻黄汤:"杏仁,七十枚,去皮,尖,两仁者。"[6]707 唐代王焘著的《外台秘要》卷十七"腰疼方"中记载"杏仁汤方……杏仁五十枚,去皮尖,盐一合,上

二味,以苦酒一升煮取一半,量与服之。"[7]671

宋金元时期,随着医学理论的创新,"去皮尖"技术的使用也在不断地进步,但在概念正名上仍沿用古籍。如《太平惠民和剂局方》卷之十中有记载:"杏仁去皮、尖,麸炒,别研,五十枚巴一旦去皮、心,出右合研匀,汤浸饭饼,圆如黄米大。"[8]15《太平圣惠方》卷第九"治伤寒一日候诸方":"治伤寒一日,头痛,身体百节酸痛,恶寒,宜服麻黄散方:杏仁,三分汤浸去皮尖,双仁,麸炒微黄。"[9]119元代王好古的《汤液本草》卷之五也有相关记载:"桃仁,《象》云:治大便血结,血秘,血燥,通润大便,七宣丸中,专治血结,破血。以汤浸,去皮尖,研如泥用。"[10]103都提及"去皮尖"技术在中药炮制中的运用。

明朝时期,关于"去皮尖"的相关炮制理论日渐成熟,"去皮尖"技术应用的范围也在逐渐扩大,记载"去皮尖"的有关炮制方法的专项著作和论述专著越来越多,但其概念正名没有突破。如《普济方·诸疾》(卷一二七至卷二七一):"甘遂丸……葶苈子一升,熬,杏仁五十枚去皮尖整仁,熬,巴豆四十枚去心皮,熬。右下筛成末。"[11]2585李时珍的《本草纲目·果部》第二十九卷中也提到"去皮尖"在中药炮制中的运用,如:"桃仁行血,宜连皮、尖生用,润燥活血,宜汤浸去皮、尖炒黄用,或麦麸同炒,会烧存性,各随本方,双仁者有毒,不可食。"[12]789缪希雍的《炮制大法·果部》中记有:"杏仁,五月采之,以汤浸,去皮尖及双仁者,麸炒,研用。"[13]176

到了清代,有关"去皮尖"技术的应用越来越多,内容更加丰富和详细,其概念正名仍以"去皮尖"出现。如清代刘若金《本草述》卷之十六"果部":"杏仁,去皮尖晒干"[14]446;汪昂的《本草备要·果部》中也记有:"桃仁,行血连皮尖生用,润燥去皮,尖炒用。俱研碎,或烧存性用。双仁者有毒,不可食,香附为使。"[15]158"杏仁,去皮、尖,炒研,发散连皮、尖研。双仁者杀人,得火良。"[15]159黄宫绣《本草求真》卷八"杂剂":"但用杏仁以治便秘……去皮尖炒研,发散连皮尖

研。"[16]241

以上古代文献摘录说明,"去皮尖"这一传统炮制技术历史悠久,应用广泛,但古代医书仅仅是在记载具体药物时使用该术语,缺乏系统的概括和总结,并且"去皮尖"为炮制的具体动作,为动词词性,不足以表达本概念的本质属性,用概括性名词来明确本概念的内涵非常必要,而这一工作出现在1949年后。"燀法"一词明确出现是1960年出版的《四川中药饮片炮制经验集》,其对燀法的解释是:"燀法,先将多量的水煮沸,再将药物倾入,燀至表皮易于挤脱为度。燀后取出漂清水中,挤去皮,晒干。"[17]18由此看出,"燀法"与历代医书和本草著作中记载的"去皮尖"内涵基本是一致的,而"燀法"更能准确表达本概念的内涵,符合科学性原则,因此被其后相关医学著作所认可和引用,如我国第一部炮制学规划教材《中药炮制学》(成都中医学院主编,1980年出版)[18]125,全国高等教育中医药药类规划教材《中药炮制学》(徐楚江主编)[19]159、《中药学》(高学敏主编)[20]20、《中国药材学》(徐国钧主编)[21]69、《中药炮制学》(龚千锋主编)[22]319及现代中医药学著作《中国医学百科全书·中医学》[23]962《中药学图表解》[24]14《中国中医药信息杂志》[25]66等。2005年出版的《中药炮制学辞典》(叶定江、原思通)对此首次进行了解释:"燀法……去皮尖洁净药材方法。'皮尖'是指种子类药材如杏仁、桃仁、郁李仁等的种皮和胚芽。对于去皮尖的目的和必要性,古代本草书籍没有明确的阐述,而只是根据不同的临床用途决定是否去皮尖。例如《本草纲目》中说:'苦杏仁治风寒肺病药中,亦有连皮尖用者,取其发散也。'去皮尖是一项传统操作,目前去种皮操作仍然保留,如杏仁、桃仁等,而去胚芽的'尖'已很少应用。"[26]148把"去皮尖"与"燀法"联系起来。现代部分医学著作如《中药学》(雷载权)[27]13、《中药学》(凌一揆)[28]8、《中药方剂学》[29]14《中医大辞典》[30]983《中医药常用名词术语辞典》[31]394《中药辞海》[32]594《中医辞海》[33]196

《中华人民共和国药典》（2015 版）[34]32 等则以"燀"作为本概念的正名；《中华本草》[35]192 又以"燀制"作为正名。

总之，"燀法"作为中药材传统制药技术最早见于东汉时期张仲景的《伤寒论》，"燀法"一词最早记载于 20 世纪 60 年代，随后越来越多的医学著作以"燀法"作为本概念的正名，说明其作为本概念的正名已成为共识。

五、文献辑录

《春秋左传》："以烹鱼肉，燀之以薪，宰夫和之。"[1]468

《伤寒论·卷第三辨太阳病脉证并治》："桂枝三两（去皮），甘草二两（炙），生姜三两（切），芍药三两，大枣十二枚（擘），厚朴二两（炙，去皮），杏仁五十枚（去皮尖），上七味，以水七升，微火煮取三升，去滓。服一升。覆取微似汗。"[2]40

《本草经集注》卷第七"果菜米食有名无用"："杏核人，汤浸去赤皮。熬，令黄。凡用杏仁，以汤浸去皮尖，炒黄，或用面麸炒过。"[3]1314

《雷公炮炙论》下卷："杏仁，凡使，须以沸汤浸少时，去皮膜，去尖，擘作两片，用白火石并乌豆、杏仁三件于锅子中，下东流水煮，从巳到午，其杏仁色褐黄，则去尖，然用。"[4]125

《千金方》第六卷："平胃丸方……杏仁五十枚，去皮尖，双仁者，熬大黄四两，葶苈熬，麦门冬去心，玄参、苦参、丹参各二两。沙参一两半，人参、当归、芎䓖、五味子、桂心各一两。"[5]1323

《千金翼方·伤寒篇》："麻黄杏子石膏甘草汤：杏仁，五十枚，去皮、尖。'另有'麻黄汤：杏仁，七十枚，去皮、尖，两仁者。"[6]223,707

卷第十一"小儿"："治牙龈疼痛方……杏仁一百枚，去皮尖两仁者，盐末方寸匕。"[6]707

《外台秘要》卷十七"腰疼方"："杏仁汤方……杏仁五十枚，去皮尖，盐一合，上二味，以苦酒一升煮取一半，量与服之。"[7]671

《太平惠民和剂局方》卷之十："杏仁去皮、尖，麸炒，别研，五十枚巴一旦去皮，心，出右合

研匀，汤浸饭饼，圆如黄米大。"[8]15

《太平圣惠方》卷第九"治伤寒一日候诸方"："治伤寒一日，头痛，身体百节酸痛，恶寒，宜服麻黄散方：杏仁，三分汤浸去皮尖，双仁，麸炒微黄。"[9]119

《汤液本草》卷之五："桃仁《象》云：治大便血结，血秘，血燥，通润大便，七宣丸中，专治血结，破血。以汤浸，去皮尖，研如泥用。研用。治伤寒肺病药中亦有连皮尖用者取其发散也。"[10]103

《普济方·诸疾》："甘遂丸……专治风水黄肿。腹大如囊。面目皆含阴如斗，色如霜瓜。甘遂二两，熬，葶苈子一升，熬，杏仁五十枚去皮尖整仁，熬，巴豆四十枚去心皮，熬。右下筛成末。蜜和丸如大豆。一服三丸。饮下。当吐。不吐可至五丸，禁野猪肉芦笋。"[11]2585

《本草纲目·果部》第二十九卷："桃仁行血，宜连皮、尖生用，润燥活血，宜汤浸去皮、尖炒黄用，或麦麸同炒，会烧存性，各随本方，双仁者有毒，不可食。"[12]789

《炮制大法·果部》："杏仁，五月采之，以汤浸，去皮尖及双仁者，麸炒，研用。治伤寒肺病药中亦有连皮尖用者取其发散也。"[13]176

《本草述》卷之十六"果部"："杏仁，去皮尖晒干。"[14]446

《本草备要·果部》："桃仁，行血连皮尖生用，润燥去皮，尖炒用。俱研碎，或烧存性用。双仁者有毒，不可食，香附为使。"[15]158"杏仁，去皮、尖，炒研，发散连皮、尖研。双仁者杀人，得火良。研用。治伤寒肺病药中亦有连皮尖用者取其发散也。"[15]159

《本草求真》卷八"杂剂"："闺阁事宜作女人面靥用轻粉、滑石、杏仁去皮尖等分，为末，蒸过，入脑、麝少计，以鸡子清调匀，名太真红玉膏，洗面毕敷之。"[16]241

《四川中药饮片炮制经验集》："燀法（水烫）先将多量的水煮沸，再将药物倾入，燀至表皮易于挤脱为度。燀后取出漂清水中，挤去皮，晒

干。"[17]18

《中药炮制学》(成都中医学院):"燀法……将药物置沸水中浸煮短暂时间,取出分离种皮的方法。"[18]125

《中药炮制学》(徐楚江):"将药物置沸水中浸煮短暂时间,取出分离种皮的方法称为燀法。"[19]159

《中药学》(雷载权):"燀,是将药物快速放入沸水中短暂潦过,立即取出的方法。"[27]13

《中国药材学》(徐国钧):"燀法……将药材置沸水中浸煮短时间,取出分离种皮的方法称为燀法。"[21]69

《中国医学百科全书·中医学》:"燀法……将药物快速放入沸水中潦过,立即取出的方法称为燀法。"[23]962

《中药辞海》:"燀系药材炮制方法之一。将种子类药物或肉质多汁药物快速放入沸水中,随即取出,以便去除种子类药物的皮,或使肉质多汁药物易于干燥,便于贮藏。"[32]594

《中医辞海》:"燀……中医术语。中药炮制法。即将药物放入沸汤内浸泡,使之易于去皮尖,如桃仁、杏仁等。"[33]196

《中华本草》:"燀制……多用于种子类药物,是利用沸水泡去种皮的方法。制法:将药物投入沸水中,翻动片刻,至种皮由皱缩至舒展,能搓去时,捞出,放凉水中浸泡,除去种皮,晒干。"[35]192

《中医药常用名词术语辞典》:"燀……中药炮制。多用于种子类药物的去皮和肉质、多汁药物干燥的前处理。其法为先将多量的水煮沸,再将药物置于能漏水的盛器内,一齐投入沸水中潦烫至符合要求时,立即取出。"[31]394

《中国中医药信息杂志》:"燀法是将药物置大量沸水中(约为药物重量的10倍以上)浸煮短暂时间,取出,分离种皮的方法。"[25]66

《中药方剂学》:"燀:是将药物快速放入沸水中短暂潦过,立即取出的方法。"[29]14

《中医大辞典》:"燀……中药炮制法之

一……杏仁、桃仁等放在沸汤内浸泡易于去皮尖,叫做燀。"[30]983

《中药学》(凌一揆):"燀:是将药物快速放入沸水中短暂潦过,立即取出的方法。"[28]8

《中药炮制学辞典》:"燀法……去皮尖洁净药材方法。'皮尖'是指种子类药材如杏仁、桃仁、郁李仁等的种皮和胚芽。对于去皮尖的目的和必要性,古代本草书籍没有明确的阐述,而只是根据不同的临床用途决定是否去皮尖。例如《本草纲目》中说:'苦杏仁治风寒肺病药中,亦有连皮尖用者,取其发散也。'去皮尖是一项传统操作,目前去种皮操作仍然保留,如杏仁、桃仁等,而去胚芽的'尖'已很少应用。"[26]148

《中药学》(高学敏):"燀法是将药物快速放入沸水中短暂潦过,立即取出的方法。"[20]20

《中药炮制学》(龚千锋):"将药物置沸水中浸煮短暂时间,取出,分离种皮的方法称为燀法。"[22]319

《中药学图表解》:"燀法:药物快速放入沸水中、短暂潦过,立即取出。"[24]14

《中华人民共和国药典》(2015版):"燀……取待炮制品投入沸水中,翻动片刻,捞出。有的种子类药材,燀至种皮由皱缩至舒展、易搓去时,捞出,放入冷水中,除去种皮,晒干。"[34]32

 参考文献

[1]　[春秋]左丘明.春秋左传[M].北京:华龄出版社,2002:468.

[2]　[汉]张仲景.伤寒论[M].北京:人民卫生出版社,2005:40.

[3]　[南北朝]陶弘景.本草经集注[M].北京:中医古籍出版社,1999:1314.

[4]　[南北朝]雷敩.雷公炮炙论[M].上海:上海中医学院出版社,1986:125.

[5]　[唐]孙思邈.千金方[M].北京:光明日报出版社,2015:1323.

[6]　[唐]孙思邈.千金翼方[M].太原:山西科学技术出版社,2010:223,707.

[7]　[唐]王焘.外台秘要方[M].王淑民校注.北京:中国医药科技出版社,2011:671.

［8］　［宋］陈师文，等.太平惠民和剂局方［M］.沈阳：辽宁科学技术出版社，1997：15.

［9］　［宋］王怀隐，等.太平圣惠方［M］.北京：人民卫生出版社，1958：119.

［10］　［元］王好古.汤液本草［M］.北京：中国医药科技出版社，2011：103.

［11］　［明］朱橚，等.普济方［M］.北京：人民卫生出版社，1960：2585.

［12］　［明］李时珍.本草纲目［M］.太原：山西科学技术出版社，2014：789.

［13］　［明］缪希雍.《炮炙大法》释义［M］.太原：山西科学技术出版社，2009：176.

［14］　［清］刘若金.本草述校注［M］.北京：中医古籍出版社，2005：446.

［15］　［清］汪昂.本草备要［M］.王效菊点校.天津：天津科学技术出版社，1993：158，159.

［16］　［清］黄宫绣.本草求真［M］.北京：中国中医药出版社，2008：241.

［17］　四川省卫生厅.四川中药饮片炮制经验集［M］.成都：四川人民出版社，1960：18.

［18］　成都中医学院.中药炮制学［M］.上海：上海科学技术出版社，1980：125.

［19］　徐楚江.中药炮制学［M］.上海：上海科学技术出版社，1985：159.

［20］　高学敏.中药学［M］.北京：中国中医药出版社，2005：20.

［21］　徐国均.中国药材学［M］.北京：中国医学科技出版社，1996：69.

［22］　龚千锋.中药炮制学［M］.北京：中国中医药出版社，2012：319.

［23］　《中医学》编辑委员会.中医学［M］//钱信忠.中国医学百科全书.上海：上海科学技术出版社，1997：962.

［24］　钟赣生.中药学图表解［M］.北京：人民卫生出版社，2013：14.

［25］　朱文锋.中国中医药信息杂志［J］.北京：中国中医药信息杂志出版社，2002：9(8)：66.

［26］　叶定江，原思通.中药炮制学辞典［M］.上海：上海科学技术出版社，2005：148.

［27］　雷载权.中药学［M］.上海：上海科学技术出版社，1995：13.

［28］　凌一揆.中药学［M］.上海：上海科学技术出版社，2005：8.

［29］　邓中甲.中药方剂学［M］.北京：全国中医药出版社，2003：14.

［30］　李经纬，余瀛鳌，蔡景峰，等.中医大辞典［M］.北京：人民卫生出版社，2004：983.

［31］　李振吉.中医药常用名词术语辞典［M］.北京：中国中医药出版社，2001：394.

［32］　袁钟，图娅，彭泽邦，等.中药辞海［M］.北京：中国医药科技出版社，1997：594.

［33］　袁钟，图娅，彭泽邦，等.中医辞海：下册［M］.北京：中国医药科学技术出版社，1999：196.

［34］　国家药典委员会.中华人民共和国药典：一部［M］.北京：中国医药科技出版社，2015：32.

［35］　国家中医药管理局《中华本草》编委会.中华本草：第一册［M］.上海：上海科学技术出版社，1999：192.

（焦河玲）

方　剂

3·056

丸剂

wán jì

一、规范名

【汉文名】丸剂。

【英文名】pill。

【注释】将药物细粉或药材提取物加适宜的黏合剂或其他辅料制成球形或类球形制剂的统称。分蜜丸、水丸、水蜜丸、糊丸、浓缩丸、蜡丸和微丸等。

二、定名依据

“丸剂”一词，最早见于宋代《本草衍义》，其概念与本术语“丸剂”基本相同，能初步反映本术语内涵。在此之前，我国最早的“丸剂”剂型见于马王堆汉墓出土《五十二病方》，该书中就已出现有关“垸(丸)”的记载，《内经》载有“四乌鲗骨一藘茹丸”，“丸剂”第一次作为一种剂型名称出现。最早的丸剂理论见于《神农本草经》，除此之外，《神农本草经》还出现了“丸药”一词指代丸剂。

“丸”泛指小圆球形的物体。“剂”指制剂，古文通“齐”，有整齐、整合、排列之意，也体现了一定的规定性、有序性，同时，“剂”还有调配、调和之意。可见，“丸剂”一词是指将药物细粉或药材提取物加适宜的黏合剂或其他辅料制成的球形或类球形制剂，能确切地反映本术语的内涵。

自《本草衍义》中提出“丸剂”之名，此后《圣济总录》等多部宋代医书当中再次出现“丸剂”名称。后世明清重要的著作多有沿用，如《普济方》《医方考》《古今医统大全》《松崖医径》《寿世保元》《孙文垣医案》《医门法律》《医方集解》《临证指南医案》《续名医类案》《温热经纬》等，对后世有较大影响。所以“丸剂”作为规范名便于达成共识，符合术语定名的约定俗成原则。

现代相关著作，辞书类著作《简明中医辞典》《中国医学百科全书·方剂学》《中国医学大辞典》《汉英中医辞海》《中国大百科全书(简明版)》《辞海》《中国大百科全书·中医》《现代中成药手册》《简明中医辞典》《中医药常用名词术语辞典》，全国高等中医药院校规划教材各版《方剂学》等均以“丸剂”作为规范名。现代有代表性的方剂学著作如《新编方剂学》《现代方剂学》《中医治法与方剂》等也以“丸剂”作为规范名。说明“丸剂”这一规范名已成为共识。

我国2005年出版的由全国科学技术名词审定委员会审定公布的《中医药学名词》已以“丸剂”作为规范名。所以“丸剂”作为规范名也符合术语定名的协调一致原则。

三、同义词

【曾称】“丸”(《内经》)；“丸药”(《神农本草经》)。

四、源流考释

与汤剂、散剂等比较，传统的水丸、蜜丸、糊丸、蜡丸内服后在胃肠道中溶散缓慢，发挥药效迟缓，但作用持久，故多用于慢性病的治疗。丸剂是固形物，便于病人服用，且能遮掩药物的不良味道。此外，中药中有些具有毒性、刺激性的药物，可通过选用赋形剂，如制成糊丸、蜡丸，以延缓其吸收，减弱毒性和不良反应。同时丸剂还可以利用各种包衣，使其在消化道内不同部位和规定的时间内崩解。另外，丸剂还有方便携带、易于储藏等优点。

丸剂是传统剂型之一，明代罗颀《物原·技原》中有：“轩辕臣巫彭始制药丸。”[1]30 把丸剂的历史上溯到公元前约 22 世纪的奴隶社会初期，当然民间传说不见得可靠。服用药料的方法，继咬咀之后，以原始的工具，捣研成粉末，就是散剂，如果是鲜品，还可以捏成丸状，进而用一些流质的食物做黏合剂，这就逐渐形成了丸剂。这样做最初的目的主要是为了便于计量，因为药不同于食，量的问题对于疾病的治疗很重要。

早在马王堆汉墓出土的《五十二病方》中就有对丸的名称、处方、规格、剂量以及服用方法等的记述。书中很多方子都提到丸剂的制备，有酒制丸、醋制丸、油脂制丸，亦有成丸后，再粉碎入酒服之，但未涉及具体的丸剂制备方法。如"以般服零，撮取大者一枚，捣。捣之以春，脂弁之，以为大丸，操。"[2]120 "治靡芜本，防风，乌喙，桂皆等，渍以淳酒而垸之，大如黑菽而吞之。始食一，不知益一。"[2]91 "犬噬人伤者：取蚯蚓矢二升……并熬之，而以美醯□□□之，稍垸，以熨其伤。犬毛尽，敷伤而已。"[2]45 书中的丸剂给药方法既有内服，也有外用，吞服的丸剂特别强调其"大如黑菽"，说明已经注意到内服丸剂的制剂规格。外用丸剂则为"大丸""稍丸"（粗制为丸），规格要求比内服丸要低。可以看出《五十二病方》的"垸（丸）"尚不能称为剂型名，实际是为了便于计量，书中不用两、铢等计量法，而是通过逐渐增丸的方法来控制药量，特别是对有毒药物的使用，可用丸来控制中毒。《五十二病方》中丸剂的赋形剂为脂、酒、醯和醋，这些至今仍是制备丸剂的常用赋形剂。特别是酒、醯、醋等黏合成丸，即是现代丸剂分类中的水丸，这也应该是较早的丸剂形态。丸剂在当时并非常用剂型，所以出现频率较低。稍后出现的《养生方》中所载丸剂，较《五十二病方》制作更为精良，赋形剂更多，已开始用蜜和枣膏制作丸剂："非廉、方葵、石韦、桔梗、茈葳各一小束，乌喙三颗……菩五寸，白蘞蛇若苍梗蛇长三四寸，若……各冶，并以蜜若枣脂丸，大如羊矢。"[3]115 这也成为目前中国医药史上首次见到蜜丸的记载。《养生方》中丸剂的赋形剂除蜜和

枣膏外，还有以雀卵汁、松脂、动物血、马酱为丸者。

约成书于战国时代的《内经》也有"四乌鰂骨一藘茹丸"（藘茹即茜草）的记载："二物并合之，丸以雀卵，大如小豆，以五丸为后饭，饮以鲍鱼汁。"[4]223,224 这是以蛋白为黏合剂而成丸者。本书中丸剂第一次作为一种剂型名称出现。《史记》"太仓公传"中载有"半夏丸"之名。《神农本草经·序录》指出"药性有宜丸者、宜散者、宜水煮者、宜酒渍者、宜膏煎者，亦有一物兼宜者，亦有不可入汤酒者，并随药性，不得违越。"[5]47 可见我国最早的丸剂见于《五十二病方》，最早以剂型形式出现的"丸剂"载于《内经》，最早的丸剂理论见于《神农本草经》。除此之外，《神农本草经》还出现了"丸药"一词，见于"牛角䚡"条下："下闭血，瘀血疼痛，女人带下血。髓：补中，填骨髓。久服，增年。胆：可丸药。"[5]223

汉代张仲景的《伤寒杂病论》首次记载用动物胶汁（如鳖甲煎丸）、炼蜜，和淀粉糊（如蛇床子散）为丸剂的赋形剂。在此之前的丸剂均是利用药物本身的性质而制成丸，未添加任何赋形剂，张仲景较早提出了在丸剂中加入不影响药物疗效的黏性物质来制备丸剂。本书还介绍丸剂的服用方法，可以"酒"送服，如肾气丸；以"沸汤"送服，如理中丸；以水吞服，如麻子仁丸等；也可以水煎之，尔后服其药汁，例如抵当丸。《伤寒杂病论》中还对丸剂的规格作了规定，有"梧子大"者（乌梅丸）；"弹子大"者（薯蓣丸）；"鸡子黄许大"者（理中丸）；"小豆大"者（大黄䗪虫丸）；及"兔屎大"者（桂枝茯苓丸）等。张仲景所用的丸剂，是适应病情的需要而产生的，可根据病情选择用不同的赋形剂，使丸剂更有特色。如治疗妇人妊娠呕吐不止的干姜人参半夏丸，取生姜汁糊丸，主要是增强散寒止呕之力。治疗产后呕吐使用的竹皮大丸，乃用枣肉和丸，取其和胃气之意。正如《金匮玉函经》所述："若欲治病，当先以汤洗其五脏六腑……次当用

方剂

255

散……次当用丸,丸能逐沉冷,破积聚,消诸坚症,进饮食,调营卫,能参合而行之者,可谓上工。"[6]4此外,仲景还根据性别、年龄、体质强弱、病情轻重等情况的不同,确定服用丸剂的剂量,体现了因人制宜、辨证施治的思想。

魏晋南北朝时期,葛洪的《肘后备急方》中创始了既有黏合力又具疗效作用的黏合剂,如《肘后备急方》"治卒忤停尸不能言者用鸡冠血和真朱为丸"中的鸡冠血既是黏合剂又可以发挥一定的药效。《肘后备急方》中记载了蜜蜡丸:"若下痢不能食者,黄连一升,乌梅二十枚,炙燥,并得捣末,蜡如棋子大,蜜一升,合于微火上,令可丸,丸如梧子大,一服二丸,日三。"[7]41此为较早出现的有关蜡丸的记载,并为后世纯蜡丸的出现提供了经验。同时,《肘后备急方》中也发现了有关浓缩丸的记载,《肘后备急方》:"又方,多取柯枝皮,到,浓煮,煎令可丸服。如梧子大三丸。"[7]99而且书中多次出现浓缩丸,正是现代浓缩丸的雏形,浓缩丸的出现并使用可节约药材、提高疗效。陶弘景在张仲景的基础上提出丸剂应用理论,《本草经集注》载:"疾有宜服丸者、服散者、服汤者、服酒者、服膏者,亦兼用所病之源,以为某制耳。"[8]14至此,关于丸剂理论方面双重定义基本形成了,一方面"药性"有宜丸者制为丸剂应用,一方面"疾"有宜服丸者亦制为丸剂应用。

隋唐时期,《备急千金要方》对炼蜜方法作了科学规定,《外台秘要》《医心方》等增加了丸剂的种类。《备急千金要方》在丸剂的服用剂量方面也作了规定:"凡丸药皆如梧桐子,补者十丸为始,从一服渐加,不过四十丸,过亦损人。"[9]13唐代出现了三种特别的丸剂,其一为蜡丸,蜡丸是以蜂蜡为基质,此赋形剂不溶于水及胃液,遇到碱性肠液才缓慢溶解,故口服后至小肠才逐渐释放药物而显效。故能够黏附毒性的药物,如砒霜之类,使之在人体内缓慢奏效而不致发生中毒的危险。例如《外台秘要》载:"[深师五邪丸]右九味,捣下饰,别研雄黄、丹砂细绢

筛,合诸药拌令和调后,内蜡和之,大如弹丸。"[10]368其二为包衣丸,《仙授理伤续断秘方》载以"信朱为衣"的小红丸即是包衣丸,同时,该书还详细地记述了包衣的制作过程。第三为蜡壳丸,蜡壳对于丸药,能起密封的作用,在现代丸剂中,蜡壳丸是一种重要的剂型。如《外台秘要》所载吃力伽丸方"以蜡裹一丸如弹丸"[10]842,说明当时已经出现了蜡壳丸。《医心方》中的内容主要引自我国唐代的医药文献,《医心方》中也出现了以蜡纸裹丸的丸剂形态。唐代与外域交流频繁,海上交通发达,从南方输入多种香料药,配制丸散后,芳香成分易散失,就需要以蜡封以保持原料成分。说明蜡在唐代的使用已非常普遍。丸剂发展至此时,种类丰富,基本构架了后世丸剂的几种类型。赋形剂的种类更是繁多,《外台秘要》中的丸剂赋形剂近50种之多。丸剂在唐代的发展状况为宋代丸剂的鼎盛奠定了扎实的基础,也为后世丸剂的改革和发展指引了方向。

宋金元时期,被称为我国第一部中成药专著的《太平惠民和剂局方》一书载有汤、煎、饮、圆、散、粉、膏、丹、饼、砂、锭、香等13种剂型共788方,其中圆即丸(古籍方书中将丸改为"圆"或"元"者均因避君讳,语意通用)284方,占36%,数量冠各剂型之首。宋代在前人的基础上进一步发展了"糊丸"和"水丸"两种重要的丸剂剂型。水丸因由原药粉加水、酒、醋等泛制而成,在胃内可迅速吸收,其吸收速率可因赋形剂不同而有异,以酒作赋形剂有助生物碱、挥发油等有效成分溶出,醋也可增加碱性成分溶解,且可促进胃液分泌,增加吸收。钱乙《小儿药证直诀》所载百祥圆:"汁尽焙干为末,水圆如粟米大。"[11]17糊丸在消化道内的崩解速度较蜜丸为慢,吸收也相应减慢。其吸收速度与消化道内液体量及黏度有关,由于糊丸使药物缓慢释放,延长作用时间,可避免或减少某些药物的刺激性。如《鸡峰普济方》载槐耳丸:"右为细末,酒煮面糊为元,如梧桐子。"[12]192《本草衍义》记载

了"丸剂"一词,《本草衍义》:"今若投之蜜相和,虽易为丸剂,然下咽亦易散化,如何得到脏中?"[13]9,10 虽然丸药和丸剂混称,但表明"丸剂"这一名词已经出现并使用。《苏沈内翰良方》载:"甚缓者用丸。"[14]42 李东垣撰《珍珠囊补遗药性赋》指出"丸者,缓也"[15]40。这一时期对丸剂与临床治病的关系等理论作了精辟的论述。

明代的朱砂包衣得到了很大程度的发展,使用比较普遍,且一直沿用至今,如七珍丸、梅花点舌丸、妇科通经丸等。《本草纲目》中所载丸剂剂型有大蜜丸(卷十四白芷条)、小蜜丸(卷三十四丁香条)、糊丸(卷十八栝蒌条)、蜡丸(卷九石钟乳条)、水丸(卷四十八寒号虫条)、糖丸(卷十七蓖麻条)、药汁丸(卷八粉锡条)、浓缩丸(卷三十五皂荚条)、包衣丸(卷二十九蜜蜡条)。其中包衣丸依据包衣不同又有"雄黄为衣"(卷十七乌头条),"螺青为衣"(卷十七莨菪条),"黄丹为衣"(卷十七常山条),"青黛为衣"(卷十六王不留行条),"百草霜为衣"(卷三十九蜜蜡条),"胭脂为衣"(卷十四蛇床子条)等。当然这些丸衣不完全是明代的创造,但这些丸衣的广泛应用却是与明代药剂生产情况相适应的。明清时期"丸剂"一词已普遍使用,多本医书均有记载,如《普济方》《医方考》《古今医统大全》《松崖医径》《寿世保元》《孙文垣医案》《医门法律》《医方集解》《临证指南医案》《续名医类案》《温热经纬》等,如《医方考》所载大陷胸丸:"不用汤液而用丸剂,何也?"[16]27 另如《孙文垣医案》:"乃为订一方,以平胃散加滑石、桃仁、黄连、姜黄、丹参、南星、半夏,作丸剂服之。半年而经行,次年生一子,后又连生一子一女。"[17]221 缪希雍《炮炙大法》在前人的基础上指出"丸者缓也,作成圆粒也,不能速去病,舒缓而治之也"[18]85。明清时期的丸剂剂型创新较多,丸剂理论层出不穷。清代在唐代蜡壳丸的基础上,进一步发展这种古代丸剂优良的包装形式,并详细地记述蜡壳丸的制作和服用。如《外科证治全生集》载:"丸宜阴干,以黄蜡包裹珍藏,临用破蜡壳取

丸,陈酒化服。"[19]24 蜡壳丸剂至今仍在广泛应用。

目前随着科技的进步,中药制药机械有了较大的发展,丸剂品种在中成药中所占比例最大。浓缩丸、滴丸、微丸等新型丸剂相继出现,由于制法简便、剂量小、疗效好,在中药新药研制开发中已成为首选剂型之一。现代有关著作均以"丸剂"作为规范名,如《简明中医辞典》[20]70《中国医学百科全书·方剂学》[21]5《中国医学大辞典》[22]139《汉英中医辞海》[23]166《中国大百科全书(简明版)》[24]4940《辞海》[25]2376《中国大百科全书·中医》[26]339《现代中成药手册》[27]4《简明中医辞典》[28]72《中医药常用名词术语辞典》[29]25《临床常用百方精解》[30]10《现代药学名词手册》[31]31《汉英双解常用中医名词术语》[32]250《老中医百病特效验方》[33]3《临床医学多用辞典》[34]1096《WHO西太平洋地区传统医学名词术语国际标准》[35]261《方剂学》(段富津)[36]12、《方剂学》(李庆诒)[37]10、《方剂学》(闫润红)[38]21、《方剂学》(陈德兴)[39]13、《方剂学》(樊巧玲)[40]19、《方剂学》(李飞)[41]86、《方剂学》(谢鸣)[42]30、《方剂学》(邓中甲)[43]23、《方剂学》(冯泳)[44]20、《方剂学》(李笑然)[45]13、《方剂学》(顿宝生,周永学)[46]13、《方剂学》(李冀)[47]19、《方剂学》(顿宝生)[48]15、《药剂学》(南京药学院)[49]395、《药剂学》(湖北中医学院)[50]172、《药剂学》(沈阳药学院)[51]263、《药剂学》(奚念朱)[52]287、《药剂学》(屠锡德)[53]797、《中药药剂学》(曹春林)[54]248、《中药药剂学》(国家中医药管理局科技教育司)[55]89等,以及具有代表性的方剂学专著如《新编方剂学》[56]35《现代方剂学》[57]11《中医治法与方剂》[58]128 都以"丸剂"作为规范名。如《方剂学》(李庆诒)载:"丸剂:是根据配方将药物碾研成细末,以蜜、水或米糊、面糊、酒、醋、药汁、蜂蜡等作为赋形剂制成的药丸。其特点是吸收缓慢,药效持久,体积小,服用、携带、贮存方便。"[37]10

总之,丸剂剂型出现很早,马王堆汉墓出土

的《五十二病方》中就有记载，"垸（丸）"字在此尚不能称为剂型名。《黄帝内经》载有"四乌鲗骨一蘆茹丸"，丸剂第一次作为一种剂型名称出现。而最早有关丸剂的理论见于《神农本草经》。除此之外，《神农本草经》还出现了"丸药"一词。至宋代，《本草衍义》记载了"丸剂"一词，概念与本术语"丸剂"基本相同，已能初步反映本术语内涵。之后的医书中"丸剂"和"丸药"混称，现代出版的辞典、工具书、教材以及具有代表性的中医学著作均以"丸剂"作为规范名词。

五、文献辑录

《物原·技原》："轩辕臣巫彭始制药丸。"[1]30

《五十二病方·乾瘙》："以般服零，撮取大者一枚，捣。捣之以春，脂弁之，以为大丸，操。"[2]120

"牝痔"："冶靡芜本，防风，乌喙，桂皆等，渍以淳酒而垸之，大如黑菽而吞之。始食一，不知益一。"[2]91

"犬噬人"："犬噬人伤者：取蚯蚓矢二升……并熬之，而以美醯□□□□之，稍垸，以熨其伤。犬毛尽，敷伤而已。"[2]45

《养生方》："非廉、方葵、石韦、桔梗、茈葳各一小束，乌喙三颗……等五寸，白蔹蛇若苍梗蛇长三四寸，若……各冶，并以蜜若枣脂丸，大如羊矢。"[3]115

《黄帝内经素问·腹中论》："以四乌鲗骨一蘆茹二物并合之，丸以雀卵，大如小豆，以五丸为后饭，饮以鲍鱼汁。"[4]223,224

《神农本草经·序录》："药性有宜丸者、宜散者、宜水煮者、宜酒渍者、宜膏煎者，亦有一物兼宜者，亦有不可入汤酒者，并随药性，不得违越。"[5]47

"中经"："下闭血，瘀血疼痛，女人带下血。髓：补中，填骨髓。久服，增年。胆：可丸药。"[5]223

《金匮玉函经·证治总例》："若欲治病，当先以汤洗其五脏六腑……次当用散……次当用丸，丸能逐沉冷，破积聚，消诸坚症，进饮食，调

营卫，能参合而行之者，可谓上工。"[6]4

《肘后备急方》卷二："若下痢不能食者，黄连一升，乌梅二十枚，炙燥，并得捣末，蜡如棋子大，蜜一升，合于微火上，令可丸，丸如梧子大，一服二丸，日三。"[7]41

卷四："又方，多取柯枝皮，剉，浓煮，煎令可丸服。如梧子大三丸。"[7]99

《本草经集注·序录》："疾有宜服丸者、服散者、服汤者、服酒者、服膏者，亦兼用所病之源，以为其制耳。"[8]14

《备急千金要方·序例》："凡丸药皆如梧桐子，补者十丸为始，从一服渐加，不过四十丸，过亦损人。"[9]13

《外台秘要》卷十三："右九味，捣下饰，别研雄黄、丹砂细绢筛，合诸药拌令和调后，内蜡和之，大如弹丸。"[10]368

卷三十一："以蜡裹一丸如弹丸。"[10]842

《小儿药证直诀·诸方》："汁尽焙干为末，水圆如粟米大。"[11]17

《鸡峰普济方》卷十五："右为细末，酒煮面糊为元，如梧桐子。"[12]192

《本草衍义》卷一："今若投之蜜相和，虽易为丸剂，然下咽亦易散化，如何得到脏中？"[13]9,10

《苏沈内翰良方》卷第一："甚缓者用丸。"[14]42

《珍珠囊补遗药性赋·用药须知》："丸者，缓也。"[15]40

《医方考》卷一："不用汤液而用丸剂，何也？"[16]27

《孙文垣医案·医案四卷》："乃为订一方，以平胃散加滑石、桃仁、黄连、姜黄、丹参、南星、半夏，作丸剂服之。半年而经行，次年生一子，后又连生一子一女。"[17]221

《炮炙大法·用药凡例》："丸者缓也，作成圆粒也，不能速去病，舒缓而治之也。"[18]85

《外科证治全生集·杂证》："丸宜阴干，以黄蜡包裹珍藏，临用破蜡壳取丸，陈酒化服。"[19]24

《药剂学》（南京药学院）："丸剂（俗称丸药）

是一种或多种药物与赋形剂混合制成的圆球形或椭圆形内服固体剂型。"[49]395

《简明中医辞典》："丸剂……药物研成细末，用蜜或水、或糊、或药汁、蜂蜡等拌和，制成圆形的大小不等的药丸。分别称：蜜丸、水丸、药汁丸、蜡丸等。服用方便，吸收较缓慢，药力较持久。凡药物不耐高热，难溶于水，容易挥发，毒性较剧烈的，多适合做丸。丸剂常用于慢性病，尤其是攻磨癥积。但也有用于急证的丸剂，用水化开服用或水送服，如安宫牛黄丸等。"[20]70

《药剂学》(沈阳药学院)："丸剂为一种或多种药物细粉与适宜的赋形剂制成的圆球形制剂。"[51]263

《药剂学》(奚念朱)："中药丸剂系指一种或多种中药细粉或中药提取物加适宜的赋形剂制成的球形制剂。可分为水丸、蜜丸、糊丸、蜡丸以及浓缩丸等类型。"[52]287

《药剂学》(湖北中医学院)："丸剂(俗称丸药)是一种或多种药物与赋形剂混合或包裹制成的圆球形或椭圆形的固体制剂。"[50]172

《药剂学》(屠锡德)："丸剂(Pills)是指药物细粉或药材提取物加适宜的黏合剂或辅料制成的球形或类球形的制剂，一般供口服应用。丸剂可以从小到菜籽大小的微丸到每丸重达15克的大蜜丸。"[53]797

《中药药剂学》(曹春林)："丸剂系指药物细粉或药物提取物加适宜的黏合剂或辅料制成的球形制剂。"[54]248

《中国医学百科全书·方剂学》："系指药物细粉加适宜的黏合剂制成的球形制剂。丸剂吸收缓慢，药力持久，而且体积小，服用、携带、贮存都比较方便，是一种常用的剂型。"[21]5

《中国医学大辞典》："丸……缓也。以诸药研碎，加黏性物，作成圆粒，以汤水吞服，可以逐风冷，破坚癥，消积聚，进饮食，舒营卫，开关窍。凡下焦病、久病之不能速去者，则以此缓治之。制法：先以各药分别研细，再行秤准配合，否则易细者一磨无遗，难细者三覆不尽，与原定分两便

多差异。合丸则治上焦病宜小，中焦病次之，下焦病宜大。古方制丸，谓如细麻者，即胡麻也，如黍粟亦然，以十六黍为一大豆。如大麻子者，准三细麻也；即胡豆者，即今青斑豆也，以二大麻子准之；如小豆者，即今赤小豆也，以三大麻子准之；如大豆者，以二小豆准之；如梧桐子者，以二大豆准之；如弹丸及鸡子黄者，以十梧子准之。"[22]139

《汉英中医辞海》："丸剂……药物剂型之一。药物研成细末，用蜜，或水、或糊、或药汁、或蜂蜜等拌和，制成圆形大小不等的药丸。分别称蜜丸、水丸、药汁丸、蜡丸等。丸剂常用于慢性病。"[23]166

《方剂学》(段富津)："丸剂是将药物研成细粉或药材提取物，加适宜的黏合剂制成球形的固体剂型。丸剂与汤剂相比，吸收较慢，药效持久，节省药材，便于携带与服用……适用于慢性、虚弱性疾病，如六味地黄丸等。"[36]12

《中国大百科全书(简明版)》："丸剂将药物细粉或药物提取物加适宜的黏合剂或辅料制成的球形制剂。由于丸剂服后在胃肠道崩解缓慢，逐渐释放药物，因而具有药效持久、使毒、剧、刺激性药物延缓吸收、减弱毒性和不良反应，以及服用、携带方便等特点。但也存在服用剂量大，小儿服用困难等特点。"[24]4940

《中药药剂学》(倪诚)："丸剂系指药物细粉或药物提取物加适宜的赋形剂制成的球形剂型。主要供内服。"[55]89

《辞海》："丸剂……药物细粉中加入赋形剂(如水、蜜、糊、液状葡萄糖等)使其黏合制成的圆粒形内服药剂。在中药丸剂中，按所用赋形剂的不同，有水丸、蜜丸、糊丸等。"[25]2376

《中国大百科全书·中医》："丸剂(pill，bolus)……药物细粉或药物提取物加黏合剂或辅料合成的球形固体制剂。"[26]339

《方剂学》(李庆诒)："丸剂：是根据配方将药物碾研成细末，以蜜、水或米糊、面糊、酒、醋、药汁、蜂蜡等作为赋形剂制成的药丸。其特点是吸收缓慢，药效持久，体积小，服用、携带、贮

方剂

259

存方便。"[37]10

《简明中医辞典》:"丸剂……药物研成细末,用蜜或水、或糊、或药汁、蜂蜡等拌和,制成圆球形的大小不等的药丸。分别称:蜜丸、水丸、药汁丸、蜡丸等。服用方便,吸收较缓慢,药力较持久。凡药物不耐高热,难溶于水,容易挥发,毒性较剧烈的,多适合做丸。丸剂常用于慢性病,尤其是攻磨癥积。但也有用于急证的丸剂。用水化开服用或水送服,如安宫牛黄丸等。"[28]72

《方剂学》(陈德兴):"丸剂是将药物研成细粉或药材提取物,加适宜的黏合剂制成球形的固体剂型。丸剂与汤剂相比,吸收较慢,药效持久,节省药材,便于服用与携带,适用于慢性、虚弱性疾病,如六味地黄丸等。"[39]13

《方剂学》(闫润红)"丸剂是将药物研成细粉,用蜂蜜、水或米糊、面糊、酒、醋、药汁等辅料混合成的圆形固体剂型。丸剂的特点是吸收缓慢,药力持久,体积小,服用、携带、贮存都比较方便。"[38]21

《现代中成药手册》:"丸剂是将配方药物碾研成粉末,以蜜、水、米糊、面糊、酒、醋、药汁、蜂蜡等为赋形剂制成的固体制剂。具有吸收缓慢,药效持久,体积小,服用、携带、贮存方便等优点。是一种常用剂型。一般适用于慢性虚弱性疾病,如六味地黄丸;亦有用于急症的,如安宫牛黄丸等。此外,某些峻猛、有毒以及贵重、芳香、不宜久煎的药物皆宜作成丸剂使用。在临床上常用的丸剂有蜜丸、水丸、糊丸、蜡丸、浓缩丸等。"[27]4

《中医药常用名词术语辞典》:"丸剂……剂型。将药物研成细粉或用药材提取物,加适宜的赋形剂制成球形的固体剂型。丸剂吸收较慢,药力持久,节省药材,便于携带与服用。适用于慢性疾病或病体虚弱者。有些方剂虽然药效峻猛,但因其不宜作煎剂或含有不宜煎汤服用的药物,也制成丸剂使用。如安宫牛黄丸、舟车丸等。常用的丸剂有蜜丸、水丸、糊丸、浓缩丸、蜡丸、滴丸等。"[29]25

《方剂学》(李飞):"丸剂,俗称丸药,是将药

物研成细末,或药材提取物加适宜的黏合剂或其他辅料制成的球形或类球形固体剂型。丸剂为中药主要传统剂型之一,自古至今应用十分广泛。"[41]86

《临床常用百方精解》:"丸剂是将药物研成细粉或药材提取物,加适宜的黏合剂制成球形的固体剂型。丸剂与汤剂相比,吸收慢,药效持久,用量少,便于携带。"[30]10

《方剂学》(谢鸣):"丸剂是将药物研成细粉或用药材提取物,加适宜的黏合剂制成的圆形固体剂型。丸剂与汤剂相比,吸收较慢,药效持久,节省药材,体积较小,便于携带与服用。"[42]30

《方剂学》(樊巧玲):"丸剂是将药物研成细粉或用药材提取物,加适宜的赋形剂制成的圆形固体剂型。"[40]19

《方剂学》(冯泳):"丸剂是将按处方配好的药物碾成细末,以蜜或水、米糊、面糊、酒、醋、药汁等适宜的赋形剂黏合而制成的球形或类球形固体剂型。丸剂一般均作内服。其优点是吸收缓慢,药效持久,节约药材,体积小,便于服用、携带与贮存,尤其适用于某些含有芳香性药物或含有药性峻猛药物,不宜煎煮之方剂的选择。"[44]20

《方剂学》(邓中甲)"丸剂是将药物研成细粉或药材提取物,加适宜的黏合剂制成球形的固体剂型。丸剂与汤剂相比,吸收较慢,药效持久,节省药材,便于服用与携带……常用的丸剂有蜜丸、水丸、糊丸、浓缩丸等。"[43]23

《方剂学》(李笑然):"丸剂是将药物研成细粉或取药材提取物,加适宜的黏合剂制成球形的固体剂型。丸剂与汤剂相比,吸收较慢,药效持久,节省药材,便于携带与服用。"[45]13

《现代药学名词手册》:"丸剂(Pill),这是常用的一种制剂,系指药物细粉或药物提取物加适宜的黏合剂或辅料制成的各种球形制剂。丸剂制备时能容纳固体、半固体的药物,还可容纳黏稠性的液体药物;并可利用包衣来掩盖其不良臭味。"[31]31

《汉英双解常用中医名词术语》："丸剂……根据配方将若干药物研成细末,用蜜或水或其他药汁等拌和制成圆球形大小不等的药丸。"[32]250

《新编方剂学》："丸剂……药物细粉或药材提取物加黏合剂或辅料制成的球形固体剂型。丸剂与汤剂相比,具有吸收缓慢,药效持久,节省药材,便于服用、携带、贮存等优点。"[56]35

《临床医学多用辞典》："丸剂……中药剂型之一。为将药物研成细末,以蜜、水、或米糊、面糊、酒、醋、药汁等作为赋形剂制成的圆形固体。具有吸收缓慢,药力持久,成药体积小,服用、携带、贮存都比较方便的特点。"[34]1096

《方剂学》(顿宝生,周永学)："丸剂……药物细粉或药物提取物加黏合剂或辅料制成的球形固体剂型。丸剂与汤剂相比,具有吸收缓慢,药效持久,节省药材,便于服用、携带、贮存等优点。"[46]13

《老中医百病特效验方》："丸剂将药物研成细粉,加入蜜、水、糊、酒、醋、药汁等赋形剂,制成球状的固体制剂。吸收缓慢,但便于携带与保存,服用方便等,也是临床广泛使用的剂型。"[33]3

《现代方剂学》："丸剂是将药物研成细粉或药材提取物,加适宜的黏合剂制成球形的固体剂型。丸剂与汤剂相比,吸收较慢,药效持久,节省药材,便于携带与服用。"[57]11

《WHO西太平洋地区传统医学名词术语国际标准》："丸剂将药材研成细末,加适宜的赋形剂或黏合剂制成球形的有包衣或无包衣的固体剂型。"[35]261

《方剂学》(李冀)："丸剂……是将药物研成细粉或药材提取物,加适宜的黏合剂制成球形的固体剂型。丸剂与汤剂相比,吸收较慢,药效持久,节省药材,便于服用与携带……常用的丸剂有蜜丸、水丸、糊丸、浓缩丸等。"[47]19

《方剂学》(顿宝生)："丸剂是将配好的方药研成细粉或药材提取物,加适宜的黏合剂制成球形的固体剂型。其特点是吸收缓慢,药效持久,而且体积小,服用、携带、贮存都比较方便……常

用的丸剂有蜜丸、水丸、糊丸、浓缩丸等。"[48]15

《中医治法与方剂》："将药研成细末,再加黏合剂制成的固体剂型,称为丸剂。"[58]128

参考文献

[1] [明]罗欣.物原[M].北京:中华书局,1985:30.

[2] 未著撰人.五十二病方[M].北京:文物出版社,1979:45,91,120.

[3] 未著撰人.马王堆汉墓帛书:四[M].北京:文物出版社,1985:115.

[4] 未著撰人.黄帝内经素问[M].北京:人民卫生出版社,1963:223,224.

[5] 未著撰人.神农本草经[M].[清]黄奭辑.北京:中医古籍出版社影印,1982:47,223.

[6] [汉]张仲景.金匮玉函经[M].李顺保校注.北京:学苑出版社,2005:4.

[7] [晋]葛洪.肘后备急方[M].北京:人民卫生出版社,1956:41,99.

[8] [梁]陶弘景.本草经集注[M].尚志钧,尚元胜辑校.北京:人民卫生出版社,1994:14.

[9] [唐]孙思邈.备急千金要方[M].江户医学影北宋本.北京:人民卫生出版社影印,1982:13.

[10] [唐]王焘.外台秘要[M].歙西槐塘经余居刊本.北京:人民卫生出版社,1955:368,842.

[11] [宋]钱乙.小儿药证直诀[M].罗兆麟主校.沈阳:辽宁科学技术出版社,1997:17.

[12] [宋]张锐.鸡峰普济方[M].上海:上海科学技术出版社,1987:192.

[13] [宋]寇宗奭.本草衍义[M].北京:人民卫生出版社,1990:9,10.

[14] [宋]苏轼,沈括.苏沈内翰良方[M].宋珍民,李恩军点校.北京:中医古籍出版社,2009:42.

[15] [元]李东垣.珍珠囊补遗药性赋[M].上海:上海科学技术出版社,1986:40.

[16] [明]吴昆.医方考[M].李飞校注.南京:江苏科学技术出版社,1985:27.

[17] [明]孙一奎.孙文垣医案[M].许霞,张玉才校注.北京:中国中医药出版社,2009:221.

[18] [明]缪希雍.炮炙大法[M].北京:人民卫生出版社影印,1956:85.

[19] [清]王维德.外科证治全生集[M].北京:人民卫生出版社,1956:24.

[20] 《中医大辞典》编辑委员会.简明中医辞典[M].北京:人民卫生出版社,1979:70.

[21] 杨医亚.方剂学[M]//钱信忠.中国医学百科全书.上海:上海科学技术出版社,1988:5.

[22] 谢观.中国医学大辞典[M].北京：中国中医药出版社,1994：139.

[23] 张有寯.汉英中医辞海[M].太原：山西人民出版社,1995：166.

[24] 中国大百科全书出版社编辑部.中国大百科全书(简明版)[M].北京：中国大百科全书出版社,1996：4940.

[25] 辞海编辑委员会.辞海[M].上海：上海辞书出版社,1999：2376.

[26] 博世垣.中医[M]//胡乔木.中国大百科全书.北京：中国大百科全书出版社,2000：339.

[27] 李锦开.现代中成药手册[M].北京：中国中医药出版社,2001：4.

[28] 李经纬.简明中医辞典[M].北京：中国中医药出版社,2001：72.

[29] 李振吉.中医药常用名词术语辞典[M].北京：中国中医药出版社,2001：25.

[30] 吴复苍.临床常用百方精解[M].天津：天津科学技术出版社,2002：10.

[31] 赵克健.现代药学名词手册[M].北京：中国医药科技出版社,2004：31.

[32] 陈大舜.英汉双解常用中医名词术语[M].帅学忠编译.2版.长沙：湖南科学技术出版社,2005：250.

[33] 李浩.老中医百病特效验方[M].沈阳：辽宁科学技术出版社,2006：3.

[34] 柯天华.临床医学多用辞典[M].南京：江苏科学技术出版社,2006：1096.

[35] 世界卫生组织(西太平洋地区).WHO西太平洋地区传统医学名词术语国际标准[M].北京：北京大学医学出版社,2009：261.

[36] 段富津.方剂学[M].上海：上海科学技术出版社,1995：12.

[37] 李庆诒.方剂学[M].北京：中医古籍出版社,2000：10.

[38] 闫润红.方剂学[M].北京：科学出版社,2001：21.

[39] 陈德兴.方剂学[M].北京：人民卫生出版社,2001：13.

[40] 樊巧玲.方剂学[M].上海：上海中医药大学出版社,2002：19.

[41] 李飞.方剂学[M].北京：人民卫生出版社,2002：86.

[42] 谢鸣.方剂学[M].北京：人民卫生出版社,2002：30.

[43] 邓中甲.方剂学[M].北京：中国中医药出版社,2003：23.

[44] 冯泳.方剂学[M].北京：中医古籍出版社,2002：20.

[45] 李笑然.方剂学[M].苏州：苏州大学出版社,2004：13.

[46] 顿宝生,周永学.方剂学[M].北京：中国中医药出版社,2006：13.

[47] 李冀.方剂学[M].北京：高等教育出版社,2009：19.

[48] 顿宝生.方剂学[M].第二版.西安：西安交通大学出版社,2011：15.

[49] 南京药学院.药剂学[M].北京：人民卫生出版社,1978：395.

[50] 湖北中医学院.药剂学[M].上海：上海科学技术出版社,1980：172.

[51] 沈阳药学院.药剂学[M].北京：人民卫生出版社,1980：263.

[52] 奚念朱.药剂学[M].北京：人民卫生出版社,1980：287.

[53] 屠锡德.药剂学[M].北京：人民卫生出版社,1985：797.

[54] 曹春林.中药药剂学[M].上海：上海科学技术出版社,1986：248.

[55] 国家中医药管理局科技教育司.中药药剂学[M].北京：中国中医药出版社,1997：89.

[56] 倪诚.新编方剂学[M].北京：人民卫生出版社,2006：35.

[57] 邱德文,冯泳,邹克扬.现代方剂学[M].北京：中医古籍出版社,2006：11.

[58] 陈潮祖.中医治法与方剂[M].第5版.北京：人民卫生出版社,2013：128.

(许　霞)

中成药

zhōng chéng yào

一、规范名

【汉文名】中成药。

【英文名】ready-made Chinese medicinals.

【注释】以饮片为原料,在中医药理论指导下,按规定的处方和制法批量生产,具有特定名称,并标明功能主治、用法用量和规格,可供直接使用的药品。

二、定名依据

"中成药"作为药品的名称,最早见于《"赤脚医生"手册》,此前相关术语的记载为"成剂药""丸散""熟药""成药",现在已很少沿用。

与"中成药"的概念最为相近的名称是"成药"。虽然"成药"在明清和民国时期被广泛应用,但是鸦片战争后,随着西方医学传入我国并取得与我国传统医学并驾齐驱的地位,为了区别起见,人们才不得不把中国传统药物称为"中药",把"成药"称为"中成药"。

现代相关著作,如普通高等教育中医药类规划教材《中药药剂学》《中药炮制学》以及辞书类著作《中医大辞典》等均以"中成药"作为规范名。已经广泛应用于中医药学文献的标引和检索的《中国中医药学主题词表》也以"中成药"作为正式主题词。现代有代表性的著作《中药鉴定学》以及中国中药协会行标《中药学基本术语》等也以"中成药"作为规范名。说明"中成药"作为以饮片为原料,在中医药理论指导下,按规定的处方和制法批量生产,具有特定名称,并标明功能主治、用法用量和规格,可供直接使用的药品的规范名已成为共识。

我国2005年出版的由全国科学技术名词审定委员会审定公布的《中医药学名词》已以"中成药"作为规范名。所以"中成药"作为规范名也符合术语定名的协调一致原则。

三、同义词

【曾称】"成剂药""丸散"(《肘后备急方》);"熟药"(《备急千金要方》);"成药"(《古今医统大全》)。

四、源流考释

中成药作为药品的相关记载始见于先秦时期的《黄帝内经素问》,书中记载的13首方剂中,除了汤剂外,还有涉及丸、散等多种剂型,如该书卷十一载:"腹中论篇第四十⋯⋯以四乌鲗骨一藘茹,二物并合之,丸以雀卵,大如小豆,以五丸为后饭,饮以鲍鱼汁,利肠中及伤肝也。"[1]79丸、散等剂型即以中药材为原料而生产的药品,为有关中成药术语的较早记载。

魏晋南北朝时期,本概念首次出现了"丸散""成剂药"的称谓。晋代葛洪在《肘后备急方》中首以"丸散"和"成剂药"为正名记载本概念,如该书卷一载:"又有诸丸散,并在备急药中。"[2]5该书卷八又载:"以前诸药,固以大要岭南使用,仍开者,今复疏之,众药并成剂药,自常合和,贮此以备,最先于衣食耳。"[2]186书中记载了金牙散、玉壶丸等十余种中成药,主张将药物加工成一定剂型,贮之以备急用,成为中成药剂型发展的先河。梁代陶弘景《本草经集注》继续沿用《肘后备急方》的记载,以"丸散"为正名记载本概念,如该书序录上:"凡此之类,皆是丸散,丸散竟便依节度用之。"[3]37

唐宋时期,首次出现"熟药"称谓。同时,"丸散"仍继续沿用,"成剂药"未见沿用。以"熟药"为正名记载本概念见于唐代孙思邈《备急千金要方》,如:"是以养生之家,常须预合成熟药,以备仓卒之急,今具之如下。"[4]279随后,"熟药"一词多为后世医家沿用,尤其在宋代,"熟药"作为官方名词被使用,如宋代陈师文《太平惠民和剂局方》:"又设'太医局熟药所'于京师"[5]进表。金代张从正《儒门事亲》卷二:"来时所携熟药,寄他车上,此中实无奈何?"[6]15同时,这一时期,有的著作则仍沿用《肘后备急方》的记载,以"丸散"为正名记载本概念,如苏颂《本草图经》[7]32、唐慎微《证类本草》[8]23。

明清时期,始见"成药"这一称谓,同时"丸散"一词仍被广泛沿用,"熟药"一词鲜见沿用。明代徐春甫在《古今医统大全》中首次以"成药"为正名记载本概念,如该书卷九十七:"今见医者救急之际,切以知方,顾无成药,奈何可以济困而持危?"[9]1276清代唐宗海《本草问答》亦沿用该书记载,如该书卷下:"新成药问答,阐发更精详,保罗天地气,名言至理长。"[10]562 同时,"丸散"一词在明清时期仍被广泛沿用,如明代徐用诚《本草发挥》[11]118、陈嘉谟《本草蒙筌》[12]23、李时珍《本草纲目》[13]22、缪希雍《神农本草经疏》[14]61,清代汪讱庵《本草易读》[15]195、汪昂《本草备要》[16]14、徐大椿《神农本草经百种录》[17]148、吴仪洛《本草从新》[18]106 等。此时期仅有个别著作继续沿用《肘后备急方》的记载,以"熟药"为正名记载本概念,如清代柏鹤亭《神仙济世良方》:"治强阳不倒痿阳疝病方……此方用熟药于补水之中,则火起不愁炎烧之锅,此皆治男之法也。"[19]99

民国时期,"丸散""熟药"等名称应用日渐减少,"成药"一词已为大多著作所采用。"成药"的含义为将药物加工成一定剂型,贮之以备急用。如民国曹颖甫《经方实验录》第八一案:"肺痈其二……十七日起,在家自服种种养肺成药至二十日,无效。"[20]216 民国张觉人《外科十三方》下编:"鱼口……过去重庆某医曾以此方制成'鱼口内消丸'成药出售,获利不资。"[21]107

鸦片战争后,随着西方医学的传入,为了区别,人们才把中国传统药物称为"中药",把"成药"称为"中成药"。"中成药"一词始见于1969年出版的,由上海中医学院、浙江中医学院主编的《"赤脚医生"手册》,该书载有:"常用中成药……中药除了医师处方配取'饮片',用水煎服(称为'汤剂')以外,还将许多经验有效的方子制成各种'剂型',病人买了以后不必经过煎熬就可以直接服用,这就是通常称的'中成药'。"[22]673 这是目前可见最早的中成药明确定义。现代有关著作均沿用该书记载,以"中成药"作为本概念的规范正名,如《中医药学名词》[23]170《中药药剂学》[24]32《中药炮制学》[25]20,21《中国中医药学主题词表》[26]II-1301《中药鉴定学》[27]9《中医大辞典》[28]270《中药学基本术语》[29]1 等。

总之,有关中成药相关记载源于《内经》,通过对方剂剂型进行分类,奠定了中成药的雏形,但并未提出相关概念。到了东晋,葛洪提出了相关术语"成剂药""丸散",二者意义相通,相互混用。其后,唐孙思邈首次提出"熟药"一词之后,后世多有沿用,尤其是到了宋代,"熟药"作为官方名词被使用。直至明清时期,"成药"开始被作为本概念的名称而被广泛使用,到了民国时期,甚至中华人民共和国成立初期,"成药"也十分流行。20世纪中叶,为了区分中、西成药,"中成药"一词才被固定下来,得到学术界和社会的普遍认同,开始流行并广泛使用至今。

根据"中成药"古今名实的演变,可将"中成药"定义为"以饮片为原料,在中医药理论指导下,按规定的处方和制法批量生产,具有特定名称,并标明功能主治、用法用量和规格,可供直接使用的药品"。该释义客观、准确地表达了"中成药"的科学内涵和本质属性。

五、文献辑录

《黄帝内经素问》卷十一:"腹中论篇第四十……以四乌鲗骨一藘茹,二物并合之,丸以雀卵,大如小豆,以五丸为后饭,饮以鲍鱼汁,利肠中及伤肝也。"[1]79

《肘后备急方》卷一:"又有诸丸散,并在备急药中。"[2]5

卷八:"以前诸药,固以大要岭南使用,仍开者,今复疏之,众药并成剂药,自常合和,贮此以备,最先于衣食耳。"[2]186

《本草经集注》序录上:"凡此之类,皆是丸散,丸散竟便依节度用之。"[3]37

《备急千金要方》卷九:"是以养生之家,常须预合成熟药,以备仓卒之急,今具之如下。"[4]279

《本草图经》卷二:"石硫黄……而近世燋火炼治,为常服丸散,观其制炼服食之法,殊无本源,非若乳石之有论议节度,故服之,其效虽紧,而其患更速,可不戒之。"[7]32

《证类本草》卷一:"凡筛丸散药毕,皆更合于臼中,以杵捣数百过。"[8]23

《太平惠民和剂局方》:"又设'太医局熟药所'于京师"[5]进表。

《儒门事亲》卷二："来时所携熟药，寄他车上，此中实无奈何?"[6]15

《本草发挥》卷四："用丸散药例。"[11]118

《古今医统大全》卷九十七："今见医者救急之际，切以知方，顾无成药，奈何可以济困而持危?"[9]1276

《本草蒙筌》总论："凡丸散药亦先咀细片曝燥，才依方派轻重。"[12]23

《本草纲目》卷一："陶隐居名医别录合药分剂法则……今方家云等分者，非分两之分，谓诸药斤两多少皆同尔，多是丸散用之。"[13]22

《神农本草经疏》卷三："紫石英……凡入丸散，用火煅醋淬七次，研末水飞过，晒干入药。"[14]61

《本草易读》卷四："入汤炒用，入丸散酒煮，研烂作饼，晒干焙用。常山为使。"[15]195

《本草备要·草部》："白术……凡治泻，丸散优于汤剂。"[16]14

《神农本草经百种录》中品："血在经络之中流行不息，故凡用行血补血之药，入汤剂者为多，入丸散者绝少。"[17]148

《本草从新》卷七："沉香……入汤剂，磨汁冲服。入丸散，纸裹置怀中，待燥碾之。"[18]106

《神仙济世良方》："治强阳不倒瘘阳疝病方……此方用熟药于补水之中，则火起不愁炎烧之锅，此皆治男之法也。"[19]99

《本草问答》卷下："新成药问答，阐发更精详，保罗天地气，名言至理长。"[10]562

《经方实验录》第八一案："肺痈其二……十七日起，在家自服种种养肺成药至二十日，无效。"[20]216

《外科十三方考》下编："鱼口……过去重庆某医曾以此方制成'鱼口内消丸'成药出售，获利不资。"[21]107

《"赤脚医生"手册》："常用中成药……中药除了医师处方配取'饮片'，用水煎服（称为'汤剂'）以外，还将许多经验有效的方子制成各种'剂型'，病人买了以后不必经过煎熬就可以直接服用，这就是通常称的'中成药'。"[22]673

《中医大辞典》："中成药……是以中药材为原料，在中医药理论指导下，按规定的处方和方法加工制成的各种剂型，供临床辨证治疗或预防保健使用的一类药物。"[28]270

《中医药学名词》："中成药……临床反复使用、安全有效、剂型固定，并采取合理工艺制备成质量稳定、可控，经批准依法生产的成方中药制剂。"[23]170

《中药炮制学》："中成药是以中药为原料，在中医药理论指导下，按规定的处方和方法加工制成一定剂型，标明功效、主治、用法、用量等，经药品监督管理部门批准，供医师或病人使用的药品。"[25]20,21

《中药鉴定学》："中成药是以中药材或饮片为原料，根据临床处方的要求，采用相应的制备工艺和加工方法，制备成的随时可以应用的剂型，包括丸剂、散剂等40余种剂型。"[27]9

《中国中医药学主题词表》："中成药……指采用商品名称或其他专用名称，经卫生行政部门批准产销，不须处方即可直接使用以防治疾病的中药制剂。"[26]Ⅱ-1301

《中药药剂学》："中成药为中药成药的简称。指以中药材为原料，在中医药理论指导下，按规定的处方和制法大量生产，有特有名称，并标明功能主治、用法用量和规格的药品。"[24]32

《中药学基本术语》："中成药……以饮片为原料，在中医药理论指导下，经药品监督管理部门批准，按规定的处方和制法批量生产，具有特定名称，并标明功能主治、用法用量和规格，可供直接使用的药品。"[29]1

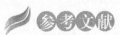

参考文献

[1] 未著撰人.黄帝内经素问[M].田代华整理.北京：人民卫生出版社，2005：79.

[2] [晋]葛洪.肘后备急方[M].汪剑，邹运国，罗思航整理.北京：中国中医药出版社，2016：5，186.

[3] [南北朝]陶弘景.本草经集注[M].尚志钧，尚元胜辑校.北京：人民卫生出版社，1994：37.

［4］［唐］孙思邈.备急千金要方［M］.鲁瑛,梁宝祥,高慧校注.太原：山西科学技术出版社,2010：279.

［5］［宋］陈承,裴宗元,陈师文.太平惠民和剂局方［M］.鲁兆鳞主校.沈阳：辽宁科学技术出版社,1997：进表.

［6］［金］张从正.儒门事亲［M］.鲁兆鳞主校.沈阳：辽宁科学技术出版社,1997：15.

［7］［宋］苏颂.本草图经［M］.尚志钧辑校.合肥：安徽科学技术出版社,1994：32.

［8］［宋］唐慎微撰.证类本草［M］.郭君双,金秀梅,赵益梅等校注.北京：中国医药科技出版社,2011：23.

［9］［明］徐春甫.古今医统大全：下册［M］.崔仲平,王耀廷主校.北京：人民卫生出版社,1991：1276.

［10］［清］唐容川.本草问答［M］//王咪咪,李林主编.唐容川医学全书.北京：中国中医药出版社,2015：562.

［11］［元］徐彦纯.本草发挥［M］.宋咏梅,李军伟校注.北京：中国中医药出版社,2015：118.

［12］［明］陈嘉谟著.本草蒙筌［M］.张印生,韩学杰,赵慧玲校.北京：中医古籍出版社,2009：23.

［13］［明］李时珍.本草纲目［M］.张守康,张向群,王国辰主校.北京：中国中医药出版社,1998：22.

［14］［明］缪希雍.神农本草经疏［M］.夏魁周,赵瑗校注.北京：中国中医药出版社,1997：61.

［15］［清］汪讱庵.本草易读［M］.吕广振,陶振岗,王海亭等点校.北京：人民卫生出版社,1987：195.

［16］［清］汪昂.本草备要［M］.余力,陈赞育校注.北京：中国中医药出版社,1998：14.

［17］［清］徐灵胎.神农本草经百种录［M］//梁宝祥.徐灵胎医学全书.太原：山西科学技术出版社,2014：148.

［18］［清］吴仪洛.本草从新［M］.朱建平,吴文清点校.北京：中医古籍出版社,2001：106.

［19］［清］柏鹤亭.神仙济世良方［M］.康维点校.北京：中医古籍出版社,1988：99.

［20］曹颖甫.经方实验录［M］.姜佐景编按.北京：中国中医药出版社,2012：216.

［21］张觉人.外科十三方考［M］.上海：上海卫生出版社,1957：107.

［22］上海中医学院."赤脚医生"手册［M］.上海：上海科学技术出版社,1970：673.

［23］中医药学名词审定委员会.中医药学名词［M］.北京：科学出版社,2005：170.

［24］傅超美.中药药剂学［M］.北京：中国医药科技出版社,2014：32.

［25］龚千锋.中药炮制学［M］.北京：中国中医药出版社,2007：20,21.

［26］吴兰成.中国中医药学主题词表［M］.北京：中医古籍出版社,2008：Ⅱ-1301.

［27］康廷国.中药鉴定学［M］.北京：中国中医药出版社,2007：9.

［28］李经纬,余瀛鳌,蔡景峰,等.中医大辞典［M］.北京：人民卫生出版社,2004：270.

［29］中国中药协会.中药学基本术语［M］.北京：中国中医药出版社,2015：1.

（何　娟）

3 · 058

反佐药

fǎn zuǒ yào

一、规范名

【汉文名】反佐药。

【英文名】contrary medicinal。

【注释】在病重症危的情况下,方剂中配用与君药性能相反但有促进全方的作用及防止出现服药格拒的药物。

二、定名依据

"反佐药"一词,现最早见于1985年出版的高等医药院校五版教材《方剂学》(许济群),概念与本术语"反佐药"基本相同,已能初步反映出本术语内涵。而在此之前,战国《黄帝内经素问·至真要大论》提出"偶之不去,则反佐以取之……反从其病也",是"反佐"一词在历代医方书中的最早记载,但此处"反佐"并未能与"反治"的概念区分开。至王冰注《黄帝内经素问》已详细论述了"反佐(药)"的概念。宋代《仁斋直指方论》已运用"反佐"阐释方义。元代《刘河间伤寒医鉴》载:"病气热甚,药气寒甚,拒其药寒,则寒攻不入",即因病重邪甚,出现拒药不受时,是使用"反佐"药的条件,已与"反佐药"的现代术语内涵基本相同。可见,"反佐药"一词是指在病重症危的情况下,方剂中配用与君药性能相反但有促进全方的作用及防止出现服药格拒的药物,能确切地反映术语的内涵。

自1985年出版的高等医药院校五版教材《方剂学》(许济群)最早明确提出"反佐药",此后各类辞书类著作及各版规划教材《方剂学》都使用"反佐药"一词。所以"反佐药"作为规范名便于达成共识,符合术语定名的约定俗成原则。

现代相关著作,如《中医大辞典》《常用中药词语词典》《中医药常用名词术语辞典》《临床医学多用辞典》《现代方剂学》《方剂学》(李飞),以及全国高等中医药院校规划教材《方剂学》等均以"反佐药"作为规范名。同时,已经广泛应用于中医药学文献的标引和检索的《中国中医药学主题词表》也以"反佐药"作为正式主题词,这些均说明"反佐药"作为规范名已成为共识。

我国2005年出版的由全国科学技术名词审定委员会审定公布的《中医药学名词》已以"反佐药"作为规范名。所以"反佐药"作为规范名也符合术语定名的协调一致原则。

三、同义词

【曾称】"反佐"(《黄帝内经素问·至真要大论》)。

四、源流考释

"佐",《周礼·天官》载:"以佐王治邦国。"[1]4 佐是处于辅助地位的官员,后世泛指僚属为佐。"反",《说文解字》曰:"覆也。从又,厂反形。"[2]64 意为:翻转,颠倒;抵制;和原来的不同。

《神农本草经》关于"佐"药相关记载有两处,"下药一百二十种,为佐使,主治病以应地,不可久服。"[3]13 该段记载是以"三品"论君臣佐使,其中佐使药均来自下品诸药。另有一处论

述组方方法,"药有君臣佐使,以相宣摄。合和,宜用一君二臣三佐五使,又可一君三臣九佐使也。"[3]17 此处佐使药有合并称谓,亦有分开称谓,提示佐使药之间界限并不分明。《黄帝内经素问·至真要大论》论及制方理论,云:"方制君臣,何谓也? 岐伯曰:主病之谓君,佐君之谓臣,应臣之谓使,非上下三品之谓也。"[4]545 但此处并未出现佐药的概念。又云:"岐伯曰:诸气在泉,风淫于内,治以辛凉,佐以苦;以甘缓之,以辛散之;热淫于内,治以咸寒,佐以甘苦,以酸收之,以苦发之。"[4]541 "君一臣二,制之小也;君一臣三佐五,制之中也;君一臣三佐九,制之大也。"[4]541 此两处论述方制大小;并且可看到六淫病须君佐同剂,说明了佐药的重要性;同时,在性味上君药与佐药有相近似、相异或相反的情况,其相异、相反者应有指向"反佐""佐制"之意。又云:"奇之不去则偶之,是谓重方;偶之不去,则反佐以取之,所谓寒热温凉,反从其病也。"[4]530 此处出现"反佐"一词,是历代医著中的较早记载,并提出"反佐"当在病重邪甚,"重方"仍不能奏效的情况下使用,但此处"反佐"一词并未能与"反治"的概念区分开。而在张仲景《伤寒论》中,白通加猪胆汁汤[5]101 之猪胆汁、人尿,通脉四逆加猪胆汁汤[5]124 之猪胆汁,实际上均为反佐之用。

晋唐时期,王冰注《黄帝内经素问》曰:"甚大寒热,则必能与违性者争雄,能与异气者相格,声不同不相应,气不同不相合,如是则且惮而不敢攻之,攻之则病与药气抗行,而自为寒热以关闭固守;是以圣人反其佐以同其气,令声气相合,复令寒热参合,使其终异始同,燥润而败,坚刚必折,柔脆自消尔。"[4]530 已明确论述了"反佐"药的概念。

宋金元时期,《仁斋直指方论》(附补遗)载:"左金丸。(吴茱萸)泻肝火,行温,为热甚之反佐。"[6]202《刘河间伤寒医鉴》载:"以热治热者,非谓病气热甚,而更以热性之药治之,本谓寒性之药,反佐而服之。盖谓病气热甚,药气寒甚,拒

其药寒,则寒攻不入,寒热交争,则其病转加也,故用寒药,反热佐而服之,令药气与病气不相忤。其药本寒,热服下咽之后,热体既消,寒性乃发,由是病气随愈。"[7]5 对"反佐(药)"及"反佐"服药之意阐释甚详。其他医著如《脉因证治》[8]82《丹溪治法心要》[9]103《丹溪心法》[10]135 均运用"反佐"阐释方义。

明清时期,"反佐"一词已常见于诸医家方论,如《奇效良方》[11]257《医学正传》[12]196《伤寒论条辨》[13]44《审视瑶函》[14]203《傅青主女科歌括》[15]111《古今名医方论》[16]31《医方集解》[17]11《汤头歌诀》[18]242《中寒论辨证广注》[19]243《绛雪园古方选注》[20]123《删补名医方论》[21]38《续名医类案》[22]372《目经大成》[23]239《幼科释谜》[24]25,26《古今医案按》[25]49《风劳臌膈四大证治》[26]98《伤寒指掌》[27]22《温病条辨》[28]84《时方歌括》[29]31《金匮要略浅注》[30]54《本草述钩元》[31]449《退思集类方歌注》[32]86《温热经纬》[33]60《杂病广要》[34]745《医方论》[35]15《血证论》[36]24《冷庐医话》[37]10《张聿青医案》[38]64,65《本草思辨录》[39]109 等。此时期诸医方书对"反佐"的概念也做了进一步阐释,如《玉机微义》[40]255《幼科类萃》[41]445《金匮钩玄》[42]21《慎斋遗书》[43]128《景岳全书》[44]26《类经》[45]150《内经知要》[46]57《素问经注节解》[47]367《医门法律》[48]25《证治汇补》[49]54《金匮玉函经二注》[50]70《本草备要》[51]103《张氏医通》[52]95《叶选医衡》[53]154《临证指南医案》[54]199《医碥》[55]16《医经原旨》[56]173,174《本草从新》[57]68《疡医大全》[58]49,50《成方切用》[59]4《要药分剂》[60]236《女科切要》[61]14《伤寒论纲目》[62]844《随息居重订霍乱论》[63]9《读医随笔》[64]36《中西汇通医经精义》[65]52《本草问答》[66]33。"反佐"药的内涵得以进一步丰富完善,如《药鉴·张跋》:"寒因热用者,药本寒也,而反佐之以热;热因寒用者,药本热,而反佐以寒,俾无格拒之患,所谓必先其所主,而伏其所因也。"[67]127 已明确提出"反佐"之意是防止病重邪甚药猛,大寒大热相格拒而出现拒药呕吐之现象,而在方中配伍少量与君药

药性相反,而与邪气性质相符的药物,以诱导它药入内。

近代以来"反佐"药已被广泛运用,可见于《推拿抉微》[68]83《重订通俗伤寒论》[69]81,96 等医著。至1960年人民卫生出版社教材《中医方剂学讲义》(南京中医学院方剂教研组)[70]2,方明确提出"佐药"具有"方中用以制约君药的药物和反佐的药物"的意义。至1985年出版高等中医药院校五版教材《方剂学》(许济群)[71]6 方明确提出"反佐药"一词,并属于"佐药"范畴:"佐药:有三种意义……反佐药,即病重邪甚,可能拒药时,配用与君药性味相反而又能在治疗中起相成作用的药物。"现代有关著作均以"反佐药"作为规范名,《中医大辞典》[72]337《常用中药词语词典》[73]173《中医药常用名词术语辞典》[74]183《中医药学名词》[75]170《中国中医药学主题词表》[76]Ⅱ-218《中医方剂学讲义》(南京中医学院)[77]7、《方剂学》(广东中医学院)[78]5、《方剂学》(南京中医学院)[79]5、《方剂学》[80]3《实用方剂学》[81]39《方剂学》(贵阳中医学院)[82]11、《方剂学》(段富津)[83]8、《实用方剂学》(冯泳)[84]16,17、《方剂学》(邓中甲)[85]19、《现代方剂学》[86]7《方剂学》(李飞)[87]64,65、《方剂学》(谢鸣)[88]37、《方剂学》(贾波)[89]11、《方剂学》(李冀)[90]10 等。

总之,《黄帝内经素问·至真要大论》提出"偶之不去,则反佐以取之",是"反佐"的最早记载,但此处"反佐"并未能与"反治"的概念区分开。至王冰注《黄帝内经素问》已详细论述了"反佐(药)"的概念。《仁斋直指方论》论左金丸"(吴茱萸)泻肝火,行温,为热甚之反佐",已运用"反佐"阐释方义。《刘河间伤寒医鉴》载"盖谓病气热甚,药气寒甚,拒其药寒,则寒攻不入,寒热交争,则其病转加也,故用寒药,反热佐而服之,令药气与病气不相忤",指出因病重邪甚,出现拒药不受时,是使用"反佐"药的条件,已与"反佐药"的现代术语内涵基本相同。至1985年出版的高等医药院校五版教材《方剂学》(许济群主编)方明确提出"反佐药"一词,并属于"佐

药"范畴。

五、文献辑录

《周礼·天官》:"以佐王治邦国。"[1]4

《说文解字·又部》:"反,覆也。从又,厂反形。"[2]64

《神农本草经》卷一:"上药一百二十种为君,主养命以应天,无毒,多服久服不伤人;中药一百二十种为臣,主养性以应人,无毒有毒斟酌其宜;下药一百二十种,为佐使,主治病以应地,不可久服。"[3]13

《神农本草经》卷一:"药有君臣佐使,以相宜摄。合和,宜用一君二臣三佐五使,又可一君三臣九佐使也。"[3]17

《黄帝内经素问·至真要大论》:"奇之不去则偶之,是谓重方;偶之不去,则反佐以取之,所谓寒热温凉,反从其病也。"[4]530 "(王冰注)甚大寒热,则必能与违性者争雄,能与异气者相格,声不同不相应,气不同不相合,如是则且惮而不敢攻之,攻之则病与药气抗行,而自为寒热以关闭固守;是以圣人反其佐以同其气,令声气相合,复令寒热参合,使其终异始同,燥润而败,坚刚必折,柔脆自消尔。"[4]530 "岐伯曰:诸气在泉,风淫于内,治以辛凉,佐以苦;以甘缓之,以辛散之;热淫于内,治以咸寒,佐以甘苦,以酸收之,以苦发之……君一臣二,制之小也;君一臣三佐五,制之中也;君一臣三佐九,制之大也。"[4]541 "方制君臣,何谓也? 岐伯曰:主病之谓君,佐君之谓臣,应臣之谓使,非上下三品之谓也。"[4]545

《伤寒论·辨少阴病脉证并治》:"葱白四茎,干姜一两,附子一枚(生,去皮,破八片)人尿五合,猪胆汁一合。右五味,以水三升,煮取一升,去滓,内胆汁入尿,和令相得,分温再服,若无胆,亦可用。"[5]101

"辨发汗吐下后病脉证并治":"内猪胆汁,分温再服,其脉即来;无猪胆,以羊胆代之。"[5]124

《仁斋直指方论(附补遗)》卷六:"左金丸。泻肝火,行温,为热甚之反佐。"[6]202

《刘河间伤寒医鉴·伤寒医鉴》:"尝闻守真之言曰:正治者,以寒治热,以热治寒。病证轻微,可如此治之,若病危重,则当从反治之法。其反治者,亦名从治,盖药气从顺于病气也,是故以热治热,以寒治寒,是谓反治。以热治热者,非谓病气热甚,而更以热性之药治之,本谓寒性之药,反佐而服之。盖谓病气热甚,药气寒甚,拒其药寒,则寒攻不入,寒热交争,则其病转加也,故用寒药,反热佐而服之,令药气与病气不相忤。其药本寒,热服下咽之后,热体既消,寒性乃发,由是病气随愈。"[7]5

《脉因证治》卷三:"生津甘露饮,已下出李。石膏,甘草(滋水之源), 黄连,山栀,黄柏,知母(泻热补水),杏仁,麦冬,全蝎,连翘,白葵,白芷,归身,兰香(和血润燥),升麻,柴胡(经行),木香,藿香(反佐取之),桔梗(为末,舐之)。"[8]82

《丹溪治法心要》卷四:"回令丸,泻肝火,行湿,为热甚之反佐,开痞结,治肝邪补脾:黄连六两、吴茱萸一两。右末之,粥丸。"[9]103

《丹溪心法》卷三:"吞酸者,湿热郁积于肝而出,伏于肺胃之间,必用粝食蔬菜自养。宜用炒吴茱萸顺其性而折之,此反佐之法也。必以炒黄连为君。"[10]135

《奇效良方》卷三十三:"(生津甘露饮子)白豆蔻、木香、荜澄茄、藿香反佐以取之。"[11]257

《医学正传》卷四"左金丸。泻肝火行湿,为热甚之反佐。黄连(六钱)、吴茱萸(一钱)。"[12]196

《伤寒论条辨·辨太阳病脉证并治》:"甘草泻心汤……同用甘草干姜同为益虚而散硬也。不用参术,恶益气也;用大枣,取滋干也;以既误复误而痞益甚,故用芩连以为干姜之反佐;协同半夏以主散。"[13]44

《审视瑶函》卷五:"[神水将枯症]滋肾丸……肉桂辛热,火之属也,故须假之反佐。此易所谓水流湿,火就燥,声应气求之意也。"[14]203

《傅青主女科歌括·产后编上卷》:"[血崩]眉批:按症虚极,注中有'身热不可加连、柏'云云。后复神汤项下注,有宜用此汤'少佐黄连坠火'云云。设无火可坠,此方内并无热药,无须反佐,恐黄连未可轻用,此处最宜详慎。"[15]111

《古今名医方论》卷二:"桂补命门,实土母,反佐温而行之,恐芩、连之胜令也。"[16]31

《医方集解·补养之剂》:"肉桂辛热,假之反佐,为少阴引经,寒因热用也。"[17]11

《汤头歌诀·泻火之剂》:"吴茱能入厥阴行气解郁,又能引热下行,故以为反佐。寒者正治,热者反治,使之相济以立功也。"[18]242

《中寒论辨证广注·辨太阴少阴厥阴病中寒脉证并治》:"[乌梅丸]连柏苦以伏蛔,用为从治,备温补反佐之法。"[19]243

《绛雪园古方选注》中卷:"[苏合香丸]诸脏皆用辛香阳药以通之,独心经用朱砂寒以通之者,以心为火脏,不受辛热散气之品,当反佐之,以治其寒阻关窍,乃寒因寒用也。"[20]123

《删补名医方论》卷二:"柯琴曰:水为肾之体,火为肾之用。人知肾中有水,始能制火,不知肾中有火,始能致水耳。盖天一生水,一者,阳气也,即火也,气为水母,阳为阴根,必火有所归,斯水有所主。故反佐以桂之甘温,引知、柏入肾而奏其效。此相须之殷,亦相制之理也。"[21]38

《续名医类案》卷十三:"一老人痿厥,用虎潜丸不应,后予虎潜丸加附子,遂愈。盖附子有反佐之功也。"[22]372

《目经大成》卷三:"[左金丸]何用吴茱萸?以渠味辛气臊,臊则入肝,辛则疏利,是为反佐。"[23]239

《幼科释谜》卷一:"叶桂曰:慢惊古称阴痫。其治法,急培脾胃,理中汤为主方。有痰呕吐,用南星、白附子、六君子汤……惟呕逆不受乳食,温补反佐姜连。连理汤、钱氏益黄散、钱氏异功散。"[24]25,26

《古今医案按》卷二:"罗谦甫曰:顺德安抚张耘夫……消之为病,燥热之气胜也……故以人参、石膏、炙甘草、生甘草之甘寒为君。启玄

子云:益水之源,以镇阳光。故以知、柏、黄连、栀子之苦寒,泻热补水为臣。以当归、麦冬、杏仁、全蝎、连翘、白芷、白葵、兰香,甘辛寒和血润燥为佐。以升、柴之苦平,行阳明少阳二经。白豆蔻、荜澄茄、木香、藿香,反佐以取之。重用桔梗为舟楫,使浮而不下也。"[25]49

《风劳臌膈四大证治·杂病》:"但治不可过于攻,过则脾气虚;不可过于热,过则内火愈燥;不可过于寒,过则火必与捍格;须反佐以治。古方有用姜盐饮,调以童便,非独以降阴之不通,阴既不通,其血亦不行,兼用行血药也。"[26]98

《伤寒指掌》卷二:"利不止,厥逆无脉,干呕烦者,白通加猪胆汁汤主之。服后脉暴出者死,微续者生。邵评:白通汤中加人尿胆汁之咸、苦、寒,为反佐,从阴引阳,使不格拒。脉暴出,是无根之阳,发露无遗,故死。脉微续者,被抑之阳,来复有渐,故生。"[27]22

《温病条辨》卷二:"椒附白通汤方……此苦辛热法复方也……浊阴凝聚不散,有格阳之势,故反佐以猪胆汁,猪水畜,属肾,以阴求阴也。"[28]84

《时方歌括》卷下:"[芍药汤]陈修园曰:此方原无深义,不过以行血则便脓自愈,调气则后重自除立法。方中当归白芍以调血,木香槟榔以调气,芩连燥湿而清热,甘草调中而和药又用肉桂之温,是反佐法。芩连必有所制之而不偏也,或加大黄之勇,是通滞法。实痛必大下之而后已也,余又有加减之法。肉桂色赤入血分,赤痢取之为反佐。而地榆、川芎、槐花之类,亦可加入也。干姜辛热入气分,白痢取之为反佐。而苍术砂仁茯苓之类,亦可加入也。"[29]31

《金匮要略浅注·中风历节病脉证并治》:"徐忠可云:风邪内进,则火热内生,五脏无甚,进归入心。故以桂甘龙牡通阳气安心肾,为君;然厥阴风木与少阳相火同居,火发必风生,风生必挟木势侮其脾土,故脾气不行,聚液成痰,流注四末,因成瘫痪,故用大黄以荡涤风火湿热之邪,为臣;随用干姜之止而不行者以补之,为反

佐。"[30]54

《本草述钩元》卷十九："荜澄茄……更有生津甘露饮……澄茄、白蔻、木、藿反佐以取之。"[31]449

《退思集类方歌注·退思集类方歌注》："[白通加人尿猪胆汁汤]无脉厥逆，呕而且烦，则上下俱不通，阴阳相格，故加人尿之咸寒，猪胆之苦滑，引辛热之药，达于至阴而通之，《内经》所谓'反佐以取之'是也。"[32]86

《温热经纬》卷四："疫证条辨……如用反佐，则生姜汁为妥。汪按：此方中生姜不可少。"[33]60

《杂病广要·脏腑类》："咽酸方……又曰：反佐方，用黄连、吴茱萸各炒用。"[34]745"与夫他邪所伤者，固在泻热补虚，设肾气虚甚或火热亢极者，则不宜纯用寒凉，必反佐治之，在达人观变耳。（《医通》）"[34]997

《医方论》卷一："大青龙汤……姜、枣甘温，以反佐之。"[35]15

《血证论》卷二："吐血……初吐时，邪气最盛，正虽虚而邪则实……仲景泻心汤主之……有寒热者，加柴胡、生姜，或加干姜、艾叶，以反佐之。"[36]24

《冷庐医话》卷三："宜用当归四逆加吴茱萸生姜汤……如呕者，本方加姜制半夏三钱，淡干姜一钱；口渴恣饮舌黄，加姜炒川连五分为反佐，经所谓热因寒用也。"[37]10

《张聿青医案》卷二："凌（左）……久热之下，肝胃阴伤，胃失通降，所有湿邪，不能旋运。恐虚中生变。拟甘凉育阴，酸苦泄热复入辛燥为之反佐。即请诸高明商进。霍石斛、生白芍、青盐半夏、大麦冬、云茯苓、水炒竹茹、盐水炒陈皮、蒺藜、左金丸、枇杷叶。二诊：甘寒育阴，酸苦泄热，复入辛燥为之反佐，酸涎上涌已定。"[38]64,65

《本草思辨录》卷三："抑有用之为反佐者，古方左金丸，治肝藏火实左胁作痛，似非吴茱萸热药所宜。"[39]109

《玉机微义》卷四："热者清之，寒者温之，偏热偏寒者，反佐而行之。"[40]255

《幼科类萃》卷二十八："论痘疮服热药之误……不问寒热虚实，率投木香散、异功散，间有偶中，随手获效。设或误投，祸不旋踵，何者？古人用药制方有向导、有监制、有反佐、有因用。"[41]445

《金匮钩玄》卷一："戴云：湿热在胃口上，饮食入胃，被湿热郁遏，其食不得传化，故作酸也。如谷肉在器，湿热则易酸也。必用茱萸顺其性而折之，反佐：茱萸、黄连。"[42]21

《慎斋遗书》卷七："足太阴脾病，有因思虑过度以致伤神，或因饮食不节而伤脾，或因郁怒不节而伤肝，肝木凌脾，以致火动为患……虽有火动，不可用苦寒，宜于补阴药中加炮姜以反佐之。"[43]128

《景岳全书》卷二："反佐论……如以热治寒而寒拒热，则反佐以寒而入之；以寒治热而热拒寒，则反佐以热而入之，是皆反佐之义……如仲景治少阴之利，初用白通汤，正治也。继因有烦而用白通加猪胆汁汤，反佐也。其治霍乱吐痢，脉微欲绝者，初用四逆汤，正治也。继因汗出小烦，而用通脉四逆加猪胆汁汤，反佐也。"[44]26

《类经》卷十二："奇之不去则偶之，是谓重方。偶之不去，则反佐以取之，所谓寒热温凉，反从其病也。（此示人以圆融通变也。如始也用奇，奇之而病不去，此其必有未合，乃当变而为偶，奇偶迭用，是曰重方，即后世所谓复方也。若偶之而又不去，则当求其微甚真假而反佐以取之。反佐者，谓药同于病而顺其性也。如以热治寒而寒拒热，则反佐以寒而入之；以寒治热而热格寒，则反佐以热而入之。又如寒药热用，借热以行寒，热药寒用，借寒以行热，是皆反佐变通之妙用，盖欲因其势而利导之耳。王太仆曰：夫热与寒背、寒与热违。微小之热，为寒所折，微小之冷，为热所消。甚大寒热，则必能与违性者争雄，能与异气者相格，声不同不相应，气不同不相合，如是则且惮而不敢攻之，攻之则

271

病气与药气抗衡，而自为寒热以开闭固守矣。是以圣人反其佐以同其气，令声气应合，复令寒热参合，使其始同终异，凌润而败，坚刚必折，柔脆同消尔。')"[45]150

《内经知要》卷下："奇之不去则偶之，是谓重方。偶之不去，则反佐以取之，所谓寒热温凉，反从其病也（此变通之法也。始用药奇而病不去，变而为偶，奇偶迭用，是曰重方。重者，复也。若偶之而又不去，则当求其微甚真假，反佐以取之。反佐者，顺其性也，如以热治寒而寒拒热，则反佐以寒而入之。以寒治热而热格寒，则反佐以热而入之。又如寒药热服，热药冷服，皆变通之妙用也。王太仆曰：热与寒背，寒与热违，微小之热为寒所折，微小之冷为热所消，大寒大热必能与违性者争，与异气者格，是以圣人反其佐以同其气，令声应气求也）。"[46]57

《药鉴·张跋》："寒因热用者，药本寒也，而反佐之以热；热因寒用者，药本热，而反佐以寒，俾无格拒之患，所谓必先其所主，而伏其所因也。"[67]127

《素问经注节解·外篇》："奇之不去则偶之，是谓重方；偶之不去则反佐以取之，所谓寒热温凉，反从其病也。（按：张景岳曰：'此示人以圆融通变也。如始也用奇，奇之而病不去，此必有未合，乃当变而为偶，奇偶迭用，是曰重方，即后世所谓复方也。若偶之而又不去，则当求其微甚真假，而反佐以取之。反佐者，谓药同于病而顺其性也。如以热治寒而寒拒热，则反佐以寒而入之；以寒治热而热格寒，则反佐以热而入之。又如寒药热用，借热以行寒；热药寒用，借寒以行热。是皆反佐变通之妙用，盖欲因其势而利导之耳。王氏注曰：夫热与寒背，寒与热违。微小之热，为寒所折；微小之冷，为热所消。甚大寒热，则必能与违性者争雄，能与异气者相格。声不同，不相应；气不同，不相合。如是则且惮而不敢攻之，攻之则病气与药气抗衡，而自为寒热以关闭固守矣。是以圣人反其佐以同其气，令声气应合，复令寒热参合，使其始同终异，

燥润而败，坚刚必折，柔脆自消尔。'）"[47]367

《医门法律》卷一："假热温其真阳，中温则虚火归元矣，是当从治者也。凡用奇偶七方而药不应，则当反佐以入之。如以热治寒而寒格热，反佐以寒则入矣。如以寒治热而热格寒，反佐以热则入矣。又如寒药热服，借热以行寒；热药寒服，借寒以行热，皆反佐变通之法，因势利导，故易为力，亦小小从治之意也。"[48]25

《证治汇补》卷一："火症……人身阳虚之火，不可以寒凉直折，宜辛温之品，随其性以反佐之，所谓据其窟穴而招之也。"[49]54

《金匮玉函经二注》卷四："然治病有轻重，岂一法而尽哉。小热之气，凉以取之；大热之气，泻之于内，或反佐以取之，取之不衰，求其属以衰之，谓壮水之主，以消阳光也。"[50]70

《本草备要·草部》："经所谓必伏其所主，而先其所因。盖借寒药、热药为反佐，以作向导也，亦曰从治。"[51]103

《张氏医通》卷四："干霍乱……但攻之太过则脾愈虚，温之太过则火愈炽，寒之太过则反捍格，须反佐以治，然后火可散耳。古法有盐煎童便，非但用之降火，且兼取其行血，不可废也。"[52]95

《叶选医衡》卷下："设肾虚甚，或火邪亢极者，不宜峻用苦寒，必反佐治之，更在权衡轻重而已。"[53]154

《临证指南医案》卷四："江……脉弦迟，汤水不下膈，呕吐涎沫。此阳结，饮邪阻气。议以辛热通阳，反佐苦寒利膈，用泻心法。"[54]199

《医碥》卷一："反治论……然亦有纯寒而于热剂中少加寒品，纯热而于寒剂中少加热药者，此则名为反佐。以纯热证虽宜用纯寒，然虑火因寒郁，则不得不于寒剂中少佐辛热之品，以行散之，庶免凝闭郁遏之患。（寒药热服，亦此意也。）纯寒证虽宜用纯热，然虑热性上升，不肯下降，则不得不于热剂中少佐沉寒之品，以引热药下行，（如加胆汁、童便入热药中，引入肝肾之类。又热药寒服，亦此意也。）此反佐之义

也。"[55]16

《医经原旨》卷三:"奇之不去则偶之,是谓重方;偶之不去,则反佐以取之,所谓寒、热、温、凉,反从其病也。(此示人以圆融通变也。如始也用奇,奇之而病不去,此其必有未合,乃当变而为偶,奇偶迭用,是曰'重方',即后世所谓'复方'也。若偶之而又不去,则当求其微甚真假,而反佐以取之。反佐者,谓药同于病,而顺其性也。如以热治寒而寒拒热,则反佐以寒而入之;以寒治热而热格寒,则反佐以热而入之。又如寒药热用,借热以行寒;热药寒用,借寒以行热,是皆反佐变通之妙用,盖欲因其势而利导之耳)。"[56]173,174

《本草从新》卷四:"经所谓必伏其所主,而先其所因。盖借寒药热药为反佐,以作向导也,故亦曰从治。"[57]68

《疡医大全》卷一:"至真要大论……奇之不去则偶之,是谓重方。偶之不去,则反佐以取之,所谓寒热温凉,反从其病也。(偶方病在,则反其一佐,以同病之气而取之也。夫热与寒背,寒与热违。微小之热,为寒所折,微小之冷,为热所消。甚大寒热,则必能与违性者争雄,能与异气者相格,声不同不相应,气不同不相合,如是则且惮而不敢攻之,攻之则病气与药气抗衡,而自为寒热以开闭固守矣。是以圣人反其佐以同其气,令声气应合,复令寒热参合,使其终异始同,凌润而败坚,刚强必折,柔脆同消耳。)……(反佐取之,是为逆取。奇偶取之,是为从取。寒病治以寒,热病治以热,是为逆取。)……逆,正顺也。若顺,逆也。(寒盛格阳,治热以热,热盛拒阴,治寒以寒之类,皆时谓之逆,外虽用逆,中乃顺也。此逆乃正顺也。若寒格阳而治以寒,热拒寒而治以热,外则虽顺,中气乃逆,故方若顺,是逆也。)"[58]49,50

《成方切用·方制总义》:"偶之不去,则反佐以取之。所谓寒热温凉,反从其病也(此示人以圆融通变也……若偶之而又不去,则当求其微甚真假,而反佐以取之。反佐者,谓药同于病

而顺其性也。如以热治寒,而寒拒热,则反佐于寒而入之。以寒治热,而热格寒,则反佐以热而入之。又如寒药热用,借热以行寒,热药寒用,借寒以行热,是皆反佐变通之妙用也。因势利导,则易为力尔)。"[59]4

《要药分剂》卷十:"经所谓必伏其所主,而先其所因。盖借寒热药为反佐以作向导也,亦曰从治。"[60]236

《女科切要》卷二:"设使肾气虚甚,或火热亢极者,则不宜纯用凉药,必反佐治之,要在权衡轻重而已。"[61]14

《伤寒论纲目》卷十四:"[少阴经脉]【目】杨士瀛曰:加猪胆汁于通脉汤中者,反佐之法也。必有阴盛格阳之症,故用之。观白通汤可知……【目】柯琴曰:寸脉沉迟,气口脉平矣。下部脉不至,根本已绝矣。诸症皆内外。水谷之道俱绝,故此为下厥上竭,阴阳离决之候,生气将绝于内也。厥阴,肝脉也,应春生之气,故灸其五俞而阳可回也。三条、四条两症,不呕不烦,反佐而服白通,外灸丹田气海,或可救于万一。"[62]844

《随息居重订霍乱论·第一病情篇》:"或问:方书皆言宿食与寒气相搏,何以独指为火耶? 曰:昏乱躁闷,非诸躁狂越之属火者乎! 每致急死,非暴病暴死之属火者乎! 但攻之太过,则脾愈虚;温之太过,则火愈炽;寒之太过,则反扞格,须反佐以治,然后火可散耳……(虑其格拒,反佐以治,真精语也。桂苓甘露饮,治热证而用桂;通脉四逆汤,治寒证而用猪胆汁,皆即此义。《梦影》中治陈妪一案,石膏、芩、连,加细辛少许,燃照汤之用蔻仁,亦此义也。若寒证而用芩、连,热证而用姜、附,则正与病反,非反佐之义矣。)"[63]9

《读医随笔》卷一:"[承制生化论]又言阴盛格阳,阳盛格阴,则先其所主,伏其所因,或寒药而热服,或热剂而寒佐,是甚者从之之义也,所谓反佐是也。"[64]36

《中西汇通医经精义·七方十剂》:"又云偶

之不去则反佐以取之,所谓寒热温凉,反从其病也。夫微小寒热,折之可也。若大寒热,则必能与异气相格,是以反佐以同其气,复令寒热参合,使其始同终异,是七方之外,有反佐之法。"[65]52

《本草问答》卷下二:"吞酸、吐酸有二病……一是热湿,宜黄连、黄柏、黄芩、石决明、青皮、胆草等药,微加吴萸、花椒,以反佐之。"[66]33

《推拿抉微》第四集:"[附咽喉方]至阴虚至极,虚火上犯而作肿痛,有时必须加入桂附少许,以为反佐,立时引火归源,肿消痛止者,此又不可不知。但桂附须用上等者,方不至误事,此亦不过百分中之一二耳。"[68]83

《重订通俗伤寒论》第二章:"又有阴盛格阳于外,温药不效者,则以白通汤加人尿猪胆汁反佐以取之。"[69]81

"六经方药":"更有阳盛拒阴之症,清药不入,到口随吐,则以姜汁些少为引,或姜制黄连,反佐以取之,所谓寒因热用是也,此外感实火之清法也。"[69]96

《中医方剂学讲义》:"佐药……即方中用以制约君药的药物和反佐的药物。一般适用于君药有毒,或性味峻烈,必须加以相当制约,才能使它更符合治疗的需要。"[70]2

《中医方剂学讲义》:"佐药的意义有二……此外,尚有'反佐'之用,亦属佐药意义。"[77]7

《方剂学》(广东中医学院):"佐药是……以及如在大队热药中佐以凉药作为反佐的药物。"[78]5

《方剂学》(许济群):"佐药:有三种意义……反佐药,即病重邪甚,可能拒药时,配用与君药性味相反而又能在治疗中起相成作用的药物。"[71]6

《方剂学》(南京中医学院):"佐药,有三种意义……③反佐药,即与君药性味、作用相反而又能在治疗中起相成作用的药物。"[79]5

《中国医学百科书·方剂学》:"佐药,

是……或是起反佐作用的药物('反佐'是指用性味不同,作用相反的药物,辅佐主药,从而用于因病势拒药须加以从治者)。"[80]3

《方剂学》(贵阳中医学院):"佐药,有三种意义……三是反佐药,即病重邪甚,可能拒药时,配用与君药性味相反而又能在治疗中起相成作用的药物。"[82]11

《实用方剂学》:"佐药:有三个意义……三是反佐药,用于因病势拒药而加以从治者。"[81]39

《中医大辞典》:"反佐药:方剂配伍中,对君药的毒性或其峻烈之性发挥抑制作用的药物。如白通加猪胆汁汤,治少阴病下利不止,厥逆无脉,干呕而烦的阴盛阳衰证,用大量辛热的附子、干姜回阳救逆,但恐寒邪太甚拒药不纳,故加入少量苦寒的猪胆汁为反佐。参见君臣佐使条。"[72]337

《中国中医药学主题词表》:"反佐药:在病重症危出现拒药时,方剂中配用与君药性味相反而在治疗中起相成作用的佐药。"[76]Ⅱ-218

《方剂学》(段富津):"佐药有三种意义……三是反佐药,即根据病情需要,用与君药性味相反而又能在治疗中起相成作用的药物。"[83]8

《常用中药词语词典》:"有三种意义……反佐药:即病重邪甚,可能拒药时,配用与君药性味相反又能在治疗中起相成作用的药物。"[73]173

《中医药常用名词术语辞典》:"反佐:出《素问·至真要大论》。方剂中配用与君药性味相反而又在治疗中起相成作用的药物。反佐药常用于病重邪甚,可能拒药之时,如白通加猪胆汁汤,治少阴病下利不止,厥逆无脉,干呕烦者的阴盛阳衰证,用大量辛热的附子、干姜回阳救逆,但恐寒邪太甚拒药不纳,故加入少量苦寒的猪胆汁为反佐。"[74]183

《方剂学》(冯泳):"佐药:有三种意义……反佐药:即在病重邪甚可能拒药时,配用与君药性味相反而又能在治疗中起相成作用的药物。"[84]16,17

《方剂学》(邓中甲):"佐药:有三种意

义……反佐药,即病重邪甚,可能拒药时,配用与君药性味相反而又能在治疗中起相成作用的药物,以防止药病格拒。"[85]19

《中医药学名词》:"反佐药:在病重症危出现拒药时,方剂中配用与君药性味相反而在治疗中起相成作用的佐药。"[75]170

《现代方剂学》:"佐药有三种含义……三是反佐药及病急邪甚,可能拒药时,配用与君药性味相反,而又能在治疗中起相反相成作用的药物。"[86]7

《方剂学》(李飞):"佐药,其意义有三……三是反佐药,即根据病情需要,于方中配伍少量与君药性味或作用相反而又能在治疗中起相成作用的药物。"[87]64,65

《方剂学》(谢鸣):"佐药含义有三……三是反佐药,指病重邪甚及拒药不受的情况下,与君药药性相反而在治疗中起相成作用的药物。"[88]37

《方剂学》(李冀):"佐药:有三种意义……三是反佐药,即根据某些病证之需,配伍少量与君药性味或作用相反而又能在治疗中起相成作用的药物。"[90]10

《方剂学》(贾波):"佐药:有三种意义……三是反佐药,即在病重邪甚,可能拒药时,配用与君药性味相反而又能在治疗中起相成作用的药物,可防止药病格拒。"[89]11

参考文献

[1] 未著撰人.周礼[M].上海:商务印书馆,1936:4.

[2] [汉]许慎.说文解字[M].长沙:岳麓书社,2006:64.

[3] 未著撰人.神农本草经[M].[清]顾观光重辑,[清]黄奭辑.北京:人民卫生出版社,1956:13,17.

[4] 未著撰人.黄帝内经素问[M].[唐]王冰注,[宋]林亿校正.北京:人民卫生出版社,1956:530,541,545.

[5] 重庆市中医学会.新辑宋本伤寒论[M].重庆:重庆人民出版社,1955:101,124.

[6] [宋]杨士瀛.仁斋直指方论(附补遗)[M].福州:福建科学技术出版社,1989:202.

[7] [元]马宗素.刘河间伤寒医鉴[M].北京:中华书局,1985:5.

[8] [元]朱震亨.脉因证治[M].天津:天津科学技术出版社,2000:82.

[9] [元]朱震亨.丹溪治法心要[M].济南:山东科学技术出版社,1985:103.

[10] [元]朱震亨.丹溪心法[M].北京:人民军医出版社,2007:135.

[11] [明]董宿.奇效良方[M].北京:中国中医药出版社,1995:257.

[12] [明]虞抟.医学正传[M].北京:人民卫生出版社,1981:196.

[13] [明]方有执.伤寒论条辨[M].北京:人民卫生出版社,1957:44.

[14] [明]傅仁宇.审视瑶函[M].上海:上海卫生出版社,1958:203.

[15] [清]傅山.傅青主女科歌括[M].北京:中国中医药出版社,1992:111.

[16] [清]罗美.古今名医方论[M].北京:人民军医出版社,2007:31.

[17] [清]汪昂.医方集解[M].北京:中国中医药出版社,1997:11.

[18] [清]汪昂.汤头歌诀[M].上海:上海中医药大学出版社,2006:242.

[19] [清]汪琥.伤寒论辨证广注;(附)中寒论辨证广注[M].上海:上海科学技术出版社,1959:243.

[20] [清]王子接.绛雪园古方选注[M].北京:中国中医药出版社,1993:123.

[21] [清]吴谦.医宗金鉴:删补名医方论[M].北京:人民卫生出版社,1963:38.

[22] [清]魏之琇.续名医类案[M].北京:人民卫生出版社,1997:372.

[23] [清]黄庭镜.目经大成[M].北京:中医古籍出版社,1987:239.

[24] [清]沈金鳌.幼科释谜[M].上海:上海卫生出版社,1957:25,26.

[25] [清]俞震.古今医案按[M].上海:上海科学技术出版社,1959:49.

[26] [清]姜天叙.风劳臌膈四大证治[M].南京:江苏人民出版社,1959:98.

[27] [清]吴坤安.伤寒指掌[M].上海:上海卫生出版社,1957:22.

[28] [清]吴瑭.温病条辨[M].北京:人民卫生出版社,1972:84.

[29] [清]陈修园.时方歌括;时方妙用[M].北京:人民卫生出版社,1964:31.

[30] [清]陈修园.金匮要略浅注[M].福州:福建科学技术出版社,1988:54.

[31] [清]杨时泰.本草述钩元[M].上海:科学技术出版

社,1958:449.

[32] [清]王泰林.王旭高医书六种[M].上海:上海科学技术出版社,1965:86.

[33] [清]王孟英.温热经纬[M].沈阳:辽宁科学技术出版社,1997:60.

[34] [日]丹波元坚.杂病广要[M].北京:人民卫生出版社,1983:745,997.

[35] [清]费伯雄.医方论[M].北京:中医古籍出版社,1987:15.

[36] [清]唐容川.血证论[M].北京:中国中医药出版社,1996:24.

[37] [清]陆以湉.冷庐医话[M].上海:上海科学技术出版社,1959:10.

[38] [清]张聿青.张聿青医案[M].上海:上海科学技术出版社,1963:64,65.

[39] [清]周岩.本草思辨录[M].北京:人民卫生出版社,1982:109.

[40] [明]刘纯.刘纯医学全集[M].北京:人民卫生出版社,1986:255.

[41] [明]王銮.增订幼科类萃[M].天津:天津科学技术出版社,1986:445.

[42] [元]朱震亨.金匮钩玄[M].[明]戴元礼校补.北京:人民卫生出版社,1980:21.

[43] [明]周之干.慎斋遗书[M].北京:中国中医药出版社,2016:128.

[44] [明]张介宾.景岳全书[M].北京:中国中医药出版社,1996:26.

[45] [明]张介宾.类经[M].北京:中国中医药出版社,1997:150.

[46] [明]李中梓.内经知要[M].北京:中国中医药出版社,1994:57.

[47] [清]姚止庵.素问经注节解[M].北京:人民卫生出版社,1983:367.

[48] [清]喻昌.医门法律[M].北京:中医古籍出版社,2002:25.

[49] [清]李用粹.证治汇补[M].上海:上海卫生出版社,1958:54.

[50] [明]赵以德.金匮玉函经二注[M].[清]周扬俊补注.北京:人民卫生出版社,1990:70.

[51] [清]汪昂.本草备要[M].北京:中国中医药出版社,1998:103.

[52] [清]张璐.张氏医通[M].北京:中国中医药出版社,1995:95.

[53] [清]叶天士.叶选医衡[M].北京:人民军医出版社,2012:154.

[54] [清]叶天士.临证指南医案[M].华岫云编订.北京:华夏出版社,1995:199.

[55] [清]何梦瑶.医碥[M].上海:上海科学技术出版社,1982:16.

[56] [清]薛雪.医经原旨[M].上海:上海中医学院出版社,1992:173,174.

[57] [清]吴仪洛.本草从新[M].北京:中医古籍出版社,2001:68.

[58] [清]顾世澄.疡医大全[M].北京:人民卫生出版社,1987:49,50.

[59] [清]吴仪洛.成方切用[M].天津:天津科学技术出版社,1999:4.

[60] [清]沈金鳌.要药分剂[M].上海:上海卫生出版社,1958:236.

[61] [清]吴本立.女科切要[M].北京:中医古籍出版社,1999:14.

[62] [清]沈金鳌.伤寒论纲目[M].上海:上海卫生出版社,1958:844.

[63] [清]王士雄.随息居重订霍乱论[M].北京:人民卫生出版社,1983:9.

[64] [清]周学海.读医随笔[M].北京:中国中医药出版社,1997:36.

[65] [清]唐容川.中西汇通医经精义[M].上海:大达图书供应社,1934:52.

[66] [清]唐容川.本草问答[M].北京:中国中医药出版社,2013:33.

[67] [明]杜文燮.药鉴[M].上海:上海人民出版社,1975:127.

[68] 丁甘仁.推拿抉微[M].上海:千顷堂书局,1928:83.

[69] [清]俞根初.重订通俗伤寒论[M].上海:上海卫生出版社,1956:81,96.

[70] 南京中医学院方剂教研组.中医方剂学讲义[M].北京:人民卫生出版社,1960:2.

[71] 许济群.方剂学[M].上海:上海科学技术出版社,1985:6.

[72] 李经纬,邓铁涛,等.中医大辞典[M].北京:人民卫生出版社,1995:337.

[73] 于维萍,李守俊,马秋菊,等.常用中药词语词典[M].济南:山东科学技术出版社,1998:173.

[74] 李振吉.中医药常用名词术语辞典[M].北京:中国中医药出版社,2001:183.

[75] 全国科学技术名词审定委员会.中医药学名词[M].北京:科学出版社,2005:170.

[76] 吴兰成.中国中医药学主题词表[M].北京:中医古籍出版社,2008:Ⅱ-218.

[77] 南京中医学院.中医方剂学讲义[M].上海:上海科学技术出版社,1964:7.

[78] 广东中医学院.方剂学[M].上海:上海人民出版社,1974:5.

[79] 南京中医学院.方剂学[M].北京:中医古籍出版社,1987:5.

[80] 杨医亚.方剂学[M]//钱信忠.中国医学百科全书.上海:上海科学技术出版社,1988:3.

[81] 周凤梧.实用方剂学[M].济南:山东科学技术出版社,1989:39.

[82] 贵阳中医学院.方剂学[M].贵阳:贵阳人民出版社,1989:11.

[83] 段富津.方剂学[M].上海:上海科学技术出版社,1997:8.

[84] 冯泳,申惠鹏.方剂学[M].北京:中医古籍出版社,2003:16,17.

[85] 邓中甲.方剂学[M].北京:中国中医药出版社,2004:19.

[86] 邱德文,冯泳,邹克扬.现代方剂学[M].北京:中医古籍出版社,2006:7.

[87] 李飞.方剂学[M].北京:人民卫生出版社,2011:64,65.

[88] 谢鸣,周然.方剂学[M].北京:人民卫生出版社,2013:37.

[89] 贾波.方剂学[M].北京:中国中医药出版社,2016:11.

[90] 李冀.方剂学[M].北京:中国中医药出版社,2016:10.

（赵 黎）

方 论

fāng lùn

一、规范名

【汉文名】方论。

【英文名】 discourse on formula。

【注释】关于方剂的名称、药物组成及配伍、功效、主治、用量、服法及其加减等的论述。

二、定名依据

"方论"作为方剂学基础理论范畴的名词,最早出现在金代成无己《伤寒明理论·药方论》。而在此之前,晋代《小品方》已出现"方论"一词,概念与本术语"方论"并不一致,实为方前立论。宋代《太医局诸科程文》中"假令论方义"提出相关术语"论方",概念与本术语"方论"基本相同,已能初步反映本术语内涵。"方",乃处方,医方;"论",分析阐明事物道理的理论。可见,"方论"一词是指关于方剂的名称、药物组成及配伍、功效、主治、用量、服法及其加减等的论述,能确切地反映本术语的内涵。

自《伤寒明理论·药方论》提出"方论"之名,此后历代医著多有沿用,如清代《古今名医方论》《删补名医方论》《医方论》等。这些著作均为历代的重要著作,对后世有较大影响。所以"方论"作为规范名便于达成共识,符合术语定名的约定俗成原则。

现代相关著作,如《中医大辞典》《中国医学百科全书》《中国大百科全书》(简明版),以及多版《方剂学》教材等均以"方论"作为规范名。这些均说明"方论"这一规范名已成为共识。

我国2005年出版的由全国科学技术名词审定委员会审定公布的《中医药学名词》已以"方论"作为规范名。所以"方论"作为规范名也符合术语定名的协调一致原则。

三、同义词

【曾称】"方解"(《方剂学》)。

四、源流考释

"方论"名词出现虽然较晚,但在战国《内经》、汉代《神农本草经》就已提出"君臣佐使"的组方原则,为后世方论的主要理论来源。《黄帝内经素问·至真要大论》曰:"主病之谓君,佐君之谓臣,应臣之谓使。"[1]545 "君一臣二,制之小也。君二臣三佐五,制之中也。君一臣三佐九,制之大也。"[1]541 提出了方剂的组织原则与典型结构。《神农本草经》也从药物品性做了如下阐述:"上药一百二十种为君,主养命……中药一百二十种为臣,主养性……下药一百二十种为佐使,主治病;用药须合君臣佐使。"[2]7-13

晋代《小品方·治渴利诸方》:"论曰:消渴者,原其发动,此则肾虚所致,每发即小便至甜,医者多不知其疾,所以古方论亦缺而不言,今略陈其要。"[3]64 此处"方论"已偏向于探讨所治病证的病因、病机、病候等内容,但专指方前立论依据,并非着眼于方剂内部的配伍等制方要素,与当今意义的方论并不完全一致。

隋唐时期,医著将"方论"作为立法依据也频频出现,如王焘《外台秘要》:"若不能精究病源,深探方论,虽百医守疾,众药聚门,适足多疑,而不能一愈之也。"[4]自序 而隋代巢元方《诸病源候论》:"逮今搜采,益穷元本,方论之要殚矣,师药之功备矣"[5]序。该处"方论"实为"医方""方剂"之别称,并是在此之后很长一段时期内"方论"名词的主要内涵。

宋金元时期是我国医药学发展的重要时期,此时期关于方剂学基础理论范畴的术语"方论"的内涵不断发展。其一,有仍指方前立论者,如宋代官修《圣济总录》载:"论曰伤寒小便不通者……方论云:胃中干,则无小便,慎不可利,盖言汗后亡津液也,若下焦有热,而小便不利,又当随证利之。"[6]390《黄帝素问宣明论方》:"见俗医白带下者,但依方论,而用辛热之药。虽有误中,致令郁结热聚,不能宣通,旧病转加。"[7]112 其他如《苏沈良方》[8]24,25《史载之方》[9]110《证类本草》[10]重修本草之记,765《扁鹊心书》[11]157《小儿卫生总微论方》[12]1《卫济宝书》[13]12《三因极一病证方论》[14]10《仲景伤寒补亡论》[15]192《素问病机气宜保命集》[16]10《伤寒直格》[17]78《活幼心书》[18]14 所载"方论"均为方前立论。其二,自北宋初始,"方论"开始以方剂学著作及古医籍的体裁之一出现,由于有方有论,故称方论,在书名及篇名中多见。如《陈氏小儿病

源方论》[19]封1《秘传眼科龙木论》[20]目录《阎氏小儿方论》[21]封1《董氏小儿斑疹备急方论》[22]封1《仁斋小儿方论》[23]封1 等。其三,"方论"指代"医方""处方"者仍大量出现,可见于《太平圣惠方》[24]1《博济方》[25]1《脚气治法总要》[26]1《太平惠民和剂局方》[27]13《千金宝要》[28]自序《素问玄机原病式》[29]序《卫生家宝产科备要》[30]45《是斋百一选方》[31]1《医说》[32]19《妇人大全良方》[33]41《汤液本草》[34]21 等医籍。其四,如北宋刘昉《幼幼新书》将方论定义为:"方论,医道之筌蹄……使方论不着,医者无所夷考,安知夫医之精粗……方论之于世,犹五谷之于日用乎,孰谓士君子耻言之。"[35]890 可见此处"方论",是指整个医学理论。值得着重指出的是,北宋时期已开始出现"方论"的概念,但还未使用"方论"这一名词来指代这一概念。如庞安时《伤寒总病论》论半夏泻心汤:"设下后津液入里,胃虚上逆,寒结在心下,故宜辛甘发散。半夏下气,苦能去湿,兼通心气,又甘草力大,故干姜、黄连不能相恶也"[36]53,已涉及方剂内部的配伍、功用、主治及其相互关系,可称得上是方论之肇始。另如《类证活人书》[37]朱肱序《本草衍义》[38]44,52,57,以上各书虽未提出"方论"一词,但其论述均属真正意义上的方论。又如许叔微《普济本事方》"真珠圆"方论:"此方大抵以真珠母为君,龙齿佐之。真珠母入肝经为第一,龙齿与肝相类故也。龙齿、虎睛,今人例作镇心药,殊不知龙齿安魂,虎睛定魄,各言其类也。"[39]2

至金人成无己《伤寒明理论·药方论》,首次出现方论专篇,最早系统地把《内经》君臣佐使理论与药性理论结合起来,阐释 20 首《伤寒论》方的内部药物配伍关系与功效主治,真正将方剂作为研究对象,因此被誉为"开方论之先河"。如论桂枝汤:"桂味辛热,用以为君,必谓桂犹圭也。宣道诸药,为之先聘,是犹辛甘发散为阳之意。盖发散风邪必以辛为主,故桂枝所以为君也。芍药味苦酸微寒,甘草味甘平,二物用以为臣佐者,《内经》所谓风淫所胜,平以辛,

佐以苦,以甘缓之,以酸收之,是以芍药为臣而甘草为佐也。生姜味辛温,大枣味甘温,二物为使者,《内经》所谓风淫于内,以甘缓之,以辛散之,是以姜枣为使者也。"[40]61,62《太医局诸科程文》是宋代医学校的考试题目及答题范文,在这九卷中,就有八卷涉及"论方"[41]49,79,可见"方论"已作为考生必考内容,发展已较为成熟,此方论较前更加细致,并不像前书解伤寒方主要引《内经》组方理论,而是结合立法,着重引据本草,包括药物配伍、炮制方法等,并分析各药在方剂中的具体作用与药物之间的配合。

宋金元时期各医籍也散见大量方论,如张元素《医学启源》论脾约丸[42]140,141、李杲《内外伤辨惑论》论朱砂安神丸[43]17、《兰室秘藏》论半夏白术天麻汤[44]68、朱丹溪《丹溪手镜》论桂枝汤等[45]104、罗天益《卫生宝鉴》论顺气和中汤[46]92。《脾胃论·君臣佐使法》并对"君臣佐使"作了再次阐述:"君药分量最多,臣药次之,使药又次之。不可令臣过于君,君臣有序,相与宣摄,则可以御邪除病矣。"[47]17

明清时期,"方论"发展趋于高峰,发展为从方名解释、方源探流、方证比较、配伍机理、剂型选用、运用宜忌、类方比较等不同角度探讨方论。吴昆所著《医方考》被称为首部方论之专著,该书侧重从药性功能论方:"朱砂之重,可使安神;黄连之苦,可使泻火;生地之凉,可使清热;当归之辛,可使养血。"[48]110 清代方论之作的勃兴,实发轫于此,如:《古今名医方论》[49]94《医方集解》[50]86《删补名医方论》[51]82《绛雪园古方选注》[52]74《成方切用》[53]171《医方论》[54]3《成方便读》[55]204,205 等。也包括以某一医家的方剂为对象进行释义的专题性方论,如《金镜内台方义》[56]73《伤寒来苏集》[57]271《伤寒贯珠集》[58]64,专以《伤寒论》方为论方对象;而《千金方衍义》[59]119《本事方释义》[60]124 则分别对《千金要方》和《本事方》所载之方进行了注释发挥。另外,还有大量的方论散在于一些医药著作中,如《本草纲目》[61]1068《伤寒论条辨》[62]129《张氏医通》[63]437《医林纂要探源》[64]432《伤寒论类方》[65]26《温病条辨》[66]46,47《时方歌括》[67]35《温热经纬》[68]325《血证论》[69]157《医学衷中参西录》[70]239 等。

近现代时期相关著作中有关"君臣佐使"的内容均以"方论"为规范名,如时逸人《时氏处方学》[71]57、戴达夫《方论讲义》[72]封1。中华人民共和国成立后《中医方剂学讲义》(南京中医学院方剂教研组)[73]13、秦伯未《谦斋医学讲稿》[74]106《方剂学基础知识》(王绵之)[75]11,12、《方剂学》(惠纪元)[76]2、《方剂学》(段富津)[77]4、《中医历代方论精选》[78]1、《方剂学》(邓中甲)[79]7、《方剂学》(冯泳、申惠鹏)[80]53、《中医治法与方剂》[81]90《方剂学》(李飞)[82]10《方剂学》(许济群、王绵之)[83]6、《方剂学》(谢鸣)[84]11,16、《方剂学》(李冀)[85]3 等教材、教参,现代有代表性的方剂学著作及辞书如《现代方剂学》[86]3《中医方剂大辞典》[87]1《中医大辞典》[88]913 等均使用了"方论"这一名词。全国科学技术名词审定委员会审定公布的《中医药学名词》[89]170 也以"方论"作为规范名,说明"方论"这一规范名已成为共识。

综上,方论的概念内涵在《黄帝内经》等提出"君臣佐使"时就已涉及。"方论"一词首次出现在《小品方》,但与本术语内涵并不完全一致。但自春秋战国至宋的医学典籍中所称"方论"或为"医方""方剂"之意,或指方前立论,或为方剂学著作及古医籍的体裁之一,或为医学整体理论。至宋金元时期,随着方剂数量的增多,方剂学乃至医药学的不断发展,在对大量方剂进行理性分析的基础上,方剂制方原理的研究得到重视,真正具有现代意义上的"方论"才开始出现,宋代庞安时、朱肱、寇宗奭、许叔微、刘昉等人以及《太医局诸科程文》表述时,即使并未明确出现"方论"名词,或界定"方论"概念时并不完全一致,但"方论"的实际内涵已经涉及,大致包括:方名释义、方剂源流、方义分析(包括配伍、功用、主治、药物之间功效及相互作用、剂型等)、类方比较、加减化裁、临床运用。概而言之,方论是从北宋庞安时肇始,而确立于金代成无己《伤寒明理论·药方论》。至此,"方论"作为术语,名与实基本相同。

五、文献辑录

《黄帝内经素问·至真要大论》:"君一臣二,制之小也。君二臣三佐五,制之中也。君一臣三佐九,制之大也。"[1]541"主病之谓君,佐君之谓臣,应臣之谓使。"[1]545

《神农本草经·序录》:"上药一百二十种为君,主养命以应天,无毒,多服久服不伤人……中药一百二十种为臣,主养性以应人,无毒有毒斟酌其宜……下药一百二十种,为佐使,主治病以应地,不可久服。"[2]7-13

《小品方》卷三:"论曰:消渴者,原其发动,此则肾虚所致,每发即小便至甜,医者多不知其疾,所以古方论亦缺而不言,今略陈其要。"[3]64

《诸病源候论·序》:"逮今搜采,益穷元本,方论之要殚矣,师药之功备矣。"[5]序

《外台秘要·序》:"若不能精究病源,深探方论,虽百医守疾,众药聚门,适足多疑,而不能一愈之也。"[4]自序

《圣济总录》卷二十六:"论曰伤寒小便不通者……方论云:胃中干,则无小便,慎不可利,盖言汗后亡津液也,若下焦有热,而小便不利,又当随证利之。"[6]390

《黄帝素问宣明论方》卷十一:"见俗医白带下者,但依方论,而用辛热之药。虽有误中,致令郁结热聚,不能宣通,旧病转加。"[7]112

《苏沈良方》卷三:"但有一证,更勿疑便可服,服之必瘥。若有三两证以上,更的当也。其余证候,须仔细详方论及脉候,相当方可用,不可一概轻用。"[8]24,25

《史载之方》卷下:"治疫痢方,须是子细首尾读此方论,令分明识病根源,然后吃药。"[9]110

《证类本草·重修本草之记》:"此书世行久矣,诸家因革不同,今取证类本尤善者为窠模,增以寇氏《衍义》,别本中方论多者,悉为补

入。"[10]重修本草之记

卷八:"《别说》云:谨按当归,自古医家方论,用治妇人产后恶血上冲,仓卒取效,无急于此,世俗多以谓唯能治血。"[10]765

《扁鹊心书·跋》:"老人精医理,于古今方论,剖析疑似,指斥讹谬,皆合轩岐正义。"[11]157

《小儿卫生总微论方》卷一:"凡为医者,性存温雅,志必谦恭,动须礼节,举止和柔,无自妄尊,不可矫饰,广收方论,博通义理,明运气,晓阴阳,善诊切,精察视,辨真伪,分寒热,审标本,识轻重,疾小不可言大,事易不可云难,贫富用心皆一,贵贱使药无别。苟能如此,于道几希;反是者,为生灵之巨寇。"[12]1

《卫济宝书·自序》:"予家藏痈疽方论二十二篇,共为一帙,其方论精微,图证悉具。随病施效,可以传之无穷。而为卫家济世之宝,故记之曰'家传卫济宝书'。"[13]12

《三因极一病证方论》卷一:"前哲方论,谓太阳为诸阳主气,凡感外邪,例自太阳始,此考寻经意,似若不然。"[14]10

《仲景伤寒补亡论》卷十七:"近世方论,列于杂病疑似诸疾之中。然疑似诸病,非太阳所感。所以仲景独先痓湿暍者,为其与伤寒同为一经,根源不异,症亦多同。"[15]192

《素问病机气宜保命集·自序》:"今将余三十年间,信如心手,亲用若神,远取诸物,近取诸身,比物立象,直明真理,治法方论,裁成三卷'三十二论'。"[16]10

《伤寒直格》卷下:"宜小青龙汤、五苓、桂苓甘露、黄连解毒汤、小陷胸、大承气之类证本方论中。"[17]78

《活幼心书·吴序》:"读其方论,因叙数语于篇端,识者倘察予言,必有知其用心者。"[18]14

《太平圣惠方》卷一:"夫为医者,先须谙甲乙素问、明堂针经、俞穴流注、本草药对、三部九候、五脏六腑、表里虚实、阴阳盛衰、诸家方论,并须精熟。"[24]1

《博济方·提要》:"衮又言博采禁方,逾二

十载,所得方论,凡七千余道,因于中择其尤精要者,得五百余首。"[25]1

《脚气治法总要·原序》:"然中风方论,古人立说尤详,至于四方之治、食药之宜,无不备悉。""汲自少小病此约十余年,遂博采素问、九灵、灵枢、甲乙、太素、巢元、千金、外台、圣惠、小品、删繁、金匮、玉函、诸家本草及苏恭方论、前古脉书,凡古有是说者,无不究极。"[26]1

《太平惠民和剂局方·进表》:"天锡神考,睿圣承统,其好生之德,不特见于方论而已。"[27]13

《千金宝要·自序》:"孙君之书,上本黄帝、岐伯,次祖扁鹊、华佗、张仲景、陈延之、卫汛、王叔和、《小品》《肘后》《龙宫海上》,而下及当时之名公方论药术,并自撰经试者。"[28]自序

《素问玄机原病式·序》:"呜呼!余之医教,自黄帝之后,二千五百有余年,汉末之魏,有南阳太守张机仲景,恤于生民多被伤寒之疾,损害横夭,因而辄考古经,以述《伤寒卒病方论》一十六卷,使后之学者,有可依据。然虽所论未备诸病,仍为要道,若能以意推之,则思过半矣,且所述者众,所习者多,故自仲景至今,甫仅千岁,凡著述医书,过往古者八、九倍矣。夫三坟之书者,大圣人之教也。法象天地,理合自然,本乎大道,仲景者,亚圣也。虽仲景之书,未备圣人之教,亦几于圣人,文亦玄奥,以致今之学者,尚为难焉。故今人所习,皆近代方论而已,但究其末,而不求其本。"[29]序

《卫生家宝产科备要》卷四:"古人谓:为人子而不学医者,为不孝。则有方论而不传于世者,其可谓之仁哉。"[30]45

《是斋百一选方·奉敕校正百一选方表》:"张机之后,能由古训,遵其规,济世妙术,经验良方,金玉烂然者;唐孙思邈《千金方》三十卷,方论五千三百首;宋许叔微《本事方》二十卷,正编方论四百四首,续编方论百四十六首;宋王璆《百一选方》二十卷,方千四十六首,弘济民生,厚德光于千古,遗方传于百代。然自唐宋迄今,

载祀绵远,简编亏替,所精撰者虽广且大,其所讹舛者亦不少,况如《百一选方》,我东方未有梓焉。曩者平安戊申灾厄,千金旧板半既煨烬乎,且今春予复罹祝融之灾,所藏千金校本再为乌有,依是今乃钦献二书校本,若夫方论有一所谬误,恐民生或蒙害,非仁厚慈爱之意也。"[31]1

《医说》卷一:"王叔和,高平人也,博好经方,尤精诊处洞识摄养之道,深晓疗病之源,采摭群论,撰成《脉经》十卷篇次,张仲景方论为三十六卷,大行于世。(出张湛养生方)。"[32]19

方剂

《妇人大全良方》卷二:"古书治妇人别著方论者,以其胎妊、生产、崩伤之异,况妇人之病比之男子十倍难疗。"[33]41

《汤液本草》卷二:"海藏云:汤液要药,最为的当,其余方论所著杂例,比之汤液稍异,何哉?盖伊尹、仲景取其治之长也。"[34]21

《幼幼新书》卷二:"方论,医道之筌蹄……使方论不著,医者无所夷考,安知夫医之精粗……方论之于世,犹五谷之于日用乎,孰谓士君子耻言之。"[35]890

《伤寒总病论》卷三:"(半夏泻心汤)设下后津液入里,胃虚上逆,寒结在心下,故宜辛甘发散。半夏下气,苦能去湿,兼通心气,又甘草力大,故干姜、黄连不能相恶也。"[36]53

《类证活人书·序》:"伤寒诸家方论不一,独伊尹仲景之书,犹六经也。其余诸子百家,时有一得,要之不可为法,又况邪说妄意。""(桂枝加桂汤)桂枝汤加桂,以桂能泄奔豚气也。""(桂枝去芍药汤)芍药味酸,脉促胸满,恐成结胸,故去芍药佐,则单用辛甘发散毒气也。"[37]朱肱序

《本草衍义》卷十一:"(大黄)仲景治心气不足、吐血、衄血。泻心汤用大黄、黄芩、黄连。或曰:心气既不足矣,而不用补心汤,更用泻心汤,何也?答曰:若心气独不足,则不当须吐衄也。此乃邪热,因不足而客之,故吐衄。以苦泄其热,就以苦补其心,盖两全之。"[38]44

卷十三:"(桂)桂大热。《素问》云:辛甘发散为阳。故汉张仲景桂枝汤,治伤寒表虚皆须

此药，是专用辛甘之意也。"[38]52

卷十四："(枳实)故张仲景治伤寒仓卒之病，承气汤中用枳实，此其意也，皆取其疏通决泄、破结实之义。"[38]57

《普济本事方》卷一："此方大抵以真珠母为君，龙齿佐之。真珠母入肝经为第一，龙齿与肝相类故也。龙齿、虎睛，今人例作镇心药，殊不知龙齿安魂，虎睛定魄，各言其类也。"[39]2

《伤寒明理论·药方论》："(桂枝汤)桂味辛热，用以为君，必谓桂犹圭也。宣道诸药，为之先聘，是犹辛甘发散为阳之意。盖发散风邪必以辛为主，故桂枝所以为君也。芍药味苦酸微寒，甘草味甘平，二物用以为臣佐者，《内经》所谓风淫所胜，平以辛，佐以苦，以甘缓之，以酸收之，是以芍药为臣而甘草为佐也。生姜味辛温，大枣味甘温，二物为使者，《内经》所谓风淫于内，以甘缓之，以辛散之，是以姜枣为使者也。"[40]61,62

《太医局诸科程文》卷五："假令《太平圣惠方》治湿癣，痒不可忍，方用鲫鱼一枚，入硫黄末一分，从鱼口中送入腹内，用砖一口，安鱼在上，以炭火周回，令鱼焦黄，碾为细末，入腻粉三钱，麻油调涂之……此何意也，愿并陈之……答……考之本草，鲫鱼主诸疮，硫黄杀疥虫，故鲫鱼之为末，非煨烬而不能苟；硫黄之入火，必飞走而不住。以硫黄末入鲫鱼腹中，取其固伏而气味皆全。用热火周回令焦黄，碾为细末，复以腻粉和之，麻油调之，盖二物亦皆治癣杀虫之要药也。鲫鱼、硫黄之热，所以燥药于湿虫；麻油、腻粉之润，所以侵袭于肌肉。夫如是，湿之必就干，痒之必止矣。"[41]49

《医学启源·六气方治》："(脾约丸)麻仁味甘平，杏仁甘温，《内经》曰：脾欲缓，急食甘以缓之。麻仁、杏仁润物也，《本草》曰：润可以去枯，肠燥必以甘润之物为主，是以麻仁为君，杏仁为臣。枳壳味苦寒，厚朴味苦温，润燥者必以甘，甘以润之；破结者必以苦，苦以泄之。枳壳、厚朴为佐，以散脾之约；芍药味酸微寒，大(黄)味

苦涌泄为阴，芍药、大黄为使，以下脾之结。燥润结化，津液还入胃中，则大便利，小便数愈。"[42]140,141

《内外伤辨惑论》卷中："(朱砂安神丸)《内经》曰：热淫所胜，治以甘寒，以苦泻之。以黄连之苦寒，去心烦，除湿热为君。以甘草、生地黄之甘寒，泻火补气，滋生阴血为臣。以当归补其血不足。朱砂纳浮溜之火，而安神明也。"[43]17

《兰室秘藏》卷下："(半夏白术天麻汤)此头痛苦甚，谓之足太阴痰厥头痛，非半夏不能疗，眼黑头旋，风虚内作，非天麻不能除。黄芪甘温泻火，补元气，实表虚，止自汗；人参甘温泻火，补中益气；二术俱苦甘温除湿，补中益气；泽泻、茯苓利小便导湿；橘皮苦温，益气调中升阳；神曲消食，荡胃中滞气；大麦面宽中助胃气；干姜辛热以涤中寒；黄柏大苦寒，酒洗，以疗冬天少火在泉发躁也。"[44]68

《丹溪手镜》卷中："桂枝汤，解肌和卫也，治太阳中风自汗浮。桂枝(君也，风淫于内，平以辛)，芍药，甘草(臣也，酸收甘缓)，姜枣(使也，辛散甘缓)各三钱。此方，西北可常行之，惟江淮间冬春可行之。自春末夏至前用，加黄芩，谓之阳旦汤，夏至后，加芩二钱半、知母半两、石膏一两。若病患素虚寒，不必加减。"[45]104

《卫生宝鉴》卷九："(顺气和中汤)《内经》云：阳气者，卫外而为固也。今年高气弱，又加发汗，卫外之气愈损，故以黄芪甘温补卫实表为君；人参甘温，当归辛温，补血气。白芍酸寒，收卫气而为臣；白术、陈皮、炙甘草，苦甘温，养胃气，生发阳气，上实皮毛，肥腠理，为佐；柴胡、升麻，苦平，引少阳阳明之气上升，通百脉灌溉周身者也；川芎、蔓荆子、细辛辛温，体轻浮，清利空窍为使也。"[46]92

《脾胃论·君臣佐使法》："君药分量最多，臣药次之，使药又次之。不可令臣过于君，君臣有序，相与宣摄，则可以御邪除病矣。"[47]17

《医方考》卷五："朱砂之重，可使安神；黄连之苦，可使泻火；生地之凉，可使清热；当归之

辛,可使养血。"[48]110

《古今名医方论》卷三:"与黄芩汤,酸苦相济以存阴也。热不在半表,故不用柴胡;今热已入半里,故黄芩主之;虽非胃实,亦非胃虚,故不须人参以补中也。"[49]94

《医方集解·攻里之剂》:"(大陷胸丸)此足太阳、阳明药也。大黄性苦寒以泄热,芒硝性咸寒以软坚,杏仁性苦甘以降气;葶苈、甘遂,取其行水而直达;白蜜,取其润滑而甘缓。"[50]86

《医宗金鉴·删补名医方论》:"(龙胆泻肝汤)用龙草泻肝胆之火,以柴胡为肝使,以甘草缓肝急,佐以芩、栀、通、泽、车前辈大利前阴,使诸湿热有所从出也。然皆泻肝之品,若使病尽去,恐肝亦伤矣,故又加当归、生地补血以养肝。盖肝为藏血之脏,补血即所以补肝也。而妙在泻肝之剂,反作补肝之药,寓有战胜抚绥之义矣。"[51]82

《绛雪园古方选注·内科》:"(酸枣仁汤)川芎补胆之用,甘草缓胆之体,补心之母气也;知母清胃热,茯苓泄胃阳,泻心之子气也。独用枣仁至二升者,取酸以入心,大遂其欲而收其缓,则神自凝而寐矣。"[52]74

《成方切用》卷四上:"(三物备急丸)大黄苦寒,以下热结;巴豆辛热,以下寒结;加干姜辛散,以宣通之。三药峻厉,非急莫施,故曰备急。"[53]171

《医方论》卷一:"(六味地黄丸)此方非但治肝肾不足,实三阴并治之剂。有熟地之腻补肾水,即有泽泻之宣泄肾浊以济之;有萸肉之温涩肝经,即有丹皮之清泻肝火以佐之;有山药收摄脾经,即有茯苓之淡渗脾湿以和之。"[54]3

《成方便读》卷四:"(金锁固精丸)潼沙苑补摄肾精,益其不足。牡蛎固下潜阳,龙骨安魂平木,二味皆有涩可固脱之能。芡实益脾而止浊,莲肉入肾以交心。复用其须者,专赖其止涩之功,而为治虚滑遗精者设也。"[55]204,205

《金镜内台方义》卷四:"(小建中汤)建中者,建其脾也……故用胶饴为君;甘草、大枣为臣,以甘佐甘缓之也;白芍药之酸,能收敛脾气,而益其中,故用之为佐;桂枝、生姜之辛,以散余

邪而益其气也。"[56]73

《伤寒来苏集》:"此为少阳枢机之剂,和解表里之总方也。少阳之气游行三焦,而司一身腠理之开合。血弱气虚,腠理开发,邪气因入与正气相搏,邪正分争,故往来寒热。与伤寒头疼发热而脉弦细、中风两无关者,皆是虚火游行于半表,故取柴胡之轻清微苦微寒者,以解表邪,即以人参之微甘微温者,预补其正气,使里气和而外邪勿得入也。其口苦咽干、目眩目赤、头汗心烦、舌苔等症,皆虚火游行于半里,故用黄芩之苦寒以清之,即用甘、枣之甘以缓之,亦以提防三阴之受邪也。太阳伤寒则呕逆,中风则干呕,此欲呕者,邪正相搏于半里,故欲呕而不逆。胁居一身之半,为少阳之枢,邪结于胁,则枢机不利,所以胸胁苦满、默默不欲食也。引用姜、半之辛散,一以佐柴、芩而逐邪,一以行甘、枣之泥滞。可以止呕者,即可以泄满矣。"[57]271

《伤寒贯珠集》卷二:"大承气专主肠中燥粪,大陷胸并主心下水食。燥粪在肠,必翼推逐之力,故须枳、朴;水食在胃必兼破饮之长,故用甘遂……大承气汤先煮枳、朴,而后纳大黄;大陷胸先煮大黄,而后纳诸药。夫治上者制宜缓,治下者制宜急,而大黄生则行速,熟则行迟。"[58]64

《千金方衍义》卷五下:"(当归四逆汤)陷阴之邪用当归四逆汤以通阳,仍须桂枝汤,但去生姜,加当归助芍药以和营,细辛、通草助桂枝提出阳分,使阳邪仍从阳解。其去生姜者,恐其性暴,不待气味入阴,便从太阳开发也。"[59]119

《类证普济本事方释义》卷七:"(白薇汤)白薇气味苦咸微寒,入足阳明。当归气味辛甘微温,入手少阴、足厥阴。人参气味甘温,入足阳明。甘草气味甘平,入足太阴,通行十二经络。以咸苦微寒,及辛甘微温之药,和其阴阳,以甘温甘平之药,扶其正气,则病自然痊也。"[60]124

《本草纲目·木部》:"(泻白散)桑白皮、地骨皮皆能泻火从小便去,甘草泻火而缓中,粳米清肺而养血,此乃泻肺诸方之准绳也。元医罗天益言其泻肺中伏火而补正气,泻邪所以补正

也。若肺虚而小便利者,不宜用之。"[61]1068

《伤寒论条辨》卷五:"(当归四逆汤)当归、芍药,养血而收阴;通草、细辛,行脉而通闭;桂枝辛甘,助阳而固表;甘草、大枣,健脾以补胃;夫心主血,当归补其心,而芍药以收之;肝纳血,甘草缓其肝,而细辛以润之;脾统血,大枣益其脾,而甘草以和之。然血随气行,桂枝卫阳,气固则血和也。"[62]129

《张氏医通》卷十六:"(济生肾气丸)此本《金匮》肾气丸方中诸药,各减过半,惟桂、苓二味,仍照原方,为宣布五阳,升发阴邪之专药;更加牛膝、车前,为太阳、厥阴之向导,以肝为风木之脏,凡走是经之药性皆上升,独牛膝通经利窍,下走至阴;车前虽行津液之府,而不伤犯正气,故《济生方》用之。详金匮肾气用桂枝而不用肉桂者,阴气固结于内,势必分解于外,则肾气得以流布周身;而此既用牛膝引入至阴,又需桂、附蒸动三焦,不特决渎有权,膀胱亦得以化,所以倍用肉桂,暗藏桂苓丸之妙用,逾于五苓十倍矣;但方中牛膝滑精,精气不固者勿用。"[63]437

《医林纂要探源》卷六:"(导赤散)心热必遗小肠,暑淫必先中小肠。生地、竹叶以清其上,而木通、甘草梢以达于下,便暑热自小便出也。"[64]432

《伤寒论类方》卷一:"因表未解,故用葛根;因喘而利,故用芩、连之苦以泄之坚之。芩、连、甘草为治痢之主药。"[65]26

《温病条辨·上焦篇》:"(杏苏散)此苦温甘辛法也。外感燥凉,故以苏叶、前胡辛温之轻者达表;无汗,脉紧,故加羌活辛温之重者,微发其汗。甘、桔从上开,枳、杏、前、芩从下降,则嗌塞、鼻塞宣通而咳可止。橘、半、茯苓,逐饮而补肺胃之阳。以白芷易原方之白术者,白术,中焦脾药也。白芷,肺胃本经之药也,且能温肌肉而达皮毛。姜、枣为调和营卫之用。若表凉退而里邪未除,咳不止者,则去走表之苏叶,加降里之苏梗。泄泻、腹满,金气太实之里证也,故去黄芩之苦寒,加术、朴之苦辛温也。"[66]46,47

《时方歌括》卷上:"(香苏饮时)仲景麻、桂

诸汤,从无他方可代,后人易以九味羌活汤、人参败毒散及此汤,看似平稳,其实辛烈失法。服之得汗,有二虑:一虑辛散过汗,重为亡阳,轻则为汗漏也;一虑辛散逼汗,动脏气而为鼻衄,伤津液而为热不退、渴不止也。服之不得汗,亦有二虑:一虑辛散煽动内火助邪气入里而为狂热不得寐;一虑辛散拨动肾根,致邪气入阴而为脉细但欲寐也。若用仲景之法,则无是虑。"[67]35

《温热经纬·方论》:"(泻白散)此泻去肺热,而保定肺气之方也。若肺不伤于热而伤于风寒者,诚有如鞠通所谓必将邪气恋定,而渐成劳怯矣。故用药必先议病也。"[68]325

《血证论》卷八:"(参附汤)用附子入肾,以补阳气之根;用人参入肺,以济出气之主。二药相济,大补元气。气为水之阳,水即气之阴,人参是补气之阴,附子是补水之阳,知此则知一切补气之法。"[69]157

《医学衷中参西录》卷二:"(二鲜饮)茅根善清虚热而不伤脾胃,藕善化瘀血而兼滋新血,合用之为涵养真阴之妙品。且其形皆中空,均能利水,血亦水属,故能引泛滥逆上之血徐徐下行,安其部位也。"[70]239

《时氏处方学》:"(朱砂安神丸)血热内扰,发为心神烦乱。朱砂、黄连、生地清热凉血,以安心神,当归补血,甘草和中。此为清热、安神之剂。如失眠者,加熟枣仁、知母以安神清热更为有效。"[71]57

《中医方剂学讲义》:"(麻黄汤)方论选录:内台方议:麻黄味苦辛,专主发汗,故用之为君;桂枝味辛热,以辛热之气佐之散寒邪,用之为臣;杏仁能散气解表,用之为佐;甘草能安中,用之为使。"[73]13

《谦斋医学讲稿·论肝病》:"(青蒿鳖甲汤)本方原治温病邪伏阴分,亦用于肝虚潮热。因鳖甲入肝滋阴,丹皮凉肝,青蒿清透少阴之热,佐以生地、知母养阴退蒸,对肝虚形成的潮热,恰恰符合。这种潮热多发于午后,伴见神疲汗出,形体消瘦,脉来细弱而数等。"[74]106

《方剂学基础知识》："金人成无己，注解《伤寒论》后，又著《伤寒明理论》，……是方论之首创者，对推动后世论方专著的发展，有其一定的贡献。"[75]11,12

《方剂学》（惠纪元）："在方剂理论研究方面，金·成无己的《伤寒明理论》，首倡以《内经》提出的君、臣、佐、使理论分析组方意义和组方方法，开后世方论之先河，把方剂理论和实践的结合提高到一个新的水平。"[76]2

《方剂学》（段富津）："成无己著的《伤寒明理·药方论》……开了后世方论的先河，把方剂学理论推到了一个新阶段……此间，阐发方剂组方原理的专著亦不断问世，诸如赵以德的《金匮要略方论衍义》……许宏的《金镜内台方议》……是继成无己之后的方论专著……罗美的《古今名医方论》……汪昂的《医方集解》……王子接的《绛雪园古方选注》。"[77]4

《中医方剂大辞典·前言》："金代成无己著《伤寒明理论》，对《伤寒论》中20首方剂分析主治之证情，阐述配伍之奥义，开创了方论之先河……尤其值得一提的是，清·吴谦《医宗金鉴·删补名医方论》，是我国第一部由官方修订刊行的方论专著。目前全国各中医院校教材《方剂学》，《中国医学百科全书·方剂学》等著作中的古今名方验方，均由当代名医撰写了方论，对研究方论配伍原理及临床运用有一定参考价值。"[87]1

《方剂学》（邓中甲）："金人成无己之《伤寒明理论》……开方论之先河，拓展了方剂学的学术领域。"[79]7

《方剂学》（冯泳等）："再造散……方论选读。"[80]53

《中医治法与方剂》："成无己的《伤寒明理论》，此书虽然只论述了部分伤寒方，却是第一部注解《伤寒论》和剖析制方原理的专著，为注释《伤寒论》的先驱，开方论之先河……明代在方剂发展史上取得了四大成就，即方剂数量空前，开始按法分类，有了方论专著，有了方剂演

变论述。"[81]90

《中医药学名词》："对方剂的名称、药物的组成配伍、功效主治、用量服法及其加减等的论述。"[89]170

《方剂学》（李飞）："'方之有解，始于成无己'，成氏方论是开创性的；但方论的专著，全面地运用方论的方法分析方剂，则始于明朝吴昆之《医方考》。"[82]10

《中医大辞典》："① 方剂学著作体裁之一。指一类以论述方剂的组方法度、药物性能、治疗机制、主治病证等为主要内容的一类方剂学著作。《古今名医方论·凡例》：'是编非但论其方之因，方之用，详其药性，君臣法制，命名之义而已，必论其内外新久之殊，寒热虚实之机，更引诸方而类比之，又推本方而互通之。'② 古医籍体裁之一。唐宋以前医籍，有以医方为主，但也论及所治病证的病因、病机、病候等内容，由于有方有论，故称方论。如汉·张仲景《金匮要略方论》、宋·陈无择《三因极一病证方论》等。关于方剂组成、功效等的理论分析。"[88]913

《现代方剂学·总论》："宋代成无己著《伤寒明理论》，首次对方剂进行理论分析，开后世方论之先河。"[86]3

《方剂学》（许济群，王绵之）："《伤寒药方明理论》，是方论专著之首创者，对推动后世论理方剂的发展，有一定的贡献。"[83]6

《方剂学》（谢鸣）："历史上由验方积累到经验整理，再到理论概括，最后形成的关于方剂制方原理的论述被称为'方论'（Theory of Formulary）。早期的方论涉及方名解释、方源探流、方证比较、配伍特点、运用宜忌等多方面内容，逐渐演变为以制方学理为核心的理论阐述，医家们或以证释方，或以法论方，或以药推效，或以药测证，从不同角度探讨方理，各种述理最终在证法方药的相互关系中实现统一，成为现代教科书中的'方解'形式。方论是方剂学的主要理论形式。"[84]11"方论：是历代医家关于方剂名称、组成配伍、功效主治、用量服法及运用宜

忌等的论述。宋代之前的方书仅记载方剂的组成、用法、主治,金元成无己在《伤寒明理论·药方论》中运用《内经》'君臣佐使'理论来解说伤寒方的组方原理,是第一部剖析方剂配伍理论的专述,故方之有论始自成无己。明清以后,方论发展迅速,并有专著问世,如赵以德《金匮方论衍义》列方有论,张景岳、赵养葵、喻嘉言、李士材、程郊倩、张璐、程扶生等诸公于方剂解说中各有发明,更有明代吴鹤皋专著《医方考》,清代汪昂《医方集解》、吴谦《名医方论》、王子接《绛雪园古方选注》、费伯雄的《医方论》、张秉成的《成方切用》等均为方论类专门著述。历代方论中有关方剂主治、功效及配伍之理的论述逐渐演变为现代方剂学中的方解,方解是关于方剂制方原理的理论阐释,是方剂学中的核心内容。"[84]16

《方剂学》(李冀):"成无己著《伤寒明理药方论》……可谓开方论之先河,使方剂学核心理论得到了新的提升。"[85]3

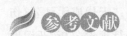

参考文献

[1]　未著撰人.黄帝内经素问[M].[唐]王冰注,[宋]林亿校正.北京:人民卫生出版社,1956:545,541.

[2]　未著撰人.神农本草经[M].[清]顾观光重辑,[清]黄奭辑.北京:人民卫生出版社,1956:7-13.

[3]　[晋]陈延之.小品方[M].北京:中国中医药出版社,1995:64.

[4]　[唐]王焘.外台秘要方[M].北京:中国医药科技出版社,2011:自序.

[5]　[隋]巢元方.诸病源候论[M].北京:中国医药科技出版社,2011:序.

[6]　[宋]赵佶.圣济总录[M].北京:人民卫生出版社,2013:390.

[7]　[金]刘完素.黄帝素问宣明论方[M].北京:中国中医药出版社,2007:112.

[8]　[宋]沈括,苏轼.苏沈良方[M].上海:上海科学技术出版社,2003:24,25.

[9]　[宋]史堪.史载之方[M].上海:上海科学技术出版社,2003:110.

[10]　[宋]唐慎微.证类本草[M].北京:中国医药科技出版社,2011:重修本草之记,765.

[11]　[宋]窦材.扁鹊心书[M].北京:中国医药科技出版社,2016:157.

[12]　[宋]未著撰人.小儿卫生总微论方[M].上海:上海科学技术出版社,1959:1.

[13]　[宋]东轩居士.卫济宝书[M].北京:人民卫生出版社,1989:12.

[14]　[宋]陈无择.三因极一病证方论[M].北京:中国医药科技出版社,2011:10.

[15]　[宋]郭雍.伤寒补亡论[M].太原:山西科学技术出版社,2011:192.

[16]　[金]刘完素.素问病机气宜保命集[M].北京:人民卫生出版社,2005:10.

[17]　[金]刘完素.伤寒直格[M].北京:人民卫生出版社,1982:78.

[18]　[元]曾世荣.活幼心书[M].北京:人民卫生出版社,2006:14.

[19]　[宋]陈文中.陈氏小儿方论[M].上海:上海科学技术出版社,2003:封1.

[20]　[宋元]未著撰人.秘传眼科龙木论.北京:人民卫生出版社,2006:目录.

[21]　[宋]阎孝忠.阎氏小儿方论.医圣堂,2002:封1.

[22]　[宋]董汲.董氏小儿斑疹备急方论.医圣堂,2002:封1.

[23]　[宋]杨仁斋.仁斋小儿方论.福州:福建科技出版社,1986:封1.

[24]　[宋]王怀隐.太平圣惠方[M].北京:人民卫生出版社,1982:1.

[25]　[宋]王衮.博济方[M].上海:上海科学技术出版社,2003:1.

[26]　[宋]董汲.脚气治法总要[M].杭州:三三医社,1924:1.

[27]　[宋]太平惠民和剂局方[M].北京:人民卫生出版社,2009:13.

[28]　[宋]郭思.千金宝要[M].北京:人民卫生出版社,1986:自序.

[29]　[金]刘完素.素问玄机原病式[M].北京:中国医药科技出版社,2011:序.

[30]　[宋]朱瑞章.卫生家宝产科备要[M].上海:上海科学技术出版社,2003:45.

[31]　[宋]王璆.是斋百一选方[M].上海:上海科学技术出版社,2003:1.

[32]　[宋]张杲.医说[M].北京:中国中医药出版社,2009:19.

[33]　[宋]陈自明.妇人大全良方[M].北京:中国医药科技出版社,2011:41.

[34]　[元]王好古.汤液本草[M].北京:中国医药科技出版社,2011:21.

[35]　[宋]刘昉.幼幼新书[M].北京:中国医药科技出版社,2011:890.

[36] [宋]庞安时.伤寒总病论[M].北京：人民卫生出版社,2007：53.

[37] [宋]朱肱.活人书[M].北京：中国中医药出版社,2009：朱肱序.

[38] [宋]寇宗奭.本草衍义[M].北京：中国医药科技出版社,2012：44,52,57.

[39] [宋]许叔微.普济本事方[M].北京：中国中医药出版社,2007：2.

[40] [金]成无己.伤寒明理论[M].北京：中国中医药出版社,2007：61,62.

[41] [宋]何大任.太医局诸科程文格[M].北京：中国中医药出版社,2015：49,79.

[42] [金]张元素.医学启源[M].北京：人民卫生出版社,1978：140,141.

[43] [元]李东垣.内外伤辨惑论[M].北京：中国医药科技出版社,2011：17.

[44] [元]李东垣.兰室秘藏[M].北京：中国医药科技出版社,2011：68.

[45] [元]朱丹溪.丹溪手镜[M].北京：人民卫生出版社,1982：104.

[46] [元]罗天益.卫生宝鉴[M].北京：中国医药科技出版社,2011：92.

[47] [元]李东垣.脾胃论[M].北京：中国中医药出版社,2007：17.

[48] [明]吴昆.医方考[M].北京：人民卫生出版社,2007：110.

[49] [清]罗美.古今名医方论[M].北京：学苑出版社,2013：94.

[50] [清]汪昂.医方集解[M].北京：人民卫生出版社,2006：86.

[51] [清]吴谦.删补名医方论[M].北京：学苑出版社,2013：82.

[52] [清]王子接.绛雪园古方选注[M].北京：中国医药科技出版社,2012：74.

[53] [清]吴仪洛.成方切用[M].北京：中国古籍出版社,2013：171.

[54] [清]费伯雄.医方论[M].北京：中国古籍出版社,1987：3.

[55] [清]张秉成.成方便读[M].北京：学苑出版社,2010：204,205.

[56] [明]许宏.金镜内台方议[M].北京：人民卫生出版社,1986：73.

[57] [清]柯琴.伤寒来苏集[M].北京：中国中医药出版社,2010：271.

[58] [清]尤怡.伤寒贯珠集[M].北京：中国医药科技出版社,2016：64.

[59] [清]张璐.千金方衍义[M].北京：中国中医药出版社,1995：119.

[60] [清]叶天士.类证普济本事方释义[M].北京：中国中医药出版社,2012：124.

[61] [明]李时珍.本草纲目[M].北京：中国医药科技出版社,2011：1068.

[62] [明]方有执.伤寒论条辨[M].北京：中国中医药出版社,2009：129.

[63] [清]张璐.张氏医通[M].北京：中国中医药出版社,1995：437.

[64] [清]汪绂.医林纂要探源[M].北京：中国中医药出版社,2015：432.

[65] [清]徐大椿.伤寒论类方[M].南京：江苏科学技术出版社,1984：26.

[66] [清]吴鞠通.温病条辨[M].北京：中国医药科技出版社,2011：46,47.

[67] [清]陈修园.时方歌括[M].北京：学苑出版社,2013：35.

[68] [清]王世雄.温热经纬[M].北京：学苑出版社,2013：325.

[69] [清]唐宗海.血证论[M].北京：中国医药科技出版社,2011：157.

[70] [民国]张锡纯.医学衷中参西录：上册[M].北京：人民卫生出版社,2007：239.

[71] [民国]时逸人.时氏处方学[M].上海：上海卫生出版社,1956：57.

[72] [民国]戴达夫.方论讲义[M]//张如青,黄瑛.近代国医名家珍藏传薪讲稿：方剂类.上海：上海科学技术出版社,2013：封1.

[73] 南京中医学院方剂教研组.中医方剂学讲义[M].1960：13.

[74] 秦伯未.谦斋医学讲稿[M].上海：上海科学技术出版社,2009：106.

[75] 王绵之.方剂学基础知识[M].北京：北京中医学院,1980：11,12.

[76] 惠纪元.方剂学[M].北京：中国中医药出版社,1994：2.

[77] 段富津.方剂学[M].北京：中国中医药出版社,1999：4.

[78] 李飞.中医历代方论精选[M].南京：江苏科学技术出版社,2000：1.

[79] 邓中甲.方剂学[M].北京：中国中医药出版社,2003：7.

[80] 冯泳,申惠鹏.方剂学[M].北京：中医古籍出版社,2003：53.

[81] 陈潮祖.中医治法与方剂[M].北京：人民卫生出版社,2005：90.

[82] 李飞.方剂学[M].第2版.北京：人民卫生出版社,2011：10.

[83] 许济群,王绵之.方剂学[M].北京：人民卫生出版社,2012：6.

[84] 谢鸣.方剂学[M].北京：人民卫生出版社,2016：11,16.

方
剂

[85] 李冀.方剂学[M].北京：中国中医药出版社,2016：3.
[86] 邱德文,冯泳,邹克扬.现代方剂学[M].北京：中医古籍出版社,2006：3.
[87] 彭怀仁.中医方剂大辞典[M].北京：人民卫生出版社,2002：1.
[88] 李经纬,邓铁涛.中医大辞典[M].北京：人民卫生出

版社,2006：913.
[89] 全国科学技术名词审定委员会.中医药学名词[M].北京：科学出版社,2005：170.

（赵 黎）

方 剂

fāng jì

一、规范名

【汉文名】方剂。

【英文名】formula。

【注释】在辨证审因、确定治法的基础上，根据组方原理，选择适宜药物，明确其用量、用法，制成一定剂型的中药配方，是中医治病防病的主要工具之一。

二、定名依据

"方剂"一词最早见于唐代《梁书·陆襄传》，该书中的"方剂"概念与本术语"方剂"基本相同，已能初步反映本术语内涵。在此之前，《周礼》中就已出现有关"齐"（通"剂"）的记载，现存最早的马王堆汉墓出土的医方书《五十二病方》中也已出现"方"一词。汉代《汉书·艺文志》又以"经方"一词概称方剂，而到晋代《肘后备急方》中又出现"医方""药方"，晋代《小品方》中载有"处方"等词来代指方剂。"方"既有医方、药方、处方的含义，又有规定、规矩的意思；"剂"古文通"齐"，有整齐、整合、排列之意，也体现了一定的规定性、有序性，同时，"剂"还有调配、调和之意。可见，"方剂"一词是指以药物按一定的规矩和方法组合成方，能确切地反映术语的内涵。

自《梁书·陆襄传》中提出"方剂"之名，此后宋代《新唐书·甄权传》《圣济总录》等多部史书以及医书当中再次出现"方剂"名称。后世重

要的著作多有沿用，如元代王好古的《汤液本草》，明清时期的《普济方》《医方考》《景岳全书》《祖剂》《杂病源流犀烛》《时方歌括》等书，以及同一时期的本草书《本草蒙筌》《本草纲目》等，对后世有较大影响。所以"方剂"作为规范名便于达成共识，符合术语定名的约定俗成原则。

现代辞书类著作《中医大辞典》《中国大百科全书（简明版）》等均以"方剂"作为规范名。全国高等中医药院校规划教材《方剂学》等以及已经广泛应用于中医药学文献标引和检索的《中国中医药学主题词表》也以"方剂"作为正式主题词。现代有代表性的方剂学著作如《新编方剂学》《现代方剂学》等也以"方剂"作为规范名。说明"方剂"这一规范名已成为共识。

我国2005年出版的由全国科学技术名词审定委员会审定公布的《中医药学名词》已以"方剂"作为规范名。所以"方剂"作为规范名也符合术语定名的协调一致原则。

三、同义词

【曾称】"方"（《五十二病方》）；"经方"（《汉书·艺文志》）；"医方""药方"（《肘后备急方》）；"处方"（《小品方》）。

四、源流考释

远古时期，先民们经过长期的社会实践和探索，以及与疾病作斗争的过程，逐渐意识到药

物的性能及使用,随着对药物认识的不断发展,逐渐懂得药物的选择、利用、炮制和配伍,从而产生了方剂。

《周礼》中载:"食医掌和王之六食、六饮、六膳、百羞、百酱、八珍之齐。"[1]8 另又载:"疡医掌肿疡、溃疡、金疡、折疡之祝药、劀杀之齐。"[1]8此处所载"齐"即后世之"剂","齐"通"剂",意为调配、和合不同的药物组成方剂加以运用。这是最早的有关方剂的文字记载。

而有关"方"的记载始见于《五十二病方》:"一,□□及癃不出者方:以醇酒入□,煮胶,广□□□□□□□,燔段(煅)□□□□(一五八)火而焠酒中,沸尽而去之,以酒饮病【者】,□□□□□□□饮之,令□□□(一五九)起自次(恣)殴(也)。不已,有(又)复□,如此数。"[2]67《五十二病方》中多次出现"方",其中白处、干骚等均为疾病名,所构成的意思即为治疗此种疾病的药方,已能基本反映方剂的本意。

春秋战国至秦汉时代的医学著作《内经》中也出现了"剂"一字,《灵枢经·邪客》:"黄帝曰:善。治之奈何? 伯高曰:补其不足,泻其有余,调其虚实,以通其道,而去其邪。饮以半夏汤一剂,阴阳已通,其卧立至。"[3]127 但此处的"剂"仅作为一量词,为方剂的计量单位。《内经》多次出现关于"方"的记载,并首次提出了一些制方理论,如《黄帝内经素问·至真要大论》:"帝曰:气有多少,病有盛衰,治有缓急,方有大小,愿闻其约奈何? 岐伯曰:气有高下,病有远近,证有中外,治有轻重,适其至所为故也。《大要》曰:君一臣二,奇之制也;君二臣四,偶之制也;君二臣三,奇之制也;君二臣六,偶之制也。故曰:近者奇之,远者偶之,汗者不以奇,下者不以偶,补上治上制以缓,补下治下制以急,急则气味厚,缓则气味薄,适其至所,此之谓也。病所远,而中道气味乏者,食而过之,无越其制度也。是故平气之道,近而奇偶,制小其服也;远而奇偶,制大其服也。大则数少,小则数多。多则九之,少则二之。奇之不去则偶之,是谓重方。偶之

不去,则反佐以取之,所谓寒热温凉,反从其病也。"[4]529 而在制方的基本结构方面,提出了"君、臣、佐、使"的组方理论。如《黄帝内经素问·至真要大论》:"帝曰:善。方制君臣何谓也? 岐伯曰:主病之谓君,佐君之谓臣,应臣之谓使,非上下三品之谓也。"[4]545 同时也对君臣佐使的含义作了概括性的界定。

《尔雅》载:"剂、翦,齐也。"[5]18 指出剂有整齐、齐平之意。这也是后世"方剂"中"剂"所要表达的意思之一。

《史记·扁鹊仓公列传》中也提道:"扁鹊乃使弟子子阳厉针砥石,以取外三阳五会。有间,太子苏。乃使子豹为五分之熨,以八减之齐和煮之,以熨两胁下。"[6]229 这里的"齐"也是"剂"之意。《汉书·艺文志》曰:"经方者,本草石之寒温,量疾病之浅深,假药味之滋,因气感之宜,辨五苦六辛,致水火之齐,以通闭解结,反之于平。"[7]1778 这里的"经方"并非后世所谓仲景方的"经方",而是广义的方剂。汉代张仲景的《伤寒杂病论》历来被推崇为"方书之祖",创制了大量名方流传后世。其中"方"的使用较多,如《伤寒论·辨太阳病脉证并治》:"太阳病,下之后,其气上冲者,可与桂枝汤,方用前法。若不上冲者,不得与之。(方)四。"[8]4

魏晋南北朝时期,陈寿《三国志》:"又精方药,其疗疾,合汤不过数种,心解分剂,不复称量。"[9]738 其中的"方"即为方剂之意,而其中的"剂"也是指以多味药合成的药剂。葛洪的《肘后备急方》,在前人"方"的基础上,提出了"药方""医方"的名称,并且出现了多个名称并存的现象。如《肘后备急方》:"粒食者,生人之所资,数日乏绝,便能致命。《本草》有不饥之文,而医方莫言斯术者。"[10]88《肘后备急方》"若卒中风瘫,身体不自收,不能语,迷昧不知人者。陈元狸骨膏至要,在备急药方中。"[10]51 可以看出此处的"药方""医方"实际就是指方剂。稍后的《小品方》又出现了"处方"一词,《小品方》载:"寻古之处方,皆当明审经禁,不应合其相反畏

恶也。"[11]13 除"处方"外，该书中还有"方""药方""经方"等词，书中对于这些词的使用看不出区别。这一时期的《本草经集注》[12]94 也多称方剂为方、经方、处方等。

隋唐时期，医书多沿用《肘后备急方》的记载，以"方""处方""药方""医方"作为本概念的名称，一本书中常常多个名称混用，而表达同一意思。《梁书·陆襄传》最早出现了"方剂"一词，其内记载："襄母尝卒患心痛，医方须三升粟浆……忽有老人诣门货浆，量如方剂。"[13]409 首次将"方"和"剂"两字合用为一词，所指意思类似于现代方剂含义。但是唐朝其他的医药类书籍如孙思邈《备急千金要方》[14]5,85,437《千金翼方》[15]6《新修本草》[16]28,276《外台秘要》[17]398 等书仍以"药方""处方"等来指代方剂。

宋金元时期，"方剂"一词在多部书中出现。对后世影响较大的是史书《新唐书》，《新唐书·甄权传》附许胤宗云："脉之妙处不可传，虚著方剂，终无益于世。"[18]5800 这里所说的方剂，即是指医方而言。宋金元时期，是我国医药学发展的重要时期。此期学术气氛活跃，医学理论不断创新。宋朝由政府编撰的官修方书较多，《圣济总录》就是其中的一部，书中出现了"方剂"的名称，这是医书所载"方剂"一词对后世影响较大者，书中用"方剂"取代了以往的"处方""药方""医方"的名称。如《圣济总录》："论曰乳石发动，各有方剂以对病证，固有疾势异常，诸药所不能治者，乃别叙备用之法。"[19]3006 王好古的《汤液本草》[20]17 中也出现了"方剂"这一名称，基本能够反映方剂名词的内涵。

明清时期的方剂学，也有较大发展，在理、法、方、药的研究与论述方面，都有所提高。这时期，除了在各种本草著述之中，不同程度地论述了方剂的组成、加工、功效、用法等之外，有关方剂学的专书也明显增多，而且内容丰富，我国古代最大的一部方书就是产生于这一时期，并且出现了最早的方论专著。《普济方》[21]3500 多次使用方剂这一名词，但同时也出现了"处方"

"医方""药方""方"等名词，概念上没有明显区别。《本草蒙筌》[22]145《医方考》[23]265《本草纲目》[24]613《景岳全书》[25]14《祖剂》[26]3《杂病源流犀烛》[27]67《时方歌括》[28]《时方歌括》小引 也都是同一本书中表达"方剂"这一词义的多个名称混用。

现代有关著作均以"方剂"作为规范名，如《中医大辞典》[29]328《中国大百科全书·中医》[30]81《中国大百科全书（简明版）》[31]1275《中医药学名词》[32]170《中国中医药学主题词表》[33]II-100，全国高等中医药院校各版《方剂学》[34-38]1 教材以及代表性著作《新编方剂学》[39]3《现代方剂学》[40]1 等。如《中医大辞典》："方剂……简称方。方指医方……方剂是治法的体现，是根据配伍原则，总结临床经验，以若干药物配伍组成的药方。"[29]328

总之，"方剂"之"剂"在《周礼》当中就以"齐"的形式出现，意为调配、和合不同的药物组成方剂加以运用，这是最早的有关方剂的文字记载。"方"最早出现在马王堆汉墓出土的医方书《五十二病方》中，已基本能表述出处方与制剂的概念。但在此书中多为单方，严格来说，并不符合现代方剂的定义。《汉书·艺文志》记载，在汉代以"经方"概称方剂。晋代《肘后备急方》中以"医方""药方"代称方剂，晋代《小品方》中又出现了"处方"一词，与"方剂"为同一概念。"方剂"作为一词，现最早可见于唐代《梁书·陆襄传》，本书中出现"方剂"一词，概念与本术语"方剂"基本相同，已能初步反映本术语内涵。对后世影响较大的记载见于宋代《圣济总录》，书中以"方剂"取代了"处方""医方""药方"。但之后的医书中常以"方剂""处方""医方""药方""方"等混用。现代出版的辞典、工具书、教材以及具有代表性的中医学著作均以"方剂"作为规范名词。

五、文献辑录

《周礼·天官冢宰》："食医掌和王之六食、六饮、六膳、百羞、百酱、八珍之齐。"[1]8 "疡医掌肿疡、溃疡、金疡、折疡之祝药、劀杀之齐。"[1]8

《五十二病方·【人】病马不间（痫）者》：

"一，□□及瘀不出者方：以醇酒入□，煮胶，广□□□□□□□，燔叚（煅）□□□□（一五八）火而焠酒中，沸尽而去之，以酒饮病【者】，□□□□□□□饮之，令□□□（一五九）起自次（恣）殴（也）。不已，有（又）复□，如此数。"[2]67

《灵枢经·邪客》："黄帝曰：善。治之奈何？伯高曰：补其不足，泻其有余，调其虚实，以通其道，而去其邪。饮以半夏汤一剂，阴阳已通，其卧立至。"[3]127

《黄帝内经素问·至真要大论》："帝曰：气有多少，病有盛衰，治有缓急，方有大小，愿闻其约奈何？岐伯曰：气有高下，病有远近，证有中外，治有轻重，适其至所为故也。《大要》曰：君一臣二，奇之制也；君二臣四，偶之制也；君二臣三，奇之制也；君二臣六，偶之制也。故曰：近者奇之，远者偶之，汗者不以奇，下者不以偶，补上治上制以缓，补下治下制以急，急则气味厚，缓则气味薄，适其至所，此之谓也。病所远，而中道气味乏者，食而过之，无越其制度也。是故平气之道，近而奇偶，制小其服也；远而奇偶，制大其服也。大则数少，小则数多。多则九之，少则二之。奇之不去则偶之，是谓重方。偶之不去，则反佐以取之，所谓寒热温凉，反从其病也。"[4]529"帝曰：善。方制君臣何谓也？岐伯曰：主病之谓君，佐君之谓臣，应臣之谓使，非上下三品之谓也。"[4]545

《尔雅·释言》："剂，翦，齐也。"[5]18

《史记·扁鹊仓公列传》："扁鹊乃使弟子子阳厉针砭石，以取外三阳五会。有间，太子苏。乃使子豹为五分之熨，以八减之齐和煮之，以熨两胁下。"[6]229

《汉书·艺文志》："经方者，本草石之寒温，量疾病之浅深，假药味之滋，因气感之宜，辨五苦六辛，致水火之齐，以通闭解结，反之于平。"[7]1778

《伤寒论·辨太阳病脉证并治》："太阳病，下之后，其气上冲者，可与桂枝汤，方用前法。若不上冲者，不得与之。（方）四。"[8]4

《三国志·魏志》："又精方药，其疗疾，合汤不过数种，心解分剂，不复称量。"[9]738

《肘后备急方·治卒绝粮失食饥惫欲死方》："粒食者，生人之所资，数日乏绝，便能致命。《本草》有不饥之文，而医方莫言斯术者。"[10]88

"治中风诸急方"："若卒中风瘫，身体不自收，不能语，迷昧不知人者。陈元狸骨膏至要，在备急药方中。"[10]51

《小品方·述增损旧方用药犯禁决》："寻古之处方，皆当明审经禁，不应合其相反畏恶也。"[11]13

《本草经集注·序录》："至于诸药，尤能递为利害。先圣既明言其说，何可不详而避之。世人为方，皆多漏略。"[12]94

《梁书·陆襄传》："襄母尝卒患心痛，医方须三升粟浆……忽有老人诣门货浆，量如方剂。"[13]409

《备急千金要方·绪论》："诸药无有一一历而用之，但据体性冷热，的相主对，聊叙增损之一隅，入处方者宜准此。"[14]5

"少小婴孺方"："治小儿猝寒热不佳，不能服药方。"[14]85

"解毒并杂治"："医方千卷，不尽其理，所以不可一一备述云耳。"[14]437

《千金翼方·药录纂要》："论曰：凡人在身感病无穷，而方药医疗有限，由此观之，设药方之篇，是以忮其大意，岂能得之万一。聊举所全，以发后学，此篇凡有六十五章，总摄众病，善用心者，所以触类长之，其救苦亦以博矣，临事处方，可得依之取诀也。"[15]6

《新修本草·陶隐居序》："晋时有一才人，欲刊正周易及诸药方，先与祖讷共论，祖云：辨释经典，纵有异同，不足以伤风教；方药小小不达，便致寿夭所由，则后人受弊不少，何可轻以裁断。"[16]28

"鹿藿"："药方不复用，人亦罕识。葛根之苗，又一名鹿藿。"[16]276

《外台秘要·张文仲疗诸风方九首》："元侍郎《希声集》张文仲方九首。奉敕语张文仲等，诸患风气，医人处方多不同，可共诸名医修一本进来。"[17]398

《新唐书·甄权传》："脉之妙处不可传，虚著方剂，终无益于世。"[18]5800

《圣济总录·乳石发诸药不治者》："论曰乳石发动，各有方剂以对病证，固有疾势异常，诸药所不能治者，乃别叙备用之法。"[19]3006

《汤液本草·东垣先生用药心法》："古之方剂，锱铢分两与今不同。"[20]17

《普济方·诸虚门》："故有因虚而为风，因虚而成积，或耳目不能聪明，或腰膝不能轻利，或为㿗冷，或为诸劳，宜有方剂以补益之。"[21]3500

《本草蒙筌·总论》："诸药合成方剂，分两各有重轻。重者主病以为君，轻者为臣而佐助。立方之法，仿此才灵。"[22]145

《医方考·眼疾门》："因求点药方，乃只用前件修制，点入眼中，微觉翳轻。"[23]265

《本草纲目·谷部》："轩辕氏出，教以烹饪，制为方剂，而后民始得遂养生之道。"[24]613

《景岳全书·传忠录》："虽然，东垣之法非不善也，然余则宁师仲景，不敢宗东垣者，正恐未得其清，先得其隘，其失者岂止一方剂也哉！明者宜辨之。"[25]14

《祖剂·祖剂小叙》："自仲景而本之伊尹，由伊尹而上溯轩农，其于方剂之道庶几焉近之矣。"[26]3

《杂病源流犀烛·疹子源流》："凡用方剂，必要参合岁气时令。"[27]67

《时方歌括·小引》："迨夜半阳气稍回，神识稍清，自定方剂而愈。"[28]《时方歌括》小引

《中医大辞典》："（方剂）简称方。方指医方……方剂是治法的体现，是根据配伍原则，总结临床经验，以若干药物配伍组成的药方。"[29]328

《方剂学》（段富津）："方剂，是在辨证审因确定治法之后，选择适合的药物，酌定用量，按照组方基本结构的要求，妥善配伍而成。"[34]1

《中国中医药学主题词表》："指在辨证立法基础上选药配伍组成的药方。"[33]II-100

《中国大百科全书(简明版)》："方剂……在辨证论治的基础上，选择两味或两味以上的药物，酌定用量，按照组成原则，妥善配伍而成的中医处方。"[31]1275

《中医》："方剂……由两味或多味药物，经过配伍，酌定用量而组成的中医处方，简称'方'。"[30]81

《方剂学》（谢鸣）："方剂（Formula），是中医在辨证审机，确立治法的基础上，按照组方原则，通过选择合适药物，酌定适当剂量，规定适宜剂型及用法等一系列过程，最后完成的药物治疗处方。"[35]1

《中医药学名词》："在辨证、辨病，确定立法的基础上，根据组方原则和结构，选择适宜药物组合而成的药方和制剂。"[32]170

《方剂学》（李冀）："方剂，是在辨证审因确定治法之后，按着一定规矩（组方原则），选择适宜的药物，并明确其用量，使之主次分明，切中病情的药物配伍组合。"[36]1

《新编方剂学》："方剂是针对病证的病机，按照组方原则，选择2味或2味以上药物，酌定适当用量，确定适宜剂型和服法，妥善配伍组成的中医处方。"[39]3

《方剂学》（顿宝生，周永学）："方剂是在辨证审机，确定治法的基础上，按照组方结构选择药物，酌定用量而妥善配伍组成的有特定剂型用法的中医处方。"[37]1

《现代方剂学》："方剂是中医用于临床防治疾病的主要工具之一，是在中医理论指导下，针对疾病防治需要，确立组方原则，根据配伍规律，选择合适的药物，采用一定的剂型而构成的功效系统。"[40]1

《方剂学》（邓中甲）："方剂是由药物组成的，是在辨证审因、决定治法之后，选择适宜的药物，按着组方的原则，酌定用量、用法，妥善配伍而成。"[38]1

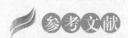

参考文献

［1］　未著撰人.周礼［M］.崔高维校点.沈阳：辽宁教育出版社，1997：8.

［2］　未著撰人.五十二病方［M］.北京：文物出版社，1979：67.

［3］ 未著撰人.灵枢经［M］.北京：人民卫生出版社，1963：127.

［4］ 未著撰人.黄帝内经素问［M］.［唐］王冰注，［宋］林亿校正.北京：人民卫生出版社，1963：529,545.

［5］ 未著撰人.尔雅［M］.北京：中华书局，1985：18.

［6］ ［汉］司马迁.史记［M］.北京：中华书局，2010：229.

［7］ ［汉］班固.汉书［M］.北京：中华书局，1964：1778.

［8］ 重庆市中医学会.新辑宋本伤寒论［M］.重庆：重庆人民出版社，1955：4.

［9］ ［晋］陈寿.三国志［M］.上海：上海古籍出版社，2011：738.

［10］ ［晋］葛洪.肘后备急方［M］.北京：人民卫生出版社，1956：51,88.

［11］ ［晋～南北朝］陈延之.小品方［M］.北京：中国中医药出版社，1995：13.

［12］ ［梁］陶弘景.本草经集注［M］.尚志钧，尚元胜辑校.北京：人民卫生出版社，1994：94.

［13］ ［唐］姚思廉.梁书［M］.北京：中华书局，1973：409.

［14］ ［唐］孙思邈.备急千金要方［M］.江户医学影北宋本.北京：人民卫生出版社，1982：5,85,437.

［15］ ［唐］孙思邈.千金翼方［M］.北京：人民卫生出版社，1955：6.

［16］ ［唐］苏敬，等.新修本草（辑校本）［M］.尚志钧辑校.合肥：安徽科学技术出版社，1981：28,276.

［17］ ［唐］王焘.外台秘要［M］.歙西槐塘经余居刊本.北京：人民卫生出版社，1955：398.

［18］ ［宋］宋祁，欧阳修.新唐书［M］.北京：中华书局，1975：5800.

［19］ ［宋］赵佶.圣济总录［M］.北京：人民卫生出版社，1962：3006.

［20］ ［元］王好古.汤液本草［M］.北京：中国医药科技出版社，2011：17.

［21］ ［明］朱橚.普济方：第5册［M］.北京：人民卫生出版社，1983：3500.

［22］ ［明］陈嘉谟.本草蒙筌［M］.北京：人民卫生出版社，1988：145.

［23］ ［明］吴昆.医方考［M］.北京：人民卫生出版社，2007：265.

［24］ ［明］李时珍.本草纲目［M］.北京：中国中医药出版社，1998：613.

［25］ ［明］张介宾.景岳全书［M］.北京：中国中医药出版社，1994：14.

［26］ ［明］施沛.祖剂［M］.上海：上海古籍书店，1983：3.

［27］ ［清］沈金鳌.杂病源流犀烛［M］.北京：人民卫生出版社，2006：67.

［28］ ［清］陈修园.时方歌括；时方妙用［M］.北京：人民卫生出版社，1964：时方歌括小引.

［29］ 李经纬，邓铁涛，等.中医大辞典［M］.北京：人民卫生出版社，1995：328.

［30］ 傅世垣.中医［M］//胡乔木.中国大百科全书.北京：中国大百科全书出版社，2000：81.

［31］ 中国大百科全书出版社编辑部.中国大百科全书（简明版）：3［M］.北京：中国大百科全书出版社，1996：1275.

［32］ 中医药学名词审定委员会.中医药学名词［M］.北京：科学出版社，2005：170.

［33］ 吴兰成.中国中医药学主题词表［M］.北京：中医古籍出版社，1996：Ⅱ-100.

［34］ 段富津.方剂学［M］.上海：上海科学技术出版社，1995：1.

［35］ 谢鸣.方剂学［M］.北京：人民卫生出版社，2002：1.

［36］ 李翼.方剂学［M］.北京：中国中医药出版社，2006：1.

［37］ 顿宝生，周永学.方剂学［M］.北京：中国中医药出版社，2006：1.

［38］ 邓中甲.方剂学［M］.北京：中国中医药出版社，2010：1.

［39］ 倪诚.新编方剂学［M］.北京：人民卫生出版社，2006：3.

［40］ 邱德文，冯泳，邹克扬.现代方剂学［M］.北京：中医古籍出版社，2006：1.

（许　霞）

方
剂

3·061

引经药

yǐn jīng yào

一、规范名

【汉文名】引经药。

【英文名】guiding courier medicinal。

【注释】方剂中能引导方中诸药直达病所的药物。

二、定名依据

"引经药"一词,现最早见于金代张元素《医学启源》,概念与本术语"引经药"基本相同,已能初步反映本术语内涵。而在此之前,《神农本草经》所载"(菌桂)……为诸药先聘通使"是关于引经药的最早论述。宋代寇宗奭《本草衍义》明确提出引经药的作用"引接……归就肾经"。可见,"引经药"一词是指方剂中能引导方中诸药直达病所的药物,能确切地反映术语的内涵。

自《医学启源》出现"引经药"之名,同书又出现"各经引用"。元代《珍珠囊》提出"通经以为使",指出"引经药"属于使药的范畴;元代《汤液本草》出现"报使""引经药""诸经向导"。明代《本草蒙筌》出现"主治引使""引经药",其概念与本术语"引经药"基本相同。后来著作多沿用"引经药"之名,如《普济方》《滇南本草》《扶寿精方》《本草纲目》《本草蒙筌》《证治准绳》《类经》《医方集解》《医学读书记》《得配本草》等。这些著作均为历代的重要著作,对后世有较大影响。所以"引经药"作为规范名便于达成共识,符合术语定名的约定俗成原则。

现代相关著作,如《中医辞海》《中医词释》《中国百科大辞典》《中国医学大辞典》《现代方剂学》《方剂学》(李飞),以及全国高等中医药类规划教材《方剂学》等均以"引经药"作为规范名。已经广泛应用于中医药学文献的标引和检索的《中国中医药学主题词表》也以"君臣佐使"作为正式主题词,并在释义中出现"引经药"一词。这些均说明"引经药"作为规范名已成为共识。

我国2005年出版的由全国科学技术名词审定委员会审定公布的《中医药学名词》已以"引经药"作为规范名。所以"引经药"作为规范名也符合术语定名的协调一致原则。

三、同义词

【曾称】"通经以为使"(《珍珠囊》);"报使""诸经向导"(《汤液本草》);"各经引用"(《医学启源》);"主治引使"(《本草蒙筌》)。

四、源流考释

春秋战国至秦汉时期,《神农本草经》将药物的功效与脏腑的名称相连,如地肤子"主膀胱热,利小便"[1]40、大黄"荡涤肠胃"[1]82,其中菌桂项下:"菌桂主百病,养精神,和颜色,为诸药先聘通使。"[1]42 是关于引经药的最早论述。据考证源于《神农本草经》的"诸病通用药",也为后世药物归经的确定奠定了基础。《黄帝内经素问·至真要大论》载:"夫五味入胃各归所喜,故酸先入肝,苦先入心,甘先入脾,辛先入肺,咸先入肾。"[2]544《黄帝内经素问·宣明五气》之"五味所入":酸入肝,辛入肺,苦入心,咸入肾,甘入脾,是谓五入。"[2]150《黄帝内经灵枢》之"酸走筋,辛走气,苦走血,咸走骨,甘走肉,是谓五走也"[3]149 等论述。以上"五入""五走"均为药物归经的理论基础,表明药物的五味对脏腑有部位的选择性,即某种药主要入某一脏腑。《黄帝内经素问·至真要大论》"诸风掉眩,皆属于肝……诸寒收引,皆属于肾"[2]538,即表明病机十九条已将脏腑定位作为阐明疾病病机的重要组成部分。引经药即是在此"归经"理论萌芽的基础上进一步发展。《名医别录》中也有关于"[桂]宣导百药"[4]36、"[酒]主行病势"[4]208 的记载。张仲景《伤寒论》载:"太阳之为病,脉浮,头项强痛而恶寒"[5]1"阳明之为病,胃家实是也"[5]67,建立六经病方证对应的辨证体系,《金匮要略》则建立脏腑经络辨治内科杂病,也为部分中药的归经提供了理论依据。

隋唐时期,孙思邈《千金翼方》载:"[消石]主五脏积热……疗五脏十二经脉中百二十疾"[6]13"[芒消]主五脏积聚……通经脉"[6]13"[甘草]主五脏六腑寒热邪气……通经脉"[6]18,在早期本草学著作的基础上,亦认识到中药治疗疾病对特定脏腑病证具有作用,为后世医家认识药物归经奠定基础。

宋金元时期,系统的药物归经理论已基本确立,对"引经""行经"的阐述也随之深入、完善。《太平惠民和剂局方》出现药引,多为"随症加减之药"[7]211,212。《证类本草》载"[酒]引石药气入四肢,滞血化为痈疽"[8]587"[薄荷]引诸药入营血"[8]623,已出现类似引导或接引之意。引经药的作用较早明确提出的是寇宗奭《本草衍义》:"[薄荷]世谓之南薄荷……小儿惊风、壮热,须此引药"[9]145"[泽泻]不过引接桂、附等归就肾经,别无他意。"[9]47《医学启源》和《珍珠囊》正式提出"引经报使"理论。如《医学启源·各经引用》载"十二经之的药":"太阳经,羌活;在下者黄柏;小肠、膀胱也……厥阴经,青皮;在下者,柴胡、肝、包络也。"[10]163 并提出根据病发部位所属之经选用引经药,如《医学启源·用药凡例》载:"凡疟疾,以柴胡为君,随所发之时,所属之经,分用引经药佐之。"[10]59《医学启源·随证治病用药》载:"头痛须用川芎。如不愈,各加引经药,太阳蔓荆……厥阴吴茱萸。"[10]54 在"疮疡"项下,指出"在腰以上至头者,枳壳仍作引药,引至疮所。"[10]66《医学启源·用药备旨》载:"升麻……足阳明胃、足太阴脾引经药。若补其脾胃,非此为引用不能补。"[10]170 首次明确提出"引经药"一词,概念与本术语"引经药"基本相同,已能初步反映本术语内涵。《珍珠囊》也记载了十二经"引经报使"药,有云:"苦寒以为君……甘寒以为佐……大辛以解结为臣……通经以为使"[11]13,14,也已将"引经药"明确认定属于使药的范畴。对引经药做出阐述的医著还有《珍珠囊补遗药性赋》[12]14,15《汤液本草》[13]20,61《仁斋直指方论》[14]94《儒门事亲》[15]90 等。

明清时期,引经药的理论已被医家进一步用以阐述方义,如《奇效良方》[16]874《雷公炮制药性解》[17]45《本草纲目》[18]82《濒湖炮炙法》[19]23《仁术便览》[20]35《药鉴》[21]124《本草征要》[22]3《本草择要纲目》[23]序,1《本草新编》[24]207,208《本草逢原》[25]130《炮炙全书》[26]5《济世神验良方》[27]100-127《药性切用》[28]715-795《绛雪园古方选注》[29]121《方

症会要》[30]321,322《本草从新》[31]14《惠直堂经验方》[32]17《本草求真》[33]78《要药分剂》[34]4《神仙济世良方》[35]78《时方歌括》[36]94《本草述钩元》[37]125《本草分经》[38]102《神农本草经赞》[39]123《退思集类方歌注》[40]51《医方论》[41]16《本草便读》[42]8《本草害利》[43]49《增订医方歌诀》[44]127。诸医家也已将"引经药"明确认定属于使药的范畴,见于《滇南本草》[45]20《本草蒙筌》[46]75《医方集解》[47]13《本草备要》[48]39《得配本草》[49]53。如《成方切用》谓:"应臣者谓之使,数可出入,而分量更轻,所以备通行向导之使也。"[50]8 吴鞠通《医医病书》载:"药之有引,如人之不识路径者用响导然。"[51]235 此时期,医家指出"药引"与"引经药"的意义有重合,引经药是药引组成的一部分,部分药引也有引经报使的作用。

现代有关著作均以"引经药"作为规范名,如《简明中医辞典》[52]230《中医大辞典》[53]394《中医肾病学大辞典》[54]283《中医辞海》[55]765《中医词释》[56]133《农业大词典》[57]1984《中国百科大辞典》[58]1002《中国医学大辞典》[59]281《中医药学名词》[60]171《中国中医药学主题词表》[61]II-205《中医方剂学讲义》(南京中医学院)[62]2、《中医方剂学中级讲义》(南京中医学院)[63]2、《中医方剂学讲义》(南京中医学院)[64]7、《方剂学》(广东中医学院)[65]5、《治法与方剂》(河南中医学院)[66]13、《方剂学》(许济群)[67]7、《中国医学百科全书·方剂学》[68]3《方剂学》(南京中医学院)[69]5、《实用方剂学》[70]39《方剂学》(贵阳中医学院)[71]11、《方剂学》(段富津)[72]8、《方剂学》(冯泳)[73]17、《方剂学》(邓中甲)[74]19、《现代方剂学》[75]7《方剂学》(李飞)[76]65、《方剂学》(谢鸣,周然)[77]37《方剂学》(贾波)[78]11、《方剂学》(李冀)[79]10 等。

总之,引经药的理论基础源于《黄帝内经素问·至真要大论》《黄帝内经素问·宣明五气》《黄帝内经灵枢·九针论》所载"五入""五走"的药物归经理论。《神农本草经》所载"(菌桂)……为诸药先聘通使"是关于引经药的最早论述。宋代寇宗奭《本草衍义》明确提出引经药

的作用"引接……归就肾经"。金代张元素《医学启源》首次明确提出"引经药"一词,概念与本术语"引经药"基本相同,已能初步反映本术语内涵。元代《珍珠囊》提出"通经以为使",指出"引经药"属于使药的范畴。明清时期,"引经药"的理论被诸医家广泛用以阐述方义,并进一步明确认定"引经药"属于使药的范畴。

五、文献辑录

《神农本草经》卷二:"地肤子……主膀胱热,利小便。"[1]40 "菌桂,味辛,温。主百病,养精神,和颜色,为诸药先聘通使。"[1]42

卷四:"大黄……荡涤肠胃。"[1]82

《黄帝内经素问·宣明五气》:"五味所入:酸入肝,辛入肺,苦入心,咸入肾,甘入脾,是谓五入。"[2]150

"至真要大论":"诸风掉眩,皆属于肝……诸寒收引,皆属于肾。"[2]538 "夫五味入胃各归所喜,故酸先入肝,苦先入心,甘先入脾,辛先入肺,咸先入肾。"[2]544

《黄帝内经灵枢·九针论》:"酸走筋,辛走气,苦走血,咸走骨,甘走肉,是谓五走也。"[3]149

《名医别录·上品》:"桂,味甘、辛,大热……宣导百药。"[4]36

"中品":"酒,味苦,甘辛,大热……主行药势。"[4]208

《伤寒论·辨太阳病脉证并治》:"太阳之为病,脉浮,头项强痛而恶寒。"[5]1

"辨阳明病脉证并治":"阳明之为病,胃家实是也。"[5]67

《千金翼方》卷二:"硝石……主五脏积热……疗五脏十二经脉中百二十疾。"[6]13 "芒硝……主五脏积聚……通经脉。"[6]13 "甘草……主五脏六腑寒热邪气……通经脉。"[6]18

《太平惠民和剂局方》卷六:"凉膈散……川大黄、朴硝、甘草(爁,各二十两)、山栀子仁、薄荷叶(去梗)、黄芩各十两,连翘(二斤半,右粗末)。每二钱,水一盏,入竹叶七片,蜜少许,煎

至七分,去滓,食后温服。"[7]211 "八正散……车前子、瞿麦、蓄亦名地扁竹、滑石、山栀子仁、甘草(炙)、木通、大黄(面裹,煨,去面,切,焙),各一斤,右为散。每服二钱,水一盏,入灯心,煎至七分,去滓,温服,食后,临卧。"[7]212

《证类本草》卷二十五:"凡服食丹砂、北庭……并不可长久以酒下,遂引石药气入四肢,滞血化为痈疽。"[8]587

卷二十八:"胡荽,能引诸药入营卫。"[8]623

《本草衍义》卷七:"张仲景八味丸用之者,亦不过引接桂、附等归就肾经,别无他意。"[9]47

卷十九:"世谓之南薄荷……小儿惊风、壮热,须此引药。"[9]145

《医学启源》上卷:"头痛须用川芎,如不愈,各加引经药,太阳蔓荆,阳明白芷,少阳柴胡,太阴苍术,少阴细辛,厥阴吴茱萸。"[10]54 "凡疟疾,以柴胡为君,随所发之时,所属之经,分用引经药佐之。"[10]59 "疮疡……在腰以上至头者,枳壳仍作引药,引至疮所。"[10]66

下卷:"太阳经,羌活;在下者黄蘗,小肠、膀胱也。少阳经,柴胡;在下者青皮,胆、三焦也。阳明经,升麻、白芷;在下者,石膏,胃、大肠也。太阴经,白芍药,脾、肺也。少阴经,知母,心、肾也。厥阴经,青皮;在下者,柴胡,肝、包络也。已上十二经之的药也。"[10]163 "升麻……足阳明胃、足太阴脾引经药。若补其脾胃,非此为引用不能补。若得葱白、香芷之类,亦能走手阳明、太阳,能解肌肉间热,此手足阳明经伤风之的药也。"[10]170

《珍珠囊》:"苦寒以为君……甘寒以为佐……大辛以解结为臣……通经以为使。"[11]13,14

《珍珠囊补遗药性赋》卷一:"疟疾,须用柴胡为君。随所发之时,所属经部分,以引经药导之。"[12]14

卷二:"羌活……乃手足太阳表里引经药也。"[12]15

《汤液本草》卷二:"如头痛,须用川芎。如

不愈,各加引经药:太阳川芎,阳明白芷,少阳柴胡,太阴苍术,少阴细辛,厥阴吴茱萸。"[13]20

卷三:"葛根,气平,味甘,无毒。阳明经引经药。"[13]61

《仁斋直指方论(附补遗)》卷三:"则从治之药,只可为引经而已。"[14]94

《儒门事亲》卷三:"神芎丸,以黄芩味苦入心,牵牛、大黄驱火气而下,以滑石引入肾经。此方以牵牛、滑石为君,以大黄、黄芩为臣,以芎、连、薄荷为使。"[15]90

《奇效良方》卷五十四:"当看是何部分所发,所用之药,引经为先,兼见次之,以脉别之,是阴是阳,用药在乎主治,宜以先泻其荣,治疮之本。"[16]874

《雷公炮制药性解》卷二:"白芷……味辛,性温,无毒,入肺、脾、胃三经。去头面皮肤之风,除肌肉燥痒之痹,止阳明头痛之邪,为肺部引经之剂。"[17]45

《本草纲目·序例》:"六经头痛(须用川芎。加引经药:太阳,蔓荆;阳明,白芷;太阴,半夏;少阴,细辛;厥阴,吴茱萸;巅顶,藁本。)"[18]82

《濒湖炮炙法·草类》:"〔时珍曰〕……引经上行则用酒浸焙干,下行则用盐水润焙。"[19]23

《仁术便览》卷一:"羌活胜湿汤……内多太阳引经之剂,且能胜湿。"[20]35

《药鉴》卷二:"要各随引经药治之,则坚无不溃,肿无不消也。"[21]124

《重订本草征要》卷一:"桂枝……助阳散寒,温经通脉。达营卫,和表里……横行而为手臂之引经。直行兼为奔豚之向导。"[22]3

《本草择要纲目·序一》:"引经佐使,法制汤名。"[23]序

"寒性药品":"甘苦平,微寒,无毒,浮而升阳也,为足阳明、太阴引经之药。"[23]1

《本草新编》卷四:"酒,味苦甘辛,气大热,有毒。无经不达,能引经行药,势尤捷速,通行一身之表,高中下皆可至也。"[24]207,208

《本经逢原》卷二:"海藻……海藻咸能润下,寒能泄热利水,故《本经》主瘿瘤结核,痈肿癥瘕,散十二经水及除浮肿、脚气留饮痰气之湿热,使邪从小便而出。《经》云:咸能软坚。营气不从,外为浮肿,随各引经药治之。"[25]130

《炮炙全书》卷一:"知母……引经上行,用酒浸焙;下行,盐水润焙。"[26]5

《济世神验良方·外科附录》:"附梅杨结毒,并筋骨疼痛及梅杨疯角弓反张神方……各部引经药开后:上部加桔梗、川芎,面上加蔓荆子,中部不加,阴囊破烂、痔疮蛀,加猪苓、泽泻,下部加牛膝、薏苡、防己、木瓜。"[27]100-127

《药性切用》卷一上:"北细辛……性温味辛,表散寒邪,兼祛浮热,乃手少阴引经,足少阴本药。"[28]715-795

《绛雪园古方选注》中卷:"来复丹……灵脂引经入肝最速,能引石性内走厥阴,外达少阳,以交阴阳之枢纽。"[29]121

《方症会要》卷三:"凡治头痛,川芎系要药,如痛在诸经,仍加引经药:川芎入太阳,白芷入阳明,柴胡入少阳,苍术入太阴,细辛入少阴,吴萸入厥阴,巅顶痛宜藁本、防风、升麻、柴胡。"[30]321,322

《本草从新》卷一:"升麻……甘辛微苦,足阳明、太阴引经药。(脾胃。参芪上行,须此引之),亦入手阳明、太阴(大肠,肺)。表散风邪(引葱白,散手阳明风邪。同葛根,能发阳明之汗。引石膏,主阳明头痛齿痛),升散火郁,能升阳气于至阴之下。引甘温之药上行,以补卫气之散,而实其表(柴胡引少阳清气上行,升麻引阳明清气上行,故补中汤用为佐使)。"[31]14

《惠直堂经验方》卷一:"夏枯扶桑丸……疗疮,醋磨敷患处,仍用引经药服之。"[32]17

《本草求真》卷三:"芎䓖……杲曰:头痛必用川芎,如不愈,加各引经药。太阳羌活,阳明白芷,少阳柴胡,太阴苍术,厥阴吴茱萸,少阴细辛是也。"[33]78

《要药分剂·宣剂上》:"柴胡……归经……入肝、胆、心包、三焦四经,为表散之品(四经引

经药,少阳经表药,其功发表和里,退热升阳)。"[34]4

《神仙济世良方》下卷:"择秘录中论此方补气,黄芪、白术补水,熟地、山茱萸去湿,茯苓去风,防风引经,附子、麦冬以生肾水之母。"[35]78

《时方歌括》卷上:"三生饮用附乌星,香入些微是引经。"[36]94

《本草述钩元·山草部》:"凡诸疮痛不可忍者,宜芩连苦寒之药,详上下,分身梢及引经药用之。"[37]125

《本草分经·足太阴脾》:"甘、辛、微苦,性升。脾胃引经药,亦入阳明肺,大肠经,而表散风邪,升散火郁,能升阳气于至阴之下,引甘温之药上行。"[38]102

《神农本草经赞》卷三:"张元素曰:为肺部引经,与甘草同行,譬如铁石入江,非舟楫不载。诸药有此一味,不能下沉也。"[39]123

《退思集类方歌注·十枣汤类》:"白芥子色白入肺而达上焦,消皮里膜外之痰;甘遂色黄入脾而行中焦,决经隧之水湿;大戟色黑入肾而走下焦,泄脏腑之水湿。三者引经各异,而令三焦之水湿痰涎流出于水道则同,故复用成方。"[40]51

《医方论》卷一:"葛根汤……太阳症无汗宜用麻黄汤矣,乃变其法,于桂枝汤中加葛根、麻黄二味,此中奥义全在'恶风'二字。但恶风而不恶寒,则不在寒伤营之例,乃太阳表症未解,将入阳明之象。故用麻黄以发汗,桂枝以去风,参用葛根,以阻其入阳明之路。若抛荒本经之病,而预用引经之药,便为开门揖盗,仲景断不为也。"[41]16

《本草便读·草部》:"防风……走太阳兼达肺通肝,表解风疏,甘辛温之力,得黄芪则寓宣于补,痹舒邪化,随所引俱宜,且为脾胃引经。"[42]8

《本草害利·肝部药队》:"桂枝……〔利〕甘辛而温,入肺膀胱……亦治手足痛风、胁风,为手臂之引经,故列于温肝。"[43]49

《王旭高医书六种·增订医方歌诀》:"麻黄得甘草,引经入中焦,能散水和脾,取水谷之津为汗,深得厥旨。"[44]127

《滇南本草》卷一:"野棉花,一名满天星。形似耳风,小叶白毛花。味苦,性寒,有毒。下气,治小儿寸白虫、蛔虫犯胃、疳积等症。随引经药为使。"[45]20

《本草蒙筌》卷二:"止本经头痛,血虚头痛之不可遗(余经头痛亦宜用,俱各加引经药)。"[46]75

《医方集解·补养之剂》:"肉桂辛热,假之反佐,为少阴引经,寒因热用也。"[47]13

《本草备要·草部》:"甘辛微苦。足阳明、太阴(胃、脾)引经药(参、芪上行,须此引之),亦入手阳明、太阴(大肠、肺)。表散风邪(引葱白,散手阳明风邪;同葛根,能发阳明之汗;引石膏,止阳明头痛齿痛),升发火郁,能升阳气于至阴之下。引甘温之药上行,以补卫气之散而实其表(柴胡引少阳清气上行,升麻引阳明清气上行,故补中汤用为佐使。若下元虚者,用此升之。则下元愈虚,又当慎用)。"[48]39

《得配本草》卷二:"[藁]头痛不有使药以为之引,则无效。然引经各有专司,勿得混用。阳明当用白芷,少阳应用柴胡,太阴苍术为宜,厥阴川芎有效,少阴细辛略用,太阳藁本奏功。"[49]53

《成方切用》卷首:"应臣者谓之使,散可出入,而分两更轻,所以备通行向导之使也。"[50]8

《医医病书·引经论》:"药之有引,如人之不识路径者用响导然。如麻黄汤中之麻黄,直走太阳气分;桂枝汤中之桂枝,直走太阳营分。盖麻黄、桂枝为君者,即引也。"[51]235

《中医方剂学讲义》:"使药,即方中具有引导诸药直达病所的作用。但有些君药本身具有这种引经作用,就不需要另加。"[62]2

《中医方剂学中级讲义》:"能引导诸药直达病所,并能对诸药起调和作用的为使药。"[63]2

《中医方剂学讲义》:"使药,一般解释为引经药,具有引导诸药直达病所的作用。"[64]7

《方剂学》（广东中医学院）："使药，是对一定脏腑、经络作用较强，能直达发病部位的药物，即所谓引经药（引药）或起调和作用的药物。"[65]5

《治法与方剂》："使药，是指在药方中调和诸药，或纠正其偏性、毒性的药物。并且还有引经作用，可引导药力直达病所，所以又称引经药。"[66]13

《中医词释》："前人在药物归经的基础上，归纳出某些药物不但本身能归某经，并有引导其他方药归某经的作用称'引经药'。六经经络，各有自己的引经药。即：太阳经病，引以羌活、防风；阳明经病，引以升麻、葛根、白芷；少阳经病，引以柴胡；太阴经病，引以苍术；少阴经病，引以独活；厥阴经病，引以细辛、川芎、青皮。此外，还有引向病所的所谓'引导药'。如治咽喉病用桔梗引诸药至咽喉；治上肢病用桑枝，治下肢病用牛膝等。后代医家多不拘泥于此法，而是从实际出发，灵活运用。"[56]133

《方剂学》（许济群）："使药：有两种意义。引经药，是引方中诸药至病所的药物。"[67]7

《方剂学》（南京中医学院）："使药，有两种意义，引经药，是引方中诸药至病所的药物。"[69]5

《中国医学百科全书·方剂学》："使药：即引经药（指能引导诸药的药力达到病变部位或某一经脉的药物）；或调和药性的药物。"[68]3

《方剂学》（贵阳中医学院）："使药，有两种意义。一是引经药，即能引方中诸药直达病所。"[71]11

《实用方剂学》："使药：有两种意义。一是引经药，即引导它药直达病所的药物。"[70]39

《中国百科大辞典》："古称'引经报使'。指某些药物能引导其他药物的药力直达病变部位或某一经脉，从而使疗效得以提高。清吴瑭《医病书》：'药之有引经，如人之不识路径者用响导。'即指此。如太阳经病，用羌活、防风、藁本为引；阳明经病，用升麻、葛根、白芷为引；少阳经病，用柴胡为引；太阴经病，用苍术为引；少阴

经病，用独活为引；厥阴经病，用细辛、川芎、青皮为引。又如咽喉病用桔梗载药上浮；下肢病用牛膝引药下行等。"[58]1002

《中医肾病学大辞典》："又称药引……指引经药。即方中的使药。又称引经报使。某种药物对某经络脏腑及身体部位有特殊作用，可引导药力直达病所。如治太阳经病用羌活、防风；阳明经病用升麻、葛根；少阳经病用柴胡。咽喉病用桔梗；上肢病用桑枝，下肢病用牛膝等。"[54]283

《中国医学大辞典》："六经经络，各有引经之药。太阳经病，引以羌活、防风；阳明经病，引以升麻、葛根、白芷；少阳经病，引以柴胡；太阴经病，引以苍术；少阴经病，引以独活；厥阴经病，引以细辛、川芎、青皮。治病无引经药，则温凉攻补之药力难达。"[59]281

《中医大辞典》："又称药引……指引经药。即方中的使药。又称引经报使，某种药物对某经络脏腑及身体部位有特殊作用，可引导药力直达病所。如治太阳经病用羌活、防风；阳明经病用升麻、葛根；少阳经病用柴胡。咽喉病用桔梗；上肢病用桑枝，下肢病用牛膝等。"[53]394

《中国中医药学主题词表》："君臣佐使：monarch minister assistant guide。属中药配伍；指方药中诸药之不同的作用，君药为对主证起主要作用的药；臣药为辅助君药加强治主证的药物或对兼证起主要作用的药；佐药为佐助药、佐制药、反佐药；使药为引经药、调和药。"[61]Ⅱ-205

《方剂学》（段富津）："使药有两种意义，一是引经药，即能引方中诸药以达病所的药物。"[72]8

《农业大词典》："又称引药、药引子。能够引导其他药物的药力到达病位或在方剂中起调和作用的中药。如川芎引药上行至头，桔梗引药上浮入肺，牛膝引药下行入后肢；蜂蜜、甘草能调和诸药。"[57]1984

《中医辞海》："中医术语。又称药引。见该条。"[55]765

《简明中医辞典》："简称药引，即引经报使。详该条。""引经药的简称，即引经报使，详该条。"

"指某些药物能引导其他药物的药力到达病变部位或某一经脉,起'向导'的作用,故称。如太阳经病,用羌活、防风、藁本为引;阳明经病,用升麻、葛根、白芷为引;少阳经病,用柴胡为引;太阴经病,用苍术为引;少阴经病,用独活为引;厥阴经病,用细辛、川芎、青皮为引。又如咽喉病须用桔梗载药上浮,达到咽喉部;治下肢病用牛膝为引等是。此为常法,并非绝对。"[52]230

《方剂学》(冯泳):"使药:有两种意义。引经药,即能引方中诸药直达病所的药物。"[73]17

《方剂学》(邓中甲):"使药:有两种意义。引经药,即能引领方中诸药至特定病所的药物。"[74]19

《中医药学名词》:"引经药:能引方中诸药以达病所的使药。"[60]171

《现代方剂学》:"使药包括两个方面,一是引导药,使药到达病所,作用更加确切。"[75]7

《方剂学》(李飞):"使药包括引经药和调和药两种意义。其中引经药是引导他药直达病所的药物。"[76]65

《方剂学》(谢鸣,周然):"其含义有二:一是引经药,能引导方中药物的药力直达病所。"[77]37

《方剂学》(李冀):"使药:一是引经药,即能引方中诸药以达病所的药物。"[79]10

《方剂学》(贾波):"使药:有两种意义:一是引经药,即能引方中诸药至病所的药物。"[78]11

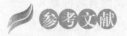 参考文献

[1] 未著撰人.神农本草经[M].[清]顾观光重辑,[清]黄奭辑.北京:人民卫生出版社,1956:40,42,82.

[2] 未著撰人.黄帝内经素问[M].[唐]王冰注,[宋]林亿校正.北京:人民卫生出版社,1956:150,538,544.

[3] 未著撰人.黄帝内经灵枢[M].北京:人民卫生出版社,1956:149.

[4] [南朝梁]陶弘景.名医别录[M].北京:人民卫生出版社,1986:36,208.

[5] 重庆市中医学会.新辑宋本伤寒论[M].重庆:重庆人民出版社,1955:1,67.

[6] [唐]孙思邈.千金翼方[M].沈阳:辽宁科学技术出版社,1997:13,18.

[7] [宋]太平惠民和剂局.太平惠民和剂局方[M].北京:人民卫生出版社,1985:211,212.

[8] [宋]唐慎微.证类本草[M].北京:华夏出版社,1993:587,623.

[9] [宋]寇宗奭.本草衍义[M].北京:人民卫生出版社,1990:47,145.

[10] [金]张元素.医学启源[M].北京:人民卫生出版社,1978:54,59,66,163,170.

[11] [元]李杲.洁古老人珍珠囊[M].北京:中华书局,1991:13,14.

[12] [元]李东垣.珍珠囊补遗药性赋[M].上海:上海科学技术出版社,1962:14,15.

[13] [元]王好古.汤液本草[M].北京:人民卫生出版社,1987:20,61.

[14] [宋]杨士瀛.仁斋直指方论(附补遗)[M].福州:福建科学技术出版社,1989:94.

[15] [金]张子和.儒门事亲[M].天津:天津科学技术出版社,1999:90.

[16] [明]董宿.奇效良方:下[M].天津:天津科学技术出版社,2005:874.

[17] [明]李中梓.雷公炮制药性解[M].北京:中国中医药出版社,1998:45.

[18] [明]李时珍.本草纲目[M].北京:华夏出版社,2011:82.

[19] [明]李时珍濒湖炮炙法[M].尚志钧集.芜湖:皖南医学院,1984:23.

[20] [明]张洁.仁术便览[M].北京:中国中医药出版社,2015:35.

[21] [明]杜文燮.药鉴[M].上海:上海人民出版社,1975:124.

[22] [明]李中梓.重订本草征要[M].北京:北京科学技术出版社,1986:3.

[23] [清]蒋介繁.本草择要纲目[M].上海:上海科学技术出版社,1985:序,1.

[24] [清]陈士铎.本草新编[M].北京:人民军医出版社,2013:207,208.

[25] [清]张璐.本经逢原[M].北京:中国中医药出版社,1996:130.

[26] [日]稻生宣义.炮炙全书[M].北京:中国中医药出版社,2016:5.

[27] [清]佚名.济世神验良方[M].北京:中医古籍出版社,1991:100-127.

[28] [清]徐大椿.徐大椿医书全集:上册[M].北京:中医古籍出版社,1991:715-795.

[29] [清]王子接.绛雪园古方选注[M].北京:人民卫生出版社,1993:121.

[30] [清]佚名.方症会要[M].北京:中医古籍出版社,1985:321,322.

[31] [清] 吴仪洛.本草从新[M].北京：中医古籍出版社，2001：14.

[32] [清] 陶承熹.惠直堂经验方[M].北京：中医古籍出版社，1994：17.

[33] [清] 黄宫绣.本草求真[M].北京：人民卫生出版社，1987：78.

[34] [清] 沈金鳌.要药分剂[M].上海：上海卫生出版社，1958：4.

[35] [清] 柏鹤亭.神仙济世良方[M].北京：中医古籍出版社，1988：78.

[36] [清] 陈修园.时方歌括[M].福州：福建科学技术出版社，1984：94.

[37] [清] 杨时泰.本草述钩元[M].上海：科技卫生出版社，1958：125.

[38] [清] 姚澜.本草分经[M].太原：山西出版传媒集团·山西科学技术出版社，2013：102.

[39] [清] 吴普.神农本草经赞[M].上海：上海科学技术出版社，1985：123.

[40] [清] 王泰林.退思集类方歌注[M].上海：上海科学技术出版社，1965：51.

[41] [清] 费伯雄.医方论[M].北京：中医古籍出版社，1987：16.

[42] [清] 张秉成.本草便读[M].上海：上海卫生出版社，1958：8.

[43] [清] 凌奂.本草害利[M].北京：中医古籍出版社，1982：49.

[44] [清] 王泰林.王旭高医书六种[M].上海：上海科学技术出版社，1965：127.

[45] [清] 兰茂.滇南本草[M].昆明：云南科技出版社，2004：20.

[46] [明] 陈嘉谟.本草蒙筌[M].北京：中医古籍出版社，2009：75.

[47] [清] 汪昂.医方集解[M].上海：上海科学技术出版社，1979：13.

[48] [清] 汪昂.本草备要[M].北京：中国中医药出版社，1998：39.

[49] [清] 严西亭，施澹宁，洪辑庵.得配本草[M].上海：上海科学技术出版社，1994：53.

[50] [清] 吴仪洛.成方切用[M].北京：科学技术文献出版社，1996：8.

[51] [清] 吴鞠通.温病条辨；医医病书[M].太原：山西科学技术出版社，2008：235.

[52] 李经纬，区永欣，余瀛鳌，等.简明中医辞典[M].北京：中国中医药出版社，2001：230.

[53] 李经纬，邓铁涛，等.中医大辞典[M].北京：人民卫生出版社，1995：394.

[54] 张大宁.中医肾病学大辞典[M].北京：中国医药科技出版社，1993：283.

[55] 袁钟，图娅，彭泽邦.中医辞海：上册[M].北京：中国

医药科技出版社，1999：765.

[56] 徐元贞，曹健生，赵法新，等.中医词释[M].郑州：河南科学技术出版社，1983：133.

[57] 农业大词典编辑委员会.农业大词典[M].北京：中国农业出版社，1998：1984.

[58] 中国百科大辞典编委会.中国百科大辞典[M].北京：华夏出版社，1990：1002.

[59] 谢观.中国医学大词典[M].北京：中国中医药出版社，1994：281.

[60] 全国科学技术名词审定委员会.中医药学名词[M].北京：科学出版社，2005：171.

[61] 吴兰成.中国中医药学主题词表[M].北京：中医古籍出版社，1996：Ⅱ-205.

[62] 南京中医学院方剂教研组.中医方剂学讲义[M].北京：人民卫生出版社，1960：2.

[63] 南京中医学院方剂教研组.中医方剂学中级讲义[M].北京：人民卫生出版社，1961：2.

[64] 南京中医学院.中医方剂学讲义[M].上海：上海科学技术出版社，1964：7.

[65] 广东中医学院.方剂学[M].上海：上海人民出版社，1974：5.

[66] 河南中医学院.治法与方剂[M].北京：人民卫生出版社，1976：13.

[67] 许济群.方剂学[M].上海：上海科学技术出版社，1985：7.

[68] 杨医亚.方剂学[M]//钱信忠.中国医学百科全书.上海：上海科学技术出版社，1988：3.

[69] 南京中医学院.方剂学[M].北京：中医古籍出版社，1987：5.

[70] 周凤梧.实用方剂学[M].济南：山东科学技术出版社，1989：39.

[71] 贵阳中医学院.方剂学[M].贵阳：贵阳人民出版社，1989：11.

[72] 段富津.方剂学[M].上海：上海科学技术出版社，1997：8.

[73] 冯泳.方剂学[M].北京：中医古籍出版社，2002：17.

[74] 邓中甲.方剂学[M].北京：中国中医药出版社，2004：19.

[75] 邱德文，冯泳，邹克扬.北京：现代方剂学[M].中医古籍出版社，2006：7.

[76] 李飞.方剂学[M].北京：人民卫生出版社，2011：65.

[77] 谢鸣，周然.方剂学[M].北京：人民卫生出版社，2013：37.

[78] 贾波.方剂学[M].北京：中国中医药出版社，2016：11.

[79] 李冀.方剂学[M].北京：中国中医药出版社，2016：10.

方

剂

（赵 黎）

以法统方

yǐ fǎ tǒng fāng

一、规范名

【汉文名】以法统方。

【英文名】classifying formula according to treatment method; managing formula with treatment method.

【注释】① 根据治法来归类方剂。② 治法对方剂的统领作用,包括:以法释方、以法选方、以法组方、以法类方。

二、定名依据

"以法统方"一词,现最早见于1964年出版的高等中医药院校二版教材《中医方剂学讲义》,概念与本术语"以法统方"基本相同,已能反映本术语内涵。而在此之前,"以法统方"的理论基础源于战国《黄帝内经素问·至真要大论》"方制"之说;东汉《伤寒论·辨太阴病脉证并治法》"桃核承气汤"中实际上已体现以法组方;陈藏器、寇宗奭、成无己、缪希雍等医家逐渐形成的十剂、十二剂之说,为后世以功效(治法)分类方剂理论之滥觞;金代成无己《伤寒明理论·药方论》以法释方,为方论较早之专篇;张景岳列"八略""八阵",以八阵之治法来分类方剂,把众多的方剂统摄在治法之下,对方剂按治法分类的理论发展具有重要意义;清代汪昂《医方集解》开创以治法分类为主的方剂分类法及编写体例,是对以法类方理论之进一步提升;程钟龄《医学心悟》明确治法依辨证而立,先明病因,而后八法为纲统领所有的方剂,完整的"以法统方"体系逐渐形成。可见,治法是长期临床积累方药运用经验的基础上逐步总结而成,是后于方药形成的一种理论。当治法由经验上升为理论之后,就成为遣药组方和运用成方的指导原则。可归纳为"以法组方"和"以法选方",再加上"以法类方""以法释方",乃构成中医学历来强调的"以法统方"的全部内容。

自1964年出版高等中医药院校二版教材《中医方剂学讲义》(南京中医学院)提出"以法统方"一词后,确定了治法对方剂的统领作用,涵盖了以法释方、以法选方、以法组方、以法类方的理论内涵。现代相关著作,如《中医药常用名词术语辞典》《方剂的组成原则与变化》《中医方药学基础》《中医方剂学》《中医治法与方剂》,以及普通高等教育中医药类规划教材《方剂学》等均以"以法统方"作为规范名,说明"以法统方"作为规范名便于达成共识,符合术语定名的约定俗成原则。

三、同义词

未见。

四、源流考释

"法",《说文解字》载:"灋,刑也。平之如水。从水,廌所以触不直者去之,从去,会意。"[1]202 意为:标准,规范,可仿效的。此处指"治法"。"统",《说文解字》载:"纪也。"[1]271 意为:总括,总起来。

春秋至两汉时期,《黄帝内经素问·至真要大论》就有"方制"的记载,曰:"方制君臣何谓也?岐伯曰:主病之谓君,佐君之谓臣,应臣之谓使。"[2]545《黄帝内经素问·至真要大论》《黄帝内经素问·六元正纪大论》等篇提出"高者抑之,下者举之"[2]527"寒者热之,热者寒之,温者清之,清者温之,燥者润之"[2]541"木郁达之,火郁发之,土郁夺之,金郁泄之,水郁折之"[2]501,502 等诸多治则治法,为后世以法释方、以法选方、以法组方、以法类方提供了重要的理论基础。同时，《黄帝内经素问·奇病论》载："脾瘅……治之以兰，除陈气也。"[2]261,262 也已看出，对脾瘅"治之以兰"，实则是依据"除陈气"的治法。张仲景《伤寒杂病论》载方200余首，辨证论治，法度严良，体现了方证治法。如："太阳病不解，热结膀胱……其外不解者，尚未可攻，当先解其外，外解已，但少腹急结者，乃可攻之，宜桃核承气汤。"[3]34 可见，此处证为"热结膀胱"，立法"当先解其外"；"外解已"，再辨"少腹急结"，立法当"可攻下"，则用"桃核承气汤"，方从法出，实际上已体现以法组方。

晋唐时期，以法类方理论肇始于十剂之说，源于唐代陈藏器所作《本草拾遗·序例》，载："诸药有宣、通、补、泻、轻、重、涩、滑、燥、湿……至于宣可去壅……通可去滞……补可去弱……泻可去闭……轻可去实……重可去怯……涩可去脱……滑可去著……燥可去湿……湿可去枯。"[4]12 这里所提到的中药"十种"分类，为后世以功效（治法）分类方剂理论之滥觞。

宋金元时期，韩祗和《伤寒微旨论》"温中篇"罗列了三阴病条文及方，云："又辨太阴证云：'病脉浮，可发汗，宜桂枝汤。'又：'自利不渴，宜四逆汤。'又'腹满时痛，桂枝加芍药汤。'……今举仲景《论》中数条，最是治三阴病之良法，于今世之用尚有未尽证者。"[5]32 虽不属于严格的方剂分类，然是对《伤寒论》方按治法分类的早期雏形。朱肱《类证活人书》中"伤寒表证须看荣卫浅深，故仲景有正发汗汤剂……有和解其表……伤寒里证，须看热气浅深。故仲景有宜下之……有微和其胃气"[6]47,48，亦属于依据治法的粗略分类。至寇宗奭《本草衍义》，于药物十种之上增加"寒""热"而成十二种[7]10。《圣济总录》第二十二卷至第二十五卷对部分《伤寒论》方按可汗、可下、可吐、可温分类，指出各自立法大意及所属方剂，如"阳经受邪，未受诸阴，其邪在表，故当发汗"[8]311，所属方有麻黄汤、大青龙汤、桂枝麻黄各半汤等，为后世按治

法分类方剂提供了思路。《圣济经》卷之十"串剂篇"[9]185,186 亦循此例。此时期亦可见以法释方的出现，如庞安时《伤寒总病论》论半夏泻心汤："设下后津液入里，胃虚上逆，寒结在心下，故宜辛甘发散。半夏下气，苦能去湿，兼通心气，又甘草力大，故干姜、黄连不能相恶也"[10]53，可称得上是方论之肇始。许叔微《普济本事方》亦有"真珠圆"方论[11]2。至成无己《伤寒明理论·药方论》以法释方，系统地把《内经》君臣佐使理论与药性理论结合起来，阐释20首《伤寒论》方的内部药物配伍关系与功效、主治、立法，真正将方剂作为研究对象，乃首见之方论专篇。有云："《内经》曰：其高者，因而越之；其下者，引而竭之……治伤寒之妙，虽有变通，终不越此数法也。"[12]53 又云："伤寒邪在表者，必渍形以为汗；邪在里者，必荡涤以为利；其于不外不内，半表半里……是当和解则可矣。"[12]51 "释麻黄汤方"："《本草》有曰：'轻可去实。即麻黄、葛根之属是也。'"[12]46 成无己以"十剂"为"制方之体"阐释仲景方，序中载："制方之体，宣、通、补、泻、轻、重、滑、涩、燥、湿十剂是也。"[12]1 为后世方剂按"十剂"之功用（治法）分类开辟了新径，进一步较全面地确定了以法类方的理论框架。南宋许洪在《太平惠民和剂局方·指南总论》曰："夫处方疗疾，当先诊知病原，察其盈虚而行补泻……深明草石甘辛，细委君臣冷热……制方有据，与病相扶，要妙之端，其在于此。"[13]276 明确提出"制方有据，与病相扶"之"处方法"，体现了理论方药贯穿始终的完整辨治观。金元四大家对以法统方的理论发展均有贡献，既包括以法选方、以法组方。如李东垣倡"补中益气，升阳举陷"，创制补中益气汤等；朱丹溪倡"阴常不足，阳常有余"，创制知柏地黄丸、大补阴丸等；也已出现大量方论散见于各医籍，即体现以法释方；同时如刘完素《伤寒直格》所论治法也为后世方剂的分类提供了依据，包括汗、和解、涌（吐）、泄之法，又创见性地提出"双除表里之热"法，为防风通圣散的创制提供治法指导[14]29,30。

明清时期，按以法类方来编次医著的医家还包括张景岳《景岳全书》[15]671 列"新方八略"，分别为补略、和略、攻略、散略、寒略、热略、固略、因略，根据"八略"，分列"八阵"。提出"药不执方，合宜而用，此方之不必有之；方以立法，法以制宜，此方之不可无也"[15]672-675，以八阵之治法来分类方剂，把众多的方剂统摄在治法之下。至缪希雍《神农本草经疏》"十剂补遗"[16]6，在"十剂"基础上增加了升、降二剂。柯琴《伤寒论翼》[17]63,64 即按"宣、通、轻、重、补、泄、滑、涩、燥、湿、寒、热"十二剂分类仲景方。汪昂《医方集解》开创了以方为纲，先方后证，正方带附方的方剂分类及编写体例，既能体现以法统方，又能结合方剂的功用和证治病因，是对以法类方理论的进一步提升，"凡例"云："集中所分门类，盖以治病之道，当治于未病。故先补养，及既受病，则有汗、吐、下三法。故次发表，涌吐，攻里。又有病在半表半里，及在表而不宜汗。在里不宜下者，法当和解。故次和解，然一身之气，以气血为主。故次理气理血。若受病之因，多本于六淫，故次风、寒、暑、湿、燥、火。"[18]3 程钟龄《医学心悟》谓："论病之原，以内伤、外感四字以括之。论病之情，则以寒、热、虚、实、表、里、阴、阳八字以统之。而论治病之方，则又以汗、和、下、消、吐、清、温、补八法尽之。"[19]12 对八法进行了具体论述，明确了治法是依辨证而立，而后以八法为纲统领所有的方剂，即"以法统方"，并对表证、半表半里证、寒证、热证、虚证、实证的用药组方规律以八法为纲进行了初步探讨，完善了"以法统方"理论，至此治法对方剂的统领作用被确立，且逐步成熟。其后，吴谦《医宗金鉴》[20]23、徐大椿《医学源流论》[21]5,28,29、吴瑭《温病条辨》[22]3、陈修园《时方歌括》[23]小引《时病论》[24]6,7 均进一步论述了治法与方剂之关系，形成完整的以法统方体系。

直至 1964 年出版的高等中医药院校二版《中医方剂学讲义》（南京中医学院主编）[25]12 教材，方明确提出"以法统方"一词，载："本讲义的

方剂分类，主要是'以法统方'，在分类分章方面，大体参考《医方集解》，分为解表、涌吐……等二十一章，每章罗列方剂的先后，按照功用、主治，隶属于各法之下。"已基本准确反映了"以法统方"的现代术语名词内涵。现代如《方剂学》（广东中医学院）[26]3、《方剂学》（广东中医学院）[27]1、《方剂的组成原则与变化》[28]1《中医方药学基础》（梁颂名）[29]19、《方剂学》（广州中医学院）[30]3、《中医方剂学》（傅瑞卿）[31]4、《中医方剂学》（辽宁中医学院）[32]7、《方剂学》（南京中医学院）[33]2、《方剂学》（王蓉新）[34]3、《方剂学》（贵阳中医学院）[35]7、《方剂学》（冯泳、申惠鹏）[36]9、《中医治法与方剂》[37]51,90《方剂学》（谢鸣）[38]20、《方剂学》（贾波）[39]7 等教材、教参，有代表性的方剂学著作及辞书如《中医药常用名词术语辞典》[40]90 等均使用了"以法统方"这一名词。说明"以法统方"这一规范用名已成为共识。

总之，从中医学的形成和发展的过程来看，治法是长期临床积累方药运用经验的基础上，后于方药理论总结而成。治法由经验上升为理论后，成为遣药组方和运用成方的指导原则。将此归纳为"以法组方"和"以法选方"，合并"以法类方""以法释方"后构成中医学历来强调的"以法统方"的全部内容。"以法统方"的理论基础源于战国《黄帝内经素问·至真要大论》"方制"之说。汉代《伤寒杂病论》中"桃核承气汤"实际上已体现以法组方。陈藏器、寇宗奭、成无己、缪希雍等医家逐渐形成的十剂、十二剂之说，为后世以功效（治法）分类方剂理论之滥觞。成无己《伤寒明理论·药方论》以法释方，为方论较早之专篇。张景岳列"八略""八阵"，以八阵之治法来分类方剂，把众多的方剂统摄在治法之下，完善了以法统方理论体系。清代汪昂《医方集解》开创以治法分类为主的方剂分类法及编写体例，是对以法统方理论的进一步提升；程钟龄《医学心悟》明确治法依辨证而立，先明病因，而后八法为纲统领所有的方剂，完整的以法统方体系逐渐形成。至 1964 年出版的高等中

医药院校二版《中医方剂学讲义》(南京中医学院主编)教材,明确提出"以法统方"一词。

五、文献辑录

《说文解字·去部》:"灋,刑也。平之如水。从水,廌所以触不直者去之,从去。"[1]202

"糸部":"统,纪也。"[1]271

《黄帝内经素问·奇病论》:"脾瘅……治之以兰,除陈气也。"[2]261,262

"六元正纪大论":"木郁达之,火郁发之,土郁夺之,金郁泄之,水郁折之。"[2]501,502

"至真要大论":"高者抑之,下者举之。"[2]527"寒者热之,热者寒之,温者清之,清者温之,燥者润之。"[2]541"方制君臣何谓也?岐伯曰:主病之谓君,佐君之谓臣,应臣之谓使。"[2]545

《伤寒论·辨太阳病脉证并治》:"太阳病不解,热结膀胱……其外不解者,尚未可攻,当先解其外。外解已,但少腹急结者,乃可攻之,宜桃核承气汤方。"[3]34

《本草拾遗·序例》:"诸药有宣、通、补、泄、轻、重、涩、滑、燥、湿,此十种者,是药之大体,而本经都不言之……至于宣可去壅,即姜、橘之属是也;通可去滞,即通草、防己之属是也;补可去弱,即人参、羊肉之属是也;泄可去闭,即葶苈、大黄之属是也;轻可去实,即麻黄、葛根之属是也;重可去怯,即磁石、铁粉之属是也;涩可去脱,即牡蛎、龙骨之属是也;滑可去著,即冬葵、榆皮之属是也;燥可去湿,即桑白皮、赤小豆之属是也;湿可去枯,即紫石英、白石英之属是也。只如此体皆有所属,凡用药者,审而详之,则靡所遗失矣。"[4]12

《伤寒微旨论》卷下:"仲景《伤寒论》云:'尺寸俱沉细,太阴受病也。''尺寸俱沉少阴受病也。''尺寸俱微缓,厥阴受病也。'又辨太阴证云:'病脉浮,可发汗,宜桂枝汤。'又:'自利不渴,宜四逆汤。'又:'腹满时痛,桂枝加芍药汤。'辨少阴证云:'少阴病,始得之,发热,脉沉,麻黄附子细辛汤。''少阴证二三日,麻黄附子甘草

汤。'又:'少阴病,身体痛,手足寒,骨节痛,脉沉,附子汤。'又:'少阴病,吐利,手足逆冷,烦躁欲死,吴茱萸汤。'又:'少阴病,脉沉,急温之,宜四逆汤。'今举仲景《论》中数条,最是治三阴病之良法,于今世之用尚有未尽证者。"[5]32

方剂

《类证活人书》卷五:"伤寒表证须看荣卫浅深,故仲景有正发汗汤剂,如麻黄汤、桂枝汤、大青龙汤是也。有和解其表,如小青龙汤、桂枝麻黄各半汤、白虎汤、桂枝二越婢一汤、柴胡桂枝汤、小柴胡汤之类是也……伤寒里证,须看热气浅深。故仲景有宜下之,如大承气汤、小承气汤、十枣汤、大柴胡汤是也。有微和其胃气,如调胃承气汤、脾约丸,少与小承气微和之之类是也。"[6]47,48

《本草衍义》卷一:"陶隐居云:药有宣、通、补、泄、轻、重、涩、滑、燥、湿。此十种今详也,惟寒、热二种独见遗?如寒可去热,大黄、朴消之属是也。如热可去寒,附子、桂之属是也。今特补此二种,以尽厥旨。"[7]10

《圣济总录》卷二十二:"伤寒可汗……论曰伤寒病汗之而愈者。以初得病一日至三日,阳经受邪,未传诸阴,其邪在表,故当发汗,此大约也。然病数日,脉浮太阳证不罢者,亦可汗之,当以脉证为准,凡头痛发热……麻黄汤方……大青龙汤方……宜桂枝麻黄各半汤。"[8]311

《圣济经》卷十:"故郁而不散为壅,必宣剂以散之,如痞满不通之类是也;留而不行为滞,必通剂以行之,如水病痰癖之类是也;不足为弱,必补剂以扶之,如气弱形羸之类是也;有余为闭,必泻剂以逐之,如撑胀脾约之类是也;实则气壅,欲其扬也,如汗不发而腠密,邪气散而中蕴,轻剂所以扬之;怯则气浮,欲其镇也,如神失守而惊悸,气上厥而癫疾,重剂以镇之;滑则气脱,欲其收也,如开肠洞泄,便溺遗失,涩剂所以收之;涩则气着,欲其利也,如乳难内秘,滑剂所以利之。湿气淫盛,重满脾湿,燥剂所以除之。津液为枯,五藏萎弱,荣卫调疏,湿剂所以润之。举此成法,变而通之,所以治病之要

也。"[9]185,186

《伤寒总病论》卷二:"设下后津液入里,胃虚上逆,寒结在心下,故宜辛甘发散。半夏下气,苦能去湿,兼通心气,又甘草力大,故干姜、黄连不能相恶也。"[10]53

《普济本事方》卷一:"[真珠圆]此方大抵以真珠母为君,龙齿佐之。真珠母入肝经为第一,龙齿与肝相类故也。龙齿、虎睛,今人例作镇心药,殊不知龙齿安魂,虎睛定魄,各言其类也。"[11]2

《伤寒明理论·药方论》:"制方之体,宣、通、补、泻、轻、重、滑、涩、燥、湿十剂是也。"[12]1 "麻黄汤方……《本草》有曰:轻可去实。即麻黄、葛根之属是也。"[12]46 "小柴胡汤方……伤寒邪在表者,必渍形以为汗;邪在里者,必荡涤以为利;其于不外不内,半表半里,既非发汗之所宜,又非吐下之所对,是当和解则可矣。"[12]51 "栀子豉汤方……《内经》曰:其高者,因而越之;其下者,引而竭之……治伤寒之妙,虽有变通,终不越此数法也。"[12]53

《太平惠民和剂局方·指南总论》:"夫处方疗疾,当先诊知病原,察其盈虚而行补泻……深明草石甘辛细委君臣冷热……制方有据,与病相扶,要妙之端,其在于此。"[13]276

《伤寒直格》卷中:"伤寒表证,当汗而不可下……里证当下而不可汗……半在表,半在里,则宜和解。相和通解表里也……表虽未罢而里证已甚,若不下之,则表热更入于里,而里热危极,宜以大柴胡、大承气下之,双除表里之热。"[14]29,30

《景岳全书·德集》:"新方八略引……药不执方,合宜而用,此方之不必有之;方以立法,法以制宜,此方之不可无也。"[15]671 "新方八阵……补方之制,补其虚也。凡气虚者,宜补其上,人参、黄芪之属是也,精虚者,宜补其下,熟地、枸杞之属是也……和方之制,和其不和者也。凡病兼虚者补而和之,兼滞者行而和之,兼寒者温而和之……攻方之制,攻其实也。凡攻气者攻其聚也,聚可散也。攻血者攻其瘀,瘀可通

也……用散者,散表证也。观仲景太阳证用麻黄汤,阳明证用升麻葛根汤,少阳证用小柴胡汤……寒方之制,为清火也,为除热也……热方之制,为除寒也。夫寒之为病,有寒邪犯于肌表者,有生冷伤于脾胃者,有阴寒中于脏腑者,此皆外来之寒……固方之制,固其泄也……因方之制,因其可因者也……因之为用,有因标者,有因本者,勿因此因字而误认因方之义。"[15]672-675

《神农本草经疏》卷一:"今当增入升降二剂,升降者,治法之大机也。经曰:高者抑之,即降之义也。下者举之,即升之义也。是以病升者用降剂,病降者用升剂。"[16]6

《伤寒论翼》卷下:"仲景方备十剂之法:轻可去实,麻黄葛根诸汤是已;宣可决壅,栀豉、瓜蒂二方是已;通可行滞,五苓、十枣之属是已;泄可去闭,陷胸、承气、抵当是已;滑可去著,胆导、蜜煎是已;涩可固脱,赤石脂桃花汤是已;补可扶弱,附子、理中丸是已;重可镇怯,禹余粮、代赭石是已;湿可润燥,黄连阿胶汤是已;燥可去湿,麻黄连翘赤小豆汤是已;寒能胜热,白虎、黄连汤是已;热能制寒,白通、四逆诸汤是已。"[17]63,64

《医方集解·凡例》:"集中所分门类,盖以治病之道,当治于未病。故先补养,及既受病,则有汗、吐、下三法。故次发表,涌吐,攻里。又有病在半表半里,及在表而不宜汗。在里不宜下者,法当和解。故次和解,然一身之气,以气血为主。故次理气理血。若受病之因,多本于六淫,故次风、寒、暑、湿、燥、火。"[18]3

《医学心悟·医门八法》:"论病之原,以内伤、外感四字以括之。论病之情,则以寒、热、虚、实、表、里、阴、阳八字以统之。而论治病之方,则又以汗、和、下、消、吐、清、温、补八法尽之。"[19]12

《医宗金鉴·凡例》:"方者一定之法,法者不一定之方。古人之方,即古人之法寓焉。立一方必有一方之精意存于其中,不求其精意而徒执其方,是执方而昧法也。"[20]23

《医学源流论》卷上:"本于古圣何方之法,

分毫不爽而后治之。"[21]5 "依古方之法,将古方所用之药而去取损益之。"[21]28,29

《温病条辨·凡例》云:"古人有方即有法,故取携自如,无投不利。后世之失,一失于测证无方,识证不真,再失于有方无法。本论于各方条下,必注明系用内经何法。"[22]3

《时方歌括·小引》:"经方尚矣。唐宋以后。始有通行之时方。约其法于十剂。所谓宣通补泄轻重滑涩燥湿是也。昔贤加入寒热。共成十有二剂……轻可散实。仿于麻黄葛根诸汤。宣可决壅。仿于栀豉瓜蒂二方。通可行滞。仿于五苓十枣之属。泻可去闭。仿于陷胸承气抵当之属。胆导蜜煎。滑可去着之剂也。赤石脂桃花汤。涩可固脱之剂也。附子汤理中丸。"[23]小引

《时病论》卷一:"拟用诸法:辛温解表法:治春温初起,风寒寒疫,及阴暑秋凉等证。防风一钱五分,桔梗一钱五分,杏仁一钱五分(去皮尖,研),广陈皮一钱,淡豆豉三钱,加葱白五寸煎。是法也,以防风、桔梗,祛其在表之寒邪;杏子、陈皮,开其上中之气分;淡豉、葱白,即葱豉汤,乃《肘后》之良方,用代麻黄,通治塞伤于表。表邪得解,即有伏气,亦冀其随解耳。"[24]6,7

《中医方剂学讲义》:"本讲义的方剂分类,主要是'以法统方',在分类分章方面,大体参考《医方集解》,分为解表、涌吐、泻下、和解、表里双解、清热泻火、祛暑、开窍通关、温里回阳、消导化积、补益、重镇安神、固涩、理气、理血、治风、祛湿、润燥、祛痰、驱虫、痈疡等二十一章,每章罗列方剂的先后,按照功用、主治,隶属于各法之下,有些方剂不是一法所能统括,则按其主要功用,以类相从,使便于临床应用,并与各门课程易于联系。"[25]12

《方剂学》(广东中医学院,1974):"一般来说,方是从属于法的,所以前人把它们的关系概括成为'方从法立,以法统方'。"[26]3

《方剂学》(广东中医学院,1979):"在临床辨证施治的过程中,方是从属于法的,治法是方剂的根据,故前人把它们的关系概括成为'方从

法立,以法统方'。"[27]1

《方剂的组成原则与变化》:"药物配伍组合成方剂,主要是根据病情的需要,在辨证立法的基础上,选药组方,所谓'以法统方,方以药成'。"[28]1

《中医方药学基础》:"在辨证论治的过程中,方剂是从属于治法的,治法是制方的依据,故前人把它们的关系概括成为'方从法出,以法统方'。"[29]19

《方剂学》(广州中医学院):"治法是指治疗方法。'以法统方','方从法立',方是从属于法的。"[30]3

《中医方剂学》(傅瑞卿):"而方剂则是在立法之后,才是如何具体运用成方或创造新方,故称'以法统方'。"[31]4

《中医方剂学》(辽宁中医学院等):"程钟龄《医学心悟》据八纲提出'八法',即汗、吐、下、和、温、清、消、补的分类法,以法统方,简明扼要。"[32]7

《方剂学》(南京中医学院):"我们常说'方从法立,以法统方',方与法之间的关系,是紧密相连的。"[33]2

《方剂学》(王蓉新):"先有方而后有法,故有'法从方出,方从法立,以法统方'之说,方是实践的产物,法是理论的总结。"[34]3

《方剂学》(贵阳中医学院):"治法是组方的理论依据,主要体现在'以法立方'、'以法统方'两个方面……众多的方剂,为了方便临床选用,只有把用途相近、治疗作用相似的归纳于相应治法之下,在大法之下,又分若干小法,每小法之下归纳若干作用相似方剂,这样便于临床选用,这便是所谓'以法统方'。"[35]7

《中医药常用名词术语辞典》:"治法。① 根据治法处方遣药。② 以治法来类归方剂。如补法,下列补气剂、补血剂、补阴剂、补阳剂等。每一剂分列若干方,如补血剂中有四物汤、当归补血汤、归脾汤等。这种分类方法,便于方剂的鉴别和应用。"[40]90

《方剂学》（冯泳）："此即'法随证立'，'方从法出'，'以法统方'，'方即是法'，一句话，方剂是中医辨证论治过程的具体体现。"[36]9

《中医治法与方剂》："《景岳全书》……方按补、和、攻、散、寒、热、固、因八门分类，而以《古方八阵》名之，反映了按法分类的形式，开创了以法统方先河。"[37]51"自成无己率先解释方理以来，方剂配伍研究已经取得长足进展；方剂分类逐渐形成了以法统方的格局。这些成就，标志方剂作为一门学科已经日趋完善。"[37]90"1960年卫生部在广州召开了第一次教材编写会议，中医司吕炳奎同志指出编写方剂学要以法统方，讲授方剂学要讲某方体现某法。根据他的意见，才在方剂学教材的每一大法之下，分立若干子目作为小法，遂使方剂学的发展又上一层台阶。"[37]90

《方剂学》（谢鸣等）："治法与方剂的关系一般可以概括为'法主方从'。治法对于方剂具有主导或统领作用，即治法不仅是指导方剂分类的重要依据（以法统方），而且也是指导选方化裁、遣药组方的规范（方从法出）。"[38]20

《方剂学》：（贾波）"'以法组方''以法遣方''以法类方''以法释方'这四个方面，就构成了中医学历来所强调的'以法统方'的内容。"[39]7

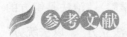参考文献

[1] [汉]许慎.说文解字[M].长沙：岳麓书社，2006：202，271.

[2] 未著撰人.黄帝内经素问[M].[唐]王冰注，[宋]林亿校正.北京：人民卫生出版社，1956：261，262，501，502，527，541，545.

[3] 重庆市中医学会.新辑宋本伤寒论[M].重庆：重庆人民出版社，1955：34.

[4] [唐]陈藏器.本草拾遗[M].芜湖：皖南医学院，1983：12.

[5] [宋]韩祗和.伤寒微旨论[M].北京：中国中医药出版社，2015：32.

[6] [宋]朱肱.类证活人书[M].天津：天津科学技术出版社，2003：47，48.

[7] [宋]寇宗奭.本草衍义[M].北京：人民卫生出版社，1990：10.

[8] [宋]赵佶.圣济总录[M].上海：上海科学技术出版社，2016：311.

[9] [宋]赵佶.圣济经[M].北京：人民卫生出版社，1990：185，186.

[10] [宋]庞安时.伤寒总病论[M].北京：人民卫生出版社，1989：53.

[11] [宋]许叔微.普济本事方[M].北京：中国中医药出版社，2007：2.

[12] [金]成无己.伤寒明理论[M].北京：商务印书馆，1955：1，46，51，53.

[13] [宋]太平惠民和剂局方[M].北京：中国中医药出版社，1996：276.

[14] [金]刘完素.伤寒直格；伤寒标本心法类萃[M].北京：人民卫生出版社，1982：29，30.

[15] [明]张介宾.景岳全书[M].北京：中国中医药出版社，1996：671，672-675.

[16] [清]缪希雍.神农本草经疏[M].北京：中国中医药出版社，1997：6.

[17] [清]柯琴.伤寒论翼[M].北京：中华书局，1985：63，64.

[18] [清]汪昂.医方集解[M].北京：中国中医药出版社，1997：3.

[19] [清]程钟龄.医学心悟[M].北京：人民卫生出版社，1982：12.

[20] [清]吴谦.医宗金鉴[M].北京：人民卫生出版社，2006：23.

[21] [清]徐大椿.医学源流论[M].北京：中国中医药出版社，2008：5，28，29.

[22] [清]温病条辨[M].北京：中国医药科技出版社，1998：3.

[23] [清]时方歌括[M].北京：人民卫生出版社，1964：小引.

[24] [清]雷丰.时病论[M].北京：人民卫生出版社，1964：6，7.

[25] 南京中医学院.中医方剂学讲义.上海科学技术出版社，1964：12.

[26] 广东中医学院.方剂学[M].上海：上海人民出版社，1974：3.

[27] 广东中医学院.方剂学[M].上海：上海科学技术出版社，1979：1.

[28] 王绵之.方剂的组成原则与变化[M].北京：北京中医学院，1981：1.

[29] 梁颂名.中医方药学基础[M].广州：广东科技出版社，1982：19.

[30] 广州中医学院.方剂学[M].北京：人民卫生出版社，1983：3.

[31] 傅瑞卿.中医方剂学[M].长沙：湖南科学技术出版社，1986：4.

[32] 辽宁中医学院,北京中医学院,天津中医学院,南京中医学院.方剂学[M].沈阳:辽宁科学技术出版社,1986:7.

[33] 南京中医学院.方剂学[M].北京:中医古籍出版社,1987:2.

[34] 王蓉新.方剂学[M].南京:江苏科学技术出版社,1988:3.

[35] 贵阳中医学院.方剂学[M].贵阳:贵州人民出版社,1989:7.

[36] 冯泳.方剂学[M].北京:中医古籍出版社,2002:9.

[37] 陈潮祖.中医治法与方剂[M].第4版.北京:人民卫生出版社,2003:51,90.

[38] 谢鸣,周然.方剂学[M].北京:人民卫生出版社,2013:20.

[39] 贾波.方剂学[M].北京:中国中医药出版社,2016:7.

[40] 李振吉.中医药常用名词术语辞典[M].北京:中国中医药出版社,2001:90.

(赵 黎)

3 · 063

臣 药
chén yào

一、规范名

【汉文名】臣药。

【英文名】minister medicinal。

【注释】又称"辅药"。方剂中辅助君药或针对兼证的治疗药物。

二、定名依据

"臣药"一词,现最早见于元代《脾胃论》,概念与本术语"臣药"基本相同,已能初步反映出本术语内涵。而在此之前,"臣药"之"臣"最早出现在战国《黄帝内经素问·至真要大论》与汉代《神农本草经》,《神农本草经》以"上药""中药""下药"三品论君臣佐使,《黄帝内经素问·至真要大论》谓"佐君之谓臣",后者已基本反映"臣药"的本意。可见,"臣药"一词是指方剂中辅助君药或针对兼证的治疗药物,能确切地反映术语的内涵。

自《脾胃论》提出"臣药"之名后,"臣药"这一名词得到广泛运用,"臣药"的内涵也得以进一步丰富。后来医著多运用"君臣佐使"理论阐释方义,如明清时期的《医方考》《医方集解》《绛雪园古方选注》《成方切用》《医方论》等多有沿

用"臣药"一词,对后世有较大影响。所以"臣药"作为规范名便于达成共识,符合术语定名的约定俗成原则。

现代相关著作,如《中医大辞典》《常用中药词语词典》《中医药常用名词术语辞典》《临床医学多用辞典》《WHO西太平洋地区传统医学名词术语国际标准》《现代方剂学》《方剂学》《中国医学百科全书·方剂学》,以及全国高等中医药类规划教材《方剂学》等均以"臣药"作为规范名。同时,已经广泛应用于中医药学文献的标引和检索的《中国中医药学主题词表》也以"君臣佐使"作为正式主题词,并在释义中出现"臣药"一词,这些均说明"臣药"作为规范名已成为共识。

我国2005年出版的由全国科学技术名词审定委员会审定公布的《中医药学名词》已以"臣药"作为规范名。所以"臣药"作为规范名也符合术语定名的协调一致原则。

三、同义词

未见。

四、源流考释

"臣",《礼记·少仪》:"臣则左之。"[1]119《说

文解字》释为："臣，牵也，事君也，象屈服之形。"[2]66 即在君主制下，家臣往往参与国事，成为重要的国家官吏。

《神农本草经》关于"臣"药相关记载有两处，"上药一百二十种为君，主养命以应天，无毒，多服久服不伤人……中药一百二十种为臣，主养性以应人，无毒有毒斟酌其宜……下药一百二十种，为佐使，主治病以应地，不可久服。"[3]7-13 该段记载是以"三品"论君臣佐使，以"主养性以应人，无毒有毒斟酌其宜"为"臣药"，并认为君臣佐使的确定是固定的。又有一处论述组方方法，"药有君臣佐使，以相宣摄。合和，宜用一君二臣三佐五使，又可一君三臣九佐使也。"[3]17 从字面理解，似乎又表示为臣药与君药一样，都是可以变化的，并非固定不变的。

《黄帝内经素问·至真要大论》关于"臣"药相关记载有三处：① "君一臣二，奇之制也，君二臣四，偶之制也。君二臣三，奇之制也，君二臣六，偶之制也。"[4]529 为论述方制奇偶；② "君一臣二，制之小也；君一臣三佐五，制之中也；君一臣三佐九，制之大也。"[4]541 为论述方制大小；③ "主病之谓君，佐君之谓臣，应臣之谓使，非上下三品之谓也。"[4]545 乃是论述药物在处方中的作用及臣药与君药、使药之间的配伍关系，将"君臣佐使"从药性分类上升到制方理论，是可随证而灵活变化的。此处之"臣"已能基本反映"臣药"的本意。

南北朝时期，北齐徐之才《药对》"风眩"项下云："防风……治头面来去风气，头眩颠倒，大风，湿痹，臣"[5]94 "疗风通用"项下称"葛根平，主暴中风，臣"[5]102。是在《神农本草经》三品定君臣的基础上进行的调整，已开始将"君""臣"药的确定与"主病"联系起来，但此时仍是将药物的君臣佐使在临床组方前预先规定，并未在具体方剂内部探讨。梁代陶弘景《本草经集注》："养命之药则多君，养性之药则多臣，疗病之药则多佐。"[6] 沿袭《神农本草经》"三品"论君臣佐使的观点，但已指出应"犹依本性所主而兼复斟

酌"。《辅行诀脏腑用药法要》载："经云：主于补泻者为君，数量同与君而非主故为臣，从与佐监者为佐使。"[7]27 刘宋雷敩《雷公炮炙论》遵陶弘景之意云："世人使药，岂知自有君臣，既辨君臣，宁分相制。"[8]5 均进一步丰富完善了"臣药"的概念内涵。

隋唐时期，孙思邈《备急千金要方·用药》引《神农本草经》："凡药有君臣佐使，以相宣摄。合和者，宜用一君二臣三佐五使，又可一君三臣九佐使也。"[9]8 甄权《药性论》原书已佚，据宋代《苏沈良方》评："《药性论》乃以众药之和厚者定为君药，其次为臣为佐，有毒者多为使，此谬论也。设若欲攻坚积，则巴豆辈，岂得不为君也。"[10]123 可见初唐仍沿袭"三品"论。散见于《医心方》的《杂注本草》载："五脏为阴，六腑为阳，阴病难治，阳病易治。阴阳二病，用药性不同，阴须君药多，阳须臣药多，卒邪暴病使药多。"[11]7 对于"臣药"的定义有所改变，主张治疗阳病者多为"臣药"，治疗六腑者多为"臣药"。王冰注《黄帝内经素问》："上药为君，中药为臣，下药为佐使，所以异善恶之名位。服饵之道，当从此为法。治病之道，不必皆然。以主病者为君，佐君者为臣，应臣之用者为使，皆所以赞成方用也。"[4]545 也提出不可将"君臣佐使"的药物分类属性与方剂组成属性相混淆，"臣药"是为"佐君者"，辅以治疗"主病"。

宋金元时期，赵佶《圣济经》载："若此者，古方谓之相次，为君、为臣、为赞、为助，相治之道也。"[12]187,188《梦溪笔谈》载："用药有一君、二臣、三佐、五使之说，其意以谓药虽众，主病者在一物，其他则节节相为用，大略相统制，如此为宜。"[13]221 均是强调组方中药物当主从有序，相互配合。自《神农本草经》延至唐宋，类同"三品"论君臣佐使的观点还可见于《太平惠民和剂局方·论三品药畏恶相反》《太平圣惠方·分三品药及反恶》等。但其含义经王冰注释后，多数医家已将"君臣佐使"的药物分类属性与方剂组成属性相区分，如成无己《伤寒明理论》载："（小

青龙汤)……以麻黄为君。桂味辛热,甘草味甘辛,甘辛为阳,佐麻黄表散之,用二者所以为臣。"[14]48 此是结合小青龙汤证的病因病机,以及桂枝、甘草的性味等来共同确定此二药为方中之臣药。《伤寒明理论·序》载:"所谓君臣佐使者,非特谓上药一百二十种为君,中药一百二十种为臣,下药一百二十五种为佐使,三品之君臣也。制方之妙,的与病相对,有毒无毒,所治为病主。主病之谓君,佐君之谓臣,应臣之谓使,择其相须相使,制其相畏相恶,去其相反相杀,君臣有序而方道备矣。"[14]1 可见,此时已指出"君臣佐使"需随病证而立,明确"君臣佐使"在方剂内部的不同作用与相互关系。张元素《医学启源》载:"用药各定分两,为君最多,臣次之,佐使之次之,药之于证,所主停者,则各等分也。"[15]164 可见依据药物用量大小来确定君臣佐使之说应源于张元素。金元时期其他医家对君臣佐使与用药剂量的关系亦有所发挥,如李东垣《脾胃论》载:"君药,分两最多,臣药次之,使药又次之,不可令臣过于君,君臣有序,相与宣摄,则可以御邪除病矣。"[16]17 此处已出现"臣药"一词,与现代术语"臣药"的内涵基本相同。结合病证与药性具体分析其制方之君、臣药等,还可见于《儒门事亲》[17]90《内外伤辨惑论》[18]24《卫生宝鉴》[19]104《本草发挥》[20]120 等。

明清时期"臣(药)"这一名词已得到广泛运用,如《韩氏医通》[21]20《医旨绪余》[22]102《孙文垣医案》[23]19《喻选古方试验》[24]161《医方集解》[25]22《本草新编》[26]12,191《绛雪园古方选注》[27]56《成方切用》[28]83《重订通俗伤寒论》[29]57《重庆堂随笔》[30]55《本草害利》[31]自序《推求师意》[32]42《轩岐救正论》[33]79,80《医碥》[34]52《本草从新》[35]35《要药分剂》[36]17《风劳臌膈四大证治》[37]9《医心方》[38]7《医述》[39]359《万氏秘传片玉痘疹》[40]30《医学入门》[41]130《冯氏锦囊秘录》[42]356 等均以"臣(药)"等阐述方论,强调方中诸药是在相互关系中体现各自君臣佐使地位。如陈嘉谟《本草蒙筌》载:"重者主病以为君,轻者为臣而佐助,立方之

法,仿此才灵。"[43]15 张景岳《类经》:"主病者,对证之要药也,故谓之君。君者味数少而分两重,赖之以为主也。佐君谓之臣,味数稍多而分两稍轻,所以匡君之不迨也……此则君臣佐使之义。"[44]153 于此可见,一个方剂中的君、臣、佐、使应随症状的主次、轻重、缓急而变化。

现代有关著作均以"臣药"作为规范名,如《中医大辞典》[45]594《常用中药词语词典》[46]128《中医药常用名词术语辞典》[47]123《中医药学名词》[48]170《临床医学多用辞典》[49]1095《中国中医药学主题词表》[50]II-205《中医方剂学中级讲义》(南京中医学院)[51]2、《中医方剂学讲义》(南京中医学院)[52]2、《中医方剂学讲义》(南京中医学院)[53]7、《中医方剂学》(江苏新医学院)[54]7、《方剂学》(广东中医学院)[55]5《中医方剂手册》[56]3《治法与方剂》(河南中医学院)[57]13、《方剂的组成原则与变化》[58]2《实用方剂学》[59]38《中国医学百科全书·方剂学》[60]3《方剂学》(许济群)[61]6、《方剂学》(南京中医学院)[62]5、《方剂学》(贵阳中医学院)[63]11、《方剂学》(段富津)[64]8、《方剂学》(冯泳)[65]16、《方剂学》(邓中甲)[66]19、《现代方剂学》[67]7《方剂学》(李飞)[68]64、《方剂学》(谢鸣)[69]37、《方剂学》(贾波)[70]11、《方剂学》(李冀)[71]11 等。

总之,"臣药"之"臣"最早出现在《神农本草经》与《黄帝内经素问·至真要大论》,《神农本草经》以"上药""中药""下药"三品论君臣佐使,《黄帝内经素问·至真要大论》谓"佐君之谓臣",已能基本反映"臣药"的部分本意。后世如《药对》《本草经集注》、王冰注《黄帝内经素问》《伤寒明理论》均对三品论进一步阐释,提出应将"君臣佐使"的药物分类属性与方剂组成属性相区分。金代张元素首次提出依据药物用量大小确定君臣佐使,《医学启源》曰:"用药各定分两,为君最多,臣次之。"元代《脾胃论》已出现"臣药"一词,与"臣药"的现代术语内涵基本相同。自此"臣药"这一名词得到广泛运用,诸医家运用"君臣佐使"理论阐释方义,如明清时期的《医方考》《医方集解》《绛雪园古方选注》《成

方切用》《医方论》等。"臣药"的内涵也得以进一步丰富。

五、文献辑录

《礼记·少仪第十七》:"臣则左之。"[1]119

《说文解字·臣部》:"臣,牵也,事君也,象屈服之形。"[2]66

《神农本草经》卷一:"上药一百二十种为君,主养命以应天,无毒,多服久服不伤人……中药一百二十种为臣,主养性以应人,无毒有毒斟酌其宜……下药一百二十种,为佐使,主治病以应地,不可久服。"[3]7-13 "药有君臣佐使,以相宣摄。合和,宜用一君二臣三佐五使,又可一君三臣九佐使也。"[3]17

《黄帝内经素问·至真要大论》:"君一臣二,奇之制也,君二臣四,偶之制也。君二臣三,奇之制也,君二臣六,偶之制也。"[4]529 "君一臣二,制之小也;君一臣三佐五,制之中也;君一臣三佐九,制之大也。"[4]541 "主病之谓君,佐君之谓臣,应臣之谓使,非上下三品之谓也。"[4]545 "(王冰注)上药为君,中药为臣,下药为佐使,所以异善恶之名位。服饵之道,当从此为法。治病之道,不必皆然。以主病者为君,佐君者为臣,应臣之用者为使,皆所以赞成方用也。"[4]545

《雷公药对》卷二:"防风……治头面来去风气,头眩颠倒,大风湿痹,臣。"[5]94 "葛根 平,主暴中风,金疮,出汗,臣。"[5]102

《本草经集注》卷一:"养命之药则多君,养性之药则多臣,疗病之药则多佐;犹依本性所主,而兼复斟酌。"[6]

《辅行诀脏腑用药法要·劳损病方》:"经云:主于补泻者为君,数量同与君而非主故为臣,从与佐监者为佐使。"[7]27

《雷公炮炙论·原叙集释》:"世人使药,岂知自有君臣,既辨君臣,宁分相制。"[8]5

《备急千金要方·用药》:"凡药有君臣佐使,以相宣摄。合和者,宜用一君、二臣、三佐、五使,又可一君、三臣、九佐使也。"[9]8

《苏沈良方·拾遗卷上》:"《药性论》乃以众药之和厚者定为君药,其次为臣为佐,有毒者多为使,此谬论也。设若欲攻坚积,则巴豆辈岂得不为君也。"[10]123

《医心方》卷一:"[服药节度第三]五脏为阴,六腑为阳,阴病难治,阳病易治。阴阳二病,用药性不同,阴须君药多,阳须臣药多,卒邪暴病使药多。"[11]7

《圣济经》卷十:"昔人语药,必谓之情者以此。观其任能,有独用专达之法。古方谓之单行,独用一物,专达一病也。相须则相得而良者也,相济则相得而治者也。若此者,古方谓之相次。为君为臣,为赞为助,相治之道也。"[12]187,188

《梦溪笔谈》卷二十六:"旧说有'药用一君、二臣、三佐、五使'之说,其意以谓药虽众,主病者专在一物,其他则节级相为用,大略相统制,如此为宜。不必尽然也。所谓'君'者,主此一方者,固无定物也。"[13]221

《伤寒明理论·序》载:"所谓君臣佐使者,非特谓上药一百二十种为君,中药一百二十种为臣,下药一百二十五种为佐使,三品之君臣也。制方之妙,的与病相对,有毒无毒,所治为病主。主病之谓君,佐君之谓臣,应臣之谓使,择其相须相使,制其相畏相恶,去其相反相杀,君臣有序而方道备矣。"[14]1

卷四:"以麻黄为君。桂味辛热,甘草味甘辛,甘辛为阳,佐麻黄表散之,用二者所以为臣。"[14]48

《医学启源》下卷:"用药各定分两。为君最多,臣次之,佐使之次之,药之于证,所主停者,则各等分也。"[15]164

《脾胃论》卷上:"君药,分两最多,臣药次之,使药又次之,不可令臣过于君,君臣有序,相与宣摄,则可以御邪除病矣。"[16]17

《儒门事亲》卷之三:"(神芎丸)此方以牵牛、滑石为君,以大黄、黄芩为臣,以芎、连、薄荷为使。"[17]90《内外伤辨惑论》卷中:"(清暑益气汤)以黄芪、人参、甘草补中益气为君;甘草、橘皮、当归身甘辛微温,养胃气,和血脉为臣。"[18]24

《卫生宝鉴》卷九:"(冲和顺气汤)以升麻苦平,葛根甘温,自地升天,通行阳明之气为君。人之气以天地之疾风名之,气留而不行者,以辛散之,防风辛温,白芷甘辛温,以散滞气,用以为臣。苍术苦辛,蠲除阳明经之寒湿;白芍药之酸,安太阴经之怯弱。《十剂》云:'补可去弱,人参、羊肉之属是也。'人参、黄芪、甘草,甘温益正气以为佐。《至真要大论》云:'辛甘发散为阳。'生姜辛热,大枣甘温,和荣卫,开腠理,致津液,以复其阳气,故以为使也。"[19]104

《本草发挥》卷四:"《至真要大论》曰:有毒无毒,所治为主。主病者为君,佐君者为臣,应臣者为使。一法力大者为君。凡药之所用,皆以气味为主。补泻在味,随时换。气薄者为阳中之阴,气厚者为阳中之阳。味薄者为阴中之阳,味厚者为阴中之阴。辛甘淡之热者为阳中之阳,辛甘淡之寒者为阳中之阴。酸苦酸之寒者为阴中之阴,酸苦咸之热者为阴中之阳。夫辛甘淡酸苦咸,乃味之阴阳,又为地之阴阳也。温凉寒热,乃气之阴阳,又为天之阴阳也。气味生成,而阴阳造化之机存焉。一物之内,气味兼有;一药之中,理性具焉。主对治疗,由是而出。假令治表实,麻黄、葛根;表虚,桂枝、黄芪;里实,枳实、大黄;里虚,人参、芍药。热者黄芩,黄连,寒者干姜、附子之类也。君药分两最多,臣药次之,佐使药又次之。不可令臣过于君。君臣有叙,相与宣摄,则可以御邪除病矣。"[20]120

《韩氏医通》卷下:"大凡病则气滞而馁,故香附于气分为君药,世所罕知。佐以木香,散滞泄肺;以沉香,无不升降;以小茴香,可行经络;而盐炒则补肾间元气。香附为君,参、芪为臣,甘草为佐,治气虚甚速。佐以厚朴之类,决壅积;莪、棱之类,攻其甚者。予尝避诸香药之热,而用檀香佐附,流动诸气,极妙!"[21]20

《医旨绪余》下卷:"[论香附]香附为君,参芪为臣,甘草为佐,治虚怯甚速。佐以厚朴之类,决壅积;佐以棱、莪之类,攻壅积之甚者。予

尝避诸香燥之热,而用檀香佐香附者,以檀香流动诸气极妙也。"[22]102

《孙文垣医案》卷一:"用白螺蛳壳火煅存性为君,南星、半夏为臣,柴胡、甘草为佐,面糊为丸,令早晚服之,未终剂而汛行不肿,次年生女。"[23]19

《万氏秘传片玉痘疹》卷五:"代天宣化丸……数药先视年之所属者以为君,其余主岁者以为臣。为君者倍之,为臣者半之,为佐者如臣四分之三。"[40]30

《医学入门·内集》:"若治病急方,必分君臣,大概君药用十分,臣药用七八分,佐药用五六分,使药用三四分,外有加减,数同佐使。病最重者,虽君臣分两悬绝无疑。譬之烟火硝黄,转移迥殊,可不小心斟酌之乎!"[41]130

《本草蒙筌·总论》:"重者主病以为君,轻者为臣而佐助,立方之法,仿此才灵。"[43]15

《类经》卷十二:"主病者,对证之要药也,故谓之君。君者,味数少而分两重,赖之以为主也。佐君者谓之臣,味数稍多而分两稍轻,所以匡君之不迨也。应臣者谓之使,数可出入而分两更轻,所以备通行向异之使也。此则君臣佐使之义。"[44]153

《喻选古方试验》卷四:"按:香附于气分为君药,人所罕知,臣以参芪,佐以甘草,治虚怯甚速。"[24]161

《医方集解·补养之剂》:"此足太阳、手足太阴药也。黄芪补气,专固肌表,故以为君;白术益脾,脾主肌肉,故以为臣;防风去风,为风药卒徒,而黄芪畏之,故以为使,以其益卫固表,故曰玉屏风。(李东垣曰:黄芪得防风,其功益大,取其相畏而相使也。《准绳》曰:卒中偏枯之证,未有不因真气不周而病者,故黄芪为必用之君药,防风为必用之臣药。黄芪助真气者也,防风载黄芪助真气,以周于身者也,亦有治风之功焉。许胤宗治王太后中风口噤,煎二药熏之而愈,况服之乎。)"[25]22

《本草新编·七方论》:"大方之中,如用君药至一两者,臣则半之,佐又半之。不可君药少

方
剂

于臣药，臣药少于佐使。"[26]12

卷四："[山茱萸]或问六味丸之妙义，已将各药阐发无遗，不知山茱萸亦可再为宣扬乎？曰：山茱萸乃六味丸中之臣药也，其功必大中诸药，是以仲景公用之耳。"[26]191

《绛雪园古方选注》上卷："(五苓散)苓，臣药也。二苓相辅，则五者之中，可为君药矣，故曰五苓。"[27]56

《成方切用》卷二上："(玉屏风散)黄芪补气，专固肌表，故以为君。白术益脾，脾主肌肉，故以为臣。防风去风，为风药卒徒，而黄芪畏之，故以为使。以其益卫固表，故曰玉屏风。"[28]83

《重订通俗伤寒论·第二章》："柴胡白虎汤……柴胡达膜，黄芩清火，本为和解少阳之君药。而臣以白虎法者，以其少阳证少而轻，阳明证多而重也。佐以花粉，为救液而设。使以荷叶，为升清而用。合而为和解少阳阳明，寒轻热重，火来就燥之良方。"[29]57

《重庆堂随笔》卷下："何首乌内调气血，外散疮痈，功近当归，亦是血中气药。第当归香窜，主血分风寒之病；首乌不香，主血分风热之疾为异耳。故同为妇科、疮科要药，并治虚疟，并滑大肠。无甚滋补之力，昔人谓可代熟地，实未然也。切庵先生谓熟地、首乌皆是君药，方中不可同用，尤属笑谈。夫药之孰为君、孰为臣，当随证制方而后定其任，见是证，用是药，即为君药。明乎此，则本草所载，孰不可以为君？书曰：任官惟贤材，是治世之贤，不以资格门第论也。草木金石诸品，皆谓之药材，是治病之药，不以贵贱纯驳论也。良医良相同功，亦惟识其材而任之当耳。所谓医道通于治道也。"[30]55

《本草害利·自序》："先生袖出一帙曰：本草分队。取其用药如用兵之意，盖脏腑，即地理也，处方如布阵也，用药如用兵将也。病本在于何经，即以君药主将标于何经。为臣使之药，即所以添兵弁。"[31]自序

《推求师意》卷上："本草于知母、草果、乌梅、穿山甲皆言治疟。然知母性寒，入治足阳明

独盛之火，使其退就太阳也；草果性温燥，治足太阳独盛之寒，使其退就阳明也。二味合和，则无阴阳交作之变，故为君药。常山主寒热疟，吐胸中痰结，故用为臣。甘草和诸药，乌梅去痰，槟榔除痰癖、破滞气，故用为佐。川山甲以其穴山而居，遇水而入，则是出阴入阳，穿其经络于荣分，以破暑结之邪，故用为使。"[32]42

《轩岐救正论》卷三："[常山]汪石山曰：《本草》于知母、草果、乌梅、穿山甲皆言治疟，然知母性寒入治足阳明独盛之火，使其退就太阳也；草果性温燥，治足太阴独盛之寒，使其退就阳明也，二味合和，则无阴阳交作之变，故为君药；常山主寒热疟，吐胸中痰结，故用为臣；甘草和诸药，乌梅去痰；槟榔除痰癖，破滞气，故用为佐；川山甲以其穿山而居，遇水而入，则是出阴入阳，穿其经络于营分，以破暑结之邪，故用为使。"[33]79,80

《医碥》卷一："此证未有不因真气不周而病者，故黄芪为必用之君药，防风为必用之臣药，黄芪助真气者也，防风载黄芪助真气以周于身者也，亦能发散风邪。"[34]52

《本草从新》卷二："又曰：凡人病则气滞而馁。香附为气分君药，臣以参芪，佐以甘草，治气滞甚速也。"[35]35

《要药分剂》卷一："香附……【前论】李中梓曰：此乃治标之剂，惟气实血未大虚者宜之。不然，恐损气而燥血，愈致其疾矣。世俗泥于女科仙药一语，惜未有发明及此者。万全曰：凡人病则气滞而馁，故香附于气分为君药，臣以参、芪，佐以甘草，治虚怯甚速也，世人所罕知。"[36]17

《风劳臌膈四大证治·中风》："王宇泰曰：卒仆偏枯之症，未有不因正气不周而病。故黄芪为必用之君药，防风为必用之臣药。黄芪助真气者也，防风载黄芪助真气以周于身者也，亦有治风之功焉。"[37]9

《医心方》卷一："五脏为阴，六腑为阳，阴病难治，阳病易治。阴阳二病，用药性不同，阴须君药多，阳须臣药多，卒邪暴病使药多。"[38]7

《医述》卷六："[中风]卒仆、偏枯之证，虽有

多因,未有不因真气不周而病者,故黄芪为必用之君药,防风为必用之臣药。黄芪,助真气者也;防风,载黄芪,助真气以周于身者也,亦有治风之功焉。(戴复庵)"[39]359

《冯氏锦囊秘录·杂症大小合参》:"[方脉自汗盗汗合参]玉屏风散……黄芪补气专固肌表,故以为君;白术益脾,脾主肌肉,故以为臣;防风去风,为风药卒徒而黄芪畏之,故以为使。以其益卫固表,故曰玉屏风。黄芪得防风而功益大,取其相畏而相使也。卒中偏枯之症,未有不因真气不周而病者,故黄芪为必用之君药,防风为必用之臣药,黄芪助真气者也。防风载黄芪助真气以周于身者也,且有治风之功焉,许胤宗治王太后中风口噤,煎二药熏之而愈,况服之乎?"[42]356

《中医方剂学讲义》(南京中医学院方剂教研组,1960):"臣药,即方中协助君药治疗主病或主症的药物。"[52]2

《中医方剂学中级讲义》:"协助君药加强疗效的为臣药。"[51]2

《中医方剂学讲义》(南京中医学院,1964):"臣药是辅助君药和加强君药功效的药物。"[53]7

《中医方剂学》:"臣药是辅助君药和加强君药功效的药物。"[54]7

《方剂学》(广东中医学院):"辅药是协助主药更好地发挥作用的药物。"[55]5

《中医方剂手册》:"辅药是辅助主药,以加强主药效力的药物。"[56]3

《治法与方剂》:"辅药,是指在药方中辅助主药,加强主药疗效,或者解决次要矛盾的药物。"[57]13

《方剂的组成原则与变化》:"臣药:是辅助君药以加强对主病、主证的作用的药物;或对兼病、兼证起主要治疗的药物。"[58]2

《方剂学》(许济群):"臣药:有两种意义。① 辅助君药加强治疗主病或主证的药物;② 针对兼病或兼证起主要治疗作用的药物。"[61]6

《方剂学》(南京中医学院):"臣药,是协助君药以加强治疗作用的药物。"[62]5

《中国医学百科全书·方剂学》:"臣药:是协助主药以加强治疗作用的药物。"[60]3

《方剂学》(贵阳中医学院):"臣药,又称辅药。是辅助君药加强治疗主病或主证的药物;针对兼病、兼证起主要治疗的药物。"[63]11

《实用方剂学》:"臣药:是协助主药以加强治疗作用的药物。"[59]38

《中医大辞典》:"方剂配偶中协助君药(主药)或加强君药功效的药物。参见君臣佐使条。"[45]594

《中国中医药学主题词表》:"君臣佐使:monarch minister assistant guide。属中药配伍;指方药中诸药之不同的作用,君药为对主证起主要作用的药;臣药为辅助君药加强治主证的药物或对兼证起主要作用的药;佐药为佐助药、佐制药、反佐药;使药为引经药、调和药。"[50]Ⅱ-205

《方剂学》(段富津):"臣药,有两种意义。一是辅助君药加强治疗主病或主证的药物。二是针对兼病或兼证起治疗作用的药物。"[64]8

《常用中药词语词典》:"有两种意义。① 辅助群药加强治疗主病或主证的药物;② 针对兼病或兼证起主要治疗作用的药物,其药力小于君药,如麻黄汤中的桂枝。"[46]128

《中医药常用名词术语辞典》:"方剂中辅助君药治疗主病或主证,或针对兼证起治疗作用的药物。它的药力小于君药。在一首方剂中,臣药的药味可多于君药。参见君臣佐使条。"[47]123

《方剂学》(冯泳):"臣药:有两种意义。① 辅助君药加强治疗主病或主证的药物。② 针对兼病或兼证起主要治疗作用的药物。"[65]16

《方剂学》(邓中甲):"臣药:有两种意义。① 辅助君药加强治疗主病或主证作用的药物;② 针对重要的兼病或兼证起主要治疗作用的药物。"[66]19

《中医药学名词》:"又称辅药。方剂中辅助君药治疗主证的药物。"[48]170

《临床医学多用辞典》:"组成方剂的药物之一。包括:① 辅助君药加强治疗主病或主证的药物。② 针对兼病或兼证起主要治疗作用的药物。"[49]1095

《现代方剂学》:"臣药有两种意义,一是辅助君药加强治疗主病或主证的药物。二是针对兼病或兼证起治作用的药物。"[67]7

《方剂学》(李飞):"臣药,其意义有二:一是加强君药治疗主病或主证,即辅助君药以解决主要矛盾的药物;二是指治疗兼病或兼证的药物,以解决次要矛盾。"[68]64

《方剂学》(谢鸣,周然):"臣药是辅助君药加强其治疗作用的药物。"[69]37

《方剂学》(李冀):"臣药:一是辅助君药以加强治疗主病或主证的药物;二是针对兼病或兼证起治疗作用的药物。其在方中之药力小于君药。"[71]11

《方剂学》(贾波):"臣药:有两种意义:一是辅助君药加强治疗主病或主证的药物,二是针对重要的兼病或兼证起主要治疗作用的药物。"[70]11

 参考文献

[1] 未著撰人.礼记[M].沈阳:辽宁教育出版社,2000:119.

[2] [汉]许慎.说文解字[M].长沙:岳麓书社,2006:66.

[3] 未著撰人.神农本草经[M].[清]顾观光重辑,[清]黄奭辑.北京:人民卫生出版社,1956:7-13,17.

[4] 未著撰人.黄帝内经素问[M].[唐]王冰注,[宋]林亿校正.北京:人民卫生出版社,1956:529,541,545.

[5] [北齐]徐之才.雷公药对[M].尚志钧,尚元胜辑校.合肥:安徽科学技术出版社,1994:94,102.

[6] [南朝梁]陶弘景.本草经集注[M].尚志钧辑校.芜湖:芜湖医学专科学校,1985.

[7] 王雪苔.《辅行诀脏腑用药法要》校注考证[M].北京:人民军医出版社,2009:27.

[8] [南朝宋]雷敩.雷公炮炙论[M].南京:江苏科学技术出版社,1985:5.

[9] [唐]孙思邈.备急千金要方[M].北京:中医古籍出版社,1999:8.

[10] [宋]沈括,苏轼.苏沈良方[M].北京:华夏出版社,1996:123.

[11] [日]丹波康赖.医心方[M].北京:华夏出版社,1996:7.

[12] [宋]赵佶.圣济经[M].北京:人民卫生出版社,1990:187,188.

[13] [宋]沈括.梦溪笔谈[M].长沙:岳麓书社,2000:221.

[14] [金]成无己.伤寒明理论[M].北京:商务印书馆,1957:1,48.

[15] [金]张元素.医学启源[M].北京:人民卫生出版社,1978:164.

[16] [元]李东垣.脾胃论[M].北京:中国中医药出版社,2007:17.

[17] [金]张子和.儒门事亲[M].天津:天津科学技术出版社,1999:90.

[18] [元]李东垣.内外伤辨惑论[M].北京:中国医药科技出版社,2011:24.

[19] [元]罗天益.卫生宝鉴[M].北京:中国中医药出版社,2007:104.

[20] [明]徐彦纯.本草发挥[M].北京:中国中医药出版社,2015:120.

[21] [明]韩懋.韩氏医通[M].南京:江苏科学技术出版社,1985:20.

[22] [明]孙一奎.医旨绪余[M].南京:江苏科学技术出版社,1983:102.

[23] [明]孙一奎.孙文垣医案[M].北京:中国中医药出版社,2009:19.

[24] [清]喻嘉言.喻选古方试验[M].北京:中医古籍出版社,1999:161.

[25] [清]汪昂.医方集解[M].上海:上海科学技术出版社,1979:22.

[26] [清]陈士铎.本草新编[M].北京:人民军医出版社,2013:12,191.

[27] [清]王子接.绛雪园古方选注[M].北京:中国中医药出版社,1993:56.

[28] [清]吴仪洛.成方切用[M].上海:上海科学技术出版社,1963:83.

[29] [清]俞根初.重订通俗伤寒论[M].上海:上海卫生出版社,1956:57.

[30] [清]王孟英.重庆堂随笔[M].北京:中医古籍出版社,1987:55.

[31] [清]凌奂.本草害利[M].北京:中医古籍出版社,1982:自序.

[32] [明]戴思恭.推求师意[M].南京:江苏科学技术出版社,1984:42.

[33] [明]萧京.轩岐救正论[M].北京:线装书局,2011:79,80.

[34] [清]何梦瑶.医碥[M].上海:上海科学技术出版社,1982:52.

[35] [清]吴仪洛.本草从新[M].北京:中医古籍出版社,

2001：35.

[36] [清]沈金鳌.要药分剂[M].上海：上海卫生出版社，
1958：17.

[37] [清]姜天叙.风劳臌膈四大证治[M].南京：江苏人
民出版社，1959：9.

[38] [日]丹波康赖.医心方[M].北京：华夏出版社，
1996：7.

[39] [清]程文囿.医述[M].合肥：安徽科学技术出版社，
1983：359.

[40] [明]万全.万氏秘传片玉痘疹[M].武汉：湖北科学
技术出版社，1986：30.

[41] [明]李梴.医学入门[M].北京：中国中医药出版社，
1995：130.

[42] [清]冯兆张.冯氏锦囊秘录[M].北京：中国中医药
出版社，1996：356.

[43] [明]陈嘉谟.本草蒙筌[M].北京：中医古籍出版社，
2009：15.

[44] [明]张介宾.类经[M].北京：中国中医药出版社，
1997：153.

[45] 李经纬，邓铁涛，等.中医大辞典[M].北京：人民卫
生出版社，1995：594.

[46] 于维萍，李守俊，马秋菊，等.常用中药词语词典[M].
济南：山东科学技术出版社，1998：128.

[47] 李振吉.中医药常用名词术语辞典[M].北京：中国
中医药出版社，2001：123.

[48] 全国科学技术名词审定委员会.中医药学名词[M].
北京：科学出版社，2005：170.

[49] 柯天华，谭长强，汪宝林，等.临床医学多用辞典[M].
南京：江苏科学技术出版社，2006：1095.

[50] 吴兰成.中国中医药学主题词表[M].北京：中医古
籍出版社，1996：Ⅱ-205.

[51] 南京中医学院方剂教研组.中医方剂学中级讲义
[M].北京：人民卫生出版社，1961：2.

[52] 南京中医学院方剂教研组.中医方剂学讲义[M].北
京：人民卫生出版社，1960：2.

[53] 南京中医学院.中医方剂学讲义[M].上海：上海科
学技术出版社，1964：7.

[54] 江苏新医学院.中医方剂学[M].上海：上海人民出
版社，1972：7.

[55] 广东中医学院.方剂学[M].上海：上海人民出版社，
1974：5.

[56] 江西中医学院附属医院.中医方剂手册[M].南昌：
江西人民出版社，1975：3.

[57] 河南中医学院.治法与方剂[M].北京：人民卫生出
版社，1976：13.

[58] 王绵之.方剂的组成原则与变化[M].北京：北京中
医学院印，1981：2.

[59] 周凤梧.实用方剂学[M].济南：山东科学技术出版
社，1989：38.

[60] 杨医亚.方剂学[M]//钱信忠.中国医学百科全书.上
海：上海科学技术出版社，1988：3.

[61] 许济群.方剂学[M].上海：上海科学技术出版社，
1985：6.

[62] 南京中医学院.方剂学[M].北京：中医古籍出版社，
1987：5.

[63] 贵阳中医学院.方剂学[M].贵阳：贵阳人民出版社，
1989：11.

[64] 段富津.方剂学[M].上海：上海科学技术出版社，
1997：8.

[65] 冯泳.方剂学[M].北京：中医古籍出版社，2002：16.

[66] 邓中甲.方剂学[M].北京：中国中医药出版社，
2004：19.

[67] 邱德文，冯泳，邹克扬.现代方剂学[M].北京：中医
古籍出版社，2006：7.

[68] 李飞.方剂学[M].北京：人民卫生出版社，2011：64.

[69] 谢鸣，周然.方剂学[M].北京：人民卫生出版社，
2013：37.

[70] 贾波.方剂学[M].北京：中国中医药出版社，2016：
11.

[71] 李冀.方剂学[M].北京：中国中医药出版社，2016：
11.

方
剂

（赵　黎）

曲　剂

qū jì

一、规范名

【汉文名】曲剂。

【英文名】fermented medicine。

【注释】将药料与面粉混合，保持适当的
温度和湿度，任其自然发酵制成的内服固体制

剂,或将已发酵的药材与其他药料混合所制得的制剂。

二、定名依据

"曲剂"作为剂型名词,所见最早于1956年出版的《中药成药配制经验介绍》,概念内涵与本术语"曲剂"基本相同。在此之前,明代王肯堂《证治准绳》在南星炮制方法中出现了"曲剂"一词,但是"面剂"之意,非剂型名词。

自近代《中药成药配制经验介绍》提出"曲剂"之后,在近现代文献中,多使用"曲剂"作为规范名,也没有出现新的意指曲剂的名称。如《药剂学》《中医大辞典》《中医辞海》《现代药学名词手册》《中医药学名词》均以"曲剂"作为规范名,说明"曲剂"作为规范名已成为共识,符合术语定名的约定俗成原则。

"曲剂"作为一个剂型名词,指利用发酵技术制成供以药用的制剂,能完整、准确表达术语内涵,而且易懂、易记、易读、简洁,所以"曲剂"作为规范名,符合术语定名的科学性、简明性原则。

我国2005年出版的全国科学技术名词审定委员会审定公布的《中医药学名词》已以"曲剂"作为规范名。所以"曲剂"作为规范名也符合术语定名的协调一致原则。

三、同义词

未见。

四、源流考释

远古时期,谷物因保藏不当,受潮后发霉或发芽,发霉或发芽的谷物可以继续发酵成酒。这些发霉或发芽的谷物就是造酒最原始的发酵原料,《尚书》商君武丁曰:"若作酒醴,尔惟曲蘖。"[1]95《说文解字》:"蘖,牙米也"[2]147,指发芽的谷物;《释名》:"曲,朽也,郁之使衣生朽败也"[3]63,指发霉的谷物。古人用曲法酿酒,这是曲的最初应用,且被后世承袭发展。

春秋至秦汉时期,曲被应用治疗疾病。在《左传》记事中就有"叔展曰:'有麦麹乎?'曰:'无。''有山鞠穷乎?'曰:'无。''河鱼腹疾奈何?'"[4]135春秋时期已知用小麦发酵的麦曲治疗"河鱼腹疾",此为用曲治病之最早记载。

《神农本草经》记载中有"面曲"[5]129一词,汉代张仲景《金匮要略方论》薯蓣丸方组成中用到了"曲(十分)"[6]20。此期虽没有关于"曲"制作方法的文献记载,但可以推断至少是小麦或面粉发酵而成的固体制剂。豆豉是我国传统酿造食品之一,汉代虽也没有豆豉制作方法的文献记载,但已经是药食两用了。汉代刘熙《释名》:"豉,嗜也,五味调和须之而成,乃可甘嗜也,故齐人谓豉声同嗜也。"[3]63说明汉代豆豉已是"五味调和须之而成"的主要调味品。医用方面,《伤寒论》中清宣郁热之栀子豉汤、涌吐之瓜蒂散,均用到了香豉。豆豉被称为香豉,可以推测汉代豆豉制作技术已经成熟。

魏晋南北朝时期,《肘后备急方》一些方中用到了"曲"[7]88和"豆豉"[7]44,《本草经集注》中总结记载,小麦作曲有"消谷,止痢"[8]506之功,豆豉"味苦,寒,无毒。主治伤寒头痛寒热……食中之常用。"[8]504《雷公炮炙论》提出了曲的用法,"曲,凡使,捣作末后,掘地坑,深二尺,用物裹,纳坑中至一宿,明出,焙干用。"[9]88"昔人用曲,多是造酒之曲"[10]657。南北朝时期出现了最早系统记录制曲、酿酒经验的文献著作——贾思勰《齐民要术》,书中出现了"神曲"一词,如"又造神曲法"[11]265"河东神曲方"[11]268等,神曲作为酒曲,制作原料主要是小麦,在制曲时掺入桑叶、苍耳、艾、茱萸等按一定比例煮取的中草药汁,这种曲发酵力强,故名"神曲"。在酒曲制作技术上对水量、温度等都有明确严格的规定。《齐民要术》中还记载有做曲饼的一种圆形曲模——"圆铁范"[11]265,为后世制作药曲奠定重要基础。《齐民要术》中制酒神曲的制作方法是后世中药神曲制作之滥觞,"曲剂"的内涵——将小麦与药汁混合,保持适当的温度和湿度,任其自然发酵制成的内服固体制剂,已经体现出来了。《齐民要术》

中还系统总结记载了"豆豉"制作方法,尤其是家常食豉的制作方法[11]321,被后世承袭且改进提高。将豆发酵,再与桑叶继续发酵作豉,药食两用,"曲剂"另一内涵——将已发酵的药材与其他药料混合所制得的制剂,初见端倪。

隋唐时期,孟诜《食疗本草》记载了以大豆发酵制作豉,后加一些食材、药材制作豉汁供药、食的方法:"以大豆为黄蒸,每一斗加盐四升,椒四两,春三日,夏二日,冬五日即成。半熟,加生姜五两,既洁且精。"[12]124

宋金元时期,我国政府颁发的第一部成药典《太平惠民和剂局方》记载有神曲的炮炙要求,"凡使:并用炒过,方入药用"[13]434,多首方剂用到神曲、半夏曲、豆豉或豉汁,这些曲药多是配伍在方剂中使用。

明清时期,《本草纲目》总结记载了神曲[10]657、半夏曲[10]515,516、南星曲[10]513、豆豉[10]651等发酵制剂,将药料与面粉混合"作饼,楮叶包置篮中,待生黄衣,晒干用"为基本的制曲方法,或将已发酵的药材与其他药料混合所制,奠定了后世各种曲药的基本做法。王肯堂《证治准绳》中记载治疗"不能食"中的生胃丹,方中南星炮制方法中出现了"曲剂"一词,"用黄土半斤,将生姜汁拌黄土成曲剂包裹,慢火煨香透,去土不用,将南星切细焙干,同后药研"[14]680,显然此"曲剂"是"面剂""泥团"之意,非剂型名词。此期曲剂的制作方法基本定型、临床应用已经很有规模,但"曲剂"这一剂型名词还未出现。

近现代,出现了曲剂的剂型名称和内涵规定,最早见于1956年出版的《中药成药配制经验介绍》:"曲剂 将面粉及药料混合,并保持适当的温度与湿度,使它自然发酵,产生酵母,这一类的制剂,叫做'曲剂',常用的有六神曲、建曲、半夏曲、沉香曲、红曲等。"[15]115其概念内涵与本术语基本相同,其他有关著作多以沿用,如《药剂学》(南京药学院)[16]493、《中医大辞典》[17]611《中医辞海》[18]1168《现代药学名词手册》[19]200《中医药学名词》[20]172。如《中医药学名词》:"曲剂……

将药料与面粉混合,保持适当的温度和湿度,任其自然发酵制成的内服固体制剂,或将已发酵的药材与其他药料混合所制得的制剂。"表述较为全面。

总之,早期人们即发现制酒之曲有"消谷,止痢"的作用,被用于治疗胃肠疾患。渐渐地在酒曲的基础上加入其他药物,经发酵制成专供药用的各种曲剂,沿用至今。根据中药所采用发酵方法的不同,将曲药分为两大类:一类为药料与面粉混合发酵,如六神曲、建神曲、半夏曲、沉香曲等;另一类为直接用药料进行发酵,如淡豆豉、百药煎等。在古方中,基本上都是把曲剂当作一种药物加入到药方中使用,较少单独作为一种剂型使用,而且在近代文献中才出现"曲剂"这一剂型规范名词。

五、文献辑录

《尚书·说命》:"若作酒醴,尔惟曲糵。"[1]95

《说文解字·米部》:"糵,牙米也。"[2]147

《释名》卷四:"曲,朽也,郁之使生衣朽败也。"[3]63"豉,嗜也,五味调和须之而成,乃可甘嗜也,故齐人谓豉声同嗜也。"[3]63

《左传·宣公十二年》:"叔展曰:'有麦麴乎?'曰:'无。''有山鞠穷乎?'曰:'无。''河鱼腹疾奈何?'"[4]135

《神农本草经·附诸药制使》:"柏实,牡蛎,桂心,瓜子为使,畏菊花,羊蹄,诸石,面曲。"[5]129

《金匮要略方论·血痹虚劳病脉证并治》:"[薯蓣丸]方……薯蓣三十分,当归、桂枝、麴、干地黄、豆黄卷各十分,甘草二十八分,人参七分,芎藭、芍药、白术、麦门冬、杏仁各六分,柴胡、桔梗、茯苓各五分,阿胶七分,干姜三分,白蔹二分,防风六分,大枣百枚,为膏。"[6]20

《肘后备急方》卷三"治寒热诸疟方第十六治疟病":"方,鼠妇,豆豉二七枚,合捣,令相合。未发时,服二丸,欲发时服一丸。"[7]44

卷四"治脾胃虚弱不能饮食方第三十四":"又方,曲一斤,干姜十两,茱萸一升,盐一弹,合

方
剂

捣,蜜和如弹丸,日三服。"[7]88

《本草经集注》卷七:"小麦……以作曲,温,消谷,止痢。"[8]506"豉……味苦,寒,无毒。主治伤寒头痛寒热,瘴气恶毒,烦躁满闷,虚劳喘吸,两脚疼冷。又杀六畜胎子诸毒。豉,食中之常用。"[8]504

《雷公炮炙论》中卷:"曲,凡使,捣作末后,掘地坑,深二尺,用物裹,内坑中至一宿,明出,焙干用。"[9]88

《本草纲目·草部》:"造南星曲法:以姜汁、矾汤,和南星末作小饼子,安蓝内,楮叶包盖,待上黄衣,乃取晒收之。"[10]513"研末以姜汁、白矾汤和作饼,楮叶包置篮中,待生黄衣,晒干用,谓之半夏曲。白飞霞医通云:痰分之病,半夏为主,造而为曲尤佳。治湿痰以姜汁、白矾汤和之,治风痰以姜汁及皂荚煮汁和之,治火痰以姜汁、竹沥或荆沥和之,治寒痰以姜汁、矾汤入白芥子末和之,此皆造曲妙法也。"[10]515,516

"谷部":"昔人用曲,多是造酒之曲……五月五日,六月六日,或三伏日,用白面百斤,青蒿自然汁三升,赤小豆末、杏仁泥各三升,苍耳自然汁、野蓼自然汁各三升,以配白虎、青龙、朱雀、玄武、勾陈、腾蛇六神,用汁和面、豆、杏仁作饼,麻叶或楮叶包罨,如造酱黄法,待生黄衣,晒收之。"[10]657"豉,诸大豆皆可为之,以黑豆者入药。有淡豆豉、咸豉,治病多用淡豉汁及咸者,当随方法……造淡豉法:用黑大豆二三斗,六月内淘净,水浸一宿沥干,蒸熟取出摊席上,候微温蒿覆。每三日一看,候黄衣上遍,不可太过。取晒簸净,以水拌干湿得所,以汁出指间为准。安瓮中,筑实,桑叶盖厚三寸,密封泥,于日中晒七日,取出,曝一时,又以米拌入瓮。如此七次,再蒸过,摊去火气,瓮收筑封即成矣。造咸豉法:用大豆一斗,水浸三日,淘蒸摊罨,候上黄取出簸净,水淘漉干。每四斤,入盐一斤,姜丝半斤,椒、橘、苏、茴、杏仁拌匀,入瓮。上面水浸过一寸,以叶盖封口,晒一月乃成也。造豉汁法:十月至正月,用好豉三斗,清麻油熬令烟断,以

一升拌豉蒸过,摊冷晒干,拌再蒸,凡三遍。以白盐一斗捣和,以汤淋汁三四斗,入净釜。下椒、姜、葱、橘丝同煎,三分减一,贮于不津器中,香美绝胜也。"[10]651

《齐民要术》卷七:"又造神曲法……饼用圆铁范……此曲一斗,杀米三石;笨曲一斗,杀米六斗。"[11]265"河东神曲方……桑叶五分,苍耳一分,艾一分,茱萸一分——若无茱萸,野蓼亦得用——合煮取汁,令如酒色。漉去滓,待冷,以合曲,勿令太泽。捣千杵。饼如凡饼,方范作之。"[11]268

卷八:"作家理食豉法……随作多少,精择豆,浸一宿,旦炊之,与炊米同。若作一石豉,炊一石豆。熟,取生茅卧之,如作女曲形。二七日,豆生黄衣,簸去之,更曝令燥。复以水浸令湿,手挼之,使汁出——从指歧间出——为佳,以著瓮器中。掘地作坎,令足容瓮器。烧坎中令热,内瓮著坎中。以桑叶盖豉上,厚三寸许,以物盖瓮头,令密涂之。十许日成,出,曝之,令浥浥然。又蒸熟,又曝,如此三遍,成矣。"[11]321

《食疗本草》卷下:"豉……以大豆为黄蒸,每一斗加盐四升,椒四两,春三日,夏二日,冬五日即成。半熟,加生姜五两,既洁且精。"[12]124

《太平惠民和剂局方·附指南总论卷上》:"黑豆、赤小豆、大豆黄卷、麦蘖、神曲、白扁豆、绿豆等。凡使:并用炒过,方入药用。"[13]434

《证治准绳》第五册:"生胃丹……大南星四两,用黄土半斤,将生姜汁拌黄土成曲剂包裹,慢火煨香透,去土不用,将南星切细焙干,同后药研丁香。"[14]680

《中药成药配制经验介绍》:"曲剂……将面粉及药料混合,并保持适当的温度与湿度,使它自然发酵,产生酵母,这一类的制剂,叫做'曲剂',常用的有六神曲、建曲、半夏曲、沉香曲、红曲等。"[15]115

《药剂学》:"曲剂是以药料与面粉混合后,在适宜的温度与湿度条件下,任其自然发酵制成的内服固体制剂;或将已经发酵的药料与其他药料混合所制得的制剂。实践中个别制剂虽

然未经发酵,亦不含有发酵物质,但习惯上亦称之为曲剂。"[16]493

《中医辞海》:"曲剂……中药剂型。把药粉和面粉混合揉和,使之发酵后,切成块状,用时水煎服即可。多入脾胃而助消化。如六神曲、半夏曲等。"[18]1168

《中医大辞典》:"曲剂……药物剂型之一。把药粉和面粉混合揉和,使之发酵切成块状而成。一般用水煎服。多入脾胃而助消化。如六神曲、半夏曲等。"[17]611

《现代药学名词手册》:"曲剂(Fermented Medicinal)……在中药制剂中对药材经发酵制成的固体制剂,称曲剂,如六神曲等。"[19]200

《中医药学名词》:"曲剂……将药料与面粉混合,保持适当的温度和湿度,任其自然发酵制成的内服固体制剂,或将已发酵的药材与其他药料混合所制得的制剂。"[20]172

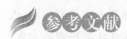参考文献

[1] [春秋]孔子.尚书[M].周秉钧注译.长沙:岳麓书社,2001:95.
[2] [汉]许慎.说文解字(注音版)[M].长沙:岳麓书社,2006:147.
[3] [汉]刘熙.释名[M].北京:中华书局,1985:63.
[4] [春秋]左丘明.左传[M].蒋冀骋标点.长沙:岳麓书社,1988:135.
[5] 未著撰人.神农本草经[M].[魏]吴普,等述.[清]孙星衍,孙冯翼辑.北京:科学技术文献出版社,1996:129.
[6] [汉]张仲景.金匮要略方论[M].北京:人民卫生出版社,1963:20.
[7] [晋]葛洪.肘后备急方[M].北京:人民卫生出版社,1956:88,44.
[8] [梁]陶弘景.本草经集注(辑校本)[M].尚志钧,尚元胜辑校.北京:人民卫生出版社,1994:504,506.
[9] [南北朝]雷敩.雷公炮炙论(辑佚本)[M].王兴法辑校.上海:上海中医学院出版社,1986:88.
[10] [明]李时珍.本草纲目[M].张守康,等校注.北京:中国中医药出版社,1998:513,515,516,651,657.
[11] [北魏]贾思勰.齐民要术[M].北京:团结出版社,1996:265,268,321.
[12] [唐]孟诜,张鼎.食疗本草[M].北京:人民卫生出版社,1984:124.
[13] [宋]太平惠民和剂局.太平惠民和剂局方[M].刘景源点校.北京:人民卫生出版社,1985:434.
[14] [明]王肯堂.证治准绳[M].彭怀仁点校.北京:人民卫生出版社,1991:680.
[15] 轻工业部医药工业管理局.中药成药配制经验介绍[M].北京:轻工业出版社,1956:115.
[16] 南京药学院.药剂学[M].北京:人民卫生出版社,1978:493.
[17] 李经纬,余瀛鳌,蔡景峰,等.中医大辞典[M].北京:人民卫生出版社,2004:611.
[18] 袁钟,图娅,彭泽邦,等.中医辞海:中册[M].北京:中国医药科技出版社,1999:1168.
[19] 赵克健.现代药学名词手册[M].北京:中国医药科技出版社,2004:200.
[20] 中医药学名词审定委员会.中医药学名词[M].北京:科学出版社,2005:172.

(南淑玲)

汤 剂

tāng jì

一、规范名

【汉文名】汤剂。

【英文名】decoction。

【注释】将药材饮片或粗粒加水煎煮或浸泡,去渣取汁服用的液体剂型。

二、定名依据

"汤剂"一词,现最早可见于宋代《本草图经》,本书中出现的"汤剂"概念与本术语"汤剂"

基本相同,已能初步反映本术语内涵。而在此之前,相传"伊尹制汤液",说明殷商时期汤液即已出现。"汤"早在战国《韩非子》中就有文献记载。马王堆汉墓出土的《五十二病方》已出现汤剂的剂型,但却未见"汤"或"汤液"的名称。汉代《史记·扁鹊仓公列传》记载的《诊籍》25案中所载"下气汤"以及"涌疝病"案(3)中的"火齐汤"均为汤剂。"汤液"一词,最早见于《汉书·艺文志》,《内经》多次出现关于"汤液"的记载,同时还出现了关于"饮"的文献记载。《伤寒杂病论》中出现了以"煎"为名的方剂。《肘后备急方》成为最早载"煮散"一词的文献。

《汉书·艺文志》所记载的"汤液"一词虽与本术语概念相同,但作为剂型来说,"汤剂"构成更为规范,故而"汤剂"出现以后,作为规范词,"汤液"使用的就越来越少了。《伤寒杂病论》记载的煎剂,"煎"意为火去其汁,与汤剂的本意有一定的区别。经过了一定历史时期的演变,到明清时期,"煎剂"的概念等同于"汤剂",但不如"汤剂"规范,后者更能表达本术语的内涵。

自宋代《本草图经》中提出"汤剂"之名,此后"汤剂"一词得以广泛使用,宋金元时期《证类本草》《苏沈良方》《圣济总录》《普济本事方》《伤寒明理论》《妇人大全良方》《丹溪心法》,明代《普济方》《本草纲目》,清代《本草从新》《本草纲目拾遗》《本草撮要》《本草新编》《神农本草经百种录》《本草求真》等历代的著作多有沿用。这些著作均为历代的重要著作,对后世有较大影响。所以"汤剂"作为规范名便于达成共识,符合术语定名的约定俗成原则。

现代相关著作,辞书类著作《中国医学百科全书·方剂学》《中国医学百科全书·中医学》和《中国大百科全书(简明版)》《中国大百科全书·中医》《简明中医辞典》《中医药常用名词术语辞典》《中医大辞典》《常用中医名词术语》《中医辞释》等,均以"汤剂"作为规范名,全国高等中医药院校规划教材各版《药剂学》《中药药剂学》《方剂学》等,以及现代有代表性的方剂学著

作如《新编方剂学》《现代方剂学》《中医治法与方剂》等也以"汤剂"作为规范名。说明"汤剂"这一规范名已成为共识。

我国2005年出版的全国科学技术名词审定委员会审定公布的《中医药学名词》已以"汤剂"作为规范名。所以"汤剂"作为规范名也符合术语定名的协调一致原则。

三、同义词

【曾称】"汤液"(《汉书·艺文志》);"饮"(《内经》);"煎剂"(《丹溪心法》)。

四、源流考释

中药的服用方法,经历了从生药的吞食到饮服汤液的发展过程。在"神农尝百草"时期,人们只能用牙齿把药材咬碎后吞咽下肚。这种原始的服药方法,在古书中称为"哎咀"。因药物未经加工炮制,肠胃吸收不良,影响药效的发挥,且易产生毒副作用。随着火的普遍应用,人们在烹调菜肴的启示下,把几味药物混合起来,加水煮成汤液饮服。服用汤剂,已不再是生硬粗糙的原始药材了,而是溶解于水的精华物质,能很快地被肠胃吸收发挥药效。相传汤液始于商代,后世相袭传说"汤"药的剂型是伊尹发明的。说明距今已有三千多年的商周时代已开始应用汤剂,足以说明汤剂是最早使用的剂型之一。

"汤"早在战国《韩非子》中就有记载,《韩非子》载扁鹊分析齐桓公病情时说:"疾在腠理,汤熨之所及也;在肌肤,针石之所及也;在肠胃,火齐之所及也。"[1]58 认识到疾病有浅深轻重的发展过程,针药(方剂)治疗必须辨明不同的证情。此处的"汤"虽见其字,却不能表述后世"汤剂"之意。我国现存最早的马王堆汉墓出土的医方书《五十二病方》已出现汤剂的剂型,但却未见"汤"或"汤液"的名称。书中汤剂有以水煮药者,有以溺煮药者,有以酒煮药者,有以醋煮药者,醋酒混合煮药者等。如"痉病"篇:"以醯、酉

（酒）三乃煮黍稷而饮其汁,皆□□。"[2]74 又如"溺□沦者"篇:"以水与弱(溺)煮陈葵种而饮之。"[2]75 因本书以外用剂型为主,所以汤剂记载不是很多,书中虽有不少条记述水或其他溶剂煮药物,但目的只是将其汁作为汤剂外用。

两汉时期,《史记·扁鹊仓公列传》记载的《诊籍》25 案中就已出现汤剂,如"气隔病"案(2)"臣意即为之作下气汤以饮之"[3]436,所载"下气汤"以及"涌疝病"案(3)中的"火齐汤"均为汤剂。"汤液"一词,最早见于《汉书·艺文志》,在该书"方技略·经方类"中记载:"《汤液经法》三十二卷。"[4]350 但此书早已亡佚,内容不详。

《内经》多次出现关于"汤液"的记载,如《黄帝内经素问·汤液醪醴论》:"黄帝问曰:为五谷汤液及醪醴奈何?"[5]86 书中虽出现的方剂数量不多,但汤剂出现次数较多,占方剂数量近一半,如有生铁落饮、泽泻饮、兰草汤、半夏汤等。"饮"作为汤剂的一种,《内经》之时代已作为剂型出现,如《黄帝内经素问·病能论》:"使之服以生铁落为饮。"[5]258《灵枢经·邪客》载"补其不足,泻其有余,调其虚实,以通其道而去其邪,饮以半夏汤一剂,阴阳已通,其卧立至。"[6]127 书中以"半夏汤"作为方剂之名,"汤"剂在此作为方名,为后世以汤命名的各种方剂名奠定了基础。

《神农本草经》虽是本草学专著,但书中也总结了各种药物所适宜的剂型,其中也包括汤剂,如《神农本草经》:"干地黄……味甘,寒。主折跌绝筋,伤中,逐血痹,填骨髓,长肌肉,作汤,除寒热积聚,除痹,生者尤良。"[7]35《神农本草经》在当时社会临证能熟练使用剂型之后,进行了理论的提升和总结,对后人合理选择和使用剂型作出了最早的理论指导。《神农本草经》曰:"药性有宜丸者,宜散者,宜水煮者,宜酒渍者,宜膏煎者,亦有一物兼宜者,亦有不可入汤酒者,并随药性,不得违越。"[7]47 较早地阐述了汤剂的理论知识,认为有些药物不适宜做成汤剂。现代科技证明,这些观点是正确的。

汤剂是《伤寒杂病论》中出现最多的剂型,

共载 99 个。凡病起骤急,欲取速效者,多用汤剂。如《伤寒论·辨少阴病脉证并治》:"[四逆散]泄利下重者,先以水五升,煮薤白三升,煮取三升,去滓,以散三方寸匕,纳汤中,煮取一升半。分温再服。"[8]102 与《伤寒论》一样,《金匮要略》中的汤剂也是出现最多的剂型,共达 91 个。两书中的汤剂是用不同类型的液体与药物煎煮而成的,煎药溶剂多种多样。同时,《金匮要略》中还记载了"乌头煎"和"猪膏发煎"两例以"煎"为名的方剂。《伤寒论》也记载了"蜜煎(导)方",《伤寒论·辨阳明病脉证并治》:"蜜煎(导)方。食蜜(七合),上一味,于铜器内,微火煎,当须凝如饴状,搅之勿令焦著,欲可丸,并手捻作挺,令头锐,大如指,长二寸许。当热时急作,冷则硬。以纳谷道中,以手急抱,欲大便时乃去之。疑非仲景意,已试甚良。"[8]77,78 此处三例的"煎"意为火去其汁,与汤剂的本意有一定的区别。

虽在《伤寒杂病论》中就已出现煮散剂型,而记载"煮散"一词者,最早见于魏晋南北朝时期的《肘后备急方》。《肘后备急方》载:"老君神明白散……煮散,服一升,覆取汗出也。"[9]42 由此,《肘后备急方》成为最早载"煮散"一词的文献。但该书还尚未将"煮散"作为剂型名使用。

进入唐代以后,汤剂的发展可谓日趋鼎盛。汤剂是《备急千金要方》中记载最多的剂型,且汤剂在该书中已经不再是单一制剂工艺的剂型了。汤剂的溶媒除水之外,还有酒、酒加水、醋、竹沥、尿、米泔、乳汁、蒜汁、姜汁、鸭通汁等多种液体,具体方剂所选用的溶媒往往与其药物成分有关,部分溶媒可增加药物有效成分的溶解和吸收。除此之外,人们对汤剂功能的认识也日渐加深。《备急千金要方》序中云:"卒病贼邪,须汤以荡涤。"[10]4 可见,前人多用此种剂型于病情急重者,这是治疗急症病的首选药物剂型。

宋金元时期,《本草图经》较早地记载了"汤剂"这一名词。《本草图经》载:"羊胃一枚,术一

方
剂

升,并切,以水二斗,煮取九升,一服一升,日三,三日尽,更作两剂,乃差。肉多入汤剂。"[11]443 此后,关于"汤剂"一词得以广泛使用,如《证类本草》:"夫用药如用刑,刑不可误,误即干人命。用药亦然,一误即便隔生死。然刑有鞫司,鞫成然后议定,议定然后书罪;盖人命一死,不可复生,故须如此详谨。今医人才到病家,便以所见用药。若高医识病知脉,药又相当,如此,即应手作效。或庸下之流,孟浪乱投汤剂,逡巡便致困危。"[12]28,29 以及之后的《苏沈良方》[13]16《圣济总录》[14]171《普济本事方》[15]109《伤寒明理论》[16]19《妇人大全良方》[17]64 等书中均出现"汤剂"。《丹溪心法》中不仅记载有"汤剂"名词,还较早地使用了"煎剂"一词,如《丹溪心法》卷五:"其有大便自利。所下黄黑。则毒气已减。不必多与汤剂。但少用化毒汤可也。或不用亦可。"[18]405《丹溪心法》卷二:"又文蛤灰入煎剂。妙。"[18]130

明清时期,这一时期是"汤剂""煎剂""汤液"等名词混用的时期,如《普济方》[19]298,838 书中有意为汤剂的多个名词混用。其后的《医方考》[20]320 中只见"煎剂"。而在同一时期的《本草纲目》[21]465,540,826 中又是"汤剂""煎剂""汤液"多个名称混用。之后著作如《本草从新》[22]86,233《本草纲目拾遗》[23]9,190《本草撮要》[24]73《医方集解》[25]1 等书也都是多个名词混用,表达汤剂之意。而《本草新编》[26]10《神农本草经百种录》[27]66《本草求真》[28]199 等书中仅使用"汤剂"这一名词。总之,这一时期"汤剂"一词已得到广泛认可和使用。

现代中医药著作均以"汤剂"作为规范名,如辞书类著作《中医辞释》[29]250《中国医学百科全书·方剂学》[30]4《中国大百科全书(简明版)》[31]8-4727e《中国医学百科全书·中医学》[32]1307《中国大百科全书·中医》[33]320《简明中医辞典》[34]440《中医药常用名词术语辞典》[35]150《中医大辞典》[36]1106《英汉双解常用中医名词术语》[37]250,教材类如《药剂学》(南京药学院)[38]32、

《药剂学》(湖北中医学院)[39]80、《中药药剂学》(曹春林)[40]151、《药剂学》(崔福德)[41]209、《药剂学》(周建平)[42]253、《方剂学》(段富津)[43]12、《方剂学》(李庆诒)[44]10、《方剂学》(闫润红)[45]21、《方剂学》(陈德兴)[46]13、《方剂学》(李飞)[47]85、《方剂学》(樊巧玲)[48]18、《方剂学》(谢鸣)[49]30、《方剂学》(冯泳)[50]20、《方剂学》(邓中甲)[51]23、《方剂学》(李笑然)[52]13、《方剂学》(周永学)[53]13、《方剂学》(李翼)[54]18、《方剂学》(顿宝生)[55]15,以及一些方剂学专著如《新编方剂学》[56]35《现代方剂学》[57]11《中医治法与方剂》[58]128 等均以"汤剂"作为规范名。

虽然绝大部分现代著作以"汤剂"作为规范名,但在部分书中同时也提到了"又称煎剂、汤液"或"古称汤液"等。如《方剂学》(周永学):"汤剂……药物加水煎煮或浸泡去渣取汁制成的液体剂型。又称煎剂,古称汤液。这是中医临床应用最广泛的一种剂型。"[53]13

关于汤剂在各本书中的解释稍有出入,大致可分为如下两类:一类如《方剂学》(李庆诒):"汤剂:把一种或多种药物配伍成方,按煎法要求加水煎煮后,去渣取汁服用,称汤剂。"[44]10 从汤剂的成剂过程以定义;另一种如《中医辞释》:"汤剂……把一种以上药物加水煎煮(或水中加适量的酒),然后去渣取汁即是汤剂。汤剂是最常用的剂型,有吸收快、便于随证加减等优点。故常用于新病、急病。"[29]250 定义中还包含了汤剂的特点及临床适应证。而在汤剂的成剂中有些书中记载以水为溶媒,有些书记载以水或酒,以及水加酒等。

总之,汤剂是最早使用的剂型之一。相传"伊尹制汤液",殷商时期汤液即已出现。"汤"早在战国《韩非子》中就有文献记载。马王堆汉墓出土的医方书《五十二病方》已出现汤剂的剂型,但却未见"汤"或"汤液"的名称。《史记·扁鹊仓公列传》记载的《诊籍》25 案中所载"下气汤"以及"涌疝病"案(3)中的"火齐汤"均为汤剂。"汤液"一词,最早见于《汉书·艺文志》,在

该书"方技略·经方类"中记载:《汤液经法》三十二卷。"《内经》多次出现关于"汤液"的记载。《神农本草经》较早地阐述了汤剂的理论知识,认为有些药物不适宜做成汤剂。汉代《伤寒杂病论》中出现了以"煎"为名的方剂。晋代《肘后备急方》成为最早载"煮散"一词的文献。宋代《本草图经》较早地记载了"汤剂"这一名词,概念与本术语"汤剂"基本相同,得到后世的医学著作的广泛认可和使用。但之后的医书中常以"汤剂""汤液""煎剂"等混用。

五、文献辑录

《韩非子·喻老》:"疾在腠理,汤熨之所及也;在肌肤,针石之所及也;在肠胃,火齐之所及也。"[1]58

《五十二病方·瘆病》:"以醯、酉(酒)三乃煮黍稷而饮其汁,皆□□。"[2]74

"溺□沦者":"以水与弱(溺)煮陈葵种而饮之。"[2]75

《史记·扁鹊仓公列传》:"臣意即为之作下气汤以饮之。"[3]436

《汉书·艺文志》:"《汤液经法》三十二卷。"[4]350

《黄帝内经素问·汤液醪醴论》:"黄帝问曰:为五谷汤液及醪醴奈何?"[5]86

"病能论":"使之服以生铁落为饮。"[5]258

《灵枢经·邪客》:"补其不足,泻其有余,调其虚实,以通其道而去其邪,饮以半夏汤一剂,阴阳已通,其卧立至。"[6]127

《神农本草经》上卷:"干地黄……味甘,寒。主折跌绝筋,伤中,逐血痹,填骨髓,长肌肉,作汤,除寒热积聚,除痹,生者尤良。久服、轻身、不老。"[7]35

"序录":"药性有宜丸者,宜散者,宜水煮者,宜酒渍者,宜膏煎者,亦有一物兼宜者,亦有不可入汤酒者,并随药性,不得违越。"[7]47

《伤寒论·辨阳明病脉证并治》:"蜜煎(导)方。食蜜(七合),上一味,于铜器内,微火煎,当

须凝如饴状,搅之勿令焦著,欲可丸,并手捻作挺,令头锐,大如指,长二寸许。当热时急作,冷则硬。以纳谷道中,以手急抱,欲大便时乃去之。疑非仲景意,已试甚良。"[8]77,78

"辨少阴病脉证并治":"泄利下重者,先以水五升,煮薤白三升,煮取三升,去滓,以散三方寸匕,纳汤中,煮取一升半。分温再服。"[8]102

《肘后备急方》卷二:"老君神明白散……煮散,服一升,覆取汗出也。"[9]42

《备急千金要方·序例》:"卒病贼邪,须汤以荡涤。"[10]4

《本草图经·兽禽部》:"羊胃一枚,术一升,并切,以水二斗,煮取九升,一服一升,日三,三日尽,更作两剂,乃差。肉多入汤剂。"[11]443

《证类本草》卷一:"夫用药如用刑,刑不可误,误即干人命。用药亦然,一误即便隔生死。然刑有鞫司,鞫成然后议定,议定然后书罪;盖人命一死,不可复生,故须如此详谨。今医人才到病家,便以所见用药。若高医识病知脉,药又相当,如此,即应手作效。或庸下之流,孟浪乱投汤剂,逡巡便致困危。"[12]28,29

《苏沈良方》卷一:"又欲速用汤,稍缓用散,甚缓者用丸,此大概也。近世用汤者全少,应汤者全用煮散。大率汤剂气势完壮,力与丸散倍蓰。煮散,多者一啜,不过三五钱极矣。比功效力,岂敌汤势,然既力大不宜有失,消息用之,要在良工,难可以定论拘也。"[13]16

《圣济总录》卷三:"凡煎药,当取新水。令极清洁。微火小沸。若利汤、欲少水而多取。补汤、欲多水而少取。此古法也。其汤剂大小。古今升两不同。当依世俗现行之法。大约每用药三钱匕。以水一盏煎取七分为率。其余多少增损。当视病之轻重大小。"[14]171

《普济本事方》卷八:"其他逐邪毒。攻坚癖。导瘀血。润燥屎之类。皆凭汤剂。未闻用巴豆小圆药以下邪气也。"[15]109

《伤寒明理论》卷上:"识诸此者。吐下之不差。汤剂之适当。则无不愈者。"[16]19

《妇人大全良方》卷二:"况怀胎、妊娠而挟病也,不特避其毒药,仍须审其虚实、冷热而调治之,无使妄投汤剂,以致夭枉。"[17]64

《丹溪心法》卷二:"又文蛤灰入煎剂。妙。"[18]130

卷五:"其有大便自利。所下黄黑。则毒气已减。不必多与汤剂。但少用化毒汤可也。或不用亦可。"[18]405

《普济方》卷一百二十二:"若伤寒连服汤剂而汗不出者死。"[19]838

卷二百八十二:"夫疗痈疽。以汤液疏其内。针烙疏其外。"[19]298

《医方考·脚气门》:"凡人患寒湿脚气,疼痛不仁者,内服煎剂,外宜以此汤熏洗之。"[20]320

《本草纲目·草部》:"入汤液,炒过用;入丸散,则以酒浸一夜,蒸熟研烂,作饼晒干,焙研。"[21]465"汤剂中用多亦作吐,故崔氏方用以吐蛊。其不能补肺,又可推矣。"[21]540

"木部":"或入乳钵以水磨粉,晒干亦可。若入煎剂,惟磨汁临时入之。"[21]826

《本草从新·草部》:"肾家多火,强阳不痿,大便燥结者,忌之。无根,蔓延草上,子如黍粒,得酒良。拣去杂子,酒淘净,去土晒干,放瓷器内,勿使出气。入煎剂,再微炒研破。"[22]86

"禽兽部":"入汤剂,磨汁用。"[22]233

《本草纲目拾遗·水部》:"时医多有用药露者,取其清冽之气,可以疏瀹灵府,不似汤剂之腻滞肠膈也。"[23]9

"木部":"宜于焚烧,未有入汤液之用。"[23]190

《本草撮要·金石部》:"丸散用箔为衣。煎剂加入药煮。"[24]73

《医方集解·补养之剂》:"然补养非旦夕可效,故以丸剂居前,汤剂居后。"[25]1

《本草新编·七方论》:"有急用浓煎大饮汤剂之法,使之救火济水,援绝于旦夕也。"[26]10

《神农本草经百种录·中品》:"按血在经络之中。行不流息。故凡用行血补血之药。入汤剂者为多。入丸散者绝少。"[27]66

《本草求真·泻剂》:"此止清热利水之味,用于汤剂,性力和缓,须倍他药。"[28]199

《药剂学》(南京药学院):"汤剂是指药材加水煎煮去渣温服的液体剂型,其特点是将药材的有效成分煎出,易于吸收,作用较快,并可灵活加减使用。"[38]32

《药剂学》(湖北中医学院):"汤剂,古代称汤液,是用煎煮或浸泡去渣取汁的方法,将药物制成的液体剂型。"[39]80

《药剂学》(崔福德):"汤剂是指用中药材加水煎煮,去渣取汁制成的液体剂型,亦称为'煎剂'。"[41]209

《中医辞释》:"汤剂……把一种以上药物加水煎煮(或水中加适量的酒),然后去渣取汁即时汤剂。汤剂是最常用的剂型,有吸收快、便于随证加减等优点。故常用于新病、急病。"[29]250

《中药药剂学》:"汤剂……又称汤液。系指将药物用煎煮或浸泡去渣取汁的方法制成的液体剂型。"[40]151

《中国医学百科全书·方剂学》:"汤剂……把药物混合,一般加水煎煮后,去渣取汁,称为汤剂。"[30]4

《方剂学》(段富津):"汤剂……古称汤液,是将药物饮片加水或酒浸泡后,再煎煮一定时间,去渣取汁,制成的液体剂型。"[43]12

《中国大百科全书(简明版)》:"汤剂……将药物用煎煮或浸泡去渣取汁的方法制成的液体剂型。又称汤液。"[31]8-4727c

《中国医学百科全书·中医学》:"汤剂……把药物混合,加水煎煮后,去渣取汁,称为汤剂。"[32]1307

《中国大百科全书·中医》:"汤剂……药物加水煎煮或浸泡去渣取汁而成的液体剂型。又称煎剂,古称汤液。"[33]320

《方剂学》(李庆诒):"汤剂:把一种或多种药物配伍成方,按煎法要求加水煎煮后,去渣取汁服用,称汤剂。"[44]10

《简明中医辞典》:"汤液……汤剂。把药物加水煎成,去渣,取汁内服。汤液吸收较快,易于发挥作用,常用于新病急病。"[34]440

《方剂学》(陈德兴):"汤剂是将药物饮片加水或酒浸泡后,再煮沸一定时间,去渣取汁,制成的液体剂型,主要供内服;外用的多作洗浴、熏蒸及含漱。"[46]13

《方剂学》(闫润红):"汤剂……汤剂,古称汤液,是将药物饮片加水或酒浸泡后,再煎煮一定时间,去渣取汁,制成的液体剂型。"[45]21

《中医药常用名词术语辞典》:"汤剂……剂型。源《素问·汤液醪醴论》。又称煎剂、汤液。将药物加水煎煮,去渣取汁的液体剂型。"[35]150

《方剂学》(李飞):"汤剂,古称汤液,是将处方药物加水或酒浸泡后,再煎煮一定时间,去滓取汁制成的液体剂型。"[47]85

《方剂学》(谢鸣):"汤剂是将药物饮片混合加水浸泡,再煮沸一定时间,去渣取汁而成的液体剂型。"[49]30

《方剂学》(樊巧玲):"汤剂是将药物饮片混合加水浸泡,再煎煮一定时间,去渣取汁而成的液体剂型。"[48]18

《方剂学》(冯泳):"汤剂又称煎剂、汤液。将按处方配好的药物饮片加水或酒浸泡后煎煮一定时间,去渣取汁饮服的液体剂型,称为汤剂。"[50]20

《方剂学》(邓中甲):"汤剂,古称汤液,是将药物饮片加水或酒浸泡后,再煎煮一定时间,去渣取汁,制成的液体剂型。"[51]23

《药剂学》(周建平):"汤剂系指用中药材水煎煮后去渣取汁制成的液体制剂,亦称为'煎剂'。"[42]253

《方剂学》(李笑然):"汤剂古称汤液,是将药物饮片加水或酒浸泡后,再煎煮一定时间,去渣取汁,制成的液体剂型。"[52]13

《中医大辞典》:"药物剂型之一。用药物煎汤,去渣取药汁而成。汤剂具有吸收快、作用强的优点,故临床上应用最广。"[36]1106

《英汉双解常用中医名词术语》:"汤液 tāng yè(汤剂 tāng jì)即将中药放入罐内,加适量水,煎沸一定时间后所得的药液。"[37]250

《新编方剂学》:"汤剂……药物加水煎煮或浸泡去渣取汁制成的液体剂型。又称煎剂,古称汤液。"[56]35

《方剂学》(周永学):"汤剂……药物加水煎煮或浸泡去渣取汁制成的液体剂型。又称煎剂,古称汤液。这是中医临床应用最广泛的一种剂型。"[53]13

《现代方剂学》:"汤剂古称汤液,是将药物饮片加水或酒浸泡后,再煎煮一定时间,去渣取汁制成的液体剂型。"[57]11

《方剂学》(李冀):"汤剂又称煎剂,古称汤液,是将药物饮片加水或酒浸泡后,再煎煮一定时间,去渣取汁,制成的液体剂型。"[54]18

《方剂学》(顿宝生):"汤剂……古称汤液,是将药物饮片加水或黄酒或水、酒各半浸透后,再用适当火候煎煮一定时间,去渣取汁,制成的液体剂型。"[55]15

《中医治法与方剂》:"汤剂:又称煎剂。药物组合成方以后,加水适量。加热煎煮一定时间,去渣取汁,所得药液称为汤剂。"[58]128

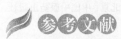

参考文献

[1] [战国]韩非.韩非子[M].沈阳:辽宁教育出版社,1997:58.

[2] 未著撰人.五十二病方[M].北京:文物出版社,1979:74,75.

[3] [汉]司马迁.史记[M].北京:线装书局,2006:436.

[4] [汉]班固.汉书[M].北京:中华书局,2007:350.

[5] 未著撰人.黄帝内经素问[M].[唐]王冰注,[宋]林亿校正.北京:人民卫生出版社,1963:86,258.

[6] 未著撰人.灵枢经[M].北京:人民卫生出版社,1963:127.

[7] 未著撰人.神农本草经[M].[清]黄奭辑.北京:中医古籍出版社,1982:35,47.

[8] 重庆市中医学会.新辑宋本伤寒论[M].重庆:重庆人民出版社,1955:77,78,102.

[9] [晋]葛洪.肘后备急方[M].北京:人民卫生出版社,

1956：42.

[10] [唐] 孙思邈. 备急千金要方[M]. 江户医学影北宋本. 北京：人民卫生出版社，1982：4.

[11] [宋] 苏颂. 本草图经[M]. 合肥：安徽科学技术出版社，1994：443.

[12] [宋] 唐慎微. 证类本草[M]. 北京：华夏出版社，1993：28-29.

[13] [宋] 苏轼，沈括. 苏沈良方[M]. 北京：人民卫生出版社，1956：16.

[14] [宋] 赵佶. 圣济总录[M]. 北京：人民卫生出版社，1962：171.

[15] [宋] 许叔微. 普济本事方[M]. 上海：上海科学技术出版社，1959：109.

[16] [宋] 成无己. 伤寒明理论[M]. 北京：中华书局，1985：19.

[17] [宋] 陈自明. 妇人大全良方[M]. 北京：人民卫生出版社，1992：64.

[18] [元] 朱震亨. 丹溪心法[M]. 北京：中国书店，1986：130，405.

[19] [明] 朱橚. 普济方：第 3 册[M]. 北京：人民卫生出版社，1982：298，838.

[20] [明] 吴昆. 医方考[M]. 南京：江苏科学技术出版社，1985：320.

[21] [明] 李时珍. 本草纲目[M]. 北京：中国中医药出版社，1998：465，540，826.

[22] [清] 吴仪洛. 本草从新[M]. 北京：中医古籍出版社，2001：86，233.

[23] [清] 赵学敏. 本草纲目拾遗[M]. 北京：人民卫生出版社，1983：9，190.

[24] [清] 陈蕙亭. 本草撮要[M]. 上海，上海科学技术出版社，1985：73.

[25] [清] 汪昂. 医方集解[M]. 北京：中国中医药出版社，1997：1.

[26] [清] 陈士铎. 本草新编[M]. 北京：中国中医药出版社，1996：10.

[27] [清] 徐大椿. 神农本草经百种录[M]. 北京：人民卫生出版社，1956：66.

[28] [清] 黄宫绣. 本草求真[M]. 北京：人民卫生出版社，1987：199.

[29] 徐元贞. 中医辞释[M]. 郑州：河南科学技术出版社，1983：250.

[30] 杨医亚. 方剂学[M]//钱信忠. 中国医学百科书. 上海：上海科学技术出版社，1988：4.

[31] 中国大百科全书出版社编辑部. 中国大百科全书（简明版）[M]. 北京：中国大百科全书出版社，1996：8-4727c.

[32] 《中医学》编辑委员会. 中医学[M]//钱信忠. 中国医学百科全书. 上海：上海科学技术出版社，1997：1307.

[33] 博世垣. 中医[M]//胡乔木. 中国大百科全书. 北京：中国大百科全书出版社，2000：320.

[34] 李经纬. 简明中医辞典[M]. 北京：中国中医药出版社，2001：440.

[35] 李振吉. 中医药常用名词术语辞典[M]. 北京：中国中医药出版社，2001：150.

[36] 李经纬，余瀛鳌，蔡景峰，等. 中医大辞典[M]. 北京：人民卫生出版社，第 2 版，2005：1106.

[37] 陈大舜. 英汉双解常用中医名词术语[M]. 帅学忠编译. 2 版. 长沙：湖南科学技术出版社，2005：250.

[38] 南京药学院. 药剂学[M]. 北京：人民卫生出版社，1978：32.

[39] 湖北中医学院. 药剂学[M]. 上海：上海科学技术出版社，1980：80.

[40] 曹春林. 中药药剂学[M]. 上海：上海科学技术出版社，1986：151.

[41] 崔福德. 药剂学[M]. 北京：人民卫生出版社，1980：209.

[42] 周建平. 药剂学[M]. 北京：化学工业出版社，2004：253.

[43] 段富津. 方剂学[M]. 上海：上海科学技术出版社，1995：12.

[44] 李庆诒. 方剂学[M]. 北京：中医古籍出版社，2000：10.

[45] 闫润红. 方剂学[M]. 北京：科学出版社，2001：21.

[46] 陈德兴. 方剂学[M]. 北京：人民卫生出版社，2001：13.

[47] 李飞. 方剂学[M]. 北京：人民卫生出版社，2002：85.

[48] 樊巧玲. 方剂学[M]. 上海：上海中医药大学出版社，2002：18.

[49] 谢鸣. 方剂学[M]. 北京：人民卫生出版社，2002：30.

[50] 冯泳. 方剂学[M]. 北京：中国古籍出版社，2002：20.

[51] 邓中甲. 方剂学[M]. 北京：中国中医药出版社，2003：23.

[52] 李笑然. 方剂学[M]. 苏州：苏州大学出版社，2004：13.

[53] 周永学. 方剂学[M]. 北京：中国中医药出版社，2006：13.

[54] 李冀. 方剂学[M]. 北京：高等教育出版社，2009：18.

[55] 顿宝生. 方剂学[M]. 西安：西安交通大学出版社，2011：15.

[56] 倪诚. 新编方剂学[M]. 北京：人民卫生出版社，2006：35.

[57] 邱德文. 现代方剂学[M]. 北京：中国古籍出版社，2006：11.

[58] 陈潮祖. 中医治法与方剂[M]. 第五版. 北京：人民卫生出版社，2013：128.

（许　霞）

安神剂

ān shén jì

一、规范名

【汉文名】安神剂。

【英文名】sedative；tranquillizing formula。

【注释】以安神药为主配伍组成，具有安神定志作用，治疗神志不安等证方剂的统称。

二、定名依据

"安神剂"一词，最早见于 1969 年中国医科大学革委会出版的《实用药物手册》，其概念与现代术语"安神剂"相同。在此之前，宋代《圣济总录》曾出现过"驱邪安神之剂"；明代《玉机微义》中出现了"清心安神之剂"，《古今医统大全》出现了"清镇安神剂""养心安神剂"等名词。中华人民共和国成立以后的中医类书籍中也出现过内涵相近的名词，如 1959 年《新编中医入门》称"镇惊安神剂"，1964 年南京中医学院主编的《中医方剂学》称"重镇安神剂"等，这些词语与"安神剂"的内涵基本相同。而"安神""定惊""镇心"这些名词则出现的更早，可追溯到秦汉时期。

自"安神剂"一词出现后，后世多有沿用，此后出版的各类中医学书籍如《常用药物制剂和剂量手册》《方药备要》《中医方剂学》《方剂学》等均沿用此名词。

现代著作《中医药常用名词术语辞典》《中国医学百科全书·方剂学》《世界传统医学方剂学》《古方今释》《新编中成药合理应用手册》《方剂现代新解》及各类方剂学教材等均以"安神剂"作为规范名。说明"安神剂"一词作为规范名已成为共识。

我国 2005 年出版的由全国科学技术名词审定委员会审定公布的《中医药学名词》已以"安神剂"作为规范名。所以"安神剂"作为规范名

也符合术语定名的协调一致原则。

三、同义词

【曾称】"清镇安神剂"（《古今医统大全》）；"镇惊安神剂"（《新编中医入门》）；"重镇安神剂"（《中医方剂学》）。

四、源流考释

春秋战国至秦汉时期，《内经》称失眠为"不得卧""目不瞑""卧不安""不眠"等，相关论述散见于《素问》与《灵枢》多篇文献中；如《黄帝内经素问·逆调论》中"胃不和则卧不安"[1]197 论述了失眠的病机之一；《黄帝内经素问·至真要大论》中"惊者平之"[1]503 为治疗神识不安证的基本原则，即有镇惊安神之意；而《内经》中为数不多的十三首方剂中，半夏秫米汤（《灵枢经·邪客》[2]218）即为安神剂。《神农本草经》在记载药物功效时出现"安神"一词，如"黄芝，味甘，平。主心腹五邪，益脾气，安神。"[3]35 东汉张仲景《伤寒杂病论》中记载了多首具有镇惊安神作用的方剂，如"柴胡加龙骨牡蛎汤"[4]35"黄连阿胶汤"[4]97"酸枣仁汤"[5]50"甘麦大枣汤"[5]174 等，至今临床仍沿用。

晋唐时期，这一时期的本草类著作多次使用"安神"一词来记录药物的功效。如《食疗本草》"食之除闷，安神。乌梅多食损齿。"[6]38《新修本草》："虎魄，味甘，平，无毒。主安五脏，定魂魄。"[7]300《海药本草》"主安神镇宅，解诸毒药及虫螫。"[8]2 同时，这一时期的方书中对有安神作用的方剂记载增多，如唐代孙思邈《备急千金要方》中记载茯神汤为"治风经五脏大虚惊悸，安神定志方"[9]448；《外台秘要》也有"广济疗风邪狂乱失心，安神定志方"这样的说法[10]403；《外台

秘要》记载了"镇心丸""大定心丸""补心汤""荆沥汤""小镇心散""茯神汤""大竹沥汤"[10]406-408 等具有定惊安神作用的方剂。

宋金元时期,由于方书数量的增多,对于有安神作用的方剂记载也随之增多,如《太平圣惠方》中有记载"安神定志,宜服犀角散方""安神定志,茯神散方""安神镇心琥珀圆方""镇心安神化涎,铅霜圆方"[11]559,2155,2156,2164,2624 等。《苏沈良方》有"朱砂膏,镇志安神解热"的记载[12]62。《太平惠民和剂局方》更是记载了"辰砂化痰丸,治风化痰,安神定志""金珠化痰丸,治痰热,安神志""妙香散……安神镇心""参香散""琥珀黑散""人参养血圆"[13]92,93,113,134,218,219,224 等具有安神作用的方剂。《圣济总录》也有"镇心安神,牛黄紫云丸方""镇心安神化涎,牛黄真珠丸方""安神定志,镇心追风散方"[14]370,371,372,374。《杨氏家藏方》中提到"四味补心圆,益血补心,安神定志"[15]197。以上文献的记载可以看出,这一时期具有安神作用的方剂散见于各门类治方之中,以单方的形式出现,并没有一个相对统一的分类及称谓。

明清时期,这一时期的文献中出现了"安神之剂"的说法,如:《孙文垣医案》有"补心安神之剂"[16]88;《玉机微义》[17]454《医述》[18]946 都提到"清心安神之剂";《医门法律》有"清镇安神之剂"[19]168;《古今医统大全》有"清镇安神之剂""养心安神之剂"[20]838,1429;《顾松园医镜》有"清热镇心安神之剂"[21]210;《续名医类案》有"滋补安神之剂"[22]103"清肌安神之剂"[22]640;《古今医案按》提到"以安神之剂调之"[23]182。由此可见,明清时期的安神剂是根据病机及方剂具体功效的不同,表述的名词也不尽相同。虽然没有形成统一的分类及有共识的名词,但对"安神之剂"这个名词的运用逐渐增多。

1959 年甘肃省中医进修学校编的《新编中医入门》[24]181 在方剂分类中使用了"镇惊安神剂"。1964 年南京中医学院主编的《中医方剂学》[25]327 使用了"重镇安神剂"。1969 年中国医科大学革委会出版的《实用药物手册》[26]268,269,首次使用了"安神剂"这一名词,其概念与现代术语"安神剂"相同。此后,"安神剂"作为具有安神定志作用,治疗神志不安等证方剂的统称一直被沿用。随着名词标准化工作的推进,中医相关著作中均以"安神剂"作为规范名,如《中国医学百科全书·中医学》[27]1551《中医药常用名词术语辞典》[28]150,151《世界传统医学方剂学》[29]633《古方今释》[30]684《新编中成药合理应用手册》[31]17《方剂现代新解》[32]843《方剂学》(段富津)[33]161、《方剂学》(许济群)[34]294、《方剂学》(李庆治)[35]82、《方剂学》(陈德兴)[36]118、《方剂学》(谢鸣)[37]251、《方剂学》(邓中甲)[38]201 等。

总之,具有安神作用的药物和方剂的记载可追溯到秦汉时期,如《内经》中的半夏秫米汤及《伤寒杂病论》中的黄连阿胶汤等,而《神农本草经》中更是出现了"安神"一词。晋唐时期的本草类著作及方书中对于"安神"一词的使用逐渐增多,同时具有安神作用的方剂数量也随之增长。宋金元时期,具有安神作用的方剂数量继续增加,但都散见于各门类治方之中,以单一的一首方剂的形式出现,并没有一个相对统一的分类及称谓。明清时期的文献中出现了"补心安神之剂""清心安神之剂""清镇安神之剂""养心安神之剂""滋补安神之剂"的称谓,虽然表述的名词不尽相同,也没有形成统一的分类及有共识的名词,但对"安神之剂"这个名词的运用逐渐增多。中华人民共和国成立以后,在各类中医文献中也曾使用"重镇安神剂""镇惊安神剂"这些名词。1969 年中国医科大学革委会出版的《实用药物手册》,首次使用了"安神剂"这一名词,此后,"安神剂"作为具有安神定志作用,治疗神志不安等证方剂的统称一直被沿用。随着名词标准化工作的推进,中医相关著作中均以"安神剂"作为规范名。

五、文献辑录

《黄帝内经素问·逆调论》:"阳明者,胃脉

中医名词考证与规范 第三卷 中药、方剂

330

也。胃者，六府之海，其气亦下行。阳明逆，不得从其道，故不得卧也。《下经》曰：胃不和则卧不安。此之谓也。"[1]197

"至真要大论"："寒者热之，热者寒之，微者逆之，甚者从之，坚者削之，客者除之，劳者温之，结者散之，留者攻之，燥者濡之，急者缓之，散者收之，损者益之，逸者行之，惊者平之，上之下之，摩之浴之，薄之劫之，开之发之，适事为故。"[1]503

《灵枢经·邪客》："黄帝曰：善。治之奈何？伯高曰：补其不足，泻其有余，调其虚实，以通其道，而去其邪。饮以半夏汤一剂，阴阳已通，其卧立至。黄帝曰：善。此所谓决渎壅塞，经络大通，阴阳和得者也。愿闻其方。伯高曰：其汤方以流水千里以外者八升，扬之万遍，取其清五升煮之，炊以苇薪，火沸，置秫米一升，治半夏五合，徐炊，令竭为一升半，去其滓，饮汁一小杯，日三，稍益，以知为度。故其病新发者，复杯则卧，汗出则已矣；久者，三饮而已也。"[2]218

《神农本草经》卷一："黄芝，味甘平。主心腹五邪，益脾气，安神忠和，和乐久食轻身不老，延年神仙，一名金芝。"[3]35

《伤寒论·辨太阳病脉证并治》："伤寒八九日，下之胸满烦惊，小便不利，谵语，一身尽重，不可转侧者，柴胡加龙骨牡蛎汤主之。"[4]35

"辨少阴病脉证并治"："少阴病，得之二三日以上，心中烦，不得卧，黄连阿胶汤主之。"[4]97

《金匮要略·血痹虚劳病脉证并治》："虚烦虚劳不得眠，酸枣仁汤主之。"[5]50

"妇人杂病脉证并治"："妇人脏躁，喜悲伤欲哭，象如神灵所作，数欠伸，甘麦大枣汤主之。"[5]174

《食疗本草》卷上："梅实（乌梅）① 食之除闷，安神。乌梅多食损齿。〔心·嘉〕② 又，刺在肉中，嚼白梅封之，刺即出。〔嘉〕③ 又，大便不通，气奔欲死：以乌梅十颗置汤中，须臾挼去核，杵为丸，如枣大。内下部，少时即通。〔嘉〕④ 谨按：擘破水渍，以少蜜相和，止渴、霍乱心腹不安

及痢赤。治疟方多用之。〔嘉〕"[6]38

《新修本草》卷十二："虎魄，味甘，平，无毒。主安五脏，定魂魄，杀精魅邪鬼，消瘀血，通五淋。生永昌。"[7]300

《海药本草·玉石部》："车渠，《韵集》云：生西国，是玉石之类，形似蚌蛤，有文理。大寒，无毒。主安神镇宅，解诸毒药及虫螫。以玳瑁一片、车渠等，同以人乳磨服，极验也。"[8]2

《备急千金要方》卷十四："茯神汤……治风经五脏，大虚惊悸，安神定志方。茯神、防风（各三两），人参、远志、甘草、龙骨、桂心、独活（各二两），细辛、干姜（各六两），白术（一两），酸枣（一升），上十二味，㕮咀，以水九升，煮取三升，分三服。"[9]448

《外台秘要》卷十五："风邪者发则不自觉知，狂惑妄言悲喜无度是也。广济疗风邪狂乱失心，安神定志方。金银薄（各一百和合），石膏（研）、龙齿（研）、铁精（研）、地骨白皮、茯神、黄芩、生干地黄、升麻、茯苓、玄参、人参（各八分），虎睛（一具微炙）、牛黄、生姜屑（各四分），麦门冬（十分去心）、枳实（炙）、甘草（炙）、葳蕤、芍药（各六分），远志（去心）、柏子人、白鲜皮（各五分），右二十四味捣筛。以蜜和为丸。食讫。少时煮生枸杞根汁。服如梧桐子二十丸。日二服。渐加至三十丸。"[10]403"病源风惊悸者，由体虚心气不足，心之经为风邪所乘也。或恐惧忧迫，令心气虚。亦受风邪，风邪搏于心，则惊不自安，惊不已则悸动不定。其状目睛不转而不能呼。诊其脉动而弱者，惊悸也。动则为惊，弱则为悸。""广济疗热风惊悸，安心久服长年，镇心丸方。""深师大定心丸，疗恍惚惊悸，心神不安，或风邪因虚加藏，语言喜忘，胸胁满，不得饮食方。""又补心汤，疗心气不足，其病苦满，汗出心风，烦闷善恐，独苦多梦，不自觉者。咽喉痛，时时吐血，舌本强，水浆不通，手掌热，心惊悸，吐下血方。""千金疗心虚寒，阴阳寒损，心惊掣悸，语声宽急混濁，口喝，冒昧好自笑，厉风伤心，荆沥汤方。""又大镇心丸，疗心虚惊悸，梦寤

恐畏方。""又小镇心散,疗心气不足,虚悸恐畏。悲思恍惚,心神不定,惕惕而惊厚。""《古今录验》茯神汤,疗风经五脏虚惊悸,安神定志方。"[10]406-408

《太平圣惠方》卷二十:"治风经五脏,恍惚,惊悸,安神定志,宜服犀角散方。犀角屑(一两),人参(一两去芦头),远志(三分去心),甘草(半两炙微赤锉),桂心(三分),独活(三分),酸枣仁(一两微炒),生干地黄(一两),右件药。捣粗罗为散。每服三钱。以水一中盏。入生姜半分。薄荷二七叶。煎至六分。去滓。不计时候。温服。"[10]559

卷六十九:"治妇人血风,五脏大虚,惊悸,安神定志,茯神散方。茯神(一两),防风(三分去芦头),人参(一两去芦头),远志(三分去心),甘草(半两炙微赤锉),龙骨(一两),桂心〔一(三)分〕,独活〔三分(一两)〕,细辛(三分),干姜(半两炮裂锉),白术(三分),酸枣仁(一两微炒),右件药。捣筛为散。每服四钱。以水一中盏。煎至六分。去滓。不计时候温服。"[11]2155,2156"治妇人风邪凌心,言语不定,精神恍惚,乃成癫狂,发歇无时,宜服安神镇心琥珀圆方。琥珀(一两细研),真珠(一两细研水飞过),牛黄(半两细研),天竹黄(一两细研),铁粉(一两),光明砂(三分细研水飞过),金箔(五十片细研),银箔(五十片细研),龙齿(一两细研如粉),腻粉(半两研入),麝香(一分细研),犀角屑(三分),露蜂房(半两微炒),龙胆(半两),川升麻(半两),天门冬(三分去心焙),钩藤(三分),茯神(三分),菖蒲(三分),远志(三分去心),麦门冬(三分去心焙),人参(三分去芦头),白藓皮(三分),黄芩(半两),蚱蝉(半两微炒),干蝎(半两微炒),甘草(半两炙微赤锉),右件药。捣细罗为末。入研了药令匀。炼蜜和捣三五百杵。圆如梧桐子大。每服以竹叶汤下十五圆。"[11]2164

卷八十三:"治小儿风热。宜服镇心安神化涎。铅霜圆方。铅霜(细研)天麻、牛黄(细研)、天竹黄(细研)、甘草、麝香(细研以上各一钱)、茯神(二钱)、龙脑(一分,细研)、朱砂(半两,细研,水飞过)、人参(二钱)、右件药。捣罗为末。入研了药。都研令匀。炼蜜和捣三(一)二百杵。圆如梧桐子大。不计时候。以薄荷汤研下一圆。量儿大小。以意加减。"[11]2624

《苏沈良方》卷五:"朱砂膏……镇心安神,解热及损嗽血等疾。朱砂(别研细)、生犀、玳瑁、珍珠末、苏合香(用油和药亦可)、铁艳粉(各一两)、牛黄、麝香、生脑子、硼砂、琥珀(别研)、羚羊角、安息香(酒蒸,去沙石,别研入药。各半两)、金末(一分,用箔子,研)、新罗人参、甘草(微炙。各一两)、远志(去心)、茯苓(各半两)。参以下四味同捣,上都为细末,拌和,炼蜜,破苏合油剂,诸药为小锭子,更以金箔裹之,瓷器内密封。每用一皂子大,食后含丸。卫尉叶丞得效,并阿胶丸相杂服。此药治血安神,更胜至宝丹。"[12]62

《太平惠民和剂局方》卷四:"【辰砂化痰圆】治风化痰,安神定志,利咽膈,清头目,止咳嗽,除烦闷。白矾(枯过,别研)、辰砂(飞研)各半两,南星(炮)一两,半夏(洗七次,姜汁捣,作曲)三两,上以白矾、半夏曲、天南星为末,合和匀,用生姜汁煮面糊圆,如梧桐子大,别用朱砂末为衣。每服十圆,生姜汤下,食后服。亦治小儿风壅痰嗽,一岁儿服一圆,捶碎用生姜薄荷汤下。"[13]92,93"【金珠化痰圆】治痰热,安神志,除头痛眩运,心忪恍惚,胸膈烦闷,涕唾稠粘,痰实咳嗽,咽嗌不利。皂荚仁(炒)、天竺黄、白矾(光明者,放石、铁器内熬汁尽,放冷,研)、铅白霜(细研)各一两,半夏(汤洗七次,用生姜二两洗,刮去皮,同捣细,作饼子,炙微黄色)四两,生白龙脑(细研)半两,辰砂(研飞)二两,金箔(为衣)二十片,上以半夏、皂荚子仁为末,与诸药同拌研匀,生姜汁煮面为糊为圆,如梧桐子大。每十圆至十五圆,生姜汤下,食后,临卧服。"[13]93

卷五:"【妙香散】治男子、妇人心气不足,志意不定,惊悸恐怖,悲忧惨戚,虚烦少睡,喜怒无常,夜多盗汗,饮食无味,头目昏眩。常服补益气血,安神镇心。"[13]113 "【参香散】治心气不宁,诸虚百损……安神守中,功效不可俱述。"[13]134

卷九:"【琥珀黑散】治产妇一切疾病……能安神顺产。"[13]218,219 "【人参养血圆】治女人禀受怯弱,血气虚损……安神润颜色,通气散闷。"[13]224

《圣济总录》卷一十四:"治恍惚健忘,心神不宁,解烦躁,清头目,镇心安神,牛黄紫云丸方。牛黄(别研)、麝香(别研)、龙脑(别研各一分)、丹砂(别研)、天竺黄(别研)、黄芩(去黑心)、远志(去心)、龙齿(各三分)、铁粉(别研)、茯苓(去黑皮)、甘草(炙锉各一两),甘菊花(择)、马牙硝(别研各半两),银薄(十五片研入药),金薄(十片为衣),右一十五味。以十四味捣研为末。和匀炼蜜。丸如小弹子大。以金薄为衣。每服一丸。早晚食后。荆芥汤嚼下。薄荷汤亦得。"[14]370 "治风惊。镇心安神化涎。牛黄真珠丸方……牛黄(研)、真珠(研)、琥珀(研)、麝香(研)、天麻、天竺黄(研)、甘草(炙锉)、铅霜(研)、雄黄(研)、铁粉(研各一钱),人参 茯神(去木)、天南星(牛胆制者各二钱),丹砂(研半两),龙脑(研一钱半),金箔、银箔(各一十片同研入药),右一十七味。捣研为末。同拌匀。炼蜜和丸。如鸡头大。别用大金箔五片。滚为衣。每服一丸细嚼。人参薄荷汤化下。小儿半丸。"[14]371,372 "治风惊邪。分涎利膈。安神定志。镇心追风散方……干蝎(去土首尾全者四枚去爪生用)、附子(炮裂去皮脐)、乌头(生去皮脐)、白附子(生)、天南星(生各一分),丹砂(研一钱半),麝香(研半钱),龙脑(研半钱),半夏(生姜汁浸一宿切焙一分),右九味。六味捣研为散。入龙脑、麝香、丹砂。再同研令匀细。入瓷合中盛。每服半字。煨葱白酒调下。日二三服。渐加至一字。小儿惊风、服半字许。"[14]374

《杨氏家藏方》卷十:"四味补心圆 益血补心,安神定志。治怔忪惊悸,恍惚健忘。当归(酒洗焙干,二两),朱砂(一两,别研),肉苁蓉

(酒浸一宿,焙干,二两),杏仁(一百五十枚,汤泡去皮尖,研成膏),右件为细末,以杏仁膏同和,如干,以浸药酒煮薄糊添和,杵千余下,圆如绿豆大。每服三十圆,用米饮或温酒下,不拘时候。"[15]197

《孙文垣医案》卷二:"闵文学蜃楼,患虚损咳嗽,昼轻夜重。乃政丁氏,长兴富翁女也。躯甚肥,性甚躁,患痛风,手不能沐栉,足不能履地,凡痛处略肿,呻吟喊叫。比有朱远斋氏,为时推重,夫妇倚朱治者七越月,纤毫不减。吴九宜翁乃举予治。至其家,蜃楼大兄岳楼,且暮与偕。诊毕,语岳楼曰:令弟之症,虽易见功,然非百日不能断根;丁氏症,十日便可刈其根,但恐不能尽吾剂,奈何! 岳楼曰:何谓也? 予曰:令弟咳嗽,由肺火未清,误服参术太过而然。但为清肺利肺,咳可立止,止后以补心安神之剂养之,则万全矣。"[16]88

《玉机微义》卷四十一:"清心安神之剂……宝鉴龙脑安神丸治男女五般癫痫无问远近发作无时。茯神(三两),人参、地骨皮、甘草、麦门冬、桑白皮(各二两),马牙硝(二钱),龙脑、麝香(各三钱),牛黄(半两),朱砂(二钱),乌犀(一两),金箔(三十五片),右为细末,炼蜜为丸如弹子大,金箔为衣。如风痫病,冬月温水化下,夏月凉水化下,不以时。二三岁者,日进二服,小儿一丸,分二服,虚劳发热咳嗽,新汲水化下。"[17]454

《医门法律》卷四:"牛黄膏治热入血室,发狂心热,不认人者。牛黄(一钱),朱砂、郁金(各二钱),脑子(五分),甘草、牡丹皮(各二钱),上为末,炼蜜丸皂角子大。新汲水化下。按:此方乃清镇安神之剂,热由心胞,袭入神明,不得已而用之也。"[19]168

《古今医统大全》卷二十一:"清镇安神剂……朱砂安神丸(方见惊悸门。)至宝丹(方见中风门。)牛黄膏,治热入血室,发狂心热,不认人者。牛黄(一钱),朱砂、郁金(各三钱),脑子(五分),甘草、牡丹皮(各二钱),右为末,炼蜜

丸,皂角子大,新汲水化下。"[20]838

卷五十:"治惊悸必先以养心安神之剂,随后豁痰,或用吐法,大便结而脉实者,以朱砂滚痰丸下之,一服不愈,再服之,无不愈者。丹溪曰:惊悸多属血虚,有虑便动,则虚也。时作时止者,痰因火动。瘦人多是血少,肥人只是痰多。时觉心跳者,亦是血虚。怔忡无时,惊悸有时而作。"[20]1429

《医述》卷十四:"叶时可先生,治一儿丧母忧啼,心烦不安,令服秘旨安神丸,以其母所着未浣里衣覆其身,是夕神安而愈。余治一儿,堕池惊骇,发热啼吵。用清心安神之剂,命汲池中水,煎药服之而愈。虽曰以意治病,亦取其气相感耳。(许宣治)"[18]946

《顾松园医镜》卷十四:"天王补心丹〔见虚劳。〕因事冗心烦。致神劳。血虚火旺。而目病者用之。此生精养血。清热镇心安神之剂。"[21]210

《续名医类案》卷四:"柴屿青治陈忍之患病,医以温散之药投之,遂至彻夜不能合眼,时见鬼物,两脉沉伏。症属受暑,用加减清暑益气汤,去参、苓,一剂热减,六脉俱现洪大。再服六一散,数剂而病退。惟夜间尚不能熟睡,遂以滋补安神之剂调理而安。"[22]103

卷二十一:"缪仲淳治顾太学叔夏内人,舟中为火所惊,身热羸弱,几成劳瘵症。医误投参、芪,势危甚。以清肌安神之剂与之,戒以勿求速效,凡十数剂而安。麦冬、青蒿子、银柴胡、桑白皮、蜜炙枇杷叶各二钱,炙鳖甲、苡仁各三钱,五味、白芍、生地各一钱。"[22]640

《古今医案按》卷六:"沧州又治一人,寓僧舍病狂,其脉三部皆弦直上下行,而左寸口尤浮滑。曰:此风痰留心胞证也。以药涌吐痰沫四五升,即熟睡意日,及寤则病尽去,以安神之剂调之,全愈。"[23]182

《新编中医入门》第三章:"方剂和汤头歌……镇惊安神剂。"[24]181

《中医方剂学》第十二章:"重镇安神剂 凡是使用重镇的金石药或介类药为主,具有安神作用的方剂,统称重镇安神剂。在'十剂'中属于'重可镇怯'的范围。"[25]327

《实用药物手册》:"常用丸散膏丹(十二)安神剂。"[26]268

《方剂学》(段富津):"凡以安神药物为主组成,具有安神定志作用,治疗神志不安疾患的方剂,称为安神剂。"[33]161

《方剂学》(许济群):"凡用重镇安神,滋养安神的药物组成,具有安神作用,以治神志不安疾患的方剂统称为安神剂。"[34]294

《中国医学百科全书·中医学》:"根据《素问·至真要大论》'惊者平之'的治则,使用镇定安神为主,配伍养血清热,益气宁心或和中缓急之品所组成的一类方剂,称为安神剂。用于治疗心神不安或失眠的病症。"[27]1551

《世界传统医学方剂学》:"凡以安神药为主组成,具有安定神志的作用,治疗神志不安病证的方剂,统称为安神剂。"[29]633

《方剂学》(李庆诒):"凡用以滋养安神、或重镇安神的药物为主组成,具有安神作用,治疗神志不安病证的方剂,称为安神剂。"[35]82

《方剂学》(陈德兴):"凡以安神药为主组成,具有安神定志作用,用以治疗神志不安病症的方剂,统称安神剂。"[36]118

《中医药常用名词术语辞典》:"安神剂……方剂。以安神药组成,具有安神定志作用,主治神志不安疾患方剂的统称。依据主治病证虚实之不同,又可分为重镇安神剂和补养安神剂。"[28]150

《古方今释》:"凡能和胃宁神、清心宁神、养心宁神、重镇安神、交通心肾、开心益智之剂,均称之为安神剂。"[30]684

《方剂学》(谢鸣):"凡以安神药或交通心肾水火药配伍为主而组成,具有安神定志作用,主治神志不安疾患的方剂,统称为安神剂(Formulae that Calm the Spirit)。"[37]251

《方剂学》(邓中甲):"凡以安神药为主组成,具有安神定志作用,治疗神志不安病证的方剂,统称安神剂。"[38]201

《方剂现代新解》："安神剂主要由金石贝壳类重镇之品或滋养心神类药物组成，具有安神定志，滋阴养血的功能。根据安神剂的药物组成和功能主治不同，将其分为重镇安神剂和滋养安神剂两大类。"[32]843

《新编中成药合理应用手册》："安神剂是以磁石、龙齿、珍珠母、远志、酸枣仁、柏子仁等药物为主组成，具有安神定志作用，用以治疗各种神志不安疾患的中成药。安神剂分为重镇安神和滋养安神两类。临床以失眠、心悸、烦躁、惊狂等为辨证要点。"[31]17

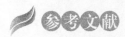

参考文献

[1] 未著撰人.黄帝内经素问[M].[唐]王冰撰.北京：人民卫生出版社，1963：197,503.

[2] 未著撰人.灵枢经[M].刘衡如校.北京：人民卫生出版社，1964：90,218,267.

[3] 未著撰人.神农本草经[M].[清]顾观光重编.北京：人民卫生出版社，1956：35.

[4] 重庆市中医学会.新辑宋本伤寒论[M].重庆：重庆人民出版社，1955：35,97.

[5] [汉]张仲景.金匮要略[M].沈继泽编.北京：中国医药科技出版社，1998：50,174.

[6] [唐]孟诜.食疗本草[M].北京：人民卫生出版社，1984：38.

[7] [唐]苏敬，等.新修本草（辑复本）[M].尚志钧辑校.合肥：安徽科学技术出版社，1981：300.

[8] [五代]李珣.海药本草（辑校本）[M].尚志钧辑校.北京：人民卫生出版社，1997：2.

[9] [唐]孙思邈.备急千金要方[M].魏启亮，郭瑞华点校.北京：中医古籍出版社，1999：448.

[10] [唐]王焘.外台秘要[M].北京：人民卫生出版社，1955：403,406-408,559.

[11] [宋]王怀隐，等.太平圣惠方：上[M].北京：人民卫生出版社，1958：559,2155,2156,2164,2624.

[12] [宋]沈括，苏轼.苏沈良方[M].杨俊杰，王振国点校.上海：上海科学技术出版社，2003：62.

[13] [宋]太平惠民和剂局.太平惠民和剂局方[M].陈庆平，陈冰鸥校注.北京：中国中医药出版社，1996：92,93,113,134,218,219,224.

[14] [宋]赵佶.圣济总录：上册[M].北京：人民卫生出版社，1962：370,371,372,374.

[15] [宋]杨倓.杨氏家藏方[M].北京：人民卫生出版社，1988：197.

[16] [明]孙一奎.孙文垣医案[M].许霞，张玉才校注.北京：中国中医药出版社，2009：88.

[17] [明]徐用诚.玉机微义[M].上海：上海古籍出版社，1991：454.

[18] [清]程杏轩.医述16卷[M].合肥：安徽科学技术出版社，1983：946.

[19] [清]喻昌.医门法律[M].赵俊峰点校.北京：中医古籍出版社，2002：168.

[20] [明]徐春甫编.古今医统大全：上[M].崔仲平，王耀廷主校.北京：人民卫生出版社，1991：838,1429.

[21] [清]顾松园.顾松园医镜：下册[M].郑州：河南人民出版社，1961：210.

[22] [清]魏之琇.续名医类案[M].黄汉儒点校.北京：人民卫生出版社，1997：103,640.

[23] [清]俞震.古今医案按[M].上海：上海科学技术出版社，1959：182.

[24] 甘肃省中医进修学校.新编中医入门[M].兰州：甘肃人民出版社，1959：181.

[25] 南京中医学院.中医方剂学[M].上海：上海人民出版社，1964：327.

[26] 中国医科大学革委会.实用药物手册[M].中国医科大学革委会，1969：268,269.

[27] 《中医学》编辑委员会.中医学[M]//钱信忠.中国医学百科全书.上海：上海科学技术出版社，1997：1551.

[28] 李振吉.中医药常用名词术语辞典[M].北京：中国中医药出版社，2001：150,151.

[29] 孙世发.世界传统医学方剂学[M].北京：科学出版社，1999：633.

[30] 丁学屏.古方今释[M].北京：中国医药科技出版社，2002：684.

[31] 梅全喜.新编中成药合理应用手册[M].北京：人民卫生出版社，2012：17.

[32] 张保国.方剂现代新解[M].北京：中国医药科技出版社，2011：843.

[33] 段富津.方剂学[M].上海：上海科学技术出版社，1995：161.

[34] 许济群.方剂学[M].北京：人民卫生出版社，1995：294.

[35] 李庆诒.方剂学[M].北京：中医古籍出版社，2000：82.

[36] 陈德兴.方剂学[M].北京：人民卫生出版社，2001：118.

[37] 谢鸣.方剂学[M].北京：人民卫生出版社，2002：251.

[38] 邓中甲.方剂学[M].北京：中国中医药出版社，2003：201.

（赵　军）

时 方

shí fāng

一、规范名

【汉文名】时方。

【英文名】non-classical formula。

【注释】唐代之后医家所创制的方剂，与经方相对而言。

二、定名依据

"时方"一词，现最早可见于元代《丹溪心法》，但此书为丹溪弟子纂辑而成，刊于 1481 年，无法断定丹溪所述原文。明代《普济方》亦可见"时方"一词，已能基本反映"时方"本意。"时"，有"时间""时令""时势""时务"之意；"方"，为处方、医方。可见，"时方"一词是指唐代之后医家，与经方相对而言，能确切地反映本术语的内涵。

自《普济方》与《丹溪心法》中提出"时方"之名，后世历代著作多有沿用，如明清时期的《医方考》《麻科活人全书》《时方妙用》《中国医籍考》《医学从众录》《女科要旨》《血证论》《重订广温热论》。清代《时方歌括》提出"经方尚矣。唐宋以后，始有通行之时方"，明确提出"时方"指后世非仲景方特别是唐宋以来时行之方剂，并认为"时方"是相对于"经方"而言的。这些著作均为历代的重要著作，对后世有较大影响。所以"时方"作为规范名便于达成共识，符合术语定名的约定俗成原则。

现代工具书如《中医大辞典》《中医辞海》《中国医学百科全书》《中国大百科全书（简明版）》《中国百科大辞典》等均以"时方"作为规范名。同时，已经广泛应用于中医药学文献的标引和检索的《中国中医药学主题词表》也以"时方派"作为正式主题词。说明"时方"这一规范名已成为共识。

我国 2005 年出版的由全国科学技术名词审定委员会审定公布的《中医药学名词》已以"时方"作为规范名。所以"时方"作为规范名也符合术语定名的协调一致原则。

三、同义词

未见。

四、源流考释

时方之"时"，《说文解字》云："四时也。从日寺声。"[1]137 有"时间""时令""时势""时务"的意义。

两汉时期，《汉书·艺文志》载"经方十一家"，并对"经方"作出了诠释："经方者，本草石之寒温，量疾病之浅深，假药味之滋。"[2]70 但此处"经方"当指临证治病之方，为方剂之概称。东汉末年张仲景著《伤寒杂病论》，将东汉之前医药学说进行统一辨证的结合，该书方药框架来源于《汤液经法》的临床用方特点，理论基础取于《内经》，将理法方药一线贯穿，对后世辨证论治组方影响重大。后世将《伤寒杂病论》尊称为"方书之祖"，将所载之方称为"经方"。

晋唐时期，王叔和撰次《伤寒论》，皇甫谧撰《针灸甲乙经》，孙思邈撰《千金翼方》，已十分推崇仲景学说及所载之方。而此时《诸病源候论》《小品方》《外台秘要》等均对温病的概念、传变规律等做了一定阐发，又为后世温病理论体系乃至时方出现打下伏笔。

宋金元时期，是我国医药学发展的重要时期，医药学理论不断创新，初见"时方"之发轫。张子和与朱丹溪学说源于刘完素，提倡古方不能治今病。《丹溪心法》："时方盛行陈师文、裴宗元所定大观一百九十七方，先生独疑之，曰：

'用药如持衡,随物重轻而为前却,古方新证,安能相值乎?'"[6]116 李东垣则师从张洁古,洁古首创古今异轨之说据《金史》载:"(张元素)平素治病不用古方,其说曰:'运气不齐,古今异轨,古方新病,不相能也'。"[5]2812 李东垣等金元诸医家明确指出时方讲究病机和同时用药、因时制宜。如《脾胃论》曰:"时禁者,必本四时升降之理,汗、下、吐、利之宜。"[3]17 完善了时方的理论内涵积累。《文献通考》记载:"善医者或云:'仲景著《伤寒论》,诚不刊之典。然有大人之病,而无婴孺之患;有北方之药,而无南方之治;此其所阙者。盖陈、蔡以南,不可用柴胡、白虎二汤治伤寒。'其言极有理。"[4]1794 即认为《伤寒论》诚为经典之作,但尚有不足,此说乃是后世特别是明清时期温病学说之"时方"兴起的基础。因此,后世有学者认为,至金元时期刘、张、李、朱争鸣于时,各于理论实践上有所发展,是"时方"之发轫。

明清时期,随着中医药理论的成熟,首先明确了"经方"的术语内涵,尤怡《金匮要略心典·徐序》:"惟仲景则独祖经方而集其大成……正仲景治杂病之方书也,其方亦不必尽出仲景,乃历圣相传之经方也……因知古圣治病之法,其可考者惟此两书,真所谓经方之祖。"[7]1-2 至此已明确提出"经方"即指《伤寒杂病论》所载之方。同时伴随着温病学说的兴起,时方的理论框架与创制达到高峰,有学者认为,此时方有真正意义上的"时方"。如《普济方》卷二百九十九:"治口疮时方。口疮刺发叫声连,铜绿麝香一处研,干捻将来频搽上,不过二贴便安然。"[8]780 已出现"时方"一词,已能基本反映"时方"本意,后世如《万氏秘传外科心法》[9]68《医方考》[10]153《尤氏喉症指南》[11]20《麻科活人全书》[12]213《伤寒指掌》[13]卷三29《长沙方歌括》[14]19《医学实在易》[15]60《伤科汇纂》[16]19《中国医籍考》[17]775《医学从众录》[18]1《女科要旨》[19]13,15,16《医学见能》[20]13《血证论》[21]73,74,75《重订广温热论》[22]53,54 等医著已大量出现"时方"一词,与现代术语"时方"的内涵基本相同。同金元诸医家

学说,《本草纲目·序例》也提出时方可依四时配伍:"故春月宜加辛温之药,薄荷、荆芥之类,以顺春升之气。"[23]56 雷丰《时病论·小序》:"夫春时病温,夏时病热,秋时病凉,冬时病寒,何者为正气,何者为不正气,既胜气复气,正化对化,从本从标,必按四时五运六气而分治之,名为时医。是为时医必识时令,因时令而治时病,治时病而用时方,且防其何时而变,决其何时而解,随时斟酌,此丰时病一书所由作也。"[27]6 同时期诸医著对"时方"内涵进一步深入阐述。《医方集解·自序》:"方之有解,始于成无己,无己慨仲景之书后人罕识,爰取《伤寒论》而训诂之,诠证释方……阙后名贤辈出,谓当踵事增华,析微阐奥;使古方、时方大明于世。"[24]1《顾松园医镜》云:"用古方疗今病,譬之拆归料改新屋,不再经匠氏之手,其可用乎?是有察于古今元气之不同也。"[25]168《时方歌括·小引》:"经方尚矣!唐宋以后,始有通行之时方。"[26]《时方歌括》小引《时方妙用·小引》:"时方固不逮于经方。而以古法行之。即与经方相表里。亦在乎用之之妙而已。因颜曰时方妙用。"[26]《时方妙用》小引 明确提出"时方"指后世非仲景方特别是唐宋以来时行之方剂,"时方"与"经方"是相对而言的。

近现代时期,《医学摘粹》载:"(庆云阁《医学摘粹》)所著杂证,专取古方。其有古方所未备者,即取时方,亦必合乎古法,纯与伤寒金匮一气贯通,酌古准今,悉臻美善,先生煞费苦心矣。"[28]序二《重订通俗伤寒论》:"因哮症似喘而非,呼吸有声,呀呷不已。良由痰火郁于内,风寒束其外。古方如厚朴麻黄汤,越婢加半夏汤;时方如白果定喘汤,五虎汤加节斋化痰丸。表散寒邪,肃清痰火。此四方最为的对。"[29]340 可见,"时方"的概念已基本成熟。现代有关著作均以"时方"作为规范名,如《中医大辞典》[30]847《中医名词术语精华辞典》[31]498《中医名词术语选释》[32]269《简明中医辞典》[33]512《中医词释》[34]278《现代药学名词手册》[35]306《中医辞海》[36]133《中国百科大辞典》[37]1002《简明中医语

词辞典》[38]549《常用中药词语词典》[39]169《伤寒论研究大辞典》[40]682《中医药学名词》[41]170《中国中医药学主题词表》[42]Ⅱ-348 等，如《中医辞海》："中医术语。指张仲景以后的医家所制的方剂。它在经方的基础上有很大的发展，补充和加强了前人所未备而又有临床疗效的方剂。"

总之，"时方"作为一词，现最早可见于《丹溪心法》，稍早的《普济方》亦可见"时方"一词，已能基本反映"时方"本意。《时方歌括》提出"经方尚矣。唐宋以后，始有通行之时方"，明确提出"时方"指后世非仲景方，特别是唐宋以来时行之方剂，并认为"时方"是相对于"经方"而言的。综上，"时方"应是发轫于宋金元时期，而随中医药学理论的发展与温病学说的兴起，成熟于明清时期。

五、文献辑录

《说文解字·日部》："时，四时也。从日寺声。"[1]137

《汉书·艺文志》："经方者，本草石之寒温，量疾病之浅深，假药味之滋。"[2]70

《脾胃论》卷上："时禁者，必本四时升降之理，汗、下、吐、利之宜。"[3]17

《文献通考》卷二百二十二："善医者或云：'仲景著《伤寒论》，诚不刊之典。然有大人之病，而无婴孺之患；有北方之药，而无南方之治；此其所阙者。盖陈、蔡以南，不可用柴胡、白虎二汤治伤寒。'其言极有理。"[4]1794

《金史》卷一百三十一："(张元素)平素治病不用古方，其说曰：'运气不齐，古今异轨，古方新病，不相能也。'自为家法云。"[5]2812

《丹溪心法》附录："时方盛行陈师文、裴宗元所定大观一百九十七方，先生独疑之，曰：'用药如持衡，随物重轻而为前却，古方新证，安能相值乎？'"[6]116

《金匮要略心典·徐序》："惟仲景则独祖经方而集其大成……正仲景治杂病之方书也，其方亦不必尽出仲景，乃历圣相传之经方也……

因知古圣治病之法，其可考者惟此两书，真所谓经方之祖。"[7]1,2

《普济方》卷二百九十九："治口疮时方。口疮刺发叫声连，铜绿麝香一处研，干捻将来频搽上，不过二贴便安然。"[8]780

《万氏秘传外科心法》卷七："(马刀疮)十七味瘰疬时方　海藻、海带、昆布(以上各二钱，但以醋浸洗、焙干火煅)，连翘(去隔)、陈皮、桔根、石膏、黄芩、牡蛎(火煅)各二钱，荆芥、柴胡、防风、黄柏、苦参、黄连(姜汁炒)各一钱，木通、夏枯草各四钱。此药要用十剂。空心服，忌生冷发物。"[9]68

《医方考》卷三："(磁石)古人于肾虚腰疼方中每用磁石，时方多不用之。"[10]153

《尤氏喉症指南·玉丹配法歌》："玉丹矾各三分重，百草霜该用半匙，次下元丹厘许足，再加甘草末三匙，必要用时方配合，加硼少许更称奇。"[11]20

《麻科活人全书》附录："近效汤(时方)：大川附(熟附不用)，漂白术(焦术不用)，炙甘草，生姜(三片)，红枣(四枚)引。"[12]213

《伤寒指掌》卷三："阳明渴饮，小便不利，是津亏热伏，邪在胃中也。用猪苓汤利水泄热，兼滋阴气，此古法也；若时方，可用导赤散。"[13]卷三29

《长沙方歌括》卷一："仲师为医中之圣人，非至愚孰敢侮圣？所疑者其方也。方中无见证治证之品，且铢两升斗，畏其大剂，不敢轻试。不知本草乱于宋元诸家，而极于明之李时珍。能读本经洞达药性者，自知其三四味中，备极神妙，况古人升斗权衡，三代至汉，较之今日，仅十之三。每剂分三服，一服亦不过七八钱，与两零而已，较之时方之重者乃更轻。"[14]19

《医学实在易》卷四："(浊证诗)浊由湿热二陈(汤)加(味)，苍白术参柏薢夸，坊本(萆薢)分清(饮)通水道，全书(景岳)远志(四君子汤加此)入心家，火衰肾气丸为主，水阙(六味)地黄汤可嘉，借用遗精封髓(丹)法，时方却不悖长沙。"[15]60

《伤科汇纂·凡例》："所集丸散膏丹方中，

皆详载炮制分两,便于依方预为修合,以备急用。至汤饮煎药方中,偶有不载分两者,如古方之分两,难施于今人,因禀质有强弱,病样非一致;又如时方之无分两者,可因人变通,增减为用也。更有古方,药味分两与今不同者,尽皆详考群书,别其宜否而载之。"[16]19

《中国医籍考》卷四十七:"(《圣济总录纂要》)成于北宋,其时四大家(刘河间、李东垣、张子和、朱丹溪),无一切活套,应时方法(补中益气、逍遥、归脾、二陈、四物、四君之类),医家遇沉疴痼疾,疑难奇异等证,用时方而不奏效,良工亦束手者,是书有神方也。"[17]775

《医学从众录·魏序》:"吴航陈修园先生以名孝廉宰畿辅,医名震日下。尝奉檄勘灾恒山,时水浸之后,疾疫大作,先生采时方百余首,刊示医者,如法诊治,全活无数。仁心仁术,其施溥矣!"[18]1

《女科要旨》卷一:"育麟珠,时方。"[19]13 "(外备方三首:五子衍宗丸)凡物之多子者,久服之亦令人多子。且菟丝子、车前煮汁,胶腻极似人精,故能益精而聚精;况又得枸杞、覆盆,皆滋润之品以助之乎!尤妙在五味子收涩,与车前子之通利并用,大具天然开阖之妙,亦时方之颇有意义者。"[19]15,16

《医学见能》卷一:"口中肿痛,兼见发渴饮水者,胃中火上冲也。宜时方甘露饮。"[20]13

《血证论》卷五:"明知血欲行而不肯利下。宜抵当汤主之。时方可用膈下逐瘀汤。"[21]73 "子呛者何也? 胎中之水火,上干于肺故也……仲景麦门冬汤治之,时方玉女煎,加五味子亦妙。"[21]74,75

《重订广温热论》卷一:"瘥后发颐……时方以连翘败毒散为主,如二活、荆防、连翘、赤芍、牛蒡、桔梗、土贝、蒺藜、薄荷、银花、甘草之类。"[22]53,54

《本草纲目·序例》:"故春月宜加辛温之药,薄荷、荆芥之类,以顺春升之气……"[23]56

《医方集解·自序》:"方之有解,始于成无

己,无己慨仲景之书后人罕识,爰取《伤寒论》而训诂之,诠证释方,使观者有所循入,诚哉仲景之功臣,而后觉之先导矣! 阙后名贤辈出,谓当踵事增华,析微阐奥;使古方、时方大明于世,宁不愉快。"[24]1

《顾松园医镜·论治大纲》:"用古方疗今病,譬之拆归料改新屋,不再经匠氏之手,其可用乎? 是有察于古今元气之不同也。"[25]168

《时方歌括》:"经方尚矣。唐宋以后,始有通行之时方。约其法于十剂,所谓宣、通、补、泄、轻、重、滑、涩、燥、湿是也,昔贤加入寒、热,共成十有二剂。虽曰平浅,而亦本之经方……医之为道也,向著真方歌括。非内经,即仲景。恐人重视而畏避之。每值公余,检阅时方,不下三千首。除杂沓肤浅之外,择其切当精纯,人人共知者,不可多得,仅收一百八首而韵之,分为十二剂,以便查阅。又采集罗东逸、柯韵伯诸论,及余二十年读书临症独得之妙,一一详于歌后。颜曰:时方歌括。"[26]时方歌括小引

《时方妙用》:"时方固不逮于经方。而以古法行之,即与经方相表里。亦在乎用之之妙而已。因颜曰《时方妙用》。"[26]时方妙用小引

《时病论·小序》:"夫春时病温,夏时病热,秋时病凉,冬时病寒,何者为正气,何者为不正气,既胜气复气,正化对化,从本从标,必按四时五运六气而分治之,名为时医。是为时医必识时令,因时令而治时病,治时病而用时方,且防其何时而变,决其何时而解,随时斟酌,此丰时病一书所由作也。若夫以时运称时医,则是时至而药石收功,时去而方术罔验,病者之命,寄乎医者之运,将不得乎时者,即不得为医,而欲求医者,必先观行运,有是理乎? 然则丰于斯道,业有二十余年,诚恐不克副时医之名也,子亦何病乎时医?"[27]6

《医学摘粹》:"(庆云阁《医学摘粹》)所著杂证,专取古方。其有古方所未备者,即取时方,亦必合乎古法,纯与伤寒金匮一气贯通,酌古准今,悉臻美善,先生煞费苦心矣。"[28]序二

《重订通俗伤寒论·伤寒夹证》:"因哮症似喘而非,呼吸有声,呀呷不已。良由痰火郁于内,风寒束其外。古方如厚朴麻黄汤,越婢加半夏汤;时方如白果定喘汤,五虎汤加节斋化痰丸。表散寒邪,肃清痰火。此四方最为的对。"[29]340

《中医名词术语选释》:"指张仲景以后的医家所制订的方剂。它在经方的基础上有很大的发展。据清·陈修园《时方歌括·小引》说:'唐宋以后始有通行之时方。'按唐·孙思邈的《千金要方》《千金翼方》及王焘的《外台秘要》所记载的方剂,主要包括晋以后的方剂。"[32]269

《中医词释》:"指张仲景的《伤寒论》以后,历代名医家根据发展了的认识和新的经验所制定的各种方剂。"[34]278

《中国百科大辞典》:"指汉代名医张仲景以后的医家所创制的方剂,与'经方'相对而言。如清陈念祖《时方妙用》《时方歌括》所收载的方剂。"[37]1002

《伤寒论研究大辞典》:"时方是在经方基础上发展起来的,是对经方的发展和补充。"[40]682

《中医大辞典》:"指张仲景以后的医家所制的方剂。它在经方的基础上有很大的发展,补充和加强了前人所未备而又有临床疗效的方剂。"[30]847

《中医名词术语精华辞典》:"方剂学名词。与经方相对。指张仲景以后医家所制的方剂,以唐宋时期盛行的方剂为主。陈修园《时方歌括·小引》:'经方尚矣,唐宋以后始有通行之时方。'时方在经方基础上有很大发展,补充和完善了前人未备而又有临床疗效的方剂,丰富了方剂学内容。"[31]498

《中国中医药学主题词表》:"时方派:current prescriptions school。属中医流派;金元时期(公元1115—1368)以后出现的一个学派;主张不拘泥于张仲景《伤寒论》和《金匮要略》的方剂,而自行处方用药;尤其是明清时期(公元1368—1911)的温病学派的医家,认为伤寒和温病是两种不同范畴的疾病。"[42]II-348

《常用中药词语词典》:"从清代至今出现的方剂,有别于古方。"[39]169

《中医辞海》中册:"中医术语。指张仲景以后的医家所制的方剂。它在经方的基础上有很大的发展,补充和加强了前人所未备而又有临床疗效的方剂。据清·陈修园《时方歌括·小引》:'唐宋以后始有通行之时方。'按唐·孙思邈的《千金要方》《千金翼方》及王焘的《外台秘要》所记载的方剂,主要包括晋以后的方剂。"[36]133

《简明中医辞典》:"指张仲景以后的医家所制的方剂。它在经方的基础上有很大的发展,补充和加强了前人所未备而又有临床疗效的方剂。"[33]512

《简明中医语词辞典》:"指宋元以来通行的药方。对'古方''经方'而言。《医方集解·自序》:'析微阐奥,使古方、时方大明于世,宁不愉快。'"[38]549

《现代药学名词手册》:"在我国中医药学中,时方是指汉代张仲景以后医家所制定的方剂。时方是与经方相对而言。"[35]306

《中医药学名词》:"汉代张仲景之后医家所创制的方剂,与经方相对而言。"[41]170

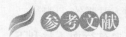 参考文献

[1] [汉]许慎.说文解字[M].长沙:岳麓书社,2006:137.

[2] [汉]班固.汉书·艺文志[M].北京:商务印书馆,1955:70.

[3] [元]李杲.脾胃论[M].北京:中华书局,1985:17.

[4] [元]马端临.文献通考[M].北京:中华书局,1986:1794.

[5] [元]脱脱,等.金史[M].北京:中华书局,1975:2812.

[6] [元]朱震亨.丹溪心法[M].沈阳:辽宁科学技术出版社,1997:116.

[7] [清]尤在泾.金匮要略心典[M].太原:山西出版传媒集团,山西科学技术出版社,2013:1,2.

[8] [明]朱橚.普济方[M].北京:人民卫生出版社,

1983：780.

[9] [明]万全.万氏秘传外科心法[M].武汉：湖北科学技术出版社,1984：68.

[10] [明]吴昆.医方考[M].南京：江苏科学技术出版社,1985：153.

[11] [明]尤仲仁.尤氏喉症指南[M].北京：中医古籍出版社,1991：20.

[12] [清]谢玉琼.麻科活人全书[M].上海：上海卫生出版社,1957：213.

[13] [清]吴坤安.伤寒指掌[M].上海：上海科学技术出版社,1959：卷三 29.

[14] [清]陈修园.长沙方歌括[M].上海：上海中医药大学出版社,2006：19.

[15] [清]陈修园.医学实在易[M].北京：人民卫生出版社,1959：60.

[16] [清]胡廷光.伤科汇纂[M].北京：人民卫生出版社,2006：19.

[17] [日]丹波元胤.中国医籍考[M].北京：人民卫生出版社,1956：775.

[18] [清]陈修园.医学从众录[M].北京：中国中医药出版社,1996：1.

[19] [清]陈修园.女科要旨[M].北京：人民卫生出版社,1959：13,15,16.

[20] [清]唐宗海.医学见能[M].上海：上海科学技术出版社,1982：13.

[21] [清]唐宗海.血证论[M].北京：人民卫生出版社,1990：73,74,75.

[22] [明]何廉臣.重订广温热论[M].北京：人民卫生出版社,1960：53,54.

[23] [明]李时珍.本草纲目[M].北京：华夏出版社,2011：56.

[24] [清]汪昂.医方集解[M].北京：中国中医药出版社,1997：1.

[25] [清]顾松园.顾松园医镜[M].郑州：河南人民出版社,1961：168.

[26] [清]陈修园.时方歌括 时方妙用[M].北京：人民卫生出版社,1964：时方歌括小引,时方妙用小引.

[27] [清]雷丰.时病论[M].北京：人民卫生出版社,1964：6.

[28] [清]庆云阁.医学摘粹[M].上海：上海科学技术出版社,1983：序二.

[29] [清]俞根初.重订通俗伤寒论[M].上海：上海卫生出版社：340.

[30] 李经纬,邓铁涛,等.中医大辞典[M].北京：人民卫生出版社,1995：847.

[31] 李经纬,余瀛鳌,蔡景峰.中医名词术语精华辞典[M].天津：天津科学技术出版社,1996：498.

[32] 中医研究院,广东中医学院.中医名词术语选释[M].北京：人民卫生出版社,1973：269.

[33] 李经纬,区永欣,余瀛鳌,等.简明中医辞典[M].北京：中国中医药出版社,2001：512.

[34] 徐元贞,曹健生,赵法新,等.中医词释[M].郑州：河南科学技术出版社,1983：278.

[35] 赵克健.现代药学名词手册[M].北京：中国医药科技出版社,2004：306.

[36] 袁钟,图娅,彭泽邦,等.中医辞海：中册[M].北京：中国医药科技出版社,1999：133.

[37] 中国百科大辞典编委会.中国百科大辞典[M].北京：华夏出版社,1990：1002.

[38] 达美君.简明中医语词辞典[M].上海：上海科学技术出版社,2004：549.

[39] 于维萍,李守俊,马秋菊,等.常用中药词语词典[M].济南：山东科学技术出版社,1998：169.

[40] 傅延龄,李家庚,王庆国,等.伤寒论研究大辞典[M].济南：山东科学技术出版社,1994：681,682.

[41] 中医药学名词审定委员会.中医药学名词[M].北京：科技出版社,2005：170.

[42] 吴兰成.中国中医药学主题词表[M].北京：中医古籍出版社,1996：Ⅱ-348.

（赵 黎）

佐 药

zuǒ yào

一、规范名

【汉文名】佐药。

【英文名】assistant medicinal。

【注释】方剂中具有协助或监制或协调君、臣药的性能及作用的药物,分为佐助药、佐制药、反佐药。

二、定名依据

"佐药"一词,现最早见于清代汪昂《医方集解》,概念与本术语"佐药"基本相同,已能初步反映本术语内涵。而在此之前,"佐药"之"佐"最早出现在《神农本草经》与《黄帝内经素问·至真要大论》,《神农本草经》以"上药""中药""下药"三品论君臣佐使,但此处将佐使药合并称谓,提示佐药、使药之间界限并不分明。《黄帝内经素问·至真要大论》提到"偶之不去,则反佐以取之"是"反佐"在历代医书中的较早记载,但并未能与"反治"的概念区分开,后世王冰注《黄帝内经素问》,详述了"反佐(药)"的概念。梁代陶弘景《本草经集注》之"正以制其毒故也"是"佐制(药)"在历代医方书的较早记载。《药性论》已把"佐使"一级分为"佐"和"使"。《仁斋直指方论》出现"行血药品佐助其间"是"佐助(药)"名词内涵在历代医方书的较早表达。《仁斋直指方论》在左金丸方论中提及"(吴茱萸)……为热甚之反佐",已运用"反佐"一词。《医学启源》明确指出"随证加药为佐",肯定了佐(助)药治疗兼证的作用。可见"佐药"一词是指方剂中具有协助或监制或协调君、臣药的性能及作用的药物,分为佐助药、佐制药、反佐药,能确切地反映术语的内涵。

自清代《医方集解》提出"佐药"之名,此后"佐药"这一名词得到广泛运用,"佐药"的内涵也得以进一步丰富。后世历代医著多运用"君臣佐使"理论阐释方义,如《成方切用》《药征》等,对后世有较大影响。所以"佐药"作为规范名便于达成共识,符合术语定名的约定俗成原则。

现代相关著作,如《中医大辞典》《常用中药词语词典》《中医药常用名词术语辞典》《临床医学多用辞典》《现代方剂学》《中国医学百科全书·方剂学》《方剂学》等均以"佐药"作为规范名。已经广泛应用于中医药学文献的标引和检索的《中国中医药学主题词表》也以"君臣佐使"作为正式主题词,并在释义中出现"佐药"一词,

这些均说明"佐药"作为规范名已成为共识。

我国 2005 年出版的由全国科学技术名词审定委员会审定公布的《中医药学名词》已以"佐药"作为规范名。所以"佐药"作为规范名也符合术语定名的协调一致原则。

三、同义词

未见。

四、源流考释

"佐",《周礼》载:"以佐王治邦国。"[1]4《左传》曰:"有伯瑕以为佐。"[2]255 佐是处于辅助地位的官员,后世泛指僚属为佐。

《神农本草经》关于"佐"药相关记载有两处,"下药一百二十种,为佐使,主治病以应地,不可久服。"[3]13 该段记载是以"三品"论君臣佐使,其中佐使药均来自下品诸药。另有一处论述组方方法,"药有君臣佐使,以相宣摄。合和,宜用一君二臣三佐五使,又可一君三臣九佐使也。"[3]17 此处佐使药有合并称谓,亦有分开称谓,提示佐使药之间界限并不分明。《黄帝内经素问》论及制方理论,可见于《黄帝内经素问·至真要大论》:"方制君臣,何谓也?岐伯曰:主病之谓君,佐君之谓臣,应臣之谓使,非上下三品之谓也。"[4]545 明确否定了"三品"论君臣佐使之说,但此处并未出现佐药的概念。《黄帝内经素问》提到"佐"药有如下数处:①"岐伯曰:诸气在泉,风淫于内,治以辛凉,佐以苦;以甘缓之,以辛散之;热淫于内,治以咸寒,佐以甘苦,以酸收之,以苦发之……君一臣二,制之小也;君一臣三佐五,制之中也;君一臣三佐九,制之大也。"[4]541 此两处论述了方制大小,并可看到组方多需君佐同剂,说明佐(药)的重要性。并指出佐(药)与主药在性味上有相近、相异、相反的情况,其相异、相反者应有指向"佐制""反佐"之意。②"奇之不去则偶之,是谓重方;偶之不去,则反佐以取之,所谓寒热温凉,反从其病也。"[4]530 此处勾勒了"反佐"的概念,即"反佐"

当在病重邪甚，"重方"仍不能奏效的情况下使用，但此处"反佐"一词并未能与"反治"的概念区分开。综上，《黄帝内经素问》虽然没有明确指出"佐药"的概念，但已明确提出了"佐"的思想。另外，《黄帝内经素问》与《神农本草经》均未将佐药与使药同时论述，推测可能是互文见义。而在张仲景《伤寒论》中，"白通加猪胆汁汤"[5]101之猪胆汁、人尿均为反佐之用。

南北朝时期，梁代陶弘景《本草经集注》："大抵养命之药则多君，养性之药则多臣，疗病之药则多佐；犹依本性所主，而兼复斟酌。"[6]并提出"用药犹如立人之制，若多君少臣，多臣少佐，则气力不周也。"[6]对君、臣、佐药配伍味数做了规定。《本草经集注》另载："世方动用附子，皆须甘草，或人参、干姜相配者，正以制其毒故也。"[6]明确指出在方剂中用甘草、人参、干姜制附子毒性，是"佐制"内涵在历代医方书的较早表达。《辅行诀脏腑用药法要》载："经云：主于补泻者为君，数量同于君而非主故为臣，从于佐监者为佐使。"[7]53已将"君臣佐使"的概念内涵与"主于补泻"相联系，并将佐使（药）定义为"从于佐监者"。

隋唐时期，王冰注《黄帝内经素问》："上药为君，中药为臣，下药为佐使……以主病者为君，佐君者为臣，应臣之用者为使。"[4]545亦将"君臣佐使"的概念内涵与"主病"相联系。又云："甚大寒热，则必能与违性者争雄，能与异气者相格，声不同不相应，气不同不相合，如是则且惮而不敢攻之，攻之则病与药气抗行，而自为寒热以关闭固守；是以圣人反其佐以同其气，令声气相合，复令寒热参合，使其终异始同，燥润而败，坚刚必折，柔脆自消尔。"[4]530主要论述了"反佐"药的概念。唐代甄权《药性论》原书已佚，据《苏沈良方·论君臣》评："《药性论》乃以众药之和厚者定为君药，其次为臣为佐，有毒者多为使，此谬论也。设若欲攻坚积，则巴豆辈，岂得不为君也。"[8]123已把"佐使"一级分为"佐"和"使"。

两宋时期，沈括《梦溪笔谈》载："用药有一君、二臣、三佐、五使之说，其意以谓药虽众，主病者在一物，其他则节节相为用，大略相统制，如此为宜。"[9]221强调组方当主从有序，相互配合。寇宗奭《本草衍义》曰："故智者又以附子、干姜、桂之类相佐使以发之。"[10]16《仁斋直指方论》云："常山逐水利饮固也，苟无行血药品佐助其间，何以收十全之效耶？"[11]47即指常山需要行血之品佐助，是"佐助"药在历代医方书的较早记载。

金元时期，成无己《伤寒明理论》载："所谓君臣佐使者……主病之谓君，佐君之谓臣，应臣之谓使，择其相须相使，制其相畏相恶，去其相反相杀，君臣有序而方道备矣。"[12]1明确了君臣佐使在方剂内部的不同作用及配伍关系；并论脾约圆方："枳实、厚朴为佐，以散脾之结约。"[12]61明确指出"佐（药）"的概念，使君臣佐使组方原则更加完善。张元素《医学启源》云："用药各定分两，为君最多，臣次之，佐使之次之。"[13]164应是最早提出可依据药物用量大小来确定君臣佐使。《医学启源》"用药凡例"项下："凡解利伤风，以防风为君，甘草、白术为佐……凡诸风，以防风为君，随证加药为佐。"[13]58,59此处张元素明确提出"随证加药为佐"，肯定了佐药治疗兼证的作用。关于佐药的相关记载还可见于张从正《儒门事亲》[14]1等医著。

明清时期，"佐药"这一名词已得到广泛运用，其内涵也得到丰富与完善。《医方集解》："甘草和诸药，乌梅去痰，槟榔除痰癖，破滞气，是为佐药。"[15]259此处已出现"佐药"一词，后又在《成方切用》[16]350等医著中出现，与现代术语"佐药"的内涵基本相同。探讨"佐助"者，可见于《冯氏锦囊秘录》犀角地黄汤："本用四味独名犀角地黄者，所重在二味，白芍、丹皮不过佐助耳。"[17]298沈时誉《医衡》载："君为主，臣为辅，佐为助，使为用，制方之原也……能受能令，能合能力者，佐之助也。"[18]14探讨"佐制"者，《续名医类案》载："盖此症本虚痞，今用克伐之剂，何

方剂

以不死？况辛香燥热之剂，但能劫滞气，取快于一时。若不佐制，过服益增郁火，煎熬气液为痰，日久不散，愈成流注之症。"[19]1114 提出了佐制药的概念。探讨"反佐"者，《医方集解》："吴茱辛热，能入厥阴，行气解郁，又能引热下行，故以为反佐。"[15]224 在方论中出现"反佐"药，还可见于《奇效良方》[20]590《本草纲目》[21]538《景岳全书》[22]18《类经》[23]150《古今名医方论》[24]31《医宗金鉴》[25]65《医碥》[26]16《伤寒瘟疫条辨》[27]165。可见明清以降，诸医家已在肯定君药治疗主证的同时，从不同侧面表述了佐药兼具佐助、佐制、反佐的作用。

至现代，1985 年出版高等中医药院校许济群主编的五版教材《方剂学》方确立："佐药：有三种意义。① 佐助药，即配合君、臣药以加强治疗作用，或直接治疗次要症状的药物……② 佐制药，即用以消除或减弱君、臣药的毒性，或能制约君、臣药峻烈之性的药物……③ 反佐药，即病重邪甚，可能拒药时，配用与君药性味相反而又能在治疗中起相成作用的药物。"[28]6 明确提出"佐助药""佐制药""反佐药"名词，并属于"佐药"范畴。现代有关著作均以"佐药"作为规范名，如《中医大辞典》[29]879《常用中药词语词典》[30]173《中医药常用名词术语辞典》[31]183《中医药学名词》[32]170《临床医学多用辞典》[33]1095《中国中医药学主题词表》[34]Ⅱ-205《中医方剂学中级讲义》(南京中医学院)[35]2、《中医方剂学讲义》(南京中医学院)[36]2、《中医方剂学讲义》(南京中医学院)[37]7、《中医方剂学》(江苏新医学院)[38]7、《方剂学》(广东中医学院)[39]5、《中医方剂手册》[40]3《治法与方剂》(河南中医学院)[41]13、《方剂的组成原则与变化》[42]2《方剂学》(广州中医学院)[43]6,7、《方剂学》(南京中医学院)[44]5、《中国医学百科全书·方剂学》[45]3《实用方剂学》[46]39《方剂学》(贵阳中医学院)[47]11、《方剂学》(段富津)[48]8、《方剂学》(冯泳)[49]16,17、《方剂学》(邓中甲)[50]19、《现代方剂学》[51]7《方剂学》(李飞)[52]64,65、《方剂学》(谢鸣)[53]37、《方剂学》(贾波)[54]11、方剂学 (李

冀)[55]10 等。

总之，"佐药"之"佐"最早出现在《神农本草经》与《黄帝内经素问·至真要大论》，《神农本草经》以"上药""中药""下药"三品论君臣佐使，谓"下药一百二十种，为佐使，主治病以应地"，但此处将佐使药合并称谓，提示佐药、使药之间界限并不分明。《黄帝内经素问·至真要大论》论及"佐"似已指向"佐制"之意，并勾勒了"反佐"的概念，但并未能与"仅治"的概念区分开。至王冰注《黄帝内经素问》已详细论述了"反佐(药)"的概念内涵。《本草经集注》之"正以制其毒故也"，是"佐制(药)"在历代医方书的较早记载。唐代《药性论》已把"佐使"一级分为"佐"和"使"。宋代《仁斋直指方论》出现"但须行血药品佐助之"，是"佐助(药)"名词名内涵在历代医方书的较早表达。《仁斋直指方论》在左金丸方论中提及"(吴茱萸)……为热甚之反佐"，已运用"反佐"一词。金代《医学启源》明确指出"随证加药为佐"，肯定了佐(助)药治疗兼证的作用。清代《医方集解》已出现"佐药"一词，与"佐药"的现代术语内涵基本相同。诸医著如《成方切用》《药征》等运用"君臣佐使"理论阐释方义，"佐药"的内涵得以进一步丰富。1985 年出版高等中医药院校五版教材《方剂学》(许济群)方明确提出"佐助药""佐制药""反佐药"名词，并属于"佐药"范畴。

五、文献辑录

《周礼·天官》："以佐王治邦国。"[1]4

《左传·襄公三十年》："有伯瑕以为佐"。[2]255

《神农本草经》卷一："上药一百二十种为君，主养命以应天，无毒，多服久服不伤人；中药一百二十种为臣，主养性以应人，无毒有毒斟酌其宜；下药一百二十种，为佐使，主治病以应地，不可久服。"[3]7-13 "药有君臣佐使，以相宣摄。合和，宜用一君二臣三佐五使，又可一君三臣九佐使也。"[3]17

《黄帝内经素问·至真要大论》:"(王冰注)甚大寒热,则必能与违性者争雄,能与异气者相格,声不同不相应,气不同不相合,如是则且惮而不敢攻之,攻之则病与药气抗行,而自为寒热以关闭固守;是以圣人反其佐以同其气,令声气相合,复令寒热参合,使其终异始同,燥润而败,坚刚必折,柔脆自消尔。"[4]530 "奇之不去则偶之,是谓重方;偶之不去,则反佐以取之,所谓寒热温凉,反从其病也。"[4]530 "岐伯曰:诸气在泉,风淫于内,治以辛凉,佐以苦;以甘缓之,以辛散之;热淫于内,治以咸寒,佐以甘苦,以酸收之,以苦发之……君一臣二,制之小也;君一臣三佐五,制之中也;君一臣三佐九,制之大也。"[4]541 "方制君臣,何谓也? 岐伯曰:主病之谓君,佐君之谓臣,应臣之谓使,非上下三品之谓也。"[4]545 "(王冰注)上药为君,中药为臣,下药为佐使,所以异善恶之名位。服饵之道,当从此为法。治病之道,不必皆然。以主病者为君,佐君者为臣,应臣之用者为使,皆所以赞成方用也。"[4]545

《伤寒论·辨少阴病脉证并治》:"白通加猪胆汁方:葱白四茎,干姜一两,附子一枚(生,去皮,破八片),人尿五合,猪胆汁一合,右五味,以水三升,煮取一升,去滓,内胆汁入尿,和令相得,分温再服,若无胆,亦可用。"[5]101

《本草经集注·序录》:"大抵养命之药则多君,养性之药则多臣,疗病之药则多佐;犹依本性所主,而兼复斟酌。"[6]

"草木下品":"世方动用附子,皆须甘草,或人参、干姜相配者,正以制其毒故也。"[6]

《辅行诀脏腑用药法要·劳损病方》:"经云:主于补泻者为君,数量同于君而非主故为臣,从与佐监者为佐使。"[7]53

《苏沈良方·拾遗卷上》:"《药性论》乃以众药之和厚者定为君药,其次为臣为佐,有毒者多为使,此谬论也。设若欲攻坚积,则巴豆辈岂得不为君也。"[8]123

《梦溪笔谈》卷二十六:"旧说有'药用一君、二臣、三佐、五使'之说,其意以谓药虽众,主病者专在一物,其他则节级相为用,大略相统制,如此为宜。"[9]221

《本草衍义》卷二:"若初受病小,则庶几;若病大多日,或虚或实,岂得不以他药佐使? 如人用硫黄,皆知此物大热,然石性缓,仓猝之间,下咽不易便作效。故智者又以附子、干姜、桂之类相佐使以发之,将并力攻疾,庶几速效。"[10]16

《仁斋直指方论》卷二:"常山逐水利饮固也,苟无行血药品佐助其间,何以收十全之效耶?"[11]47

《伤寒明理论·药方序》:"所谓君臣佐使者,非特谓上药一百二十种为君,中药一百二十种为臣,下药一百二十五种为佐使,三品之君臣也。制方之妙,的与病相对,有毒无毒,所治为病主。主病之谓君,佐君之谓臣,应臣之谓使,择其相须相使,制其相畏相恶,去其相反相杀,君臣有序而方道备矣。"[12]1

《伤寒明理论》卷四:"脾约圆方……麻仁为君,杏仁为臣,枳实味苦寒,厚朴味苦温,润燥者,必以甘,臣以润之,破结者必以苦,苦以泄之,枳实、厚朴为佐,以散脾之结约。"[12]61

《医学启源》上卷:"[用药凡例]凡解利伤风,以防风为君,甘草、白术为佐。经曰:辛甘发散为阳。风宜辛散,防风味辛,乃治风通用,故防风为君,甘草、白术为佐……凡诸风,以防风为君,随证加药为佐。凡嗽,以五味子为君,有痰者半夏为佐;喘者阿胶为佐;有热无热,俱用黄芩为佐,但分两多寡不同耳。"[13]58,59

下卷:"用药各定分两。为君最多,臣次之,佐使之次之,药之于证,所主停者,则各等分也。"[13]164

《儒门事亲》卷一:"夫大方之说有二,有君一臣三佐九之大方,有分两大而顿服之大方。"[14]1

《医方集解·泻火之剂》:"吴茱辛热,能入厥阴,行气解郁,又能引热下行,故以为反佐,一寒一热,寒者正治,热者从治,故能相济以立功

《成方切用》卷九上:"[常山饮]集以成方者,为知母性寒,入足阳明,治独胜之热。使退就太阴。草果温燥,治足太阴独胜之寒,使退就阳明。二经和则无阴阳交错之变,是为君药。常山主寒热疟,吐胸中痰结,是为臣药。乌梅涌痰,槟榔除痰癖,破滞气,是为佐药。穿山甲穴山而居,遇水而入,则是出入阴阳,贯穿经络于营分,以破暑结之邪,为使药也。惟脾胃有郁痰者,用之收效。"[16]350

《冯氏锦囊秘录·杂症大小合参》:"犀角地黄汤……本用四味独名犀角地黄者,所重在二味,白芍、丹皮不过佐助耳。"[17]298

《医衡·君臣佐使逆从反正说》:"君为主,臣为辅,佐为助,使为用,制方之原也……能受能令,能合能力者,佐之助也。"[18]14

《续名医类案》卷三十四:"盖此症本虚痞,今用克伐之剂,何以不死?况辛香燥热之剂,但能劫滞气,取快于一时。若不佐制,过服益增郁火,煎熬气液为痰,日久不散,愈成流注之症。"[19]1114

《奇效良方》卷三十三:"生津甘露饮子……白豆蔻、木香、草澄茄、藿香反佐以取之。"[20]590,591

《本草纲目·草部》第十三卷:"黄连治目及痢为要药。古方治痢……一冷一热,一阴一阳,寒因热用,热因寒用,君臣相佐,阴阳相济,最得制方之妙,所以有成功而无偏胜之害也。"[21]538

《景岳全书·人集》:"[反佐论]如以热治寒而寒拒热,则反佐以寒而入之;以寒治热而热拒寒,则反佐以热而入之,是皆反佐之义,亦不得不然而然也。又经曰:热因寒用,寒因热用。王太仆注曰:热因寒用者,如大寒内结,当治以热,然寒甚格热,热不得前,则以热药冷服,下嗌之后,冷体既消,热性便发,情且不违,而致大益,此热因寒用之法也。寒因热用者,如大热在中,以寒攻治则不入,以热攻治则病增,乃以寒药热服,入腹之后,热气既消,寒性遂行,情且协和,而病以减,此寒因热用之法也。凡此数者,皆《内经》反佐之义。此外,如仲景治少阴之利,初

用白通汤,正治也。继因有烦而用白通加猪胆汁汤,反佐也。其治霍乱吐痢,脉微欲绝者,初用四逆汤,正治也。继因汗出小烦,而用通脉四逆加猪胆汁汤,反佐也。"[22]18-30

《类经》卷十二:"[治有缓急方有奇偶]反佐者,谓药同于病而顺其性也。如以热治寒而寒拒热,则反佐以寒而入之。以寒治热而热格寒,则反佐以热而入之。又如寒药热用,借热以行寒,热药寒用,借寒以行热,是皆反佐变通之妙用,盖欲因其势而利导之耳。"[23]150

《古今名医方论》卷二:"桂补命门,实土母,反佐温而行之,恐芩、连之胜令也。"[24]31

《医宗金鉴》卷二十九:"吴茱萸从类相求,引热下行,并以辛燥开其肝郁,惩其扞格,故以为佐。"[25]65

《医碥·反治论》:"亦有纯寒而于热剂中少加寒品,纯热而于寒剂中少加热药者,此则名为反佐。以纯热证虽宜用纯寒,然虑火因寒郁,则不得不于寒剂中少佐辛热之品以行散之,庶免凝闭郁遏之患。纯寒证虽宜用纯热,然虑热性上升不肯下降,则不得不于热剂中少佐苦寒之品以引热药下行。"[26]16

《伤寒瘟疫条辨》卷五:"成氏曰:仲景之意本自寒下,医复吐下之,治之为逆,故用干姜以温里,人参以补正气,芩、连反佐以通寒格。与四逆汤、白通汤加人尿、猪胆汁义同。"[27]165

《中医方剂学讲义》:"佐药:① 即方中协助君药治疗兼证,或直接治疗兼证的药物,一般适用于证候比较复杂的病例。② 即方中用以制约君药的药物和反佐的药物。一般适用于君药有毒,或性味峻烈,必须加以相当制约,才能使它更符合治疗的需要。"[36]2

《中医方剂学中级讲义》:"协助君药治疗证候中某些次要症状,或对君药有制约作用的为佐药。"[35]2

《中医方剂学讲义》:"佐药的意义有二,一是对主药有制约作用,一是能协助主药治疗一些次要症状……此外,尚有'反佐'之用,亦属佐

药意义。"[37]7

《中医方剂学》:"佐药的意义有二,一是对主药有制约作用,一是能协助主药治疗一些次要症状……此外,尚有'反佐'之用,亦属佐药意义。"[38]7

《方剂学》:"佐药是治疗兼证,或监制主药,以消除某些药物的毒性和烈性,或协同主辅药发挥治疗作用,以及如在大队热药中佐以凉药作为反佐的药物。"[39]5·

《中医方剂手册》:"佐药包括有两种意义。其一是对主药起到制约作用,用于主药有毒,或寒温之性过偏……其二是协助主药解除某些兼症。"[40]3

《治法与方剂》:"佐药,是指在药方中协助治疗兼证或制约主药的副作用。"[41]13

《方剂的组成原则与变化》:"① 辅助君、臣药治疗兼病、兼证或次要症状的药物;② 当君药有毒,或药性峻烈时用来起制约作用的药物;③ 反佐,即当病邪大甚,防其拒药时,常用一味与君、臣药性味相反的药物作为配伍,起到相反相成的作用。"[42]2

《方剂学》(广州中医学院):"佐药,有三个意义。① 用于方中协助君药以治疗兼证或次要证候的药物;② 用于因方中药物有毒或药性峻烈须加以制约的;③ 反佐,即加入药性与病性相同,以防病势拒药的药物。如'热以治寒而佐以寒;寒以治热而佐以热'的用药反佐;或'治寒以热,凉以行之';'治热以寒,温而行之'的服药反佐等等,均属于反佐法。"[43]6,7

《方剂学》(许济群):"佐药:有三种意义。① 佐助药,即配合君、臣药以加强治疗作用,或直接治疗次要症状的药物;② 佐制药,即用以消除或减弱君、臣药的毒性,或能制约君、臣药峻烈之性的药物;③ 反佐药,即病重邪甚,可能拒药时,配用与君药性味相反而又能在治疗中起相成作用的药物。"[28]6

《方剂学》(南京中医学院):"佐药,有三种意义,① 治疗兼病或兼证的药物;② 制约君药、臣药的峻烈之性,或减轻与消除君药、臣药毒性的药物;③ 反佐药,即与君药性味、作用相反而又能在治疗中起相成作用的药物。"[44]5

《中国医学百科全书·方剂学》:"佐药,是治疗兼证或次要症候的药物;或是制约主药毒性、烈性的药物;或是起反佐作用的药物('反佐'是指用性味不同,作用相反的药物,辅佐主药,从而用于因病势拒药须加以从治者)。"[45]3

《方剂学》(贵阳中医学院):"佐药,有三种意义。一是佐助药,即配合君、臣药加强治疗作用,或直接治疗次要症状的药物……二是佐制药,即用以消除或减弱君、臣药的毒性,或制约君、臣药峻烈之性的药物……三是反佐药,即病重邪甚,可能拒药时,配用与君药性味相反而又能在治疗中起相成作用的药物。"[47]11

《实用方剂学》:"佐药:有三个意义。一是治疗兼证或次要证候的药物;二是用于主药有毒,或药性峻烈须加以制约者,即'因主药之偏而为监制之用'之义……三是反佐药,用于因病势拒药而加以从治者。"[46]39

《中医大辞典》:"方剂学名词。组方配伍中的一类药物。方剂中协助君、臣药以加强治疗作用;或用于治疗次要症状的;或制约君、臣药的毒性与峻烈之性的,或用作反佐的药物。佐药的药力小于臣药,一般用量较轻。参见君臣佐使、反佐法各条。"[29]879

《中国中医药学主题词表》:"君臣佐使:monarch minister assistant guide。属中药配伍;指方药中诸药之不同的作用,君药为对主证起主要作用的药;臣药为辅助君药加强治主证的药物或对兼证起主要作用的药;佐药为佐助药、佐制药、反佐药;使药为引经药、调和药。"[34]II-205

《方剂学》(段富津):"佐药有三种意义,一是佐助药,即协助君、臣药以加强治疗作用,或直接治疗次要的兼证。二是佐制药,即用以消除或减弱君、臣药的毒性与烈性。三是反佐药,即根据病情需要,用与君药性味相反而又能在治疗中起相成作用的药物。"[48]8

《常用中药词语词典》："有三种意义。① 佐助药：即配合君、臣药以加强治疗作用，或直接治疗次要症状的药物；② 佐制药：即用以消除或减弱君、臣药的毒性，或能制约君、臣药峻烈之性的药物；③ 反佐药：即病重邪甚，可能拒药时，配用与君药性味相反又能在治疗中起相成作用的药物。"[30]173

《中医药常用名词术语辞典》："方剂中协助君、臣药以加强治疗作用，或直接治疗次要的兼证与症状，或制约君、臣药的毒性与烈性，或用作反佐的药物。佐药的药力小于臣药，一般用量较轻。参见君臣佐使条。"[31]183

《方剂学》（冯泳）："佐药：有三种意义。① 佐助药：即协助君、臣药以加强治疗作用，或直接治疗次要症状的药物；② 佐制药：即用以消除或减弱君、臣药毒性，或制约君、臣药峻烈之性的药物；③ 反佐药：即在病重邪甚可能拒药时，配用与君药性味相反而又能在治疗中起相成作用的药物。"[49]16,17

《方剂学》（邓中甲）："佐药：有三种意义。① 佐助药，即配合君、臣药以加强治疗作用，或直接治疗次要兼证的药物；② 佐制药，即用以消除或减弱君、臣药的毒性，或能制约君、臣药峻烈之性的药物；③ 反佐药，即病重邪甚，可能拒药时，配用与君药性味相反而又能在治疗中起相成作用的药物，以防止药病格拒。"[50]19

《中医药学名词》："定义：方剂中协助君、臣药以治疗兼证与次要症状，或制约君、臣药的毒性与烈性，或用作反佐的药物的统称。分佐助药、佐制药、反佐药等。"[32]170

《临床医学多用辞典》："① 配合君、臣药以加强治疗作用，或直接治疗次要症状的药物。② 用以消除或减轻君、臣药的毒性或能制约君、臣药峻烈之性的药物。③ 病重邪甚可能拒药时，配用与君药性味相反而又能在治疗中起相成作用的药物。"[33]1095

《现代方剂学》："佐药有三种含义，一是佐助药指药性大致与君臣药相似，从正面协助君

臣以起到协同作用的药物，二是佐制药指为了减少药物偏烈之性，或减低某些药物的毒性，防止它对人体不良反应的药物，三是反佐药及病急邪甚，可能拒药时，配用与君药性味相反，而又能在治疗中起相反相成作用的药物。"[51]7

《方剂学》（李飞）："佐药，其意义有三：一是佐助药，即加强君、臣药的治疗作用，或直接治疗次要症状，解决次要矛盾……二是佐制药，即减轻或消除君、臣药的毒烈之性……三是反佐药，即根据病情需要，于方中配伍少量与君药性味或作用相反而又能在治疗中起相成作用的药物。"[52]64,65

《方剂学》（谢鸣，周然）："佐药含义有三：一是佐助药，指配合君、臣以加强治疗作用，或用以治疗次要病证的药物。二是佐制药，指消除或缓解君、臣药毒性及副作用的药物。三是反佐药，指病重邪甚及拒药不受的情况下，与君药药性相反而在治疗中起相成作用的药物。"[53]37

《方剂学》（李冀）："佐药，一是佐助药，即协助君、臣药以加强治疗作用，或直接治疗次要兼证的药物；二是佐制药，即制约君、臣药的峻烈之性，或减轻或消除君、臣药毒性的药物；三是反佐药，即根据某些病证之需，配伍少量与君药性味或作用相反而又能在治疗中起相成作用的药物。"[55]10

《方剂学》（贾波）："佐药：有三种意义。一是佐助药，即配合君、臣药以加强治疗作用的药物，或直接治疗次要兼证的药物；二是佐制药，即用以消除或减轻君、臣药的毒性，或能制约君、臣药峻烈之性的药物；三是反佐药，即在病重邪甚，可能拒药时，配用与君药性味相反而又能在治疗中起相成作用的药物，可防止药病格拒。"[54]11

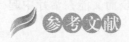

参考文献

［1］ 未著撰人.周礼[M].上海：商务印书馆,1936：4.

［2］ 未著撰人.左传[M].长沙：岳麓书社,1988：255.

[3] 未著撰人.神农本草经[M].[清]顾观光重辑,[清]黄奭辑.北京：人民卫生出版社,1956：13,17.

[4] 未著撰人.黄帝内经素问[M].[唐]王冰注,[宋]林亿校正.北京：人民卫生出版社,1956：530,541,545.

[5] 重庆市中医学会.新辑宋本伤寒论[M].重庆：重庆人民出版社,1955：101.

[6] [南朝梁]陶弘景.本草经集注[M].尚志钧辑校.芜湖：芜湖医学专科学校印,1985.

[7] 王雪苔.《辅行诀脏腑用药法要》校注考证[M].北京：人民军医出版社,2009：53.

[8] [宋]沈括,苏轼.苏沈良方[M].北京：华夏出版社,1996：123.

[9] [宋]沈括.梦溪笔谈[M].长沙：岳麓书社,2000：221.

[10] [宋]寇宗奭.本草衍义[M].北京：人民卫生出版社,1990：16.

[11] [宋]杨士瀛.仁斋直指方论[M].福州：福建科学技术出版社,1989：47.

[12] [金]成无己.伤寒明理论[M].北京：商务印书馆,1957：1,61.

[13] [金]张元素.医学启源[M].北京：人民卫生出版社,1978：58,59,164.

[14] [金]张子和.儒门事亲[M].天津：天津科学技术出版社,1999：1.

[15] [清]汪昂.医方集解[M].上海：上海科学技术出版社,1979：224.

[16] [清]吴仪洛.成方切用[M].上海：上海科学技术出版社,1963：350.

[17] [清]冯兆张.冯氏锦囊秘录[M].北京：中国中医药出版社,1996：298.

[18] [清]沈时誉.医衡[M].上海：上海书店出版社,1985：14.

[19] [清]魏之琇.续名医类案[M].北京：人民卫生出版社,1997：1114.

[20] [明]董宿.奇效良方[M].天津：天津科学技术出版社,2003：590,591.

[21] [明]李时珍.本草纲目[M].北京：华夏出版社,2011：538.

[22] [明]张介宾.景岳全书[M].北京：中国中医药出版社,1996：18-30.

[23] [明]张介宾.类经[M].北京：中国中医药出版社,1997：150.

[24] [清]罗美.古今名医方论[M].天津：天津科学技术出版社,2000：31.

[25] [清]吴谦.医宗金鉴：删补名医方论[M].北京：人民卫生出版社,1963：65.

[26] [清]何梦瑶.医碥[M].上海：上海科学技术出版社,1982：16.

[27] [清]杨栗山.伤寒瘟疫条辨[M].北京：中国中医药出版社,2002：165.

[28] 许济群.方剂学[M].上海：上海科学技术出版社,1985：6.

[29] 李经纬,邓铁涛,等.中医大辞典[M].北京：人民卫生出版社,1995：879.

[30] 于维萍,李守俊,马秋菊,等.常用中药词语词典[M].济南：山东科学技术出版社,1998：173.

[31] 李振吉.中医药常用名词术语辞典[M].北京：中国中医药出版社,2001：183.

[32] 全国科学技术名词审定委员会.中医药学名词[M].北京：科学出版社,2005：170.

[33] 柯天华,谭长强.临床医学多用辞典[M].南京：江苏科学技术出版社,2006：1095.

[34] 吴兰成.中国中医药学主题词表[M].北京：中医古籍出版社,1996：Ⅱ-205.

[35] 南京中医学院方剂教研组.中医方剂学中级讲义[M].北京：人民卫生出版社,1961：2.

[36] 南京中医学院方剂教研组.中医方剂学讲义[M].北京：人民卫生出版社,1960：2.

[37] 南京中医学院.中医方剂学讲义[M].上海：上海科学技术出版社,1964：7.

[38] 江苏新医学院.中医方剂学[M].上海：上海人民出版社,1972：7.

[39] 广东中医学院.方剂学[M].上海：上海人民出版社,1974：5.

[40] 江西中医学院附属医院.中医方剂手册[M].南昌：江西人民出版社,1975：3.

[41] 河南中医学院.治法与方剂[M].北京：人民卫生出版社,1976：13.

[42] 王绵之.方剂的组成原则与变化[M].北京：北京中医学院印,1981：2.

[43] 广州中医学院.方剂学[M].北京：人民卫生出版社,1983：6,7.

[44] 南京中医学院.方剂学[M].北京：中医古籍出版社,1987：5.

[45] 杨医亚.方剂学[M]//钱信忠.中国医学百科全书.上海：上海科学技术出版社,1988：3.

[46] 周凤梧.实用方剂学[M].济南：山东科学技术出版社,1989：39.

[47] 贵阳中医学院.方剂学[M].贵阳：贵阳人民出版社,1989：11.

[48] 段富津.方剂学[M].上海：上海科学技术出版社,1997：8.

[49] 冯泳.方剂学[M].北京：中医古籍出版社,2002：16,17.

[50] 邓中甲.方剂学[M].北京：中国中医药出版社,2004：19.

[51] 邱德文,冯泳,邹克扬.现代方剂学[M].北京：中医古籍出版社,2006：7.

[52] 李飞.方剂学[M].北京：人民卫生出版社,2011：64-65.

[53] 谢鸣,周然.方剂学[M].北京：人民卫生出版社,2013：37.

[54] 贾波.方剂学[M].北京：中国中医药出版社,2016：11.

[55] 李冀.方剂学[M].北京：中国中医药出版社,2016：10.

（赵　黎）

佐助药

zuǒ zhù yào

一、规范名

【汉文名】佐助药。

【英文名】supplementary medicinal。

【注释】方剂中具有协助及增强君、臣药的作用的药物。

二、定名依据

"佐助药"一词,现最早见于1985年出版的高等医药院校五版教材《方剂学》(许济群),概念与本术语"佐助药"基本相同,已能初步反映本术语内涵。而在此之前,南宋《仁斋直指方论》中出现"行血药品佐助其间""善用药者,其间剂量而佐助之",是"佐助"药在历代医方书中的较早记载,与"佐助药"的现代术语内涵基本相同。金代《医学启源》明确指出"随证加药为佐",肯定了佐(助)药治疗兼证的作用。可见,"佐助药"一词是指方剂中具有协助及增强君、臣药的作用的药物,能确切地反映术语的内涵。

自南宋《仁斋直指方论》提出"佐助(药)"之名,此后"佐助(药)"这一名词得到广泛运用。至1985年出版的高等医药院校五版教材《方剂学》(许济群)明确提出"佐助药",之后各类辞书类著作及各版规划教材《方剂学》都使用"佐助药"一词。所以"佐助药"作为规范名便于达成共识,符合术语定名的约定俗成原则。

现代相关著作,如《中医大辞典》《常用中药词语词典》《中医药常用名词术语辞典》《临床医学多用辞典》《现代方剂学》《方剂学》,以及全国高等中医药院校规划教材《方剂学》等均以"佐助药"作为规范名。同时,已经广泛应用于中医药学文献的标引和检索的《中国中医药学主题词表》也以"君臣佐使"作为正式主题词,并在释义中出现"佐助药"一词,这些均说明"佐助药"作为规范名已成为共识。

我国2005年出版的由全国科学技术名词审定委员会审定公布的《中医药学名词》已以"佐助药"作为规范名。所以"佐助药"作为规范名也符合术语定名的协调一致原则。

三、同义词

未见。

四、源流考释

"佐",《周礼·天官》曰："以佐王治邦国。"[1]4《左传》曰："有伯瑕以为佐。"[2]255 佐是处于辅助地位的官员。后世泛指僚属为佐。"助",《小尔雅》："助,佐也"[3]56。

《神农本草经》关于"佐"药相关记载有两处,"下药一百二十种,为佐使,主治病以应地,不可久服。"[4]13 该段记载是以"三品"论君臣佐使,其中佐使药均来自下品诸药。另一处论述组方方法,"药有君臣佐使,以相宣摄。合和,宜用一君二臣三佐五使,又可一君三臣九佐使也。"[4]17

此处佐使药有合并称谓,亦有分开称谓,提示此时佐使药之间界限并不分明。《黄帝内经素问·至真要大论》论及制方理论,云:"方制君臣,何谓也? 岐伯曰:主病之谓君,佐君之谓臣,应臣之谓使,非上下三品之谓也。"[5]545 但此处并未出现佐药的概念。又云:"岐伯曰:诸气在泉,风淫于内,治以辛凉,佐以苦,以甘缓之,以辛散之……君一臣二,制之小也;君一臣三佐五,制之中也;君一臣三佐九,制之大也。"[5]541 此处虽然没有明确指出"佐药"的概念,但已提出了"佐"的思想。指出组方多需君佐同剂。

晋唐时期,南朝梁陶弘景《本草经集注》:"大抵养命之药则多君,养性之药则多臣,疗病之药则多佐。"[6] 沿袭《神农本草经》"三品"论君臣佐使的观点,但已指出应"犹依本性所主而兼复斟酌。"《辅行诀脏腑用药法要》载:"经云:主于补泻者为君,数量同于君而非主故为臣,从于佐监者为佐使。"[7]53 同样观点可见于王冰注《黄帝内经素问》:"上药为君,中药为臣,下药为佐使,所以异善恶之名位。服饵之道,当从此为法。治病之道,不必皆然。以主病者为君,佐君者为臣,应臣之用者为使,皆所以赞成方用也。"[5]545 均主张"君臣佐使"的概念内涵是与"主病""主于补泻"相联系的。甄权《药性论》原书已佚,据《苏沈良方·论君臣》评:"《药性论》乃以众药之和厚者定为君药,其次为臣为佐,有毒者多为使,此谬论也。设若欲攻坚积,则巴豆辈,岂得不为君也?"[8]123 此处《药性论》已把"佐使"一级分为"佐"和"使"。

宋金元时期,《仁斋直指方论》"血荣气卫论"篇载:"善用药者,其间剂量而佐助之。"[9]10 "疟有水有血"篇载:"常山逐水利饮固也,苟无行血药品佐助其间,何以收十全之效耶?"[9]47 是"佐助(药)"在历代医方书的较早记载。成无己《伤寒明理论》载:"脾约圆方……枳实、厚朴为佐,以散脾之结约。"[10]61 此处应为"佐助"之意,使君臣佐使组方结构更加完善。又载:"所谓君臣佐使者……制方之妙,的与病相对,有毒无

毒,所治为病主。主病之谓君,佐君之谓臣,应臣之谓使,择其相须相使,制其相畏相恶,去其相反相杀,君臣有序而方道备矣。"[10]1 明确了君臣佐使在方剂内部的不同作用及配伍关系。张元素《医学启源》"用药凡例"项下载:"凡解利伤风,以防风为君,甘草、白术为佐……凡诸风,以防风为君,随证加药为佐。"[11]58,59 此处"随证加药为佐"肯定了佐药治疗兼证的作用,应为阐述"佐助"药之意。

明清时期,"佐助"药的内涵得到进一步丰富与完善,《奇效良方》[12]261《本草纲目》[13]790《本草征要》[14]119《本草择要纲目》[15]23《本草从新》[16]57《本草求真》[17]203《神农本草经赞》[18]93 均有所记载。如《本草蒙筌》:"诸药合成方剂,分两各有重轻。重者主病以为君,轻者为臣而佐助。立方之法,仿此才灵。"[19]15 沈时誉《医衡》载:"君为主,臣为辅,佐为助,使为用,制方之原也……能受能令,能合能力者,佐之助也。"[20]14 冯兆张《冯氏锦囊秘录》犀角地黄汤:"本用四味独名犀角地黄者,所重在二味,白芍、丹皮不过佐助耳。"[21]298 另如《冯氏锦囊秘录》补中益气汤:"内伤虚损。少加麻黄根、制附子为佐助,但升柴须少用,而必蜜炙以抑其升发暴悍之性,又欲其引参芪至表,复不可缺。"[21]354 可见明清以降,诸医家已在肯定君药治疗主证的同时,从不同侧面表述了佐助药治疗兼证的功用。

至1985年高等中医药院校五版教材《方剂学》(许济群)方确立:"佐药:有三种意义……佐助药,即配合君、臣药以加强治疗作用,或直接治疗次要症状的药物。"[22]6 明确提出"佐助药"一词,并属于"佐药"范畴。现代有关著作均以"佐助药"作为规范名,《中医药学名词》[23]170《中国中医药学主题词表》[24]II-205《方剂学》(贵阳中医学院)[25]11、《方剂学》(段富津)[26]8、《方剂学》(冯泳)[27]16,17、《方剂学》(邓中甲)[28]19、《现代方剂学》(邱德文)[29]7、《方剂学》(李飞)[30]64,65、《方剂学》(谢鸣)[31]37、《方剂学》(贾波)[32]11、《方剂学》(李冀)[33]10 等。

总之，"佐助药"之"佐"最早出现在《神农本草经》与《黄帝内经素问·至真要大论》，但《神农本草经》以"上药""中药""下药"三品论君臣佐使，谓"下药一百二十种，为佐使，主治病以应地"，且此处将佐使药合并称谓，提示佐药、使药之间界限并不分明。唐代《药性论》将"佐使"一级分为"佐"和"使"。南宋《仁斋直指方论》出现"行血药品佐助其间""善用药者，其间剂量而佐助之"，是"佐助（药）"在历代医方书的较早记载，与"佐助药"的现代术语内涵基本相同。金代《医学启源》明确指出"随证加药为佐"，肯定了佐（助）药治疗兼证的作用。至1985年出版的高等医药院校五版教材《方剂学》（许济群）方明确提出"佐助药"一词，并属于"佐药"范畴。

五、文献辑录

《周礼·天官》："以佐王治邦国。"[1]4

《佐传·襄公三十年》："有伯瑕以为佐。"[2]255

《小尔雅》："助，佐也。"[3]56

《神农本草经》卷一："上药一百二十种为君，主养命以应天，无毒，多服久服不伤人；中药一百二十种为臣，主养性以应人，无毒有毒斟酌其宜；下药一百二十种，为佐使，主治病以应地，不可久服。"[4]13"药有君臣佐使，以相宣摄。合和，宜用一君二臣三佐五使，又可一君三臣九佐使也。"[4]17

《黄帝内经素问·至真要大论》："方制君臣，何谓也？岐伯曰：主病之谓君，佐君之谓臣，应臣之谓使，非上下三品之谓也。"[5]545"岐伯曰：诸气在泉，风淫于内，治以辛凉，佐以苦；以甘缓之，以辛散之；热淫于内，治以咸寒，佐以甘苦，以酸收之，以苦发之……君一臣二，制之小也；君一臣三佐五，制之中也；君一臣三佐九，制之大也。"[5]541

《黄帝内经素问·至真要大论》："上药为君，中药为臣，下药为佐使，所以异善恶之名位。服饵之道，当从此为法。治病之道，不必皆然。以主病者为君，佐君者为臣，应臣之用者为使，皆所以赞成方用也。"[5]545

《本草经集注》卷一："养命之药则多君，养性之药则多臣，疗病之药则多佐；犹依本性所主，而兼复斟酌。"[6]

《辅行诀脏腑用药法要·劳损病方》："经云：主于补泻者为君，数量同于君而非主故为臣，从与佐监者为佐使。"[7]53

《苏沈良方·拾遗卷上》："《药性论》乃以众药之和厚者定为君药，其次为臣为佐，有毒者多为使，此谬论也。设若欲攻坚积，则巴豆辈岂得不为君也。"[8]123

《仁斋直指方论》卷一："血荣气卫论……然而调气之剂，以之调血而两得，调血之剂，以之调气而乖张……善用药者，其间剂量而佐助之。"[9]10

卷二："疟有水有血……常山逐水利饮固也，苟无行血药品佐助其间，何以收十全之效耶？"[9]47

《伤寒明理论·药方序》："所谓君臣佐使者，非特谓上药一百二十种为君，中药一百二十种为臣，下药一百二十五种为佐使，三品之君臣也。制方之妙，的与病相对，有毒无毒，所治为病主。主病之谓君，佐君之谓臣，应臣之谓使，择其相须相使，制其相畏相恶，去其相反相杀，君臣有序而方道备矣。"[10]1

卷四："脾约圆方……麻仁为君，杏仁为臣，枳实味苦寒，厚朴味苦温，润燥者，必以甘，臣以润之，破结者必以苦，苦以泄之，枳实、厚朴为佐，以散脾之结约。"[10]61

《医学启源》上卷："用药凡例……凡解利伤风，以防风为君，甘草、白术为佐。经曰：辛甘发散为阳。风宜辛散，防风味辛，乃治风通用，故防风为君，甘草、白术为佐……凡诸风，以防风为君，随证加药为佐。凡嗽，以五味子为君，有痰者半夏为佐；喘者阿胶为佐；有热无热，俱用黄芩为佐，但分两多寡不同耳。"[11]58,59

《奇效良方》卷十六："夺命回生散……若羸弱只服一字，二三服即能进食止呕吐，续以宽中散、丁沉透膈汤、橘皮煎丸、厚朴煎丸等兼进，佐助胃气。"[12]261

《本草纲目》卷十七："杨士瀛《直指方》云：常山治疟，人皆薄之……水在上焦，则常山能吐之；水在胁下，则常山能破其澼而下其水。但须行血药品佐助之，必收十全之功。"[13]790

《本草征要》卷三："茵陈去湿热，独宜于五疸，然亦须五苓之类，佐助成功。"[14]119

《本草择要纲目·寒性药品》："为治疟之最要。不可多进。凡无水不作痰，无痰不成疟。水在上焦则常山能吐之，水在胁下则常山能破其澼而下其水，但得行血药为佐助，功可收其十全也。"[15]23

《本草从新》卷三："为治黄疸之君药（脾胃有湿热则发黄，黄者脾之色。身如橘色。汗如柏汁而色明者热多，熏黄而色暗者湿多，须五苓之类，佐助成功）。"[16]57

《本草求真》卷七："粳米……然总于中是固，诸方用此佐助，盖恐药性苦寒，得此甘缓同入，俾胃气不致顿损，而热与烦亦得与之俱安矣。"[17]203

《神农本草经赞》卷二："不残纯朴，龙梓储珍，半出黄楄，层蔽苍榛，白凝肤厚，紫透鳞皴，从容典职，佐助姜辛。"[18]93

《本草蒙筌·总论》："诸药合成方剂，分两各有重轻。重者主病以为君，轻者为臣而佐助。立方之法，仿此才灵。"[19]15

《医衡·统论》："君为主，臣为辅，佐为助，使为用，制方之原也……能受能令，能合能力者，佐之助也。"[20]14

《冯氏锦囊秘录》卷十一："犀角地黄汤……本用四味独名犀角地黄者，所重在二味，白芍、丹皮不过佐助耳。"[21]298

卷十二："方脉自汗盗汗合参……内伤虚损，总用补中益气汤，少加麻黄根、制附子为佐助，但升柴须少用，而必蜜炙以抑其升发暴悍之性，又欲其引参芪至表，复不可缺。"[21]354

《方剂学》（许济群）："佐药：有三种意义……佐助药，即配合君、臣药以加强治疗作用，或直接治疗次要症状的药物。"[22]6

《方剂学》（贵阳中医学院）："佐药，有三种

意义。一是佐助药，即配合君、臣药加强治疗作用，或直接治疗次要症状的药物。"[25]11

《中国中医药学主题词表》："君臣佐使：monarch minister assistant guide。属中药配伍；指方药中诸药之不同的作用，君药为对主证起主要作用的药；臣药为辅助君药加强治主证的药物或对兼证起主要作用的药；佐药为佐助药、佐制药、反佐药；使药为引经药、调和药。"[24]Ⅱ-205

《方剂学》（段富津）："佐药有三种意义，一是佐助药，即协助君、臣药以加强治疗作用，或直接治疗次要的兼证。"[26]8

《方剂学》（冯泳）："佐药：有三种意义。佐助药：即协助君、臣药以加强治疗作用，或直接治疗次要症状的药物。"[27]16,17

《方剂学》（邓中甲）："佐药：有三种意义。佐助药，即配合君、臣药以加强治疗作用，或直接治疗次要兼证的药物。"[28]19

《中医药学名词》："佐助药：方剂中协助君、臣药以治疗兼证与次要症状的佐药。"[23]170

《现代方剂学》："佐药有三种含义，一是佐助药指药性大致与君臣药相似，从正面协助君臣以起到协同作用的药物。"[29]7

《方剂学》："佐药，其意义有三：一是佐助药，即加强君、臣药的治疗作用，或直接治疗次要症状，解决次要矛盾。"[30]64,65

《方剂学》（谢鸣，周然）："佐药含义有三：一是佐助药，指配合君、臣药以加强治疗作用，或用以治疗次要病证的药物。"[31]37

《方剂学》（李冀）："佐药：一是佐助药，即协助君、臣药以加强治疗作用，或直接治疗次要兼证的药物。"[33]10

《方剂学》（贾波）："佐药：有三种意义。一是佐助药，即配合君、臣药以加强治疗作用的药物，或直接治疗次要兼证的药物。"[32]11

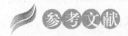

[1] 未著撰人.周礼[M].上海：商务印书馆，1936：4.

方
剂

［2］未著撰人.左传[M].长沙：岳麓书社,1988：255.

［3］杨琳.小尔雅今[M].上海：汉语大词典出版社,
2002：56.

［4］未著撰人.神农本草经[M].[清]顾观光重辑,[清]
黄奭辑.北京：人民卫生出版社,1956：13,17.

［5］未著撰人.黄帝内经素问[M].[唐]王冰注,[宋]林
亿校正.北京：人民卫生出版社,1956：541,545.

［6］[南朝梁]陶弘景.本草经集注[M].尚志钧辑校.芜
湖：芜湖医学专科学校,1985.

［7］[南朝梁]陶弘景.《辅行诀脏腑用药法要》校注考证
[M].王雪苔编著.北京：人民军医出版社,2009：53.

［8］[宋]沈括,苏轼.苏沈良方[M].北京：华夏出版社,
1996：123.

［9］[南宋]杨士瀛.仁斋直指方论[M].福州：福建科学
技术出版社,1989：10,47.

［10］[金]成无己.伤寒明理论[M].北京：商务印书馆,
1957：1,61.

［11］[金]张元素.医学启源[M].北京：人民卫生出版社,
1978：58,59.

［12］[明]董宿.奇效良方[M].天津：天津科学技术出版
社,2003：261.

［13］[明]李时珍.本草纲目[M].北京：华夏出版社,
2011：790.

［14］[明]李中梓.本草征要[M].北京：北京科学技术出
版社,1986：119.

［15］[清]蒋介繁.本草择要纲目[M].上海：上海科学技
术出版社,1985：23.

［16］[清]吴仪洛.本草从新[M].北京：中医古籍出版社,
2001：57.

［17］[清]黄宫绣.本草求真[M].北京：人民卫生出版社,
1987：203.

［18］[清]吴普.神农本草经赞[M].上海：上海科学技术
出版社,1985：93.

［19］[明]陈嘉谟.本草蒙筌[M].北京：中医古籍出版社,
2009：15.

［20］[清]沈时誉.医衡[M].上海：上海书店出版社,
1985：14.

［21］[清]冯兆张.冯氏锦囊秘录[M].北京：中国中医药
出版社,1996：298,354.

［22］许济群.方剂学[M].上海：上海科学技术出版社,
1985：6.

［23］全国科学技术名词审定委员会.中医药学名词[M].
北京：科学出版社,2005：170.

［24］吴兰成.中国中医药学主题词表[M].北京：中医古
籍出版社,1996：Ⅱ-205.

［25］贵阳中医学院.方剂学[M].贵阳：贵阳人民出版社,
1989：11.

［26］段富津.方剂学[M].上海：上海科学技术出版社,
1997：8.

［27］冯泳.方剂学[M].北京：中医古籍出版社,2002：
16,17.

［28］邓中甲.方剂学[M].北京：中国中医药出版社,
2004：19.

［29］邱德文,冯泳,邹克扬.现代方剂学[M].北京：中医
古籍出版社,2006：7.

［30］李飞.方剂学[M].北京：人民卫生出版社,2011：
64,65.

［31］谢鸣,周然.方剂学[M].北京：人民卫生出版社,
2013：37.

［32］贾波.方剂学[M].北京：中国中医药出版社,2016：
11.

［33］李冀.方剂学[M].北京：中国中医药出版社,2016：
10.

（赵　黎）

佐制药

zuǒ zhì yào

一、规范名

【汉文名】佐制药。

【英文名】supplementary inhibitory medicinal。

【注释】方剂中用以消除或减缓君、臣药
的毒性及峻烈之性的药物。

二、定名依据

"佐制药"一词,现最早见于 1985 年出版的
高等医药院校五版教材《方剂学》(许济群),概
念与本术语"佐制药"基本相同,已能反映本术
语内涵。而在此之前,《本草经集注》之"正以制

其毒故也"是"佐制"内涵在历代医方书的较早表达。《医学管见》提出"与君相反而相助者,佐也","然或热药之过甚而有害也,须少用寒凉药以监制之,使热药不至为害。此则所谓佐也",明确提出了"佐制"药的概念内涵,与"佐制药"的现代术语内涵基本相同。可见,"佐制药"一词是指方剂中用以消除或减缓君、臣药的毒性及峻烈之性的药物,能确切地反映术语的内涵。

自1985年出版的高等医药院校五版教材《方剂学》(许济群)明确提出"佐制药"后,各类辞书类著作及各版规划教材《方剂学》都使用"佐制药"一词。所以"佐制药"作为规范名便于达成共识,符合术语定名的约定俗成原则。

现代相关著作,如《中医大辞典》《常用中药词语词典》《中医药常用名词术语辞典》《临床医学多用辞典》《现代方剂学》《方剂学》《中国医学百科全书·方剂学》等均以"佐制药"作为规范名。已经广泛应用于中医药学文献的标引和检索的《中国中医药学主题词表》也以"君臣佐使"作为正式主题词,并在释义中出现"佐制药"一词,这些均说明"佐制药"作为规范名已成为共识。

我国2005年出版的全国科学技术名词审定委员会审定公布的《中医药学名词》已以"佐制药"作为规范名。所以"佐制药"作为规范名也符合术语定名的协调一致原则。

三、同义词

未见。

四、源流考释

"佐",《周礼·天官》载"以佐王治邦国"[1]4,《晋书·顾荣传》载"功高元帅,赏卑下佐"。[2]468佐是处于辅助地位的官员,后世泛指僚属为佐。"制",《说文解字》载"裁也。从刀从未"[3]92,意为限定,约束,管束。

《神农本草经》关于"佐"药相关记载有两处,"下药一百二十种,为佐使,主治病以应地,

不可久服。"[4]13 该段记载是以"三品"论君臣使,其中佐使药均来自下品诸药。另有一处论述组方方法,"药有君臣佐使,以相宣摄。合和,宜用一君二臣三佐五使,又可一君三臣九佐五使。"[4]17 此处佐使药有合并称谓,亦有分开称谓,提示佐使药之间界限并不分明。《黄帝内经素问·至真要大论》论及制方理论,云:"方制君臣,何谓也? 岐伯曰:主病之谓君,佐君之谓臣,应臣之谓使,非上下三品之谓也。"[5]545 但此处并未出现佐药的概念。又云:"岐伯曰:诸气在泉,风淫于内,治以辛凉,佐以苦;以甘缓之,以辛散之;热淫于内,治以咸寒,佐以甘苦,以酸收之,以苦发之……君一臣二,制之小也;君一臣三佐五,制之中也;君一臣三佐九,制之大也。"[5]541 此段论述方制大小,并可看到六淫病须君佐同剂,说明了佐药的重要性;同时,在性味上君药与佐药有相近似、相异或相反的情况,其相异、相反者应有指向"佐制"或"反佐"之意。综上,《黄帝内经素问·至真要大论》虽然没有明确指出"佐药"的概念,但已明确提出了"佐"及"佐制"等思想。

晋唐时期,南朝梁陶弘景《本草经集注》载:"世方动用附子,皆须甘草,或人参、干姜相配者,正以制其毒故也。"[6]明确指出在方剂中用甘草、人参、干姜制附子毒性,是"佐制"内涵在历代医方书的较早表达。《辅行诀脏腑用药法要》载:"经云:主于补泻者为君,数量同于君而非主故为臣,从于佐监者为佐使。"[7]53 已将君臣佐使的概念内涵与"主于补泻"相联系,并将"佐使"药定义为"从于佐监者"。

宋金元时期,成无己《伤寒明理论》载:"主病之谓君,佐君之谓臣,应臣之谓使,择其相须相使,制其相畏相恶,去其相反相杀,君臣有序而方道备矣。"[8]1 虽未明确提出"佐(制)"之名,但已认识到方中配伍需"制其相畏相恶,去其相反相杀"。并论小青龙汤:"芍药味酸微寒,五味子味酸温,二者所以为(佐)者,寒饮伤肺,咳逆而喘,则肺气逆。《内经》曰:肺欲收,急食酸以

收之。故用芍药、五味子为（佐），以收逆气。"[8]48 此是结合小青龙汤方证与药物性味论方，芍药、五味子以其酸收之性，在方中应为佐制之用。此时期诸医家也对"佐制"药的内涵做了进一步阐发，如刘完素《素问要旨论·六气所胜用药》："治以甘清者，甘味和其脾；清者，春木旺，凉为用，可以甘清。佐以苦辛者，脾苦湿，急食苦以燥之，以辛润之，以酸泻之，使酸泻肝木之旺气也。实乃先归其不胜者，然后方泻之。"[9]233《医学启源》"用药凡例"项下："凡用辛热之药，或以寒凉之药佐之尤妙，免致药不中病，而风转甚。"[10]64

明清时期，"佐制（药）"这一名词已得到广泛运用，其内涵也得到丰富与完善。何瑭《医学管见》载："大抵药之治病，各有所主治者，君也……与君相反而相助者，佐也……如治寒病用热药，一则热药君也……然或热药之过甚而有害也，须少用寒凉药以监制之，使热药不至为害。此则所谓佐也。"[11]明确了佐制药的概念内涵。可见明清以来，诸医家已在肯定君药治疗主证的同时，从不同侧面表述了佐制药用以消除或减缓君、臣药的毒性及峻烈之性的功用。正如石寿棠《医原·用药大要论》云："用药治病，开必少佐以阖，阖必少佐以开，升必少佐以降，降必少佐以升。"[12]171《续名医类案》也在方论中进一步阐释"佐制"之义："盖此症本虚痞，今用克伐之剂，何以不死？况辛香燥热之剂，但能劫滞气，取快于一时。若不佐制，过服益增郁火，煎熬气液为痰，日久不散，愈成流注之症。"[13]1114

至1985年出版的高等中医药院校五版教材《方剂学》（许济群）中确立："佐药：有三种意义……佐制药，即用以消除或减弱君、臣药的毒性，或能制约君、臣药峻烈之性的药物。"[14]6 方明确提出"佐制药"一词，并属于"佐药"范畴。现代有关著作均以"佐制药"作为规范名，如《中医大辞典》[15]879《中医药常用名词术语辞典》[16]201《中医药学名词》[17]170《临床医学多用辞

典》[18]《中国中医药学主题词表》[19]II-205《中医方剂学讲义》（南京中医学院，1960）[20]2《中医方剂学中级讲义》[21]2、《中医方剂学讲义》（南京中医学院，1964）[22]7、《方剂学》（广东中医学院）[23]5、《治法与方剂》（河南中医学院）[24]13、《方剂学》（南京中医学院）[25]5、《中国医学百科全书·方剂学》[26]3《实用方剂学》（周凤梧）[27]39、《方剂学》（贵阳中医学院）[28]11、《方剂学》（段富津）[29]8、《实用方剂学》（冯泳）[30]16,17、《方剂学》（邓中甲）[31]19、《现代方剂学》（邱德文）[32]7、《方剂学》（李飞）[33]64,65、《方剂学》（谢鸣）[34]37、《方剂学》（贾波）[35]11、《方剂学》（李冀）[36]10 等。

总之，"佐制药"之"佐"最早出现在《神农本草经》与《黄帝内经素问·至真要大论》，但《神农本草经》以"上药""中药""下药"三品论君臣佐使，谓"下药一百二十种，为佐使，主治病以应地"，且此处将佐使药合并称谓，提示佐药、使药之间界限并不分明。《黄帝内经素问·至真要大论》："诸气在泉，风淫于内，治以辛凉，佐以苦；以甘缓之，以辛散之；热淫于内，治以咸寒，佐以甘苦，以酸收之，以苦发之。"其性味上与君药相异、相反之"佐"，似已指向"佐制"等意。《本草经集注》之"正以制其毒故也"，是"佐制"内涵在历代医方书的较早表达。《医学管见》提出"与君相反而相助者，佐也"，"然或热药之过甚而有害也，须少用寒凉药以监制之，使热药不至为害。此则所谓佐也"，明确提出了"佐制"药的概念内涵，与"佐制药"的现代术语内涵基本相同。至1985年出版的高等医药院校五版教材《方剂学》（许济群）中，方明确提出"佐制药"一词，并属于"佐药"范畴。

五、文献辑录

《周礼·天官》"以佐王治邦国。"[1]4

《晋书·顾荣传》："功高元帅，赏卑下佐"。[2]468

《说文解字·刀部》："制，裁也。从刀从未。"[3]92

《神农本草经》卷一："上药一百二十种为君，主养命以应天，无毒，多服久服不伤人；中药一百二十种为臣，主养性以应人，无毒有毒斟酌其宜；下药一百二十种，为佐使，主治病以应地，不可久服。"[4]13"药有君臣佐使，以相宣摄。合和，宜用一君二臣三佐五使，又可一君三臣九佐使也。"[4]17

《黄帝内经素问·至真要大论》："岐伯曰：诸气在泉，风淫于内，治以辛凉，佐以苦；以甘缓之，以辛散之；热淫于内，治以咸寒，佐以甘苦，以酸收之，以苦发之……君一臣二，制之小也；君一臣三佐五，制之中也；君一臣三佐九，制之大也。"[5]541"方制君臣，何谓也？岐伯曰：主病之谓君，佐君之谓臣，应臣之谓使，非上下三品之谓也。"[5]545

《本草经集注·草木下品》："世方动用附子，皆须甘草，或人参、干姜相配者，正以制其毒故也。"[6]

《辅行诀脏腑用药法要·劳损病方》："经云：主于补泻者为君，数量同于君而非主故为臣，从于佐监者为佐使。"[7]53

《伤寒明理论·药方序》："所谓君臣佐使者，非特谓上药一百二十种为君，中药一百二十种为臣，下药一百二十五种为佐使，三品之君臣也。制方之妙，的与病相对，有毒无毒，所治为病主。主病之谓君，佐君之谓臣，应臣之谓使，择其相须相使，制其相畏相恶，去其相反相杀，君臣有序而方道备矣。"[8]1

卷四："小青龙汤……芍药味酸微寒，五味子味酸温，二者所以为（佐）者，寒饮伤肺，咳逆而喘，则肺气逆。《内经》曰：肺欲收，急食酸以收之。故用芍药、五味子为（佐），以收逆气。"[8]48

《素问要旨论·六气所胜用药》："厥阴之胜，木旺，当先补其不胜。木旺者，先补其脾土，然后方泻其肝木也。治以甘清者，甘味和其脾；清者，春木旺，凉为用，可以甘清。佐以苦辛者，脾苦湿，急食苦以燥之，以辛润之，以酸泻之，使酸泻肝木之旺气也。实乃先归其不胜者，然后方泻之。"[9]233

《医学启源·主治心法》："[破伤中风法]凡用辛热之药，或以寒凉之药佐之尤妙，免致药不中病，而风转甚。"[10]64

《医学管见》下卷："大抵药之治病，各有所主治者，君也……与君相反而相助者，佐也……如治寒病用热药，一则热药君也……然或热药之过甚而有害也，须少用寒凉药以监制之，使热药不至为害。此则所谓佐也。"[11]

《医原·用药大要论》："用药治病，开必少佐以阖，阖必少佐以开，升必少佐以降，降必少佐以升。或正佐以成辅助之功，或反佐以成向导之用，阴阳相须之道，有如此者。"[12]171

《续名医类案》卷三十四："盖此症本虚痞，今用克伐之剂，何以不死？况辛香燥热之剂，但能劫滞气，取快于一时。若不佐制，过服益增郁火，煎熬气液为痰，日久不散，愈成流注之症。"[13]1114

《中医方剂学讲义》（南京中医学院，1960）："佐药：即方中用以制约君药的药物和反佐的药物。一般适用于君药有毒，或性味峻烈，必须加以相当制约，才能使它更符合治疗的需要。"[20]2

《中医方剂学中级讲义》："协助君药治疗证候中某些次要症状，或对君药有制约作用的为佐药。"[21]2

《中医方剂学讲义》（南京中医学院，1964）："佐药的意义有二，一是对主药有制约作用。"[22]7

《方剂学》（广州中医学院）："佐药是治疗兼证，或监制主药，以消除某些药物的毒性和烈性，或协同主辅药发挥治疗作用，以及如在大队热药中佐以凉药作为反佐的药物。"[23]5

《治法与方剂》："佐药，是指在药方中协助治疗兼证或制约主药的副作用。"[24]13

《方剂学》（许济群）："佐药：有三种意义……② 佐制药，即用以消除或减弱君、臣药的毒性，或能制约君、臣药峻烈之性的药物。"[14]6

《方剂学》（南京中医学院）："佐药，有三种意义……制约君药、臣药的峻烈之性，或减轻与消除君药、臣药毒性的药物。"[25]5

《中国医学百科全书·方剂学》："佐药，是治疗兼证或次要症候的药物；或是制约主药毒性、烈性的药物；或是起反佐作用的药物（'反佐'是指用性味不同，作用相反的药物，辅佐主药，从而用于因病势拒药须加以从治者）。"[26]3

《方剂学》（贵阳中医学院）："佐药，有三种意义……二是佐制药，即用以消除或减弱君、臣药的毒性，或制约君、臣药峻烈之性的药物。"[28]11

《实用方剂学》："佐药：有三个意义。一是治疗兼证或次要证候的药物；二是用于主药有毒，或药性峻烈须加以制约者，即'因主药之偏而为监制之用'之义……三是反佐药，用于因病势拒药而加以从治者。"[27]39

《中医大辞典》："方剂学名词。组方配伍中的一类药物。方剂中协助君、臣药以加强治疗作用；或用于治疗次要症状的；或制约君、臣药的毒性与峻烈之性的，或用作反佐的药物。佐药的药力小于臣药，一般用量较轻。参见君臣佐使、反佐法各条。"[15]879

《中国中医药学主题词表》："君臣佐使：monarch minister assistant guide。属中药配伍；指方药中诸药之不同的作用，君药为对主证起主要作用的药；臣药为辅助君药加强治主证的药物或对兼证起主要作用的药；佐药为佐助药、佐制药、反佐药；使药为引经药、调和药。"[19]II-205

《方剂学》（段富津）："佐药有三种意义……二是佐制药，即用以消除或减弱君、臣药的毒性与烈性。"[29]8

《中医药常用名词术语辞典》："方剂中协助君、臣药以加强治疗作用，或直接治疗次要的兼证与症状，或制约君、臣药的毒性与烈性，或用作反佐的药物。佐药的药力小于臣药，一般用量较轻。参见君臣佐使条。"[16]201

《方剂学》（冯泳）："佐药：有三种意义……佐制药：即用以消除或减弱君、臣药毒性，或制约君、臣药峻烈之性的药物。"[30]16,17

《方剂学》（邓中甲）："佐药：有三种意义……佐制药，即用以消除或减弱君、臣药的毒性，或能制约君、臣药峻烈之性的药物。"[31]19

《中医药学名词》："佐制药：方剂中用以消除或减缓君、臣药的毒性与烈性的佐药。"[17]170

《临床医学多用辞典》："用以消除或减轻君、臣药的毒性或能制约君、臣药峻烈之性的药物。"[18]

《现代方剂学》："佐药有三种含义……二是佐制药指为了减少药物偏烈之性，或减低某些药物的毒性，防止它对人体不良反应的药物。"[32]7

《方剂学》（李飞）："佐药，其意义有三……二是佐制药，即减轻或消除君、臣药的毒烈之性。"[33]64,65

《方剂学》（谢鸣，周然）："佐药含义有三……二是佐制药，指消除或缓解君、臣药毒性及副作用的药物。"[34]37

《方剂学》（李冀）："佐药……二是佐制药，即制约君、臣药的峻烈之性，或减轻或消除君、臣药毒性的药物。"[36]10

《方剂学》（贾波）："佐药：有三种意义……二是佐制药，即用以消除或减轻君、臣药的毒性，或能制约君、臣药峻烈之性的药物。"[35]11

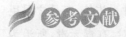

参考文献

［1］ 未著撰人.周礼［M］.上海：商务印书馆,1936：4.

［2］ ［唐］房玄龄.晋书［M］.北京：中华书局,1997：468.

［3］ ［汉］许慎.说文解字［M］.长沙：岳麓书社,2006：92.

［4］ 未著撰人.神农本草经［M］.［清］顾观光重辑,［清］黄奭辑.北京：人民卫生出版社,1956：13,17.

［5］ 未著撰人.黄帝内经素问［M］.［唐］王冰注,［宋］林亿校正.北京：人民卫生出版社,1956：541,545.

［6］ ［南朝梁］陶弘景.本草经集注［M］.尚志钧辑校.芜湖：芜湖医学专科学校,1985.

［7］ ［南朝梁］陶弘景.《辅行诀脏腑用药法要》校注考证［M］.王雪苔编著.北京：人民军医出版社,2009：53.

［8］ ［金］成无己.伤寒明理论［M］.北京：商务印书馆,1957：1,48.

［9］ ［金］刘完素.刘完素医学全书［M］.宋乃光主编.北京：中国中医药出版社,2006：233.

［10］ ［金］张元素.医学启源［M］.北京：人民卫生出版社,1978：58,61,64.

[11] [清]何瑭.医学管见[M].手抄本.1928(中华民国十七年).

[12] [清]石寿棠.医原[M].王新华点注.南京:江苏科学技术出版社,1983:171.

[13] [清]魏之琇.续名医类案[M].北京:人民卫生出版社,1997:1114.

[14] 许济群.方剂学[M].上海:上海科学技术出版社,1985:6.

[15] 李经纬,邓铁涛,等.中医大辞典[M].北京:人民卫生出版社,1995:879.

[16] 李振吉,朱传礼,贺兴东,等.中医药常用名词术语辞典[M].北京:中国中医药出版社,2001:201.

[17] 全国科学技术名词审定委员会.中医药学名词[M].北京:科学出版社,2005:170.

[18] 柯天华,谭长强,汪宝林,等.临床医学多用辞典[M].南京:江苏科学技术出版社.2006.

[19] 吴兰成.中国中医药学主题词表[M].北京:中医古籍出版社,1996:Ⅱ-205.

[20] 南京中医学院方剂教研组.中医方剂学讲义[M].北京:人民卫生出版社,1960:2.

[21] 南京中医学院方剂教研组.中医方剂学中级讲义[M].北京:人民卫生出版社,1961:2.

[22] 南京中医学院.中医方剂学讲义[M].上海:上海科学技术出版社,1964:7.

[23] 广东中医学院.方剂学[M].上海:上海人民出版社,1974:5.

[24] 河南中医学院.治法与方剂[M].北京:人民卫生出版社,1976:13.

[25] 南京中医学院.方剂学[M].北京:中医古籍出版社,1987:5.

[26] 杨医亚.方剂学[M]//钱信忠.中国医学百科全书.上海:上海科学技术出版社,1988:3.

[27] 周凤梧.实用方剂学[M].济南:山东科学技术出版社,1989:39.

[28] 贵阳中医学院.方剂学[M].贵阳:贵阳人民出版社,1989:11.

[29] 段富津.方剂学[M].上海:上海科学技术出版社,1997:8.

[30] 冯泳.方剂学[M].北京:中医古籍出版社,2002:16,17.

[31] 邓中甲.方剂学[M].北京:中国中医药出版社,2004:19.

[32] 邱德文,冯泳,邹克扬.现代方剂学[M].北京:中医古籍出版社,2006:7.

[33] 李飞.中医药学高级丛书:方剂学[M].北京:人民卫生出版社,2011:64,65.

[34] 谢鸣,周然.方剂学[M].北京:人民卫生出版社,2013:37.

[35] 贾波.方剂学[M].北京:中国中医药出版社,2016:11.

[36] 李冀.方剂学[M].北京:中国中医药出版社,2016:10.

(赵 黎)

3·071

条 剂

tiáo jì

一、规范名

【汉文名】条剂。

【英文名】medicated roll。

【注释】将药物研细过筛,混匀,用桑皮纸粘药膏后搓捻成细条,或用桑皮纸搓捻成条粘一薄层面糊,再黏附药物而形成的外用剂型。

二、定名依据

"条剂"早在宋元时期的医书中就有多次出现,特别是外科学专论专著之中。"条剂"作为规范名之前,宋代《太平圣惠方》中就已出现"纸撚子"的记载,同时代《杨氏家藏方》出现了"药条"一词,之后明代的《景岳全书》中又出现"药撚"一词。此后,三个名词都用来指代"条剂",并常混用。"条"原指木名,后指代长条形。"剂"还有调配、调和、制剂之意。可见,"条剂"一词是指长条形的制剂,能基本描述出本剂型的外形。

自1961年南京药学院药剂学教研组编《药

剂学》中提出"条剂"之名,现代重要的著作多有沿用,如辞书类著作《中医辞释》《简明中医辞典》《中医药常用名词术语辞典》等,以及全国高等中医药院校规划教材各版《方剂学》《药剂学》《中药药剂学》等均以"条剂"作为规范名,对后世有较大影响。所以"条剂"作为规范名便于达成共识,符合术语定名的约定俗成原则。

我国 2005 年出版的由全国科学技术名词审定委员会审定公布的《中医药学名词》已以"条剂"作为规范名。全国科学技术名词审定委员会是经国务院授权,所以"条剂"作为规范名也符合术语定名的协调一致原则。

三、同义词

【曾称】"纸撚子"(《太平圣惠方》);"药条"(《杨氏家藏方》);"药撚"(《景岳全书》);"药捻"(《外科大成》)。

四、源流考释

"条剂"是用桑皮纸或绵纸等搓捻成细条,或用植物纤维、棉线或丝线合股搓捻成细绳状条;或用纱布条,于表面黏附或内裹药物制成。"条剂"又称药捻、纸捻,因其制备简单,使用方便,作用特殊,疗效甚好,是中医外科常用剂型之一。

条剂在中医外科临床上早有应用,宋金元时期,《太平圣惠方》中记载有:"右件药,细研为散,以端午日粽子和圆,如梧桐子大,如牙疼在右边,即纳左边鼻中,以纸撚子塞之,合口闭气,良久即定。"[1]991 书中出现了"纸撚子"一词,虽然它本身未沾药物,但使用途径与条剂相似。刘完素的《黄帝素问宣明论方》:"右为细末,每服少许,纸撚子蘸药,任之鼻嗅。神效。"[2]303,304 此处的纸捻蘸有药粉,具有"条剂"的内涵,可以完全认为是条剂。而在同一时期的《杨氏家藏方》中却记载有"药条"一词,见《杨氏家藏方》"白花散":"如已有头、以纸条子敷药,放宽围之,渐次围近,使毒气不外侵。生肉如欲溃,别

用药蚀头,亦周回用药条围之。"[3]243 稍后的《扶寿精方·牙齿门》也有关于"药条"的记载:"将前药一分,散在纸上,用手擦磨药末,在纸上下周围后,将罐内药火化开,搅匀倾在纸上,周围俱用药汁走到,用刀作条,临卧贴在牙上,一夜,次早取出,药条皆黑,齿牙渐贴渐固。"[4]55 这里的"药条"指的就是"条剂"。

后世医书如宋代《鸡峰普济方》[5]239、元末《世医得效方》[6]653、明代《普济方》[7]357,705《本草纲目》[8]900 等医书均多次出现"纸捻"一词,其内涵与外延均与"条剂"同。但同时"药条"一词在医书中也是经常使用,或两词混用。如《普济方》:"如或有孔,即用纸撚引药送入,令彻其内,更用纸贴孔前,一日两次,使药自然生合。"[7]705 又载:"如已有头,以纸条子敷药,于宽围之,渐次围近,使毒气不外侵生肉,如欲溃别用药蚀头,亦周回用药条围之,撮脓尽。"[7]357 一书中同一剂型两种称谓混用,未看出在操作与使用中两者之间的区别,说明当时社会这两个名词都可以用来指代"条剂"。明代后期的《景岳全书》中出现"药撚"一词,如:"此方初用药撚薰照,以火引火,毒气外散,后用药敷围,追脓止痛,毒从孔窍及疮顶中出,可免旁溃矣。"[9]1747 此处的药撚作为名词,但却并不能表达条剂的内涵。清初《外科大成》:"初起时,宜艾灸核顶,次日起泡挑破,用铍针针入四五分,插去腐灵药捻子,纸封之,至十余日,其核自落,用绛珠膏敛口,再当保养,庶不再发。"[10]131 此文中药捻以纸蘸药,插入破口,有"条剂"之内涵。

此后清代的外科学著作中经常出现"药捻"。如顾世澄《疡医大全》:"将药捲(卷)入纸条内,用麻油、黄蜡各五钱熬化,将药捻拖之,燃照痘儿面部周身,一日数照,以解其靥。"[11]1236 另如吴尚先《理瀹骈文》中所收载的"云台膏":"亦不假刀针、升降丹、药捻等物,始终只此一膏,极为简便神速。"[12]465 这些地方出现的"药捻"指代的就是"条剂"。但也有一些外科学专著用"药条""线条"或"纸捻"称谓。如《外科心

法要诀》:"共研极细,厚糊搓成线条,阴干,疮有孔者,插入孔内;无孔者,先用针通孔窍,早晚插药二条。插至三日后,孔大者,每插十余条。插至七日,孔内药条满足方住。"[13]103

可以说,至"纸捻""药条""药捻"这三个名词出现后,医书多混用来指代"条剂"。随着现代制剂学的发展,为了便于说明可溶性药捻的设计过程,首先对各种药捻作了概括性的介绍,并将其归纳为四种类型:即纸药捻、线药捻、棉蕊及绢条等,具代表性的为纸药捻,近版药剂学已收载称为"条剂",它们所采用的基质为不溶性的纸或棉纤维类。如1961年南京药学院药剂学教研组编《药剂学》中称:"条剂(纸捻)是一种古老的中药制剂,是用桑皮纸(银皮纸)粘药后捻成细条或将桑皮纸条与一定的黏合剂混合搓成细条后再混入药物制成。有时也称纸捻剂。"[14]342 这是较早出现的以"条剂"作为规范名的教材。

此后,各种中医药书籍均已将"条剂"作为规范名使用,工具书类如《简明中医辞典》[15]469《中医辞释》[16]298《简明中医辞典》(李经纬)[17]546《中医药常用名词术语辞典》[18]194。教材类有方剂学教材有《方剂学》(段富津)[19]12、《方剂学》(闫润红)[20]23、《方剂学》(李飞)[21]89、《方剂学》(谢鸣)[22]32、《方剂学》(樊巧玲)[23]24、《方剂学》(冯泳)[24]22、《方剂学》(邓中甲)[25]24、《方剂学》(李笑然)[26]15、《方剂学》(李冀)[27]19、《方剂学》(顿宝生)[28]17,药剂学教材《药剂学》(南京药学院)[29]481、《药剂学》(湖北中医学院)[30]446,以及《中药药剂学》(曹春林)[31]483教材。常用的方剂学书籍《现代方剂学》[32]14《世界传统医学方剂学》[33]51,52 等以及标准类书籍《WHO西太平洋地区传统医学名词术语国际标准》[34]262 也均以"条剂"作为规范名。如《世界传统医学方剂学》:"条剂:又名纸捻。为中医外科常用的剂型。是将药物研细过筛,混合均匀,用桑皮纸粘药后搓捻成细条,或将桑皮纸捻成细条再黏附药物而成。条剂的制备简单,使用方便,用时插

入疮口或瘘管内,化腐拔毒,生肌收口。如红升丹条剂等。"

但现在也有不少中医外科书籍(包括近年出版的中医院校教材)中,把"药捻"称为"药线"或称"纸制药线",把某些中药"钉剂"又称为"药条",此乃医与药分离之后,从事临床和教学的医生对中药学剂型概念("线剂""钉剂""条剂")模糊不清所致,应予纠正。

总而言之,"条剂"出现较迟,宋代《太平圣惠方》中出现"纸撚子"一词,使用途径与"条剂"相似,但它本身未沾药物。宋代《杨氏家藏方》中记载有"药条",明代后期的《景岳全书》中又出现了"药撚"一词清代《外科大成》使用"药捻"。此后,四个名词都用来指代"条剂",并常混用。1961年的《药剂学》中提出"条剂"之名,现代出版的辞典、工具书、教材以及具有代表性的中医学著作也均以"条剂"作为规范名词。

五、文献辑录

《太平圣惠方》卷三十四:"右件药,细研为散,以端午日粽子和圆,如梧桐子大,如牙疼在右边,即纳左边鼻中,以纸撚子塞之,合口闭气,良久即定。"[1]991

《黄帝素问宣明论方》卷十四:"右为细末,每服少许,纸撚子蘸药,任之鼻嗅。神效。"[2]303,304

《杨氏家藏方》卷十二:"白花散……如已有头、以纸条子敷药,放宽围之,渐次围近,使毒气不外侵。生肉如欲溃,别用药蚀头,亦周回用药条围之。"[3]243

《扶寿精方·牙齿门》:"将前药一分,散在纸上,用手擦磨药末,在纸上下周围后,将罐内药火化开,搅匀倾在纸上,周围俱用药汁走到,用刀作条,临卧贴在牙上,一夜,次早取出,药条皆黑,齿牙渐贴渐固。"[4]55

《鸡峰普济方》卷十七:"牛胆丸……右将猯胆汁等三味和匀,入牛胆内,系头四十九日熟,旋取为元,如大麦粒,用纸撚送疮内,候追出恶物是效,疮口渐合,纸面盖疮,留一边出恶

方
剂

物。"[5]239

《世医得效方》卷第十九："黑灵散……用信石新瓦上火煅过为末,以津液润纸捻子,蘸少许推入疮孔内,如疮孔多,不可齐上药,免使害人。"[6]653

《普济方》卷二百八十四："如已有头,以纸条子敷药,于宽围之,渐次围近,使毒气不外侵生肉,如欲溃别用药蚀头,亦周回用药条围之,撮脓尽。"[7]357

卷二百九十七："如或有孔,即用纸撚引药送入,令彻其内,更用纸贴孔前,一日两次,使药自然生合。"[7]705

《本草纲目·木部》："用地骨皮(冬月者)为末,每用纸捻蘸入疮内,频用自然生肉。更以米饮服二钱,一日三服。"[8]900

《景岳全书·春集》："此方初用药撚薰照,以火引火,毒气外散,后用药敷围,追脓止痛,毒从孔窍及疮顶中出,可免旁溃矣。"[9]1747

《外科大成》卷二："初起时,宜艾灸核顶,次日起泡挑破,用𨥁针针入四五分,插去腐灵药捻子,纸封之,至十余日,其核自落,用绛珠膏敛口,再当保养,庶不再发。"[10]131

《疡医大全》卷三十三："将药捲(卷)入纸条内,用麻油、黄蜡各五钱熬化,将药捻拖之,燃照痘儿面部周身,一日数照,以解其靥。"[11]1236

《理瀹骈文·云台膏》："亦不假刀针、升降丹、药捻等物,始终只此一膏,极为简便神速。"[12]465

《外科心法要诀》卷三："共研极细,厚糊搓成线条,阴干,疮有孔者,插入孔内;无孔者,先用针通孔窍,早晚插药二条。插至三日后,孔大者,每插十余条。插至七日,孔内药条满足方住。"[13]103

《药剂学》(南京药学院药剂教研组)："条剂(纸捻)是一种古老的中药制剂,是用桑皮纸(银皮纸)粘药后捻成细条或将桑皮纸条与一定的黏合剂混合搓成细条后再混入药物制成。有时也称纸捻剂。"[14]342

《药剂学》(南京药学院)："条剂又称纸捻,

是用桑皮纸(银皮纸)粘药后捻成细条,或用桑皮纸与黏合剂混合搓成细条再混入药物制成。一般是用以插入疮口或瘘管内拔毒去腐。"[29]481

《简明中医辞典》(《中医大辞典》编辑委员会)："条剂……将药末附粘于纱布条上,或单用药末加浆液搓成药条,插入伤口,用以化脓或腐蚀瘘管。"[15]469

《药剂学》(湖北中医学院)："条剂,又称纸捻,为中医外科常用制剂。系将药物研细过筛,混合均匀,用桑皮纸粘药膏后搓捻成细条,或用桑皮纸搓捻成条粘一薄层面糊,再黏附药粉而成。"[30]446

《中医辞释》："条剂……将药末黏附于消毒纸捻上,或将药末加入黏合剂捻成细条插入疮口,清除败脓腐肉,以利于疮口的愈合。"[16]298,299

《中药药剂学》："条剂,又称纸捻,为中医外科常用制剂。系将药物研细过筛,混合均匀,用桑皮纸粘药膏后搓捻成细条,或用桑皮纸搓捻成条粘一薄层面糊,再黏附药粉而成。"[31]483

《方剂学》(段富津)："条剂亦称药捻,是将药物细粉用桑皮纸粘药后搓捻成细条,或将桑皮纸捻成细条再黏着药粉而成。用时插入疮口或瘘管内,能化腐拔毒,生肌收口,常用的有红升丹药条等。"[19]12

《世界传统医学方剂学》："条剂:又名纸捻。为中医外科常用的剂型。是将药物研细过筛,混合均匀,用桑皮纸粘药后搓捻成细条,或将桑皮纸捻成细条再黏附药物而成。条剂的制备简单,使用方便,用时插入疮口或瘘管内,化腐拔毒,生肌收口。如红升丹条剂等。"[33]51,52

《简明中医辞典》(李经纬)："条剂……将药末附粘于纱布条上,或单用药末加浆液搓成药条,插入伤口,用以化脓或腐蚀瘘管。"[17]546

《方剂学》(闫润红)："条剂亦称药捻,是将药物细粉用桑皮纸粘药后搓捻成细条,或将桑皮纸捻成细条再黏着药粉而成。用时插入疮口或瘘管内,能化腐拔毒,生肌收口,常用的有红升丹药条等。"[20]23

《中医药常用名词术语辞典》:"条剂……剂型。又称药捻。将药物细粉粘于纱布条上或加赋型剂搓成的细条。插入伤口或瘘管内,能拔毒生肌,或腐蚀瘘管。"[18]194

《方剂学》(李飞):"条剂,又称纸捻、药捻。是指用桑皮纸涂布极薄层凡士林或其他消炎性药膏(古代用麻油)后,搓捻成条状,截取一定长度,黏附药物细粉而成(俗称'硬条剂')。"[21]89

《方剂学》(谢鸣):"条剂亦称药捻,是将药物细粉用桑皮纸粘药后搓捻成细条,或将桑皮纸捻成细条再黏着药粉而成。用时插入疮口或瘘管内,能化腐拔毒,生肌收口,常用的有红升丹药条等。"[22]32

《方剂学》(樊巧玲):"条剂亦称药捻,是将药物细粉用桑皮纸粘药后搓捻成细条,或将桑皮纸捻成细条再黏着药粉而成。用时插入疮口或瘘管内,以化腐拔毒,生肌收口。常用的有红升丹药条等。"[23]24

《方剂学》(冯泳):"条剂亦称药捻。是将药物细粉用桑皮纸粘药后搓捻成细条,或将桑皮纸捻成细条再黏着药粉而成的中医外科常用制剂。用时插入疮口或瘘管以化腐拔毒,生肌收口,如红升丹药条,化管药条等。"[24]22

《方剂学》(邓中甲):"条剂亦称药捻,是将药物细粉用桑皮纸粘药后搓捻成细条,或将桑皮纸捻成细条再黏着药粉而成。用时插入疮口或瘘管内,能化腐拔毒,生肌收口,常用的有红升丹药条等。"[25]24

《方剂学》(李笑然):"条剂亦称药捻,是将药物细粉用桑皮纸粘药后搓捻成细条,或将桑皮纸捻成细条再黏着药粉而成。用时插入疮口或瘘管内,能化腐拔毒,生肌收口,常用的有红升丹药条等。"[26]15

《现代方剂学》:"条剂又称捻,为中医外科常用制剂。系将药物研细过筛,混合均匀,用桑皮纸粘药膏后搓捻成细条,或用桑皮纸搓捻成条粘一薄层面糊,再黏附药粉而成。条剂的制备较为简单,使用方便,用时插入疮口或瘘管

内,以引流脓液,化腐拔毒,生肌收口。"[32]14

《WHO西太平洋地区传统医学名词术语国际标准》:"条剂　将纱布捻成细条,覆以药粉或卷入药粉,插入疮口或瘘管用的制剂。"[34]262

《方剂学》(李冀):"条剂亦称药捻,是将药物细粉用桑皮纸粘药后搓捻成细条,或将桑皮纸捻成细条再黏着药粉而成。用时插入疮口或瘘管内,能化腐拔毒,生肌收口,常用的有红升丹药条等。或将艾条和药研粗末,用纸裹制成圆条,供灸治使用,也称'艾条'。"[27]19

《方剂学》(顿宝生):"条剂又称纸捻,是中医外科常用的制剂。系将桑皮纸粘药后捻成细条,或将桑皮纸捻成细条后再黏着药物而成。用于插入疮口,化腐拔管,如化管药条等。还有将艾条和药研为粗末,用纸裹制成圆条,供灸治疗,如艾条。"[28]17

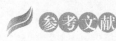 参考文献

[1] [宋]王怀隐.太平圣惠方:上[M].北京:人民卫生出版社,1958:991.

[2] [金]刘完素.黄帝素问宣明论方[M].上海:上海科学技术出版社,2000:303,304.

[3] [宋]杨倓.杨氏家藏方[M].北京:人民卫生出版社,1988:243.

[4] [明]吴旻,王来贤.扶寿精方:三[M].北京:中医古籍出版社,1986:55.

[5] [宋]张锐.鸡峰普济方[M].上海:上海科学技术出版社,1987:239.

[6] [元]危亦林.世医得效方[M].北京:人民卫生出版社,1990:653.

[7] [明]朱橚.普济方:第7册[M].北京:人民卫生出版社,1983:357,705.

[8] [明]李时珍.本草纲目[M].北京:中国中医药出版社,1998:900.

[9] [明]张介宾.景岳全书[M].北京:人民卫生出版社,1991:1747.

[10] [清]祁坤.外科大成[M].上海:科技卫生出版社,1958:131.

[11] [清]顾世澄.疡医大全[M].北京:人民卫生出版社,1987:1236.

[12] [清]吴尚先.理瀹骈文:外治医说[M].北京:中国中医药出版社,1995:465.

[13] [清] 吴谦.医宗金鉴;外科心法要诀[M].北京;人民卫生出版社,1958;103.

[14] 南京药学院药剂学教研组.药剂学[M].北京;人民卫生出版社,1961;342.

[15] 《中医大辞典》编辑委员会.简明中医辞典[M].北京;人民卫生出版社,1979;469.

[16] 徐元贞.中医辞释[M].郑州;河南科学技术出版社,1983;298,299.

[17] 李经纬.简明中医辞典[M].北京;中国中医药出版社,2001;546.

[18] 李振吉.中医药常用名词术语辞典[M].北京;中国中医药出版社,2001;194.

[19] 段富津.方剂学[M].上海;上海科学技术出版社,1995;12.

[20] 闫润红.方剂学[M].北京;科学出版社,2001;23.

[21] 李飞.方剂学[M].北京;人民卫生出版社,2002;89.

[22] 谢鸣.方剂学[M].北京;人民卫生出版社,2002;32.

[23] 樊巧玲.方剂学[M].上海;上海中医药大学出版社,2002;24.

[24] 冯泳.方剂学[M].北京;中国古籍出版社,2002;22.

[25] 邓中甲.方剂学[M].北京;中国中医药出版社,2003;24.

[26] 李笑然.方剂学[M].苏州;苏州大学出版社,2004;15.

[27] 李冀.方剂学[M].北京;高等教育出版社,2009;19.

[28] 顿宝生.方剂学[M].西安;西安交通大学出版社,2011;17.

[29] 南京药学院.药剂学[M].北京;人民卫生出版社,1978;481.

[30] 湖北中医学院.药剂学[M].上海;上海科学技术出版社,1980;446.

[31] 曹春林.中药药剂学[M].上海;上海科学技术出版社,1986;483.

[32] 邱德文.现代方剂学[M].北京;中国古籍出版社,2006;14.

[33] 孙世发,左言富.世界传统医学方剂学[M].北京;科学出版社,1999;51,52.

[34] 世界卫生组织(西太平洋地区).WHO西太平洋地区传统医学名词术语国际标准[M].北京;北京大学医学出版社,2009;262.

（许　霞）

3 · 072

灸 剂

jiǔ jì

一、规范名

【中文名】灸剂。

【英文名】moxibustion formula。

【注释】将艾叶捣、碾成绒状,或另加其他药料捻制成卷烟状或其他形状,供熏灼穴位等患部的外用剂型。

二、定名依据

"灸剂"作为中药材传统药物剂型名称,最早记录于1978年出版的由南京药学院药剂学教研组编著的《药剂学》一书中,虽在此前书籍或同书中尚有相关术语"灸""艾灸"等,但概念与本术语"灸剂"不完全相同。

灸剂有关记载始见于我国现存最早的马王堆汉墓出土的医方书《五十二病方》。采用灸法防治疾病具有悠久的历史,在先秦至魏晋南北朝的早期医著《足臂十一脉灸经》《阴阳十一脉灸经》《灵枢》《素问》《伤寒论》《肘后备急方》《小品方》中均有相关记载。但《内经》记载的"灸"与本术语概念不完全相同。"灸",指用燃烧的艾绒熏灼人体的穴位,强调方法。"灸剂",指的是"将艾叶捣、碾成绒状,或另加其他药料捻制成卷烟状或其他形状,供熏灼穴位等患部的外用剂型",强调剂型。灸剂按照形状可分为三类;艾头、艾炷和艾条,按加药与否可分为艾条与含药艾。用手工或器具将艾绒制成的圆锥状物,称为艾炷。将以艾绒为主要成分卷成的圆柱形长条称为艾条。艾条以艾绒为主要成分,含药艾是在艾条的基础上添加了其他药物。

"灸",是指用燃烧的艾绒熏灼人体的穴位。"剂"古文通"齐",有整齐、整合、排列之意,也体现了一定的规定性、有序性,同时,"剂"还有调配、调和之意。可见,采用"灸剂"名称既能保持原意,又能较广泛地概括药物的各种加工处理技术,更能确切地反应术语的内涵。

自南京药学院药剂学教研组编著的《药剂学》中提出"灸剂"之名,我国普通高等教育中医药类规划教材《方剂学》《中药药剂学》等以及辞书类著作《中医大辞典》和《中国医学百科全书》等均以"灸剂"作为规范名。说明"灸剂"这一规范名已成为共识,符合术语定名的约定俗成原则。

我国 2005 年出版的由全国科学技术名词审定委员会审定公布的《中医药学名词》已以"灸剂"作为规范名。所以"灸剂"作为规范名也符合术语定名的协调一致原则。

三、同义词

【曾称】"灸"(《内经》)。

四、源流考释

灸剂有关记载始见于《五十二病方》。以灸剂治尤(疣):"取敝蒲席若藉之弱(蒻),绳之,即燔其末,以久(灸)尤(疣)末,热,即拔尤(疣)去之。"[1]55 此外,现存的马王堆汉墓出土的医书《足臂十一脉灸经》和《阴阳十一脉灸经》也表明,采用灸法治疗疾病具有悠久的历史。

春秋至秦汉时期,已经开始运用灸法预防疾病,强身健体。《庄子》:"所谓无病而自灸也。"[2]208《史记·扁鹊仓公列传》:"齐太医先诊山跗病,灸其足少阳脉口。"[3]643《内经》中也指出,灸法具有温阳举陷的功效。如《黄帝内经灵枢·邪气脏腑病形》:"胆病,则胆气不升,故太息以伸出之,口苦呕宿汁者,胆汁也,心下淡淡,恐人将捕之,胆气虚也,嗌中吤吤而数唾者,少阳之脉病也,足少阳经脉之本在下,其末在颈嗌之间,宜灸之以起陷下之脉气,其寒热者,少阳

之枢证也,当以经取之,少阳之经气,外内出入者也。"[4]9《黄帝内经素问·异法方宜论》:"北方者,天地所闭藏之域也,其地高陵居,风寒冰洌,其民乐野处而乳食,脏寒生满病,其治宜灸焫。故灸焫者,亦从北方来"。[5]21 汉代张仲景亦认为,灸法适用于阴证、寒证,浮脉、数脉者禁灸,因灸法的温热效应会耗散气血,焦灼筋骨。《伤寒论·辨太阳病脉证并治》:"脉浮,热甚,而反灸之,此为实。实以虚治,因火而动,必咽燥、吐血。"[6]25《伤寒论·辨太阳病脉证并治》:"微数之脉,慎不可灸。因火为邪,则为烦逆;追虚逐实,血散脉中;火气虽微,内攻有力,焦骨伤筋,血难复也。脉浮,宜以汗解,用火灸之,邪无从出,因火而盛,病从腰以下,必重而痹,名火逆也。欲自解者,必当先烦,烦乃有汗而解。何以知之?脉浮,故知汗出解。"[6]26《伤寒论·辨少阴病脉证并治》:"少阴病,吐、利,手足不逆冷,反发热者,不死。脉不至者,灸少阴七壮。"[6]54《伤寒论·辨太阳病脉证并治中》:"烧针令其汗,针处被寒,核起而赤者,必发奔豚。气从少腹上冲心者,灸其核上各一壮,与桂枝加桂汤,更加桂二两也。"[6]96

魏晋南北朝时期,灸法得到极大程度的发展。葛洪在《肘后备急方》中提出以灸法治疗卒中、恶死、昏厥、寒湿、霍乱、吐泻、癫狂、痈疽、狂犬咬伤等急证,且壮数以阳数为多,推崇灸可助阳的观点。《肘后备急方》:"灸其唇下宛宛中,承浆穴,十壮,大效矣。"[7]13 "救卒死而四肢不收,矢便者。马屎一升,水三斗,煮取二斗以洗之。又取牛洞一升,温酒灌口中。洞者,稀粪也。灸心下一寸、脐上三寸、脐下四寸各一百壮,瘥。"[7]13 此外,《肘后备急方》为记载隔物灸的最早记载。《小品方》:"治小儿颓方。先将儿至碓头,祝之曰:坐汝令儿某甲称儿名阴颓也。故灸汝三七,一灸讫,便牵小儿令茎以下向碓,囊缝当阴以所着处,灸缝上七壮,日可消,有验。"[8]159 "蛇入人口中不出方。艾灸蛇尾即出。若无火,以刀周匝割蛇尾,截令皮断,乃将皮倒

脱,即出。"[8]232 "灸水病法。灸膈俞百壮,三报。在第七椎下两旁一寸半。"[8]249

隋唐时期,中医药学取得蓬勃发展,灸剂的应用范围不断扩大,医家对灸法的认识也进一步深入。孙思邈在《备急千金要方》中提出了灸量的概念,指出艾炷底部直径应达三分,且应根据人体部位和病情进行施灸,提出"外气务生,内气务熟"的灸治原则,壮数多、艾炷大的称为熟灸,壮数小、艾炷小的称为生灸。此外,孙氏指出:头面目咽,灸之生少;手臂四肢,灸之小熟;胸背腹部应大熟;腰脊应少生。《备急千金要方》和《千金翼方》中记载了大量用灸法治疗内、外、妇、儿各科病证的方剂,如《备急千金要方》:"在内踝前直下一寸。"[9]32 以治妇人绝子;《千金翼方》:"烧针令其汗,针处被寒,核起而赤者,必发奔豚,气从少腹上冲者,灸其核上一壮,与桂枝加桂汤。"[10]194 以治少阴吐利;《千金翼方》:"少阴病,其人吐利,手足不逆,反发热,不死,脉不足者,灸其少阴七壮。"[10]210 唐代王焘极为推崇灸法,提出"唯取灸法",于《外台秘要》中载灸法而不载针法。尽管其认识较为片面,但是对推广灸法起到了积极作用。《外台秘要》记载了13首灸方治疗疟疾,载:"千金疗疟灸法。灸上星及大椎。(大椎穴在背后第一椎上节陷中是也)至发时令满一百壮,艾炷如黍粒,俗人不解取穴,务大炷。"[11]166

宋金元时期,灸法得以独立发展。许叔微提出"阴毒""阳微""阴证"最宜用灸的观点。庄绰著有《灸膏肓俞穴法》。窦材《扁鹊心书》强调"保命之法,灼艾第一",见《扁鹊心书》:"保命之法:灼艾第一,丹药第二,附子第三。人至三十,可三年一灸脐下三百壮;五十,可两年一灸脐下三百壮;六十,可一年一灸脐下三百壮,令人长生不老。"[12]9

明清时期,本草学和方剂学著作中均涵盖大量艾灸治疗疾病的内容。《本草纲目》:"艾叶癫痫诸风,灸谷道正门当中,随年壮。"[13]1103《医方考》:"用干艾叶揉熟,去灰作艾炷。取脐下一

寸五分名气海,二寸丹田,三寸关元,灸五十壮至二三百壮。以手足渐温,人事稍苏为可治。"[14]37 "少阴,即太溪穴也,在两足内踝后跟骨上动脉陷中。灸七壮。"[14]38 陈嘉谟《本草蒙筌》尚有隔蒜灸治疗痈疽初起的记载,扩大了灸法的适应证。《本草蒙筌》:"痈疽初生,急切横片。若痛灸至不痛,不痛灸至痛来。艾炷连烧,以多为善。"[15]278

近现代,出现了"灸剂"的剂型名称和内涵规定,最早见于1978年出版的南京药学院药剂学教研组编著的《药剂学》,"灸法是以陈久的艾叶捣成绒状,捻作成一定形状后,置于身体表面某些腧穴部位或患部燃熏,使之产生温热或灼痛的感觉,以发挥通经活络、回阳救逆等作用,从而达到预防或治疗的目的,所用药剂即称为灸剂。"[16]97 概念内涵与本术语基本相同,其他有关著作多以沿用,如《药剂学》(湖北中医学院)[17]445、《中药药剂学》(曹春林)[18]480、《中药药剂学》(国家中医药管理局科技教育司)[19]174、《方剂学》(李飞主编)[20]92、《现代方剂学》[21]15《世界传统医学方剂学》[22]52《中医辞释》[23]359《现代药学名词手册》[24]328 等都称灸剂。如《中医辞释》:"灸剂是将艾叶捣碎成绒状制成的大小不等的塔状或条状剂型,作为灸疗时使用。用时点燃置于体表某些腧穴或部位,使之发生温热或灼痛感觉,以达到治疗疾病的目的。"[23]359

总之,"灸剂"有关记载始见于《五十二病方》。采用灸法防治疾病具有悠久的历史,在先秦至魏晋南北朝早期医著《足臂十一脉灸经》《阴阳十一脉灸经》《灵枢》《素问》《伤寒论》《肘后备急方》《小品方》中均有相关记载。但《黄帝内经》记载的"灸"与本术语概念不完全相同。"灸",强调方法。"灸剂",强调剂型。后世"灸剂"剂型的内涵不断得以丰富,在近代文献中方出现"灸剂"这一剂型规范名词。

五、文献辑录

《五十二病方·尤》:"取敝蒲席若藉之弱

（薷），绳之，即燔其末，以久（灸）尤（疣）末，热，即拔尤（疣）去之（一〇二）。"[1]55

《庄子·盗跖》："所谓无病而自灸也。"[2]208

《史记·扁鹊仓公列传》："齐太医先诊山跗病，灸其足少阳脉口。"[3]643

《黄帝内经灵枢·邪气脏腑病形》："胆病，则胆气不升，故太息以伸出之，口苦呕宿汁者，胆汁也，心下淡淡，恐人将捕之，胆气虚也，嗌中吤吤然而数唾者，少阳之脉病也，足少阳经脉之本在下，其末在颈嗌之间，宜灸之以起陷下之脉气，其寒热者，少阳之枢证也，当以经取之，少阳之经气，外内出入者也。"[4]9

《黄帝内经素问·异法方宜论》："北方者，天地所闭藏之域也，其地高陵居，风寒冰冽，其民乐野处而乳食，脏寒生满病，其治宜灸焫。故灸焫者，亦从北方来。"[5]21

《伤寒论·辨太阳病脉证并治》："脉浮，热甚，而反灸之，此为实。实以虚治，因火而动，必咽燥、吐血。"[6]25 "微数之脉，慎不可灸。因火为邪，则为烦逆；追虚逐实，血散脉中；火气虽微，内攻有力，焦骨伤筋，血难复也。脉浮，宜以汗解，用火灸之，邪无从出，因火而盛，病从腰以下，必重而痹，名火逆也。欲自解者，必当先烦，烦乃有汗而解。何以知之？脉浮，故知汗出解。"[6]26

"辨少阴病脉证并治"："少阴病，吐、利，手足不逆冷，反发热者，不死。脉不至者，（至一作足）灸少阴七壮。"[6]54

"辨太阳病脉证并治"："烧针令其汗，针处被寒，核起而赤者，必发奔豚。气从少腹上冲心者，灸其核上各一壮，与桂枝加桂汤，更加桂二两也。"[6]96

《肘后备急方·救卒中恶死方》："灸其唇下宛宛中，承浆穴，十壮，大效矣。"[7]13 "救卒死而四肢不收，矢便者。马屎一升，水三斗，煮取二斗以洗之。又取牛洞一升，温酒灌口中。洞者，稀粪也。灸心下一寸、脐上三寸、脐下四寸各一百壮，瘥。"[7]13

《小品方·治少小百病薄》"洗浴膏散针灸

诸方法"："治小儿㿉方。先将儿至碓头，祝之曰：坐汝令儿某甲称儿名阴㿉也。故灸汝三七，一灸讫，便牵小儿令茎以下向碓，囊缝当阴以所着处，灸缝上七壮，日可消，有验。"[8]159

"治虫兽狗马毒诸方"："蛇入人口中不出方。艾灸蛇尾即出。若无火，以刀周匝割蛇尾，截令皮断，乃将皮倒脱，即出。"[8]232

"灸法要穴"："灸水病法。灸膈俞百壮，三报。在第七椎下两旁一寸半。"[8]249

《备急千金要方》卷二："在内踝前直下一寸。"[9]32

《千金翼方》卷九："烧针令其汗，针处被寒，核起而赤者，必发奔豚，气从少腹上冲者，灸其核上一壮，与桂枝加桂汤。"[10]194

卷十："少阴病，其人吐利，手足不逆，反发热，不死，脉不足者，灸其少阴七壮。"[10]210

《外台秘要》卷五："千金疗疟灸法。灸上星及大椎。（大椎穴在背后第一椎上节陷中是也）至发时令满一百壮，艾炷如黍粒，俗人不解取穴，务大炷。"[11]166

《扁鹊心书·保命之法》："保命之法：灼艾第一，丹药第二，附子第三。人至三十，可三年一灸脐下三百壮；五十，可两年一灸脐下三百壮；六十，可一年一灸脐下三百壮，令人长生不老。"[12]9

《本草纲目·主治》："艾叶癫痫诸风，灸谷道正门当中，随年壮。"[13]1103

《医方考》卷一："用干艾叶揉熟，去灰作艾炷。取脐下一寸五分名气海，二寸丹田，三寸关元，灸五十壮至二三百壮。以手足渐温，人事稍苏为可治。"[14]37 "少阴，即太溪穴也，在两足内踝后跟骨上动脉陷中。灸七壮。"[14]38

《本草蒙筌》卷六："痈疽初生，急切横片。若痛灸至不痛，不痛灸至痛来。艾炷连烧，以多为善。"[15]278

《药剂学》（南京药学院）："灸法是以陈久的艾叶捣成绒状，捻作成一定形状后，置于身体表面某些腧穴部位或患部燃熏，使之产生温热或灼痛的感觉，以发挥通经活络、回阳救逆等作用,从而达到预防或治疗的目的,所用药剂即称为灸剂。"[16]97

《药剂学》(湖北中医学院):"灸剂,系以艾叶捣、碾成绒,或加入其他药物制成的熏灼穴位或体表患部的外用药剂。"[17]445

《中医辞释》:"灸剂是将艾叶捣碎成绒状制成的大小不等的塔状或条状剂型,作为灸疗时使用。用时点燃置于体表某些腧穴或部位,使之发生温热或灼痛感觉,以达到治疗疾病的目的。"[23]359

《中药药剂学》(曹春林):"灸剂系将艾叶捣、碾成绒状,或另加其他药料捻制成卷烟状或其他形状,供熏灼穴位或其他患部的外用药剂。"[18]480

《中药药剂学》(国家中医药管理局科技教育司):"灸剂系将艾叶捣、碾成绒状,或另加其他药料捻制成卷烟状或其他形状,供熏灼穴位或其他患部的外用药剂。"[19]174

《世界传统医学方剂学》:"灸剂:是将艾叶捣、碾成绒,捻成一定大小的形状,置于体表的某些俞穴或患部,点燃熏灼,使之产生温热感,以达到预防或治疗作用的一种外用剂型。灸剂按其形状可分为艾头、艾炷和艾条等3种。临床应用简便易行,疗效可靠。"[22]52

《方剂学》(李飞):"灸剂,是指将艾叶捣研成绒状,或另加药料捻制成卷烟状或其他形状,供熏灼穴位或体表患部的外用剂型。"[20]92

《现代药学名词手册》:"灸剂(Moxibustion)中药灸剂系将艾叶捣、碾成绒状,或另加其他药料捻制成卷烟状或其他形状,供熏灼穴位或其他患部的外用药剂。"[24]328

《现代方剂学》:"灸剂系将艾叶捣、碾成绒状,或另加其他药料捻制成卷烟状或其他形状,供熏灼穴位或其他患部的外用药剂。"[21]15

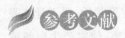
参考文献

[1] 未著撰人.五十二病方[M].马王堆汉墓帛书整理小组.北京:文物出版社,1979:55.

[2] [战国]庄周.庄子[M].长春:时代文艺出版社,2008:208.

[3] [汉]司马迁.全本史记[M].北京:中国华侨出版社,2011:643.

[4] 未著撰人.黄帝内经灵枢[M].李生绍,陈心智点校.北京:中医古籍出版社,1997:9.

[5] 未著撰人.黄帝内经素问[M].北京:人民卫生出版社,1956:21.

[6] [汉]张仲景.伤寒杂病论[M].2版.北京:中国中医药出版社,2016:25,26,54,96.

[7] [晋]葛洪.肘后备急方[M].北京:人民卫生出版社,1956:13.

[8] [晋]陈延之.小品方[M].北京:中国中医药出版社,1995:159,232,249.

[9] [唐]孙思邈.备急千金要方[M].太原:山西科学技术出版社,2010:32.

[10] [唐]孙思邈.千金翼方[M].太原:山西科学技术出版社,2010:194,210.

[11] [唐]王焘.外台秘要[M].歙西槐塘经余居刊本.北京:人民卫生出版社,1955:166.

[12] [宋]窦材.扁鹊心书[M].北京:中医古籍出版社,1992:9.

[13] [明]李时珍.本草纲目[M].北京:中国中医药出版社,1977:1103.

[14] [明]吴昆.医方考[M].洪青山校注.北京:中国中医药出版社,2007:37,38.

[15] [明]陈嘉谟.本草蒙筌[M].张印生,韩学杰,赵慧玲校.北京:中医古籍出版社,2008:278.

[16] 南京药学院.药剂学[M].北京:人民卫生出版社,1978:97.

[17] 湖北中医学院.药剂学[M].上海:上海科学技术出版社,1980:445.

[18] 曹春林.中药药剂学[M].上海:上海科学技术出版社,1986:480.

[19] 国家中医药管理局科技教育司.中药药剂学[M].北京:中国中医药出版社,1997:174.

[20] 李飞.方剂学[M].北京:人民卫生出版社,2002:92.

[21] 邱德文.现代方剂学[M].北京:中国古籍出版社,2006:15.

[22] 孙世发.世界传统医学方剂学[M].北京:科学出版社,1999:52.

[23] 徐元贞.中医辞释[M].郑州:河南科学技术出版社,1983:359.

[24] 赵克健.现代药学名词手册[M].北京:中国医药科技出版社,2004:328.

(张 倩)

补益剂

bǔ yì jì

一、规范名

【汉文名】补益剂。

【英文名】 supplementing〔and boosting〕formula。

【注释】以补益药为主配伍组成,具有补养人体气、血、阴、阳等作用,主治各种虚证方剂的统称。分补气剂、补血剂、气血双补剂、补阴剂、补阳剂、阴阳并补剂。

二、定名依据

"补益剂"一词,最早见于明代《寿世保元》,其概念与现代术语"补益剂"相同。在此之前,宋代《仁斋直指方论》中曾出现"补虚之剂",其后明清时期的《玉机微义》《医学正传》《汤头歌诀》《增订医方歌诀》等医著中出现"补益之剂",清代的《医方集解》《医方论》等医著中出现了"补养之剂",这些名词与现代术语"补益剂"内涵相近。而"虚则补之"的治疗原则及补法的运用可追溯到秦汉时期。

自"补益剂"一词出现后,后来著作多有沿用,如《临症处方学》《中国医药汇海》《中医学概论》《中医方剂学讲义》(南京中医学院方剂教研组1960年)及各类中医教材等。

现代著作《中国大百科全书·中医》《中国医学百科全书·方剂学》《中医药常用名词术语辞典》《WHO西太平洋地区传统医学名词术语国际标准》《世界传统医学方剂学》《新编方剂学》《方剂现代新解》及各类方剂学教材等均以"补益剂"作为规范名。说明"补益剂"一词作为规范名已成为共识。

我国2005年出版的由全国科学技术名词审定委员会审定公布的《中医药学名词》已以"补益剂"作为规范名。所以"补益剂"作为规范名也符合术语定名的协调一致原则。

三、同义词

【曾称】"补虚之剂"(《仁斋直指方论》);"补益之剂"(《汤头歌诀》);"补养之剂"(《医方集解》)等。

四、源流考释

春秋战国至秦汉时期,《黄帝内经素问·三部九候论》[1]132中针对虚证提出了"虚则补之",用补法治疗虚证的基本原则;《黄帝内经素问·阴阳应象大论》[1]47,48又根据阴、阳、气、血虚证的证候不同提出"形不足者,温之以气;精不足者,补之以味"的具体治疗原则。汉代《伤寒论》[2]9,24,61,103中就已经记载了一些补益剂,如:治疗阳虚的四逆汤、甘草干姜汤;治疗阴虚的芍药甘草汤;治疗阴阳两虚的芍药甘草附子汤;治疗气血两虚的炙甘草汤等。

晋唐时期,这一时期对于补益方的记载在数量上逐渐增多,治疗范围逐步扩大。《备急千金要方》[3]97卷四专列补益类方药,其中包括论一首、方十四首;《千金翼方》[4]160-180卷十五补益类方剂分为大补养、解散发动、补五脏、五脏气虚、补虚丸散几类,总计八十七首;《外台秘要》[5]459-461,473-475中补益类方剂主要包括素女经四季补益方七首、虚劳补益方九首、补益虚损方七首等,并且在分类中都用到了"补益"的概念。

宋金元时期,宋代《太平圣惠方》[6]752云:"设使齿发云毫,体力渐衰……饵补益之药……固有益矣。"指出补益方有利于虚损证的恢复,书中还记载了多首补益类方剂,如:治虚损补益诸方(八道);治妇人虚损补益诸方(十三道)等。

方剂

《圣济总录》中专列补益门来阐发虚损证的病机及"损者益之,不足者补之""宜有方剂以补益之"[7]179,180,307的治疗原则,并载有多首治方。此时的医著中,"补益"二字的应用随处可见。《仁斋直指方论》曰:"有气不运化及阴虚损血者,以补虚之剂调之"[8]267,268这里用到了"补虚之剂"一词;金代的《儒门事亲》曰"所谓补剂者,补其不足也"[9]6,《格致余论》[10]11,12,34-36中也多次提到"补剂"一词;元代《活幼心书》[11]49中用到了"补益之剂"。可见,这一时期使用的名词"补虚之剂""补益之剂""补剂"均与现代术语"补益剂"意义相近。

明清时期,明代《寿世保元》中首次使用了"补益剂"一词,见《寿世保元·初生杂症论》卷八:"诸迟……一论小儿行迟、齿迟、解颅、囟陷、五软、鹤膝、肾疳、齿齼、睛白、多愁,凡此皆因禀受肾气不足,当以六味丸加鹿茸补之。若因精气未满,而御女以通,多致头目眩晕,作渴吐痰,或发热作热,腰腿酸软,或自汗盗汗,二便涩痛,变生诸疾,难以名状,余尝用六味丸、八味丸及补中益气之剂加减用之,(方见补益剂。)无不奏效。"[12]614其概念与现代术语"补益剂"相同。另外,这一时期被使用较多的名词有"补益之剂",如:《医学正传》[13]81《玉机微义》[14]256《证治心传》[15]4《增订医方歌诀》[16]193《寿世传真》[17]69《汤头歌诀》[18]5《疡科纲要》[19]50《十剂表》[20]5,6《眼科阐微》[21]53等;还有许多著作中使用"补剂"一词,如《本草蒙筌》[22]13,14《本草纲目》[23]26《本草新编》[24]17《本草求真》[25]1等;此外,清代的《医方集解》[26]1《医方论》[27]1等著作中还出现了"补养之剂"一词。可见,"补益剂""补益之剂""补剂""补养之剂"均是指用补益药物治疗虚证的方剂统称,与现代名词"补益剂"意义相近。正如《十剂表》所言"补剂者,补益之剂也"。

近现代,民国时期的《临症处方学》[28]1《中国医药汇海》[29]923-929均使用"补益剂"一词作为用补益药物治疗虚证的方剂统称。现代出版的《中医学概论》[30]272《中医入门》[31]171《中医方剂

学讲义》(南京中医学院)[32]178等均沿用此名词。随着名词标准化工作的推进,中医相关著作中均以"补益剂"作为规范名,如《中国医学百科全书·方剂学》[33]176《中国大百科全书·中医》[34]41《中医药常用名词术语辞典》[35]199《WHO西太平洋地区传统医学名词术语国际标准》[36]266《世界传统医学方剂学》[37]381《新编中成药合理应用手册》[38]16《新编方剂学》[39]226《方剂现代新解》[40]773《方剂学》(段富津)[41]112、《方剂学》(许济群)[42]224、《方剂学》(李庆治)[43]88、《方剂学》(谢鸣)[44]181、《方剂学》(邓中甲)[45]150等。

总之,秦汉时期《黄帝内经素问》提出了"虚则补之""形不足者,温之以气;精不足者,补之以味"的虚证治疗原则。《伤寒论》中记载了四逆汤等补益类方剂。晋唐时期,《备急千金要方》《千金翼方》《外台秘要》等书中对于补益方的记载在数量上逐渐增多,治疗范围逐渐扩大,并且在分类中用到了"补益"的概念。宋金元时期,与现代术语"补益剂"意义相近的名词如"补虚之剂""补益之剂""补剂"被广泛使用。明清时期,明代《寿世保元》中首次使用了"补益剂"一词,其概念与现代术语"补益剂"相同。此外,"补益之剂""补剂""补养之剂"等词也被诸多使用。近现代,随着名词标准化工作的推进,中医相关著作中均以"补益剂"作为规范名。

五、文献辑录

《黄帝内经素问·阴阳应象大论》:"形不足者,温之以气;精不足者,补之以味。其高者,因而越之;其下者,引而竭之;中满者,泻之于内。"[1]47,48

"三部九候论":"帝曰:以候奈何?岐伯曰:必先度其形之肥瘦,以调其气之虚实,实则泻之,虚则补之。必先去其血脉而后调之,无问其病,以平为期。"[1]132

《伤寒论·辨太阳病脉证并治上》:"伤寒脉浮,自汗出,小便数,心烦,微恶寒,脚挛急,反与桂枝,欲攻其表,此误也。得之便厥,咽中干,烦

躁,吐逆者,作甘草干姜汤与之,以复其阳。若厥愈足温者,更作芍药甘草汤与之,其脚即伸。若胃气不和谵语者,少于调胃承气汤。若重发汗,复加烧针者,四逆汤主之。"[2]9

"辨太阳病脉证并治中":"发汗病不解,反恶寒者,虚故也,芍药甘草附子汤主之。"[2]24

"辨太阳病脉证并治下":"伤寒脉结代,心动悸,炙甘草汤主之。"[2]61

"辨少阴病脉证并治":"少阴病,脉沉者,急温之,宜四逆汤。"[2]103

《备急千金要方》卷四:"补益第一……论曰:凡妇人欲求美色,肥白罕比,年至七十与少不殊者,勿服紫石英,令人色黑,当服钟乳泽兰丸也。"[3]97

《千金翼方》卷十五:"补益……叙虚损论第一 大补养第二(论一首方八首)……解散发动第三(论一首方三十五首与第二十二卷通)……补五脏第四(方四十五首)……五脏气虚第五(方九首)……补虚丸散第六(方二十二首)。"[4]166-180

《外台秘要》卷十七:"素女经四季补益方七首……虚劳补益方九首……补益虚损方七首。"[5]473-475,459-461

《太平圣惠方》卷九十八"补益方序":"设使齿发云毫。体力渐衰。如能固性命之基。饵补益之药。即何异江河欲竭。引别派以还流。灯烛将残。假他油而更朗。固有益矣。诚宜勉致。今所纂诸方。补其众疾。莫不品药之性。去病之源。续筋骨之衰盈。治血脉之枯朽。君臣合度。功效可凭。傥志服以唯勤。则上寿而何损。凡曰修养。无或忽焉。"[6]752

卷七十:"治妇人虚损补益诸方……夫妇人者。众阴之所集。常与湿居。十五以上。阴气浮溢。百想经心。内伤五脏。外损姿容。月水去留。前后交互。瘀血停凝。中道断绝。其中伤堕。不可具论。所以妇人别立方者。以其气血不调。胎妊产生。崩伤之异故也。妇人之病。与男子十倍难疗。以其嗜欲多于丈夫。成

病则倍于男子。加以嫉妒忧恚。慈恋爱憎。深着坚牢。情不自抑。所以为病根深。疗之难瘥也。夫人将摄顺理。则血气调和。风寒暑湿不能为害。若劳伤气血。便致虚损。则风冷乘虚而干之。乃生百病。可依证而治也。"[6]2183

卷二十六:"治虚损补益诸方……夫虚损者。盖五劳之候也。凡人愁忧思虑则伤心。形寒饮冷则伤肺。恚怒气逆。上而不下则伤肝。饮食劳倦则伤脾。久坐湿地。强力入水则伤肾。是以五脏各有劳损也。男子肾气虚弱。精气不足。则骨髓枯竭。形体消瘦。气血既虚。百病斯作。故为虚损之病也。"[6]3130

《圣济总录》卷四:"补益……形不足者。温之以气。气为阳。天之所以食人者也。精不足者。补之以味。味为阴。地之所以食人者也。人受天地之中以生。阴阳不可偏胜。有偏胜斯有不足。于是有补养之法。然必适平而止。不可太过。过则复为有余。亦非中道也。常人之情。知补养为益。而不知阴阳欲其平均。"[7]3009

卷一百八十五"补益统论":"论曰黄帝难经曰。一损损于皮毛。皮聚而毛落。二损损于血脉。血脉虚少。不能荣于五脏六腑。三损损于肌肉。肌肉消瘦。饮食不为肌肤。四损损于筋,筋缓不能自收持。五损损于骨。骨痿不能起于床。此损之为病也。又曰。损其肺者益其气。损其心者调其营卫。损其脾者调其饮食适其寒温。损其肝者缓其中。损其肾者益其精。此补益之大法也。夫人之血气。与天地同流。不能无盈虚也。有盈虚矣。不能无损益也。治疗之宜。损者益之。不足者补之。随其缓急而已。是故有平补。有峻补。或益其气。或益其精。或益其血脉。或壮其筋骨。以至益髭发。驻颜色。其治不一。要之。随宜适可。无过不及之患。斯为善矣。"[7]179,180

《圣济总录》卷一百八十七:"补益诸疾……论曰血气者人之神。所以荣养于一身。而肾为之本。若本脏充实。则精与神相感。血与气通流。内有所守。病安从来。或乖将慎。本脏虚

损。则气血从之。动辄生疾。故有因虚而为风。因虚而成积。或耳目不能聪明。或腰膝不能轻利。或为痼冷。或为诸劳。宜有方剂以补益之。"[7]307

《仁斋直指方论》卷七："《难知》云：伤寒痞者，从血中来，从外之内，从无形；杂病痞者，亦从血中来，从内之外，从有形。故无形以苦泄之，有形以辛散之。又有虚实之殊，如实痞，大便秘，厚朴、枳实主之；虚痞，大便利，芍药、陈皮主之。饮食所伤而为痞满者，当用药消导。其胸中窒塞欲吐者，则宜吐之之。有气不运化及阴虚损血者，以补益之剂调之。但世俗不明此理，往往例用峻快药，下之复痞，或致危笃者，多矣。"[8]267,268

《儒门事亲》卷一："所谓补剂者。补其不足也。俚人皆知山药丸鹿茸丸之补剂也。然此乃衰老下脱之人。方宜用之。今往往于少年之人用之。其殊甚矣。古之甘平甘温苦温辛温。皆作补剂。岂独硫黄天雄。然后为补哉。况五脏各有补泻。肝实泻心。肺虚补肾。经曰。东方实。西方虚。泻南方。补北方。大率虚有六。表虚里虚。上虚下虚。阴虚阳虚。设阳虚则以干姜附子。阴虚则补以大黄硝石。世传以热为补。以寒为泻。讹非一日。岂知酸苦甘辛咸。各补其脏。内经曰。精不足者。补之以味。善用药者。使病者而进五谷者。真得补之道也。若大邪未去。方满方闷。心火方实。肾水方耗。而骤言鹿茸附子。庸讵知所谓补剂者乎。"[9]6

《格致余论·涩脉论》："医于指下见有不足之气象。便以为虚。或以为寒。孟浪与药。无非热补。轻病为重。重病为死者多矣。何者。人之所藉以为生者。血与气也。或因忧郁。或因厚味。或因无汗。或因补剂。气腾血沸。清化为浊。老痰宿饮。胶固杂糅。脉道阻涩。不能自行。亦见涩状。"[10]11,12

"痎疟论"："内经谓夏伤于暑。秋伤于风。必有痎疟。痎疟。老疟也。以其隔两日一作。

缠绵不休。故有是名。前贤具有治法。然皆峻剂。有非禀受性弱。与居养所移者所宜用也。惟许学士方有用参芪等补剂。而又不曾深论。后学难于推测。因见近年以来。五十岁以下之人。多是怯弱者。况嗜欲纵恣十倍于前。以弱质而得深病。最难为药……况来求治者。率皆轻试速效。劫病之药。胃气重伤。吾知其难免于祸矣。由是甘为迟钝。范我驰驱。必先以参术。陈皮。芍药等补剂。辅以本经之药。惟其取汗。若得汗而体虚。又须重用补剂以助之。俟汗出通身。下过委中。方是佳兆。"[10]34-36

《活幼心书》卷中："癖证　婴儿始生，禀赋未完，失于襁褓之不谨，乳哺之不节，外为六淫侵袭，内因五脏气虚，冷积久停于脾，不能克化，结成癖块，突于胁下，或左或右，俗曰龟癖。其疾皆因积滞蕴作，致有寒热，或腹肚疼痛，或昼凉夜热。治疗之法，气实者，亦须温正胃气，后用乌犀丸或水晶丹下之。如过二三次，即以稀粥略止。候所作形证消尽，方投补益之剂。"[11]49

《寿世保元》卷八："诸迟　一论小儿行迟、齿迟、解颅、囟陷、五软、鹤膝、肾疳、齿龋、睛白、多愁，凡此皆因禀受肾气不足，当以六味丸加鹿茸补之。若因精气未满，而御女以通，多致头目眩晕，作渴吐痰，或发热作热，腰腿酸软，或自汗盗汗，二便涩痛，变生诸疾，难以名状，余尝用六味丸、八味丸及补中益气之剂加减用之，（方见补益剂）无不奏效。"[12]614

《医学正传》卷二："愚按：仲景《伤寒论》中，一证曰中暍，即中暑也，虚而微弱，烦渴引饮，体热自汗，此盖得劳役体虚而暑邪干卫之候，是宜东垣清暑益气汤等补益之剂治之而愈。"[13]81

《玉机微义》卷十八"补益之剂"："补中益气汤……立方本指云：夫脾胃虚者，因饮食劳倦，心火亢甚，而乘其土位，其次肺气受邪，须用黄芪最多，人参、甘草次之。脾胃一虚，肺气先绝，故用黄芪以益皮毛而闭腠理，不令自汗。上喘气短损其元气，人参以补之。心火乘脾，炙甘草之甘温以泻火热而补脾胃中元气。若脾胃急痛腹，中急缩者，宜多用之。"[14]256

《证治心传》卷一："若正气已复，即宜停止，防久而增气反生他患，切勿以补益之剂可以久服，总之无病不宜以药饵为调养，非徒无益而反有损，以其药性各有偏执故也。"[15]4

《增订医方歌诀·补益之剂》："补益之剂（此中间有错字，因无副本可勘，暂仍其旧。）麋茸丸著许学士（《本事方》），羊肾（二对，用酒浸，煮烂去膜，研如泥。）茴香（五钱）菟丝子，（一两，研末。麋茸一两，鹿茸亦可。）不用刚燥用温柔，肾虚寒湿腰痛美。（少阴寒湿腰痛，不用姜、术、附燥剂，而用麋茸、羊肾温柔，则不伤肾阴，俾真阳旺而邪自退，所谓正治之良图。） 小便失禁菟丝子丸（《济生方》），苁蓉麋茸并五味子，鸡内金附子桑螵蛸，升举督脉护阳气。失禁诸方多用涩，惟此独得寻源计。然必佐以芳香品，入阴升阳乃克济。"[16]193

《寿世传真·修养宜护持药物第八》："方书所载补益之剂甚多，或真材无处可求，或大药乏资难购，又或铺张灵应，名实不符。今惟取平易而素尝历验者，略载数方，以备采择，既自宝以护身，兼广传而寿世。"[17]69

《汤头歌诀·补益之剂》："补益之剂……十首附方七……四君子汤……附：异功散、六君子汤、香砂六君子汤……升阳益胃汤……黄芪鳖甲散……秦艽鳖甲……秦艽扶羸汤……紫菀汤……百合固金汤……补肺阿胶散……小建中汤……附：黄芪建中汤、黄芪桂枝五物汤、十四味建中汤、八味大建中汤……益气聪明汤。"[18]5-21

《十剂表·十剂解》："补剂者补益之剂也，素问曰：因其衰而彰之，形不足者，温之以气，精不足者，补之以味。又曰：肝用辛补之，心用咸补之，脾用甘补之，肺用酸补之，肾用苦补之。八十一难曰：阳气不足。阴气有余，当先补其阳而后泻其阴，阴气不足，阳气有余，当先补其阴而后泻其阳。千金方曰：人生四十以后宜常服补剂，以气血衰弱也。"[20]5,6

《眼科阐微》卷三："大病后眼症……病后目昏，或妇人生育出血过多，精气不足，目昏。先服仙人灵应膏，次服补益之剂。"[21]53

《本草蒙筌·总论》："十剂……补：可去弱，人参、羊肉之属是也。（鹿肉亦可。）故羸弱不足，宜补剂以扶之。有气弱，有血弱、有气血俱弱。（补，滋补之剂也。不足为虚，经云：虚则补之。如气虚用四君子汤，血虚用四物，气、血俱虚用八珍、十全大补之属。又云：精不足者，补之以味。盖药味酸、苦、甘、辛、咸各补其脏，故此为云。虽然善摄生者，使病去而进以五谷，此尤得补之要也。）"[22]13,14

《本草纲目》卷一："补剂……[之才曰]补可去弱，人参、羊肉之属是也。[杲曰]人参甘温，能补气虚；羊肉甘热，能补血虚。羊肉补形，人参补气。凡气味与二药同者，皆是也。[从正曰]五脏各有补泻，五味各补其脏，有表虚、里虚、上虚、下虚、阴虚、阳虚、气虚、血虚。经曰：精不足者补之以味，形不足者补之以气。五谷、五菜、五果、五肉，皆补养之物也。[时珍曰]经云：不足者补之。又云：虚则补其母。生姜之辛补肝，炒盐之咸补心，甘草之甘补脾，五味子之酸补肺，黄柏之苦补肾。又如茯神之补心气，生地黄之补心血；人参之补脾气，白芍药之补脾血；黄芪之补肺气，阿胶之补肺血；杜仲之补肾气，熟地黄之补肾血；芎䓖之补肝气，当归之补肝血之类，皆补剂。不特人参、羊肉为补也。"[23]26

《本草新编·十剂论》："三论补剂。岐伯夫子曰：补可去弱，然而补之法亦不一也。补其气以生阳焉，补其血以生阴焉，补其味以生精焉，补其食以生形焉。阳虚补气，则气旺而阳亦旺；阴虚补血，则血盛而阴亦盛；精虚补味，则味足而精亦足；形虚补食，则食肥而形亦肥。"[24]17

《本草求真》卷一："病有浅深，症有轻重，则于补剂之中，又当分其气味以求，庶于临症免惑。如补之有宜于先天真火者，其药必燥必裂，是为补火之味；补有宜于先天真水者，其药必滋

方
剂

373

必润,是为滋水之味;补有宜于水火之中而不敢用偏胜之味者,其药必温必润,是为温肾之味;补有宜于气血之中而不敢用一偏之药者,其药必甘必温,是为温中之味;补有宜于气血之中而不敢用过补之药者,其药必平必淡,是为平补之味。合是诸补以分,则于补剂之义,已得其概,又何必过为分别云。"[25]1

《医方集解》卷上之一:"补养之剂……补者,补其所不足也;养者,栽培之、将护之,使得生遂条达,而不受戕贼之患也。人之气禀,罕得其平,有偏于阳而阴不足者,有偏于阴而阳不足者,故必假药以滋助之。而又须优游安舒,假之岁月,使气血归于和平,乃能形神俱茂,而疾病不生也。经曰:圣人不治已病治未病,不治已乱治未乱。夫病已成而后药之,乱已成而后治之,譬犹渴而穿井,斗而铸兵,不亦晚乎?故先补养。然补养非旦夕可效,故以丸剂居前,汤剂居后。"[26]1

《医方论》卷一:"补养之剂……六味地黄丸附桂八味丸……知柏八味丸……益气聪明汤……羊肉汤。"[27]1-14

《疡科纲要》卷上"第九节":"论外疡补益之剂……寿颐治疡。非不知自有当补之法。如虚损流痰。及腰疽肾俞流注等证。皆为气血俱衰。运化不健。痹着不行。非得补益之力。流动其气机。则留者不行。着者不去。然必非专恃参芪数味。可以幸中……总之医以治病。非以治虚。有病则惟以去病为主。补养二字。决非通治百病之法。内外二科。皆此一理。而举世之习于立斋景岳者。不知也。而富贵家之知有虚不知有病者。不悟也。"[19]50

《临症处方学》:"补益剂……人参滋生丸……薯蓣丸……黄芪饮子……小草汤……五兽二匮丹……孔圣枕中丹……二至丸……天真丸……独参汤……天王补心丹……还少丹……玉屏风散……龟鹿二仙胶……虎潜丸……七宝美髯丹……河车大造丸……斑龙丸。"[28]1-8

《中医入门》:"补益剂……四君子汤……紫

菀汤……小建中汤……补中益气汤……六味地黄丸……八味地黄丸……八仙长寿丸。"[30]171-174

《中医学概论》:"补益剂……四君子汤……补中益气汤……生脉饮……四物汤(附方)……胶艾汤……当归补血汤……归脾汤……八珍汤……炙甘草汤……六味地黄丸(原名地黄丸)……左归丸(附方)左归饮……大补阴丸(原名大补丸)……虎潜丸……一贯煎……石斛夜光丸……肾气丸(附方)济生肾气丸……右归丸……(附方)右归饮。"[31]276-282

《中医方剂学讲义》:"凡能滋补人体气血阴阳之不足的方剂,叫做补益剂。"[32]178

《中国医药汇海·方剂部》:"十三补益剂。"[29]923-939

《中国医学百科全书·方剂学》:"补益剂是根据《素问·三部九候论》'虚则补之'、《素问·阴阳应象大论》'形不足者,温之以气,精不足者,补之以味'的治疗原则,使用补益药为主而组成的一类方剂。在'八法'中属于'补法'的范畴。"[33]176

《方剂学》(段富津):"凡用补益药为主组成,具有补养人体气、血、阴、阳等作用,主治各种虚证的方剂,统称补益剂。属于'八法'中的'补法'。《素问·三部九候论》说:'虚者补之',《素问·至真要大论》说:'损者益之。'都是补益剂的立论根据。"[41]112

《方剂学》(许济群):"以补养药配制成方,用治阴阳气血不足或脏腑虚损之证者,统称为补益剂。在八法中属于'补法'的范围,十剂中为'补剂'。'虚者补之'(《素问·三部九候论》),'损者益之'(《素问·至真要大论》);'形不足者,温之以气;精不足者,补之以味'(《素问·阴阳应象大论》),都是补益剂的立论依据和应用原则。"[42]224

《世界传统医学方剂学》"以补益类药物为主组成,具有补充人体气血阴阳之不足,治疗各种虚弱性疾病,或者起到强壮身体作用的方剂,统称为补益剂。"[37]381

《中国大百科全书·中医》："补益剂（tonic prescriptions）以补益药为主组成的方剂的统称。有滋养补虚、补益人体气血阴阳不足的作用，治疗各种虚证。"[34]41

《方剂学》（李庆诒）："凡以补益药为主组成，具有补养人体气血阴阳的不足的作用，用以治疗各种虚证的方剂，叫做补益剂。属于'八法'中的补法。"[43]88

《方剂学》（谢鸣）："凡以补益药为主组成，具有补养人体气、血、阴、阳等作用，主治各种虚证的方剂，统称为补益剂（Tonic Formulae）。属于八法中的'补法'。"[44]181

《中医药常用名词术语辞典》："补益剂……方剂。又称补养剂。以补益药为主组成具有补养人体气、血、阴、阳等作用，主治各种虚证方剂的统称。分为补气剂、补血剂、气血双补剂、补阴剂、补阳剂、阴阳并补剂等。"[35]199

《方剂学》（邓中甲）："凡以补益药为主组成，具有补益人体气、血、阴、阳等作用，治疗各种虚证的方剂，统称补益剂。本类方剂是根据'虚者补之'，'损者益之'以及'形不足者，温之以气；精不足者，补之以味'的理论立法，属于'八法'中的'补法'。"[45]150

《新编方剂学》："以补益人体气、血、阴、阳等为主要作用，用以治疗各种虚证的方剂的统称。本类方剂是根据'虚者补之'，'损者益之'以及'形不足者，温之以气；精不足者，补之以味'的理论立法，体现'八法'中的'补法'。"[39]226

《WHO西太平洋地区传统医学名词术语国际标准》："补益剂……补阳、益气、养血、滋阴，治疗各种虚证方剂的统称。"[36]266

《方剂现代新解》："补益剂主要由补益强壮类药物组成，具有补益人体气、血、阴、阳的不足，治疗各种虚证的功能。根据补益剂的组成和功能不同，将其分为补气剂，补血剂，气血双补剂，补阴剂，补阳剂五大类。"[40]773

《新编中成药合理应用手册》："补益剂是以人参、黄芪、黄精、玉竹、当归、熟地黄、女贞子、鹿茸、肉苁蓉等药物为主组成，具有补养人体气、血、阴、阳等作用，用以治疗各种虚证的中成药。补益剂分为补气、补血、气血双补、补阴、补阳、阴阳双补六种，临床以气、血、阴、阳虚损不足诸症表现为辨证要点。"[38]16

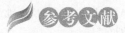

参考文献

［1］未著撰人.黄帝内经素问［M］.［唐］王冰注.北京：人民卫生出版社，1963：47，48，132.

［2］重庆市中医学会.新辑宋本伤寒论［M］.重庆：重庆人民出版社，1955：9，24，61，103.

［3］［唐］孙思邈.备急千金要方［M］.北京：人民卫生出版社，1982：97.

［4］［唐］孙思邈.千金翼方［M］.北京：人民卫生出版社，1955：166-180.

［5］［唐］王焘.外台秘要［M］.北京：人民卫生出版社，1955：473-475，459-461.

［6］［宋］王怀隐，等.太平圣惠方［M］.北京：人民卫生出版社，1958：752，2183，3130.

［7］［宋］赵佶.圣济总录：上［M］.北京：人民卫生出版社，1962：179，180，307，3009.

［8］［宋］杨士瀛.仁斋直指方论［M］.福州：福建科学技术出版社，1989：267，268.

［9］［金］张子和.儒门事亲［M］.上海：上海科学技术出版社，1959：6.

［10］［元］朱震亨.格致余论［M］.上海：上海科学技术出版社，2000：11，12，34-36.

［11］［元］曾世荣.活幼心书［M］.田代华点校.天津：天津科学技术出版社，1999：49.

［12］［明］龚廷贤.寿世保元［M］.王均宁点校.天津：天津科学技术出版社，1999：614.

［13］［明］虞抟.医学正传［M］.郭瑞华点校.北京：中医古籍出版社，2002：81.

［14］［明］徐用诚.刘纯续增.玉机微义［M］.上海：上海古籍出版社，1991：256.

［15］［明］袁班.证治心传［M］//上海中医学院中医文献研究所主编.历代中医珍本集成：21.上海：上海三联书店，1990：4.

［16］［清］王旭高.王旭高临证医书合编：增订医方歌诀［M］.太原：山西科学技术出版社，2009：193.

［17］［清］徐文弼.寿世传真［M］.吴林鹏点校.北京：中医古籍出版社，1986：69.

［18］［清］汪昂.汤头歌诀［M］.粟栗校注.上海：上海中医药大学出版社，2006：5-21.

［19］张寿颐.疡科纲要［M］.上海：上海卫生出版社，1958：50.

[20] [清] 包诚,耿世珍.十剂表本草纲目别名录[M].北京:中医古籍出版社,1982:5,6.

[21] [清] 马云丛.眼科阐微:4卷[M].陆绵绵点注.南京:江苏科学技术出版社,1984:53.

[22] [明] 陈嘉谟.本草蒙筌[M].北京:人民卫生出版社,1988:13,14.

[23] [明] 李时珍.本草纲目[M].张守康,等主校.北京:中国中医药出版社,1998:26.

[24] [清] 陈士铎.本草新编[M].柳长华,徐春波校注.北京:中国中医药出版社,1996:17.

[25] [清] 黄宫绣.本草求真[M].北京:人民卫生出版社,1987:1.

[26] [清] 汪昂.医方集解[M].鲍玉琴,杨德利校注.北京:中国中医药出版社,1997:1.

[27] [清] 费伯雄.医方论[M].李铁君点校.北京:中医古籍出版社,1987:1-14.

[28] 沈焕章.临症处方学[M].大众书局,1936:1-8.

[29] 蔡陆仙.中国医药汇海:21[M].北京市中国书店,1980:923-939.

[30] 王静山.中医入门[M].兰州:甘肃人民出版社,1957:171-174.

[31] 孟景春,周仲瑛.中医学概论[M].北京:人民卫生出版社,1958:276-282.

[32] 南京中医学院方剂教研组.中医方剂学讲义[M].北京:人民卫生出版社,1960:178.

[33] 杨医亚.方剂学[M]//钱信忠.中国医学百科全书.上海:上海科学技术出版社,1988:176.

[34] 傅世垣.中医[M]//胡乔木.中国大百科全书.北京:中国大百科全书出版社,2000:41.

[35] 李振吉.中医药常用名词术语辞典[M].北京:中国中医药出版社,2001:199.

[36] 世界卫生组织(西太平洋地区).WHO西太平洋地区传统医学名词术语国际标准.北京:北京大学医学出版社,2009:266.

[37] 孙世发.世界传统医学方剂学[M].北京:科学出版社,1999:381.

[38] 梅全喜.新编中成药合理应用手册[M].北京:人民卫生出版社,2012:16.

[39] 倪诚.新编方剂学[M].北京:人民卫生出版社,2006:226.

[40] 张保国.方剂现代新解[M].北京:中国医药科技出版社,2011:773.

[41] 段富津.方剂学[M].上海:上海科学技术出版社,1995:112.

[42] 许济群.方剂学[M].北京:人民卫生出版社,1995:224.

[43] 李庆诒.方剂学[M].北京:人民卫生出版社,2001:88.

[44] 谢鸣.方剂学[M].北京:人民卫生出版社,2002:181.

[45] 邓中甲.方剂学[M].北京:中国中医药出版社,2003:150.

(赵　军)

3 · 074

君 药

jūn yào

一、规范名

【汉文名】君药。

【英文名】sovereign medicinal。

【注释】方剂中针对主证或主要症状起主要治疗作用的药物。

二、定名依据

"君药"一词,现最早见于李杲《脾胃论》,概念与本术语"君药"基本相同,已能初步反映出本术语内涵。而在此之前,"君药"之"君"最早出现在《神农本草经》与《黄帝内经素问·至真要大论》,《神农本草经》以"上药""中药""下药"三品论君臣佐使,《黄帝内经素问·至真要大论》谓"主病之谓君",后者已基本反映"君药"的本意。可见,"君药"一词是指方剂中针对主证或主要症状起主要治疗作用的药物,能确切地反映术语的内涵。

自《脾胃论》提出与现代术语内涵基本相同的"君药"之名,后世"君药"这一名词得到广泛运用,"君药"的内涵也得以进一步丰富。韦协梦《医论三十篇》提出"主药",与"君药"概念基本相同。后世历代医著多运用"君臣佐使"理论阐释方义,如明清时期的《医方考》《医方集解》

《绛雪园古方选注》《成方切用》《医方论》等多有沿用"君药"一词，对后世有较大影响。所以"君药"作为规范名便于达成共识，符合术语定名的约定俗成原则。

现代相关著作，如《中医大辞典》《常用中药词语词典》《中国大百科全书·中医》《中医药常用名词术语辞典》《临床医学多用辞典》《WHO西太平洋地区传统医学名词术语国际标准》《现代方剂学》《中国医学百科全书·方剂学》《方剂学》(中国药学高级丛书)，以及全国高等中医药院校规划教材《方剂学》等均以"君药"作为规范名。同时，已经广泛应用于中医药学文献的标引和检索的《中国中医药学主题词表》也以"君臣佐使"作为正式主题词，并在释义中出现"君药"一词，这些均说明"君药"作为规范名已成为共识。

我国2005年出版的由全国科学技术名词审定委员会审定公布的《中医药学名词》已以"君药"作为规范名。所以"君药"作为规范名也符合术语定名的协调一致原则。

三、同义词

【曾称】"主药"(《医论三十篇》)。

四、源流考释

"君"，《说文解字》曰："君，尊也。"[1]32 可见君是我国古代对国家最高统治者的通称或泛称。《庄子·徐无鬼》载："药也，其实堇也，桔梗也，鸡癕也，豕零也。是时为帝者也。何可胜言！"[2]261 这里的"帝者"，一般可认为是君药，意即凡是能治愈疾病的药，不分贵贱，都可称为"帝(药)"。

《神农本草经》关于"君"药相关记载有两处，"上药一百二十种为君，主养命以应天，无毒，多服久服不伤人。"[3]7 该段记载是以"三品"论君臣佐使，以"主养命以应天，无毒，多服久服不伤人"为"君药"，并认为君臣佐使的确定是固定的。又有一处论述组方方法，"药有君臣佐

使，以相宜摄。合和，宜用一君二臣三佐五使，又可一君三臣九佐使也。"[3]17 从字面理解，似又表示为君药是可以变化的，并非固定不变的。

《黄帝内经素问》关于"君"药相关记载有三处："君一臣二，奇之制也，君二臣四，偶之制也。君二臣三，奇之制也，君二臣六，偶之制也。"[4]529 为论述方制奇偶；"君一臣二，制之小也；君一臣三佐五，制之中也；君一臣三佐九，制之大也。"[4]541 为论述方制大小；"主病之谓君，佐君之谓臣，应臣之谓使，非上下三品之谓也。"[4]545 乃是论述药物在处方中的作用，以及君药与臣药、使药之间的配伍关系，将"君臣佐使"从药性分类上升到制方理论，因而药物组成是可随证而灵活变化的。此处之"君"，已能基本反映"君药"的本意。

南北朝时期，北齐徐之才《药对》载：薏苡仁列属"久风湿痹"，其"微寒，治中风湿痹，筋挛，君"[5]87；巴戟天列属"头面风"，其"微温，主头面风，君"[6]90 是在《神农本草经》"三品"定君臣的基础上进行调整，已开始将"君"药的确定与"主病"联系起来，但此时仍是将药物的君臣佐使在临证组方前预先规定，并未在具体方剂内部探讨。梁代陶弘景《本草经集注》："养命之药则多君，养性之药则多臣，疗病之药则多佐。"[6]序录 沿袭《神农本草经》"三品"论观点，但已指出应"犹依本性所主而兼复斟酌。"《辅行诀脏腑用药法要》载："经云：主于补泻者为君，数量同与君而非主故为臣，从与佐监者为佐使。"[7]27 指出君药当与"主于补泻"相关联。刘宋雷敩《雷公炮炙论》遵陶弘景之意云："世人使药，岂知自有君臣，既辨君臣，宁分相制。"[8]5 均进一步丰富完善了"君药"的概念内涵。

隋唐时期，孙思邈《备急千金要方》引《神农本草经》："凡药有君臣佐使，以相宜摄。合和者，宜用一君二臣三佐五使，又可一君三臣九佐使也。"[9]8 甄权《药性论》原书已佚，据《苏沈良方·论君臣》评："《药性论》乃以众药之和厚者定为君药，其次为臣为佐，有毒者多为使，此谬

方剂

377

论也。设若欲攻坚积，则巴豆辈，岂得不为君也。"[10]123 可见初唐仍沿袭"三品"论。散见于《医心方》的《杂注本草》载："五脏为阴，六腑为阳，阴病难治，阳病易治。阴阳二病，用药性不同，阴须君药多，阳须臣药多，卒邪暴病使药多。"[11]7 对于"君药"的定义有所改变，主张治疗阴病者多为"君药"，治疗五脏者多为"君药"。王冰注《黄帝内经素问》："上药为君，中药为臣，下药为佐使，所以异善恶之名位。服饵之道，当从此为法。治病之道，不必皆然。以主病者为君，佐君者为臣，应臣之用者为使，皆所以赞成方用也。"[4]545 亦提出不可将"君臣佐使"的药物分类属性与方剂组成属性相混淆，后者的概念内涵是与"主病者为君"之"主病"相联系的。

宋代赵佶《圣济经》载："若此者，古方谓之相次，为君、为臣、为赞、为助，相治之道也。"[12]187,188《梦溪笔谈》载："用药有一君、二臣、三佐、五使之说，其意以谓药虽众，主病者在一物，其他则节节相为用，大略相统制，如此为宜。"[13]221 均是强调组方中药物当主从有序，相互配合。自《神农本草经》延至唐宋，类同"三品"论君臣佐使的观点还可见于《太平惠民和剂局方·论三品药畏恶相反》《太平圣惠方·分三品药及反恶》等。但其含义经王冰注释后，宋代多数医家已将"君臣佐使"的药物分类属性与方剂组成属性相区分，如许叔微《普济本事方》已出现运用"君臣佐使"理论以法释方，如"真珠圆"方论："此方大抵以真珠母为君。"[14]2

金元时期，成无己《伤寒明理论》载："所谓君臣佐使者，非特谓上药一百二十种为君，中药一百二十种为臣，下药一百二十五种为佐使，三品之君臣也。制方之妙，的与病相对，有毒无毒，所治为病主。主病之谓君，佐君之谓臣，应臣之谓使，择其相须相使，制其相畏相恶，去其相反相杀，君臣有序而方道备矣。"[15]1 指出"君臣佐使"需随病证而立，明确"君臣佐使"在方剂内部的不同作用与相互关系，并在《伤寒明理论·药方论》篇运用"君臣佐使"理论阐释方义，

为首部方论之专篇。金元四大医家也对"君药"的理论内涵深入探讨，如张元素《医学启源》载："用药各定分两，为君最多，臣次之，佐使之次之，药之于证，所主停者，则各等分也。"[16]164 可见依据药物用量大小来确定君臣佐使之说应源于张元素。张元素同样也结合药性、病证等阐发君臣佐使理论，指出由于方证不同，君臣亦不同，如《医学启源》"用药用方辨"项下："如仲景治表虚，制桂枝汤方，桂枝味辛热，发散、助阳、体轻，本乎天者亲上，故桂枝为君，芍药、甘草佐之。如阳脉涩，阴脉弦，法当腹中急痛，制小建中汤方，芍药为君，桂枝、甘草佐之。一则治其表虚，一则治其里虚，是各言其主用也。"[16]162 金元时期其他医家对"君药"的确定与用药剂量的关系亦有所发挥，如李东垣《脾胃论》载："一法，力大者为君……君药，分两最多，臣药次之，使药又次之，不可令臣过于君，君臣有序，相与宣摄，则可以御邪除病矣。"[17]17 仍是将用药剂量作为君药认定的重要标准，此处"君药"一词，已与现代术语"君药"的内涵基本相同。同时，李东垣也重视君药的认定与主证的关系，如《脾胃论》载："假令治表实，麻黄、葛根；表虚，桂枝、黄芪……寒者，干姜、附子之类为君。"[17]17 此外，张从正《儒门事亲》[18]90、王好古《汤液本草》[19]7、罗天益《卫生宝鉴》[20]352、徐彦纯《本草发挥》[21]120 等也有相关"君（药）"记载。可见，金元时期医家已能发挥"君臣佐使"理论阐释方义，重视"主病之为君"观点，关注"君药"与用药剂量的关系，完善"君药"这一术语内涵。

明清时期"君药"这一名词已得到广泛运用，如《推求师意》[22]42《韩氏医通》[23]20、万全《万氏秘传片玉痘疹》[24]30《明医杂著》[25]103《名医类案》[26]133《古今医统大全》[27]1279《本草蒙筌》[28]30《伤寒论条辨》[29]35《医学入门》[30]2《本草纲目》[31]505《医旨绪余》[32]102《炮炙大法》[33]241《类经》[34]153《轩岐救正论》[35]79《青囊秘诀》[36]81《喻选古方试验》[37]160《素问经注节解》[38]387《医方集解》[39]22《金匮玉函经二注》[40]324《本草新编》[41]12

《本草备要》[42]100《顾松园医镜》[43]161《冯氏锦囊秘录》[44]356《绛雪园古方选注》[45]56《医碥》[46]52《本草从新》[47]35《伤寒论类方》[48]14《成方切用》[49]7《医论三十篇》[50]13《重订通俗伤寒论》[51]57《药征》[52]17《妇科玉尺》[53]81《要药分剂》[54]17《风劳臌膈四大证治》[55]9《温病条辨》[56]96《重庆堂随笔》[57]55《验方新编》[58]68《随息居重订霍乱论》[59]71《本草害利》[60]自序《本草撮要》[61]12 等，或侧重论述"君臣佐使"配伍理论，或探讨与用药剂量关系，或提出君药的特殊煎煮方法，或以"君臣佐使"阐述方论，认为"君药"当以辨证与立法为前提，根据药性确立，同时随证而变化，如费伯雄《医方论》："此方注云：统治六郁。岂非一时而六郁并集者乎？须知古人立法，不过昭示大法。气郁者，香附为君；湿郁者，苍术为君；血郁者，川芎为君；食郁者，神曲为君；火郁者，栀子为君。"[62]4

现代有关著作均以"君药"作为规范名，如《中医大辞典》[63]944《常用中药词语词典》[64]186《中国大百科全书·中医》[65]82《中医药常用名词术语辞典》[66]201《临床医学多用辞典》[67]1095《中医药学名词》[68]170《中国中医药学主题词表》[69]Ⅱ-205 和《中医方剂学讲义》（南京中医学院）[70]2、《中医方剂学中级讲义》（南京中医学院）[71]2、《中医方剂学讲义》（南京中医学院）[72]7、《中医方剂学》[73]7、《方剂学》（广东中医学院）[74]5、《中医方剂手册》[75]2《治法与方剂》（河南中医学院）[76]13、《方剂的组成原则与变化》[77]2《方剂学》（许济群）[78]6、《中国医学百科全书·方剂学》[79]3《中医方剂学讲义》（南京中医学院）[80]2、《中医方剂学讲义》（南京中医学院）[81]7、《方剂学》（南京中医学院）[82]5、《实用方剂学》[83]38《方剂学》（贵阳中医学院）[84]11、《方剂学》（段富津）[85]8、《方剂学》（冯泳）[86]16、《方剂学》（邓中甲）[87]19、《现代方剂学》（邱德文）[88]7、《方剂学》（李冀）[89]14、《方剂学》（顿宝生）[90]11、《方剂学》（李飞）[91]63、《方剂学》（谢鸣）[92]37、《方剂学》（贾波）[93]11 等。

总之，"君药"之"君"最早出现在《神农本草经》与《黄帝内经素问·至真要大论》，《神农本草经》以"上药""中药""下药"三品论君臣佐使，《黄帝内经素问·至真要大论》谓"主病之谓君"，已能基本反映"君药"的本意。后世如《药对》《本草经集注》、王冰注《黄帝内经素问》，以及《伤寒明理论》均提出应将"君臣佐使"的药物分类属性与方剂组成属性相区分。张元素首提依据药物用量大小确定君臣佐使，《医学启源》曰："用药各定分两，为君最多"。李杲《脾胃论》出现的"君药"一词，与"君药"的现代术语内涵基本相同。自此，"君药"这一名词得到广泛运用，诸医家运用"君臣佐使"理论阐释方义，如《医方考》《医方集解》《绛雪园古方选注》《成方切用》《医方论》等。"君药"的内涵也得以进一步丰富。

方剂

五、文献辑录

《说文解字·口部》："君，尊也。"[1]32

《庄子·徐无鬼》："药也，其实堇也，桔梗也，鸡癕也，豕零也。是时为帝者也。何可胜言！"[2]261

《神农本草经》卷一："上药一百二十种为君，主养命以应天，无毒，多服久服不伤人……中药一百二十种为臣，主养性以应人，无毒有毒斟酌其宜……下药一百二十种，为佐使，主治病以应地，不可久服。"[3]7-13 "药有君臣佐使，以相宣摄。合和，宜用一君二臣三佐五使，又可一君三臣九佐使也。"[3]17

《黄帝内经素问·至真要大论》："君一臣二，奇之制也，君二臣四，偶之制也。君二臣三，奇之制也，君二臣六，偶之制也。"[4]529 "君一臣二，制之小也；君一臣三佐五，制之中也；君一臣三佐九，制之大也。"[4]541 "方制君臣，何谓也？岐伯曰：主病之谓君，佐君之谓臣，应臣之谓使，非上下三品之谓也。"[4]545 "（王冰注）上药为君，中药为臣，下药为佐使，所以异善恶之名位。服饵之道，当从此为法。治病之道，不必皆然。以主病者为君，佐君者为臣，应臣之用者为使，皆所以赞成方用也。"[4]545

《雷公药对》卷二："薏苡仁……微寒，主风筋挛急，屈伸不得，治中风湿痹筋挛，君。"[5]87 "巴戟天……微温，治风邪气，主头面风，君。"[5]90

《本草经集注》卷一："养命之药则多君，养性之药则多臣，疗病之药则多佐；犹依本性所主，而兼复斟酌。"[6]序录

《辅行诀脏腑用药法要·劳损病方》："经云：主于补泻者为君，数量同与君而非主故为臣，从与佐监者为佐使。"[7]27

《雷公炮炙论·原叙集释》："世人使药，岂知自有君臣，既辨君臣，宁分相制。"[8]5

《备急千金要方·用药》："凡药有君臣佐使，以相宣摄。合和者，宜用一君、二臣、三佐、五使，又可一君、三臣、九佐使也。"[9]8

《苏沈良方·拾遗卷上》："《药性论》乃以众药之和厚者定为君药，其次为臣为佐，有毒者多为使，此谬论也。设若欲攻坚积，则巴豆辈岂得不为君也。"[10]123

《医心方》卷一："服药节度第三……五脏为阴，六腑为阳，阴病难治，阳病易治。阴阳二病，用药性不同，阴须君药多，阳须臣药多，卒邪暴病使药多。"[11]7

《圣济经》卷十："昔人语药，必谓之情者以此。观其任能，有独用专达之法。古方谓之单行，独用一物，专达一病也。相须则相得而良者也，相济则相得而治者也。若此者，古方谓之相次。为君为臣，为赞为助，相治之道也。"[12]187,188

《梦溪笔谈》卷二十六："旧说有'药用一君、二臣、三佐、五使'之说，其意以谓药虽众，主病者专在一物，其他则节级相为用，大略相统制，如此为宜。不必尽然也。所谓'君'者，主此一方者，固无定物也。"[13]221

《普济本事方》卷一："此方大抵以真珠母为君，龙齿佐之。真珠母入肝经为第一，龙齿与肝相类故也。龙齿、虎睛，今人例作镇心药，殊不知龙齿安魂，虎睛定魄，各言其类也。"[14]2

《伤寒明理论·药方序》："所谓君臣佐使者，非特谓上药一百二十种为君，中药一百二十种为臣，下药一百二十五种为佐使，三品之君臣也。制方之妙，的与病相对，有毒无毒，所治为病主。主病之谓君，佐君之谓臣，应臣之谓使，择其相须相使，制其相畏相恶，去其相反相杀，君臣有序而方道备矣。"[15]1

《医学启源》下卷："如仲景治表虚，制桂枝汤方，桂枝味辛热，发散、助阳、体轻，本乎天者亲上，故桂枝为君，芍药、甘草佐之。如阳脉涩，阴脉弦，法当腹中急痛，制小建中汤方，芍药为君，桂枝、甘草佐之。一则治其表虚，一则治其里虚，是各言其主用也。"[16]162 "用药各定分两。为君最多，臣次之，佐使之次之，药之于证，所主停者，则各等分也。"[16]164

《儒门事亲》卷之三："（神芎丸）此方以牵牛、滑石为君，以大黄、黄芩为臣，以芎连、薄荷为使。"[18]90

《脾胃论》卷上："《至真要大论》云：有毒无毒，所治为主。主病者为君，佐君者为臣，应臣者为使。一法，力大者为君。凡药之所用，皆以气味为主，补泻在味，随时换气……假令治表实，麻黄、葛根；表虚，桂枝、黄芪。里实，枳实、大黄；里虚，人参、芍药。热者，黄芩、黄连；寒者，干姜、附子之类为君。君药，分两最多，臣药次之，使药又次之，不可令臣过于君，君臣有序，相与宣摄，则可以御邪除病矣……如《伤寒论》云：阳脉涩，阴脉弦，法当腹中急痛。以芍药之酸，于土中泻木为君；饴糖、炙甘草甘温补脾养胃为臣。水挟木势亦来侮土，故脉弦而腹痛，肉桂大辛热，佐芍药以退寒水。姜、枣甘辛温，发散阳气，行于经脉皮毛为使。建中之名，于此见焉。"[17]17

《汤液本草·序》："主病者为元首，臣佐使应次之。"[19]7

《卫生宝鉴》卷二十一："苦参（气寒，味微苦）足少阴肾经之君药也，治本经须用。"[20]352

《本草发挥》卷四："《至真要大论》曰：有毒

无毒,所治为主。主病者为君,佐君者为臣,应臣者为使。一法力大者为君。凡药之所用,皆以气味为主。补泻在味,随时换。气薄者为阳中之阴,气厚者为阳中之阳。味薄者为阴中之阳,味厚者为阴中之阴。辛甘淡之热者为阳中之阳,辛甘淡之寒者为阳中之阴。酸苦酸之寒者为阴中之阴,酸苦咸之热者为阴中之阳。夫辛甘淡酸苦咸,乃味之阴阳,又为地之阴阳也。温凉寒热,乃气之阴阳,又为天之阴阳也。气味生成,而阴阳造化之机存焉。一物之内,气味兼有;一药之中,理性具焉。主对治疗,由是而出。假令治表实,麻黄、葛根;表虚,桂枝、黄芪;里实,枳实、大黄;里虚,人参、芍药。热者黄芩、黄连,寒者干姜、附子之类也。君药分两最多,臣药次之,佐使药又次之。不可令臣过于君。君臣有叙,相与宣摄,则可以御邪除病矣。"[21]120

《推求师意》卷上:"本草于知母、草果、乌梅、穿山甲皆言治疟。然知母性寒,入治足阳明独盛之火,使其退就太阳也;草果性温燥,治足太阳独盛之寒,使其退就阳明也。二味合和,则无阴阳交作之变,故为君药。常山主寒热疟,吐胸中痰结,故用为臣。甘草和诸药,乌梅去痰,槟榔除痰癖、破滞气,故用为佐。穿山甲以其穴山而居,遇水而入,则是出阴入阳,穿其经络于荣分,以破暑结之邪,故用为使。"[22]42

《韩氏医通》卷下:"大凡病则气滞而馁,故香附于气分为君药,世所罕知。佐以木香,散滞泄肺;以沉香,无不升降;以小茴香,可行经络;而盐炒则补肾间元气。香附为君,参、芪为臣,甘草为佐,治气虚甚速。佐以厚朴之类,决壅积;莪、棱之类,攻其甚者。予尝避诸香药之热,而用檀香佐附,流动诸气,极妙!"[23]20

《万氏秘传片玉痘疹》卷五:"代天宣化丸……数药先视年之所属者以为君,其余主岁者以为臣。为君者倍之,为臣者半之,为佐者如臣四分十三。"[24]30

《明医杂著》卷三:"[妇人半产]方用四物汤加白术、人参、陈皮、茯苓、甘草、阿胶、艾叶、条芩……养胎全在脾胃,譬如钟悬于梁,梁软则钟下坠,折则堕矣。故白术补脾,为安胎君药。若因气恼致胎不安者,宜用川芎、陈皮、茯苓、甘草,多加缩砂,少佐木香以行气。"[25]103,104

《名医类案》卷四:"一妇年近四十,秋初尚热,患痢,腹隐痛,夜重于日,全不得卧……用四物汤倍加白术为君,陈皮佐之,十帖愈。"[26]133

《古今医统大全》卷九十七:"凡煎汤剂,必先以主治之为君药,先煮数沸,然后余药文火缓缓熬之,得所勿揭盖,连罐取起,坐凉水中,候温热服之,庶气味不泄。若遽乘热揭封倾出,则气泄而性不全矣。煎时不宜烈火,其汤腾沸耗蚀而速涸,药性未尽出而气味不纯。人家多有此病,而反责药不效,咎将谁归?"[27]1279

《本草蒙筌》卷一:"人参惟补元气调中,黄芪兼补卫气实表。所补既略差异,共剂岂可等分! 务尊专能,用为君主。君药宜重,臣辅减轻。"[28]30

《伤寒论条辨》卷一:"[小柴胡汤方]柴胡,少阳之君药也。"[29]35

《医学入门》卷首:"正方名,凡单方如抑青丸,则改为单黄连丸。二味者加一古字于上,所以遵神农也。三味者如三补丸,改为黄连黄芩黄柏丸,若黄连为君,则先连次芩、柏,汤药亦然,所以效仲景也。又如四君子之类,加一二味便易其名者,则去其新立名目,只云即四君子汤加某药。又有君臣佐使,以多者为君,合以君药立名,中间有以臣药及佐使药立名者,悉易之。"[30]2

"内集":"若治病急方,必分君臣,大概君药用十分,臣药用七八分,佐药用五六分,使药用三四分,外有加减,数同佐使。病最重者,虽君臣分两悬绝无疑。譬之烟火硝黄,转移迥殊,可不小心斟酌之乎!"[30]130

《本草纲目》卷十二:"(萎蕤)……用萎蕤汤,以之为君药。"[31]505

《医旨绪余》下卷:"[论香附]香附为君,参、芪为臣,甘草为佐,治虚怯甚速。佐以厚朴之类,决壅积;佐以棱、莪之类,攻壅积之甚者。予尝避诸香燥之热,而用檀香佐香附者,以檀香流动诸气极妙也。"[32]102

《炮炙大法·煎药则例》:"凡煎汤剂,必先以主治之为君药,先煮数沸,然后下余药,文火缓缓熬之得所,勿揭盖,连罐取起坐凉水中,候温热服之,庶气味不泄。若据乘热揭封倾出,则气泄而性不全矣。煎时不宜烈火,其汤腾沸,耗蚀而速涸,药性未尽出,而气味不纯。人家多有此病,而反责药不效,咎将谁归?"[33]241,242

《类经》卷十二:"主病者,对证之要药也,故谓之君。君者,味数少而分两重,赖之以为主也。佐君者谓之臣,味数稍多而分两稍轻,所以匡君之不逮也。应臣者谓之使,数可出入而分两更轻,所以备通行向异之使也。此则君臣佐使之义。"[34]153

《轩岐救正论》卷三:"[常山]汪石山曰:《本草》于知母、草果、乌梅、穿山甲皆言治疟,然知母性寒入治足阳明独盛之火,使其退就太阳也;草果性温燥,治足太阴独盛之寒,使其退就阳明也,二味合和,则无阴阳交作之变,故为君药;常山主寒热疟,吐胸中痰结,故用为臣;甘草和诸药;乌梅去痰;槟榔除痰癖,破滞气,故用为佐;川(穿)山甲以其穿山而居,遇水而入,则是出阴入阳,穿其经络于营分,以破暑结之邪,故用为使。"[35]79,80

《青囊秘诀》下卷:"泄毒至神汤……此方皆利水之药,重用金银花为消毒之品,何以建功之神如此?盖小肠之毒,必须内消,而内消之药舍金银花,实无他药可代。以他药消毒,均能损伤正气,而小肠之气断不可损伤,故必须以金银花为君药。"[36]81

《喻选古方试验》卷四:"香附通十二经气分……按:香附于气分为君药,人所罕知,臣以参芪佐以甘草治虚怯甚速。"[37]160

《素问经注节解·外篇》:"[至真要大论]帝曰:善!方制君臣,何谓也?岐伯曰:主病之谓君,佐君之谓臣,应臣之谓使,非上下三品之谓也。(按:张景岳曰:'主病者对证之要药也,故谓之君,君药味数少而分两重,赖之以为主也。佐君者谓之臣,味数稍多而分两稍轻,所以匡君之不逮也。应臣者谓之使,数可出入而分两更轻,所以备通行向导之使也。此则君臣佐使之义,非上下三品如下文善恶殊贯之谓也。')帝曰:三品何谓?岐伯曰:所以明善恶之殊贯也。('前言方制,言处方之制,故有君臣佐使。此言三品,言药性善恶,故有上中下之殊。'新校正言:'神农云:上药为君,主养命以应天;中药为臣,主养性以应人;下药为佐使,主治病以应地。'窃疑此必非神农语也。夫药品虽有上中下之殊,其善其恶,总以治病而保人之性命,何乃强分若是哉,林亿、张景岳俱未之思耳。)"[38]387

《医方集解·补养之剂》:"此足太阳、手足太阴药也。黄芪补气,专固肌表,故以为君;白术益脾,脾主肌肉,故以为臣;防风去风,为风药卒徒,而黄芪畏之,故以为使,以其益卫固表,故曰玉屏风。"[39]22

"消导之剂":"鳖甲咸平属阴,色青入肝,专能益阴补虚,清热散结,故为痎疟之君药也。"[39]269

《金匮玉函经二注》卷二十:"胶艾汤……此方用阿胶安胎补血,塞其漏泄宜矣;甘草和阴阳,通血脉,缓中解急,其气内入,开利阴血之结,而通于阳;地黄犹是补肾血之君药也,调经止崩,安胎养血。妙理无出此方。"[40]324

《本草新编·七方论》:"大方之中,如用君药至一两者,臣则半之,佐又半之。不可君药少于臣药,臣药少于佐使……或问大方是重大之剂,非轻小之药也,重大必用药宜多而不可少矣。何以君一而臣三佐用九耶?是一方之中计止十三味,似乎名为大而非大也。不知大方者,非论多寡,论强大耳。方中味重者为大,味厚者为大,味补者为大,味攻者为大,岂用药之多为大乎?虽大方之中,亦有用多者,而终不可谓多者即是大方也……或疑大方不多用药,终难称为大方,不知大方之义在用意之大,不尽在用药之多也。譬如补也，大意在用参之多以为君，而不在用白术、茯苓之多以为臣使也；如用攻也，大意在用大黄之多以为君，而不在用厚朴、枳实之多以为臣使也……或疑大方在用意之大，岂君药亦可小用之乎？夫君药原不可少用也，但亦有不可多用之时，不妨少用之。然终不可因少用而谓非君药，并疑少用而谓非大方也。"[41]12,13

卷五："覆盆子……或疑覆盆子一味为末，酒送亦能兴阳，非君药乎？然而单味服之，终觉效轻。只可与阳微衰者，为助阳之汤，而不可与阳大衰者，为起阳之剂。盖覆盆子必佐参、芪而效乃大，必增以桂、附而功乃弘，实可臣而不可君之品也。"[41]222

《本草备要·草部》："（茵陈）为治黄疸之君药。"[42]100

《顾松园医镜·症方发明》："痰饮……礞石滚痰丸……青礞石（消积滞，坠痰涎之要药。火硝等分，煅金色。汤氏治小儿用，用一钱，岂有君药反少之理？原方分量疑误）。"[43]161

《冯氏锦囊秘录·杂症大小合参》："［方脉自汗盗汗合参］玉屏风散……黄芪补气专固肌表，故以为君；白术益脾，脾主肌肉，故以为臣；防风去风，为风药卒徒而黄芪畏之，故以为使。以其益卫固表，故曰玉屏风。黄芪得防风而功益大，取其相畏而相使也。卒中偏枯之症，未有不因真气不周而病者，故黄芪为必用之君药，防风为必用之臣药，黄芪助真气者也。防风载黄芪助真气以周于身者也，且有治风之功焉，许胤宗治王太后中风口噤，煎二药熏之而愈，况服之乎？"[44]356

《绛雪园古方选注》上卷："（五苓散）苓，臣药也。二苓相辅，则五者之中，可为君药矣，故曰五苓。"[45]56

《医碥》卷一："此证未有不因真气不周而病者，故黄芪为必用之君药，防风为必用之臣药，黄芪助真气者也，防风载黄芪助真气以周于身者也，亦能发散风邪。"[46]52

《本草从新》卷二："又曰：凡人病则气滞而馁。香附为气分君药，臣以参芪，佐以甘草，治气滞甚速也。"[47]35

《伤寒论类方》卷一："桂枝去桂加茯苓白术汤……凡方中有加减法，皆佐使之药，若去其君药，则另立方名，今去桂枝，而仍以桂枝为名，所不可解！殆以此方虽去桂枝而意仍不离乎桂枝也。"[48]14,15

《成方切用》卷首："主病者，对证之要药也，故谓之君。君者，味数少而分两重，赖之以为主也。佐君者谓之臣，味数稍多，而分两稍轻，所以匡君之不逮也。应臣者谓之使，数可出入，而分两更轻，所以备通行向导之使也。此则君臣佐使之义。"[49]7

卷二上："（玉屏风散）黄芪补气，专固肌表，故以为君。白术益脾，脾主肌肉，故以为臣。防风去风，为风药卒徒，而黄芪畏之，故以为使。以其益卫固表，故曰玉屏风。"[49]83

《医论三十篇·药有君臣佐使》："官有正师司旅，药有君臣佐使。君药者，主药也，如六官之有长，如三军之有帅，可以控驭群药而执病之权。"[50]13,14

《重订通俗伤寒论》第二章："柴胡白虎汤……【秀按】柴胡达膜，黄芩清火，本为和解少阳之君药。而臣以白虎法者，以其少阳证少而轻，阳明证多而重也。佐以花粉，为救液而设。使以荷叶，为升清而用。合而为和解少阳阳明，寒轻热重，火来就燥之良方。"[51]57"调胃承气汤……【秀按】调胃者，调和胃气也。大黄虽为荡涤胃肠之君药，而用酒浸，佐甘草者，一藉酒性上升，一藉炙草甘缓，皆以缓大黄之下性，然犹恐其随元明粉咸润直下，故又使以姜枣之辛甘，助胃中升发之气，元明粉之分量，减半于大黄，合而为节节弥留之法，否则大黄随急性之元明粉，一直攻下，而无恋膈生津之用，何谓调胃耶？此为阳明燥热，初结胃腑之良方。"[51]62

《药征》卷上："四逆加人参汤，其证不具也。恶寒，脉微，而复利，是四逆汤之所主；而不见人参之证也。此方虽加人参仅一两，无见证则何以加之？是脱心下之病证也明矣。附子汤证不具也。此方之与真武汤独差一味。而其于方意也，大有径庭。附子汤术、附君药，而主身体疼痛，或小便不利，或心下痞硬者；真武汤茯苓、芍药君药，而主肉瞤筋惕，拘挛呕逆，四肢沉重疼痛者。"[52]17

《妇科玉尺》卷三："堕胎……方用四物加人参、白术、陈皮、茯苓、甘草、艾叶、阿胶、条芩……养胎全在脾胃，故白术补脾，为安胎君药。"[53]81

《要药分剂》卷一："香附……李中梓曰：此乃治标之剂，惟气实血未大虚者宜之。不然，恐损气而燥血，愈致其疾矣。世俗泥于女科仙药一语，惜未有发明及此者。万全曰：凡人病则气滞而馁，故香附于气分为君药，臣以参、芪，佐以甘草，治虚怯甚速也，世人所罕知。"[54]17

《风劳臌膈四大证治·中风》："王宇泰曰：卒仆偏枯之症，未有不因正气不周而病。故黄芪为必用之君药，防风为必用之臣药。黄芪助真气者也，防风载黄芪助真气以周于身者也，亦有治风之功焉。"[55]9

《温病条辨》卷二："三石汤方……〔方论〕按三石，紫雪丹中之君药，取其得庚金之气，清热退暑利窍，兼走肺胃者也。"[56]96,97

《重庆堂随笔》卷下："何首乌内调气血，外散疮痈，功近当归，亦是血中气药。第当归香窜，主血分风寒之病；首乌不香，主血分风热之疾为异耳。故同为妇科、疮科要药，并治虚疟，并滑大肠。无甚滋补之力，昔人谓可代熟地，实未然也。切庵先生谓熟地、首乌皆是君药，方中不可同用，尤属笑谈。夫药之孰为君、孰为臣，当随证制方而后定其任，见是证，用是药，即为君药。明乎此，则本草所载，孰不可以为君？书曰：任官惟贤材，是治世之贤，不以资格门第论也。草木金石诸品，皆谓之药材，是治病之药，不以贵贱纯驳论也。良医良相同功，亦惟识其材而任之当耳。所谓医道通于治道也。"[57]55

《验方新编》卷五："有十般肿病，各有根源。看十种病根，除将君药加倍用，余九味（即以上各药）等分，研末，蜜丸梧子大，用赤茯苓煎汤吞三丸，不拘时，每日三服。"[58]68

《随息居重订霍乱论·第四药方篇》："卧龙丹……按：羊踯躅俗名闹羊花，辛温大毒，不入汤剂……今肆中卧龙丹，以此为君药。"[59]71

《本草害利·自序》："先生袖出一帙曰：本草分队。取其用药如用兵之意，盖脏腑，即地理也，处方如布阵也，用药如用兵将也。病本在于何经，即以君药主将标于何经。为臣使之药，即所以添兵弁。"[60]自序

《本草撮要·草部》："凌霄花，味酸。入手足厥阴经。功专行血清火。得地龙、僵蚕、全蝎，治大风疬疾。肺痈有用为君药者。"[61]12

《医方论》卷一："（七宝美髯丹）此温补命肾、兼摄纳下元之剂。地黄补肾中之阴，首乌补肾中之阳，各为君药，不可合并，用各有当也。"[62]4

卷二："（越鞠丸）此方注云：统治六郁。岂非一时而六郁并集者乎？须知古人立法不过昭示大法。气郁者，香附为君；湿郁者，苍术为君；血郁者，川芎为君；食郁者，神曲为君；火郁者，栀子为君。"[62]37

《中医方剂学讲义》："君药，即方中治疗主病或主证的药物，可以一味或几味，根据症候的需要决定。"[70]2

《中医方剂学中级讲义》："药物在方剂中针对主病主证，起主要作用的为君药。"[71]2

《中医方剂学讲义》："君药 即方中治疗主病或主症的药物，可以一味或几味，根据症候的需要决定。"[80]2

《中医方剂学讲义》："君药是一方中的主药，是针对疾病主证，起主要治疗作用的药物。"[72]7

《中医方剂学讲义》："君药是一方中的主药，是针对疾病主证，起主要治疗作用的药物。"[81]7

《中医方剂学》："君药是一方中的主药,是针对疾病主证,起主要治疗作用的药物。"[73]7

《方剂学》(广东中医学院)："主药,是针对病因或疾病本质或主证而起主要治疗作用的药物。"[74]5

《中医方剂手册》："主药,是对疾病的病因或主症起主要治疗作用的药物,是方中主要组成部分。"[75]2

《治法与方剂》："主药,是指在药方中治疗主病或主症,起主导作用,解决主要矛盾的药物。"[76]13

《方剂的组成原则与变化》："君药:是针对主病、主证起主要作用的药物,是一方中之主药。一般方剂的君药只有一二味,用量比较大。这种'量大'是根据各药的常用量相对而言,不是指方剂中用量最大的药物。"[77]2

《方剂学》(许济群)："君药:即针对主病或主证起主要治疗作用的药物,是方剂组成中不可缺少的主药。"[78]6

《方剂学》(南京中医学院)："君药,是针对主病或主证起主要治疗作用的药物。"[82]5

《中国医学百科全书·方剂学》："君药:是针对病因或主证而起主要治疗作用的药物。"[79]3

《方剂学》(贵阳中医学院)："君药,又称主药。是方剂中针对主病、主证起主要治疗的药物。"[84]11

《实用方剂学》："君药:是针对病因或主证起主要治疗作用的药物。"[83]38

《中医大辞典》："指方剂配伍中的主药。《素问·至真要大论》:'主病之谓君'。君药是针对主证发挥主要作用的药物。参见君臣佐使条。"[63]944

《中国中医药学主题词表》："君臣佐使:monarch minister assistant guide。属中药配伍;指方药中诸药之不同的作用,君药为对主证起主要作用的药;臣药为辅助君药加强治主证的药物或对兼证起主要作用的药;佐药为佐助药、

佐制药、反佐药;使药为引经药、调和药。"[69]II-205

《方剂学》(段富津)："君药,是针对主病或主证起主要治疗作用的药物。"[85]8

《常用中药词语词典》："即针对主病或主证起主要作用的药物,是方剂组成中不可缺少的主药。"[64]186

《中国大百科全书·中医》："君药:君药是方剂中针对主证起主要治疗作用的药物。"[65]82

《中医药常用名词术语辞典》："方剂组成中的主要药物,是针对主病或主证起主要治疗作用的药物。其药力居方中之首,其用量一般较作为臣、佐药应用时要大。在一首方剂中,君药是首要的,是必不可少的。一般只用一味,若病情比较复杂,亦可用二味或三味。但君药不宜过多,多则药力分散,或互相牵制而影响疗效。"[66]201

《方剂学》(冯泳)："君药:是针对主病或主证起主要治疗作用的药物,是方剂组成中不可缺少的核心药物。"[86]16

《方剂学》(邓中甲)："君药:即针对主病或主证起主要治疗作用的药物。"[87]19

《中医药学名词》："又称'主药'。方剂中对主证或主要症状起主要治疗作用的药物。"[68]170

《临床医学多用辞典》："组成方剂的药物之一。特指针对主病或主证起主要治疗作用的药物,是方剂组成中不可缺少的主药。"[67]1095

《现代方剂学》："凡针对主要病因和主症起主要治疗作用的药物为君药。"[88]7

《方剂学》(李冀)："君药:是针对主病或主证起主要治疗作用的药物。"[89]14

《方剂学》(李飞)："君药,是针对主病或主证起主要治疗作用的药物。"[91]63

《方剂学》(顿宝生)："君药:即针对主病或主证起主要治疗作用的药物。"[90]11

《方剂学》(谢鸣,周然)："君药是针对主病或病证的主要方面起主要治疗作用的药物。"[92]37

《方剂学》(贾波)："君药:即针对主病或主

方剂

385

证起主要治疗作用的药物。"[93]11

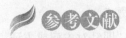参考文献

[1] [汉] 许慎.说文解字[M].长沙：岳麓书社，2006：32.

[2] [战国] 庄周.庄子[M].[清] 王先谦集解.上海：上海古籍出版社，2009：261.

[3] 未著撰人.神农本草经[M].[清] 顾观光重辑，[清] 黄奭辑.北京：人民卫生出版社，1956：7-13,17.

[4] 未著撰人.黄帝内经素问[M].[唐] 王冰注，[宋] 林亿校正.北京：人民卫生出版社，1956：529,541,545.

[5] [北齐] 徐之才.雷公药对[M].尚志钧，尚元胜辑校.合肥：安徽科学技术出版社，1994：87,90.

[6] [梁] 陶弘景.本草经集注[M].尚志钧辑校.芜湖：芜湖医学专科学校印，1985：序录.

[7] 王雪苔.《辅行诀脏腑用药法要》校注考证[M].北京：人民军医出版社，2009：27.

[8] [南朝宋] 雷敩.雷公炮炙论[M].南京：江苏科学技术出版社，1985：5.

[9] [唐] 孙思邈.备急千金要方[M].北京：中医古籍出版社，1999：8.

[10] [宋] 沈括，苏轼.苏沈良方[M].北京：华夏出版社，1996：123.

[11] [日] 丹波康赖.医心方[M].北京：华夏出版社，1996：7.

[12] [宋] 赵佶.圣济经[M].北京：人民卫生出版社，1990：187,188.

[13] [宋] 沈括.梦溪笔谈[M].长沙：岳麓书社，2000：221.

[14] [宋] 许叔微.普济本事方[M].北京：中国中医药出版社，2007：2.

[15] [金] 成无己.伤寒明理论[M].北京：商务印书馆，1957：1.

[16] [金] 张元素.医学启源[M].北京：人民卫生出版社，1978：162,164.

[17] [金] 李东垣.脾胃论[M].北京：中国中医药出版社，2007：17.

[18] [金] 张子和.儒门事亲[M].天津：天津科学技术出版社，1999：90.

[19] [元] 王好古.汤液本草[M].北京：人民卫生出版社，1987：7.

[20] [元] 罗天益.卫生宝鉴[M].北京：人民卫生出版社，1987：352.

[21] [元] 徐彦纯.本草发挥[M].北京：中国中医药出版社，2015：120.

[22] [明] 戴思恭.推求师意[M].南京：江苏科学技术出版社，1984：42.

[23] [明] 韩懋.韩氏医通[M].南京：江苏科学技术出版社，1985：20.

[24] [明] 万全.万氏秘传片玉痘疹[M].武汉：湖北科学技术出版社，1986：30.

[25] [明] 王纶.明医杂著[M].南京：江苏科学技术出版社，1985：103,104.

[26] [明] 江瓘.江瓘名医类案[M].北京：世界书局，1937：133.

[27] [明] 徐春甫.古今医统大全[M].北京：人民卫生出版社，1991：1279.

[28] [明] 陈嘉谟.本草蒙筌[M].北京：中医古籍出版社，2009：30.

[29] [明] 方有执.伤寒论条辨[M].太原：陕西出版集团·山西科学技术出版社，2009：35.

[30] [明] 李梴.医学入门[M].北京：中国中医药出版社，1995：2,130.

[31] [明] 李时珍.本草纲目[M].北京：华夏出版社，2011：505.

[32] [明] 孙一奎.医旨绪余[M].南京：江苏科学技术出版社，1983：102.

[33] [明] 缪希雍.炮炙大法[M].太原：山西科学技术出版社，2009：241,242.

[34] [明] 张介宾.类经[M].北京：中国中医药出版社，1997：153.

[35] [明] 萧京.轩岐救正论[M].北京：线装书局，2011：79,80.

[36] [清] 傅山.青囊秘诀[M].太原：山西人民出版社，1983：81.

[37] [清] 喻嘉言.喻选古方试验[M].北京：中医古籍出版社，1999：160.

[38] [清] 姚止庵.素问经注节解[M].北京：人民卫生出版社，1983：387.

[39] [清] 汪昂.医方集解[M].上海：上海科学技术出版社，1979：22,269.

[40] [明] 赵以德衍义，[清] 周扬俊补注.金匮玉函经二注[M].北京：中国中医出版社，1998：324.

[41] [清] 陈士铎.本草新编[M].北京：人民军医出版社，2013：12,13,222.

[42] [清] 汪昂.本草备要[M].北京：中国中医药出版社，1998：100.

[43] [清] 顾松园.顾松园医镜：下[M].郑州：河南人民出版社，1961：161.

[44] [清] 冯兆张.冯氏锦囊秘录[M].北京：中国中医药出版社，1996：356.

[45] [清] 王子接.绛雪园古方选注[M].北京：中国中医药出版社，1993：56.

[46] [清] 何梦瑶.医碥[M].上海：上海科学技术出版社，1982：52.

[47] [清] 吴仪洛.本草从新[M].北京：中医古籍出版社，

2001；35.

[48]　[清] 徐灵胎.伤寒论类方[M].南京：江苏科学技术
　　　出版社,1984：14,15.

[49]　[清] 吴仪洛.成方切用[M].上海：上海科学技术出
　　　版社,1963：7,83.

[50]　[清] 韦协梦.医论三十篇[M].韩祖成,宋志超,张琳
　　　叶校注.北京：中国中医药出版社,2015：13,14.

[51]　[清] 俞根初.重订通俗伤寒论[M].上海：上海卫生
　　　出版社,1956：57,62.

[52]　[日] 吉益东洞.药征[M].北京：中国中医药出版社,
　　　2016：17.

[53]　[清] 沈金鳌.妇科玉尺[M].上海：上海卫生出版社,
　　　1958：81.

[54]　[清] 沈金鳌.要药分剂[M].上海：上海卫生出版社,
　　　1958：17.

[55]　[清] 姜天叙.风劳臌膈四大证治[M].南京：江苏人
　　　民出版社,1959：9.

[56]　[清] 吴瑭.温病条辨[M].北京：中国书店,1994：
　　　96,97.

[57]　[清] 王孟英.重庆堂随笔[M].北京：中医古籍出版
　　　社,1987：55.

[58]　[清] 鲍相璈.验方新编[M].北京：中国中医药出版
　　　社,1994：68.

[59]　[清] 王世雄.随息居重订霍乱论[M].北京：人民卫
　　　生出版社,1993：71.

[60]　[清] 凌奂.本草害利[M].北京：中医古籍出版社,
　　　1982：自序.

[61]　[清] 陈惠亭.本草撮要[M].上海：上海科学技术出
　　　版社,1985：12.

[62]　[清] 费伯雄.医方论[M].北京：中国古籍出版社,
　　　1987：4,37.

[63]　李经纬,邓铁涛,等.中医大辞典[M].北京：人民卫
　　　生出版社,1995：944.

[64]　于维萍,李守俊,马秋菊,等.常用中药词语词典[M].
　　　济南：山东科学技术出版社,1998：186.

[65]　博世垣.中医[M]//胡乔木.中国大百科全书.北京：
　　　中国大百科全书出版社,2000：82.

[66]　李振吉.中医药常用名词术语辞典[M].北京：中国
　　　中医药出版社,2001：201.

[67]　柯天华,谭长强,汪宝林,等.临床医学多用辞典[M].
　　　南京：江苏科学技术出版社,2006：1095.

[68]　全国科学技术名词审定委员会.中医药学名词[M].
　　　北京：科学出版社,2005：170.

[69]　吴兰成.中国中医药学主题词表[M].北京：中医古
　　　籍出版社,1996：Ⅱ-205.

[70]　南京中医学院方剂教研组.中医方剂学讲义[M].北
　　　京：人民卫生出版社,1960：2.

[71]　南京中医学院方剂教研组.中医方剂学中级讲义
　　　[M].北京：人民卫生出版社,1961：2.

[72]　南京中医学院.中医方剂学讲义[M].上海：上海科
　　　学技术出版社,1964：7.

[73]　江苏新医学院.中医方剂学[M].上海：上海人民出
　　　版社,1972：7.

[74]　广东中医学院.方剂学[M].上海：上海人民出版社,
　　　1974：5.

[75]　江西中医学院附属医院.中医方剂手册[M].南昌：
　　　江西人民出版社,1975：2.

[76]　河南中医学院.治法与方剂[M].北京：人民卫生出
　　　版社,1976：13.

[77]　王绵之.方剂的组成原则与变化[M].北京：北京中
　　　医学院印,1981：2.

[78]　许济群.方剂学[M].上海：上海科学技术出版社,
　　　1985：6.

[79]　杨医亚.方剂学[M]//钱信忠.中国医学百科全书.上
　　　海：上海科学技术出版社,1988：3.

[80]　南京中医学院方剂教研组.中医方剂学讲义[M].北
　　　京：人民卫生出版社,1962：2.

[81]　南京中医学院.中医方剂学讲义[M].上海：上海科
　　　学技术出版社,1964：7.

[82]　南京中医学院.方剂学[M].北京：中医古籍出版社,
　　　1987：5.

[83]　周凤梧.实用方剂学[M].济南：山东科学技术出版
　　　社,1989：38.

[84]　贵阳中医学院.方剂学[M].贵阳：贵阳人民出版社,
　　　1989：11.

[85]　段富津.方剂学[M].上海：上海科学技术出版社,
　　　1997：8.

[86]　冯泳.方剂学[M].北京：中医古籍出版社,2002：16.

[87]　邓中甲.方剂学[M].北京：中国中医药出版社,
　　　2004：19.

[88]　邱德文,冯泳,邹克扬.现代方剂学[M].北京：中医
　　　古籍出版社,2006：7.

[89]　李冀.方剂学[M].北京：高等教育出版社,2009：14.

[90]　顿宝生.方剂学[M].西安：西安交通大学出版社,
　　　2011：11.

[91]　李飞.中医药学高级丛书：方剂学[M].北京：人民卫
　　　生出版社,2011：63.

[92]　谢鸣,周然.方剂学[M].北京：人民卫生出版社,
　　　2013：37.

[93]　贾波.方剂学[M].北京：中国中医药出版社,2016：
　　　11.

方
剂

（赵　黎）

软膏剂

ruǎn gāo jì

一、规范名

【汉文名】软膏剂。

【英文名】ointment。

【注释】将药物、药材细粉、药材提取物与适宜基质混合制成的半固体外用制剂。

二、定名依据

软膏剂早在《山海经》就已出现，马王堆汉墓出土的《五十二病方》中出现了多例。1932年《良药与毒药》首见"软膏剂"。"软膏剂"作为规范名之前，唐代《备急千金要方》中就已出现"油膏"的记载，北宋同时期日本丹波康赖所著《医心方》又出现了"药膏"一词来指代软膏剂。明代《玉机微义》较早地使用了"软膏"名词。明代《普济方》记载有"乳膏"一词，指用乳汁为基质的软膏剂。

"软"，柔软；"膏"指脂肪，同时也有滋润之意；"剂"还有调配、调和，制剂之意。可见，"软膏剂"一词既表明了形态，也体现了该名词的最初作用，能基本反映术语的内涵。

自明代《玉机微义》中提出"软膏"之名，此后明代《证治准绳》，清代同时期日本俊笃士雅所著《眼科锦囊》，清代《吴氏医方汇编》《鸡鸣录》《疡科纲要》，近代《通俗内科学》等书均使用"软膏"这一名词，对后世有较大影响。所以"软膏剂"作为规范名便于达成共识，符合术语定名的约定俗成原则。

现代相关著作，辞书类著作《中医辞释》《辞海》等，全国高等中医药院校规划教材各版《方剂学》《药剂学》等均以"软膏剂"作为规范名。说明"软膏剂"这一规范名已成为共识。

我国2005年出版的由全国科学技术名词审定委员会审定公布的《中医药学名词》已以"软膏剂"作为规范名。所以以"软膏剂"作为规范名也符合术语定名的协调一致原则。

三、同义词

【曾称】"油膏"（《备急千金要方》）；"药膏"（《医心方》）；"乳膏"（《普济方》）。

四、源流考释

以膏外敷在我国历史上使用已久，特别是用膏外敷以防皲裂祛疾的历史相当悠久，早在先秦古籍《山海经》中就记载一种羊脂类药物，用于涂擦皮肤防治皲裂，是早期软膏剂的雏形。而当时软膏剂的构成是单用动物的脂肪用以外敷或者外擦。现代研究证明，羊脂具有滋润、温煦作用，涂于皮肤能形成封闭性油膜，促进皮肤水合作用，对皮肤有保护和软化作用。

从现存医书的记载看，制膏外用可追溯到我国现存最早的古医学方书、长沙马王堆西汉古墓出土的《五十二病方》，其抄录年代则不晚于秦汉之际，是我国现已发现最古老的方剂专著。外治法在《五十二病方》中占有重要地位，该书就已经有软膏剂的应用记载，以软膏剂外敷在书中相当常见。《五十二病方》中膏剂的使用，有数十条之多，如"冶黄黔（芩）、甘草相半，即以𪊨膏财足以煎之。煎之潰（沸），即以布足（捉）之，予（抒）其汁，□傅□"[1]39 冶，磨碎之意；"财"通"裁"，适量之意。即以适量猪脂油与药物共煎后，布裹绞去渣滓，提取含脂油的药汁，冷却成膏。这与现在的油膏剂甚为类似。除熬制油膏外，还有许多以药物与油脂、犬胆、鸡卵、蜂蜜、谷汁等基质直接拌和的糊膏。如"治脭脓，取陈黍、叔（菽），冶，以犬胆和，以傅。"[1]103

也有不用药物,而用动物油脂直接傅之,如:"先善以水酒,而炙蛇膏令消,傅。三傅。"[1]111 其中拌和药物的油脂,以猪脂油为最多。书中提到的蘙膏、猪膏、豕膏,均是指此,还有牡蘙膏、豮膏等名称,系指公猪油。全书记载用猪脂油制膏,有十余处之多。除猪脂外,书中还用到蛇膏、殺脂、豹膏、久脂、车故脂等。此外,治痈,以药物和牛脂共同熬煎后,"布抒取汁,即取水银靡(磨)掌中,以和药,傅。"[1]114,这是较早应用水银制剂治疗皮肤病的记载。说明当时社会中已将水银运用于外用膏剂。

其后的《内经》中保存13首方,其中包括2首膏方,即《灵枢经·痈疽》中的豕膏,治疗米疽,"发于腋下赤坚者。名曰米疽,治之以砭石,欲细而长,疏砭之,涂以豕膏。六日已,勿裹之"[2]156,《灵枢经·经筋》中的马膏,对筋脉纵弛"治之以马膏,膏其急者,以白酒和桂,以涂其缓者。"[2]45 从文中可以看出豕膏、马膏也都是外治涂膏。但此时的药膏和膏药还不分,而最早以"膏药"命名,并有完整组方及服用方法的膏方,见于《武威汉代医简》。1972年11月,在甘肃武威县早滩坡一座东汉墓出土的《武威汉代医简》中所载膏剂较多,里面有相对完整的3首膏方,即:百病膏药方、千金膏药方、妇人膏药方。在"简57~64"记载了千金膏药方。其原文"蜀椒四升、弓穷一升、白芷一升、付子卅果、凡四物皆冶,父且,置铜器中,用淳醯三升渍之,卒时取贲猪肪三斤先煎之。先取鸡子中黄者置梧中挠之三百取药成以五分匕一,置鸡子中复挠之二百,薄以涂其雍者,上空者遗之中央,大如钱。药乾复涂之,如前法。三涂去其故药……此膏药大良,勿得传。"[3]10 此文比较详细地记述了千金膏药方的制取方法、适应病证以及多种不同的用法。在其制备方面,赋形剂采用猪肪,所盛药的容器为铜器,这也是早期秦汉时代制取药膏的特点。在其适应病证和不同用法方面,该方既可用于内伤杂病,也可用于有明显外科特征的病症。可膏摩、可涂抹,也可内服。这种一膏多

用的使用方法以往未见,为《武威汉代医简》首载。此膏除在使用上比较方便外,还体现了古人整体思想,即整体与局部治疗相结合的法则。无可置疑,局部与整体兼顾,已成了后世中医治疗的重要原则。本书中多次出现膏摩剂,说明当时人们对膏摩疗法非常重视,同样也反映了膏摩剂在汉代比较盛行。

魏晋南北朝时期,《肘后备急方》中的膏剂种类较多,有用于内服,有用于外敷;分煎膏剂、膏糊剂、硬膏剂、软膏剂、膏摩剂、浸膏剂等。软膏剂如《肘后备急方》:"又方,桂一赤,姜一两,巴豆三枚。合捣末,苦酒和如泥,以敷尸处,燥即差。"[4]19 常常一方既可内服,又为外用膏摩。《肘后备急方》中多次出现用外用膏剂治疗内科疾病的例子,说明早在1 600多年前人们就意识到应用药物透皮吸收而达到内病外治的目的。陶弘景在《本草经集注》中对膏的制作过程做了较为详细的说明,曰:"又疾有宜服丸者,宜服散者,宜服汤者,宜服酒者,宜服膏煎者,亦兼参用,察病之源,以为其制耳"[5]21,提出以病情的需要来确定剂型和给药途径的理论,同时规定了汤、丸、散、膏、药酒等的制作常规,如膏:"凡合膏。初以苦酒渍取,令淹,溲浃后,不用多汁,密覆勿泄。云晬时者,周时也。从今旦至明旦。亦有止一宿者。煮膏,当三上三下。以泄其焦势,令药味得出。上之使匝匝沸仍下之,下之取沸静乃上,宁欲小生。其中有薤白者,以两头微焦黄为侯。有白芷、附子者,亦令小黄色也。猪肪勿令经水,腊月弥佳。绞膏亦以新布绞之。若是可服之膏。膏滓亦堪酒煮稍饮之。可摩之膏,膏滓即宜以薄病上,此盖贫野人欲兼尽其力。凡膏中有雄黄、朱砂辈,皆别擣细研如面,须绞膏竟乃投中,以物疾搅,至于凝强,勿使沉聚在下不调也。有水银者,于凝膏中,研令消散,有胡粉亦尔。"[5]43-45 较详细地阐述了制膏的注意事项,包括内服膏剂和外用软膏剂。龚庆宣的《刘涓子鬼遗方》一书为外科学专著,故书中方剂外治方多于内治方。特别是外用膏剂的

使用尤为常见，占全书方剂的近50%，足可见膏剂在当时外科中的突出地位。本书中所载膏方不但名目繁多，基本包括以往文献中出现的所有膏剂的种类，而且也基本上包括了现在临床所应用膏剂的各种剂型。书中膏剂以动物脂类作赋形剂的较多，主要为猪脂，其他还有羊脂、鸥脂，猪脂作为膏剂的基质应是当时社会的特点，说明直至《刘涓子鬼遗方》时期，《内经》中"涂以豕膏"这一实用性较强的外用剂型仍在普遍使用。除了动物脂质之外，书中膏剂的基质还有乳汁、松脂等。

隋唐时期，软膏剂一直在使用并发展，如《备急千金要方》："[阴疮膏]右六味㕮咀，以不中水猪膏一斤，煎之于微火上，三上三下，候白芷黄膏成，绞去滓，内白粉和令相得，敷疮上，并治口疮。"[6]53 以乳汁为基质的软膏在该书卷五"少小婴孺方"中出现较多，如《备急千金要方》："[半夏熨汤]右二味捣末，以乳汁和敷颅上，立愈。"[6]98 该书还出现了"油膏"名词，《备急千金要方》："[生发膏]上二十五味㕮咀，以酢渍一宿，内油膏中微火三上三下，白芷色黄膏成，去滓，涂头上发生，日二夜一。"[6]249《外台秘要》中的软膏剂用于美容方面者较多，有涂于面使人美白等功效的面膏，有涂于手让手光润的手膏，有用于口唇保养的口脂，还有洗发膏、洗面膏、染发膏等。《医心方》一书中较早使用了"药膏"一词，且所表达的内涵与软膏剂基本相同，见《医心方》："十物，㕮咀，渍著苦酒中一宿，明旦内药膏中，微火上煎之，三上三下，三下留定，之冷乃上也，为候色黄膏成，以绵合布绞去滓，密封。"[7]261

宋代以来，软膏剂的制备更加成熟，临床使用也更为广泛。特别是明清时期外科学著作的大量出现，外用软膏剂的发展已经达到一定高度，有些已完全与现代传统的制作工艺相同。明代《玉机微义》较早使用了"软膏"名词，《玉机微义》："右为细末，于银器内或瓷器内，先将蜡溶开和前药，丸如桐子大，捻作饼子，用针刺破

疗疮，放一饼于疮头上，又刺四边五七下，恶血出为妙，却用软膏药贴之立验。"[8]206 在"软膏"出现之后，其他医书也开始使用，而且与之前出现的"药膏""油膏"等名词混用。特别是与《玉机微义》同一时期的《普济方》，书中既有"药膏"[9]350"软膏"[9]193"油膏"[9]105，又出现了"乳膏"[9]3912一词，指用乳汁为基质的软膏剂。此后《证治准绳》[10]321《眼科锦囊》[11]89《吴氏医方汇编》[12]78《鸡鸣录》[13]50《疡科纲要》[14]87《通俗内科学》[15]28 等书均使用"软膏"这一名词，且都能反映出软膏剂的内涵。

受到西医制剂学的影响，1932年出版的《良药与毒药》首见"软膏剂"[16]15，1953年第一版由中央人民政府卫生部颁布的《中华人民共和国药典》附录7中也记载"软膏剂"一词。此后的各本制剂学及中西医学书籍均使用"软膏剂"这一名称。

现代有关著作均以"软膏剂"作为规范名，工具书如《中医辞释》[17]331《中国医学百科全书·方剂学》[18]5《中医新知识辞典》[19]285,286《中药辞海》[20]758《辞海》[21]3812《最新皮肤科药物手册》[22]215《中国大百科全书·中医》[23]109《现代中成药手册》[24]5《WHO西太平洋地区传统医学名词术语国际标准》[25]262《新编中成药合理应用手册》[26]7，教材类如《方剂学》（段富津）[27]13、《方剂学》（闫润红）[28]23、《方剂学》（陈德兴）[29]14、《方剂学》（李飞）[30]88、《方剂学》（谢鸣）[31]31、《方剂学》（冯泳）[32]21、《方剂学》（樊巧玲）[33]21、《方剂学》（邓中甲）[34]24、《方剂学》（李笑然）[35]14、《方剂学》（周永学）[36]15、《方剂学》（李冀）[37]20、《方剂学》（顿宝生）[38]16，以及《药剂学》（南京药学院）[39]496、《药剂学》（沈阳药学院）[40]446、《药剂学》（奚念朱）[41]350、《药剂学》（崔德福）[42]161、《药剂学》（涂锡德）[43]828、《药剂学》（周建平）[44]200，其他书籍有《世界传统医学方剂学》[45]51《现代方剂学》[46]13 等。

总之，软膏剂出现很早，在两汉时期就已出现，最初以未加药物的动物膏脂来预防和治疗

疾病。从现存医书的记载,制膏外用可追溯到马王堆汉墓出土的《五十二病方》。最早以"膏药"命名,并有完整组方及服用方法的膏方,见于《武威汉代医简》。南北朝时期,陶弘景的《本草经集注》对软膏剂的制作过程做了较为详细的说明。隋唐时期软膏剂的制作和使用更为规范,特别是唐代软膏剂在美容方面的使用较广。《备急千金要方》出现了"油膏"名词,《医心方》一书中较早地使用了"药膏",都用来指代软膏剂。明代《玉机微义》较早地使用了"软膏"一词,内涵与现代软膏剂基本相同。《普济方》又出现了"乳膏"一词,指用乳汁为基质的软膏剂。此后,各本医书中称呼软膏剂常多个名词混用。但现代出版的辞典、工具书、教材以及具有代表性的中医学著作均以"软膏剂"作为规范名词。

五、文献辑录

《五十二病方·伤痉》:"冶黄黔(芩)、甘草相半,即以歔膏财足以煎之。煎之潰(沸),即以布足(捉)之,予(抒)其汁,□傅□。"[1]39

"朊朦":"治朊朦,取陈黍、叔(菽),冶,以犬胆和,以傅。"[1]103

"痂":"先善以水洒,而炙蛇膏令消,傅。三傅。"[1]111

"痈":"布抒取汁,即取水银靡(磨)掌中,以和药,傅。"[1]114

《灵枢经·经筋》:"治之以马膏,膏其急者,以白酒和桂,以涂其缓者。"[2]45

"痈疽":"发于腋下赤坚者。名曰米疽,治之以砭石,欲细而长,疏砭之,涂以豕膏。六日已,勿裹之。"[2]156

《武威汉代医简·武威汉代医简摹文、释文、注释》:"蜀椒四升、弓穷一升、白芷一升、付子卅果、凡四物皆冶,父且,置铜器中,用淳醯三升渍之,卒时取贲猪肪三斤先前之。先取鸡子中黄者置梧中挠之三百取药成以五分匕一,置鸡子中复挠之二百,薄以涂其雍者,上空者遗之中央,大如钱。药乾复涂之,如前法。三涂去其

故药……此膏药大良,勿得传。"[3]10

《肘后备急方》卷一:"又方,桂一赤,姜一两,巴豆三枚。合捣末,苦酒和如泥,以敷尸处,燥即差。"[4]19

《本草经集注·序录》:"又疾有宜服丸者,宜服散者,宜服汤者,宜服酒者,宜服膏煎者,亦兼参用,察病之源,以为其制耳。"[5]21 "凡合膏。初以苦酒渍取,令淹,浃洽后,不用多汁,密覆勿泄。云晬时者,周时也。从今旦至明旦。亦有止一宿者。煮膏,当三上三下。以泄其焦势,令药味得出。上之使匝匝沸仍下之,下之取沸静乃上,宁欲小生。其中有薤白者,以两头微焦黄为候。有白芷、附子者,亦令小黄色也。猪肪勿令经水,腊月弥佳。绞膏亦以新布绞之。若是可服之膏。膏滓亦堪酒煮稍饮之。可摩之膏,膏滓即宜以薄病上,此盖贫野人欲兼尽其力。凡膏中有雄黄、朱砂辈,皆别擣细研如面,须绞膏竟乃投中,以物疾搅,至于凝强,勿使沉聚在下不调也。有水银者,于凝膏中,研令消散,有胡粉亦尔。"[5]43-45

《备急千金要方》卷三:"右六味哎咀,以不中水猪膏一斤,煎之于微火上,三上三下,候白芷黄膏成,绞去滓,内白粉和令相得,敷疮上,并治口疮。"[6]53

卷五:"右二味捣末,以乳汁和敷颅上,立愈。"[6]98

卷十三:"上二十五味哎咀,以酢渍一宿,内油膏中微火三上三下,白芷色黄膏成,去滓,涂头上发生,日二夜一。"[6]249

《医心方》卷五:"十物,哎咀,渍著苦酒中一宿,明旦内药膏中,微火上煎之,三上三下,三下留定,之冷乃上也,为候色黄膏成,以绵合布绞去滓,密封。"[7]261

《玉机微义》卷十五:"右为细末,于银器内或瓷器内,先将蜡溶开和前药,丸如桐子大,捻作饼子,用针刺破疔疮,放一饼于疮头上,又刺四边五七下,恶血出为妙,却用软膏药贴之立验。"[8]206

《普济方》卷四十八："右㕮咀,以酢渍一宿,内油膏中,微火煎三上三下,白芷色黄,膏成,去滓,涂头上,日二夜一,发生。"[9]105

卷二百四十一："滴乳膏……治脚手关节。"[9]3912

卷二百七十八："就此药丸如黄豆大,安于疮上,软膏药护之,开其疮口,收住晕毒为妙。"[9]193

卷二百八十四："用糯米三升,拣去粳米,入磁盆内,于端午前四十九日,以冷水浸之,一日两度换水,轻以水淘转逼去水,勿令搅碎,浸至端午日,取出阴干,生绢袋盛,挂通风处,旋取少许,炒令焦黑,碾为末,冷水调如膏药,随大小裹定疮口,外绢帛包定,更不要动,直候疮愈,若痈疽毒疮初发,才觉燉肿赤热,急以药膏贴之。"[9]350

《证治准绳》卷三："却用软膏药贴之,立验。"[10]321

《眼科锦囊》卷四："右二味。合匀为末。调混于缓和之软膏。摊纸贴患处。"[11]89

《吴氏医方汇编》第二册："共炸枯,去渣,入黄烛一两,熬成软膏敷之。如湿癣,加苍术二钱;作痒,加荆芥穗二钱;痛甚,加白芷二钱。"[12]78

《鸡鸣录·外科》："凡油一斤,收丹七两为老膏,四两为软膏。"[13]50

《疡科纲要·化腐搜毒收湿止痒诸方》："碘片二钱,先用甘油少许同研化,水银软膏五钱,再合碘同研化,加莨菪软膏四钱,凡士林少许,同研匀涂之,上以凉解薄贴覆盖。"[14]87

《良药与毒药·药品的种类与药剂的形状》："软膏剂……其稠度恰如擦面包用之乳脂,供外用。"[16]15

《药剂学》(南京药学院)："软膏剂是指药物用适宜基质混合制成的容易涂布于皮肤、黏膜或创面的外用半固体剂型。其作用主要对皮肤有保护、滑润及起局部治疗作用。多用于亚急性、慢性皮肤病;急性炎症时禁用。"[39]496

《药剂学》(沈阳药学院)："软膏剂是将药物加入适宜基质中制成的一种容易涂布于皮肤、黏膜或创面的半固体外用制剂。软膏剂主要起保护、滑润和局部治疗作用。"[40]446

《药剂学》(奚念朱)："软膏剂是将药物加入适宜基质中制成的一种容易涂布于皮肤、黏膜或创面的半固体外用制剂。软膏剂主要起保护、滑润和局部治疗作用。某些药物透皮吸收后,亦能产生全身治疗作用。糊剂(Paste)一般是含有大量药物粉末(25%～75%)的软膏剂,主要起局部保护作用。"[41]350

《药剂学》(崔福德)："软膏剂系指药物与适宜基质均匀混合制成具有适当稠度的半固体外用制剂。其中用乳剂型基质制成易于涂布的软膏剂称乳膏剂。"[42]161

《中医辞释》："软膏……用适量基质和药物均匀混合制成,可涂布于皮肤、黏膜的半固体外用膏剂。适用于外科疮疡痈疖红肿等证,如三黄软膏、解毒膏等。"[17]331

《通俗内科学·消化器病》："重症,使含咽冰块,用涂布剂,贴水银软膏,或硬膏于颈部。"[15]28

《药剂学》(涂锡德)："软膏剂(Ointments)是指由药物与基质混合制成的一种容易涂布于皮肤、黏膜或创面的外用半固体剂型。其中用乳剂型基质的亦称乳膏剂(Creams)。含有大量粉末药物(25%～75%)的软膏剂也称为糊剂(Paste)。软膏剂主要使所含的药物在局部发挥治疗或起保护、润滑皮肤的作用。某些软膏剂中药物透皮吸收后亦可产生全身治疗作用。"[43]828

《中国医学百科全书·方剂学》："药膏:亦称软膏、油膏。系指药物加入适宜基质中制成的半固体外用制剂。常用的基质有凡士林、液体石蜡、羊毛脂、蜂蜡、动(植)物油等。多用于治疗疮疡、烧烫伤、皮肤病等,可在病灶部位直接使用。"[18]5

《中医新知识辞典》："软膏指用中药细粉或经溶剂提取浓缩后的浸膏,加入适量基质研匀制成的容易涂布于皮肤、黏膜或创面的半固体型外用制剂。主要起保护、滑润和局部治疗作用。某些软膏透皮吸收后,亦能产生全身治疗作用。多用于亚急性、慢性皮肤病。如烧伤药膏、黄连润肌膏、三黄油膏等。"[19]285,286

《方剂学》(段富津):"软膏又称药膏。是将药物细粉与适宜的基质制成具有适当稠度的半固体外用制剂。其中用乳剂型基质的亦称乳膏剂,多用于皮肤、黏膜或疮面。软膏具有一定的黏稠性,外涂后渐渐软化或熔化,使药物慢慢吸收,持久发挥疗效,适用于外科疮疡疖肿、烧烫伤等。"[27]13

《中药辞海》:"软膏剂系选用相应的基质与药物,采用不同的工艺过程和制备方法,将药物加入基质中,制成容易涂布于皮肤、黏膜或创面的半固体外用制剂,如三合素软膏,生肌红玉膏等。"[20]758

《辞海》:"软膏剂……将药物加入适宜基质中制成的一种容易涂布于皮肤、黏膜或创面的半固体外用药剂。常用基质分为油脂性、水溶性和乳剂型基质,其中用乳剂型基质的亦称'乳膏剂'。具有保护创面和局部治疗作用,某些软膏剂中的药物透皮吸收后还能产生全身治疗作用。"[21]3812

《世界传统医学方剂学》:"软膏:又称药膏。系将药物细粉与适宜的基质混合匀后,制成容易涂布于皮肤、黏膜或创面的半固体外用制剂。软膏在常温下呈半固体,具有一定的黏稠性,涂于皮肤、黏膜或创面后能渐渐溶化,有效成分则由表皮透入,为机体缓慢吸收,发挥疗效。软膏的作用主要是局部的,适用于外科疮疡疖肿、烧烫伤等,如三黄软膏,生肌红玉膏、四季青油膏等。"[45]51

《中国大百科全书·中医》:"软膏由药物和基质混合制成,涂在皮肤、黏膜或创面的外用半固体制剂。又称药膏。软膏可使药物在局部被缓慢吸收而持久发挥疗效,或起保护、润滑皮肤的作用,如三黄软膏,穿心莲软膏等。"[23]109

《最新皮肤科药物手册》:"软膏剂系指药物与油脂性或水溶性基质混合制成的半固体外用

制剂。因药物在基质中分散状态不同,有溶液型和混悬型软膏之分。溶液型软膏剂为药物溶解(或共溶)于基质组分制成的软膏剂;混悬型软膏剂为药物细粉均匀分散于基质中制成的软膏剂。"[22]215

《现代中成药手册》:"软膏剂:又称油膏、药膏,系用适宜的基质(植物油、蜂蜡等)与药物均匀混合制成的一种半固体外用制剂。多应用于皮肤或黏膜,具有局部治疗作用,适用于外科疮疡疖肿等疾病。"[24]5

《方剂学》(陈德兴):"软膏又称药膏。是将药物细粉与适宜的基质制成具有适当稠度的半固体外用制剂。其中用乳剂型基质的亦称乳膏剂,多用于皮肤、黏膜或疮面。软膏具有一定的黏稠性,外涂后渐渐软化或熔化,使药物慢慢吸收,持久发挥疗效,适用于疮疡痛肿、烧伤烫伤等,如金黄膏等。"[29]14

《方剂学》(闫润红):"软膏又称药膏,是将药物细粉与适宜的基质制成具有适当稠度的半固体外用制剂。软膏基质在常温下是半固体,当涂抹于皮肤或黏膜上能渐渐软化或熔化,有效成分被缓慢吸收,持久发挥疗效。适用于外科疮疡、疖肿、烧烫伤等。"[28]23

《方剂学》(李飞):"软膏又称药膏。是将药物细粉与适宜基质制成具有适当稠度的半固体外用制剂。其中用乳剂型基质的也称乳膏剂,多用于皮肤、黏膜或疮面。软膏具有一定的黏稠性,外涂后渐渐软化或熔化,使药物慢慢吸收,持久发挥疗效,适用于外科疮疡、疖肿、烧烫伤等。常用者如生肌红玉膏、金黄膏等。"[30]88

《方剂学》(谢鸣):"软膏又称药膏。是将药物细粉与适宜的基质制成具有适当稠度的半固体外用制剂。"[31]31

《方剂学》(樊巧玲):"软膏又称药膏。是将药物细粉与适宜的基质制成具有适当稠度的半固体外用制剂。其中用乳剂型基质的亦称乳膏剂,多用于皮肤、黏膜或疮面。软膏具有一定的黏稠性,外涂后渐渐软化或熔化,使药物慢慢吸收,持久发挥疗效,适用于外科疮疡疖肿、烧烫伤等。"[33]21

《方剂学》(冯泳):"软膏又称药膏。是用适当的基质与药物粉末均匀混合制成的一种易于涂抹在皮肤、黏膜的半固体外用制剂。软膏基质在常温下是半固体,具有一定的黏稠性,但涂抹于皮肤或黏膜能渐渐软化或熔化,有效成分被缓慢吸收,持久发挥药效。软膏剂适用于局部外用,如三黄软膏、穿心莲软膏等,常用于外科疮疡疖肿等疾病。"[32]21

《方剂学》(邓中甲):"软膏又称药膏,是将药物细粉与适宜的基质制成具有适当稠度的半固体外用制剂。其中用乳剂型基质的亦称乳膏剂,多用于皮肤、黏膜或疮面。软膏具有一定的黏稠性,外涂后渐渐软化或熔化,使药物慢慢吸收,持久发挥疗效,适用于外科疮疡疖肿、烧烫伤等。"[34]24

《药剂学》(周建平):"软膏剂……按药物在制剂中分散程度分类,可分为溶液型、混悬型和乳剂型。软膏剂主要使所含的药物在局部发挥治疗或起保护,润滑皮肤的作用。某些软膏剂中药物透皮吸收后亦可产生全身治疗作用。"[44]200

《方剂学》(李笑然):"软膏又称药膏,是将药物细粉与适宜的基质制成具有适当稠度的半固体外用制剂。其中用乳剂型基质的亦称乳膏剂,多用于皮肤、黏膜或疮面。软膏具有一定的黏稠性,外涂后渐渐软化或熔化,使药物慢慢吸收,持久发挥疗效,适用于外科疮疡疖肿、烧烫伤等。"[35]14

《方剂学》(周永学):"软膏:由药物细粉和适宜的基质混合制成,涂在皮肤、黏膜或创面的外用半固体制剂,又称膏药。软膏可使药物在局部被缓慢吸收而持久发挥疗效,或起保护、润滑皮肤的作用,适用于外科疮疡疖肿、烧烫伤等。"[36]15

《现代方剂学》:"软膏剂:软膏剂系指将药物加入适宜基质中,制成容易涂布于皮肤、黏膜或创面的半固体外用制剂。"[46]13

《WHO西太平洋地区传统医学名词术语国际标准》:"软膏……皮肤局部施用的药膏。"[25]262

《方剂学》(李冀):"软膏又称药膏,是将药物细粉与适宜的基质制成具有适当稠度的半固体外用制剂。其中用乳剂型基质的亦称乳膏剂,多用于皮肤、黏膜或疮面。软膏具有一定的黏稠性,外涂后渐渐软化或熔化,使药物慢慢吸收,持久发挥疗效,适用于外科疮疡疖肿、烧烫伤等。"[37]20

《方剂学》(顿宝生):"软膏又称药膏,系用适当的基质与药物均匀混合制成一种容易涂于皮肤、黏膜的半固体外用制剂。软膏基质在常温下是半固体的,具有一定的黏稠性,但涂于皮肤或黏膜能渐渐软化,有效成分可被缓慢吸收,持久发挥疗效。软膏作用是局部的,适用于外科疮疡疖肿等疾病,如三黄软膏,穿心莲软膏等。"[38]16

《新编中成药合理应用手册》:"软膏剂:又称油膏、药膏,系用适宜的基质(植物油、蜂蜡等)与药物均匀混合制成的一种半固体外用制剂,常用基质分为油脂性、水溶性和乳剂基质。多应用于皮肤或黏膜,具有局部治疗作用。适用于外科疮疡疖肿等疾病。"[26]7

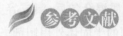 参考文献

[1] 未著撰人.五十二病方[M].北京:文物出版社,1979:39,103,111,114.

[2] 未著撰人.灵枢经[M].北京:人民卫生出版社,1963:45,156.

[3] 甘肃省博物馆,武威县文化馆.武威汉代医简[M].北京:文物出版社,1975:10.

[4] [晋]葛洪.肘后备急方[M].北京:人民卫生出版社,1956:19.

[5] [梁]陶弘景.本草经集注[M].尚志钧,尚元胜辑校.北京:人民卫生出版社,1994:21,43-45.

[6] [唐]孙思邈.备急千金要方[M].北京:人民卫生出版社,1982:53,98,249.

[7] [日]丹波康赖.医心方[M].上海:上海科学技术出版社,1998:261.

[8] [明]徐用诚.玉机微义[M].徐谦辑.上海:上海古籍出版社,1991:206.

[9] [明]朱橚.普济方:第7册[M].北京:人民卫生出版

社,1983:105,193,350,1912.

[10] [明] 王肯堂.证治准绳[M].北京:人民卫生出版社,
1993:321.

[11] [日] 俊笃士雅.眼科锦囊[M]//陈存仁.皇汉医学丛
书.上海:世界书局,1936:89.

[12] [清] 吴杖仙.吴氏医方汇编[M].上海:上海科学技
术出版社,2004:78.

[13] [清] 王孟英.鸡鸣录[M]// 裘吉生.珍本医书集成:
六.上海:上海科学技术出版社,1985:50.

[14] [清] 张寿颐.疡科纲要[M].上海:上海卫生出版社,
1958:87.

[15] 张若霞.通俗内科学[M]// 裘吉生.珍本医书集成:
六.上海:上海科学技术出版社,1985:28.

[16] 江愈.良药与毒药[M].上海:商务印书馆,1932:15.

[17] 徐元贞.中医辞释[M].郑州:河南科学技术出版社,
1983:331.

[18] 杨医亚.方剂学[M]//钱信忠.中国医学百科全书.上
海:上海科学技术出版社,1988:5.

[19] 祝世讷.中医新知识辞典[M].北京:中国医药科技
出版社,1992:285,286.

[20] 《中药辞海》编写组.中药辞海:第二卷[M].北京:中
国医药科技出版社,1996:758.

[21] 辞海编辑委员会.辞海[M].上海:上海辞释出版社,
1999:3812.

[22] 马振友.最新皮肤科药物手册[M].西安:世界图书
出版西安公司,2000:215.

[23] 博世垣.中医[M]//胡乔木.中国大百科全书.北京:
中国大百科全书出版社,2000:109.

[24] 李锦开.现代中成药手册[M].北京:中国中医药出
版社,2001:5.

[25] 世界卫生组织(西太平洋地区).WHO 西太平洋地区
传统医学名词术语国际标准[M].北京:北京大学医
学出版社,2009:262.

[26] 梅全喜.新编中成药合理应用手册[M].北京:人民
卫生出版社,2012:7.

[27] 段富津.方剂学[M].上海:上海科学技术出版社,
1995:13.

[28] 闫润红.方剂学[M].北京:科学出版社,2001:23.

[29] 陈德兴.方剂学[M].北京:人民卫生出版社,2001:
14.

[30] 李飞.方剂学[M].北京:人民卫生出版社,2002:88.

[31] 谢鸣.方剂学[M].北京:人民卫生出版社,2002:31.

[32] 冯泳.方剂学[M].北京:中国古籍出版社,2002:21.

[33] 樊巧玲.方剂学[M].上海:上海中医药大学出版社,
2002:21.

[34] 邓中甲.方剂学[M].北京:中国中医药出版社,
2003:24.

[35] 李笑然.方剂学[M].苏州:苏州大学出版社,2004:
14.

[36] 周永学.方剂学[M].北京:中国中医药出版社,
2006:15.

[37] 李冀.方剂学[M].北京:高等教育出版社,2009:20.

[38] 顿宝生.方剂学[M].西安:西安交通大学出版社,
2011:16.

[39] 南京药学院.药剂学[M].北京:人民卫生出版社,
1978:496.

[40] 沈阳药学院.药剂学[M].北京:人民卫生出版社,
1980:446.

[41] 奚念朱.药剂学[M].第二版.北京:人民卫生出版
社,1980:350.

[42] 崔福德.药剂学[M].北京:人民卫生出版社,1980:
161.

[43] 涂锡德.药剂学[M].北京:人民卫生出版社,1985:
828.

[44] 周建平.药剂学[M].北京:化学工业出版社,2004:
200.

[45] 孙世发.世界传统医学方剂学[M].北京:科学出版
社,1999:51.

[46] 邱德文.现代方剂学[M].北京:中国古籍出版社,
2006:13.

(许 霞)

使 药

shǐ yào

一、规范名

【汉文名】使药。

【英文名】courier medicinal。

【注释】方剂中具有调和其他药物的药
性,或引导方中药物直达病所而发挥作用的药物,分为调和药和引经药。

二、定名依据

"使药"一词,现最早见于唐代《杂注本草》"卒邪暴病使药多",但与本术语"使药"内涵并不完全相同。而在此之前,关于使(药)的记载可见于:战国《黄帝内经素问·至真要大论》中"应臣之谓使";汉代《神农本草经》中"下药一百二十种,为佐使";梁代陶弘景《辅行诀脏腑用药法要》中"从于佐监者为佐使";唐代甄权《药性论》中"有毒者多为使。"

自唐代《杂注本草》提出"使药"这一名词后,元代《珍珠囊》又提出"通经以为使",将"引经药"明确认定属于使药的范畴。此后明清时期的《本草乘雅半偈》《医方集解》《绛雪园古方选注》《得配本草要药分剂》《本草述钩元》《成方切用》《医学管见》等均对"使药"的内涵进一步阐释。明代《医方考》明确提出甘草具"和诸药"之用,属"使(药)"范畴。至此,"使药"的概念已明确包括"引经药"与"调和药"两种意义。1961年出版的南京中医学院所编教材《中医方剂学中级讲义》载:"能引导诸药直达病所,并能对诸药起调和作用的为使药。"所以,"使药"是指方剂中具有调和其他药物的药性,或引导方中药物直达病所而发挥作用的药物,分为调和药和引经药,能确切地反映本术语的内涵。"使药"作为规范名便于达成共识,符合术语定名的约定俗成原则。

现代相关著作,如《中医大辞典》《常用中药词语词典》《中医药常用名词术语辞典》《现代方剂学》《方剂学》《中国医学百科全书·方剂学》,以及全国高等中医药院校规划教材《方剂学》等均以"使药"作为规范名。同时,已经广泛应用于中医药学文献的标引和检索的《中国中医药学主题词表》也以"君臣佐使"作为正式主题词,并在释义中出现"使药"一词,这些均说明"使药"作为规范名已成为共识。

我国 2005 年出版的由全国科学技术名词审

定委员会审定公布的《中医药学名词》已以"使药"作为规范名。全国科学技术名词审定委员会是经国务院授权,所以"使药"作为规范名也符合术语定名的协调一致原则。

三、同义词

【曾称】"使"(《神农本草经》《黄帝内经素问》)。

四、源流考释

在古代官制中,"使"是由皇帝特派临时性有某种任务的官员,称为使官,又称"差遣",专任某事,专察地方,以弥补设官之不足。

《神农本草经》关于"使"药相关记载有三处:①"上药一百二十种为君,主养命以应天,无毒,多服久服不伤人;中药一百二十种为臣,主养性以应人,无毒有毒斟酌其宜;下药一百二十种,为佐使,主治病以应地,不可久服。"[1]7-13 该段记载是以"三品"论君臣佐使。②"药有君臣佐使,以相宣摄。合和,宜用一君二臣三佐五使,又可一君三臣九佐使也。"[1]17 即制方既有"三佐五使"之说,又有"九佐使"之说,此处佐使药或合并称谓,或分开称谓,提示佐使药之间界限并不分明。③《神农本草经》"菌桂"条:"菌桂主百病,养精神,和颜色,为诸药先聘通使。"[1]42 是关于引经药的最早论述。

《黄帝内经素问·至真要大论》载:"方制君臣,何谓也?岐伯曰:主病之谓君,佐君之谓臣,应臣之谓使,非上下三品之谓也。"[2]545 乃是论述药物在处方中的作用以及相互关系,将"君臣佐使"从药性分类上升到制方理论。同样,《黄帝内经素问·至真要大论》与《神农本草经》均未将佐药与使药同时论述,推测可能是互文见义。另外,《黄帝内经素问·至真要大论》[2]544《黄帝内经素问·宣明五气》[2]150《黄帝内经灵枢·九针论》[3]149 对于"五入""五走"的论述,是对归经理论的阐述,表明药物的五味对脏腑有部位的选择性,即某种药主要入某一脏腑。引经药即是在此理论基础上的进一步发展。

魏晋南北朝时期，北齐徐之才《雷公药对》载"白头翁温，主毒痢，止痛，使"[4]127，"漏芦寒，主诸瘘。连翘为之使"[4]95，但此处主要是论述药对的不同作用。陶弘景《辅行诀脏腑用药法要》载："经云：主于补泻者为君，数量同于君而非主故为臣，从于佐监者为佐使。"[5]27明确提出"从于佐监者为佐使"。

隋唐时期，王冰注《黄帝内经素问》："上药为君，中药为臣，下药为佐使，所以异善恶之名位。服饵之道，当从此为法。治病之道，不必皆然。以主病者为君，佐君者为臣，应臣之用者为使，皆所以赞成方用也。"[2]545也提出不可将药物分类的"君臣佐使"概念与方剂组成的"君臣佐使"概念相混淆，后者的概念内涵是与"主病"相联系的。甄权《药性论》原书已佚，据《苏沈良方·论君臣》评："《药性论》乃以众药之和厚者定为君药，其次为臣为佐，有毒者多为使，此谬论也。设若欲攻坚积，则巴豆辈，岂得不为君也。"[6]123此处已把"佐使"一级分为"佐"和"使"。据尚志钧从《大观本草》《政和本草》等诸书辑录《药性论》条文，折为四卷，载："[甘草]诸药众中为君。治七十二种乳石毒，解一千二百般草木毒，调和使诸药有功，故号国老之名矣"[7]17，首次明确将甘草的性能冠以"调和"之名。蒋孝琬《杂注本草》原书已佚，其条文散见于《医心方》："五脏为阴，六腑为阳，阴病难治，阳病易治。阴阳二病，用药性不同，阴须君药多，阳须臣药多，卒邪暴病使药多。"[8]9首次明确提出"使药"这一名词，但其表述的是为"卒邪暴病"之用，与本术语"使药"内涵并不完全相同。

宋金元时期，《梦溪笔谈》载："用药有一君、二臣、三佐、五使之说，其意以谓药虽众，主病者在一物，其他则节节相为用，大略相统制，如此为宜。"[9]221强调组方中药物当主从有序，相互配合，也已将"佐使"一级分为"佐"和"使"。引经药的作用较早明确提出的是寇宗奭《本草衍

义》，"泽泻"项下曰："张仲景八味丸用之者，亦不过引接桂附等归就肾经，别无他意。"[10]47"薄荷"项下曰："世谓之南薄荷……小儿惊风、壮热，须此引药。"[10]145成无己《伤寒明理论》载："制方之妙，的与病相对……应臣之谓使，择其相须相使，制其相畏相恶，去其相反相杀。"[11]1并结合方证来阐释方义，明确"(佐)使"药在方剂内部的作用，如论小青龙汤"……是以干姜、细辛、半夏为使，以散寒，逆气收。"[11]48。张元素《医学启源》载："用药各定分两，为君最多，臣次之，佐使之次之。"[12]164可见依据药物用量大小来确定君臣佐使之说应源于张元素。《医学启源·用药凡例》载："凡疟疾，以柴胡为君，随所发之时，所属之经，分用引经药佐之。"[12]59首次明确提出"引经药"一词。《珍珠囊》载："苦寒以为君……甘寒以为佐……大辛以解结为臣……通经以为使"[13]13,14，将"引经药"明确认定属于使药范畴。对"引经药"做出阐述的医著还有《汤液本草》[14]20,61《仁斋直指方论》[15]94《卫生宝鉴》[16]355《儒门事亲》[17]90等。同时，《汤液本草》："(甘草)《心》云：热药用之缓其热，寒药用之缓其寒。经曰：甘以缓之。阳不足，补之以甘，中满禁用。寒热皆用，调和药性，使不相悖，炙之散表寒，除邪热，去咽痛，除热，缓正气，缓阴血，润肌。"[14]85也指明甘草作为调和药的特征。以甘草来阐述"调和"之性还可见于《本草发挥》[18]13等。

明清时期，"使药"这一名词已被诸医家广泛应用，其内涵与外延也得以深入阐释，可见于《奇效良方》[19]466《本草蒙筌》[20]370《本草纲目》[21]35《类经》[22]153《本草乘雅半偈》[23]243《本草征要》[24]54《医方集解》[25]259《绛雪园古方选注》[26]158《得配本草》[27]53《成方切用》[28]7,350《要药分剂》[29]220《本草述钩元》[30]157。使药的内涵被诸医家进一步确认为包括"引经"药和"调和"药两方面。如《医学管见》载："引经即引治病之使。致谓病之所在，各须有引导之药，使药与病遇始得有功。""大抵药之治病，各有所主。主治者，君也；辅治者，臣也；与君相反而相助者，佐

也;引经及引治病之药至于病所者,使也。"[31]吴昆《医方考》载:麻黄羌活汤"甘草能和诸药而兼解散,故以为使。"[32]66,67 明确提出甘草作为"调和"药,处于"使药"的地位。至此,使药的概念已明确指明包括"引经药"与"调和药"两种意义。

现代有关著作均以"使药"作为规范名,如《中医大辞典》[33]1054《常用中药词语词典》[34]216《中医药常用名词术语辞典》[35]223,224《中医药学名词》[36]170,171《临床医学多用辞典》[37]1095《中国中医药学主题词表》[38]II-205《中医方剂学中级讲义》(南京中医学院)[39]2、《中医方剂学讲义》(南京中医学院)[40]2、《中医方剂学讲义》(南京中医学院)[41]7、《中医方剂学》(江苏新医学院)[42]7、《方剂学》(广东中医学院)[43]5、《中医方剂手册》[44]3《治法与方剂》(河南中医学院)[45]13、《方剂的组成原则与变化》[46]2《方剂学》(广州中医学院)[47]7、《方剂学》(许济群)[48]7、《中国医学百科全书·方剂学》[49]3《方剂学》(南京中医学院)[50]5、《实用方剂学》[51]39《方剂学》(贵阳中医学院)[52]11、《方剂学》(段富津)[53]8、《实用方剂学》(冯泳)[54]17、《方剂学》(邓中甲主编)[55]19、《现代方剂学》(邱德文)[56]7、《中医药学高级丛书·方剂学》(李飞)[57]65、《方剂学》(谢鸣)[58]37、《方剂学》(贾波)[59]11 等。

总之,"使药"之"使"最早出现在《神农本草经》,称"三佐五使""九佐使",可见佐使药之间界限尚不分明,且《神农本草经》秉三品论君臣佐使之说。《神农本草经》"菌桂"项下"为诸药先聘通使",是关于引经药的最早论述。《黄帝内经素问·至真要大论》提出"应臣之谓使",仍未将佐、使药同时论述。《药性论》首次将"佐使"一级分为"佐"和"使"分述。《杂注本草》首次明确提出"使药"这一名词,但与本术语"使药"内涵并不完全相同。《珍珠囊》提出"通经以为使",将"引经药"明确认定属于"使药"的范畴。《医方考》明确提出甘草具"和诸药"之用,属于"使药"范畴。至此,"使药"的概念已明确包括"引经药"与"调和药"两种意义。1961年出

版的南京中医学院所编教材《中医方剂学中级讲义》明确提出"使药"的内涵为"能引导诸药直达病所,并能对诸药起调和作用。"

五、文献辑录

《神农本草经》卷一:"上药一百二十种为君,主养命以应天,无毒,多服久服不伤人……中药一百二十种为臣,主养性以应人,无毒有毒斟酌其宜……下药一百二十种,为佐使,主治病以应地,不可久服。"[1]7-13 "药有君臣佐使,以相宣摄。合和,宜用一君二臣三佐五使,又可一君三臣九佐使也。"[1]17

卷二:"菌桂主百病,养精神,和颜色,为诸药先聘通使。"[1]42

《黄帝内经素问·宣明五气》:"五味所入:酸入肝,辛入肺,苦入心,咸入肾,甘入脾,是谓五入。"[2]150

"至真要大论":"夫五味入胃各归所喜,故酸先入肝,苦先入心,甘先入脾,辛先入肺,咸先入肾。"[2]544 "主病之谓君,佐君之谓臣,应臣之谓使,非上下三品之谓也。"[2]545 "(王冰注)上药为君,中药为臣,下药为佐使,所以异善恶之名位。服饵之道,当从此为法。治病之道,不必皆然。以主病者为君,佐君者为臣,应臣之用者为使,皆所以赞成方用也。"[2]545

《黄帝内经灵枢·九针论》:"酸走筋,辛走气,苦走血,咸走骨,甘走肉,是谓五走也。"[3]149

《药对》卷二:"白头翁 温,主毒痢,止痛,主齿痛,使"。[4]127 "漏芦寒,主诸瘘,连翘为之使。"[4]95

《辅行诀脏腑用药法要》:"经云:主于补泻者为君,数量同于君而非主故为臣,从于佐监者为佐使。"[5]27

《苏沈良方》卷上"拾遗":"《药性论》乃以众药之和厚者定为君药,其次为臣为佐,有毒者多为使,此谬论也。设若欲攻坚积,则巴豆辈岂得不为君也。"《(药性论)》诸药众中为君,治七十二种乳石毒,解一千二百般草木毒,调和使诸药

有功,故号国老之名矣。"[6]123

《药性论》:"[甘草]诸药众中为君。治七十二种乳石毒,解一千二百般草木毒,调和使诸药有功,故号国老之名矣。"[7]17

《医心方》卷一:"服药节度第三……五脏为阴,六腑为阳,阴病难治,阳病易治。阴阳二病,用药性不同,阴须君药多,阳须臣药多,卒邪暴病使药多。"[8]9

《梦溪笔谈》卷二十六:"旧说有'药用一君、二臣、三佐、五使'之说,其意以谓药虽众,主病者专在一物,其他则节级相为用,大略相统制,如此为宜。"[9]221

《本草衍义》卷七:"(泽泻)张仲景八味丸用之者,亦不过引接桂附等归就肾经,别无他意。"[10]47

卷十九:"(薄荷)世谓之南薄荷……小儿惊风、壮热,须此引药。"[10]145

《伤寒明理论·药方序》:"所谓君臣佐使者,非特谓上药一百二十种为君,中药一百二十种为臣,下药一百二十五种为佐使,三品之君臣也。制方之妙,的与病相对,有毒无毒,所治为病主。主病之谓君,佐君之谓臣,应臣之谓使,择其相须相使,制其相畏相恶,去其相反相杀,君臣有序而方道备矣。"[11]1

卷四:"小青龙汤……干姜味辛热,细辛味辛热,半夏味辛微温,三者所以为(使)者。心下有水,津液不行则肾气燥。《内经》曰:肾苦燥,急食辛以润之。是以干姜、细辛、半夏为(使),以散寒,逆气收。"[11]48

《医学启源》上卷:"凡疟疾,以柴胡为君,随所发之时,所属之经,分用引经药佐之。"[12]59

下卷:"用药各定分两。为君最多,臣次之,佐使之次之,药之于证,所主停者,则各等分也。"[12]164

《珍珠囊》:"苦寒以为君……甘寒以为佐……大率以散结为臣……通经以为使。"[13]13,14

《汤液本草》卷二:"如头痛,须用川芎。如不愈,各加引经药:太阳川芎,阳明白芷,少阳柴胡,太阴苍术,少阴细辛,厥阴吴茱萸。"[14]20

卷三:"葛根,气平,味甘,无毒。阳明经引经药。"[14]61"(甘草)《心》云:热药用之缓其热,寒药用之缓其寒。经曰:甘以缓之。阳不足,补之以甘,中满禁用。寒热皆用,调和药性,使不相悖,炙之散表寒,除邪热,去咽痛,除热,缓正气,缓阴血,润肌。"[14]85

《仁斋直指方论(附补遗)》卷三:"则从治之药,只可为引经而已。"[15]94

《卫生宝鉴》卷二十一:"凡药之所用者,皆以气味为主。补泻在味,随时换气,主病者为君;假令治风者,防风为君;治上焦热,黄芩为君;中焦热,黄连为君;下焦湿热,防己为君;治寒,附子之类为君;看兼见何证,以佐使药分之治之。此制方之要也。"[16]355

《儒门事亲》卷三:"神芎丸,以黄芩味苦入心,牵牛、大黄驱火气而下,以滑石引入肾经。此方以牵牛、滑石为君,以大黄、黄芩为臣,以芎、连、薄荷为使。"[17]90

《本草发挥》卷一:"甘草……凡用纯寒纯热之药,必用甘草,以缓其力也。寒热相杂药,亦用甘草,调和其性也。"[18]13

《奇效良方》卷二十四:"[附论]然亦有三阴三阳病症者,太阳头痛,恶风脉浮紧,川芎、羌活、独活、麻黄之类为多……为多者,主治实药也。兼见何证,以佐使药治之,此立方之大法也。"[19]466

《本草蒙筌》卷十一:"伏翼……为使药加苋实营实,逐五淋而利水。"[20]370

《本草纲目·序例》:"《神农本经》名例……李杲曰……主病为君。假令治风,防风为君;治寒,附子为君;治湿,防己为君;治上焦热,黄芩为君;中焦热,黄连为君。兼见何证,以佐使药分治之,此制方之要也。"[21]35

《类经》卷十二:"应臣者谓之使,数可出入而分两更轻,所以备通行向导之使也。"[22]153

《本草乘雅半偈》帙四:"味苦气温,臭香色紫,当入心,为心之使药,心之血分气分药也。"[23]243

《本草征要》卷二："甘草……疗治咽喉疾患，除兼有呕吐者外，(必要时，亦可用甘草露以代之)往往以之与诸药配合而行，可作主药，又可作辅药及佐使药。"[24]54

《医方集解·除痰之剂》："穿山甲穴山而居，遇水而入，则是出入阴阳，贯穿经络于荣分，以破暑结之邪，为使药也。惟脾胃有郁痰者，用之收效。"[25]259

《绛雪园古方选注》下卷："普济消毒饮……牛蒡散风消毒，僵蚕消风散结，板蓝根解天行热毒，马屁勃消头面毒肿，使药四味，为诸药驱使于上焦，以成消散之功。"[26]158

《得配本草》卷二："藁本……头痛不有使药以为之引，则无效。然引经各有专司，勿得混用。阳明当用白芷，少阳应用柴胡，太阴苍术为宜，厥阴川芎有效，少阴细辛略用，太阳藁本奏功。"[27]53

《成方切用》卷首："应臣者谓之使，数可出入，而分量更轻，所以备通行向导之使也。"[28]7

卷九上："常山饮……穿山甲穴山而居，遇水而入，则是出入阴阳，贯穿经络于营分，以破暑结之邪，为使药也。惟脾胃有郁痰者，用之收效。"[28]350

《要药分剂》卷九："南烛子……曾制一方，用南烛子为君，制首乌为臣，谷芽生、焦各半为佐，其使药则随症加用。如久痢，加黄连、木香、诃子；久泻，加山药、建莲；除睡，加益智、远志；痢血，加黄连、槐花、当归、地榆。"[29]220

《本草述钩元》卷八："当归……当入心，为心之使药，并入血分气分。若只判入血，便失当归本来面目矣。盖血无气煦，则不能运行经隧，灌溉周身，此味助气之用，益血之体，其宣扬帅气，能使气血邪气各归于所当归之地，故名。"[30]157

《医学管见》："引经即引治病之使。致谓病之所在，各须有引导之药，使药与病遇始得有功。"[31]"大抵药之治病，各有所主。主治者，君也；辅治者，臣也；与君相反而相助者，佐也；引经及引治病之药至于病所者，使也。"[31]

《医方考》卷二："麻黄羌活汤……甘草能和诸药而兼解散，故以为使。"[32]66,67

《中医方剂学讲义》(南京中医学院方剂教研组)："使药，即方中具有引导诸药直达病所的药物。但有些君药本身具有这种引经作用，就不需要另加。"[40]2

《中医方剂学中级讲义》："能引导诸药直达病所，并能对诸药起调和作用的为使药。"[39]2

《中医方剂学讲义》(南京中医学院)："使药，一般解释为引经药，具有引导诸药直达病所的作用；但有时使药并不是引经药，而是调和诸药的功用。"[41]7

《中医方剂学》："使药，一般解释为引经药，具有引导诸药直达病所的作用；但有时使药并不是引经药，而是调和诸药的功用。"[42]7

《方剂学》(广州中医学院)："使药，是对一定脏腑、经络作用较强，能直达发病部位的药物，即所谓引经药(引药)或起调和作用的药物。"[43]5

《中医方剂手册》："使药一般作为引经药，是利用药物归经的特性，引导药力直达疾病所在……使药有时也作为调缓药，用以协调、缓和方中各药的性味。"[44]3

《治法与方剂》："使药，是指在药方中调和诸药，或纠正其偏性、毒性的药物。并且还有引经作用，可引导药力直达病所，所以又称引经药。"[45]13

《方剂的组成原则与变化》："使药：① 引经，即具有引导诸药直达病所的药物；② 对方剂中诸药有调和作用的药物。"[46]2

《方剂学》(广州中医学院)："使药，有两个意义。① 方中具有引导诸药直达病所的药物，即引经药；② 方中能调和诸药的药物。"[47]7

《方剂学》(许济群)："使药：有两种意义。① 引经药，即能引方中诸药至病所的药物；② 调和药，即具有调和方中诸药作用的药物。"[48]7

《方剂学》(南京中医学院)："使药，有两种意义，① 引经药，是引方中诸药至病所的药物；

② 调和药,是调和方中诸药性味的药物。"[50]5

《中国医学百科全书·方剂学》:"使药:即引经药(指能引导诸药的药力达到病变部位或某一经脉的药物);或调和药性的药物。"[49]3

《方剂学》(贵阳中医学院):"使药,有两种意义。一是引经药,即能引方中诸药直达病所。二是调和药,即具有调和方中诸药的作用。"[52]11

《实用方剂学》:"使药:有两种意义。一是引经药,即引导它药直达病所的药物……二是调和药性的药物。"[51]39

《中医大辞典》:"方剂中具有调和诸药作用,或引方中诸药直达病所的药物的统称。分调和药、引经药等。"[33]1054

《中国中医药学主题词表》:"君臣佐使:monarch minister assistant guide。属中药配伍;指方药中诸药之不同的作用,君药为对主证起主要作用的药;臣药为辅助君药加强治主证的药物或对兼证起主要作用的药;佐药为佐助药、佐制药、反佐药;使药为引经药、调和药。"[38]II-205

《方剂学》(段富津):"使药有两种意义,一是引经药,即能引方中诸药以达病所的药物。二是调和药,即具有调和诸药作用的药物。"[53]8

《常用中药词语词典》:"有两种意义:① 引经药,即能引方中诸药至病所的药物;② 调和药,即具有调和方中诸药作用的药物。"[34]216

《中医药常用名词术语辞典》:"方剂中具有调和诸药作用,或引方中诸药直达病所的药物。使药的药力较小,用量亦轻。在一首方剂中只有一二味而已。参见君臣佐使条。"[35]223,224

《方剂学》(冯泳):"使药:有两种意义。① 引经药,即能引方中诸药直达病所的药物。② 调和药,即具有调和方中诸药作用的药物。"[54]17

《方剂学》(邓中甲):"使药:有两种意义。① 引经药,即能引领方中诸药至特定病所的药物;② 调和药,即具有调和方中诸药作用的药物。"[55]19

《中医药学名词》:"定义:方剂中具有调和诸药作用,或引方中诸药直达病所的药物的统称。分调和药、引经药等。"[36]170,171

《临床医学多用辞典》:"① 引经药,即能引导方中诸药至疾病所在的药物。② 调和药,即具有调和方中诸药作用的药物。"[37]1095

《现代方剂学》:"使药包括两个方面,一是引导药,使药到达病所,作用更加确切,一是调和诸药,协调一致,统一步伐。"[56]7

《方剂学》(李飞):"使药包括引经药和调和药两种意义。其中引经药是引导他药直达病所的药物……调和药,是指具有调和诸药作用的药物而言。"[57]65

《方剂学》(谢鸣,周然):"其含义有二:一是引经药,能引导方中药物的药力直达病所。二是调和药,指能调和方中诸药的性能,协调诸药的相互作用或起到矫味作用。"[58]37

《方剂学》(贾波):"使药:有两种意义:一是引经药,即能引方中诸药至病所的药物;二是调和药,即能调和方中诸药的性能,协调药物间相互作用的药物。"[59]11

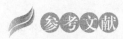

参考文献

[1] 未著撰人.神农本草经[M].[清] 顾观光重辑,[清] 黄奭辑.北京:人民卫生出版社,1956;7 – 13,17,42.

[2] 未著撰人.黄帝内经素问[M].[唐] 王冰注,[宋] 林亿校正.北京:人民卫生出版社,1956;150,544,545.

[3] 未著撰人.黄帝内经灵枢[M].北京:人民卫生出版社,1956;149.

[4] [北齐] 徐之才.雷公药对[M].尚志钧,尚元胜辑校.合肥:安徽科学技术出版社,1994;127,95.

[5] 王雪苔.《辅行诀脏腑用药法要》校注考证[M].北京:人民军医出版社,2009;27.

[6] [宋] 沈括,苏轼.苏沈良方[M].上海:上海科学技术出版社,2003;123.

[7] [唐] 甄权.药性论[M].芜湖:皖南医学院,1983;17.

[8] [日] 丹波康赖.医心方[M].北京:人民卫生出版社影印,1955;9.

[9] [宋] 沈括.梦溪笔谈[M].长沙:岳麓书社,2000;221.

[10] [宋] 寇宗奭.本草衍义[M].北京:人民卫生出版社,1990;47,145.

[11] ［金］成无己. 伤寒明理论［M］. 北京：商务印书馆，1957：1，48.

[12] ［金］张元素. 医学启源［M］. 北京：人民卫生出版社，1978：59，164.

[13] ［元］李杲. 洁古老人珍珠囊［M］. 北京：中华书局，1991：13，14.

[14] ［元］王好古. 汤液本草［M］. 北京：人民卫生出版社，1987：20，61，85.

[15] ［宋］杨士瀛. 仁斋直指方论（附补遗）［M］. 福州：福建科学技术出版社，1989：94.

[16] ［元］罗天益. 卫生宝鉴［M］. 北京：人民卫生出版社，1987：355.

[17] ［金］张子和. 儒门事亲［M］. 天津：天津科学技术出版社，1999：90.

[18] ［元］徐彦纯. 本草发挥［M］. 北京：中国中医药出版社，2015：13.

[19] ［明］董宿. 奇效良方 上［M］. 天津：天津科学技术出版社，2003：466.

[20] ［明］陈嘉谟. 本草蒙筌［M］. 北京：中医古籍出版社，2009：370.

[21] ［明］李时珍. 本草纲目［M］. 北京：中国医药科技出版社，2011：35.

[22] ［明］张介宾. 类经［M］. 北京：中国中医药出版社，1997：153.

[23] ［明］卢之颐. 本草乘雅半偈［M］. 北京：人民卫生出版社，1986：243.

[24] ［明］李中梓. 重订本草征要［M］. 北京：北京科学技术出版社，1986：54.

[25] ［清］汪昂. 医方集解［M］. 上海：上海科学技术出版社，1979：259.

[26] ［清］王子接. 绛雪园古方选注［M］. 北京：中国中医药出版社，1993：158.

[27] ［清］严西亭，施澹宁，洪缉庵. 得配本草［M］. 上海：上海科学技术出版社，1994：53.

[28] ［清］吴仪洛. 成方切用［M］. 上海：上海科学技术出版社，1963：7，350.

[29] ［清］沈金鳌. 要药分剂［M］. 上海：上海卫生出版社，1958：220.

[30] ［清］杨时泰. 本草述钩元［M］. 上海：科技卫生出版社，1958：157.

[31] 潘守道. 医学管见［M］. 石印本. ［出版地不详］：［出版者不详］，1937.

[32] ［明］吴昆. 医方考［M］. 北京：中国中医药出版社，2007：66，67.

[33] 李经纬，邓铁涛，等. 中医大辞典［M］. 北京：人民卫生出版社，1995：1054.

[34] 于维萍，李守俊. 常用中药词语词典［M］. 济南：山东科学技术出版社，1998：216.

[35] 李振吉. 中医药常用名词术语辞典［M］. 北京：中国中医药出版社. 2001：223，224.

[36] 全国科学技术名词审定委员会. 中医药学名词［M］. 北京：科学出版社，2005：170，171.

[37] 柯天华，谭长强. 临床医学多用辞典［M］. 南京：江苏科学技术出版社. 2006：1095.

[38] 吴兰成. 中国中医药学主题词表［M］. 北京：中医古籍出版社，1996：Ⅱ-205.

[39] 南京中医学院方剂教研组. 中医方剂学中级讲义［M］. 北京：人民卫生出版社，1961：2.

[40] 南京中医学院方剂教研组. 中医方剂学讲义［M］. 北京：人民卫生出版社，1960：2.

[41] 南京中医学院. 中医方剂学讲义［M］. 上海：上海科学技术出版社，1964：7.

[42] 江苏新医学院. 中医方剂学［M］. 上海：上海人民出版社，1972：7.

[43] 广东中医学院. 方剂学［M］. 上海：上海人民出版社，1974：5.

[44] 江西中医学院附属医院. 中医方剂手册［M］. 南昌：江西人民出版社，1975：3.

[45] 河南中医学院. 治法与方剂［M］. 北京：人民卫生出版社，1976：13.

[46] 王绵之. 方剂的组成原则与变化［M］. 北京：北京中医学院印，1981：2.

[47] 广州中医学院. 方剂学［M］. 北京：人民卫生出版社，1983：7.

[48] 许济群. 方剂学［M］. 上海：上海科学技术出版社，1985：7.

[49] 杨医亚. 方剂学［M］//钱信忠. 中国医学百科全书. 上海：上海科学技术出版社，1988：3.

[50] 南京中医学院. 方剂学［M］. 北京：中医古籍出版社，1987：5.

[51] 周凤梧. 实用方剂学［M］. 济南：山东科学技术出版社，1989：39.

[52] 贵阳中医学院. 方剂学［M］. 贵阳：贵阳人民出版社，1989：11.

[53] 段富津. 方剂学［M］. 上海：上海科学技术出版社，1997：8.

[54] 冯泳. 方剂学［M］. 北京：中医古籍出版社，2002：17.

[55] 邓中甲. 方剂学［M］. 北京：中国中医药出版社，2004：19.

[56] 邱德文，冯泳，邹克扬. 现代方剂学［M］. 北京：中医古籍出版社，2006：7.

[57] 李飞. 方剂学［M］. 北京：人民卫生出版社，2011：65.

[58] 谢鸣，周然. 方剂学［M］. 北京：人民卫生出版社，2013：37.

[59] 贾波. 方剂学［M］. 北京：中国中医药出版社，2016：11.

（赵　黎）

金水相生

Jīn shuǐ xiāng shēng

一、规范名

【汉文名】金水相生。

【英文名】mutual generation between metal and water。

【注释】运用五行相生中"金生水"的理论,通过滋养肺阴与滋养肾阴并用,以治疗肺肾阴虚证的治法。代表方如百合固金汤。

二、定名依据

"金水相生"一词作为通过滋养肺阴与滋养肾阴并用以治疗肺肾阴虚证的治法名称,见于明代周慎斋的《慎斋遗书》,虽此前有关著作也有"金水相生"这一名词出现,但概念与本术语不完全相同。

早在汉代《汉书·王莽传》即出现"金水相生"一词,是卜筮时表示五行相生关系名词。后来随着运气学说的发展,宋代《圣济总录》将"金水相生"运用到运气学说中来,上述两种含义后世沿用较少。而对《内经》脏腑五行理论认识的逐渐深入,并结合临床实践,使用"金水相生"作为治法的名称,既能表明肺肾之间在五行中的关系,又能明确其肺肾同治的意义,能确切反映本术语的内涵。

自明代周慎斋在《慎斋遗书》中提出将"金水相生"作为治法名称,其后历代著作多有沿用,如明代《本草纲目》《类经》《医贯》,清代《本经逢原》《本草备要》《医方集解》《本草问答》《本草便读》《医方论》等。这些著作均为历代的重要著作,对后世有较大影响。所以"金水相生"作为规范名便于达成共识,符合术语定名的约定俗成的原则。

现代相关著作,如《中医治法与方剂》《新编方剂学》,多版《方剂学》教材以及辞书类著作《中医大辞典》《简明中医辞典》《中医名词术语精华词典》等均以"金水相生"作为规范名。说明"金水相生"这一规范名已成为共识。

全国科学技术名词审定委员会审定公布的《中医药学名词》已以"金水相生"作为规范名。所以"金水相生"作为规范名也符合术语定名的协调一致原则。

三、同义词

【曾称】"肺肾同治"(《中医大辞典》);"肺肾相生"(《中医名词术语精华辞典》)。

四、源流考释

中医认为阴阳五行之气是支配天地万物生成变化的根本力量,阴阳五行是天地万物的根本规律。"金生水"是五行学说中的一部分,五行观念最早见于《尚书》,但并未明确而完整地陈述五行相生关系。五行学说在古代广泛应用于卜筮当中,在《汉书》中即有"诏遣大司徒、大司空策告宗庙,杂加卜筮。皆曰:兆遇金水王相,卦遇父母得位,所谓康强之占、逢吉之符也。孟康曰:'金水相生也'"[1]4053,提出了"金水相生"这一名词。《黄帝内经素问》依据脏腑五行所属关系即肺属金,肾属水,提出"西方生燥,燥生金,金生辛,辛生肺,肺生皮毛,皮毛生肾"的理论[2]41。唐代王冰注《黄帝内经素问》补入了七篇大论的内容,逐渐形成推论"五运六气"的运动变化与天地人及其相互关系的一种学说,即运气学说。宋朝规模最大的方书《圣济总录》中提到"中见金运,金水相生"[3]20,将"金水相生"一词运用到运气学说中。

后世随着脏腑五行理论的发展，至明代周慎斋将"金水相生"引入中医治疗学，认为真阳虚极，不能化生津液，应当运用温补加甘寒生津的治法，可以达到金水相生的效果。其在《慎斋遗书》中说："若嗜欲无节，以致肾水受伤，虚火为患，肾虚恶燥，或前后闭结，或痰在咽喉中干咯，此皆津液不足之故。而火动元阳，焉能全其化育？理宜补养肺金，使金水相生。""舌黑色者，热极而无生意也。色黄兼下利，而唇口碎裂，是为水涸，非实热，乃假热也，由肾之真阳虚极，不能化生津液；理宜大剂温补，稍带甘寒，使金水相生，则燥解而生可回；若用纯凉，反泻真阳，其死决矣。"[4]46 认为肾阴阳不足均可影响肺的功能。明代赵献可在继承前任肺肾之间关系理论的基础上，认为肾真阴不足，阴虚火旺刑金，可引起肺的功能失调进而引发咳嗽，认为"房劳太过，亏损真阴，阴虚而火上，火上而刑金故咳，咳则金不能不伤矣。予先以壮水之主之药，如六味地黄之类，补其真阴，使水升而火降。随即以参芪救肺之品，以补肾之母。使金水相生而病易愈矣。"[5]74 而张介宾将"金水相生"这一关系拓展到肺肾主水的代谢功能，在《类经》中讲到："肺为手太阴经，其脏属金，肾为足少阴经，其脏属水，故凡病水者，其本在肾，其末在肺，亦以金水相生；母子同气，故皆能积水"。后世又从肺主呼气、肾主纳气这一维度概括了肺肾两脏之间金水相生的关系[6]729。清代唐容川《血证论》曰："盖气根于肾，乃先天水中之阳，上出鼻，肺司其出纳。肾为水，肺为天，金水相生，天水循环。"[7]10

基于临床应用的发展，"金水相生"这一治法逐渐在药物功效及临证组方配伍中体现。明代李时珍在《本草纲目》中说"古书言知母佐黄柏，滋阴降火，有金水相生之义"[8]1979，此处知母可以上益肺阴，下滋肾水，黄柏可以清相火，防止其妄动刑金，故有肺肾同治之意。其后世本草著作将可以滋肾阴兼能养肺阴的药物效用概括为金水相生，如《本草崇原》："(杜仲)久服则

金水相生，精气充足，故轻身耐老"[9]38；《得配本草》："(燕窝)甘、淡、平。补阴润肺，生津养胃，化痰止嗽，能使金水相生，肾气上滋于肺，而胃气自安。调理虚损之品，惟此为最"[10]241；《本草求真》："(鸭肉)若黑骨白毛者，为虚痨圣药，亦金水相生之义耳"[11]19；《本草便读》："(乌骨鸡)补肝家血液之亏，理产治劳，甘平无毒，治肺肾虚羸之疾，白毛黑骨，金水相生"[12]229；《本草问答》："(葛根)根色纯白属金，又能吸水气上升，是金水相生之物，又能引津气以治阳明之燥"[13]35。

方剂是治法的体现，基于"金水相生"这一治法，医家创制了大量临床上行之有效的方剂。明代张介宾创制的方剂如"玉女煎"，其中熟地黄与麦冬之配伍体现了金水相生之妙用。清代张璐在《本经逢原》中提出六味丸加麦冬、五味子这一体现金水相生的配伍方法，"昔人有以六味丸加参而服，下咽少顷辄作迷迷不爽；或令增麦冬、五味功力倍常，深得金水相生之妙用"[14]78。该方在用六味丸滋肾阴的基础上，加麦冬、五味子以滋肺阴，体现了肺肾同治的治法，对后世影响广泛。汪昂在《医方集解》中对百合固金汤的方论解释为："此手太阴足少阴药也，金不生水，火炎水干，故以二地助肾滋水退热为君，百合保肺安神，麦冬清热润燥，元参助二地以生水，贝母散肺郁而除痰，归芍养血兼以平肝，甘桔清金，成功上部，皆以甘寒培元清本，不欲以苦寒伤生发之气也。"[15]31 可见百合固金汤可以养阴润肺化痰止咳，是治疗肺肾阴虚，运用金水相生治法的代表方。费伯雄在《医方论·百合固金汤》："此方金水相生，又兼养血。治肺伤咽痛失血者最宜。李士材谓：'清金之后，急宜顾母'，识解尤卓。予谓：咽痛一定，急当培土生金也。"[16]12

我国目前已出版的重要的中医学著作在整合肺肾之间关系的论述上，均以"金水相生"作为规范名，如《中医治法与方剂》[17]775《方剂学》(许济群)[18]175、《方剂学》(李飞)[19]1456、《方剂学》

（谢鸣）[20]307、《中医大辞典》[21]1064《中医名词术语精华辞典》[22]630《简明中医辞典》[23]626《中医辞海》[24]486 等。同时一般又以"肺肾相生"或"肺肾同治"作为又称。

总之，"金水相生"一词源于五行学说的"金生水"，早期在卜筮及运气学说中运用。早在《汉书·王莽传》即出现"金水相生"一词，是卜筮时表示五行相生关系名词；后来随着运气学说的发展，宋代《圣济总录》将"金水相生"运用到运气学说中来，随着中医学理论的不断发展，逐渐将肺金生肾水这种母子关系抽象成"金水相生"，并依据该理论形成了补肾益肺甚至肺肾双补的治法。"金水相生"一词作为通过滋养肺阴与滋养肾阴并用以治疗肺肾阴虚证的治法名称，见于明代周慎斋的《慎斋遗书》。金水相生这一名词概念，从理论上经历了由肺和肾阴阳可互相补充，拓展到肺肾之气协作完成人体津液的正常输布排泄和气的运行逐渐完善的过程。后世基于对这一理论的认识，提出以"金水相生"作为肺肾阴虚病机所对应的治法被广泛认可，故而后世医书多使用"金水相生"作为规范词使用。

五、文献辑录

《汉书·王莽传上》："有诏遣大司徒、大司空策告宗庙，杂加卜筮。皆曰：兆遇金水王相，卦遇父母得位，所谓康强之占、逢吉之符也。孟康曰：金水相生也。"[1]4053

《黄帝内经素问·阴阳应象大论》："西方生燥，燥生金，金生辛，辛生肺，肺生皮毛，皮毛生肾。"[2]41

《圣济总录·运气》："中见金运，金水相生。"[3]20

《慎斋遗书》卷三："舌黑色者，热极而无生意也。色黄兼下利，而唇口碎裂，是为水涸，非实热，乃假热也，由肾之真阳虚极，不能化生津液；理宜大剂温补，稍带甘寒，使金水相生，则燥解而生可回；若用纯凉，反泻真阳，其死决矣。"[4]46

《医贯》卷四："盖病本起于房劳太过。亏损真阴。阴虚而火上，火上而刑金故咳。咳则金不能不伤矣。予先以壮水之主之药。如六味地黄之类。补其真阴。使水升而火降。随即以参芪救肺之品。以补肾之母。使金水相生而病易愈矣。世之用寒凉者。肤浅庸工。固不必齿。"[5]74

《类经·针刺类》："故凡病水者，其本在肾，其末在肺，亦以金水相生；母子同气，故皆能积水。"[6]729

《血证论·脏腑病机论》："盖气根于肾，乃先天水中之阳，上出鼻，肺司其出纳。肾为水，肺为天，金水相生，天水循环。"[7]10

《本草纲目·柏木》："时珍曰：古书言知母佐黄柏，滋阴降火，有金水相生之义。"[8]1979

《本草崇原·杜仲》："久服则金水相生，精气充足，故轻身耐老。"[9]38

《得配本草·燕窝》："甘、淡、平。补阴润肺，生津养胃，化痰止嗽，能使金水相生，肾气上滋于肺，而胃气自安。调理虚损之品，惟此为最。"[10]241

《本草求真·鸭肉》："若黑骨白毛者，为虚痨圣药，亦金水相生之义耳。"[11]19

《本草便读·乌骨鸡》："补肝家血液之亏，理产治劳，甘平无毒，治肺肾虚羸之疾，白毛黑骨，金水相生……（乌骨鸡，鸡之种类甚多，大抵以白毛黑骨，皮肉尽黑者良。鸡为巽木，性味甘平，血肉有情之品。肝虚者宜食之。以其外白内黑，得金水相生之意，故肝肺肾三脏血液不足者最宜。）"[12]229

《本草问答·葛根》："（葛根）根色纯白属金，又能吸水气上升，是金水相生之物，又能引津气以治阳明之燥。"[13]35

《本经逢原·熟地黄》："昔人有以六味丸加参而服，下咽少顷辄作迷迷不爽；或令增麦冬、五味功力倍常，深得金水相生之妙用，非专工药性者之可与讨论也。"[14]78

《医方集解·百合固金汤》:"百合固金汤……此手太阴足少阴药也,金不生水,火炎水干,故以二地助肾滋水退热为君,百合保肺安神,麦冬清热润燥,元参助二地以生水,贝母散肺郁而除痰,归芍养血兼以平肝,甘桔清金,成功上部,皆以甘寒培元清本,不欲以苦寒伤生发之气也。"[15]31

《医方论·百合固金汤》:"此方金水相生,又兼养血。治肺伤咽痛失血者最宜。李士材谓:'清金之后,急宜顾母',识解尤卓。予谓:咽痛一定,急当培土生金也。"[16]12

《方剂学》(许济群):"琼玉膏,此乃肺肾阴亏,元气不足,虚火灼津,肺失清肃所致,治宜滋阴润燥,益气生津。方中以生地黄滋阴壮水为君,白蜜养肺润燥为臣,二者合用,有金水相生之义,壮水制火之功。"[18]175

《简明中医辞典》:"① 肺金和肾水是母子关系。参见肺肾相生条。② 即肺肾同治。详该条。"[23]626

《中医大辞典》:"① 肺金和肾水是母子关系。参见肺肾相生条。② 即肺肾同治。详该条。"[21]1064

《中医名词术语精华辞典》:"① 五行相生关系。金生水。② 指肺肾相生。详该条。③ 指肺肾同治。详该条。"[22]630

《中医辞海》中册:"基础理论名词。① 肺金和肾水是母子关系。见肺肾相生条。② 即肺肾同治。见肺肾同治条。"[24]486

《中医治法与方剂》:"肾为水脏,肺为水源,肺为气之主宰,肾为元气之根,两脏功能皆与津液摄纳、生化、输泄有关……肺肾两脏反映了津气生化输泄的协同作用,这种关系,称为金水相生。"[17]775

《方剂学》(李飞):"琼玉膏……生地滋肾阴,白蜜润肺燥,两药相配,有金水相生之妙。"[19]1456

《方剂学》(谢鸣):"百合固金汤,制方原理:本方所治乃肺肾阴虚,虚火灼金而至。肺金肾

水,金水相生。若肺阴亏耗,津液不能下荫于肾,则肾水不足;肾水既亏,一则阴不上滋于肾,再则水不制火,虚火上炎而烁肺金,形成肺肾两亏,母子俱损的病变。"[20]307

参考文献

[1] [汉] 班固.汉书[M].北京:中华书局,1975:4053.

[2] 未著撰人.黄帝内经素问[M].[唐] 王冰注,[宋] 林亿校正.北京:人民卫生出版社,1963:41.

[3] [宋] 赵佶.圣济总录[M].北京:人民卫生出版社,2013:20.

[4] [明] 周慎斋.慎斋遗书[M].上海:上海科学技术出版社,1959:46.

[5] [明] 赵献可.医贯[M].北京:人民卫生出版社,2005:74.

[6] [明] 张景岳.类经[M].北京:人民卫生出版社,1965:729.

[7] [清] 唐容川.血证论[M].上海:上海人民出版社,1977:10.

[8] [明] 李时珍.本草纲目[M].北京:人民卫生出版社,2007:1979.

[9] [清] 张志聪.本草崇原[M].合肥:安徽科学技术出版社,1981:38.

[10] [清] 严洁.得配本草[M].北京:中国中医药出版社,1997:241.

[11] [清] 黄宫绣.本草求真[M].北京:人民卫生出版社,1987:19.

[12] [清] 张秉成.本草便读[M].北京:学苑出版社,2010:229.

[13] [清] 唐容川.本草问答[M].北京:中国中医药出版社,2015:35.

[14] [清] 张璐.本经逢原[M].上海:上海科学技术出版社,1959:78.

[15] [清] 汪昂.医方集解[M].北京:人民卫生出版社,2006:31.

[16] [清] 费伯雄.医方论[M].北京:中医古籍出版社,1987:12.

[17] 陈潮祖.中医治法与方剂[M].北京:人民卫生出版社,2009:775.

[18] 许济群.方剂学[M].上海:上海科学技术出版社,1983:175.

[19] 李飞.方剂学[M].北京:人民卫生出版社,2011:1456.

[20] 谢鸣.方剂学[M].北京:人民卫生出版社,2015:307.

[21] 李经纬,邓铁涛,等.中医大辞典[M].北京:人民卫

生出版社,1995:1064.

[22] 李经纬,余瀛鳌,蔡景峰.中医名词术语精华辞典[M].天津:天津科学技术出版社,1996:630.

[23] 李经纬,区永欣,余瀛鳌,等.简明中医辞典[M].北京:中国中医药出版社,2001:626.

[24] 袁钟,图娅,彭泽邦,等.中医辞海:中册[M].北京:中国医药科技出版社,1999:486.

（刘碧原）

剂 型

jì xíng

一、规范名

【汉文名】剂型。

【英文名】英文名：preparation。

【注释】注释：将原料药加工制成适合于医疗或预防应用的形式。

二、定名依据

"剂型"一词,较早见于《中医药的科学方向》,其概念与本术语基本相同,能反映本术语内涵。而在此之前,甲骨文里就有"鬯其酒"的记载,《周礼》中就已出现有关"齐"（通"剂"）的记载,后又有"成剂药""和合""制剂"等名称,但概念与本术语不完全相同。

"剂"古文通"齐",有整齐、整合、排列之意,也体现了一定的规定性、有序性,同时,"剂"还有调配、调和之意。"型"由浇铸器物用的模子引申为类型、样式。可见,"剂型"一词是指将原料药加工制成适合于医疗或预防应用的形式,能确切地反映本术语的内涵。

自"剂型"一词在中医药界使用以来,之后的著作、辞典、工具书及教科书类多有沿用,对后世有较大影响。所以"剂型"作为规范名便于达成共识,符合术语定名的约定俗成原则。

现代相关著作,如辞书类著作《简明中医辞典》《中医药常用名词术语辞典》《中医大辞典》《中国大百科全书·中医学》《中国大百科全书（简明版）》《辞海》《中医新知识辞典》《中国医学

百科全书》《英汉双解常用中医名词术语》,全国高等中医药院校规划教材《方剂学》《药剂学》《中药药剂学》等均以"剂型"作为规范名。已经广泛应用于中医药学文献的标引和检索的《中国中医药学主题词表》以"剂型"作为正式主题词。现代有代表性的方剂学著作如《新编方剂学》《现代方剂学》也以"剂型"作为规范名。说明"剂型"这一规范名已成为共识。

我国2005年出版的由全国科学技术名词审定委员会审定公布的《中医药学名词》已以"剂型"作为规范名。所以"剂型"作为规范名也符合术语定名的协调一致原则。

三、同义词

【曾称】"成剂药"（《肘后备急方》）;"剂形"（《中医常用名词简释》）。

四、源流考释

早在殷商时期,甲骨文里就有"鬯其酒"的记载;《针灸甲乙经》序言有"汤液始于伊尹"之说,说明酒剂、汤剂在商代就已出现。虽然其时尚未有剂型的名词,但具体剂型已经出现并使用。《周礼》载:"食医掌和王之六食、六饮、六膳、百羞、百酱、八珍之齐。"[1]8 此处所载"齐"即后世之"剂","齐"通"剂",意为调配、和合不同的药物组成饮、酱等不同剂型的方剂加以运用,包含剂型之意。马王堆汉墓出土的《五十二病方》未载"剂型"一词,也未见与"剂型"意义相关

的词。但本书中每首方基本都记载其剂型及使用方法,所载剂型达十数种,赋形剂种类繁多,特别是丹剂等化学制剂的出现,是世界医药史上的创举。

春秋战国至秦汉时代的医学著作《内经》虽记载方剂仅13首,但出现汤、丸、散、膏等6种剂型和各种剂型的制法、用法以及适应证。《黄帝内经素问》中还设有汤液醪醴的专论,如:"帝曰:上古圣人作汤液醪醴,为而不用何也?岐伯曰:自古圣人之作汤液醪醴者,以为备耳,夫上古作汤液,故为而弗服也。中古之世,道德稍衰,邪气时至,服之万全。"[2]86《神农本草经》中记载了制药理论和制备法则,其佚文中载:"药性有宜丸者,宜散者,宜水煮者,宜酒渍者,宜膏煎者,亦有一物兼宜者。亦有不可入汤酒者。并随药性,不得违越。"[3]47 强调根据药物性质需要选择剂型。

汉代张仲景的《伤寒论》中,药物剂型已有煎剂、浸剂、酒剂、浸膏剂、糖浆剂、软膏剂、栓剂、熏洗剂等多种,并首次记载了使用动物胶汁、炼蜜和淀粉糊作丸剂的赋形剂,为中药制剂学的发展奠定了基础。

魏晋南北朝时期,《肘后备急方》为晋梁时期重要的医学著作,代表了晋梁时期的医学发展水平。其所收载药物剂型种类之齐全,所用辅料品种之繁多,采用制剂工艺之先进是当时其他医药书籍所无法比拟的。《肘后备急方》为后世的剂型发展奠定了基础,虽香囊剂、药枕剂实物当时早已存在,但滴耳剂、锭剂、膜剂、舌下含剂、香囊剂、眼膏剂、含化剂、药枕剂等剂型在现存医学文献中均属首次记载,而硬膏剂的出现,更将制剂工艺推向了一个发展的高峰,足可见《肘后备急方》的剂型学成就是巨大的,对丰富传统方剂剂型内容、推动祖国医学方剂剂型的发展作出了重要贡献,是研究中医方剂剂型的重要文献资料。《肘后备急方》:"以前诸药,固以大要岭南使用,仍开者,今复疏之,众药并成剂药。自常和合,贮此之备,最先于衣食

耳。"[4]150 首次提出了"成剂药"的概念,主张批量生产贮备,供急需之用。这里的"成剂药"已初具中成药的意思,是成药与剂型的综合,其中的"剂"即含有一定的剂型之意。炮制学专著《雷公炮炙论》也记述了部分剂型理论,如"雷敩论合药分剂料理法则"篇:"凡云散只作散,丸只作丸,或酒煮,或醋或乳煎,一如法则。凡方炼蜜,每一斤只炼得十二两半或一分是数,若火少若火过,并用不得也。凡膏煎中用脂,先须炼去革膜了,方可用也。凡修事诸药物等,一一并须专心,勿令交杂。或先熬后煮,或先煮后熬,不得改移,一依法则。凡修合丸药,用蜜只用蜜,用饧则用饧,用糖只用糖,勿交杂用,必宣泻人也。"[5]129,130《本草经集注》分列了数条有关药物剂型理论的内容,如:"药有宜丸者,宜散者,宜水煮者,宜酒渍者,宜膏煎者,亦有一物兼宜者,亦有不可入汤酒者,并随药性,不得违越。"[6]14 又有:"又疾有宜服丸者,宜服散者,宜服汤者,宜服酒者,宜服膏煎者,亦兼参用,察病之源,以为其制耳。"[6]14 这就从药物性质和疾病两个方面对剂型的选择进行了限制,这种观点现在证明是科学的,并仍然是临床选用剂型的两个决定性因素。"序录"中还对散、丸、汤、酒、膏等剂型的制作和规格进行了规范,如:"凡散药有云刀圭者,十分方寸匕之一,准如梧子大也。方寸匕者,作匕正方一寸,抄散取不落为度。钱五匕者,今五铢钱边五字者以抄之,亦令不落为度。一撮者,四刀圭也。十撮为一勺,十勺为一合。"[6]38 另如:"凡汤酒膏药,旧方皆云㕮咀者,谓秤毕捣之如大豆也。"[6]39 这是对传统剂型进行规范的较早文献,对后世影响巨大。

唐代孙思邈的《备急千金要方》"论合和第七"篇中详细记述了部分药物在各种剂型使用前的炮制方法。药物不同,适宜的剂型也不同,篇中列出了不可用于汤酒者的各种药物,细述了汤、丸、散等各种常用剂型的制作方法,对丸、散、膏等剂型赋形剂的选择作了规定。"论服饵第八"篇中记述了使用各种剂型的注意事项以

及各种忌口等,还列举了如丸剂等剂型的服用规格,如"凡丸药皆如梧桐子,补者十丸为始,从一服渐加,不过四十丸,过亦损人。"[7]13 该篇也记述了部分剂型的服用方法。

宋金元时期,中药成方制剂得到巨大的发展,中药制剂初具规模。北宋时官方设立"惠民和剂药局",收集医家和民间验方,制成丸剂、散剂等成药出售。由宋代太医院颁布,陈师文等校正的《太平惠民和剂局方》,共收载中药制剂788种,卷首有"和剂局方指南总论",文中对"处方""合和""服饵""服药食忌"以及"药石炮制"等均作专章讨论,其中的"论合和法"中记载了多个剂型的制备规范,如:"凡捣罗圆药,用重密绢令细,于蜜中和则易熟;若罗草药为散,以轻细绢,于酒中调服则不泥;其石药,亦用细绢罗,然后研理数百过,视色理和同为佳也。凡汤、酒中用诸石药,皆细捣罗之如粟米,亦可以葛筛令调,并新绵裹,内汤、酒中同煎;凡合圆、散药,先细切曝燥乃捣之,有各捣者,有合捣者,并随方所言。"[8]278 此书为我国历史上由官方颁发的第一部制剂规范,也是世界上具有药典性质的药剂方典。成无己《伤寒明理论》:"若是之论,实处方之妙理,制剂之渊微。该通君子熟明察之,乃见功焉。"[9]46 较早记载了"制剂"一词,虽其内涵与现代"制剂"有别,但却包含有现代"剂型"之意。

明清时期,制剂学在前代基础上继有发展,在方剂剂型的创制与使用方面亦具有自身特色。就名词而言,明清时期的医书上多次出现"制剂"一词,如《普济方》[10]849《神农本草经疏》[11]1《医方集解》[12]1《本经逢原》[13]283《本草思辨录》[14]395 等医书。《医方集解》:"自成氏而后,历年数百,竟未有继踵而释方书者,即如《金匮玉函》犹然晦昧,又况《千金》《外台》以及后贤之制剂也哉。"可见其含义应为调剂之意。直至《眼科锦囊·续眼科锦囊》卷一:"然而西洋之俗,服煎剂甚罕,而专用火酒制剂,蒸露精液,或化炼诸药,盖煎剂则不加量无效。是故调峻效

剧烈之物,以小量抵当大剂,以便服用也。以彼所斟酌分量,谩施于我者,未见其可矣。"[15]395 其中"制剂"类似"剂型"之意。

在现代医药中,由于制剂演化而出的制剂形式,即剂型(Dosage form)出现历史较早。关于中医药剂型的名称,是中华人民共和国成立之后才引起重视的。何云鹤《中医药的科学方向》中较早记载了"剂型"一词,载:"用什么方法来推进中药,使它向科学更近一步,即是在原有的习用经验基础上,改进中药剂型,由煎剂或原始的丸散制成水溶性的流浸膏,浸膏或膏粉。"[16]115,116 在《中医常用名词简释》使用的名词是"剂形",定义为"就是药剂的形式。常用的剂形有汤、散、丸、膏、丹、酒及膏药等,随药性和病症的需要而选择应用。"[17]82 可以看出,虽然字形稍有差别,但它们所反映的内涵与"剂型"已经相同。

关于中医药现代有关著作均以"剂型"作为规范名,如辞书类著作《简明中医辞典》[18]563《中国医学百科全书·方剂学》[19]4《中医新知识辞典》[20]167《中国大百科全书(简明版)》[21]4-2277f《中国医学百科全书·中医学》[22]1307《辞海》[23]5421《中国大百科全书·中医》[24]143《简明中医辞典》(李经纬)[25]651、《中医药常用名词术语辞典》[26]239《中医大辞典》[27]1106《英汉双解常用中医名词术语》[28]250,普通高等教育中医药类规划教材《方剂学》(段富津)[29]12、《方剂学》(许济群)[30]14、《方剂学》(李庆诒)[31]10、《方剂学》(陈德兴)[32]13、《方剂学》(闫润红)[33]21、《方剂学》(樊巧玲)[34]18、《方剂学》(李飞)[35]80、《方剂学》(冯泳)[36]20、《方剂学》(邓中甲)[37]23、《方剂学》(周永学)[38]13、《方剂学》(李冀)[39]18、《方剂学》(顿宝生)[40]15、《药剂学》(南京药学院)[41]2、《药剂学》(崔德福)[42]1、《药剂学》(湖北中医学院)[43]2、《药剂学》(沈阳药学院)[44]1、《药剂学》(奚念朱)[45]1、《药剂学》(屠锡德)[46]4、《药剂学》(周建平)[47]10,《中药药剂学》(曹春林)[48]2、《中药药剂学》(国家中医药管理局科技教育司)[49]10

以及一些方剂学专著如《新编方剂学》[50]35《现代方剂学》[51]11 等均以"剂型"作为规范名。

虽然绝大部分现代著作以"剂型"作为规范名，但在各本书中有关"剂型"的解释又有一些差别，如《中医药常用名词术语辞典》："剂型根据药物性质、治疗与给药途径的需要，将药材制成一定的形态，称为'剂型'。"李飞主编的《方剂学》给剂型的定义是："是根据病情的需要和药物的性质与给药的途径，将原料药加工制成适宜的形式。以使方剂发挥最佳疗效，减少峻烈之性和毒性，便于临床应用以及贮藏、运输等。"李庆治的《方剂学》认为："药物配伍应用，使用前应按不同的药性和临床治疗需要，将药物加工制成各种不同形状，大小一定的制剂形式，此形式即剂型。"而在南京药学院主编的《药剂学》中称剂型为："药物经加工制成适合于医疗预防应用的形式称作药物剂型（简称剂型），一般是指药剂的类别，例如片剂、软膏剂均属之。各类剂型的个别制品一般称之为制剂或方剂。因此，剂型是一类制剂和方剂的总称。"

总之，甲骨文里就有"鬯其酒"的记载，《周礼》中就已出现有关"齐"（通"剂"）的记载。现存最早的马王堆汉墓出土的医方书《五十二病方》中虽未出现"剂型"名称，但已有多种剂型存在。《黄帝内经素问》中设有汤液醪醴的专论。《神农本草经》中记载了制药理论和制备法则。晋代《肘后备急方》首次提出了"成剂药"的概念，这里的"成剂药"已初具中成药的意思，是成药与剂型的综合，其中的"剂"即含有一定的剂型之意。南北朝《雷公炮炙论》《本草经集注》以及唐代《备急千金要方》等书都论述了一些有关剂型的理论和标准。金人成无己《伤寒明理论》较早记载了"制剂"一词，与"剂型"术语内涵有别，但却包含了一定的剂型之意。关于中医药剂型的名称，是在 1949 年以后才引起重视的。何云鹤《中医药的科学方向》中较早记载了"剂型"一词。自"剂型"一词在中医药界使用以来，之后的著作、辞典、工具书及教科书类多有沿

用，对后世有较大影响。

五、文献辑录

《周礼·天官冢宰》："食医掌和王之六食、六饮、六膳、百羞、百酱、八珍之齐。"[1]8

《黄帝内经素问·汤液醪醴论》："帝曰：上古圣人作汤液醪醴，为而不用何也？岐伯曰：自古圣人之作汤液醪醴者，以为备耳，夫上古作汤液，故为而弗服也。中古之世，道德稍衰，邪气时至，服之万全。"[2]86

《神农本草经·序录》："药性有宜丸者，宜散者，宜水煮者，宜酒渍者，宜膏煎者，亦有一物兼宜者。亦有不可入汤酒者。并随药性，不得违越。"[3]47

《肘后备急方·治百病备急丸散膏诸要方》："以前诸药，固以大要岭南使用，仍开者，今复疏之，众药并成剂药。自常和合，贮此之备，最先于衣食耳。"[4]150

《雷公炮炙论·雷敩论合药分剂料理法则》："凡云散只作散，丸只作丸，或酒煮，或醋或乳煎，一如法则。凡方炼蜜，每一斤只炼得十二两半或一分是数，若火少若火过，并用不得也。凡膏煎中用脂，先须炼去革膜了，方可用也。凡修事诸药物等，一一并须专心，勿令交杂。或先熬后煮，或先煮后熬，不得改移，一依法则。凡修合丸药，用蜜只用蜜，用饧则用饧，用糖只用糖，勿交杂用，必宣泻人也。"[5]129,130

《本草经集注·序录》："药有宜丸者，宜散者，宜水煮者，宜酒渍者，宜膏煎者，亦有一物兼宜者，亦有不可入汤酒者，并随药性，不得违越。"[6]14"又疾有宜服丸者，宜服散者，宜服汤者，宜服酒者，宜服膏煎者，亦兼参用，察病之源，以为其制耳。"[6]14"凡散药有云刀圭者，十分方寸匕之一，准如梧子大也。方寸匕者，作匕正方一寸，抄散取不落为度。钱五匕者，今五铢钱边五字者以抄之，亦令不落为度。一撮者，四刀圭也。十撮为一勺，十勺为一合。"[6]38"凡汤酒膏药，旧方皆云㕮咀者，谓秤毕捣之如大豆

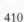

者。"[6]39

《备急千金要方·绪论》:"凡丸药皆如梧桐子,补者十丸为始,从一服渐加,不过四十丸,过亦损人。"[7]13

《太平惠民和剂局方·论合和法》:"凡捣罗圆药,用重密绢令细,于蜜中和则易熟;若罗草药为散,以轻细绢,于酒中调服则不泥;其石药,亦用细绢罗,然后研理数百过,视色理和同为佳也。凡汤、酒中用诸石药,皆细捣罗之如粟米,亦可以葛筛令调,并新绵裹,内汤、酒中同煎;凡合圆、散药,先细切曝燥乃捣之,有各捣者,有合捣者,并随方所言。"[8]278

《伤寒明理论》卷下:"若是之论,实处方之妙理,制剂之渊微。该通君子熟明察之,乃见功焉。"[9]46

《普济方》卷一百二十二:"若处方之妙理,制剂之渊微,明通君子。熟而察之乃见功焉。"[10]849

《神农本草经疏》卷二:"随证轻重,制剂大小,中病则已,毋太过焉。"[11]1

《医方集解·凡例》:"自成氏而后,历年数百,竟未有继踵而释方书者,即如《金匮玉函》犹然晦昧,又况《千金》《外台》以及后贤之制剂也哉。"[12]1

《本经逢原》卷四:"制剂之多少,随瘀热元气而施,不可限以分两。"[13]283

《本草思辨录》卷四:"此皆得制剂之道,而血余乃有功而无过,非血余之本能然也。鼻衄以血余烧灰,吹之立止,即齿血便血与诸窍出血,烧灰送服,亦无不止。此盖色黑止血,而血余更以血入血,故应如桴鼓。要不可忘其为消瘀之厉剂也。"[14]395

《眼科锦囊·续眼科锦囊》卷一:"然而西洋之俗。服煎剂甚罕。而专用火酒制剂。蒸露精液。或化炼诸药。盖煎剂则不加量无效。是故调峻效剧烈之物。以小量抵当大剂。以便服用也。以彼所斟酌分量。谩施于我者。未见其可矣。"[15]395

《中医药的科学方向》:"用什么方法来推进中药,使它向科学更近一步,即是在原有的习用经验基础上,改进中药剂型,由煎剂或原始的丸散制成水溶性的流浸膏,浸膏或膏粉。"[16]115,116

《中医常用名词简释》:"剂形就是药剂的形式。常用的剂形有汤、散、丸、膏、丹、酒及膏药等,随药性和病症的需要而选择应用。"[17]82

《药剂学》(南京药学院):"药物经加工制成适合于医疗预防应用的形式称作药物剂型(简称剂型),一般是指药剂的类别,例如片剂、软膏剂均属之。各类剂型的个别制品一般称之为制剂或方剂。因此,剂型是一类制剂和方剂的总称。"[41]2

《简明中医辞典》:"剂型……药物的制剂。中药的剂型有汤、酒、丸、散、膏、丹、锭、片、露、霜、胶、茶、曲等。"[18]563

《药剂学》(沈阳药学院):"药物剂型是根据医疗上的需要设计的,如急症患者,为使药效迅速宜采用汤剂,注射剂、栓剂、气雾剂、舌下片剂等,对于药物作用需要持久延缓的则可用混悬剂、丸剂、缓释片剂或其他长效制剂等。"[44]1

《药剂学》(奚念朱):"几乎任何一种药物,供临床使用之前,都必须制成适合于医疗或预防应用的形式,称药物剂型(简称剂型)。"[45]1

《药剂学》(湖北中医学院):"为了发挥药物最大的疗效,减少副作用及毒性,便于临床应用及贮存运输,根据药物的性质,用药目的及给药途径,将原料药加工制成适宜的型式称为剂型。"[43]2

《药剂学》(崔福德):"药物剂型是适合于疾病的诊断、治疗或预防的需要而制备的不同给药形式,简称剂型,如散剂、颗粒剂、片剂、胶囊剂、注射剂、溶液剂、乳剂、混悬剂、软膏剂、栓剂、气雾剂等。"[42]1

《药剂学》(屠锡德):"剂型是按临床使用外形与使用途径等划分的药品类型。"[46]4

《中药药剂学》(曹春林):"剂型……为了发挥药物最大的疗效,减少毒副作用,便于临床应

方剂

用及贮存、运输，根据药物的性质、用药目的及给药途径，将原料药加工制成适宜的形式，称为剂型。"[48]2

《中国医学百科全书·方剂学》："剂型是根据中药的性质和治疗的需要，将组成方剂的药物加工制成一定的制剂形式。"[19]4

《中医新知识辞典》："剂型指根据药物的性质，用药目的和给药途径研制而成的各种类型的药物制剂形式。如丸剂、汤剂、片剂、注射剂。"[20]167

《方剂学》(段富津)："方剂组成以后，还要根据病情与药物的特点制成一定的形态，称为剂型。"[29]12

《方剂学》(许济群)："即按照方剂组成的药味、药量，通过一定的加工方法，制成供内服或外用的各种式样成药的总称。"[30]14

《中国大百科全书(简明版)》："剂型……根据药物性质，用药目的及给药途径，对原料药进行加工而制成的特定形式的药品。"[21]4-2277f

《中国医学百科全书·中医学》："根据中药的性质和治疗的需要，将组成方剂的药物加工制成一定的制剂形式，称为剂型。"[22]1307

《中药药剂学》(国家中医药管理局科技教育司)："剂型：将原料药加工制成适合于医疗或预防应用的形式，称药物剂型，简称剂型。"[49]10

《辞海》："剂型……药剂的不同形式。如散剂、片剂、胶囊剂、注射剂、溶液剂等。"[23]5421

《中国大百科全书·中医》："剂型……药物制剂的形态。也指根据药物性质，以及治病和处方的要求制成的药剂(成品药)。"[24]143

《方剂学》(李庆诒)："药物配伍应用，使用前应按不同的药性和临床治疗需要，将药物加工制成各种不同形状，大小一定的制剂形式，此形式即剂型。"[31]10

《简明中医辞典》："剂型……药物的制剂。中药的剂型有汤、酒、丸、散、膏、丹、锭、片、露、霜、胶、茶、曲等。"[25]651

《方剂学》(陈德兴)："方剂组成以后，还要根据病情与药物的特点制成一定的形态，称为剂型。"[32]13

《方剂学》(闰润红)："将药物依据不同的药性和治疗需要，加工制成一定剂量而不同形状类型的制剂，称为剂型。"[33]21

《中医药常用名词术语辞典》："剂型……根据药物性质、治疗与给药途径的需要，将药材制成一定的形态，称为'剂型'。"[26]239

《方剂学》(李飞)："剂型，是根据病情的需要和药物的性质与给药的途径，将原料药加工制成适宜的形式。以使方剂发挥最佳疗效，减少峻烈之性和毒性，便于临床应用以及贮藏、运输等。"[35]80

《方剂学》(樊巧玲)："将药物配伍成方之后，再根据病情的需要，药物的性质以及给药的途径，将原料药进行加工制成的形态，称为剂型。适宜的剂型是方剂治疗作用和药效发挥不可缺少的条件。"[34]18

《方剂学》(冯泳)："在药物配伍成方之后，根据药物性能和临床治疗需要，加工成一定的制剂形态，称为剂型。"[36]20

《方剂学》(邓中甲)："方剂组成以后，还要根据病情与药物的特点制成一定的形态，称为剂型。"[37]23

《药剂学》(周建平)："剂型是指将药物加工制成适合于患者需要的给药形式。"[47]10

《中医大辞典》："剂型……药物的制剂。中药的剂型有汤、酒、丸、散、膏、丹、锭、片、露、霜、胶、茶、曲等。"[27]1106

《英汉双解常用中医名词术语》："(剂型)即药物通过加工制成的各种不同的形式。如汤、煎、饮、膏、丹、丸、散、片等。"[28]250

《新编方剂学》："在方剂组成之后，根据病情的需要，药物的性能以及给药的途径，将原料药加工制成适宜的形态，称为剂型。适宜的剂型能发挥药物的最佳疗效，减少毒副作用，便于使用、贮存和运输。"[50]35

《现代方剂学》："方剂组成以后，还要根据病情与药物的特点制成一定的形态，称为剂型。"[51]11

《方剂学》(周泳学)："在方剂组成之后，根据病情的需要，药物的性能以及给药的途径，将原料药加工制成适宜的形态，称为剂型。"[38]13

《方剂学》(李冀)："剂型，是在方剂组成之后，根据病情的需要和不同药物的性能，加工制成一定形态的制剂形式。"[39]18

《方剂学》(顿宝生)："方剂组成以后，还要根据病情与药物的特点制成一定的形态，称为剂型。"[40]15

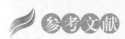 参考文献

[1] 周礼[M].崔高维校点.沈阳：辽宁教育出版社，1997：8.

[2] 未著撰人.黄帝内经素问[M].[唐]王冰注，[宋]林亿校正.北京：人民卫生出版社，1963：21.

[3] 未著撰人.神农本草经[M].[清]黄奭辑.北京：中医古籍出版社影印，1982：47.

[4] [晋]葛洪.肘后备急方[M].北京：人民卫生出版社，1956：150.

[5] [刘宋]雷敩.雷公炮炙论[M].王兴法辑校.上海：上海中医学院出版社，1986：129,130.

[6] [梁]陶弘景.本草经集注[M].尚志钧，尚元胜辑校.北京：人民卫生出版社，1994：14,38,39.

[7] [唐]孙思邈.备急千金要方[M].江户医学影北宋本.北京：人民卫生出版社，1982：13.

[8] [宋]太平惠民和剂局.太平惠民和剂局方[M].北京：中国中医药出版社，1996：278.

[9] [金]成无己.伤寒明理论[M].北京：中华书局，1985：46.

[10] [明]朱橚.普济方：第3册[M].北京：人民卫生出版社，1982：849.

[11] [清]汪昂.神农本草经疏[M].北京：中国中医药出版社，1997：1.

[12] [清]汪昂.医方集解[M].北京：中国中医药出版社，1997：1.

[13] [清]张璐.本经逢原[M].北京：中国中医药出版社，1996：283.

[14] [清]周岩.本草思辨录[M].北京：中国书店，1987：395.

[15] [日]本庄俊笃.眼科锦囊[M].上海：上海中医学院出版社，1993：395.

[16] 何云鹤.中医药的科学方向[M].上海：上海中医

[17] 成都中医学院.中医常用名词简释[M].重庆：四川人民出版社，1959：82.

[18] 《中医大辞典》编辑委员会.简明中医辞典[M].北京：人民卫生出版社，1979：563.

[19] 杨医亚.方剂学[M]//钱信忠.中国医学百科全书.上海：上海科学技术出版社，1988：4.

[20] 祝世讷.中医新知识辞典[M].北京：中国医药科技出版社，1992：167.

[21] 中国大百科全书出版社编辑部.中国大百科全书(简明版)[M].北京：中国大百科全书出版社，1996：4-2277f.

[22] 《中医学》编辑委员会.中医学[M]//钱信忠.中国医学百科全书.上海：上海科学技术出版社，1997：1307.

[23] 辞海编辑委员会.辞海[M].上海：上海辞书出版社，1999：5421.

[24] 博世垣.中医[M]//胡乔木.中国大百科全书.北京：中国大百科全书出版社，2000：143.

[25] 李经纬.简明中医辞典[M].北京：中国中医药出版社，2001：651.

[26] 李振吉.中医药常用名词术语辞典[M].北京：中国中医药出版社，2001：239.

[27] 李经纬，余瀛鳌，蔡景峰，等.中医大辞典[M].北京：人民卫生出版社，第2版，2005：1106.

[28] 陈大舜.英汉双解常用中医名词术语[M].帅学忠编译.2版.长沙：湖南科学技术出版社，2005：250.

[29] 段富津.方剂学[M].上海：上海科学技术出版社，1995：12.

[30] 许济群.方剂学[M].北京：人民卫生出版社，1995：14.

[31] 李庆诒.方剂学[M].北京：中医古籍出版社，2000：10.

[32] 陈德兴.方剂学[M].北京：人民卫生出版社，2001：13.

[33] 闫润红.方剂学[M].北京：科学出版社，2001：21.

[34] 樊巧玲.方剂学[M].上海：上海中医药大学出版社，2002：18.

[35] 李飞.方剂学[M].北京：人民卫生出版社，2002：80.

[36] 冯泳.方剂学[M].北京：中国古籍出版社，2002：20.

[37] 邓中甲.方剂学[M].北京：中国中医药出版社，2003：23.

[38] 周永学.方剂学[M].北京：中国中医药出版社，2006：13.

[39] 李冀.方剂学[M].北京：高等教育出版社，2009：18.

[40] 顿宝生.方剂学[M].西安：西安交通大学出版社，2011：15.

[41] 南京药学院.药剂学[M].北京：人民卫生出版社，1978：2.

[42] 崔福德.药剂学[M].北京：人民卫生出版社，1980：

局，1954：115,116.

1.

[43] 湖北中医学院.药剂学[M].上海：上海科学技术出版社,1980：2.

[44] 沈阳药学院.药剂学[M].北京：人民卫生出版社,1980：1.

[45] 奚念朱.药剂学[M].北京：人民卫生出版社,1980：1.

[46] 屠锡德.药剂学[M].北京：人民卫生出版社,1985：4.

[47] 周建平.药剂学[M].北京：化学工业出版社,2004：10.

[48] 曹春林.中药药剂学[M].上海：上海科学技术出版社,1986：2.

[49] 国家中医药管理局科技教育司.中药药剂学[M].北京：中国中医药出版社,1997：10.

[50] 倪诚.新编方剂学[M].北京：人民卫生出版社,2006：35.

[51] 邱德文.现代方剂学[M].北京：中国古籍出版社,2006：11.

（许　霞）

单 方

dān fāng

一、规范名

【汉文名】单方。

【英文名】simple formula。

【注释】由单味药或简单的药味组成的方剂。

二、定名依据

"单方"一词,现最早见于晋代《肘后备急方》,概念与本术语"单方"基本相同,已能初步反映出本术语内涵。虽在此之前,《五十二病方》《黄帝内经素问》《伤寒杂病论》等医著中均已出现一味药所组成的方剂,但并未定名为"单方"。《黄帝内经素问》中尚有相关术语"奇(方)"等,但概念与本术语"单方"不完全相同。而"单","一也";"方",为医方、药方、处方之意。可见,"单方"一词是指由单味药或简单的药味组成的方剂,能确切地反映术语的内涵。

自《肘后备急方》中提出"单方"之名,后世医家对"单方"进一步阐释概念内涵,历代著作多有沿用,如明清时期的《滇南本草》《本草纲目》《本草易读》《本草新编》《本草逢原》《本草从新》《本草纲目拾遗》《本草求真》《本草述钩元》等,这些著作均为历代的重要著作,对后世有较大影响。所以"单方"作为规范名便于达成共识,符合术语定名的约定俗成原则。

现代相关著作,如《辞海》《古汉语常用字典》《中医大辞典》《中医名词术语精华辞典》《中医词释》《中国百科大辞典》《常用中药词语词典》《中医名词术语选释》《中国医学大辞典》《中华临床中药学》,以及全国高等中医药院校规划教材《方剂学》等均以"单方"作为规范名。同时,已经广泛应用于中医药学文献的标引和检索的《中国中医药学主题词表》也以"单方"作为正式主题词,这些均说明"单方"作为规范名已成为共识。

我国2005年出版的由全国科学技术名词审定委员会审定公布的《中医药学名词》已以"单方"作为规范名。所以"单方"作为规范名也符合术语定名的协调一致原则。

三、同义词

【曾称】"奇方"(《中西汇通医经精义》)。

四、源流考释

"单",《荀子·正名》:"单足以喻则单。"[1]270

"方",指处方,医方。

先秦时期,早期医药文献的治方以单方居多。单方的有关记载始见于我国已发现的最早医方书《五十二病方》,有载:"女子癃,取三岁陈藿,蒸而取其汁,□而饮之。"[2]98

春秋至秦汉时期,我国现存第一部药学专著《神农本草经》中首次提出了有关于中药"单行"的概念,如该书"序录"指出:"药……有单行者,有相须者,有相使者,有相畏者,有相恶者,有相反者,有相杀者。"[3]17 属药物配伍七情。"单行"者,是指药物单独发挥作用属中药学范畴术语;而"单方则属方剂学范畴术语,有所区别"。《内经》载方13首,近半数由单味药或简单的药味组成,如左角发酒[4]351。西汉司马迁在《史记·扁鹊仓公列传》记载了仓公淳于意的25个医案,其中既有火齐汤、下气汤等复方,也包括单味药组方在内,如用芫华治疗蛲瘕[5]438,用莨菪治疗不乳[5]438 等。东汉张仲景在《伤寒论》和《金匮要略》中也有一定数量的单味药或简单的药味组方。如《伤寒论》中治疗"少阴病二三日咽痛者"的甘草汤[6]99,治疗"少阴病下利咽痛,胸满心烦"的猪肤汤[6]98,治疗伤寒阴阳易的烧裈散等[6]125,《金匮要略》中治疗"太阳中暍"的一物瓜蒂汤[7]11,治疗"渴欲饮水不止"的文蛤散等[7]54。

晋唐时期,东晋葛洪的《肘后备急方》是一部为救治急症而编的方书,单方的使用是该书的特色。如《肘后备急方》:"若发疽于十指端,及色赤黑,甚难疗,宜按大方,非单方所及。"[8]136 首次出现"单方"一词,已能基本反映"单方"的现代术语内涵。《备急千金要方》《千金翼方》《孙真人海上方》《外台秘要》均出现了"单方"名词。如《备急千金要方》:"治崩中单方:烧牛角末,以酒服方寸匕,日三服,亦治带下。"[9]58《千金翼方》:"治一切石发单方:捣生冬瓜汁三升,分为三服。治杂石发单方:煮葱白汁服亦解。单煮枸杞白皮汁服亦解。单煮胡荽汁服亦解,冬煮根饮之。单煮荠苨汁饮亦解。"[10]225《孙真人海上方》:"骨鲠单方野

苎根;又方甘草对砂仁;金凤花实根并用,三般治法尽通神。"[11]8《外台秘要》:"肘后凡癫病皆起于恶风,及触犯忌害得之……此疾乃有八九种,大都皆须断米谷鲑肴,专食胡麻松术,最善别有蛮夷酒决疑丸诸大方数首,亦有符术,今只取小小单方。"[12]576,577

宋金元时期是我国医药学发展的重要时期,各家学术思想活跃,大量医学著作涌现,"单方"在诸医著中多次出现,其概念内涵进一步完善。如《医心方》:"《经心方》治黄疸单方:枸杞合小麦煮勿令腹破,熟而已,日食三升。"[13]231《证类本草》:"千金翼:治诸疮癣初生,或始痛时。以单方救不效,嚼盐涂之妙。"[14]101《增广和剂局方药性总论》:"单方,治一切病。每日取仁二七粒,患者服不过三千粒,永瘥。"[15]72 可见,"单方"表达出"简单的药味组成的方剂"这一基本内涵此时已成共识。同时,上承唐代王冰注《素问·至真要大论》云"奇,谓古之单方",张从正《儒门事亲》云:"奇方之说有二,有古之单方之奇方者,为独一物是也……以药味之数皆单也。"[16]3 论及了"单方"属于"奇方"的范畴,"单方"之"单"不仅指"单味药或简单的药味",又有"一、三、五、七、九"等"阳之数"之意,同时《儒门事亲》云:"小方之说亦有二……病无兼证,邪气专,可一、二味而治者"[16]2,所指"小方"却包含有现代术语"单方"之"一、二味而治"的概念内涵,并对其主治病证做了"病无兼证邪气专"的定义。

明清时期是医学理论继承总结、整理提高的重要时期,医家对"单方"的理论进一步阐发。如陈嘉谟《本草蒙筌》对单行释义为:"有单行者,不与诸药共剂,而独能攻补也。"[17]9"有药味单行之奇方者,谓独参汤之类是也。"[17]11 李时珍《本草纲目》亦曰:"独行者,单方不用辅也",并多处出现"单方"[18]36。可推论,此处应指单味药发挥治疗作用,有简单的药味组成方剂之意。《本草新编·七方论》对"单方"论述甚详,云:"或疑方用一味,功虽专而力必薄,不若多用数味则力厚而功专。不知偏胜之病,非偏胜之药

415

断不能成功。功成之易，正因其力厚也，谁谓一味之方力薄哉？"[19]5 不仅认为"单方"有功专之意，还提出单方用药"力厚"而"偏胜"。《医学源流论》曰："单方者，药不过一二味，治不过一二症，而其效则甚捷。"[20]30 其内涵表达已十分简洁、准确。"单方"名词也在诸医方书中多次出现，如《滇南本草》[21]32《本草乘雅半偈》[22]353《本草易读》[23]7《本经逢原》[24]249《神农本草经百种录》[25]30《本草从新》[26]77《本草纲目拾遗》[27]172《本草求真》[28]495《本草述钩元》[29]64《存存斋医话稿》[30]7 等。唐容川《中西汇通医经精义》释义更详："奇方，单方也。病有定形，药无牵制，意取单锐，见功尤神。如仲景少阴病，咽痛，用猪肤汤，后世补虚用独参汤、独附汤。"[31]90 已明确表达出后世所指用药简单对证专一之意。

现代有关著作均以"单方"作为规范名，如《中医名词术语精华辞典》[32]673《中医词释》[33]373《中国百科大辞典》[34]1002《中国医学大辞典》[35]776《中医名词术语选释》[36]268《中医药学名词》[37]170，如《中国中医药学主题词表》："单方：多指民间流传的药味简单，取之容易，用之方便的方剂。"[38]II-66《中医大辞典》："用简单的药味组成的方剂。针对主证治疗，取其力专而效速。如甘草绿豆汤治毒菌中毒。又单味药亦称单方。"[39]328

总之，"单方"一词，现最早见于晋代《肘后备急方》，该书中出现"单方"一词，概念与本术语"单方"基本相同，已能初步反映出本术语内涵。而在此之前，《五十二病方》《内经》《伤寒杂病论》等医著中均已出现一味药或简单药味所组成的单方。自《肘后备急方》中提出"单方"之名，后世历代著作多有沿用，如《滇南本草》《本草纲目》《本草易读》《本草新编》《本草逢原》《本草从新》《本草纲目拾遗》《本草求真》《本草述钩元》等，并对"单方"进一步阐释其概念内涵并得以逐步完善。

五、文献辑录

《荀子》卷十六："单足以喻则单。"[1]270

《五十二病方·癃》："女子癃，取三岁陈藿，蒸而取其汁，□而饮之。"[2]98

《神农本草经》卷一："药……有单行者，有相须者，有相使者，有相畏者，有相恶者，有相反者，有相杀者。"[3]17

《黄帝内经素问·缪刺论》："（左角发酒）邪客于手足少阴太阴足阳明之络……令人身脉皆动而形无知也，其状若尸，或曰尸厥……不已，以竹管吹其两耳，鬄其左角之发方一寸，燔治，饮以美酒一杯，不能饮者灌之，立已。"[4]351

《史记》卷一百五："蛲瘕为病，腹大，上肤黄粗，循之戚戚然。臣意饮以芫华一撮，即出蛲可数升，病已，三十日如故。"[5]438 "菑川王美人怀子而不乳，来召臣意。臣意往，饮以莨菪一撮，以酒饮之，旋乳。"[5]438

《伤寒论·辨少阴病脉证并治》："少阴病，下利，咽痛，胸满，心烦，猪肤汤主之。"[6]98 "少阴病二三日，咽痛者，可与甘草汤。"[6]99

"辨阴阳易差后劳复病脉证并治"："伤寒，阴阳易之为病……烧裈散等。"[6]125

《金匮要略·痉湿暍病脉证》："太阳中暍，身热疼重，而脉微弱，此以夏月伤冷水，水行皮中所致也。一物瓜蒂汤主之。"[7]11

"消渴小便不利淋病脉证并治"："渴欲饮水不止者，文蛤散主之。"[7]54

《肘后备急方》卷五："若发疽于十指端，及色赤黑，甚难疗，宜按大方，非单方所及。"[8]136

《备急千金要方》卷四："（牡丹皮汤）治崩中单方：烧牛角末，以酒服方寸匕，日三服，亦治带下。"[9]58

《千金翼方》卷二十二："（大黄汤）治一切石发单方：捣生冬瓜汁三升，分为三服。治杂石发单方：煮葱白汁服亦解。单煮枸杞白皮汁服亦解。单煮胡荽汁服亦解，冬煮根饮之。单煮荠苨汁饮亦解。"[10]225

《孙真人海上方·骨鲠》："骨鲠单方野苎根；又方甘草对砂仁；金凤花实根并用，三般治法尽通神。"[11]8

《外台秘要》卷三十："《肘后》凡癞病皆起于恶风，及触犯忌害得之……此疾乃有八九种，大都皆须断米谷鲑肴，专食胡麻松术，最善别有蛮夷酒决疑丸诸大方数首，亦有符术，今只取小小单方。"[12]576,577

《医心方》卷十："《经心方》治黄疸单方：枸杞合小麦煮勿令腹破，熟而已，日食三升。"[13]231

《证类本草》卷四："千金翼：治诸疮癣初生，或始痛时。以单方救不效，嚼盐涂之妙。"[14]101

《增广和剂局方药性总论·草部下品之下》："单方，治一切病。每日取仁二七粒，患者服不过三千粒，永瘥。"[15]72

《儒门事亲》卷一："小方之说亦有二……病无兼证，邪气专，可一、二味而治者。"[16]2 "奇方之说有二。有古之单方之奇方，独用一物是也。病在上而近者，宜奇方也。……有数合阳数之奇方，谓一、三、五、七、九，皆阳之数也。以药味之数皆单也。"[16]3

《本草蒙筌·总论》："有单行者，不与诸药共剂，而独能攻补也，如方书所载独参汤、独桔汤之类是尔。"[17]9 "有药味单行之奇方者，谓独参汤之类是也。"[17]11

《本草纲目·序例》："（证类本草）又采古今单方，并经、史、百家之书有关药物者，亦附之。"[18]9 "每药标一总名，正大纲也；大书气味、主治，正小纲也；分注释名、集解、发明，详其目也；而辨疑、正误、附录附之，备其体也；单方又附于其末，详其用也。"[18]35 "独行者，单方不用辅也。"[18]36 "王冰曰：脏位有高下，腑气有远近，病证有表里，药用有轻重。单方为奇，复方为偶……奇方，王冰曰：单方也。从正曰：奇方有二：有独用一物之奇方，病在上而近者宜之。有药合阳数一、三、五、七、九之奇方，宜下不宜汗。完素曰：假如小承气，调胃承气，奇之小方也；大承气、抵当汤，奇之大方也，所谓因其攻下而为之也。桂枝、麻黄，偶之小方也；葛根、青龙，偶之大方也，所谓因其发散而用之也。"[18]44-46

《本草新编·七方论》："奇方若何？岐伯夫

子曰：君一臣二，君二臣三，奇之制也；所谓奇之制者，言数之奇也。盖奇方者，单方也。用一味以出奇，而不必多味以取胜。药味多，未免牵制，反不能单刀直入。凡脏腑之中，止有一经专病者，独取一味而多其分两，用之直达于所病之处，自能攻坚而奏功如神也……或问奇方止取一味出奇，但不知所用何药。夫奇方以一味取胜，《本草》中正未可悉数也。吾举其至要者言之。用白术一味以利腰脐之湿也，用当归一味以治血虚头晕也，用川芎一味以治头风也，用人参一味以救脱救绝也……以上皆以一味取胜，扩而充之，又在人意见耳……或疑奇方止用一味则奇，虽奏功甚神，窃恐有偏胜之弊也。顾药性未有不偏者也，人阴阳气血亦因偏胜而始病，用偏胜之药以制偏胜之病，则阴阳气血两得其平，而病乃愈。然则奇方妙在药之偏胜，不偏胜不能去病矣……或疑方用一味，功虽专而力必薄，不若多用数味则力厚而功专。不知偏胜之病，非偏胜之药断不能成功。功成之易，正因其力厚也，谁谓一味之方力薄哉。"[19]5

《医学源流论》卷上："单方者，药不过一二味，治不过一二症，而其效则甚捷。"[20]30

《滇南本草》卷一："土黄连，一名石妹刺。味苦，性大寒。泻小肠经实火、胃中实热。利小便、止热淋痛、牙根肿痛、咽喉疼痛、小儿乳蛾、痄腮。（单方）土黄连为末，泡人乳，点暴赤火眼肿胀疼痛，效。"[21]32

《本草乘雅半偈》帙六："杭郡狱中，有犯大辟者，生肺痈，脓成欲死，得单方服白及末，遂获生全，越十年临刑，其肺已损三叶，所损处，皆白及末填补，其间形色，犹未变也。"[22]353,354

《本草易读·序》："自轩皇而后，使诸家本草，及各药单方，继《证类》而堪垂千古，不致沦没者，独赖此撰之存。"[23]7

"例"："其旁注中，有所习见习知之品，而所习见习知之品，即方中之君药，或即此单方一味。"[23]10

《本经逢原》卷四："（蛤蜊）单方治乳痈，每三钱入皂角刺末半钱,温酒调服。"[24]249

《神农本草经百种录·上品》:"盖物之生,各得天地一偏之气,故其性自有相制之理。但显于形质气味者,可以推测,而知其深藏于性中者,不可以常理求也。故古人有单方及秘方,往往以一二种药治一病而得奇中。及视其方,皆不若经方之必有经络奇偶配合之道,而效反神速者,皆得其药之专能也。"[25]30,31

《本草从新》卷四:"(续随子)今走方者俱用此,加百草霜等在内,使人不能认识。诳言秘传,将草头炼就单方,庸俗信而服之,一泻而肿胀立消,索谢而去。未几再作,无药可救。间有气体壮实者,愈后竟不复发,然暗损真气,不过于数年之内,患他病而不起。"[26]77

《本草纲目拾遗》卷五:"(万年青)缠喉风:经验单方:用万年青根头切碎打烂,绞汁灌下,吐出痰涎,即好。倘口闭,用牙刷挖开灌下,不吐,再用发梢进喉间探之。"[27]172

《本草求真》卷十:"时珍曰:药有七情:独行者单方,不用辅也;相需者同类,不可离也(如人参甘草黄柏知母之类);相使者,我之佐使也;相恶者,夺我之能也;相畏者,受彼之制也;相反者,两不相合也;相杀者,制彼之毒也。"[28]495,496

《本草述钩元》卷五:"石燕得土气之精专,而气味甘凉,即一二单方多属骨之合肾以为治,是濒湖所列诸疾效,当不谬也。"[29]64

《存存斋医话稿》卷一:"世之所传经验单方,往往仅标治某病,而不辨别脉证,其间清和平淡之品,即不对证,试用尚无大碍,若刚暴猛烈之药,用者尚其慎之……殊不知效于此者未必效于彼,以病有深浅,体有强弱,证有寒热虚实,断不能执一病之总名,而以一药统治之也。"[30]7

《中西汇通医经精义》下卷:"奇方,单方也。病有定形,药无牵制,意取单锐,见功尤神。如仲景少阴病,咽痛,用猪肤汤,后世补虚用独参汤、独附汤。"[31]90

《中医名词术语选释》:"是简单的方剂。用

药不过一二味,适应不过一二证,药力专一而取效迅速。作为急救或专门攻逐一病,也是可取的。例如'甘草绿豆汤'治疗毒菌中毒,或用半边莲一两煎汤连服,驱除腹水等。"[36]268

《中医词释》:"简单的方剂。药味不过一二味,适应证比较单纯。药力专一,收效迅速。多用于一病一证,或急救。如独参汤之用于急救,紫苏叶煎汤加姜汁用于解鱼蟹毒等。"[33]373

《中国百科大辞典》:"① 指流传民间而药味简单的药方,其药力专一而取效迅速。② 指方剂学上药味合于单数的奇方……《素问·至真要大论》唐王冰注:'奇,谓古之单方。'"[34]1002

《中国医学大辞典》:"单方:方剂之简单者。药不过一二味,治不过一二证,力专而效捷,但用而不中,为害亦大,然参考以广识见,且为急救之备,或为专攻之法,亦未始不可。"[35]776

《中医大辞典》:"用简单的药味组成的方剂。针对主证治疗,取其力专而效速。如甘草绿豆汤治毒菌中毒。又单味药亦称单方,如半边莲煎剂驱除腹水等。"[39]328

《中医名词术语精华辞典》:"用单味药组成的方剂。取其药力专而效速。如清金散用一味黄芩治疗肺热咳血。参单行条。"[32]673

《中国中医药学主题词表》:"单方:simple recipes。属方剂;多指民间流传的药味简单,取之容易,用之方便的方剂;用于总论,具体方剂用专指词,无专指词时用本词组配关键词。"[38]Ⅱ-66

《中医药学名词》:"多为用单味药或简单的药味组成的方剂。"[37]170

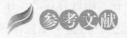

[1] 荀况.荀子[M].上海:上海古籍出版社,2014:270.

[2] 严健民.五十二病方注补译[M].北京:中医古籍出版社,2005:98.

[3] 未著撰人.神农本草经[M].[清]顾观光重辑,[清]黄奭辑.北京:人民卫生出版社,1956:17.

[4] 未著撰人.黄帝内经素问[M].[唐]王冰注,[宋]林

亿校正.北京：人民卫生出版社,1956：351.

[5] [汉] 司马迁.史记[M].北京：线装书局,2006：438.

[6] 重庆市中医学会.新辑宋本伤寒论[M].重庆：重庆人民出版社,1955：98,99,125.

[7] [汉] 张仲景.金匮要略方论[M].北京：人民卫生出版社,2012：11,54.

[8] [晋] 葛洪.肘后备急方[M].天津：天津科学技术出版社,2005：136.

[9] [唐] 孙思邈.备急千金要方[M].沈阳：辽宁科学技术出版社,1997：58.

[10] [唐] 孙思邈.千金翼方[M].沈阳：辽宁科学技术出版社,1997：225.

[11] [唐] 孙思邈.孙真人海上方[M].上海：上海科学技术出版社,1986：8.

[12] [唐] 王焘.外台秘要方[M].北京：华夏出版社,1993：576,577.

[13] [日] 丹波康赖.医心方[M].北京：华夏出版社,1996：231.

[14] [宋] 唐慎微.证类本草[M].北京：华夏出版社,1993：101.

[15] [元] 不著撰人.增广和剂局方药性总论[M].北京：中国古籍出版社,1988：72.

[16] [金] 张从正.儒门事亲[M].天津：天津科学技术出版社,1999：2,3.

[17] [明] 陈嘉谟.本草蒙筌[M].北京：人民卫生出版社,1988：9,11.

[18] [明] 李时珍.本草纲目[M].北京：华夏出版社,2011：9,35,36,44－46.

[19] [清] 陈士铎.本草新编[M]//陈士铎医学丛书.太原：山西科学技术出版社,2011：5.

[20] [清] 徐大椿.医学源流论[M].北京：中国中医药出版社,2008：30.

[21] [明] 兰茂.滇南本草[M].昆明：云南科学技术出版社,2004：32.

[22] [明] 卢之颐.本草乘雅半偈[M].北京：人民卫生出版社,1986：353,354.

[23] [清] 汪讱庵.本草易读[M].北京：人民卫生出版社,1987：7,10.

[24] [清] 张璐.本经逢原[M].北京：中国中医药出版社,1996：249.

[25] [清] 徐大椿.神农本草经百种录[M].北京：人民卫生出版社,1956：30,31.

[26] [清] 吴仪洛.本草从新[M].北京：中医古籍出版社,2001：77.

[27] [清] 赵学敏.本草纲目拾遗[M].北京：中国中医药出版社,1998：172.

[28] [清] 黄宫琇.本草求真[M].北京：中国中医药出版社,1997：495,496.

[29] [清] 杨时泰.本草述钩元[M].上海：科学技术出版社,1958：64.

[30] [清] 赵晴初.存存斋医话稿[M].上海：上海科学技术出版社,1986：7.

[31] [清] 唐容川.中西汇通医经精义；医易通说；医学见解；痢证三字诀；本草问答[M].太原：山西科学技术出版社,2013：90.

[32] 李经纬,余瀛鳌,蔡景峰.中医名词术语精华辞典[M].天津：天津科学技术出版社；1996：673.

[33] 徐元贞,曹健生,赵法新,等.中医词释[M].郑州：河南科学技术出版社,1983：373.

[34] 中国百科大辞典编委会.中国百科大辞典[M].北京：华夏出版社,1990：1002.

[35] 谢观.中国医学大辞典[M].北京：中国中医药出版社,1994：776.

[36] 中医研究院,广东中医学院.中医名词术语选释[M].北京：人民卫生出版社,1973：268.

[37] 中医药学名词审定委员会.中医药学名词[M].北京：科技出版社,2005：170.

[38] 吴兰成.中国中医药学主题词表[M].北京：中医古籍出版社,1996：Ⅱ-66.

[39] 李经纬,邓铁涛,等.中医大辞典[M].北京：人民卫生出版社,1995：328.

（赵　黎）

方
剂

3·080

泻下剂

xiè xià jì

一、规范名

【汉文名】泻下剂。

【英文名】formula for purgation。

【注释】以泻下药为主配伍组成,具有通便、泻热、攻积、逐水等作用,治疗里实证方剂的

419

统称。分寒下剂、温下剂、润下剂、逐水剂等。

二、定名依据

"泻下剂"一词，最早见于1958年孟景春等编写的《中医学概论》，其概念与现代名词"泻下剂"相同。在此之前，明代《古今医统大全》中曾出现"下剂""攻下剂"；《玉机微义》中曾出现"攻下之剂"；清代《医方集解》《汤头歌诀》《医方论》中曾出现"攻里之剂"；明清时期的《本草纲目》《本草蒙筌》《要药分剂》等著作中曾出现"泻剂"等词。这些名词都与现代名词"泻下剂"一词的内涵有一定的关系。而"攻里""攻下""下之"等词的出现则更早，可追溯到秦汉时期。

自"泻下剂"一词出现后，后世医家多有沿用，如《方剂学讲义》（1960年南京中医学院）、《常用汤头歌诀手册》（1966年福建中医学院）、《方药备要》（1975年湖南中医学院）、《中医方剂学》（1976年福建医科大学）等均沿用此名词。

现代著作《中医药常用名词术语辞典》《中国医学百科全书·中医学》《世界传统医学方剂学》《新编中成药合理应用手册》《方剂现代新解》及各类方剂学教材等均以"泻下剂"作为规范名。说明"泻下剂"一词作为规范名已成为共识。

我国2005年出版的由全国科学技术名词审定委员会审定公布的《中医药学名词》已以"泻下剂"作为规范名。所以"泻下剂"作为规范名也符合术语定名的协调一致原则。

三、同义词

【曾称】"攻里之剂"（《医方集解》）；"攻下之剂"（《玉机微义》）；"攻下剂"（《古今医统大全》）；"泻剂"（《本草蒙筌》）。

四、源流考释

春秋战国至秦汉时期，《黄帝内经素问·阴阳应象大论》曰"其下者，引而竭之；中满者，泻之于内……其实者，散而泻之"[1]47，这为利用泻下剂治疗里实证提供了理论依据。汉代张仲景《伤寒论》[2]74 中多此提到"下之则愈""急下之"等利用下法治疗里实证的治则，并记载了一些具有通便、泻热、攻积、逐水等作用的方剂，如大承气汤、大柴胡汤、大陷胸汤、十枣汤等，至今临床仍在沿用。

晋唐时期，《肘后备急方》《备急千金要方》《外台秘要》等著作中也记载了大量具有泻下作用的方剂，如《肘后备急方》[3]83,84,105,216"治服散卒发动困笃方""治心腹寒冷食饮积聚癖方""治食中诸毒方"；《备急千金要方》[4]31,120,512"硝石大黄丸""大黄朴硝汤""大黄附子汤"；《外台秘要》[5]1038"前胡大黄汤""白薇汤"等。另外，宋代《证类本草》[6]22,23,33 记载"臣禹锡等谨按徐之才《药对》、孙思邈《千金方》、陈藏器《本草拾遗》序例如后""陶隐居云：药有宣、通、补、泄、轻、重、涩、滑、燥、湿。此十种。""泄可去闭，即葶苈、大黄之属是也。"后世《本草纲目》中也指出"徐之才曰：药有宣、通、补、泄、轻、重、涩、滑、燥、湿十种，是药之大体"，说明南北朝至唐朝对于药物的分类有了"十剂"的概念，而其中的"泄剂"与现代名词"泻下剂"意义相近。

宋金元时期，金代刘完素《素问病机气宜保命集》曰："泻，有余为闭，必泄剂以逐之"[7]70，这里的"泄剂"就是指具有泻下作用的药物组合；金代张从正《儒门事亲》"所谓泻剂者，泄泻之谓也……大黄、牵牛、甘遂、巴豆之属，皆泻剂也"[8]5，其中的"泻剂"与"泄剂"意义相同；元代罗天益《卫生宝鉴》中记载"大黄、芒硝、牵牛、巴豆、下也也"[9]9，其中的"下剂"也是指具有泻下作用的药物组合。可见，金元时期使用的"泄剂""泻剂""下剂"均是与"泻下剂"意义相近的名词。

明清时期，有些医家承宋金之意，沿用"泻剂""下剂"的称谓，如《普济方》[10]1458《古今医统大全》[11]1129《证治准绳》[12]815《本草乘雅半偈》[13]390《绛雪园古方选注》[14]7,48 等称"下剂"。《本草蒙筌》[15]20《古今医统大全》[11]1129《本草纲目》[16]26《本草求真》[17]135《要药分剂》[18]131《本草新编》[19]15 等称"泻剂";"泻剂"之称是沿承十剂之说而来,"下剂"之称是沿承下法的治疗法则而来,两者的内涵是一致的,正如《十剂表·十剂解》[20]6 中所说"泻剂者,泄泻之谓,即下剂也"。随着医学理论著作的增多,还出现了"攻里之剂""攻下之剂""攻下剂"等名词。如《玉机微义》卷四、卷五[21]33,34 称"攻下之剂";《医方集解》[22]56《汤头歌诀》[23]44《医方论》[24]22《玉机微义》卷一、卷九、卷二十二[21]11,110,308《立斋外科发挥》[25]46《儿科醒》[26]130 称"攻里之剂";《重订通俗伤寒论》[27]62《古今医统大全》[11]95《厘正按摩要术》[28]34 称"攻下剂"。"泻剂""下剂""攻下剂""攻下之剂""攻里之剂"这些名词与泻下剂的内涵是相近的,只是在具体表述上没有统一的称谓,甚至在同一部著作中常常会出现多词混用的情况,如《古今医统大全》中有"攻下剂""下剂""泻剂";《玉机微义》中有"攻里之剂""攻下之剂""下剂"。

1958年人民卫生出版社出版的《中医学概论》[29]269 首次使用了"泻下剂"一词,此后出版的各类中医著作多有沿用,如《方剂学讲义》[30]38《常用汤头歌诀手册》[31]6《方药备要》[32]22《中医方剂学》[33]115 等均使用"泻下剂"一词。随着名词标准化工作的推进,中医相关著作中均以"泻下剂"作为规范名,如《中国医学百科全书·中医学》[34]1423《中医药常用名词术语辞典》[35]242《中医大百科全书·中医》[36]386《新编中成药合理应用手册》[37]13《世界传统医学方剂学》[38]175《方剂现代新解》[39]297《新编方剂学》[40]87 和《方剂学》(段富津)[41]40、《方剂学》(许济群)[42]92、《方剂学》(李庆诒)[43]26、《方剂学》(陈德兴)[44]35、《方剂学》(谢鸣)[45]67、《方剂学》(邓中甲)[46]59 等。

总之,早在《黄帝内经素问·阴阳应象大论》就提出了"其下者,引而遏之;中满者,泻之于内……其实者,散而泻之"等治疗里实证的原则。汉代张仲景《伤寒杂病论》中多此提到"下之则愈","急下之"并记载了一些具有通便、泻

热、攻积、逐水等作用的方剂,进一步充实下法的应用。晋唐时期,药物的分类有了"十剂"之说,十剂中的"泄剂"与"泻下剂"内涵相近。宋金元时期,诸医家沿承"十剂"之说,刘完素、张从正等均沿用"泄剂"(同"泻剂")一词,《卫生宝鉴》中出现了与"泻剂"意义相近的"下剂"。明清时期,"泻剂""下剂"被大量使用,如明代的《普济方》《本草蒙筌》《古今医统大全》《本草纲目》等多部著作。明清时期还出现了"攻里之剂""攻下之剂""攻下剂"等名词,这些名词被使用的频率也很高,如明代的《玉机微义》以及清代的《医方集解》《医方论》等。"泻剂""下剂""攻下剂""攻下之剂""攻里之剂"这些名词与泻下剂的内涵是相近的,只是在具体表述上没有统一的称谓,甚至在同一部著作中常常会出现多词混用的情况。1958年人民卫生出版社出版的《中医学概论》(孟景春等主编)首次使用了"泻下剂"一词,此后出版的各类中医著作多有沿用。随着名词标准化工作的推进,中医相关著作中均以"泻下剂"作为规范名。

五、文献辑录

《黄帝内经素问·阴阳应象大论》:"形不足者,温之以气;精不足者,补之以味。其高者,因而越之;其下者,引而竭之;中满者,泻之于内;其有邪者,渍形以为汗;其在皮者,汗而发之;其慓悍者,按而收之;其实者,散而泻之。审其阴阳,以别柔刚,阳病治阴,阴病治阳,定其血气,各守其乡;血实宜决之,气虚宜掣引之。"[1]47

《伤寒论·辨阳明病脉证并治》:"二阳并病,太阳证罢,但发潮热,手足漐漐汗出,大便难而谵语者,下之则愈,宜大承气汤。"[2]74 "阳明病,下之,心中懊憹而烦,胃中有燥屎者,可攻。腹微满,初头鞕,后必溏,不可攻之。若有燥屎者,宜大承气汤。"[2]79 "伤寒六七日,目中不了了,睛不和,无表里证,大便难,身微热者,此为实也,急下之,宜大承气汤。"[2]82 "阳明病,发热汗多者,急下之,宜大承气汤。"[2]82 "发汗不解,

腹满痛者,急下之,宜大承气汤。"[2]82

《肘后备急方》卷三:"若腹内有结坚热癖使众疾者,急下之。栀子十四枚,豉五合。水二升,煮取一升,顿服之。热甚已发疮者,加黄芩二两。癖食犹不消,恶食畏冷者,更下。好大黄(末)半升,芒硝半升,甘草二两,半夏、黄芩、芫花各一分。捣为散,藏密器中。欲服,以水八升,煮大枣二十枚,使烂,取四升,去枣,乃内药五方寸匕搅和,著火上,三上三下,毕,分三服。旦一服便利者,亦可停。若不快,更一服。下后即作酒粥,食二升,次作水飧进之。不可不即食,胃中空虚,得热入,便煞人矣。"[3]83,84

卷四:"又方,巴豆一枚(去心、皮,熬之),椒目十四枚,豉十六粒。合捣为丸,服二丸,当吐利。吐利不尽,更服二丸。服四神丸下之,亦佳。"[3]105

卷七:"食猪肉遇冷不消,必成虫癥,下之方。大黄、朴硝各一两,芒硝亦佳,煮取一升,尽服之。若不消,并皮研杏子汤三升和,三服,吐出神验。"[3]216

《备急千金要方》卷二:"硝石大黄丸治十二癥癖,及妇人带下,绝产无子,并服寒食药而腹中有癖者,当先服大丸下之,乃服寒食药耳。大丸不下水谷,但下病耳,不至令人虚极。方见第十一卷中。"[4]31

卷四:"大黄朴硝汤治经年月水不利,胞中有风冷所致,宜下方。大黄、牛膝(各五两),朴硝、牡丹、甘草、紫菀(各三两,《千金翼》作紫葳),代赭(一两),桃仁、虻虫、水蛭、干姜、细辛、芒硝(各二两),麻仁(五合),上十四味,㕮咀,以水一斗五升,煮取五升,去滓,纳硝令烊。分五服,五更为首,相去一炊顷,自下后将息,忌见风。"[4]120

卷十六:"大黄附子汤……治胁下偏痛,发热,其脉紧弦,此寒也,当以温药下之方:大黄(三两),附子(三枚),细辛(二两),上三味,㕮咀,以水五升,煮取二升,分再服。论曰:寸口脉弦而紧,弦则卫气不行,卫气不行即恶寒;紧则

不欲饮食;弦紧相搏即为寒疝。趺阳脉浮而迟,浮即为风虚,迟即为寒疝。凡瘦人绕脐痛,必有风冷,谷气不行而反下之,其气必冲。不冲者,心下则痞。"[4]512

《外台秘要》卷三十七:"又若心下结硬。腹胀。大小便不利者。急服前胡大黄汤下之。法在下卷小便淋法中。又若欲狂癖失常者。与白薇汤下之。法在下卷痰澼干呕法中。"[5]1038

《证类本草》卷一:"上合药分剂料理法则。臣禹锡等谨按徐之才《药对》、孙思邈《千金方》、陈藏器《本草拾遗》序例如后……诸药有宣、通、补、泄、轻、重、涩、滑、燥、湿,此十种者,是药之大体,而《本经》都不言之,后人亦所未述,遂令调合汤丸,有昧于此者。至如宣可去壅,即姜、橘之属是也。通可去滞,即通草、防己之属是也。补可去弱,即人参、羊肉之属是也。泄可去闭,即葶苈、大黄之属是也。轻可去实,即麻黄、葛根之属是也。重可去怯,即磁石、铁粉之属是也。涩可去脱,即牡蛎、龙骨之属是也。滑可去著,即冬葵、榆皮之属是也。燥可去湿,即桑白皮、赤小豆之属是也。湿可去枯,即紫石英、白石英之属是也。只如此体,皆有所属。凡用药者,审而详之,则靡所遗失矣。"[6]22,23"陶隐居云:药有宣、通、补、泄、轻、重、涩、滑、燥、湿。此十种,今详之,唯寒热二种,何独见遗?如寒可去热,大黄、朴消之属是也。如热可去寒,附子、桂之属是也。今特补此二种,以尽厥旨。"[6]33

《素问病机气宜保命集》卷上:"泻,有余为闭,必泄剂以逐之,如腹胀、脾约之类是也。《本草》曰:'泻可去闭,即葶苈、大黄之属。'《经》所谓'浊气在上,则生䐜胀'。故气不施化而郁闭不通,所以葶苈、大黄味苦大寒,专能泻热去湿下气。"[7]70

《儒门事亲》卷一:"所谓泻剂者,泄泻之谓也。诸痛为实,痛随利减。《经》曰:实则泻之。实则散而泻之。中满者,泻之于内。大黄、牵牛、甘遂、巴豆之属,皆泻剂也。"[8]5

《卫生宝鉴·重刊卫生宝鉴后序》:"诚医家

切要而不可缺者。或乃论其用药不施攻法而多补，迂缓难用，此不能深究其旨而妄为之说也。观各方中所用麻黄、葛根、汗剂也；瓜蒂、赤豆、吐剂也；大黄、芒硝、牵牛、巴豆、下剂也。三攻之法，未尝不用，特其攻补随宜，施之先后。"[9]9

《普济方》卷三十九："导水丸……下剂……大黄、黄芩（各二两），滑石（四两），黑牵牛（四两另取头末用），加后项药：甘遂（一两去湿热腰疼泄水湿肿满久雨则加依法制用），白芥子（一两去遍身走注疼痛），朴硝（一两退热散肿毒止痛久旱则加），郁李仁（一两，散结滞、通关节、润肠胃、行滞气、通血脉），樟柳根（一两去腰腿沉重），上为末，滴水丸梧桐子大。每服五十丸，或加至百丸，临卧温水下。"[10]140

卷一百四十七："子和法。发表麻黄汤。青龙汤。和解凉膈散。下剂大承气汤。三乙承气汤。吐剂瓜蒂散。温病天行。多用凉膈散。寻常发表。用通圣散。逐去水肿必须禹功散。"[10]1458,1459

《古今医统大全》卷三十九："攻下剂……（《金匮》）大承气汤（方见伤寒门。）治痉病，内实热壅，胸满咬牙，用此下之。"[11]95

卷四十九："下剂……大承气汤（方见伤寒门），治癫狂热壅，大便秘结。控涎丹（方见痰饮门）治痰迷心窍，狂言妄语，如有所见。甘遂散……治癫痫及妇人心风邪祟。甘遂（面包煨，一钱），用猪心取管血三条，和药末，将心切开，将血药入内缚定，温纸包，煨焦研末，入朱砂二钱，分作四丸。每服一丸，猪心煮汤下。乌巴丸治癫狂热结，乱叫不止。乌梅（五个），巴豆（五粒，去油成粉）。"[11]1129

卷五十："下剂……朱砂滚痰丸，治膈间痰饮及肥盛人宜此，则滚痰丸以朱砂为衣，每服五、七十丸，白汤下。（方见痰饮门。）"[11]1164

卷五十六："松野匡掌科夫人年三十余岁，病胃脘连胸胁痛，日轻夜甚，两寸关脉弦滑且有力。其始请医，咸以积滞凝寒，用发散及攻下剂皆不效。继用铁刷散、四磨饮等方，并莫应，及

用汤水皆吐而不纳，经月不食痛益甚。予谓其证为痰郁明矣。但痛久弱甚，不敢行吐法奈何？偶一医谓五灵脂、没药素用有效，众皆哂之。此药前用之多矣，予谓再用之亦无妨，何哂之有？彼用酒调，病者到口便吐，随吐绿痰两碗许，痛即止，遂纳饮食。此盖痰在膈上，攻下之不去，必得吐法而后愈。经曰：有故无殒，此之谓欤？"[11]1409,1410

卷之九十四："【泻】可以去结，葶苈、硝黄之属是也。闲而有余，宜泻剂以除之，泄泻之谓也。诸痛为实，痛随利减。经曰：实则泻之，其实者散而泻之，中满者泻之于内，大黄、牵牛、甘遂、巴豆之属皆泻剂也。惟巴豆不可不慎焉。盖巴豆之性燥热，毒不去变生他疾，纵不得已而用之，必以他药制其毒，百千证中或可一二用之。非有暴急之疾，大黄、牵牛、甘遂、芒硝足矣。令人往往以巴豆热而不畏，以大黄寒而反畏，庸讵知其所谓泻剂者乎？"[11]1433

《证治准绳·类方》"三一承气汤（《宣明》）治伤寒大承气汤证腹满实痛，调胃承气汤证谵语下利，小承气汤证内热不便，三一承气汤合而为一也。及治中风僵仆，风痫发作，并皆服之，此下剂也。大黄（锦纹者）、芒硝、厚朴（去皮）、枳实（各半两），甘草（一两），水一盏半，生姜三片，煎至七分，内硝煎二沸，去滓温服，不拘时，以利为度。"[12]815

《本草乘雅半偈》帙七："世知瓜蒂作吐剂，不知瓜蒂作下剂。以吐剂中有瓜蒂散，下剂中方书少有用瓜蒂者。遂致减却泄下功力，亦并将泄字训作上泄之涌，转展传讹，而诸书引用泄字者，亦无暇分别矣。"[13]390

《绛雪园古方选注·绛雪园古方选注条目》："承气汤，下剂祖方也。"[14]7

上卷："下剂。"[14]48

《本草蒙筌·总论》："泻：可去闭，葶苈、大黄之属是也。故闭结有余，宜泻剂以下之。有闭在表，有闭在里，有闭在中。（泻，泄泻之剂也。）有余为实，经曰：实则泻之，实则散之。如

大、小承气汤、大柴胡汤之属。"[15]20

《本草纲目》卷一："十剂……徐之才曰：药有宣、通、补、泄、轻、重、涩、滑、燥、湿十种，是药之大体，而本经不言，后人未述。凡用药者，审而详之，则靡所遗失矣。"[16]25"泄剂……[之才曰]泄可去闭，葶苈、大黄之属是也。[杲曰]葶苈苦寒，气味俱厚，不减大黄，能泄肺中之闭，又泄大肠。大黄走而不守，能泄血闭肠胃渣秽之物。一泄气闭利小便，一泄血闭利大便。凡与二药同者皆然。[从正曰]实则泻之。诸痛为实，痛随利减。芒硝、大黄、牵牛、甘遂、巴豆之属，皆泻剂也。其催生下乳，磨积逐水，破经泄气，凡下行者，皆下法也。[时珍曰]去闭当作去实。经云实者泻之，实则泻其子是矣。五脏五味皆有泻，不独葶苈、大黄也。肝实泻以芍药之酸，心实泻以甘草之甘，脾实泻以黄连之苦，肺实泻以石膏之辛，肾实泻以泽泻之咸是矣。"[16]26

《本草求真》卷五："泻剂。"[17]135

《要药分剂》卷六："泻剂上。"[18]131

《本草新编·十剂论》："十剂论……有方则必有剂，剂因方而制也。剂不同，有宣剂、有通剂、补剂、泻剂、轻剂、重剂、滑剂、涩剂、燥剂、湿剂，剂各有义，知其义可以用药。倘不知十剂之义而妄用药，是犹弃绳墨而取曲直，越规矩而为方圆也。"；"四论泻剂。岐伯夫子曰：泄可去闭。然而泻之法，亦不一也。有淡以泻之，有苦以泻之，有滑以泻之，有攻以泻之，有寒以泻之，有热以泻之。利小便者，淡以泻之也；利肺气者，苦以泻之也；利大肠者，滑以泻之也；逐痛祛滞者，攻以泻之也；陷胸降火者，寒以泻之也；消肿化血者，热以泻之也。"[19]15,18

《十剂表·十剂解》："泻剂者，泄泻之谓，即下剂也。素问曰：其下者，引而竭之；中满者，泻之于内；其实者，散而泻之。又曰：实则泻之，土郁则夺之。八十一难曰：泻南方火补北方水，子能令母实，母能令子虚。儒门事亲曰：诸痛皆实，痛随利减。汤液序例曰：泻可去闭，凡病有气有质闭塞郁结者，皆宜泻剂。"[20]6

《玉机微义》卷一："攻里之剂……机要三化汤，中风外有六经之形证，先以加减续命汤治之，内有便溺之阻隔者，此方主之。厚朴、大黄、枳实、羌活（各八分），右锉每服一两水煎。此治风邪入里之下药也，即伤寒用承气之意，非内实者不可。"[21]11

卷四："攻下之剂……金匮十枣汤，治悬饮内痛……芫花（熬）、甘遂、大戟（各等分），右捣筛以水一升半，煮大枣十枚，至八合，去柤，内药末，强人一钱匕，羸人半钱，平旦服之，不下更加半钱，快下，后以糜粥自养。"[21]33,34

卷五："攻下之剂……仲景大承气汤（方见下剂）……按此泄热荡涤肠胃之剂痞满燥实四证者可用出阳明例药也……宣明玄青丸治下痢势恶频并窘迫或久不愈诸药不能止须可下之以开除湿热痞闷积滞……黄连、黄柏、大黄、甘遂、芫花（醋拌炒）、大戟（各半两），牵牛（四两取末二两），轻粉（二钱），青黛（一两），右为末匀水丸小豆大初服十丸每服加十丸日三以快利为度。"[21]56

卷九："攻里之剂……宣明三乙承气汤，治脏腑积热，痞满、燥实，坚胀……甘草，枳实，厚朴，大黄，芒硝，右㕮咀入姜煎。按：此足阳明例药也。《发明》曰：汉张仲景作《伤寒论》，为邪自外入，传于胃者，谓之入腑，腑之为言聚也。胃为水谷之海，荣卫之源，水谷会聚，变化而为荣卫。邪气入胃，则胃中之气菀滞，糟粕秘结而为实。实则泻之，人所共知，如缓急轻重之剂，则临时消息焉。不恶寒，反恶热，发渴谵语，腹满而喘，手足溦然汗出者，急下之，宜大承气汤。如邪气未深，恐有燥屎，少服小承气汤试之。腹中转失气者，有燥屎也，乃可攻之。不转失气者，初硬后溏，尚未可攻，攻之则腹满不能食。若腹满不通，与小承气汤，微和胃气，勿令大泄。"[21]110

卷二十二："攻里之剂……仲景十枣汤，治水气四肢浮肿，上气喘急，大小便不通。《三因方》作丸。三花神佑丸，方并见痰饮门。按：此并少阴例药也,义见痰饮例中。"[21]308

《医方集解》卷上之四:"攻里之剂……邪在表宜汗,邪入里宜下。人之一身,元气周流,不能容纤芥之邪,稍有滞碍,则壅塞经络,隔遏阴阳而为病矣。或寒或热,或气或血,或痰或食,为证不一。轻则消而导之,重必攻而下之,使垢瘀尽去,而后正气可复,譬之寇盗不剿,境内终不得安平也。然攻下之剂,须适事为宜,如邪盛而剂轻,则邪不服,邪轻而剂重,则伤元气,不可不审也。其攻而不峻者,另见消导门。"[22]56

《汤头歌诀·攻里之剂》:"攻里之剂……七首附方三。"[23]44

《医方论》卷一:"攻里之剂。"[24]22

《立斋外科发挥》卷三:"一妇人腿痈,久而不愈,疮口紫陷,脓水清稀,余以为虚。彼不信,乃服攻里之剂,虚证蜂起。复求治,令灸以附子饼,服十全大补汤,百余帖而愈。凡疮脓清及不敛者,或陷下,皆气血虚极也,最宜大补,否则成败证。若更患他证,尤难治愈。"[25]46

《儿科醒·治痘论第十一》:"里实之状。二便秘结胸膈胀满。作渴喜冷。或唇燥咽干口疮舌黑。脉见沉数有力。痘形未见之时。宜微下之四顺清凉饮。当归丸之类。少少与之。若肢体热甚。柴胡饮子。若烦躁惊狂。声高谵语。脉见洪滑者。辰砂六一散。退火丹。导赤散之类主之。若痘已隐隐见于皮肤之间。此痘已发越在表。若里症果急。宜微通其二便。断不可过用攻里之剂也。若妄下之。必致里虚而变内陷矣。慎之慎之。"[26]130,131

《重订通俗伤寒论》第二章:"攻下剂……调胃承气汤,缓下胃腑结热法,俞氏经验方。生锦纹(一钱酒浸),清炙草(五分),鲜生姜(一片),元明粉(五分),大红枣(两枚)。【秀按】调胃者。调和胃气也。大黄虽为荡涤胃肠之君药。而用酒浸。佐甘草者。一藉酒性上升。一藉炙草甘缓。皆以缓大黄之下性。然犹恐其随元明粉咸润直下。故又使以姜枣之辛甘。助胃中升发之气。元明粉之分量。减半于大黄。合而为节节

弥留之法。否则大黄随急性之元明粉。一直攻下。而无恋膈生津之用。何谓调胃耶。此为阳明燥热。初结胃腑之良方。"[27]62

《厘正按摩要术》卷一:"凡无病者浮取无脉。为表虚。以平素易汗为据。即有外感。汗剂宜慎。沉取无脉。为里虚。以平素易泄为据。即有积滞攻下剂宜慎。"[28]34

《中医学概论》第十二章:"方剂(五)……泻下剂。"[29]269

《方剂学讲义》:"凡以攻逐峻利的菇物为主菇,具有除陈莝、荡积滞作用的方剂,叫做泻下剂,亦称攻里剂。"[30]38

《常用汤头歌诀手册》:"泻下剂。"[31]6

《方药备要》:"方剂……泻下剂。"[32]22

《中医方剂学》:"用泻下药为主组成具有通利大便的方剂,叫做泻下剂,或叫攻下剂,它是根据'泄可去闭'的原则而立法所组成的方子。属'八法'中的'下法'。"[33]115

《方剂学》(段富津):"凡以泻下药为主组成,具有通便、泻热、攻积、逐水等作用,治疗里实证的方剂,称为泻下剂。属于'八法'中'下法'。《素问·阴阳应象大论》说:'其下者,引而遏之','其实者,散而泻之'。即是泻下剂的立论依据。"[41]40

《方剂学》(许济群):"凡以泻下药物为主组成,具有通导大便,泻下积滞,以及攻逐水饮等作用,以治疗里实便秘和实热水饮证的方剂,统称泻下剂。属'八法'中的'下法'范畴。"[42]92

《中国医学百科全书·中医学》:"依据《素问·阴阳应象大论》'其下者,引而遏之;中满者,泻之于内……其实者,散而泻之'的治疗原则,以泻下药为主而组成的一类方剂,称为泻下剂。属于'八法'中'下法'的范畴。"[34]1423

《世界传统医学方剂学》:"泻下剂是指由泻下除积类药物为主组成的方剂,具有通行大便,除去积滞,荡涤蕴热功效;或者有泻逐水饮痰湿,使邪从小便而出之作用,这类方剂,统称泻下剂。"[38]175

《中医大百科全书·中医》："泻下剂（prescriptions for purgation）以泻下药为主组成的方剂的统称。有泻热通便、攻逐冷积、润肠通便等作用。主治里实便秘证。"[36]386

《方剂学》（李庆诒）："凡以泻下药为主组成，具有通导大便，排除胃肠积滞，荡涤实热，或攻逐水饮、寒积等作用，以治疗里实证的方剂，统称泻下剂。属于'八法'中的下法。"[43]26

《方剂学》（陈德兴）："凡以泻下药为主组成，具有通导大便，排除胃肠积滞、荡涤实热，或攻逐水饮、寒积等作用，治疗里实证的方剂，统称为泻下剂。属于'八法'中的'下法'。"[44]35

《中医药常用名词术语辞典》："泻下剂……方剂。即攻里剂。见该条。攻里剂……方剂。见《医方集解·攻里之剂》。又名泻下剂、攻下剂。以泻下药为主组成，具有通便、泻热、攻积、逐水等作用，治疗里实证方剂的统称。分为寒下剂、温下剂、润下剂、逐水剂等。"[35]242

《方剂学》（谢鸣）："凡以泻下药为主组成，具有通导大便，泻下积滞，攻逐水饮等作用，治疗里实证的方剂，统称泻下剂（Formulae That Treat the Interior Excess Syndrome with Purgation）。泻下剂属于'八法'中的'下法'。"[45]67

《方剂学》（邓中甲）："凡以泻下药为主组成，具有通导大便、排除胃肠积滞、荡涤实热，或攻逐水饮、寒积等作用，治疗里实证的方剂，统称泻下剂。本类方剂是根据《素问·阴阳应象大论》'其下者，引而竭之；中满者，泻之于内'的治理论立法。属于'八法'中的'下法'。"[46]59

《新编方剂学》："以通导大便，荡涤积滞、攻逐水饮等为主要作用，用于治疗里实证的方剂的统称。本类方剂是根据《素问·阴阳应象大论》'其下者，引而竭之；中满者，泻之于内'的理论立法。体现'八法'中的'下法'。"[40]87

《方剂现代新解》："泻下剂主要由泻热通便、行气导滞，除积逐水等药物组成，具有通导大便，荡涤肠胃，泻下积滞，攻逐水饮等功能。

根据泻下剂的组成和功能主治不同，方剂学将其分为寒下剂、温下剂、润下剂、逐水剂和攻补兼施剂五大类。"[39]297

《新编中成药合理应用手册》："泻下剂是以大黄、芒硝、火麻仁、牵牛子、甘遂等药物为主组成，具有通利大便、泻下积滞、荡涤实热或攻逐水饮、寒积等作用，用以治疗里实证的中成药。泻下剂分为寒下、温下、润下、逐水及攻补兼施五类。临床以大便秘结不通、少尿、无尿、胸水、腹水等为辨证要点。"[37]13

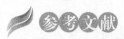

［1］未著撰人.黄帝内经素问[M].［唐］王冰注，［宋］林亿校正.北京：人民卫生出版社，1963：47.

［2］重庆市中医学会.新辑宋本伤寒论[M].重庆：重庆人民出版社，1955：74，79，82.

［3］［晋］葛洪.肘后备急方[M].天津：天津科学技术出版社，2005：83，84，105，216.

［4］［唐］孙思邈.备急千金要方[M].北京：中医古籍出版社，1999：31，120，512.

［5］［唐］王焘.外台秘要[M].北京：人民卫生出版社，1955：1038.

［6］［宋］唐慎微.证类本草[M].上海：上海古籍出版社，1991：22，23，33.

［7］［金］刘完素.素问病机气宜保命集[M].北京：中医古籍出版社，1998：70.

［8］［金］张从正.儒门事亲[M].天津：天津科学技术出版社，1999：5.

［9］［元］罗天益.卫生宝鉴[M].北京：人民卫生出版社，1963：9.

［10］［明］朱橚.普济方：诸疾[M].北京：人民卫生出版社，1960：140，1458，1459.

［11］［明］徐春甫.古今医统大全：下[M].北京：人民卫生出版社，1991：95，1129，1164，1409，1410，1433.

［12］［明］王肯堂.证治准绳[M].北京：人民卫生出版社，1991：815.

［13］［明］卢之颐.本草乘雅半偈[M].北京：人民卫生出版社，1986：390.

［14］［清］王子接.绛雪园古方选注[M].北京：中国中医药出版社，1993：7，48.

［15］［明］陈嘉谟.本草蒙筌[M].北京：中医古籍出版社，2009：20.

［16］［明］李时珍.本草纲目[M].北京：中国中医药出版社，1998：25，26.

[17] [清]黄宫绣.本草求真[M].北京：人民卫生出版社，1987：135.

[18] [清]沈金鳌.要药分剂[M].上海：上海卫生出版社，1958：131.

[19] [清]陈士铎.本草新编[M].北京：中国中医药出版社，1996：15,18.

[20] [清]包诚,耿世珍.十剂表 本草纲目别名录[M].北京：中医古籍出版社，1982：6.

[21] [明]徐用诚,刘纯.玉机微义[M].上海：上海古籍出版社，1991：11,33,34,56,110,308.

[22] [清]汪昂.医方集解[M].北京：中国中医药出版社：1997：56.

[23] [清]汪昂.汤头歌诀[M].上海：上海中医药大学出版社，2006：44.

[24] [清]费伯雄.医方论[M].北京：中医古籍出版社，1987：22.

[25] [明]薛己.薛氏医案选.立斋外科发挥[M].北京：人民卫生出版社，1983：46.

[26] [清]芝屿樵客.儿科醒[M].北京：中国书店，1987：130,131.

[27] [清]俞根初.重订通俗伤寒论[M].上海：上海卫生出版社，1956：62.

[28] [清]张振鋆.厘正按摩要术[M].北京：人民卫生出版社，1955：34.

[29] 孟景春,周仲瑛.中医学概论[M].北京：人民卫生出版社，1958：269.

[30] 南京中医学院方剂教研组.中医方剂学讲义[M].北京：人民卫生出版社，1960：38.

[31] 福建中医学院.常用汤头歌诀手册[M].福州：福建中医学院内部资料，1966：6.

[32] 湖南中医学院.方药备要[M].湖南中医学院，1975：22.

[33] 福建医科大学.中医方剂学：上[M].福建医科大学，1976：115.

[34] 《中医学》编辑委员会.中医学[M]//钱信忠.中国医学百科全书.上海：上海科学技术出版社，1997：1423.

[35] 李振吉.中医药常用名词术语辞典[M].北京：中国中医药出版社，2001：242.

[36] 傅世垣.中医[M]//胡乔木.中医大百科全书.北京：中国大百科全书出版社，2000：386.

[37] 梅全喜.新编中成药合理应用手册[M].北京：人民卫生出版社，2012：13.

[38] 孙世发.世界传统医学方剂学[M].北京：科学出版社，1999：175.

[39] 张保国.方剂现代新解[M].北京：中国医药科技出版社，2011：297.

[40] 倪诚.新编方剂学[M].北京：人民卫生出版社，2006：87.

[41] 段富津.方剂学[M].上海：上海科学技术出版社，1995：40.

[42] 许济群.方剂学[M].北京：人民卫生出版社，1995：92.

[43] 李庆治.方剂学[M].北京：中医古籍出版社，2000：26.

[44] 陈德兴.方剂学[M].北京：人民卫生出版社，2001：35.

[45] 谢鸣.方剂学[M].北京：人民卫生出版社，2002：67.

[46] 邓中甲.方剂学[M].北京：中国中医药出版社，2003：59.

（赵 军）

治风剂

zhì fēng jì

一、规范名

【汉文名】治风剂。

【英文名】formula for wind disorder.

【注释】以辛散祛风或熄风止痉药为主配伍组成，具有疏散外风或平熄内风的作用，治疗风证方剂的统称。分疏散外风剂、平熄内风剂等。

二、定名依据

"治风剂"作为一词，最早见于1960年由南京中医学院方剂教研组编，人民卫生出版社出版的《中医方剂学讲义》，其概念与现代名词"治风剂"相同。在此之前，宋代《圣济总录》、元代《原机启微》、明代《普济方》、清代《金匮翼》等著作中曾出现"治风之剂"；明清时期的《古今医统大全》《证治准绳》《医方集解》等书中曾使用"祛风之剂"。这些名词都与现代名词"治风剂"一词的内涵基本相同。现代又根据外风、内风的不同具体分为疏散外风剂和平熄内风剂。

"治"有管理、医疗之意;"风"指风证,包括外风、内风;"剂"有调配,调和,整合之意。可见"治风剂"指的是以辛散祛风或熄风止痉药为主配伍组成,具有疏散外风或平熄内风的作用,治疗风证方剂的统称。分疏散外风剂、平熄内风剂等,能确切反映术语的内涵。

自"治风剂"一词出现后,现代著作多有沿用。如《中国医学百科全书·方剂学》和《常用汤头歌诀手册》《方剂学讲义》《中医药常用名词术语辞典》《世界传统医学方剂学》《古方今释》《新编中成药合理应用手册》《方剂现代新解》及全国高等中医药院校规划教材《方剂学》等均以"治风剂"作为规范名。说明"治风剂"一词作为规范名已成为共识,符合术语定名的约定俗成原则。

我国 2005 年出版的全国科学技术名词审定委员会审定公布的《中医药学名词》已以"治风剂"作为规范名。所以"治风剂"作为规范名也符合术语定名的协调一致原则。

三、同义词

【曾称】"治风之剂"(《圣济总录》);"祛风之剂"(《古今医统大全》)。

四、源流考释

秦汉时期,《黄帝内经素问·风论》一篇论述了风证的不同特点,指出了"风之伤人也,或为寒热,或为热中,或为寒中,或为疠风,或为偏枯,或为风也,其病各异,其名不同。或内至五脏六腑,不知其解,愿闻其说。"[1]236《黄帝内经素问·至真要大论》更是提出了治疗风证的用药配伍原则,既"风淫于内,治以辛凉,佐以苦,以甘缓之,以辛散之"[1]510"风淫所胜,平以辛凉,佐以苦甘,以甘缓之,以酸泻之。"[1]515 这为后世治

风剂的配伍奠定了理论基础。这一时期的一些本草著作在记载药物的功效时使用了"治风"一词,如《吴普本草·草木类》记载"莽草……治风"[2]66 等。

晋唐时期,葛洪《肘后备急方》[3]52 中记录了一些治疗风证的方法及方药,其中在论述方剂的功效时有"治风立有奇效"的描述。孙思邈《备急千金要方》中汇集了续命煮散[4]156、鲁王酒[4]160、小续命汤[4]155、防己汤[4]164、白蔹薏苡汤[4]166、独活汤[4]168,169、秦艽散[4]171 等治疗各类风证的方剂,这里的"治诸风方"一词与现代"治风剂"的内涵较为接近。

宋金元时期,《圣济总录》中载"治法虽通行血气,宜多以治风之剂"[5]485"法宜于补药中,加以治风之剂"[5]3043,首次提到了"治风之剂"一词。其后倪维德《原机启微》[6]44,45 一篇中以"治风之剂"一词作为治疗风证的一类方剂的统称,并在此类别下记录了局方密蒙花散、三因羌活散、东垣明目细辛汤、机要四物龙胆汤、防风饮子等有效的方剂。

明清时期,一些著作中沿用了宋元时期出现的"治风之剂"一词,如《普济方》中云"治法虽通血气,宜多用治风之剂"[7]2475"法宜补药中加以治风之剂"[7]3386。《玉机微义》[8]55,56《医经小学》[9]105《金匮翼》[10]183 均将"治风之剂"作为治疗风证方剂的统称。同时与"治风之剂"意义相近的"祛风之剂"一词在这一时期的著作中也被较多使用,如《内科摘要》[11]5《女科撮要》[12]16《疠疡机要》[13]309《正体类要》[13]356,357《明医杂著》[14]147,148《证治准绳》[15]1371,1593《寿世保元》[16]153,487《古今医统大全》[17]1004 等著作中都用到了"祛风之剂"一词。清代汪昂的《医方集解》[18]122《汤头歌诀》[19]138-155 在方剂分类中也使用了"祛风之剂"一词。可见"治风之剂""祛风之剂"作为与"治风剂"意义相近的名词,在这一时期被广泛应用。

现代,1960 年南京中医学院方剂教研组主编的《中医方剂学讲义》[20]96 首次使用了"治风

剂"一词,其后出版的中医类著作多有沿用。随着名词标准化工作的推进,中医相关著作中均以"治风剂"作为规范名,如《中医药常用名词术语辞典》[21]294《中国医学百科全书·方剂学》[22]19《世界传统医学方剂学》[23]353《古方今释》[24]292《方剂现代新解》[25]559《新编中成药合理应用手册》[26]20及各类方剂学教材如《方剂学》(段富津)[27]214、《方剂学》(邓中甲)[28]259、《方剂学》(周永学)[29]221等。

总之,《黄帝内经素问·风论》提出了"风之伤人也……其病各异",指出风证的病机及表现不尽相同,《黄帝内经素问·至真要大论》更是提出了治疗风证的用药配伍原则,为后世治风剂的配伍奠定了理论基础。同时,魏晋南北朝时期《名医别录》《吴普本草》等著作中出现了"治风"一词。晋唐时期的《肘后备急方》《备急千金要方》中记载了多首治疗风证的方剂,并使用了与"治风剂"内涵较为接近的"治诸风方"一词。宋金元时期的《圣济总录》《原机启微》等著作中使用了"治风之剂"一词作为治疗风证方剂的统称。明清时期,一些著作中仍沿用"治风之剂"一词,如《普济方》等;同时又出现了"祛风之剂"一词,也被较多使用,如《医方集解》等。中华人民共和国成立之后,《中医方剂学讲义》首次使用了"治风剂"一词,其概念与现代名词"治风剂"相同。

五、文献辑录

《黄帝内经素问·风论》:"黄帝问曰:风之伤人也,或为寒热,或为热中,或为寒中,或为疠风,或为偏枯,或为风也,其病各异,其名不同,或内至五脏六腑,不知其解,愿闻其说。"[1]236

"至真要大论":"风淫于内,治以辛凉,佐以苦,以甘缓之,以辛散之。"[1]510"风淫所胜,平以辛凉,佐以苦甘,以甘缓之,以酸泻之。"[1]515

《吴普本草·草木类》:"莽草《御览》卷九百九十三 一名春草。神农:辛。雷公、桐君:苦,有毒。生上谷山中,或宛句。五月采。治

风。"[2]66

《肘后备急方》卷三:"又方:治风立有奇效。用木天蓼一斤(去皮细锉),以生绢袋贮好酒二斗浸之,春夏一七日,秋冬二七日,后开。每空心日午、初夜,合温饮一盏,老幼临时加减。若长服,日只每朝一盏。又方:治中风口喎。巴豆七枚,去皮烂研,喎左涂右手心,喎右涂左手心,仍以暖水一盏,安向手心,须臾即便正洗去药,并频抽掣中指。又方:治风头旋。用蝉壳二两,微炒为末,非时温酒下一钱匕。"[3]52

《备急千金要方》卷八:"续命煮散。主风无轻重皆治之方。麻黄、芎䓖、独活、防己、甘草、杏仁(各三两),桂心、附子、茯苓、升麻、细辛、人参、防风(各二两),石膏(五两),白术(四两),右十五味粗筛下,以五方寸匕内小绢袋子中,以水四升和生姜三两煮,取二升半,分三服,日日勿绝。慎风冷,大良。吾尝中风,言语謇涩,四肢痠曳,处此方日服四服,十日十夜服之不绝,得愈。"[4]156"鲁王酒。治风眩心乱耳聋目暗泪出。鼻不闻香臭。口烂生疮风齿瘰疬喉下生疮。烦热厥逆上气。胸胁肩胛痛。手不能上头不自带衣。腰脊不能俯仰。脚痠不仁。难以久立。八风十二痹。五缓六急。半身不遂。四肢偏枯。筋挛不可屈伸。贼风咽喉闭塞。哽哽不利。或如锥刀所刺。行人皮肤中。无有常处。久久不治。入人五脏。或在心下。或在膏肓。游走四肢。偏有冷处。如风所吹。久寒积聚。风湿五劳七伤。虚损百病悉主之方。茵芋、乌头、蹄躅(各三十铢),天雄、防己、石斛(各二十四铢),细辛、柏子仁、牛膝、甘草、通草、桂心、山茱萸、秦艽、黄芩(胡洽作黄芪)、茵陈、附子、瞿麦、杜仲、泽泻、王不留行(胡洽作天门冬,千金翼作王荪)、石南、防风、远志、干地黄(各八十铢)。"[4]160"小续命汤。治中风冒昧。不知痛处。拘急不得转侧。四肢缓急。遗失便利。此与大续命汤同。偏宜产后失血并老小人。麻黄、桂心、甘草(各二两),生姜(五两),人参、芎䓖、白术、附子、防己、芍药、黄芩(各一两),防风(一两半),右十

二味㕮咀。以水一斗二升。煮取三升。分三服。（古今录验无桂,名续命汤胡洽千金翼同）"[4]155"防己汤。治风历节四肢疼痛如槌锻不可忍者方。防己、茯苓、白术、桂心、生姜（各四两）,乌头（七枚）,人参（二两）,甘草（三两）,右八味㕮咀。以苦酒一升水一斗。煮取三升半。一服八合。日三夜一。当觉焦热痹忽忽然慎勿怪也。若不觉复合服。以觉乃止。凡用乌头皆去皮熬。令黑乃堪用。不然至毒人宜慎之。（翼不用苦酒）"[4]164"白蔹薏苡汤。治风拘挛不可屈伸方。白蔹、薏苡仁、芍药、桂心、牛膝、酸枣仁、干姜、甘草（各一升）,附子（三枚）,右九味㕮咀。以淳酒二斗渍一宿。微火煎三沸。服一升日三。扶杖起行。不耐酒五合。（千金翼方有车前子）"[4]166"治风懿不能言。四肢不收。手足弹曳独活汤方。独活（四两）,桂心、芍药、栝蒌根、生葛（各二两）,生姜（六两）,甘草（三两）,上七味㕮咀。以水五升。煮取三升。分三服。日三。"[4]168,169"秦艽散。治半身不遂。言语错乱。乍喜乍悲。角弓反张。皮肤风痒方。秦艽、独活（胡洽用乌头）、黄芪、人参、甘菊花（各二两,胡洽用蜀椒）、茵芋（十八铢胡洽用菌草）、防风、石斛（胡洽用草薢）、桂心、山茱萸（各二两半）,附子、芎藭（胡洽用桔梗）、细辛、当归、五味子、甘草、白术、干姜、白藓皮（胡洽用白蔹各三十铢）,麻黄、天雄、远志（各一两胡洽用防己）,右二十二味治下筛。酒服方寸匕。日再。渐渐加至二匕。又云治风无新久并补。"[4]171

《圣济总录》卷一十九:"行痹……论曰:《内经》谓:风寒湿三气杂至,合而为痹,其风气胜者为行痹。夫气之在人,本自流通。所以痹者,风寒湿三气合而为病也。然三气之中,各有阴阳。风为阳气,善行数变,故风气胜则为行痹,其证上下左右,无所留止,随其所至,气血不通是也。治法虽通行血气,宜多以治风之剂。"[5]485

卷一百八十六:"补虚治风……论曰:风者百病之始,清净则肉腠闭拒。虽有大风苛毒,弗之能害。体虚之人,本脏亏耗,风邪易乘。其证

或心神惊悸,手足颤掉,筋脉拘急。凡此之类,皆因虚挟风所致。法宜于补药中,加以治风之剂。"[5]3043

《原机启微·附录》:"治风之剂……局方密蒙花散 治风气攻注,两眼昏暗,眵泪羞明,并暴赤肿。羌活、白蒺藜（炒）、木贼、密蒙花、石决明（各一两）,菊花（二两）,右为末,每服二钱,茶清食后调下。三因羌活散……治风毒上攻,眼目昏涩,翳膜生疮,及偏正头疼,目小,黑花累累者。羌活、川芎、天麻、旋覆花、青皮、南星（炮）、藁本（各一两）,右为末,每服二钱,水煎,入姜三片,薄荷七叶。按以上并足太阳、厥阴药也。东垣明目细辛汤 治两目发赤微痛,羞明畏日,怯风寒怕火,眼睫成纽,眵糊多,隐涩而难开,眉攒肿闷,鼻塞,涕唾稠粘,大便秘涩。麻黄、羌活（各三钱）,防风（二钱）,藁本（一钱）,白茯苓（一钱）,当归尾（一钱）,川芎、细辛、蔓荆子（各五分）,荆芥穗（一钱五分）,生地黄（一钱,酒制）,椒（八个）,桃仁（二十个）,红花（少许）,右㕮咀,分作四服,每服水煎,食后热服。按此足太阳、厥阴、手少阴药也。机要四物龙胆汤……治目赤,暴发云翳,疼痛不可忍。四物汤（各半两）,羌活、防风（各三钱）,草龙胆（酒拌炒煎）、防己（各二钱）,右㕮咀,作数服,水煎。按此足厥阴太阴太阳药也。防风饮子……治拳毛倒睫。黄芪、甘草、人参（各一钱）,葛根（五分）,细辛叶、蔓荆子、防风（各五分）,当归（七分半）,右㕮咀,作一服,水煎,食后服。按此足太阳、阳明、手足太阴药也。"[6]44,45

《普济方》卷一百八十七:"行痹（附论）……内经谓:风寒湿三气杂至,合而成痹。其风气胜者,为行痹。夫气之在人,本自流通。所以痹者,风寒湿三气合而为病也。然三气之中,各有阴阳。风为阳气,善行数变,故风气胜则为行痹。其证上下左右,无所留止,随其所至,气血不通是也。治法虽通血气,宜多用治风之剂。"[7]2475

卷二百二十:"补虚治风（附论）……夫风者,百病之始也,清净则肉腠闭拒,虽有大风奇

毒弗之能害。体虚之人本脏亏耗，风邪易乘。其症或心神惊悸，足颤掉，筋脉拘急。凡此之类，皆因虚挟风所致。法宜补药中加以治风之剂。"[7]3386

《玉机微义》卷五："治风之剂……机要防风芍药汤 治泄痢飧泄，身热脉弦，腹痛而渴，及头痛而微汗。苍术防风汤……治泄痢，脉弦，头痛。良方神术散 治春伤于风，夏必飧泄（以上三方并见泄泻门）。澹寮方……仓廪汤……治下痢头痛，心烦不食。局方败毒散四钱加陈仓米百粒，姜枣煎服。按此乃发散风寒之剂，出太阳例药也。"[8]55,56

《医经小学》卷五："治风之剂……神术散……胃风汤……苍术防风汤……机要防风芍药汤"[9]105

《金匮翼》卷六："行痹者，风气胜也。风之气善行而数变，故其症上下左右，无所留止，随期所至，血气不通而为痹也。治虽通行血气，宜多以治风之剂。"[10]183

《内科摘要》卷上："一妇人，因怒吐痰，胸满作痛。服四物、二陈、芩、连、枳壳之类不应。更加祛风之剂，半身不遂，筋渐挛缩，四肢痿软，日晡益甚，内热口干，形体倦怠。余以为郁怒伤脾肝，气血复损而然。遂用逍遥散、补中益气汤、六味地黄丸调治。喜其谨疾，年余悉愈，形体康健。"[11]5

《女科撮要》卷上："一妇人年逾六十，内热口干，劳则头晕，吐痰带下，或用化痰行气，前症益甚，饮食愈少，肢体或麻，恪服祛风化痰，肢体常麻，手足或冷或热，日渐消瘦。余曰：症属脾气虚弱而不能生肺，祛风之剂复损诸经也，当滋化源，遂用补中益气加茯苓、半夏、炮姜，二十余剂，脾气渐复，饮食渐加，诸症顿愈。"[12]16

《疠疡机要》中卷："一小儿遍身生疮，小便不调，颈间结核，两目连札。服祛风之剂，眉毛脱落。余谓肝经风热之症，先用大芦荟丸，后用四味肥儿丸，渐愈。后因饮食停滞发热，其疮复髻，用大芜荑汤、四味肥儿丸而愈。后每停食，遍身发赤作痒，服四味肥儿丸即愈。"[13]309

《正体类要》上卷："阳气脱陷……梁阁老侄跌伤腿，外敷大黄等药，内服破血之剂，遂致内溃，余针出秽脓三碗许，虚证悉具，用大补之剂两月余，少能步履。因劳心，手撒眼闭，汗出如水。或欲用祛风之剂。余曰：此气血尚未充足而然也。急以艾炒热频熨肚脐并气海穴处，以人参四两、炮附子五钱煎灌，良久臂少动，又灌一剂，眼开能言，但气不能接续。乃以参、芪、归、术四味共一斤，附子五钱水煎，徐徐服之而疮愈。"[13]356,357

《明医杂著》卷四："一妇人，因怒吐痰，胸满作痛，服二陈、四物、芩、连、枳壳之类，不应，更加祛风之剂，半身不遂，筋挛痿软，日晡益甚，内热口干，形气殊倦，此足三阴亏损之症也。余用逍遥散，补中益气、六味地黄调治。喜其谨疾年余，诸症悉愈，形体康健。倒仓后，体虚痰盛，宜先理中治痰，且将风药、血药减去，俟中气复，然后通用。白术、白芍药（各一钱半），陈皮（八分），白茯苓、人参、半夏（姜制）、栝蒌仁（各一钱），甘草（炙）、黄芩（酒炒）、枳实（麸炒。各五分），香附米（盐水炒）、桔梗、麦门冬、麦芽（炒。各七分），黄连（姜炒，四分），右水煎，入竹沥三匙、姜汁三匙服。"[14]147,148

《证治准绳·疡医》："一儒者，因怒，耳内作痛出水，或用祛风之剂，筋挛作痛，肢体如束，此肝火伤血也，用六味丸料数服而愈。"[15]1371 "阳气脱陷……梁阁老侄，跌伤腿，外敷大黄等药，内服破血之剂，遂致内溃。薛针出秽脓三碗许，虚证悉具，用大补之剂两月余，少能步履，因劳心，手撒、眼闭、汗出如水，或欲用祛风之剂。薛曰：此气血尚未充足而然也，急以艾炒热，频熨肚脐、并气海穴处，以人参四两，炮附子（五钱），煎灌，良久臂少动；又灌一剂，眼开能言，但气不能接续，乃以参芪、归术四味，共一斤，附子五钱。水煎徐徐服之，元气渐复，饮食已进，乃去附子服之而疮愈。"[15]1593

《寿世保元》卷三："一妇人因怒吐痰，胸满

方剂

431

作痛,服四物、二陈、芩连、枳壳之类不应,更加祛风之剂,半身不遂,筋渐挛缩,四肢痿软,日晡益甚,内热口干,形体倦怠。余以为郁怒伤肝脾,气血复损而然,遂用逍遥散、补中益气汤、六味地黄丸调治,喜其谨疾,年余悉愈,形体康健。"[16]153

卷七:"一妇人年已六旬,内热口干,劳则头晕,吐痰带下。或用化痰行气,前症益甚,饮食愈少,肢体或麻木。服祛风化痰,肢体常麻,手足或冷或热,日渐消削。此症属脾气虚弱,而不能生肺,祛风之剂,复损诸经也。当滋化源,以补中益气汤加白茯苓、半夏、炮干姜。"[16]487

《古今医统大全》卷九十一:"惊搐……发热之时痘未出而发惊者,乃毒气出于心经。此亦为顺,不可妄投惊药。若热甚而复发搐者,可用发散毒气,如惺惺散、消毒散、红绵散、导赤散、升麻汤,兼与快气利小便、祛风之剂,痘出必轻。"[17]1004

《医方集解》卷中九:"祛风之剂……六淫,风寒暑湿燥火也。六者之中,风淫为首,故经曰:风者,百病之长也。至其变化,乃为他病,无常方,然致自风气也。又曰:风者,善行而数变。腠理开则洒然寒,闭则热而闷,其寒也则衰饮食,其热也则消肌肉。盖天地间唯风无所不入,人受之者,轻为感冒,重则为伤,又重则为中,然必其人真气先虚,营卫空疏,然后外邪乘虚而入,经所谓邪之所凑,其气必虚是也。故中风之证,河间以为将息失宜,心火暴甚;丹溪以为湿生痰,痰生热,热生风;东垣以为本气自病,若以风为虚象者。所以治之有清热、化痰、养血、顺气之不同,而不专用祛风之药也。按《内经》风论、痿论、痹论分为三篇,病原不同,治法亦异,丹溪尝著论辨之。然岐伯曰:中风大法有四,风痹其一也,故治痹诸方,亦次本门。"[18]122

《汤头歌诀·祛风之剂》:"祛风之剂……十二首附方四。"[19]138-155

《中医方剂学讲义》:"治风剂是主治风病的一类方剂。"[20]96

《中国医学百科全书·方剂学》:"治风剂是以祛风药物或滋阴熄风药物为主,组成具有疏散外风或平熄内风的作用,以治风病的方剂。"[22]19

《方剂学》(段富津):"凡用辛散祛风或熄风止痉的药物为主组成,具有疏散外风或平熄内风作用,治疗风病的方剂,统称治风剂。"[27]214

《世界传统医学方剂学》:"以辛散祛风或镇静熄风类药物为主组成,具有疏散外风或平熄内风作用,以治疗风病或与风相关病证的方剂,统称为治风剂。"[23]353

《中医药常用名词术语辞典》:"祛风剂……方剂。见《医方集解·祛风之剂》。又名治风剂。辛散祛风或熄风止痉的药物为主组成,具有疏散外风或平熄内风的作用,治疗风病方剂的统称。分为外风、内风两大类。外风治宜疏散之法使邪从外解;内风治宜平熄,不宜疏散。因此,祛风剂相应地分为疏散外风剂和平熄内风剂两种。"[21]294

《古方今释》:"凡能疏散风热、搜风通络、熄风止痉、养血祛风、平肝熄风、养荣熄风、滋液熄风、镇肝熄风、育阴潜阳之方剂,均属治风剂。"[24]292

《方剂学》(邓中甲):"凡以辛散祛风或熄风止痉药为主组成,具有疏散外风或平熄内风作用,治疗风病的方剂,统称治风剂。"[28]259

《方剂学》(周永学):"凡以辛散疏风药或熄风止痉药为主组成,具有疏散外风或平熄内风等作用,用以治疗风病的方剂,统称治风剂。"[29]221

《方剂现代新解》:"治风剂主要由辛散祛风或熄风止痉类药物组成,具有疏散外风或平熄内风的功能。根据治风剂的组成和功能主治不同,方剂学将其分为疏散外风剂和平熄内风剂两大类。"[25]559

《新编中成药合理应用手册》:"治风剂是以川芎、防风、羌活、荆芥、白芷、羚羊角、钩藤、石决明、天麻、鳖甲、龟板、牡蛎等药物为主组成,具有疏散外风或平息内风等作用,用于治疗风病的中成药。治风剂分为疏散外风和平息内风两类。临床以头痛、口眼㖞斜、肢体痉挛、眩晕头痛、猝然昏倒、半身不遂或高热、抽搐、惊厥等为辨证要点。"[26]20

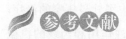

[1] 未著撰人.黄帝内经素问[M].[唐]王冰注,[宋]林亿校正.北京:人民卫生出版社,1963:236,510,515.

[2] [魏]吴普.吴普本草[M].北京:人民卫生出版社,1987:51,66.

[3] [晋]葛洪.肘后备急方[M].北京:人民卫生出版社,1956:52.

[4] [唐]孙思邈.备急千金要方[M].北京:人民卫生出版社,1955:155,156,160,164,166,168,169,171.

[5] [宋]赵佶.圣济总录[M].北京:人民卫生出版社,1962:485,3043.

[6] [元]倪维德.原机启微:2卷[M].[明]薛己校补.上海:上海卫生出版社,1958:44,45.

[7] [明]朱橚.普济方:第5册[M].北京:人民卫生出版社,1983:2475,3386.

[8] [明]徐用诚.玉机微义[M].刘纯续增.上海:上海古籍出版社,1991:55,56.

[9] [明]刘纯.医经小学[M]//裘吉生.珍本医书集成:6.上海:上海科学技术出版社,1985:105.

[10] [清]尤怡.金匮翼[M].张印生,等校注.北京:中医古籍出版社,2003:183.

[11] [明]薛己.内科摘要[M].陈松育点校.南京:江苏科学技术出版社,1985:5.

[12] [明]薛己.女科撮要[M].北京:中国中医药出版社,2015:16.

[13] [明]薛己.疡疬机要:正体类要[M]//薛氏医案选:上册.北京:人民卫生出版社,1983:309,356,357.

[14] [明]王纶.明医杂著[M].沈凤阁点校.北京:人民卫生出版社,1995:147,148.

[15] [明]王肯堂.证治准绳:中[M].北京:人民卫生出版社,1991:1371,1593.

[16] [明]龚廷贤.寿世保元[M].王均宁,等点校.天津:天津科学技术出版社,1999:153,487.

[17] [明]徐春甫.古今医统大全:下[M].崔仲平,王耀廷主校.北京:人民卫生出版社,1991:1004.

[18] [清]汪昂.医方集解[M].鲍玉琴,杨德利校注.北京:中国中医药出版社,1997:122.

[19] [清]汪昂.汤头歌诀[M].粟栗校注.上海:上海中医药大学出版社,2006:138-155.

[20] 南京中医学院方剂教研组.中医方剂学讲义[M].北京:人民卫生出版社,1960:96.

[21] 李振吉.中医药常用名词术语辞典[M].北京:中国中医药出版社,2001:294.

[22] 杨医亚.方剂学[M]//钱信忠.中国医学百科全书.上海:上海科学技术出版社,1988:19.

[23] 孙世发.世界传统医学方剂学[M].北京:科学出版社,1999:353.

[24] 丁学屏.古方今释[M].北京:中国医药科技出版社,2002:292.

[25] 张保国.方剂现代新解[M].北京:中国医药科技出版社,2011:559.

[26] 梅全喜.新编中成药合理应用手册[M].北京:人民卫生出版社,2012:20.

[27] 段富津.方剂学[M].上海:上海科学技术出版社,1995:214.

[28] 邓中甲.方剂学[M].北京:中国中医药出版社,2003:259.

[29] 周永学.方剂学[M].北京:中国中医药出版社,2006:221.

(赵　军)

方
剂

线　剂

xiàn jì

一、规范名

【汉文名】线剂。

【英文名】medicated thread。

【注释】将丝线或棉线放药液中先浸后煮,经干燥制成的外用剂型。

二、定名依据

"线剂"一词,现最早见于南京药学院药剂学教研室所编《药剂学》,其概念与本术语"线剂"完全相同,能反映本术语所有内涵。而在此之前,元代《外科精义》出现的"锭子"以及同时代《丹溪心法》中的"药捻"等名词,所指剂型类似于线剂;明代《古今医统大全》出现了"药线"名称,所反映的内涵与"线剂"基本相同。但《外科精义》中的"锭子"以及《丹溪心法》中的"药捻"等所指的剂型有类似"线剂"的地方,却并不完全相同,经过了一定历史时期的演变,部分演变成类似"条剂"的剂型。《古今医统大全》所记载的"药线"一词虽与本术语概念相同,但作为剂型来说,"线剂"构成更为规范,故而"线剂"出现并作为规范词之后,"药线"使用得就越来越少了。所以,"锭子""药捻""药线"都不如"线剂"规范,"线剂"更能表达本术语的内涵。

南京药学院药剂学教研室所编《药剂学》载:"线剂是用丝线或棉线(亦有用橡皮线者)于药液或药汁中浸、煮并经干燥而制得的一种制剂。"自此之后,"线剂"正式作为剂型名固定下来。后来的《药剂学》《方剂学》等教材以及辞典类等对后世有较大影响的重要著作均以"线剂"作为规范名。所以"线剂"作为规范名便于达成共识,符合术语定名的约定俗成原则。

现代相关著作,辞书类著作《中医词释》《中药辞海》《常用中药词语词典》《中医辞海》《中医药常用名词术语辞典》《现代药学名词手册》《最新皮肤科药物手册》等,全国高等中医药院校规划教材各版《方剂学》《药剂学》《中药药剂学》,以及一些方剂学专著如《世界传统医学方剂学》《老中医百病特效验方》《现代方剂学》等均以"线剂"作为规范名。说明"线剂"这一规范名已成为共识。

我国 2005 年出版的由全国科学技术名词审定委员会审定公布的《中医药学名词》已以"线剂"作为规范名。所以"线剂"作为规范名也符合术语定名的协调一致原则。

三、同义词

【曾称】"药线"(《古今医统大全》)。

四、源流考释

中医药"线剂"是中医特有的剂型之一,是将丝线或棉线放药液中先浸后煮,经干燥制成的外用剂型。传统线剂常用于中医外科痔瘘的治疗,系利用所含药物的轻微腐蚀作用和药线的机械紧扎作用,切断痔核的血液供应,使痔枯落。线剂又可置于瘘管中,起引流作用,以加速疮核的愈合。线剂优点多,疗效高,为中医外科所喜用。

线剂在中国医学史上出现较早,早期应是在丸剂的基础上发展起来的。元代齐德所著的《外科精义》记载的"青金锭子":"右为细末,面糊为丸,撚作锭子,每用纴入疮口中,脓水出快。"[1]72 从这里可以看出此处的"青金锭子"具有一定线剂的性质。同一时代的《丹溪心法》书中所载的"回生锭子"也与之类似。可以看出"锭子"有糊丸的内容与栓剂的应用方法。所不同者,栓剂主要用于人体天然的腔道,如肛管、尿道、阴道,而锭子多插入病理的孔穴,以使药物接触病灶直接发挥治疗作用。众多医学典籍中均有"锭子"这种剂型的记载。另《丹溪心法》还提到了"药撚"这一组词,如《丹溪心法》:"桃花散,治耳中出脓。枯矾、干胭脂(各一钱),麝香(一字)右为末。绵杖子蘸药撚之。"[2]286 虽然不是一个名词,但这里也表示出了线剂的性质。

明清时期,线剂在临床中的使用就更广泛了,随之文献记载也增多。明代徐春甫在《古今医统大全》中引用《永类钤方》:"予患此疾一十七年,遍览群书,悉遵古法,治疗无功,几中砒毒,寝食忧惧。后遇江右李春山,指用芫根煮线挂破大肠,七十余日方获全功。"[3]1568 指出所用线是用芫花根煮成的,芫花根味辛、苦,性温,有毒,具有逐水、解毒、散结作用。《古今医统大全》:"一治外痔有头者,以药线系之,候痔焦黑落下,再用绵裹猪鬃蘸药,当纳于窍中,永不发。"[3]1578 文中的"药线"即是指"线剂",与"线剂"的内涵基本一致。随后《孙文垣医案》[4]248《本草纲目》[5]525 也都有"药线"的记载。而在

《证治准绳》:"凡用锭子药线,必用托里之剂服之。燃赤肿痛,脉沉数者,邪气实也,宜泄之。"[6]1378 既有"锭子",又有"药线",都包含一定的现代"线剂"含义。这一时期外科学著作如雨后春笋般出现,这些著作中多有线剂的记载,如《外科正宗》[7]258《外科大成》[8]146 等。当然其他医学著作中也有关于线剂的记载,如《医灯续焰》[9]500《医学心悟》[10]178《医宗金鉴》[11]820《本草纲目拾遗》[12]33《医门补要》[13]60《理瀹骈文》[14]464,465 等书中都有"药线""药捻"等剂型名。如清代《医宗金鉴》关于痔疮的治疗中就有"顶大蒂小者,用药线勒于痔根,每日紧线,其痔枯落"[11]820 的记载。

中华人民共和国成立以后,全国各医药学院校自编教材中,规范了剂型的名称,出现"线剂"一词。如南京药学院药剂学教研室所编《药剂学》载:"线剂是用丝线或棉线(亦有用橡皮线者)于药液或药汁中浸、煮并经干燥而制得的一种制剂。"[15]344 自此之后,"线剂"正式作为剂型名固定下来。

现代中医药著作均以"线剂"作为规范名,如辞书类著作《中医词释》[16]381《中药辞海》[17]1151《常用中药词语词典》[18]244《中医辞海》[19]621《中医药常用名词术语辞典》[20]250《现代药学名词手册》[21]406《最新皮肤科药物手册》[22]476,477 等,教材类如《方剂学》(段富津)[23]12、《方剂学》(李飞)[24]89、《方剂学》(谢鸣)[25]32、《方剂学》(闫润红)[26]23、《方剂学》(李笑然)[27]15、《方剂学》(樊巧玲)[28]24、《方剂学》(冯泳)[29]21、《方剂学》(邓中甲)[30]24、《方剂学》(陈德兴)[31]14、《方剂学》(李翼)[32]19、《方剂学》(顿宝生)[33]17、《药剂学》(南京药学院)[34]480,481、《药剂学》(湖北中医学院)[35]446、《中药药剂学》(曹春林)[36]482,以及一些方剂学专著如《世界传统医学方剂学》[37]52《老中医百病特效验方》[38]4《现代方剂学》[39]14 等均以"线剂"作为规范名。各种现代著作以"线剂"作为规范名,同时,在部分书中也提到了"线剂,亦称药线",如《方剂学》(段富津):"线剂亦称药线,是将丝线或

棉线置药液中浸煮,经干燥制成的外用制剂。用于治疗瘘管、痔疮或赘生物,通过所含药物的轻度腐蚀作用和药线的机械紧扎作用,使其引流通畅或萎缩、脱落。"[23]12

线剂的定义在各书中的解释稍有出入,大致可分为如下两类:一类如《常用中药词语词典》:"系将丝线或棉线,置药液中先浸后煮,经干燥制成的一种外用制剂。"[18]244 从线剂的成剂过程以定义;另一种如《方剂学》(邓中甲):"线剂亦称药线,是将丝线或棉线置药液中浸煮,经干燥制成的外用制剂。用于治疗瘘管、痔疮或赘生物,通过所含药物的轻度腐蚀作用和药线的机械紧扎作用,使其引流通畅或萎缩、脱落。"[30]24 定义中还包含了线剂的临床适应证及机理。

总之,"线剂"是中医特有的剂型之一,常用于中医外科痔瘘的治疗。元代《外科精义》记载的"青金锭子"、《丹溪心法》记载的"回生锭子"等,从原文上可看出"锭子"应是药线的一种雏形。同时,《丹溪心法》还提到了"药捻"这一组词。明代《古今医统大全》中出现"药线"的名称和制作及使用方法,所反映的内涵与"线剂"基本相同。明清医书中常以"锭子""药捻""药线"等混用来指代线剂。自中华人民共和国成立以后,各医药院校自编教材中出现"线剂"之后,现代的辞典类、工具书类、教材类以及中医药学科代表性著作均以"线剂"作为规范名。

五、文献辑录

《外科精义》卷下:"[青金锭子]右为细末,面糊为丸,捻作锭子,每用纴入疮口中,脓水出快。"[1]72

《丹溪心法》卷四:"桃花散,治耳中出脓。枯矾、干胭脂(各一钱),麝香(一字),右为末。绵杖子蘸药捻之。"[2]286

《古今医统大全》卷七十四:"予患此疾一十七年,遍览群书,悉遵古法,治疗无功,几中砒毒,寝食忧惧。后遇江右李春山,指用芫根煮线挂破大肠,七十余日方获全功。"[3]1568 "一治外痔

有头者,以药线系之,候痔焦黑落下,再用绵裹猪鬃蘸药,当纳于窍中,永不发。"[3]1578

《孙文垣医案·医案五卷》:"即以镵针点开,插药线于内,涂以烂药,使脓血急溃,又于疮口上以生肌药敷之,使易收口,可受谢而去,未半月,其傍之硬处,又红肿痛,寒热交作,几于成脓。"[4]248

《本草纲目·草部》:"痔疮乳核:芫根一握,洗净,入木臼捣烂,入少水绞汁,于石器中慢火煎成膏。将丝线于膏内度过,以线系痔,当微痛。候痔干落,以纸捻蘸膏纳窍内,去根,当永除根也。"[5]525

《证治准绳》卷三:"凡用锭子药线,必用托里之剂服之。焮赤肿痛,脉沉数者,邪气实也,宜泄之。"[6]1378

《外科正宗》卷四:"枯筋箭,乃忧郁伤肝,肝无荣养,以致筋气外发。初起如赤豆大,枯点微高,日久破裂,撅出筋头,鬈松枯槁,多生胸乳间,宜用丝药线齐根系紧,七日后其患自落;以珍珠散掺之,其疤自收。"[7]258

《外科大成》卷二:"番花痔……肛门四边番出如碗大。肉紫黑。痛流血水。服凉血解毒之药。药水洗之。药线扎之。"[8]146

《医灯续焰》卷二十:"徐用药线结痔,信宿痔脱,其大如桃。复以药饵调养,数日遂安。"[9]500

《医学心悟》卷四:"如此频频薰洗,并服加减六味丸,及国老散,自然渐次消散,可免刀针药线之苦,此亦医痔之良法也。"[10]178

《医宗金鉴·外科心法要诀》:"顶大蒂小者,用药线勒于痔根,每日紧线,其痔枯落。"[11]820

《本草纲目拾遗》卷九:"痔漏消管药线。"[12]33

《医门补要》卷中:"凡痈疽溃后,腐肉渐尽,患口大者,尚流厚黄脓,碍动患底之肉即流鲜血,口小孔深者,必插药捻,插至见红血者,以及日久漏管既经提拔脓管已去后,插生肌药亦觉肌生血见者,俱可收功于迟早。"[13]60

《理瀹骈文·存济堂药局修合施送方并加药法》:"此膏寒热攻补并用,初起能消,已成能溃,已溃能提,毒尽自敛,不必服解表托里之药,亦不假刀针、升降丹、药捻等物,始终只此一膏,极为简便神速。"[14]464,465

《药剂学》:"线剂是用丝线或棉线(亦有用橡皮线者)于药液或药汁中浸、煮并经干燥而制得的一种制剂。"[15]344

《药剂学》(南京药学院):"线剂是将丝线或棉线置药液或药汁中浸煮经干燥制成的一种外用制剂……线剂一般系利用所含药物的轻微腐蚀作用和药线的机械扎紧作用,切断痔核瘘管而致引流畅通,有利疮口愈合,用以治瘘管和痔疮等。"[34]480,481

《药剂学》(湖北中医学院):"线剂,是将丝线或棉线,置药液中先浸后煮,经干燥制成的一种外用制剂……线剂是利用所含药物的轻微腐蚀作用和药线的机械扎紧作用,切断痔核瘘管,使引流畅通,以利疮口愈合,用来治疗瘘管和痔疮等疾患的。"[35]446

《中医词释》:"将丝线或棉线置于药液中煎煮,经干燥后而得的一种外用制剂。临床上称为药线。用以结扎瘘管或赘肉,使其萎缩,自行脱落。有腐蚀和抗感染的作用。"[16]381

《中药药剂学》:"线剂,是将丝线或棉线,置药液中先浸后煮,经干燥制成的一种外用制剂……线剂是利用所含药物的轻微腐蚀作用和药线的机械扎紧作用,切断痔核瘘管,使引流畅通,以利疮口愈合,用来治疗瘘管和痔疮等疾患的。"[36]482

《方剂学》(段富津):"线剂亦称药线,是将丝线或棉线置药液中浸煮,经干燥制成的外用制剂。用于治疗瘘管、痔疮或赘生物,通过所含药物的轻度腐蚀作用和药线的机械紧扎作用,使其引流通畅或萎缩、脱落。"[23]12

《中药辞海》:"线剂,即将丝线或棉线,置药剂中先浸后煮,经干燥制成的一种外用制剂。如莞花线剂等。"[17]1151

《常用中药词语词典》:"系将丝线或棉线,置药液中先浸后煮,经干燥制成的一种外用制剂。"[18]244

《中医辞海》："中药剂型。系将丝线或棉线浸泡于药液中,并与药液同煮,经干燥而成的一种外用制剂,用于结扎瘘管或赘肉,使其自行萎缩脱落。"[19]621

《世界传统医学方剂学》："线剂:是将丝线或者棉线,置药液中先浸后煮,经干燥而成的一种外用制剂。用于治疗瘘管、痔疮或赘生物,通过所含药物的轻度腐蚀作用和药线的机械性紧缩作用,使病灶自行萎缩脱落。"[37]52

《中医药常用名词术语辞典》："线剂……剂型。又称药线。将丝线或棉线放药液中浸煮,经干燥制成的外用制剂。用于治疗瘘管、痔疮,通过所含药物的轻度腐蚀作用使引流通畅。也可用于赘生物,以药线的腐蚀和机械紧扎作用,使其缩小、脱落。"[20]250

《方剂学》(李飞)："线剂,亦称药线。是将丝线或棉线置药液中浸煮,经干燥制成的外用制剂……线剂一般是利用线中所含药物的轻微腐蚀作用和药线的机械紧扎作用,切断痔核、切开瘘管、使引流畅通,或枯萎脱落,以利疮口愈合,常用于治疗瘘管和痔疮等。"[24]89

《方剂学》(闫润红)："线剂是将丝线或棉线浸泡于药液中,并与药液同煮,经干燥而得的一种外用制剂,用于结扎瘘管或赘肉,使其自行萎缩脱落。"[26]23

《方剂学》(李笑然)："线剂亦称药线,是将丝线或棉线置药液中浸煮,经干燥制成的外用制剂。用于治疗瘘管、痔疮或赘生物,通过所含药物的轻度腐蚀作用和药线的机械紧扎作用,使其引流通畅或萎缩、脱落。"[27]15

《方剂学》(谢鸣)："线剂是将药丝线或棉线置药液中浸煮,经干燥制成的外用制剂。用于治疗瘘管、痔疮或赘生物,通过所含药物的轻度腐蚀作用和药线的机械紧扎作用,使其引流通畅或萎缩、脱落。"[25]32

《现代药学名词手册》："这是中药的一种剂型,是将丝线或棉线,置药液中先浸后煮,经干

燥制成的一种外用制剂。线剂是利用所含药物的轻微腐蚀作用和药线的机械扎紧作用,切断痔核瘘管,使引流畅通,以利疮口愈合,用来治疗瘘管和痔疮等疾患的。近年来,有以线剂结扎治疗法为主,适当辅以药膏来治疗毛细血管瘤。"[21]406

《方剂学》(樊巧玲)："线剂是将药丝线或棉线置药液中浸煮,经干燥制成的外用制剂。用于治疗瘘管、痔疮或赘生物,通过所含药物的轻度腐蚀作用和药线紧扎的剪切作用,使其引流通畅或萎缩、脱落。"[28]24

《方剂学》(冯泳)："线剂亦称药线,是将丝线或棉线置入药液中浸煮,经干燥制成的外用制剂。用于治疗瘘管、痔疮或赘肉,通过所含药物的轻度腐蚀和药线的机械紧扎作用,使其引流通畅或自行萎缩脱落。"[29]21

《方剂学》(邓中甲)："线剂亦称药线,是将丝线或棉线置药液中浸煮,经干燥制成的外用制剂。用于治疗瘘管、痔疮或赘生物,通过所含药物的轻度腐蚀作用和药线的机械紧扎作用,使其引流通畅或萎缩、脱落。"[30]24

《老中医百病特效验方》："线剂是将丝线或棉线浸泡于药液中,并与药液同煮,经干燥而成的一种外用制剂,用于结扎瘘管或赘肉,使其自行萎缩脱落。外科肛肠科常用。"[38]4

《现代方剂学》："线剂是将丝线或者棉线,置药液中先浸后煮,经干燥制成的一种外用制剂……线剂是利用所含药物的轻微腐蚀作用和药线的机械扎紧作用,切断痔核瘘管,使引流畅通,以利疮口愈合,用来治疗瘘管和痔疮等疾患。"[39]14

《方剂学》(陈德兴)："线剂亦称药线,是将丝线或棉线置药液中浸煮,经干燥制成的外用制剂。用于治疗瘘管、痔疮或赘生物,通过所含药物的轻度腐蚀作用和药线的机械紧扎作用,使其引流通畅,或萎缩、脱落。"[31]14

《最新皮肤科药物手册》："线剂是利用所含药物的轻微腐蚀作用和药线的机械扎紧作用,切断痔核、瘘道,使引流畅通,以利疮口愈合,用

来治疗瘘管和痔疮等疾患的。近年来,有以线剂结扎治疗法为主,适当辅以药膏来治疗毛细血管瘤的。结扎疣赘,使其坏死脱落,这是线剂的应用和发展……药线扎痔、疣、赘,使其坏死、脱落,或置于瘘道中,起引流和腐蚀作用。"[22]476,477

《方剂学》(李冀):"线剂亦称药线,是将丝线或棉线置药液中浸煮,经干燥制成的外用制剂。用于治疗瘘管、痔疮或赘生物,通过所含药物的轻度腐蚀作用和药线的机械紧扎作用,使其引流通畅或萎缩、脱落。"[32]19

《方剂学》(顿宝生):"线剂系将丝线或棉线浸泡于药液中,并与药液同煮,经干燥而成的一种外用制剂,用于结扎瘘管或赘肉,使其自行萎缩、脱落。"[33]17

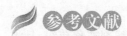 参考文献

[1] [元]齐德之.外科精义[M].裘钦豪点校.北京:人民卫生出版社,1990:72.

[2] [元]朱震亨.丹溪心法[M].上海:上海科学技术出版社,1959:286.

[3] [明]徐春甫.古今医统大全:中[M].合肥:安徽科学技术出版社,1995:1568,1578.

[4] [明]孙一奎.孙文垣医案[M].许霞,张玉才校注.北京:中国中医药出版社,2009:248.

[5] [明]李时珍.本草纲目[M].北京:中国中医药出版社,1998:525.

[6] [明]王肯堂.证治准绳:中[M].北京:人民卫生出版社,1991:1378.

[7] [明]陈实功.外科正宗[M].张印生,韩学杰点校.北京:中医古籍出版社,1999:258.

[8] [清]祁坤.外科大成:4卷[M].上海:上海卫生出版社,1957:146.

[9] [清]潘楫.医灯续焰[M].杨维益点校.北京:人民卫生出版社,1988:500.

[10] [清]程国彭.医学心悟[M].北京:科学技术文献出版社,1996:178.

[11] [清]吴谦.医宗金鉴[M].闫志安,何源校注.北京:中国中医药出版社,1994:820.

[12] [清]赵学敏.本草纲目拾遗[M].北京:中国中医药出版社,2007:33.

[13] [清]赵濂.医门补要[M].上海:上海卫生出版社,1957:60.

[14] [清]吴尚先.理瀹骈文[M].步如一,等校注.北京:

中国中医药出版社,1995:464,465.

[15] 南京药学院药剂学教研组.药剂学[M].北京:人民卫生出版社,1961:344.

[16] 徐元贞,曹健生,赵法新.中医词释[M].郑州:河南科学技术出版社,1983:381.

[17] 《中药辞海》编写组.中药辞海:第二卷[M].北京:中国医药科技出版社,1996:1151.

[18] 于维萍,李守俊.常用中药词语词典[M].济南:山东科学技术出版社,1998:244.

[19] 袁钟,图娅,彭泽邦,等.中医辞海:中册[M].北京:中国医药科技出版社,1999:621.

[20] 李振吉.中医药常用名词术语辞典[M].北京:中国中医药出版社,2001:250.

[21] 赵克健.现代药学名词手册[M].北京:中国医药科技出版社,2004:406.

[22] 马振友.最新皮肤科药物手册[M].西安:世界图书出版公司西安分公司,2008:476,477.

[23] 段富津.方剂学[M].上海:上海科学技术出版社,1995:12.

[24] 李飞.方剂学[M].北京:人民卫生出版社,2002:89.

[25] 谢鸣.方剂学[M].北京:人民卫生出版社,2004:32.

[26] 闫润红.方剂学[M].北京:科学出版社,2003:23.

[27] 李笑然.方剂学[M].苏州:苏州大学出版社,2004:15.

[28] 樊巧玲.方剂学[M].上海:上海中医药大学出版社,2004:24.

[29] 冯泳.方剂学[M].北京:中国古籍出版社,2004:21.

[30] 邓中甲.方剂学[M].北京:中国中医药出版社,2004:24.

[31] 陈德兴.方剂学[M].北京:人民卫生出版社,2007:14.

[32] 李冀.方剂学[M].北京:高等教育出版社,2009:19.

[33] 顿宝生.方剂学[M].西安:西安交通大学出版社,2011:17.

[34] 南京药学院.药剂学[M].北京:人民卫生出版社,1978:480,481.

[35] 湖北中医学院.药剂学[M].上海:上海科学技术出版社,1982:446.

[36] 曹春林.中药药剂学[M].上海:上海科学技术出版社,1986:482.

[37] 孙世发,左言富.世界传统医学方剂学[M].北京:科学出版社,1999:52.

[38] 李浩,张艳玲,崔玉琴.老中医百病特效验方[M].沈阳:辽宁科学技术出版社,2006:4.

[39] 邱德文,冯泳,邹克扬.现代方剂学[M].北京:中国古籍出版社,2006:14.

(许 霞)

经 方

jīng fāng

一、规范名

【汉文名】经方。

【英文名】classical formula。

【注释】唐代以前经典医药著作中记载的方剂,或特指《伤寒论》和《金匮要略》二书中的方剂。

二、定名依据

"经方"一词,最早见于西汉刘向、刘歆父子的《七略·方技略》,以及东汉班固《汉书·艺文志》有"经方十一家"之说,主要是对当时收集到的验方,按其所治病证进行的分类,有痹病方、疝病方、瘅病方、风寒热病方、伤中方、妇人婴儿方等。但该书中出现"经方"一词,概念与本术语"经方"并不完全一致,实为方剂之概称,以及汉以前临床医方著作的统称。至晋代皇甫谧《针灸甲乙经》、唐代孙思邈《千金翼方》、宋代林亿《伤寒论·序》,虽未以"经方"命名,但其实已推重仲景之方为经典。尤怡《金匮要略心典》则明确提出"经方"即仲景方。概念与本术语"经方"基本相同,已能初步反映本术语内涵。

自清代《金匮要略心典》明确提出"经方"即仲景方,后来著作多有沿用,如《医学源流论》《神农本草经百种录》《神农本草经读》《经方实验录》等。《时方歌括》并提出"经方尚矣,唐宋以后始有通行之时方",认为"经方"是相对于唐宋以后"通行之时方"而言的。这些著作均为历代的重要著作,对后世有较大影响。所以"经方"作为规范名便于达成共识,符合术语定名的约定俗成原则。

现代工具书如《中医大辞典》《中国大百科全书·中医》《中医药常用名词术语辞典》《中医名词术语精华辞典》《中医辞海》等均以"经方"作为规范名。同时,已经广泛应用于中医药学文献的标引和检索的《中国中医药学主题词表》也以"经方"作为正式主题词。这些均说明"经方"这一规范名已成为共识。

我国2005年出版的由全国科学技术名词审定委员会审定公布的《中医药学名词》已以"经方"作为规范名。所以"经方"作为规范名也符合术语定名的协调一致原则。

三、同义词

未见。

四、源流考释

"经",《说文解字》云:"经,织也。从纟。"[1]271 有上下贯通,经常不变之意,引申为基本、经典之意。"方"的最早记载见于《五十二病方》,基本与现今的方剂、处方、药方之意相同。

西汉河平三年(前26年),侍医李柱国负责"方技"的校理工作,其书目先后载于汉代刘向校书撰著之《别录》,其子刘歆校书撰著之《七略》,今二书虽已佚,但其目录内容被东汉班固引录于《汉书·艺文志》。其中将方技分为医经、经方、房中、神仙四家,其中有"经方十一家",并对"经方"作出了诠释:"经方十一家,二百七十四卷。经方者,本草石之寒温,量疾病之浅深,假药味之滋。"[2]70 这可能是有关"经方"的最早记载。但此处"经方"并非后世所称仲景之方,当指在方剂理论指导下的临证治病之方,为方剂之概称,"经"为"经用""经验"之意。东汉末年张仲景著《伤寒杂病论》,后世将其尊称为"方书之祖",将《伤寒论》《金匮要略》所载之方称为"经方"。《伤寒杂病论》是张仲景将东汉之前医药学说进行统一辨证的结合，其方药框架来源于《汤液经法》的临床用方特点，理论基础取于《内经》，其中《伤寒论》以六经病为纲领，设置了六经施治的框架系统，将理法方药一线贯穿，故《伤寒杂病论》为后世辨证论治之圭臬。

晋唐时期，医家已十分推崇《伤寒杂病论》及所载之方，并开始论述张仲景与《汤液经法》等的学术渊源，但并未命以"经方"之名。如晋代皇甫谧《针灸甲乙经·序》云："伊尹以元圣之才，撰用《神农本草》，以为《汤液》……仲景论广《伊尹汤液》为十数卷，用之多验。近代太医令王叔和撰次仲景遗论甚精，皆可施用。"[3]17 可见皇甫谧较早述及张仲景学术与伊尹《汤液经法》的渊源关系。同时，该时代所出现关于"经方"的记载，其概念内涵并不统一，如梁代陶弘景的本草学著作《本草经集注》多次出现"经方"，如："此草（甘草）最为众药之主，经方少不用者，犹如香中有沉香也。"[4]206 此处"经方"应仍为方剂之概称。又如第一部由政府组织编写的国家药典《新修本草》载："梁陶弘景雅好摄生，研精药术。以为《本草经》者，神农之所作，不刊之书也。惜其年代浸远，简编残蠹，与桐、雷众记，颇或踳驳。兴言撰缉，勒成一家，亦以雕琢经方，润色医业。"[5]3 及至孙思邈在《备急千金要方》《千金翼方》也多次出现"经方"，如《备急千金要方》："凡欲为大医，必须谙《素问》《甲乙》《黄帝针经》……诸部经方……如此乃得为大医。"[6]21 可见孙思邈所例医家，均为医之大家，此处"经方"应为经典的方书、医书。又如《备急千金要方》："张湛曰：夫经方之难精，由来尚矣。"[6]21"例曰：诸经方用药，所有熬炼节度，皆脚注之。"[6]31 此处"经方"应泛指临证之用方。《千金翼方》论伤寒之九卷、十二卷中全引张仲景之论，而不取其他各家之说，可见孙思邈大力提倡仲景学说。王焘《外台秘要·序》云："唐王焘台阁二十余年，久知弘文馆，得古今方，上自神农，下及唐世，无不采摭，集成经方四十卷，皆诸方秘密枢要也。"[7]序九《外台秘要》："高阳负曰：凡

经方神仙所造。服之疗病。具已论讫。如是所拟。"[7]282 论此两处"经方"，前者应为方书，后者应为方剂之概称。

宋金元时期，林亿亦认为仲景之方为经典，云："《金匮玉函经》与《伤寒论》，同体而别名，取宝而藏之之义也。"[8]校正《金匮玉函》疏 而北宋同时期日本医家丹波康赖在《医心方》载："此皆按经方承师口诀，既免暴夭之忧，实亦存生之至要，宜宝秘，慎勿轻泄。"[9]412 寇宗奭《本草衍义》云："乌头、乌喙、天雄、附子、侧子，凡五等，皆一物也，只以大小、长短、似像而名之……其炮制之法，经方已著。"[10]45《太平圣惠方》亦多次出现"经方"，如："治之诚不可缓，支法存，所以留意经方。"[11]2073《鸡峰普济方》："若不知古知今，何以为人司命加以？古人经方，言多雅奥。"[12]16 以上"经方"，亦是方剂以及医书之泛称。

明清时期，仲景之书为更多医家奉为经典。明代李时珍《本草纲目》一书中多次出现"经（方）"，如："（石硫黄）铅得硫气则化，累累水道下，病遂愈。硫之化铅，载在经方，苟无通变，岂能臻妙？"[13]464 清代张志聪《伤寒论宗印》自序云："不获变通'经'理者，究未可医名也……而本'经'之旨，非惟伤寒为然……近世又以本'经'文义深微……本'经'大法甚活……重释全'经'，不集诸家训话，以'经'解'经'，罔取杜撰。"[14]755 尤怡《金匮要略心典·徐序》："惟仲景则独祖经方而集其大成……正仲景治杂病之方书也，其方亦不必尽出仲景，乃历圣相传之经方也……因知古圣治病之法，其可考者惟此两书，真所谓经方之祖。"[15]1,2 至此已明确提出"经方"即指仲景方，与本术语"经方"现代内涵基本相同。徐大椿《医学源流论·〈金匮〉论》："其方，则皆上古圣人历代相传之经方，仲景间有随证加减之法，真乃医方之经也……故所投必效，如桴鼓之相应。真乃医方之经也。"[16]30"唯仲景则独组经方，而集其大成，惟此两书，真所谓经方之祖。"[16]82《神农本草经百种录》："故古人有单方及秘方，往往以一二种药治一病而得奇中。

中医名词考证与规范　第三卷　中药·方剂

及视其方,皆不若经方之必有经络奇偶配合之道,而效反神速者,皆得其药之专能也。药中如此者极多,可以类推。"[17]14 陈修园《神农本草经读·凡例》云:"明药性者,始自神农,而伊尹配合而为汤液。仲景《伤寒》《金匮》之方,即其遗书也。阐阴阳之秘,泄天地之藏,所以效如桴鼓。今人不敢用者,缘唐、宋以后,诸家之臆说盛行,全违圣训,查对与经方所用之药不合,始疑之,终且毁之也。"[18]1《时方歌括·小引》亦云:"经方尚矣,唐宋以后始有通行之时方……余向者汇集经方而韵注之,名为真方歌括。"[19]《时方歌括》小引 提出"经方"是相对于唐宋以后"通行之时方"而言的。

民国曹颖甫《经方实验录》[20]序 之"经方",当为仲景之方。现代有关著作均以"经方"作为规范名,如《中医名词术语精华辞典》[21]686《简明古籍整理辞典》[22]190《中医名词术语选释》[23]268《简明中医辞典》[24]669《中医词释》[25]376《现代药学名词手册》[26]413《中医辞海》[27]625《中国历史大辞典》[28]2032《中国百科大辞典》[29]1002《简明中医语词辞典》[30]468《常用中药词语词典》[31]248《中医药常用名词术语辞典》[32]250《中国大百科全书·中医》[33]29《WHO西太平洋地区传统医学名词术语国际标准》[34]260《中国中医药学主题词表》[35]II-193《中医药学名词》[36]170,如《中医大辞典》:"汉代以前的方剂称经方。其说有三:① 后汉·班固的《汉书·艺文志》医家类记载经方十一家,这是指汉以前的临床著作。② 指《素问》《灵枢》和《伤寒论》《金匮要略》的方剂。③ 专指《伤寒论》《金匮要略》所记载的方剂。一般所说的经方,多指第三说。"[37]1145

总之,"经方"最早见于西汉刘向、刘歆父子的《七略·方技略》。东汉班固《汉书·艺文志》有"经方十一家"之说,但此处实为方剂之概称,以及汉以前临床医方著作的统称。清代尤怡《金匮要略心典》则明确提出"经方"即仲景方,概念与本术语"经方"部分相同,已能初步反映出本术语部分内涵。对后世影响较大的记载始见清代陈修园《时方歌括》,提出"经方尚矣,唐宋以后始有通行之时方",认为"经方"是相对于唐宋以后"通行之时方"而言的。至此,"经方"才能反映本术语的全部内涵。

五、文献辑录

《说文解字·糸部》:"经,织也。从糸。"[1]271

《汉书·艺文志》:"经方者,本草石之寒温,量疾病之浅深,假药味之滋,因气感之宜,辩五苦六辛,致水火之齐,以通闭解结,反之于平。及失其宜者,以热益热,以寒增寒,精气内伤,不见于外,是所独失也。"[2]70

《针灸甲乙经·序》:"伊尹以元圣之才,撰用《神农本草》,以为《汤液》……仲景论广《伊尹汤液》为十数卷,用之多验。近代太医令王叔和撰次仲景遗论甚精,皆可施用。"[3]17

《本草经集注·草木上品》:"此草(甘草)最为众药之主,经方少不用者,犹如香中有沉香也。"[4]206

《新修本草》卷一:"梁陶弘景雅好摄生,研精药术。以为《本草经》者,神农之所作,不刊之书也。惜其年代浸远,简编残蠹,与桐、雷众记,颇或踌驳。兴言撰缉,勒成一家,亦以雕琢经方,润色医业。"[5]3

《备急千金要方》卷一:"凡欲为大医,必须谙《素问》《甲乙》《黄帝针经》、明堂流注、十二经脉、三部九候、五脏六腑、表里孔穴、本草药对,张仲景、王叔和、阮河南、范东阳、张苗、靳邵等诸部经方,又须妙解阴阳禄命,诸家相法,及灼龟五兆、《周易》六壬,并须精熟,如此乃得为大医。若不尔者,如无目夜游,动致颠殒。"[6]21"张湛曰:夫经方之难精,由来尚矣。"[6]21"例曰:诸经方用药,所有熬炼节度,皆脚注之。今方则不然,于此篇具条之,更不烦方下别注也。"[6]31

《外台秘要·序》:"唐王焘台阁二十余年,久知弘文馆,得古今方,上自神农,下及唐世,无不采摭,集成经方四十卷,皆诸方秘密枢要也。"[7]序九

卷十七:"高阳负曰:凡经方神仙所造。服

方剂

441

之疗病。具已论讫。如是所拟。说从开辟以来。无病不治。无生不救也。（并出《古今录验》二十五卷中）"[7]282

《金匮玉函经》："《金匮玉函经》与《伤寒论》，同体而别名，取宝而藏之之义也。"[8]校正《金匮玉函》疏

《医心方》卷十九："此皆按经方承师口诀，既免暴夭之忧，实亦存生之至要，宜宝秘，慎勿轻泄。"[9]412

《本草衍义》卷十一："乌头、乌喙、天雄、附子、侧子，凡五等，皆一物也，只以大小、长短、似像而名之……其炮制之法，经方已著。"[10]45

《太平圣惠方》卷九十七："治之诚不可缓，支法存，所以留意经方，偏善斯术者，岂非江左岭表，此疾得之为多欤。"[11]2073

《鸡峰普济方》卷一："若不知古知今，何以为人司命加以？古人经方，言多雅奥。"[12]16

《伤寒论宗印·自序》："不获变通'经'理者，究未可医名也……而本'经'之旨，非惟伤寒为然……近世又以本'经'文义深微……本'经'大法甚活……重释全'经'，不集诸家训诂，以'经'解'经'，罔取杜撰。"[14]755

《本草纲目》卷十一："（石硫黄）铅得硫气则化，累累水道下，病遂愈。硫之化铅，载在经方，苟无通变，岂能臻妙？"[13]464

《金匮要略心典·徐序》："惟仲景则独祖经方而集其大成……正仲景治杂病之方书也，其方亦不必尽出仲景，乃历圣相传之经方也……因知古圣治病之法，其可考者惟此两书，真所谓经方之祖。"[15]1,2

《医学源流论·〈金匮〉论》："其论病，皆本于《内经》，而神明变化之；其用药，悉本于《神农本草经》，而融会贯通之；其方，则皆上古圣人历代相传之经方，仲景间有随证加减之法，真乃医方之经也……故所投必效，如桴鼓之相应。真乃医方之经也。"[16]30 "唯仲景则独组经方，而集其大成，惟此两书，真所谓经方之祖。"[16]82

《神农本草经百种录·菟丝子》："故古人有

单方及秘方，往往以一二种药治一病而得奇中。及视其方，皆不若经方之必有经络奇偶配合之道，而效反神速者，皆得其药之专能也。药中如此者极多，可以类推。"[17]14

《神农本草经读·凡例》："明药性者，始自神农，而伊尹配合而为汤液。仲景《伤寒》《金匮》之方，即其遗书也。阐阴阳之秘，泄天地之藏，所以效如桴鼓。今人不敢用者，缘唐、宋以后，诸家之臆说盛行，全违圣训，查对与经方所用之药不合，始疑之，终且毁之也。"[18]1

《时方歌括·小引》说："经方尚矣，唐宋以后始有通行之时方……余向者汇集经方而韵注之，名为真方歌括。"[19]《时方歌括》小引

《经方实验录·序》："其间用经方取效者，十常八九……甲戌年，姜生佐景来，掇拾方案，佐以解说，名之曰《经方实验录》。"[20]序

《中医名词术语选释》："① 后汉·班固的《汉书·艺文志》医家类记载经方十一家。这是指汉以前的临床著作。② 把《素问》《灵枢》记载的方剂和张仲景《伤寒论》《金匮要略》的方剂合称为经方。③ 把张仲景《伤寒论》《金匮要略》所记载的方剂称为经方。一般所说的经方系指第三说（清·陈修园《时方歌括·小引》说：'余向者汇集经方而韵注之，名为真方歌括。'真方歌括即《伤寒真方歌括》，虽然只有《伤寒论》的方剂，但陈修园把张仲景著作中的方剂称为经方，意思是很明显的）。"[23]268,269

《中医词释》："指汉代以前的方剂。①《汉书·艺文志》记载经方十一家，实际上是指汉以前的临床著作。② 指《内经》《伤寒论》《金匮要略》所载之方剂。③ 指《伤寒论》《金匮要略》所载之方剂，目前持此说的人占多数，清·陈修园也持此说。"[25]376

《简明古籍整理辞典》："① 古代图书分类门类之一。《汉书·艺文志》方技略有'经方'一类，著录有关治病方法的书籍十一家二百七十四卷。② 古代医书的统称。"[22]190

《中国百科大辞典》："①《汉书·艺文志》记

载的经方十一家,这是指汉以前的临床著作。② 指《内经》《伤寒论》《金匮要略》所载的方剂。③ 专指《伤寒论》《金匮要略》所载的方剂。一般多用此说,与宋、元以后的'时方'相对而言。"[29]1002

《中国大百科全书·中医》:"经方:《伤寒论》方剂被称为'经方'。"[33]29

《中医大辞典》:"汉代以前的方剂称经方。其说有三:① 后汉·班固的《汉书·艺文志》医家类记载经方十一家,这是指汉以前的临床著作。② 指《素问》《灵枢》和《伤寒论》《金匮要略》的方剂。③ 专指《伤寒论》《金匮要略》所记载的方剂。一般所说的经方,多指第三说。"[37]1145

《中医名词术语精华辞典》:"方剂学名词。① 汉以前临床医方著作及方剂的泛称。《汉书·艺文志》'方技略':'经方十一家,二百七十四卷。经方者,本草石之寒温,量疾病之浅深,假药味之滋,因气感之宜,辨五苦六辛,致水火之齐,以通闭结,反之于平。'② 经典医著中的方剂。指《内经》《伤寒论》《金匮要略》中的方剂。③ 专指《伤寒论》《金匮要略》中的方剂。即张仲景方。《金匮心典·徐序》:'惟仲景则独祖经方,而集其大成,惟此两书,真所谓经方之祖。'通常所说经方,多为此指。"[21]686

《中国中医药学主题词表》:"经方:classical prescriptions。属方剂;指以《伤寒杂病论》中的方剂为主的古方;仅用于总论,具体方药用专指词;无专指词时用本词组配关键词。"[35]Ⅱ-193

《常用中药词语词典》:"是指《伤寒论》《金匮要略》等经典医籍中所记载的方剂。如桂枝汤、金匮肾气丸等。"[31]248

《中医辞海》中册:"中医术语。汉代以前的方剂称经方。其说有三:① 后汉·班固的《汉书·艺文志》医家类记载经方十一家,这是指汉以前的临床著作。② 指《素问》《灵枢》和《伤寒论》《金匮要略》的方剂。③ 专指《伤寒论》《金匮要略》所记载的方剂。一般所说的经方,多指第三说。"[27]625

《中国历史大辞典》下卷:"中医名词。指汉代以前的中医方剂。① 东汉班固的《汉书·艺文志》医家类记载经方十一家,为汉以前的临床著作。② 指《素问》《灵枢》《伤寒论》《金匮要略》中的方剂。③ 专指《伤寒论》《金匮要略》所记载的方剂。现一般所说的经方,多指第三种。"[28]2032

《简明中医辞典》:"汉代以前的方剂称经方。其说有三:① 后汉·班固的《汉书·艺文志》医家类记载经方十一家,这是指汉以前的临床著作。② 指《素问》《灵枢》和《伤寒论》《金匮要略》的方剂。③ 专指《伤寒论》《金匮要略》所记载的方剂。一般所说的经方,多指第三说。"[24]669

《中医药常用名词术语辞典》:"经方:方剂。见《时方歌括·小引》。专指汉代张仲景所著《伤寒杂病论》中所载的方剂。现多从此说。经验方。见《汉书·文艺志》。泛指汉代以前经典著作中的方剂。"[32]250

《简明中医语词辞典》:"① 泛指古方书。《备急千金要方·小肠腑》:'徐嗣伯曰:余少承家业,颇习经方。'② 泛指经典古籍中所记载的方剂。"[30]468

《现代药学名词手册》:"在我国中医药学中经方一般是指汉代以前医药著作中所记载的方剂,以张仲景的方剂为代表。"[26]413

《中医药学名词》:"汉代以前经典医药著作中记载的方剂,以张仲景的方剂为代表。"[36]170

《WHO西太平洋地区传统医学名词术语国际标准》:"汉代及更早以前记载的方剂,特别是张仲景著作中所载的方剂。"[34]260

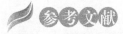 参考文献

[1] [汉] 许慎.说文解字[M].长沙:岳麓书社,2006:271.

[2] [汉] 班固.汉书·艺文志[M].北京:商务印书馆,1955:70.

[3] [晋] 皇甫谧.针灸甲乙经[M].北京:人民卫生出版社,2009:17.

[4] [梁] 陶弘景.本草经集注[M].北京:人民卫生出版社,1994:206.

[5] [唐] 苏敬.新修本草[M].太原:山西出版传媒集团,

山西科学技术出版社,2013:3.

[6] [唐]孙思邈.备急千金要方[M].北京:华夏出版社,
2008:21,31.

[7] [唐]王焘.外台秘要方[M].北京:中国医药科技出
版社,2011:序九,282.

[8] [汉]张仲景.金匮玉函经[M].[宋]林亿,等校正.北
京:北京科学技术出版社,2016:校正《金匮玉函》疏.

[9] [日]丹波康赖.医心方[M].北京:华夏出版社,
2011:412.

[10] [宋]寇宗奭.本草衍义[M].北京:中国医药科技出
版社,2012:45.

[11] [宋]王怀隐.太平圣惠方[M].北京:人民卫生出版
社,1982:2073.

[12] [宋]张锐.鸡峰普济方[M].上海:上海科学技术出
版社,1987:16.

[13] [明]李时珍.本草纲目[M].北京:华夏出版社,
2002:464.

[14] [明]张志聪.张志聪医学全书:伤寒论宗印[M].北
京:中国中医药出版社,2005:755.

[15] [清]尤在泾.金匮要略心典[M].太原:山西出版传
媒集团,山西科学技术出版社,2013:1,2.

[16] [清]徐大椿.医学源流论[M].北京:人民卫生出版
社,2009:30,82.

[17] [清]徐灵胎.神农本草经百种录[M].北京:中国医
药科技出版社,2011:14.

[18] [清]陈修园.神农本草经读[M].北京:中国医药科
技出版社,2011:1.

[19] [清]陈修园.时方歌括:时方妙用[M].北京:人民卫
生出版社,1964:时方歌括小引.

[20] [民国]曹颖甫.经方实验录[M].上海:上海科学技
术出版社,1979:序.

[21] 李经纬,余瀛鳌,蔡景峰.中医名词术语精华辞典
[M].天津:天津科学技术出版社,1996:686.

[22] 诸伟奇,贺友龄,赵锋,等.简明古籍整理辞典[M].哈
尔滨:黑龙江人民出版社,1990:190.

[23] 中医研究院,广东中医学院.中医名词术语选释[M].
北京:人民卫生出版社,1973:268,269.

[24] 李经纬,区永欣,余瀛鳌.简明中医辞典[M].北京:
中国中医药出版社,2001:669.

[25] 徐元贞,曹健生,赵法新,等.中医词释[M].郑州:河
南科学技术出版社,1983:376.

[26] 赵克健.现代药学名词手册[M].北京:中国医药科
技出版社,2004:413.

[27] 袁钟,图娅,彭泽邦,等.中医辞海:中册[M].北京:
中国医药科技出版社,1999:625.

[28] 郑天挺,吴泽,杨志玖.中国历史大辞典[M].上海:
上海辞书出版社,2000:2032.

[29] 中国百科大辞典编委会.中国百科大辞典[M].北京:
华夏出版社,1990:1002.

[30] 达美君.简明中医语词辞典[M].上海:上海科学技
术出版社,2004:468.

[31] 于维萍,李守俊,马秋菊,等.常用中药语词词典[M].
济南:山东科学技术出版社,1998:248.

[32] 李振吉.中医药常用名词术语辞典[M].北京:中国
中医药出版社,2001:250.

[33] 傅世垣.中医[M]//胡乔木.中国大百科全书.北京:
中国大百科全书出版社,1992:29.

[34] 世界卫生组织(西太平洋地区).WHO西太平洋地区
传统医学名词术语国际标准[M].北京:北京大学医
学出版社,2009:260.

[35] 吴兰成.中国中医药学主题词表[M].北京:中医古
籍出版社,1996:Ⅱ-193.

[36] 全国科学技术名词审定委员会.中医药学名词[M].
北京:科学出版社,2005:170.

[37] 李经纬,邓铁涛,等.中医大辞典[M].北京:人民卫
生出版社,1995:1145.

(赵　黎)

茶　剂

chá jì

一、规范名

【汉文名】茶剂。

【英文名】medicinal tea。

【注释】含茶叶或不含茶叶的药材或药材

提取物制成的使用沸水冲服、泡服或煎服的
制剂。

二、定名依据

"茶剂"一词,最早见于明代李中梓的《本草

征要》，该书中出现的"茶剂"概念属于本术语"茶剂"范畴。在此之前，早在西周就有关于茶叶的记载，汉代又有将茶做药用的记载。在唐代《备急千金要方》中，代茶饮出现在方剂中，唐代《新修本草》中，"茶"首次正式在本草著作中被单独立条。宋代《太平圣惠方》出现"药茶"一词，其内涵与现代"茶剂"基本一致。"茶剂"最早的含义指的是含细药方和治疗用的仿茶的药，但并不限于方中含有茶叶的制剂，其他中药单方或复方经过冲泡、煎煮后像日常喝茶样饮用也是茶剂。可见，"茶剂"一词是指由茶叶或不含茶叶的药物粗末混合制成的粗粉状制剂，或加黏合剂制成的定量块状制品，能确切地反映本术语的内涵。

自明代《本草征要》中提出"茶剂"之名，此后多部医书当中再次出现"茶剂"名称，对后世有一定影响。所以"茶剂"作为规范名便于达成共识，符合术语定名的约定俗成原则。

现代相关著作，辞书类著作《中医辞释》《中国医学百科全书·方剂学》《汉英中医辞海》《中药辞海》等，以及全国高等中医药院校规划教材各版《方剂学》《药剂学》《中药药剂学》等均以"茶剂"作为规范名。说明"茶剂"这一规范名已成为共识。

我国2005年出版的由全国科学技术名词审定委员会审定公布的《中医药学名词》已以"茶剂"作为规范名。所以"茶剂"作为规范名也符合术语定名的协调一致原则。

三、同义词

【曾称】"药茶"（《太平圣惠方》）。

四、源流考释

茶是中国人自古以来喜爱的饮品，据汉代司马迁《史记·周本记》载，周武王伐纣时，征之巴蜀，部落将茶叶作为贡品献上，这说明距今3 000年西周开国前人们就已经饮用茶叶。《诗经·邶风》"谁谓茶苦，其甘如荠"[1]43，句中的

"茶"即茶。在这一时期，也出现了有关"茶剂"的雏形。据史料记载，早在西汉司马相如《凡将篇》中已将茶列为药物，在东汉以前人们即在采摘茶叶后，将其做成茶饼，煮饮时先将茶饼烤成赤色捣末置于瓷器内，加入沸水，外加葱、姜、桔为配料，这样制成的茶可醒酒、助神。如三国时张揖所著的《广雅》云："荆巴间采叶作饼，叶老者，饼成，以米膏出之。欲煮茗饮，先炙令赤色，捣末，置瓷器中，以汤浇覆之，用葱、姜、橘子芼之。其饮醒酒，令人不眠。"[2]19 此为目前可见到关于"茶（剂）"制用的最早记载。

三国两晋时期，饮茶更是蔚然成风，张载《登成都楼》诗云："芳茶冠六情，溢味播九区。"可见当时饮茶情趣之高和饮茶风气影响面之广。孙楚《出歌》中有"姜桂茶荈出巴蜀"之句，可见当时即有茶与姜、桂同作为茶饮之习俗。陶弘景《本草经集注》中曾提及"酉阳、武昌、庐江、晋陵皆有好茗，饮之宜人。凡所饮物，有茗及木叶、天门冬苗、菝葜叶，皆宜人"[3]481。医药书籍中开始对"茶（剂）"进行记载。

发展到唐代，饮茶更是盛行，产茶区遍布江浙、华南、华中，同今之茶区大致相同。陆羽的《茶经》就是这个时期问世的作品。孙思邈《备急千金要方》载药茶方十首，如"芦根饮子"[4]188，以竹茹、芦根、生姜配方，即为不含茶叶之代茶方。也说明唐代开始出现以药代茶。至《新修本草》，"茶"首次正式在本草著作中被单独立条，言其"主瘘疮，利小便，去淡（痰）热渴，令人少睡。"[5]140 指明了茶的药效功用。其后有孟诜《食疗本草》亦载有用药茶治疗"腰痛难转""热毒下痢"，言其可以"利大肠，去热解痰""下气，除好睡，消宿食"[6]25。王焘《外台秘要》载"代茶新饮方"，以玉竹、茯苓、葛根等味中药加工制成饼阴干，其加工方法、煮饮法完全按照当时做茶饼的过程和方法。另有多例药茶方详细地记述了一些"药茶"的制作和服用方法，如《外台秘要》："右十四味并拣择，取州土坚实上者，刮削如法，然后秤大斤两，各各别捣，以马尾罗筛之，

搅令匀调,重筛,务令相入,不令偏,并别取黄白楮皮白皮根相兼细切,煮取浓汁,和溲令硬软得所,更于臼中捣,别作一竹棬子,围阔二寸半,厚二分以下,临时斟量大小厚薄作之,此亦无定,众手依摸捻成饼子,中心穿孔,日曝干,百余饼为一穿,即以葛蔓为绳贯之,竹作篾亦得,挂之通风阴处妙,若须煮用,以炭火上炙令香熟,勿令焦,臼中捣末,任随时取足,煎以代茶,大都浓薄量之。"[7]856 另可见《药性论》中记载"冷饮子"一方将新鲜虎杖和甘草煮汁,然后像茶一样饮用[8]35。这都是以药代茶的方剂。可见,"药茶"最早的含义指的是含茶叶或不含茶叶的药材或药材提取物制成的用沸水冲服、泡服或煎服的制剂,并不限于方中含有茶叶,其他中药单方或复方经过冲泡、煎煮后像日常喝茶样饮用也是药茶。细分来看,"药茶"可以分为"以茶为药""以茶入药"和"以药代茶"三类。

宋元以来,药茶应用日益增多,历代医学文献中也多有记载。《太平圣惠方》中载录"药茶诸方"8首,如葱豉茶方,治伤寒头痛壮热;石膏茶方,治伤寒头痛烦热;薄荷茶方,治伤寒鼻塞头痛烦躁;硫磺茶方,治宿食冷气及止泻痢;槐芽茶方,治肠风;萝蘑茶方,治风及气补暖;皂荚芽茶方,治肠风,兼去脏腑风湿;石楠芽茶方,治风补暖。[9]3128,3129 其中有茶叶者4方,无叶者4方,8方皆"如造茶法"制成并依"煎茶"法饮服,本书也首次记载了"药茶"一词,其内涵与"茶剂"基本是一样的。陈直《养老奉亲书》载有防治老年病的"药茶"旋覆花散、木香人参散、四顺散、橘皮煮散、香枳散等服用方法为散末"点汤",开水冲泡[10]323-341,326,328,330,341。《太平惠民和剂局方》中记载类似的豆蔻汤[11]393、枣汤[11]395、二陈汤[11]141 等茶剂,多以药食两用药材为主,药方性质多平和,药物功用多为健脾和胃、消除滞气、宽胸止呕等,大多可长期服用。

明清时期,《韩氏医通》载"八仙茶"[12]42 一剂,《本草纲目》"茗"下对茶的功效有详细的记载:"茶作饮加茱萸、葱姜,破热气,除瘴气,利大

小肠,清头目治中风昏聩,多睡不醒……同芎劳、葱白煎饮止头痛。"[13]796 附录中有茅根茶、萱草根茶等十多首茶剂方,并对每种药茶的功效作了全面论述,促进了后世对"药茶"的研究。《本草征要》载:"(玫瑰花)此花亦可与香橼花同作茶剂,饮之能消胸中郁悒之气。"[14]63 这是中医药文献中首次出现"茶剂"这一名词,其所表达的内涵属于现代"茶剂"的范畴。自此以后"药茶"新方大量涌现,无论是疾病还是日常保健,药茶妙方撷拾可见。及至清代,药茶方运用更为普遍,甚至已成为宫廷医学的组成部分,如清代宫廷的生津代茶饮、清热化湿代茶饮、安神代茶饮、利咽代茶饮等都被载入《慈禧光绪医方选议》。同时,"药茶"和"茶剂"名词混用。

现代有关著作均以"茶剂"作为规范名,如《中医辞释》[15]384《中国医学百科全书·方剂学》[16]5、《汉英中医辞海》[17]1140《中药辞海》[18]1287《世界传统医学方剂学》[19]51《简明中医辞典》[20]688《中医药常用名词术语辞典》[21]256《现代药学名词手册》[22]418《汉英双解常用中医名词术语》[23]251《新编简明中医辞典》[24]642,643《WHO西太平洋地区传统医学名词术语国际标准》[25]262《方剂学》(段富津)[26]13、《方剂学》(李庆诒)[27]12、《方剂学》(闫润红)[28]23、《方剂学》(陈德兴)[29]14、《方剂学》(李飞)[30]89、《方剂学》(樊巧玲)[31]23、《方剂学》(谢鸣)[32]31,32、《方剂学》(邓中甲)[33]24、《方剂学》(李笑然)[34]15、《方剂学》(李冀)[35]19、《方剂学》(顿宝生)[36]17、《现代方剂学》[37]15《药剂学》(南京药学院)[38]492、《药剂学》(湖北中医学院)[39]442、《中药药剂学》(曹春林)[40]479。如《方剂学》(李飞):"茶剂,是指含茶叶或不含茶叶的药物经粉碎加工制成的粗末状制品,或加入适宜黏合剂制成的方块状制剂。茶剂为传统剂型之一,我国很早就有应用。用时以沸水泡汁或煎汁当茶,不定时饮用或与其他药物配合应用。传统茶剂大多用于治疗风寒感冒、食积停滞、泻痢等疾病,而新型保健饮料茶剂则具有健身、减肥等作用。目前常用的茶

剂有午时茶、刺五加袋泡茶、减肥茶、健身茶等。"[30]89

总之,茶在中国历史上出现很早,"药茶"作为茶的一种,早在汉代,茶就有做药用的记载,至此之后,"药茶"种类越来越多,唐代孙思邈《备急千金要方》所载"芦根饮子方",即是一首代茶饮。唐代《新修本草》中,"茗"首次正式在本草著作中被单独立条。宋代《太平圣惠方》卷九十七中载录"药茶诸方"8首,并首次记载了"药茶"一词,基本反映了现代茶剂的内涵。明代李中梓《本草征要》在中医药文献中首次出现"茶剂"这一名词,其所表达的内涵属于现代"茶剂"的范畴。但之后的医书中常以"药茶""茶剂"混用。现代出版的辞典、工具书、教材以及具有代表性的中医学著作均以"茶剂"作为规范名词。

五、文献辑录

《诗经·邶风》:"谁谓荼苦,其甘如荠。"[1]43

《茶经·卷下》:"《广雅》云,荆巴间采叶作饼,叶老者,饼成,以米膏出之。欲煮茗饮,先炙令赤色,捣末,置瓷器中,以汤浇覆之,用葱、姜、橘子芼之。其饮醒酒,令人不眠。"[2]19

《本草经集注》卷七:"酉阳武昌及庐江晋熙茗皆好,东人止作青茗。茗皆有浡,饮之宜人。凡所饮物,有茗及木叶天门冬苗,并菝葜,皆益人,余物并冷利。"[3]481

《备急千金要方》卷十:"治伤寒后呕哕反胃及干呕不下食。芦根饮子方。生芦根(切)、青竹茹各一升,粳米三合,生姜三两,右四味,以水七升先煮千里鞋底一只,取五升,澄清下药,煮取二升半,随便饮,不差,重作取差。"[4]188

《新修本草·木部》:"主瘘疮,利小便去痰热渴,令人少睡。"[5]140

《食疗本草·茗(茶)》:"① 茗叶:利大肠,去热解痰。煮取汁,用煮粥良……② 又,茶驻下气,除好睡,消宿食,当日成者良。蒸、捣经宿。用陈故者,即动风发气。市人有用槐、柳初生嫩

芽叶杂之。"[6]25

《外台秘要》卷三十一:"右十四味并拣择,取州土坚实上者,刮削如法,然后秤大斤两,各各别捣,以马尾罗筛之,搅令匀调,重筛,务令相入,不令偏,并别取黄白楮皮白皮根相兼细切,煮取浓汁,和溲令硬软得所,更于臼中捣,别作一竹椎子,围阔二寸半,厚二分以下,临时斟量大小厚薄作之,此亦无定,众手依摸捻成饼子,中心穿孔,日曝干,百余饼为一穿,即以葛蔓为绳贯之,竹作篾亦得,挂之通风阴处妙,若须煮用,以炭火上炙令香熟,勿令焦,臼中捣末,任随时取足,煎以代茶,大都浓薄量之。"[7]856

《药性论·草木类》:"虎杖,使,一名大虫杖也,味甘,平,无毒。主治大热烦躁,止渴,利小便,压一切热毒。暑月和甘草煎,色如琥珀可爱,堪看,尝之甘美,瓶置井中,令冷彻如冰,白瓷器及银器中盛,似茶啜之。时人呼为冷饮子,又且尊于茗。能破女子经候不通,捣以酒浸常服。有孕人勿服,破血。"[8]35

《太平圣惠方》卷九十七:"治伤寒头痛壮热。葱豉茶方。葱白三茎去须,豉半两,荆芥一分,薄荷三十叶,栀子仁五枚,石膏三两捣碎,茶末三钱紫笋茶上,右以水二大盏。煎取一大盏。去滓。下茶末。更煎四五沸。分二度服。""治伤寒头疼烦热,石膏茶方。石膏二两捣末,紫笋茶碾为末,右以水一中盏,先煎石膏末三钱,煎至五分,去滓。点茶服之。""治伤寒,鼻塞头痛烦躁。薄荷茶方。薄荷三十叶,生姜一分,人参半两去芦头,石膏一两捣碎,麻黄半两去根节,右件药锉。先以水一大盏,煎至六分,去滓。分二服。点茶热服之。""治宿滞冷气,及止泻痢。硫黄茶方。硫黄三钱细研,紫笋茶三钱末,诃黎勒皮三钱,右件药相和令匀。以水依常法煎茶稍热服之。""治肠风,槐芽茶方。嫩槐芽,采取蒸过火焙。如作茶法,每旋取碾为末,一依煎茶法,不计时候,服一小盏。兼疗诸风极效。""治风及气补暖,萝藦茶方。上萝藦叶,夏采蒸熟,如造茶法,火焙干。每旋取碾为末,一依煎茶

法。不计时候服。""治肠风,兼去脏腑风湿,皂荚芽茶方。嫩皂荚芽,蒸过火焙,如造茶法。每旋取碾为末,一依煎茶法。不计时候,入盐花亦佳。""治风补暖,石楠芽茶方。嫩石楠芽,采蒸熟火焙,如造茶法。每旋取碾为末,煎法如茶服之。"[9]3128,3129

《养老奉亲书·四时通用男女妇人方》:"治老人风热上攻,头旋运闷,喜卧,怔悸,起即欲倒,背急身强。旋覆花散(女人通用)。旋覆花半两,前胡一两,麦门冬一两(去心),蔓荆子半两,枳壳二分(去瓤麸炒),白术二分,甘菊花三分,半夏半两(姜汁煮),防风半两,生地黄(虚人宜用石膏),独活半两,甘草半两,上为末。每服三钱。水一中盏,入姜半分同煎,至六分,去滓温服,不计时候。""老人和脾胃气,进饮食,止痰逆,疗腹痛气,调中,木香人参散。男子女人通用。木香(半两),人参(半两,去芦头),茯苓(一分,去黑皮),白术(半两,微炒),肉豆蔻(一分,去皮),枇杷叶(去毛,一分),厚朴(去粗皮,姜汁制),丁香(半两),藿香叶(一分),甘草(半两,炙),干姜(半两,炮),陈皮(半两,汤浸,去瓤),上件一十二味,修事了,称分两,捣罗为末。每服二钱。水一大盏,入生姜钱一片,枣二枚,同煎至六分,去滓,温服。此药老人常服合吃。""解老人四时伤寒,四顺散,男子女人通用。麻黄去节,杏仁去皮,荆芥穗炙,甘草炙,已上各等分。上同杵为末,每服一钱,入盐汤点热服。""橘皮煮散,益元气,和脾胃,治伤寒。此名不换金散,但心腹诸疾,并用疗之,男子女人通用。橘皮(一两,去瓤称用),人参(一两),茯苓(一两),白术(一两),木香(一分),干姜(炮)、官桂(半两,去皮称),槟榔(一两,鸡心者用),诃黎勒(五个,煨熟去核),草豆蔻(二个,去皮),半夏(一分,麸炒),厚朴(半两,入姜一分同称,碎,炒干),甘草(半两),枳壳(半两,去瓤,麸炒),上件捣罗为末。每服一大钱,水一盏,姜枣同煎至七分,热吃。不问食前、食后,并宜服,忌如常。""香枳汤,治老人大肠秘涩,调风顺气。男子妇

人通用。枳壳(去瓤麸炒)、防风(一两),甘草(半两,炙),上为末。每服二钱,百沸汤点服。空心、食前各一服。"[10]323-341,326,328,330,341

《太平惠民和剂局方》卷四:"二陈汤治痰饮为患,或呕吐恶心,或头眩心悸,或中脘不快,或发为寒热,或因食生冷,脾胃不和。半夏(汤洗七次)、橘红各五两,白茯苓三两,甘草(炙)一两半,右为咀。每服四钱,用水一钱,生姜七片,乌梅一个,同煎六分,去滓,热服,不拘时候。"[11]141

卷十:"豆蔻汤治一切冷气,心腹胀满,胸膈痞滞,哕逆呕吐,泄泻虚滑,水谷不消,困倦少力,不思饮食。"[11]393"枣汤治脾胃不和,干呕恶心,胁肋胀满,不美饮食。枣(去核)一斤,生姜(洗,切)五斤,甘草(炙,锉)三斤,右三味一处拌匀,用盆器盛贮,以布盖罨一宿,焙干,捣为末。每服一钱,入盐少许,沸汤点服。常服健脾胃,顺气进食。"[11]395

《韩氏医通》卷下:"八仙茶……此得之武当山人。粳米、黄粟米、黄豆、赤小豆、绿豆五者(炒香熟)各一升,细茶一斤,脂麻(净)五合,花椒(净)一合,小茴香(净)二合,干白姜(泡)一两,白盐(炒)一两,以上十一味俱为极细末。和合一处,外加麦面炒黄熟,与前十一味等分拌匀,瓷罐收藏。胡桃仁、南枣、松子仁、瓜仁、白砂糖之类。任意加入,每用二三匙。白汤点服。"[12]42

《本草纲目·果部》:"茶作饮加茱萸、葱、姜良。破热气,除瘴气,利大小肠,清头目,治中风昏聩,多睡不醒——同芎䓖、葱白煎饮,止头痛。"[13]796

《本草征要》卷二:"[玫瑰花]此花亦可与香橼花同作茶剂,饮之能消胸中郁悒之气。"[14]63

《药剂学》(南京药学院):"茶剂(药茶)系由茶叶或不含茶叶的药物粗末混合制成的粗粉状制剂,或系加黏合剂制成的定量块状制品;用时将块打碎,以沸水泡汁或煎汁当茶服用。茶剂一般用于内服,但亦有供含漱,熏蒸等外用者。"[38]492

《药剂学》(湖北中医学院)："茶剂，为含有茶叶或不含茶叶的药物经粉碎，混合而成的粗末制品，或加入黏合剂制成的块状制品。以沸水泡汁或煎汁服用，或与其他药物配伍服用。"[39]442

《中医辞释》："茶剂由药物粗粉和黏合剂混合制成的固体制剂。有块状、饼状、颗粒状、粉状等多种形态。用时以沸水冲开，代茶饮用。常用于外感和积滞等疾患。如午时茶、感冒茶、健胃茶等。"[15]384

《中药药剂学》："茶剂系含茶或不含茶的药物经粉碎，加工而制成的粗末制品或加入适宜的黏合剂制成方块状制品，在应用时以沸水浸泡取汁服用，或煎汁服用，或与其他药物配伍按处方要求服用。"[40]479

《中国医学百科全书·方剂学》："茶剂是将茶叶(或不用茶叶)及药料扎成粗末；或加入黏合剂，制成块状的一种剂型。应用时将块打碎；或将药物粗末以沸水泡汁代茶服用，故称茶剂。煎服亦可。大多用于治疗感冒、积滞等疾患，如午时茶等。"[16]5

《汉英中医辞海》："茶剂……将茶叶(或不用茶叶)及药料扎成粗末，或酌加黏合剂，制成块状剂型，应用时将药块打碎，以沸水泡汁代茶服用，故名。煎服亦可。如午时茶。"[17]1140

《方剂学》(段富津)："茶剂是将药物经粉碎加工而制成的粗末状制品，或加入适宜黏合剂制成的方块状制剂。用时以沸水泡汁或煎汁，不定时饮用。大多用于治疗感冒、食积、腹泻，近年来又有许多健身、减肥的新产品，如午时茶、刺五加茶、减肥茶等。"[26]13

《中药辞海》："茶剂系指含茶叶或不含茶的药物粗粉与适宜的黏合剂混合制成的固体制剂。有方块状、颗粒状、粉状等，在应用时以沸水浸泡代茶服用，或煎汁服用，或与其他药物配伍按处方要求服用。如午时茶、感冒茶、健胃茶等。"[18]1287

《世界传统医学方剂学》："茶剂是将药物粗末与黏合剂混合制成的块状制剂，以沸水泡汁或煎汁代茶服用。茶剂外形并无一定，常制成小方块形或长方块形，亦有制成饼状或制成粉末定量装于袋中的。由于茶剂具有一定疗效，制法简单，服用方便，群众都乐于采用。多用于感冒和食积等，如午时茶。"[19]51

《方剂学》(李庆治)："茶剂：茶剂又称药茶，是指含茶叶或不含茶的药材或药材提取物用沸水泡服或煎服的一种制剂的总称。可分为茶块、袋装茶、煎煮茶。"[27]12

《简明中医辞典》："茶剂将茶叶(或不用茶叶)及药料轧成粗末，或酌加黏合剂，制成块状剂型，应用时将药块打碎，以沸水泡汁代茶服用，故名。煎服亦可。如午时茶。"[20]688

《现代药学名词手册》："茶剂(Herb Tea)，这是一种中药制剂，含茶的药物经粉碎，加工而制成的粗末制品或加入适宜的黏合剂制成方块状制品，在应用时以沸水浸泡取汁服用，或煎汁服用，或与其他药物配伍按处方要求服用。"[22]418

《方剂学》(陈德兴)："茶剂是将药物经粉碎加工而制成的粗末状制品，或加入适宜黏合剂制成的方块状制剂。用时以沸水泡汁或煎煮，不定时饮用。大多用于治疗感冒、食积、腹泻，近年来又有许多健身、减肥的新产品，如午时茶、三花减肥茶等。"[29]14

《方剂学》(闫润红)："茶剂，是由药物粗粉与黏合剂混合而成，使用时放在有盖容器中，以沸水浸泡或代茶服用，故称茶剂。茶剂并无固定外形，常制成小方块或长方形块。多用于治疗感冒、积滞等疾患，近年来又有许多健身减肥的新产品，如午时茶、刺五加茶、减肥茶等。"[28]23

《中医药常用名词术语辞典》："茶剂……剂型。药物经粉碎加工制成的粗末状或加入赋型剂制成的块状制剂。用时以沸水泡汁或煎汁，不定时饮用。多用于感冒、食积、腹泻等。"[21]256

《方剂学》(李飞)："茶剂，是指含茶叶或不含茶叶的药物经粉碎加工制成的粗末状制品，或加入适宜黏合剂制成的方块状制剂。茶剂为

方
剂

449

传统剂型之一，我国很早就有应用。用时以沸水泡汁或煎汁当茶，不定时饮用或与其他药物配合应用。传统茶剂大多用于治疗风寒感冒，食积停滞，泻痢等疾病，而新型保健饮料茶剂则具有健身、减肥等作用。目前常用的茶剂有午时茶、刺五加袋泡茶、减肥茶、健身茶等。"[30]89

《方剂学》(谢鸣)："茶剂是将药物经粉碎加工而制成的粗末状制品，或加入适宜黏合剂制成的方块状制剂。用时以沸水泡汁或煎汁，不定时饮用。大多用于治疗感冒、食积、腹泻，近年来又有许多健身、减肥的新产品，如午时茶、刺五加茶、减肥茶等。"[32]31,32

《方剂学》(樊巧玲)："茶剂是将药物经粉碎加工而制成的粗末状制品，或加入适宜赋形剂压制成块状制剂。应用时以沸水泡或煎取药汁，不定时饮用。一般多用于治疗感冒、食积、腹泻，近年来又有许多健身、减肥的新产品，如午时茶、刺五加茶、减肥茶等。"[31]23

《方剂学》(邓中甲)："茶剂是将药物经粉碎加工而制成的粗末状制品，或加入适宜黏合剂制成的方块状制剂。用时以沸水泡汁或煎汁，不定时饮用。大多用于治疗感冒、食积、腹泻，近年来又有许多健身、减肥的新产品，如午时茶、刺五加茶、减肥茶等。"[33]24

《方剂学》(李笑然)："茶剂是将药物经粉碎加工而制成的粗末状制品，或加入适宜黏合剂制成的块状制剂。用时以沸水泡汁或煎汁，不定时饮用。大多用于治疗感冒、食积、腹泻，近年来又有许多健身、减肥的新产品，如午时茶、刺五加茶、减肥茶等。"[34]15

《汉英双解常用中医名词术语》："茶……指将药物扎成粗末，制成块状，用沸水泡或煎汁，代茶服用的一种制剂。"[23]251

《现代方剂学》："茶剂系含茶或不含茶的药物经粉碎，加工而制成的粗末制品或加入适宜的黏合剂制成方块状制品，在应用时以沸水浸泡取汁服用，或煎汁服用，或与其他药物配伍按处方要求服用。"[37]15

《新编简明中医辞典》："茶剂……药物剂型名。将茶叶(或不用茶叶)及药料轧成粗末，或酌加黏合剂制成的块状剂型。应用时将药块打碎，以沸水泡汁代茶服用，煎服亦可。常用的如午时茶等。现代也有将浓缩药液喷洒搅拌在茶叶中冲饮，或制成袋泡茶剂型。"[24]642,643

《WHO西太平洋地区传统医学名词术语国际标准》："茶剂将药物制成粗末或小块，用沸水泡汁或煎汁，作茶服用。"[25]262

《方剂学》(李冀)："茶剂是将药物经粉碎加工而制成的粗末状制品，或加入适宜黏合剂制成的方块状制剂。用时以沸水泡汁或煎汁，不定时饮用。大多用于治疗感冒、食积、腹泻等。"[35]19

《方剂学》(顿宝生)："茶剂是由药物粗粉与黏合剂混合制成的固体制剂，使用时置于有盖的适宜容器中，以沸水泡汁或煎汁代茶服用。茶剂外形并无一定，常制成小方块形或长方块形，亦有制成饼状或制成散剂定量装置纸袋中。由于茶剂具有一定疗效，制法简单，服用方便，广大群众都乐于采用。大多用于治疗感冒、食积、腹泻，近年来又开发出许多健身、减肥的新产品，如午时茶、刺五加茶、减肥茶等。"[36]17

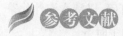

参考文献

［1］未著撰人.诗经[M].王秀梅译注.北京：中华书局，2006：43.

［2］[唐]陆羽.茶经[M].杭州：浙江古籍出版社，2011：19.

［3］[梁]陶弘景.本草经集注[M].尚志钧，尚元胜辑校.北京：人民卫生出版社，1994：481.

［4］[唐]孙思邈.备急千金要方[M].江户医学影北宋本.北京：人民卫生出版社，1982：188.

［5］[唐]苏敬.新修本草[M].上海：上海卫生出版社，1957：140.

［6］[唐]孟诜.食疗本草[M].北京：人民卫生出版社，1984：25.

［7］[唐]王焘.外台秘要[M].歙西槐塘经余居刊本.北京：人民卫生出版社，1955：856.

［8］[唐]甄权.药性论[M].皖南医学院科研科，1983：35.

［9］[宋]王怀隐.太平圣惠方：下[M].北京：人民卫生

出版社,1958:3128,3129.

[10] [宋]陈直.养老奉亲书[M].陈可冀,李春生订正评注.上海:上海科学技术出版社,1988:323-341,326,328,330,341.

[11] [宋]太平惠民和剂局.太平惠民和剂局方[M].刘景源点校.北京:人民卫生出版社,1985:141,393,395.

[12] [明]韩懋.韩氏医通[M].上海:上海卫生出版社.1958:42.

[13] [明]李时珍.本草纲目[M].张守康,等主校.北京:中国中医药出版社,1998:796.

[14] [明]李中梓.重订本草征要[M].北京:北京科学技术出版社,1986:63.

[15] 徐元贞.中医辞释[M].郑州:河南科学技术出版社,1983:384.

[16] 杨医亚.方剂学[M]//钱信忠.中国医学百科全书.上海:上海科学技术出版社,1988:5.

[17] 张有寯.汉英中医辞海[M].太原:山西人民出版社,1995:1140.

[18] 《中药辞海》编写组.中药辞海:第二卷[M].北京:中国医药科技出版社,1996:1287.

[19] 孙世发.世界传统医学方剂学[M].北京:科学出版社,1999:51.

[20] 李经纬.简明中医辞典[M].北京:中国中医药出版社,2001:688.

[21] 李振吉.中医药常用名词术语辞典[M].北京:中国中医药出版社,2001:256.

[22] 赵克健.现代药学名词手册[M].北京:中国医药科技出版社,2004:418.

[23] 陈大舜.英汉双解常用中医名词术语[M].帅学忠编译.2版.长沙:湖南科学技术出版社,2005:251.

[24] 严世芸.新编简明中医辞典[M].北京:人民卫生出版社,2007:642,643.

[25] 世界卫生组织(西太平洋地区).WHO西太平洋地区传统医学名词术语国际标准[M].北京:北京大学医学出版社,2009:262.

[26] 段富津.方剂学[M].上海:上海科学技术出版社,1995:13.

[27] 李庆诒.方剂学[M].北京:中医古籍出版社,2000:12.

[28] 闫润红.方剂学[M].北京:科学出版社,2001:23.

[29] 陈德兴.方剂学[M].北京:人民卫生出版社,2001:14.

[30] 李飞.方剂学[M].北京:人民卫生出版社,2002:89.

[31] 樊巧玲.方剂学[M].上海:上海中医药大学出版社,2002:23.

[32] 谢鸣.方剂学[M].北京:人民卫生出版社,2002:31,32.

[33] 邓中甲.方剂学[M].北京:中国中医药出版社,2003:24.

[34] 李笑然.方剂学[M].苏州:苏州大学出版社,2004:15.

[35] 李冀.方剂学[M].北京:高等教育出版社,2009:19.

[36] 顿宝生.方剂学[M].西安:西安交通大学出版社,2011:17.

[37] 邱德文.现代方剂学[M].北京:中国古籍出版社,2006:15.

[38] 南京药学院.药剂学[M].北京:人民卫生出版社,1978:492.

[39] 湖北中医学院.药剂学[M].上海:上海科学技术出版社,1980:442.

[40] 曹春林.中药药剂学[M].上海:上海科学技术出版社,1986:479.

(许 霞)

3·085

药 对
yào duì

一、规范名

【汉文名】药对。

【英文名】medicinal couple。

【注释】中药在临床上习用的相对固定的两味药。

二、定名依据

《五十二病方》中数种药物合用治疗疾病的情况很多,至今尚存完整的药名、药数的方剂共189方,其中两味药的方剂计45方,该书中虽无药对配伍理论,但已初步体现了药对配伍的雏

451

形。《黄帝内经灵枢·邪客》即有半夏与秫米配伍治疗"邪气之客人也，或令人目不暝"，乌贼骨配藘茹治疗"血枯"等药对雏形的记载，该书不仅论述了药对配伍原则，而且还为后世留下了药对配伍的典范。

《神农本草经》虽未直接提出"药对"之名，但已有药物相互作用的"七情"理论的记载。张仲景全面总结了汉代以前丰富的临床经验，应用药对不下百余种。

以"药对"命名的文献，见于成书公元2世纪初的《雷公药对》。此外，北齐徐之才撰《药对》二卷，后世医家认为此书是在《雷公药对》的基础上加以修订而成。

现代有关著作均以"药对"作为规范名，如全国高等中医药院校中医中药专业统编《中药学》教材（高学敏）、《中药学》（钟赣生）均对药对作了明确的阐述。《中国中医药学术语集成·中药学》《临床中药学》《药对论》等也以"药对"作为规范名。说明把临床上常用的、相对固定的两味药物的配伍形式以"药对"作为规范名已成为共识，符合术语定名的约定俗成原则。

我国2005年出版的由全国科学技术名词审定委员会审定公布的《中医药学名词》已以"药对"作为规范名。所以"药对"作为规范名也符合术语定名的协调一致原则。

三、同义词

【曾称】"对药"（《伤寒论条辨》）；"姊妹药"（《中医临床常用对药配伍》）；"兄弟药""姐妹药""对子药"（《临床中药学》）。

四、源流考释

药对的配伍内容及配伍理论始见于长沙马王堆汉墓出土的我国最早的医方书《五十二病方》。《五十二病方》"疽病"曰："冶白蔹、黄芪、芍药、桂、姜、椒、茱萸，凡七物。骨疽倍白蔹，肉疽倍黄芪，肾疽倍芍药，其余各一。"[1]94 该方中

通过不同药物的配伍，分别用于治疗骨疽、肉疽、肾疽。该书中虽无药对配伍理论，但已初步体现了药对配伍的雏形。而同时期经典著作《黄帝内经灵枢·邪客》即有半夏与秫米配伍治疗"邪气之客人也，或令人目不暝"[2]100，《黄帝内经素问·腹中论》亦有乌贼骨配藘茹治疗"血枯"[3]64 等药对雏形的记载，该书不仅论述了药对配伍原则，而且还为后世留下了药对配伍的典范。

在《神农本草经》中，"药对"之名虽未直接提出，但已有"七情"理论来记载药物的相互作用。如《神农本草经》卷一载："药有阴阳配合，子母兄弟，根茎花实，草石骨肉。有单行者，有相须者，有相使者，有相畏者，有相恶者，有相反者，有相杀者。凡此七情，合和视之，当用相须相使者良，勿用相恶相反者。若有毒宜制，可用相畏相杀者。不尔，勿合用也。"[4]17 又云："药有君臣佐使，以相宣摄合和。"[4]17 这些论述，就是药物配伍运用的最早准则。

张仲景全面总结了汉代以前丰富的临床经验，提供了辨证论治及方药配伍的重要原则，从临床角度对"七情"配伍用药理论进行了全面印证[5]29，应用药对不下百余种。《伤寒杂病论》中不仅有相须、相使药对，还有相畏、相杀药对，更不乏相恶、相反合用的例证。张仲景颇得药对使用之心得，《伤寒杂病论》中有许多应用药对治病的经验，以两味药组方达40余首，成为后人研究药对的基础。如由半夏、生姜组成的小半夏汤，主治"诸呕吐，谷不得下。"[6]360《伤寒杂病论》中的经典药对已为后世医家所沿用，如和解少阳药对柴胡、黄芩，调和营卫药对桂枝、白芍，缓急止痛药对芍药、甘草，疏肝柔肝药对柴胡、白芍等。

历代医家不断丰富和发展药对的内容，并有著述传世，以"药对"命名的文献，见于成书公元2世纪初的《雷公药对》，此书是一部托名雷公的药物学著作，作者不详。陶弘景认为本书在药物主治及品种方面较《神农本草经》有所补

充。此书还收载了一些新的药物，并论及药物的佐使相须。此外，北齐徐之才撰《药对》二卷，后世医家认为此书是在《雷公药对》的基础上加以修订而成。《嘉祐本草》第二十卷中称其"以众药名品，君臣佐使，性毒相反及所主疾病，分类而记之……其言治病、用药最详。"[7]530 但《雷公药对》与《药对》皆已亡佚，仅能从现存的其他著作中见到部分内容。如陶弘景《本草经集注》第一卷"序录"载："今之所存，有此四卷，是其本经。所出郡县，乃后汉时制，疑仲景、元化等所记。又有《桐君采药录》，说其华叶形色。《药对》四卷，论其佐使相须。"[8]3《新修本草》第二卷"药对岁物药品"条下载："右此五条出《药对》中，义旨渊深，非俗所究，虽莫可遵用，而是主统之本，故亦载之。"[9]84 明代李时珍《本草纲目·序例》第二卷"药对岁物药品"条下载："此亦《素问》岁物之意，出上古雷公《药对》中，而义不传尔。"[10]51

南北朝至隋唐时期，《小品方》[11]49,74《备急千金要方》[12]48,103《外台秘要》[13]64 等医籍大量收录了临床常用药对及其组成的方剂，可谓药对应用之典范。金元医家有关两药配伍的论述更是屡见不鲜，如丹溪左金丸（又名回令丸）[14]354,358、洁古枳术丸[15]370 等，从而使药对由经验上升为理论，对指导临床用药起到了积极的促进作用。

清代《古今名医方论》中集多位医家对名方的评述，选方严谨，论方精审，其中不乏大量关于药物配伍的精彩论述。[16]10 此外，《得配本草》是清代论述药物配伍的专著，重点阐述了药物间的配伍作用，可以说是自唐宋以来论述药对最多最详的著作。《得配本草·魏序》曰："得一药而配数药，一药收数药之功。配数药而治数病，数病仍一药之效。以正为配，固倡而随。以反为配，亦克而生。运用之妙，殆无过此已。"[17]1 书中以得、配、佐、使、和、合、同、君等类别论述药物配伍后的功效和主治[17]19,27，对指导临床配伍用药具有一定的参考价值，如《得配本草》卷二载："知母，得人参，治子烦。得地黄，润肾燥。得莱菔子、杏仁，治久嗽气急。配麦冬，清肺火。"[17]31 分别列举了知母、人参药对，知母、地黄药对，知母、杏仁等药对的作用。

以"药对"命名的文献，见于成书公元2世纪初的《雷公药对》，后世的本草著作均沿用该名称。明代医家方有执《伤寒论条辨》中又将这种常用配伍的药对称为"对药"，其文曰"小豆酸平，善涌风涎而逐水。香豉能起信而潮汐。故佐二物而主治。稀蔹，则又承载三物者之舟航，此所以为吐虚风虚寒之对药也。"[18]135 现代中药学著作中有的还称之为"姊妹药""对子药""兄弟药""姐妹药"等，如苏庆英著的《中医临床常用对药配伍》中明确指出，"临床最习用的两味药就是对药，也叫做'姊妹药'。"[19]1 又如高学敏编著的《临床中药学》，该著作亦指出，"药对又叫对药、对子药、兄弟药、姐妹药，即两味药成对（个别由三味药组成），是临床上常用的相对固定的配伍形式，是中药配伍应用中的最小单位。"[20]82

药对绝不是两味药物的随意堆砌和随意排列组合，它是前人治疗经验的总结，是在中医药理论指导下，经实践证明有效的两味药物的配对使用。形成药对的两药一般是固定的，彼此之间可以是相须、相使、相畏、相杀，也包括两药合用产生新药效的配伍关系，是前人配伍用药的经验总结，是七情配伍用药的发展。现代丁光迪所著的《中药配伍运用》[21]10,34、陈维华等著的《药对论》[22]4、吕景山著的《施今墨对药临床经验集》[23]4 及苏庆英著的《中医临床常用对药配伍》[19]1 等专论中药配伍的著作，创制了许多现代药对，更促进了药对理论的完善。

现代有关著作均以"药对"作为规范名，如全国科学技术名词审定委员会审定公布的《中医药学名词》载："两味药成对相配，多有协同增效或减毒作用。"[24]135 历版全国高等中医药院校中医中药专业统编《中药学》教材也对"药对"作了明确的阐述，指出"把两药合用能起到协同作用,增强药效;或消除毒副作用,抑其所短,专取所长;或产生与原药各不相同的新作用等经验配伍,统称为药对或对药。"如《中药学》(高学敏)[25]38和《中药学》(钟赣生)[26]38。《中国中医药学术语集成·中药学》[27]796也持相同观点。

五、文献辑录

《五十二病方·疽病》:"冶白蔹、黄芪、芍药、桂、姜、椒、茱萸,凡七物。骨疽倍白蔹,肉疽倍黄芪,肾疽倍芍药,其余各一。"[1]94

《黄帝内经灵枢·邪客》:"夫邪气之客人也,或令人目不瞑,不卧出者,何气使然……补其不足,泻其有余,调其虚实,以通其道而去其邪,饮以半夏汤一剂,阴阳已通,其卧立至……其汤方以流水千里以外者八升,扬之万遍,取其清五升煮之,炊以苇薪火,沸置秫米一升,治半夏五合,徐炊,令竭为一升半,去其滓,饮汁一小杯,日三稍益,以知为度。"[2]100

《黄帝内经素问·腹中论》:"岐伯曰:'病名血枯,此得之年少时,有所大脱血,若醉入房中,气竭肝伤,故月事衰少不来也。'帝曰:'治之奈何?复以何术?'岐伯曰:'以四乌鲗骨一蘆茹,二物并合之,丸以雀卵,大如小豆,以五丸为后饭,饮以鲍鱼汁,利肠中及伤肝也。'"[3]64

《神农本草经》卷一:"药有阴阳配合,子母兄弟,根茎华实,草石骨肉。有单行者,有相须者,有相使者,有相畏者,有相恶者,有相反者,有相杀者。凡此七情,合和视之,当用相须、相使者良,勿用相恶、相反者。若有毒宜制,可用相畏、相杀者。不尔,勿合用也。"[4]17"药有君臣佐使,以相宣摄合和,宜用一君、二臣、三佐、五使,又可一君、三臣、九佐使也。"[4]17

《伤寒杂病论·痰饮咳嗽病脉证并治》:"呕家本渴,渴者为欲解,今反不渴,心下有支饮故也。小半夏汤主之。小半夏汤方,半夏一升,生姜半斤,上二味,以水七升,煮取一升半,分温再服。"[6]360

《本草经集注》卷一:"今之所存,有此四卷,是其本经。所出郡县,乃后汉时制,疑仲景、元化等所记。又有《桐君采药录》,说其华叶形色。《药对》四卷,论其佐使相须。"[8]3

《小品方》卷一:"麻黄甘草汤,治皮中涌水,面目身体虚肿方。麻黄去根节,二两,甘草一两,右㕮咀三钱,水一杯,煮麻黄五沸,内甘草八分,煎服,汗出,慎风冷。有人患气促,积久不差,遂成水肿,服之效。此治表实,老人和虚人不可用之,宜详。"[11]49

卷三:"治大病之后,虚汗不可止方。杜仲,牡蛎,凡二物,分等,冶之,向暮卧以水服五钱匕,汗止者不可复服,令人干燥。"[11]74

《备急千金要方》卷二:"治妊娠伤寒方:葱白十茎,生姜二两(切),右二味,以水三升,煮取一升半,顿服取汗。"[12]48

卷五下:"治小儿伤寒方:葛根汁 淡竹沥各六合 右二味相合。二三岁儿分三服,百日儿斟酌酌服之。不宜生,煮服佳。"[12]103

《新修本草》卷二:"右此五条出《药对》中,义旨渊深,非俗所究,虽莫可遵用,而是主统之本,故亦载之。"[9]84

《外台秘要》卷一:"《肘后方》七首,《肘后》疗伤寒有数种,庸人不能分别,今取一药兼疗者。若初觉头痛、肉热、脉洪,起一二日,便作此葱豉汤方。葱白一握,豉一升;右二味,以水三升,煮取一升,顿服取汗。若汗不出更作,加葛根三两,一方更加升麻三两,水五升,煮取二升,分温再服。徐徐服亦得,必得汗即瘥。若不得汗更作,加麻黄三两去节服,取汗出为效。"[13]64

《嘉祐本草》有名无用卷二十:"《药对》北齐尚书令,西阳王徐之才撰。以众药名品、君臣、佐使、性毒、相反,及所主疾病,分类而记之,凡二卷。本草多引以为据,其言治病用药最详。"[7]530

《丹溪心法》卷五:"白芍药酒浸炒,与白术同用则补脾,与川芎同用则泻肝,与参术同用则补气,能治血虚腹痛,余腹痛皆不可用。"[14]354"回令丸,泻肝火,行湿为之反佐,开痞结,治肝邪,可助补脾药。黄连六两,茱萸一两,上为末,粥丸。一方名左金丸。治肺火,茱萸或半两,水丸,白汤下。"[14]358

《本草纲目·序例》卷二:"此亦《素问》岁物之意,出上古雷公《药对》中,而义不传尔。"[10]51

《伤寒论条辨》卷六:"瓜蒂散方:瓜蒂一分,熬黄,赤小豆一分。上二味,各别捣筛为散,已,合治之。取一钱匕,以香豉一合,热汤七合,煮作稀糜,去滓,取汁,和散,温,顿服之……瓜蒂苦寒,能吐顽痰而快膈,小豆酸平,善涌风涎而逐水,香豉能起信而潮汐,故佐二物而主治,稀糜,则又承载三物者之舟航,此所以为吐虚风虚寒之对药也。"[18]135

《景岳全书》卷十七:"洁古枳术丸,以白术为君,脾得其燥,所以能健,然佐以枳实,其味苦峻,有推墙倒壁之功,此实寓攻于守之剂,惟脾气不清而滞胜者,正当用之,若脾气已虚,非所宜也,今人不察,相传为补脾之药,而朝吞暮饵,或以小儿瘦弱而制令常服,则适足以伤其气助其瘦耳,用宜酌也。"[15]370

《古今名医方论》卷一:"参、芪非桂引道,不能独树其功;桂不得甘草和平气血,亦不能绪其条理。要非寡闻浅见者,能窥其万一也。四君中不用白术,避其燥;不用茯苓,恐其渗也。用桂而不用四物者,芎之辛散,归之湿润,芍之酸寒,地黄之泥滞故耳。如宜燥则加苓、术,宜润加归,宜收加芍,当散加芎。又表实去芪,里实去参,中满忌甘,内热除桂,斯又当理会矣。推明加减,其法灿然。"[16]10

《得配本草·魏序》:"得一药而配数药,一药收数药之功。配数药而治数病,数病仍一药之效,以正为配,固倡而随,以反为配,亦克而生,运用之妙,殆无过此已"。[17]1

卷一:"花乳石……得川芎、甘菊、防风、白附子、大力子、炙甘草为末,治多年翳障。配童便,治产妇恶血奔心,胎死腹中,胎衣不下。"[17]19

卷二:"甘草……得桔梗,清咽喉。配大豆汁,解百药毒,奇验。佐陈皮,和气。佐茯苓,泄

胀。"[17]27"知母……得人参,治子烦。得地黄,润肾燥。得莱菔子、杏仁,治久嗽气急。配麦冬,清肺火。"[17]31

《施今墨对药临床经验集·序》:"施今墨先生处方时,常常双药并书,寓意两药之配伍应用。其间有起到协同作用者,有互消其副作用专取所长者,有相互作用产生特殊效果者,皆称之为对药。"[23]4

《中医临床常用对药配伍》:"临床最习用的两味药就是对药,也叫做'姊妹药'。它是组成方剂结构的内在重要基本物质。这些对药在临床处方配伍上,常常在一起运用,有些出乎经方,有些出乎时方,这些药物之所以在处方中习用,是由于通过如此配伍之后,就有良好的协调作用(性质相同的)或有较好的制约作用(性质不同的)。"[19]1

《药对论》:"所谓'药对',简单地说,即两味中药的配对应用,它是中药的配伍中的最小单位。前人将两味中药配伍应用后产生的不同效应与反应,归纳于'七情和合'中。其中相须、相使、相畏、相杀是有利的,经常应用的,而相反、相恶是不利的,作为配伍禁忌看待,原则上是不能同用的。"[22]4

《中药配伍应用》:"'苦辛通降'的药物配伍,即是以某些辛味药与苦味药合用。辛味药如桂枝、干姜、半夏、生姜、橘皮、香附、吴萸等,能宣通气机,祛寒化湿,和胃降逆;苦味药如黄连、黄芩、枳壳、枳实等,能泄热和胃,消痞除满。合而用之,便为苦辛通降方法,具有调和寒热,开通气机,通阳除痹,消痞除满等作用。"[21]10"细辛与猪牙皂角,等分配伍,成为通关散。研极细末,和匀,吹鼻取嚏,可以立时通气祛痰开窍。又如龙脑香与天南星配伍,成为开关散。等分为末,每用一字,揩齿二三十遍,即能开通牙关,豁痰通窍。"[21]34

《中药学》(高学敏):"人们习惯把两药合用能起到协同作用,增强药效;或消除毒副作用,抑其所短,专取所长;或产生与原药各不相同的

方剂

455

新作用等经验配伍,统称为药对或对药。"[25]38

《中医药学名词》:"药对是两味药成对相配,多有协同增效或减毒作用。"[24]135

《临床中药学》:"药对又叫对药,或对子药、兄弟药、姐妹药,即两味药成对(个别由三味药组成),是临床上常用的相对固定的配伍形式,是中药配伍应用中的最小单位。药对绝不是两味药物的随意堆砌和随意排列组合,它是前人治疗经验的总结,是在中医药理论指导下,经实践证明有效的两味药物的配对使用。"[20]82

《中国中医药学术语集成·中药学》:"药对是指临床上常用的、相对固定的两味药物的配伍形式。"[27]796

《中药七情的文献研究》:"张仲景著《伤寒论》,创立六经辨证,载方113首,又著《金匮要略》,创立脏腑辨证,撰方262首,全面总结了汉代以前丰富的临床经验,提供了辨证论治及方药配伍的重要原则,从临床角度对'七情'配伍用药理论进行了全面印证,创立了疗效突出、配伍严谨、启迪后人的经典配伍,被后人奉为'经方鼻祖'。"[5]29

《中药学》(钟赣生):"人们习惯将两药合用能起到协同作用,增强药效;或消除毒副作用,抑其所短,专取所长;或产生与原药各不相同的新作用等经验配伍,统称为药对或对药。"[26]38

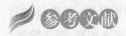 参考文献

[1] 马王堆汉墓帛书整理小组.五十二病方[M].北京:文物出版社,1979:94.

[2] 未著撰人.黄帝内经灵枢[M].李生绍,陈心智点校.北京:中医古籍出版社,1997:100.

[3] 未著撰人.黄帝内经素问[M].傅景华,陈心智点校.北京:中医古籍出版社,1997:64.

[4] 未著撰人.神农本草经[M].[清]顾观光重辑.北京:人民卫生出版社,1956:17.

[5] 姜开运.中药七情的文献研究[D].沈阳:辽宁中医药大学,2009:29.

[6] [汉]张仲景.伤寒杂病论[M].刘世恩,毛绍芳点校.北京:华龄出版社,2000:360.

[7] [宋]掌禹锡.嘉祐本草辑复本[M].尚志钧辑复.北京:中医古籍出版社,2009:530.

[8] [南北朝]陶弘景.本草经集注[M].尚志钧,尚元胜辑校.北京:人民卫生出版社,1994:3.

[9] [唐]苏敬等.新修本草(辑复本).尚志钧辑复.合肥:安徽科学技术出版社,1981:84.

[10] [明]李时珍.本草纲目[M].张守康,张向群,王国辰主校.北京:中国中医药出版社,1998:51.

[11] [南北朝]陈延之.小品方[M].高文铸校注.北京:中国中医药出版社,1995:49,74.

[12] [唐]孙思邈.备急千金要方[M].北京:人民卫生出版社,1982:48,103.

[13] [唐]王焘.外台秘要[M].北京:人民卫生出版社,1955:64.

[14] [元]朱震亨.丹溪心法[M].赵建新点校.北京:人民军医出版社,2007:354,358.

[15] [明]张介宾.景岳全书[M].赵立勋主校.北京:人民卫生出版社,1991:370.

[16] [清]罗美.古今名医方论[M].张慧芳,伊广谦校注.北京:中国中医药出版社,1994:10.

[17] [清]严西亭,施澹宁,洪缉菴.得配本草[M].上海:上海科学技术出版社,1958:1,19,27,31.

[18] [明]方有执.伤寒论条辨[M].北京:人民卫生出版社,1957:135.

[19] 苏庆英.中医临床常用对药配伍[M].人民卫生出版社,1984:1.

[20] 高学敏,钟赣生.临床中药学[M].石家庄:河北科学技术出版社,2006:82.

[21] 丁光迪.中药配伍运用[M].湖南科学技术出版社,1993:10,34.

[22] 陈维华,徐国龙,张明淮,等.药对论[M].安徽科学技术出版社,1984:4.

[23] 吕景山.施今墨对药临床经验集[M].山西人民出版社,1982:4.

[24] 中医药学名词审定委员会.中医药学名词[M].北京:科学出版社,2005:135.

[25] 高学敏.中药学[M].北京中国中医药出版社,2002:38.

[26] 钟赣生.中药学[M].北京:中国中医药出版社,2016:38.

[27] 施毅.中药学[M]//曹洪欣,刘保延.中国中医药学术语集成.北京:中医古籍出版社,2006:796.

(臧文华)

复方

fù fāng

一、规范名

【汉文名】复方。

【英文名】compound formula。

【注释】由两味及以上药物组成的方剂。

二、定名依据

"复方"一词,现最早见于金代《素问病机气宜保命集》,已能初步反映出本术语内涵。而在此之前,"复方"一词的理论最早源于战国《黄帝内经素问·至真要大论》中的"重方"。

自金代成无己《伤寒明理论·药方论》中提出"复(方)"之意,《素问病机气宜保命集》出现"复方"之名,后世医家对"复方"进一步阐释概念内涵,历代著作多有沿用,如金元时期其他医家张从正、王好古等,以及明清时期医著《普济方》《本草蒙筌》《本草纲目》《本草新编》等。这些医家医著均对后世有较大影响,所以"复方"作为规范名便于达成共识,符合术语定名的约定俗成原则。

现代相关著作,如《中医大辞典》《中医名词术语精华辞典》《中医名词术语选释》《简明中医辞典》《中医词释》《简明中医语词辞典》《中国医学大辞典》《中医药常用名词术语辞典》《WHO西太平洋地区传统医学名词术语国际标准》,以及普通高等教育中医药类规划教材《方剂学》等均以"复方"作为规范名,同时,已经广泛应用于中医药学文献的标引和检索的《中国中医药学主题词表》也以"复方"作为正式主题词,说明"复方"这一规范名已成为共识。

我国2005年出版的全国科学技术名词审定委员会审定公布的《中医药学名词》已以"复方"作为规范名。所以"复方"作为规范名也符合术语定名的协调一致原则。

三、同义词

【曾称】"重方"(《黄帝内经素问·至真要大论》)。

四、源流考释

"复",《说文解字》载:"往来也。"[1]43 意为许多的,不是单一的。春秋至秦汉时期,"复方"一词的理论最早源于《黄帝内经素问》中的"重方",即"奇之不去则偶之,是谓重方。"[2]530《黄帝内经素问》《黄帝内经灵枢》所附13方就包括了泽泻饮、乌鲗骨藘茹丸、菱翘饮、半夏秫米汤、马膏膏法、小金丹6首由两味及以上药物组成的方剂。东汉张仲景《伤寒杂病论》创立辨证论治体系,讲究组方配合,对复方的发展影响极大。晋唐时期,方剂得以进一步发展,所出现的医著如《备急千金要方》《千金翼方》《外台秘要》中所记载由两味及以上药物组成的方剂占有相当大的比例。

宋金元时期,成无己在其《伤寒明理论》中首次提出"七方"的概念:"制方之用,大、小、缓、急、奇、偶、复是也"[3]100,并将《内经》中的"重"改为"复",是"复方"术语内涵的最早表达。刘完素在此基础上,对其内涵加以引申列述,《素问病机气宜保命集》指出:"复方之说有二:有二三方相合之复方者,如桂枝二越婢一汤之类是也;有分量匀同之复方者,如胃风汤各等分之类是也。又曰:重复之复,二三方相合而用也;反复之复,谓奇之不去则偶之是也。"[4]69 首次出现"复方"一词,已能初步反映该术语内涵,张从正《儒门事亲》:"复方有三:有二方、三方及数方相合之复方,如桂枝二越婢一汤、五积散之属是也。有本方之外别加余药,如调胃承气加连翘、薄荷、黄芩、栀子为凉膈散之属是也。有分两均齐之复方,如胃风汤各等分之属是也。王太仆以偶为复方,今七方有偶又有复,岂非偶乃二方相合、复乃数方相合之谓乎?"[5]1,2 危亦林《世医得效方》沿用了这一提法,云:"夫处方大法,则有七方十剂。七方者,奇方、偶方、大方、小方、缓方、急方、复方。十剂者,宣、通、补、泻、轻、重、涩、滑、燥、湿。"[6]5

明清时期,"复方"一词被诸多医著沿用,《本草蒙筌》《本草纲目》《本草新编》等论述甚详,如《本草蒙筌》曰:"复:奇之不去,复以偶;偶之不去,复以奇,故曰复。复者,再也,重也。洁古云:十补一泻,数泻一补,所以使不失通塞之道也。其用有二:有二三方相合之为复方者,如桂枝二越婢一汤之类是也。有分两匀同之为复方者,如胃风汤,各等分之类是也。又曰重复之复,二三方相合而用也。反复之复,谓奇之不去,则偶之是也。"[7]19《本草纲目》载:"单方为奇,复方为偶……故奇、偶、复者,三方也。大、小、缓、急者,四制之法也。故曰:治有缓急,方有大小……从正曰:偶方有三:有两味相配之偶方;有古之二方相合之偶方,古谓之复方,皆病在下而远者宜之……岐伯曰:奇之不去则偶之,是谓重方。好古曰:奇之不去复以偶,偶之不去复以奇,故曰复。复者,再也,重也。所谓十补一泄,数泄一补也。又伤寒见风脉,伤风得寒脉,为脉证不相应,宜以复方主之。从正曰:复方有三:有二方、三方及数方相合之复方,如桂枝二越婢一汤、五积散之属是也。有本方之外别加余药,如调胃承气加连翘、薄荷、黄芩、栀子为凉膈散之属是也。有分两均齐之复方,如胃风汤各等分之属是也。王太仆以偶为复方,今七方有偶又有复,岂非偶乃二方相合、复乃数方相合之谓乎?"[8]44 此处提出"复方"的概念包括有以两方或数方结合使用,或于本方之外另加他药,或方中各药用量相等之义。《本草新编》云:"重方者,复方之谓也。或用攻于补之

中,复用补于攻之内,或攻多而补少,或攻少而补多,调停于补攻之间,斟酌于多寡之际,可合数方以成功,可加他药以取效,或分两轻重之无差,或品味均齐之不一,神而明之,复之中而不见其复,斯可谓善用复方者乎。"[9]5 唐宗海《中西汇通医经精义》则言:"复方,重复之义。两证并见,则两方合用;数证并见,则化合数方而为一方也。如桂枝二越婢一汤,是两方相合;五积散是数方相合。又有本方之外,另加药品,如调胃承气汤加连翘、薄荷、黄芩、栀子为凉膈散,再加麻黄、防风、枳壳、厚朴为通圣散,病之繁重者,药亦繁重也。"[10]90 此处提出"复方"有以两方或数方结合使用,或于本方之外另加他药,其目的是用以治疗较复杂病证,所谓"病之繁重者,药亦繁重也"。

现代有关著作均以"复方"作为规范名,如《中医名词术语选释》[11]267,268《中医方剂学》[12]7《中医词释》[13]418《中国医学大辞典》[14]1005《中医大辞典》[15]1250《中医名词术语精华辞典》[16]738《中国中医药学主题词表》[17]Ⅱ-114《中医药常用名词术语辞典》[18]273《简明中医辞典》[19]725《简明中医语词辞典》[20]77《中医药学名词》[21]170《WHO西太平洋地区传统医学名词术语国际标准》[22]261,以及各级各类《方剂学》教材、教参,如《中医方剂学讲义》(南京中医学院)[23]8、《方剂学》(顿宝生)[24]12、《方剂学》(李冀)[25]8,9 等。《中国中医药学主题词表》:"复方:由二味或二味以上药物组成。"可见,"复方"的概念经历了两方或数方合用,多味药分量均等,某方的药物加味等不同认识的发展,最后回归于"由两味及以上药物组成的方剂"这一内涵。

总之,"复方"之"复","往来也。"意为许多的,不是单一的。"复方"一词,现最早可见于《素问病机气宜保命集》,该书中出现"复方"一词,已能初步反映出本术语内涵。而在此之前,"复方"一词的理论最早源于《黄帝内经素问·至真要大论》中的"重方"。金元时期其他医家如张从正、王好古等,以及明清时期医著如《普

济方》《本草蒙筌》《本草纲目》《本草新编》等均对"复方"概念内涵进一步阐释，使其得以完善丰富。

五、文献辑录

《说文解字·彳部》载："复，往来也。"[1]43

《黄帝内经素问·至真要大论》："近而奇偶，制小其服也。远而奇偶，制大其服也。大则数小，小则数多，多则九之，少则二之。奇之不去则偶之，是谓重方。"[2]530

《伤寒明理论·药方论》："制方之用，大、小、缓、急、奇、偶、复是也。"[3]100

《素问病机气宜保命集》卷上："复方之说有二：有二三方相合之复方者，如桂枝二越婢一汤之类是也；有分量匀同之复方者，如胃风汤各等分之类是也。又曰：重复之复，二三方相合而用也；反复之复，谓奇之不去则偶之是也。"[4]69

《儒门事亲》卷一："复方有三：有二方、三方及数方相合之复方，如桂枝二越婢一汤、五积散之属是也。有本方之外别加余药，如调胃承气加连翘、薄荷、黄芩、栀子为凉膈散之属是也。有分两均齐之复方，如胃风汤各等分之属是也。王太仆以偶为复方，今七方有偶又有复，岂非偶乃二方相合、复乃数方相合之谓乎？"[5]1,2

《世医得效方》卷一："尝谓用药如用刑，一有所误，人命系焉。故《书》曰：言之非艰，行之维艰。如张仲景伤寒一百一十三方，犹缺其一，三百九十七法，偻指未即周知，盖谓此也。夫处方大法，则有七方十剂。七方者，奇方、偶方、大方、小方、缓方、急方、复方。十剂者，宣、通、补、泻、轻、重、涩、滑、燥、湿。"[6]5

《本草蒙筌·总论》："复：奇之不去，复以偶；偶之不去，复以奇，故曰复。复者，再也，重也。洁古云：十补一泻，数泻一补，所以使不失通塞之道也。其用有二：有二三方相合之为复方者，如桂枝二越婢一汤之类是也。有分两匀同之为复方者，如胃风汤，各等分之类是也。又曰重复之复，二三方相合而用也。反复之复，谓

奇之不去，则偶之是也。"[7]19

《本草纲目·序例》："王冰曰：脏位有高下，腑气有远近，病证有表里，药用有轻重。单方为奇，复方为偶……故奇、偶、复者，三方也。大、小、缓、急者，四制之法也。故曰：治有缓急，方有大小……从正曰：偶方有三：有两味相配之偶方；有古之二方相合之偶方，古谓之复方，皆病在下而远者宜之。"[8]44

《本草新编·七方论》："复方若何？岐伯夫子曰：奇之不去则偶之。偶之是谓重方。重方者，复方之谓也。或用攻于补之中，复用补于攻之内，或攻多而补少，或攻少而补多，调停于补攻之间，斟酌于多寡之际，可合数方以成功，可加他药以取效，或分两轻重之无差，或品味均齐之不一，神而明之，复之中而不见其复，斯可谓善用复方者乎……或问复方乃合众方以相成，不必拘于绳墨乎？曰：用药不可杂也，岂用方而可杂乎。用方而杂，是杂方而非复方矣。古人用二方合之，不见有二方之异，而反觉有二方之同，此复方之所以神也。否则，何方不可加减，而必取于二方之相合乎……或疑复方合数方以成一方，未免太杂。有前六方之妙，何病不可治，而增入复方，使不善用药者，妄合方以取败乎。曰：复方可删，则前人先我而删矣，实有不可删者在也。虽然，知药性之深者，始可合用复方，否则不可妄用，恐相反相恶，反致相害……或疑复方不可轻用，宁用一方以加减之，即不能奏效，亦不致取败。曰：此吾子慎疾之意也。然而复方实有不可废者，人苟精研于《本草》之微，深造于《内经》之奥，何病不可治，亦何法不可复乎，而犹谨于复方之不可轻用也，未免徒读书之讥矣。"[9]5

《中西汇通医经精义》卷下："复方，重复之义。两证并见，则两方合用；数证并见，则化合数方而为一方也。如桂枝二越婢一汤，是两方相合；五积散是数方相合。又有本方之外，另加药品，如调胃承气汤加连翘、薄荷、黄芩、栀子为凉膈散，再加麻黄、防风、枳壳、厚朴为通圣散，

病之繁重者,药亦繁重也。"[10]90

《中医方剂学讲义》:"由数方相合的方子,叫做复方。"[23]8

《中医名词术语选释》:"以二方或数方结合使用的,叫做复方。还有另外两种意义:① 本方之外,又加其他药味;② 方剂各药用量都一样的。适用于病情复杂或慢性病久治不愈的。如'柴胡四物汤',即'小柴胡汤'合'四物汤'(柴胡、人参、黄芩、甘草、半夏、川芎、当归、芍药、熟地、生姜、大枣。治虚劳日久,微有寒热,脉沉而数)。"[11]267,268

《中医方剂学》:"复方指组织较为复杂而又非常严密的中草药方,常用于寒热交错、虚实夹杂的病证。"[12]7

《中医词释》:"由两个以上方剂组合成的方剂叫复方。如'八珍汤'是由'四君子汤'和'四物汤'组成的复方等。"[13]418

《中国医学大词典》:"复方:其义有三。① 二以上数方合用者。② 本方之外复加他味者。③ 分两均齐而无参差者,此皆治痼疾之法。"[14]1005

《中医大辞典》:"七方之一。以两方或数方结合使用的方剂。此外,本方之外另加其他药味,或方中各药用量相等的亦称复方。"[15]1250

《中医名词术语精华辞典》:"方剂学名词。系七方之一。指二方或数方相互重叠组成的方剂。此外,原方中另加其他药味,或方中各药用量相等的方剂也称复方。复方用药数量较多,药效较强,多用来治疗较复杂的病证。又可称为重方。"[16]738

《中国中医药学主题词表》:"复方:compounds。属方剂;由二味或二味以上药物组成;用于总论,具体方剂用专指词,无专指词时用本词组配关键词。"[17]Ⅱ-114

《中医药常用名词术语辞典》:"复方:① 属七方。两首及两首以上方剂合用而治复杂证候的方剂。② 多味药组成的方剂,与单味药相对而言,现代亦常用作方剂的代名词。"[18]273

《简明中医辞典》:"七方之一。以两方或数方结合使用的方剂。此外,本方之外另加其他药味,或方中各药用量相等的亦称复方。"[19]725

《简明中医语词辞典》:"两个以上的方剂组成的药方。《增订十药神书·保和汤》:'所谓复方是也,肺症生姜不可轻用。'《素问病机气宜保命集·本草论》:'复方之说有二:有二三方相合之为复方者,如桂枝二越婢一汤之类是也。'"[20]77

《中医药学名词》:"两味药物以上组成的方剂。古称重方。"[21]170

《WHO西太平洋地区传统医学名词术语国际标准》:"药味众多的或由两首或两首以上方剂合成的方剂。"[22]261

《方剂学》(李冀):"复方:是指两方或数方合用而治较复杂病证的方剂。"[24]12

《方剂学》(顿宝生):"复方:是指两方或数方组合的方剂。"[25]8,9

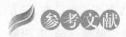 参考文献

[1] [东汉] 许慎.说文解字[M].长沙:岳麓书社,2006:43.

[2] 未著撰人.黄帝内经素问[M].[唐] 王冰注,[宋] 林亿校正.北京:人民卫生出版社,1956:530.

[3] [金] 成无己.伤寒明理论;伤寒明理药方论 白话解[M].北京:人民军医出版社,2014:100.

[4] [金] 刘完素.素问病机气宜保命集[M].北京:中医古籍出版社,1998:69.

[5] [金] 张从正.儒门事亲[M].北京:中医古籍出版社,1998:1,2.

[6] [元] 危亦林.世医得效方[M].北京:中国中医药出版社,1996:5.

[7] [明] 陈嘉谟.本草蒙筌[M].北京:中医古籍出版社,2009:19.

[8] [明] 李时珍.本草纲目[M].北京:华夏出版社,2011:44.

[9] [明] 陈士铎.本草新编[M].太原:山西科学技术出版社,2011:5.

[10] [清] 唐容川.中西汇通医经精义;医易通说;医学见解;痢证三字诀;本草问答[M].太原:山西科学技术出版社,2013:90.

[11] 中医研究院,广东中医学院.中医名词术语选释[M].北京:人民卫生出版社,1973:267,268.

[12] 王衍生,谷振声,陆拯.中医方剂学[M].浙江科学技

术出版社,1981：7.

[13] 徐元贞,曹健生,赵法新,等.中医词释[M].郑州：河南科学技术出版社,1983：418.

[14] 谢观.中国医学大词典[M].中国中医药出版社,1994：1005.

[15] 李经纬,邓铁涛,等.中医大辞典[M].北京：人民卫生出版社,1995：1250.

[16] 李经纬,余瀛鳌,蔡景峰.中医名词术语精华辞典[M].天津：天津科学技术出版社,1996：738.

[17] 吴兰成.中国中医药学主题词表[M].北京：中医古籍出版社,1996：Ⅱ-114.

[18] 李振吉.中医药常用名词术语辞典[M].北京：中国中医药出版社,2001：273.

[19]《中医辞典》编委会.简明中医辞典[M].北京：中国中医药出版社,2001：725.

[20] 达美君,黄瑛,王荣根.简明中医语词辞典[M].上海：上海科学技术出版社,2004：77.

[21] 全国科学技术名词审定委员会.中医药学名词[M].北京：科学出版社,2005：170.

[22] 世界卫生组织西太平洋地区.WHO西太平洋地区传统医学名词术语国际标准[M].北京：北京大学医学出版社,2009：261.

[23] 南京中医学院方剂教研组.中医方剂学讲义[M].北京：人民卫生出版社,1960：8.

[24] 李冀.方剂学[M].北京：高等教育出版社,2009：12.

[25] 顿宝生.方剂学[M].西安：西安交通大学出版社,2011：8,9.

方剂

（赵 黎）

祛痰剂

qù tán jì

一、规范名

【汉文名】祛痰剂。

【英文名】phlegm-expelling formula。

【注释】以祛痰药为主配伍组成,具有消除痰饮的作用,治疗痰证方剂的统称。分温燥化痰剂、清润化痰剂、治风化痰剂等。

二、定名依据

"祛痰剂"一词,最早见于民国时期《临症处方学》,其概念与现代术语"祛痰剂"相同。在此之前,明代《明医杂著》《石室秘录》《证治准绳》,清代《时方歌括》等书中曾出现"祛痰之剂";明代《玉机微义》《景岳全书》曾出现"治痰之剂";清代《医方集解》《医方论》等书中曾出现"除痰之剂"。这些名词均与现代名词"祛痰剂"一词的内涵基本相同。现代又根据祛痰剂的具体功效分为温燥化痰剂、清润化痰剂、治风化痰剂等。

"祛"有排除、消解之意,"痰"指痰邪,"祛痰"既是消除体内痰邪;"剂"有调配,调和,整合

之意。可见"祛痰剂"指的是以祛痰药为主配伍组成,具有消除痰饮的作用,治疗痰证方剂的统称。分温燥化痰剂、清润化痰剂、治风化痰剂等,能确切反映术语的内涵。

自"祛痰剂"一词出现后,近代著作多有沿用,如《中国医药汇海》《时氏处方学》《中医方剂学讲义》等,现代著作《中医药常用名词术语辞典》《WHO西太平洋地区传统医学名词术语国际标准》《新编方剂学》《世界传统医学方剂学》及各类方剂学教材等也均以"祛痰剂"作为规范名。说明"祛痰剂"一词作为规范名已成为共识,符合术语定名的约定俗成原则。

我国2005年出版的由全国科学技术名词审定委员会审定公布的《中医药学名词》已以"祛痰剂"作为规范名。所以"祛痰剂"作为规范名也符合术语定名的协调一致原则。

三、同义词

【曾称】"治痰之剂"(《玉机微义》);"除痰之剂"(《医方集解》);"祛痰之剂"(《时方歌括》)。

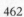
四、源流考释

春秋战国至秦汉时期,《黄帝内经素问·至真要大论》[1]541 中有"坚者削之""客者除之""结者散之"等论述,是指针对体内邪气或病理产物的聚集,应采用消除、解散的方法来治疗。祛痰剂的治疗原则正是以此为理论依据,用祛痰药物消除痰饮的方法来治疗痰证。《金匮要略》"痰饮咳嗽病脉证并治"篇中论述了痰饮病的四种表现形式"有痰饮、有悬饮、有溢饮、有支饮"[2]37;提出"当以温药和之"[2]38 的治疗原则;并记载了"苓桂术甘汤"[2]38"小半夏汤"[2]40 等祛痰化饮之剂。《伤寒论》中也记载了一些祛痰方,如小陷胸汤[3]46、旋复代赭汤[3]55 等。

晋唐时期,《肘后备急方》中有"治胸膈上痰饮诸方"[4]82,83,其中记录了一些祛痰逐饮的方剂;《备急千金要方》[5]565 不仅讨论了痰饮病的病机及治则,还记录了治疗痰饮的方剂 41 首;《千金翼方》[6]220 中又补充了 14 首治疗痰饮的方剂;《外台秘要》中记载了干湿霍乱及痰饮方 5 首[7]176、风痰方 5 首[7]236、疗诸痰饮方 4 首[7]237。这一时期的方剂主要是以病证来归类,故祛痰剂的记载常附于不同类别的痰饮病证之后。

宋金元时期,《太平圣惠方》中记载了大量治疗痰证的方剂,并根据痰证的不同病机细致地分为治咳嗽痰唾稠黏诸方[8]1421、治虚劳痰饮诸方[8]785、治膈气痰结诸[8]1547、治痰饮诸方[8]1567、治冷痰饮诸方[8]1579、治风痰诸方[8]1581、治痰热诸方[8]1583,这对于后世祛痰剂的分类是一个很大的启发;《圣济总录》中也将痰饮的治疗分为冷痰与热痰两大类[9]1154,并提出"所以治痰饮者,当以温药和之……兼以消痰破饮之剂攻之"[9]1160,1162 的痰证治疗总则。此外,《太平惠民和剂局方》[10]135-154《杨氏家藏方》[11]146-152《仁斋直指方论》[12]246,247 等著作中也将治痰饮方单独归为一类,但没有明确的名词作为统称。《仁斋直指方论》曰:"如患眼证,赤肿羞明而痛,与之凉剂弗瘳,与之痰剂获愈",这里出现的"痰剂"一词,与现代名词"祛痰剂"意义比较接近。

明清时期,《普济方》[13]1905《续名医类案》[14]397《古今名医汇粹》[15]106 等著作中仍使用"痰剂"一词。同时,也出现了一些新名词,如《明医杂著》[16]75,76,129《证治准绳》[17]1082《石室秘录》[18]44,45,206《时方歌括》[19]82 等医著中使用了"祛痰之剂"一词;《玉机微义》[20]224《景岳全书》[21]551 中使用了"治痰之剂";《医方集解》[22]224《汤头歌诀》[23]257-270《医方论》[24]81-85 等书中使用了"除痰之剂"。"痰剂""祛痰之剂""治痰之剂""除痰之剂"这些名词虽然在表述上不尽相同,但内涵均与现代名词"祛痰剂"意义相近。

近现代,民国时期的《临症处方学》[25]61-64 首次出现了"祛痰剂"一词,此后出版的《中国医药汇海》[26]840-859《时氏处方学》[27]109《中医方剂学讲义》[28]211 等均沿用此名词。随着名词标准化工作的推进,中医相关著作中均以"祛痰剂"作为规范名,如《中国医学百科全书·方剂学》[29]117《中医药常用名词术语辞典》[30]294,295《WHO 西太平洋地区传统医学名词术语国际标准》[31]266《世界传统医学方剂学》[32]681《新编中成药合理应用手册》[33]21《新编方剂学》[34]518《方剂现代新解》[35]607 和《方剂学》(段富津)[36]262、《方剂学》(许济群)[37]413、《方剂学》(李庆治)[38]136、《方剂学》(陈德兴)[39]195、《方剂学》(谢鸣)[40]402、《方剂学》(邓中甲)[41]320 等。

总之,《黄帝内经素问·至真要大论》提出"坚者削之""客者除之""结者散之"等论述,祛痰剂的治疗原则正是以此为理论依据。《伤寒杂病论》论述了痰饮病的四种表现形式,并提出"当以温药和之"的治疗原则,并记载了多首祛痰化饮之剂。晋唐时期,《肘后备急方》《备急千金要方》《千金翼方》《外台秘要》中记载了大量的痰饮方,这一时期的方剂主要是以病证来归类,故祛痰剂的记载常附于不同类别的痰饮病证之后。宋金元时期,《太平圣惠方》《圣济总录》等著作中均将治痰饮方单独归为一类,但没有明确的名词作为统称;《仁斋直指方论》里出现了与现代名词"祛痰剂"意义比较接近的"痰剂"一词。明清时期,《普济方》等著作中仍使用"痰剂"一词;同时,《明医杂著》等医著中出现了"祛痰之剂"一词;《玉机微义》《景岳全书》中出现了"治痰之剂";《医方集解》等书中使用了"除痰之剂"。"痰剂""祛痰之剂""治痰之剂""除痰之剂"这些名词虽然在表述上不尽相同,但内涵均与现代名词"祛痰剂"意义相近。近现代,民国时期的《临症处方学》首次出现了"祛痰剂"一词,此后出版的中医类著作多沿用此名词。随着名词标准化工作的推进,中医相关著作中均以"祛痰剂"作为规范名。

五、文献辑录

《黄帝内经素问·至真要大论》:"帝曰:请言其制。岐伯曰:君一臣二,制之小也;君一臣三佐五,制之中也;君一臣三佐九,制之大也。寒者热之,热者寒之,微者逆之,甚者从之,坚者削之,客者除之,劳者温之,结者散之,留者攻之,燥者濡之,急者缓之,散者收之,损者温之,逸者行之,惊者平之。上之下之,摩之浴之,薄之劫之,开之发之,适事为故。"[1]541

《金匮要略·痰饮咳嗽病脉证并治》:"问曰:夫饮有四,何谓也?师曰:有痰饮,有悬饮,有溢饮,有支饮。"[2]37"病痰饮者,当以温药和之。"[2]38"心下有痰饮,胸胁支满,目眩,苓桂术甘汤主之。"[2]38"呕家本渴,渴者为欲解,今反不渴,心下有支饮故也。小半夏汤主之。"[2]40

《伤寒论·辨太阳病脉证并治》:"小结胸病,正在心下,按之则痛,脉浮滑者,小陷胸汤主之。"[3]46"伤寒发汗,若吐若下,解后,心下痞硬,噫气不除者,旋复代赭石汤主之。"[3]55

《肘后备急方》卷四"治胸膈上痰饮诸方第二十八":"治卒头痛如破,非中冷,又非中风方。釜月下墨四分,附子三分,桂一分,捣,筛,以冷水服方寸匕。当吐。一方无桂。又方,苦参、桂、半夏等分,捣,下筛,苦酒和,以涂痛,则瘥。又方,乌梅三十枚,盐三指撮,酒三升,煮取一

升,去滓,顿服。当吐,愈。此本在杂治中,其病是胸中膈上痰厥气上冲所致,名为厥头痛,吐之,即瘥。但单煮米作浓饮二三升许,适冷暖,饮尽二三升,须臾适吐,适吐毕,又饮,如此数过。剧者,须臾吐胆乃止,不损人而即瘥。"[4]82,83

《备急千金要方》卷十八:"痰饮第六……论曰:夫饮有四,何谓?师曰:有痰饮,有悬饮,有溢饮,有支饮。问曰:四饮之证,何以为异?师曰:其人素盛今瘦,水走肠间,沥沥有声,谓之痰饮。饮后水胁下,咳唾引痛,谓之悬饮。饮水过多,水行归于四肢,当汗出而汗不出,身体疼重,谓之溢饮。其人咳逆倚息,短气,不得卧,其形如肿,谓之支饮。"[5]565

《千金翼方》卷十九:"痰饮第四……治痰饮头痛往来寒热方,常山(一两),云母粉(二两),右二味捣筛为散热汤服一方寸匕。吐之。止。吐不尽。更服。"[6]220

《外台秘要》卷六:"干湿霍乱及痰饮方五首。"[7]176

卷八:"风痰方五首。"[7]236"疗诸痰饮方四首。"[7]237

《太平圣惠方》卷二十八:"治虚劳痰饮诸方夫劳伤之人。则脾胃气虚弱。不能消化水浆。故为痰也。痰者是涎液。结聚在于胸膈。停积不散。故为痰饮也。"[8]785

卷四十六:"治咳嗽痰唾稠黏诸方……夫肺气壅实。上焦有热。饮水停留。在于胸腑。与热相搏。积滞而成痰也。肺主于气。令邪热搏于气。气道痞涩。不得宣通。但心胸烦闷。痰滞不利。故令咳嗽痰唾稠黏也。"[8]1421

卷五十:"治膈气痰结诸方……夫膈气痰结者。由气脉闭塞。津液不通。因饮水积聚。在于胸膈之间。不能消散。故结成痰也。"[8]1547

卷五十一:"治痰饮诸方……夫痰饮者。由血脉壅塞。饮水积聚而不消散。故成痰也。或冷或热。或结实。或食不消。或胸腹痞满。或短气好眠。诸候非一。故云痰饮也。"[8]1567"治冷痰饮诸方……夫冷痰饮者。由胃气虚弱。不

能宣行水谷。故使痰水结聚。停于胸膈之间。时令人吞酸气逆。四肢变青。不能食饮也。"[8]1579"治风痰诸方……夫风痰者。是血脉壅塞。饮水积聚而不消。故成痰也。或冷或热。或结实。食不消化。胸膈痞满。短气好眠。头眩目暗。常欲呕逆者。是也。"[8]1581"治痰热诸方……夫痰热者。谓饮水浆结积所生也。言阴阳痞隔。上焦生热。热气与痰水相搏。聚而不散。故令身体虚热。逆害饮食。头面翕然而热。故云痰热也。"[8]1583

《圣济总录》卷六十三："痰饮统论……寒多即曰冷痰。热多即曰热痰。病虽多端。悉由三焦不调。气道痞涩而生病焉。是以气行即水行。气滞即水滞。故知饮之为病。在人最多。善疗此者。要以宣通气脉为先。则水饮无所凝滞。所以治痰饮者。当以温药和之。以人之气血得温则宣流也。及其结而成坚癖。则兼以消痰破饮之剂攻之。"[9]1154

卷六十四："冷痰……论曰气为阳。阳不足者。不能销铄水饮。遇脾气虚弱。气道痞隔。则聚饮而成痰。浸渍肠胃。上为呕逆吞酸。下为洞泄寒中。久不已。则令人消瘦。倚息短气。妨害饮食。昔人治痰饮。多以温药和之。正为此也。"[9]1160"热痰……论曰热痰者、由气道壅塞。津液不通。热气与痰水相搏。聚而不散也。若咽喉干燥。或塞或壅。头目昏重。咳唾稠浊。面目热赤。是其证也。"[9]1162

《太平惠民和剂局方》卷四："治痰饮（附咳嗽）。"（附方略）[10]135-154

《杨氏家藏方》卷八："痰饮方。"[11]146-152

《仁斋直指方论》卷七："痰涎方论……惟气与血能生诸病，痰亦如之。夫痰者津液之异名，人之所恃以润养肢体者也。血气和平，关络条畅，则痰散而无；气脉闭塞，脘窍凝滞，则痰聚而有。痰之所以发动者，岂无自而然哉！风搏寒凝，暑烦湿滞，以至诸热蒸郁，啖食生冷、煎爆、腥膻、咸藏动风发气等辈，皆能致痰也。是痰作祟，为喘，为嗽，为壅，为呕，为眩晕，为风痫，为

狂迷，为忪悸；或吞酸，或短气，或痞隔，或肿胀，或寒热，或疼痛，痰实主之。人知痛生于气血，孰知痰涎流注，亦能缠滞而为痛乎？如头风证，眉棱耳角俱痛，投以风药不效，投以痰药收功；如患眼证，赤肿羞明而痛，与之凉剂弗瘳，与之痰剂获愈；如酒家手臂痛重，时或麻痹，二陈汤加片子姜黄下白丸子、消饮丸、倍术丸辈，每每就安；如斗家胸骨扑伤，刺痛无已，散血之剂罔功，续以自己溲便饮之，须臾吐痰，其痛立止，此皆痰涎作痛之明证也。然而顽痰满胸，上脘填塞，其高者因而越之，法当从权取吐。或者津液不守，所以痰多，吐甚痰脱，则精竭而毙矣。疗痰之法，理气为上，和胃次之。若风，若寒，若湿，若热，如前数者，亦当推寻所受之因。和胃谓何？涎者，脾之液也，脾胃一和，痰涎自散，故治痰多用半夏，盖半夏能利痰故也。"[12]246,247

《普济方》卷一百六十四："如头风证。眉棱眼角俱痛。投以风药不效。投以痰药收功。如患眼证。赤肿羞明而痛。与之以凉剂弗疗。与之痰剂获愈。如酒家手臂痛重。时或麻痹。二陈汤加片子姜黄。下白丸子、消饮丸、倍术丸辈。每每就安。"[13]1905

《续名医类案》卷十六："张子和治一人。病留饮者数十年不愈。诊之。左寸脉三部皆微而小。右手脉三部皆滑而大。微小为寒。滑大为燥。以瓜蒂散涌其寒痰数升。汗出如沃。次以导水禹功去肠中燥垢亦数升。其人半愈。然后以痰剂流其余蕴。以降火之剂开其胃口。不逾月愈。"[14]397

《古今名医汇粹》卷三："金代刘河间，依仲景十枣汤，制三花神佑丸，而加大黄、牵牛。新得之痰，下三五十丸，气流饮去。在上可以瓜蒂散通之，下以禹功丸去之，然后以痰剂流其余蕴。复未尽者，可以苦葶苈、杏仁、桑皮、椒目等逐水之药，伏水皆去矣。夫黄连、黄柏可以清上燥湿，黄芪、茯苓可以补下渗湿，二者可以收后，不可以先驱。治病有先后，邪未去时，慎不可补耳。"[15]106

《明医杂著》卷二："一妇人，元气素弱，痰气时作，或咽间不利，或胸痞等症，余以为郁结伤脾，用加味归脾汤，治之而愈。后遇患怒，前症仍作，惑于众言，以为痰饮，妄用祛痰之剂，吐泻数次，变诸异症，口噤不醒。余以为脾胃复伤，日用六君子一剂，米饮浓煎，常服匙许，至四日渐进粥食。乃服前药，间以归脾汤，喜其善调养，两月余诸症悉愈。"[16]75,76

卷四："仪部袁补之，患前症，不信余言，数服祛痰之剂，后啮舌而殁。"[16]129

《证治准绳·疡医》："一妇脑左肿痛，左鼻出脓，年余不愈，时或掉眩，如坐舟车。许叔微曰：肝虚风邪袭之然也，以川芎一两，当归三钱，羌活、旋覆花、细辛、防风、蔓荆子、石膏、藁本、荆芥穗、半夏曲、干地黄、甘草各半两，每服一两，一料而愈。（按：此条认作肝虚风邪袭之，而治以去风、清热、养血、祛痰之剂，因其掉眩，痛偏于左也。经曰：诸风掉眩，皆属肝木。又病偏左，乃肝胆所主。又曰：风从上受之。又曰：无痰不成眩晕。又曰：肝藏血。又曰：风乃阳邪，故方以风、热、痰、血而主治者，理也。）一老患此，色赤肿痛，脉数有力，与黄连消毒饮二剂少退，更与清心莲子饮四剂而消。"[17]1082

《石室秘录·礼集》："后呆病之方，妙在用柴胡以疏泄其不得意之气；又有白芍佐之，肝气一舒，心脉自散；又妙用祛痰之剂，集之于参苓之内，则正气足而邪气自散；尤妙用菖蒲开窍之神品，同群共入，见匙即开。重关领禁之人，一旦再享春风之乐，是谁之功哉。生治法如何可尽，举一而悟其余耳。"[18]44,45

"御集"："吾今立一方，俱可治之。白术三钱，茯苓五钱，陈皮一钱，甘草一钱，白芥子三钱，栀子一钱，火痰加之，枳壳五分，水煎服。此方系健脾之剂，非祛痰之剂也。然而痰之多者，多由于脾气之湿。今健其脾气，则水湿之气下行，水湿既不留于脾中，又何从而上出，况又加之消痰之圣药，而痰有不安静速亡者乎。"[18]206

《时方歌括》卷下："温胆汤……治热呕吐、

虚烦惊悸不眠、痰气上逆。温胆汤方本二陈，竹茹枳实合和匀，（二陈加竹茹、枳实。）不眠惊悸虚烦呕，日暖风和木气伸。陈修园曰：二陈汤为安胃祛痰之剂，加竹茹以清隔上之虚热。枳实以除三焦之痰壅。热除痰清而胆自宁和，即温也。温之者，实凉之也。若胆家真寒而怯，宜用龙牡桂枝汤加附子之类。"[19]82

《玉机微义》卷十六："治痰之剂……二陈汤、桔梗半夏汤、四七汤（并见痰饮门）、苏子降气汤（方见咳门）。按：此诸方散郁和中之药也。"[20]224

《景岳全书》卷二十五："痰饮停滞胸膈，亦能作痛。凡胸胁膨闷，漉漉有声，或作醋酸心呕恶，或痛连胁背者，皆其证也。宜清膈煎、二陈汤、橘皮半夏汤、《局方》四七汤，及括痰丸、润下丸之类并皆治之。又若东垣草豆蔻丸、丹溪白螺丸，亦皆治痰之剂。若郁痰凝结，消之不去者，非用吐法不能除也。"[21]551

《医方集解》卷下十五："除痰之剂第十五痰之源不一：有因热而生痰者，有因痰而生热者，有因气而生者，有因风而生者，有因寒而生者，有因湿而生者，有因暑而生者，有因惊而生者，有多食而成者，有伤冷物而成者，有嗜酒而成者，有脾虚而成者。俗云百病皆由痰起，然《内经》有饮字而无痰字，至仲景始立五饮之名，而痰饮居其一。庞安常曰：善治痰者，不治痰而治气，气顺则一身津液亦随气而顺矣。《准绳》云：痰之生由于脾气不足，不能致精于肺，而淤以成者也，治痰宜先补脾，脾复健运之常，而痰自化矣。肾虚不能制水，水泛为痰，是无火之痰；痰清而稀；阴虚火动，火结为痰，是有火之痰，痰稠而浊。痰证初起，发热头痛，类外感表证；久则朝咳夜重，又类阴火内伤；走注肢节疼痛，又类风证，但肌色如故，脉滑不匀为异。"[22]224

《汤头歌诀·除痰之剂》："除痰之剂……十首附方四。"[23]257-270

《医方论·除痰之剂》："除痰之剂。"[24]81-85

《临症处方学》："祛痰剂。"[25]61-64

《中医方剂学讲义》："凡能化痰、逐痰的

方剂，统称为祛痰剂。"[28]211

《中国医药汇海》："祛痰剂。"[26]840-859

《中国医学百科全书·方剂学》："祛痰剂，是以能排除或消解痰涎，并使因痰而致的疾病得到缓解或痊愈的方剂。"[29]117

《时氏处方学》："祛痰剂……指迷茯苓丸，顺气化痰法（见消导剂）；香砂二陈汤，温胃化痰法（见温热剂）；滚痰丸，通便化痰法（见消导剂）；三物白散，涌吐化痰法（见涌吐剂）；雄黄解毒汤，解毒化痰法（见涌吐剂）；控涎丹，泻水化痰法（见消导剂）；柴胡陷胸汤，和解化痰法（见和解剂）；陷胸承气汤，通便化痰法（见通便剂）。"[27]109

《方剂学》（段富津）："凡以祛痰药为主组成，具有消除痰饮作用，治疗各种痰病的方剂，统称为祛痰剂。"[36]262

《方剂学》（许济群）："祛痰剂……凡以祛痰药为主组成，具有排除或消解痰涎作用，治疗各种痰病的方剂，统称为祛痰剂。"[37]413

《世界传统医学方剂学》："以祛痰类药物为主组成，具有祛痰化饮作用，用以治疗各种痰饮类病证的方剂，统称为祛痰剂。"[32]681

《方剂学》（李庆诒）："凡以祛痰药为主组成，具有消除痰涎的作用，治疗各种痰证的方剂，称为祛痰剂。痰病的范围很广，症状较复杂，临床常见咳嗽吐痰、眩晕呕恶、中风、癫狂、痰核、瘰疬等。"[38]136

《方剂学》（陈德兴）："凡以祛痰药为主组成，具有祛除痰饮等作用，治疗各种痰病的方剂，称为祛痰剂。本类方剂属'八法'中的'消'法。"[39]195

《中医药常用名词术语辞典》："祛痰剂……方剂。又名除痰剂。以祛痰药为主组成具有消除痰饮作用，治疗痰证方剂的统称。分为燥湿化痰剂、清热化痰剂、温化寒痰剂、润燥化痰剂等。"[30]294,295

《方剂学》（谢鸣）："凡以祛痰药为主组成，具有祛除痰饮等作用，治疗各种痰病的方剂，称为祛痰剂（Formulae that Eliminate the Phlegm）。

祛痰剂属于八法中的'消法'。"[40]402

《方剂学》（邓中甲）："凡以祛痰药为主组成，具有消除痰涎作用，治疗各种痰病的方剂，统称祛痰剂。属'八法'中的'消法'。"[41]320

《新编方剂学》："以消除痰涎为主要作用，用以治疗各种痰病的方剂的统称。体现'八法'中的'消法'。"[34]518

《WHO西太平洋地区传统医学名词术语国际标准》："祛痰剂……用以排痰或消痰的方剂。"[31]266

《方剂现代新解》："祛痰剂主要由排除或消解汤涎的药物组成，具有消除痰饮的功能。根据祛痰剂的组成和功能主治不同，方剂学将其分为燥湿化痰剂，祛寒化痰剂，清热化痰剂和治风化痰剂四大类。"[35]607

《新编中成药合理应用手册》："祛痰剂是以半夏、贝母、南星、瓜蒌、竹茹、前胡、桔梗、海藻、昆布等药物为主组成，具有消除痰涎作用，用以治疗各种痰病的中成药。祛痰剂分为燥湿化痰、清热化痰、润燥化痰、温化寒痰和化痰息风等五类。临床以咳嗽、喘促、头痛、眩晕、呕吐等为辨证要点。"[33]21

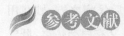 参考文献

［1］未著撰人.黄帝内经素问[M].[唐]王冰注,[宋]林亿校正.北京：人民卫生出版社,1963：541.

［2］[汉]张仲景.金匮要略方论[M].北京：人民卫生出版社,1963：37,38,40.

［3］重庆市中医学会.新辑宋本伤寒论[M].重庆：重庆人民出版社,1955：46,55.

［4］[晋]葛洪.肘后备急方[M].北京：中国中医药出版社,2016：82,83.

［5］[唐]孙思邈.备急千金要方[M].魏启亮,郭瑞华点校.北京：中医古籍出版社,1999：565.

［6］[唐]孙思邈.千金翼方[M].北京：人民卫生出版社,1955：220.

［7］[唐]王焘.外台秘要[M].北京：人民卫生出版社,1955：176,236,237.

［8］[宋]王怀隐等.太平圣惠方：上[M].北京：人民卫生出版社,1958：785,1421,1547,1567,1579,1587,1583.

［9］［宋］赵佶.圣济总录：上［M］.北京：人民卫生出版社,1962：1154,1160,1162.

［10］［宋］太平惠民和剂局.太平惠民和剂局方［M］.刘景源点校.北京：人民卫生出版社,1985：135－154.

［11］［宋］杨倓.杨氏家藏方［M］.北京：人民卫生出版社,1988：146－152.

［12］［宋］杨士瀛.仁斋直指方论［M］.福州：福建科学技术出版社,1989：246,247.

［13］［明］朱橚.普济方：第4册［M］.北京：人民卫生出版社,1959：1905.

［14］［清］魏之琇.续名医类案［M］.北京：人民卫生出版社,1957：397.

［15］［清］罗美.珍本医籍丛刊：古今名医汇粹［M］.北京：中医古籍出版社,1999：106.

［16］［明］王纶.明医杂著［M］.沈凤阁点校.北京：人民卫生出版社,1995：75,76,129.

［17］［明］王肯堂.证治准绳［M］.吴唯,等校注.北京：中国中医药出版社,1997：1082.

［18］［清］陈士铎.石室秘录［M］.张灿,等点校.北京：中国中医药出版社,1991：44,45,206.

［19］［清］陈修园.时方歌括［M］.福州：福建科学技术出版社,1984：82.

［20］［明］徐用诚.玉机微义［M］.刘纯续增.上海：上海古籍出版社,1991：224.

［21］［明］张介宾.景岳全书［M］.赵立勋主校.北京：人民卫生出版社,1991：551.

［22］［清］汪昂.医方集解［M］.鲍玉琴,杨德利校注.北京：中国中医药出版社,1997：224.

［23］［清］汪昂.汤头歌诀［M］.粟栗校注.上海：上海中医药大学出版社,2006：257－270.

［24］［清］费伯雄.医方论［M］.李铁君点校.北京：中医古籍出版社,1987：81－85.

［25］沈焕章.临症处方学［M］.大众书局,1936：61－64.

［26］蔡陆仙.中国医药汇海：21［M］.北京市中国书店,1980：840－859.

［27］时逸人.时氏处方学［M］.香港千顷堂书局,1955：109.

［28］南京中医学院方剂教研组.中医方剂学讲义［M］.北京：人民卫生出版社,1960：211.

［29］杨医亚.方剂学［M］//钱信忠.中国医学百科全书.上海：上海科学技术出版社,1988：117.

［30］李振吉.中医药常用名词术语辞典［M］.北京：中国中医药出版社,2001：294,295.

［31］世界卫生组织（西太平洋地区）.WHO西太平洋地区传统医学名词术语国际标准［M］.北京：北京大学医学出版社,2009：266.

［32］孙世发.世界传统医学方剂学［M］.北京：科学出版社,1999：681.

［33］梅全喜.新编中成药合理应用手册［M］.北京：人民卫生出版社,2012：21.

［34］倪诚.新编方剂学［M］.北京：人民卫生出版社,2006：518.

［35］张保国.方剂现代新解［M］.北京：中国医药科技出版社,2011：607.

［36］段富津.方剂学［M］.上海：上海科学技术出版社,1995：262.

［37］许济群.方剂学［M］.北京：人民卫生出版社,1995：413.

［38］李庆诒.方剂学［M］.北京：中医古籍出版社,2000：136.

［39］陈德兴.方剂学［M］.北京：人民卫生出版社,2001：195.

［40］谢鸣.方剂学［M］.北京：人民卫生出版社,2002：402.

［41］邓中甲.方剂学［M］.北京：中国中医药出版社,2003：320.

（赵　军）

3·088

栓 剂

shuān jì

一、规范名

【汉文名】栓剂。

【英文名】suppository。

【注释】将药材提取物或药粉与适宜基质制成供腔道给药的固体剂型。

二、定名依据

"栓剂"作为中医药剂型名称，首见于1937年《药物详要》。而在"栓剂"作为规范名之前，早在马王堆汉墓出土的《养生方》《杂疗方》中就已出现了多处记载，均为阴道栓。《武威汉代医简》又出现了耳栓和鼻栓。汉代《伤寒论》记载了最早的肛门栓"蜜煎方"，并在书中详细地提出其制备方法。晋代《脉经》中第一次出现"坐药"一词，元代《金匮钩玄》又出现了"塞药"一词来指代栓剂，内涵与现代"栓剂"基本相同。"栓"指器物上可以开关的机件，有栓塞之意；"剂"还有调配、调和，制剂之意。可见，"栓剂"一词是指栓塞作用的制剂，能确切地反映术语的内涵。

现代相关著作，辞书类著作如《中华人民共和国药典》《辞海》《中医药常用名词术语辞典》等，以及全国高等中医药院校规划教材各版《方剂学》《药剂学》《中药药剂学》等均以"栓剂"作为规范名。已经广泛应用于中医药学文献标引和检索的《中国中医药学主题词表》也以"栓剂"作为正式主题词。说明"栓剂"这一规范名已成为共识。

我国 2005 年出版的全国科学技术名词审定委员会审定公布的《中医药学名词》已以"栓剂"作为规范名。所以"栓剂"作为规范名也符合术语定名的协调一致原则。

三、同义词

【曾称】"坐药"(《脉经》)；"塞药"(《金匮钩玄》)。

四、源流考释

长沙马王堆三号汉墓出土的《养生方》是一部以养生为主的方书，栓剂在此书中的出现，是目前所见医书中最早的记载。书中共载有栓剂3个，且均为阴道栓剂。如《养生方》载："取干榁(姜)、桂、要若、蛇床□□，皆冶□绝四日出间弃其滓□弃□以疏布人中，热细。"[1]576 将栓剂制成丸形，与现代阴道栓剂的形态类似。"取牛腮燔冶之□其□□□。"[1]576 此条未描述将栓剂制成何形状。总之，这种将药物直接送入阴道，通过黏膜吸收，在其局部发挥疗效，以治疗一些妇科疾病的方法，堪称剂型史上的突破性发展。《杂疗方》中也载有栓剂 6 个，且均为阴道栓剂，集中于"约"(壮阴)方中。"约取巴叔三，蛇床二，桂、姜各一，蕉荚四，皆冶，并合以裹之大如指人前中智。"[1]591 即是将药末以蜜或枣膏掺拌制成药丸，放入阴道中刺激阴部以壮阴的一种方法。但马王堆出土的众医书中并未出现"栓剂"等剂型名称。《武威汉代医简》出现了耳栓和鼻栓各一例。耳栓如"气龙裹药以縠塞之耳日壹易之"[2]10，这是"千金膏药方"用于耳病的记载，即用细纱类纺织品裹上述膏药塞人耳中以治疗耳聋病。鼻栓如"药用代庐如巴豆一分并合和以絮裹药塞鼻"[2]11，是以絮裹药塞入鼻腔以治疗鼻息肉的记载。可能因为武威简牍收载较多五官科病方的原故，所以出现了耳栓和鼻栓。说明在汉代，栓剂的使用已经非常广泛，而且已运用于很多种疾病。

《伤寒论》所记载的方剂剂型也可见栓剂，书中详细提出了栓剂的制备方法，如《伤寒论·辨阳明病脉证并治》"蜜煎方"，其药物组成只有蜜一味，制法为"右一味，于铜器内，微火煎，当须凝如饴状，搅之勿令焦著，欲可丸，并手捻作挺，令头锐，大如指，长二寸许，当热时急作，冷则鞕，以内谷道中。"[3]77,78 这是继马王堆医书《养生方》《杂疗方》首载阴道栓，《武威汉代医简》载有耳栓、鼻栓以来，首次见到肛门栓的记载。且记述之详细，是前书所未及。与《伤寒论》中记述详细的肛门栓不同，《金匮要略》中收录了几例阴道栓，又记述鼻栓 1 例，如《金匮要略·痉湿暍病脉证》"大承气汤"："湿家病，身疼发热，面黄而喘，头痛鼻塞而烦，其脉大，自能饮食，腹中和无病，病在头中寒湿，故鼻塞，内药鼻中则愈。"[4]6

魏晋南北朝时期，王叔和《脉经》载："妇人阴寒，温中坐药，蛇床子散主之。妇人着坐药，强下其经，目眶为痛，足跟难以践地，心中状如悬。"[5]84 书中第一次出现"坐药"一词。《肘后备急方》中栓剂出现较多，且使用途径多样，在此之前的文献中出现较多的为肛门栓、阴道栓、耳栓、鼻栓，而《肘后备急方》除此之外，还载有尿道栓："若阴中痛。矾石二分（熬），大黄一分，甘草半分，末，绵裹如枣，以导之，取差。"[6]109 后世的《小品方》《刘涓子鬼遗方》等书均有栓剂的记载，且运用于多个腔道。

唐代《备急千金要方》《千金翼方》也记载了大量的栓剂。《外台秘要》除以往文献已载的肛门栓、阴道栓、耳栓、鼻栓等之外，还载有尿道（阴茎）栓，以往文献虽已出现尿道栓剂，但此处特指男子，见《外台秘要》："皂荚（十八铢去皮尖），矾石（六铢烧），五味子、蜀椒（汗）、细辛、干姜（各半两），右六味捣散，以香脂和如大豆，著男子阴头，以合阴阳。不三行，其瘕乃愈。"[7]962 书中未列出自何文献。

元代朱丹溪《金匮钩玄》记载有："作湿热食积治，入风难治。治漏外塞药：芦甘石小便煅，牡蛎粉。"[8]44 出现"塞药"一词，虽使用途径是塞入肛门，但剂型不明。至明代《寿世保元》："一论塞药治耳聋殊效。石菖蒲（一寸），巴豆（一粒，去壳），全蝎（一个，去足、尾），上为末。葱汁为丸。如枣核大。绵裹塞耳。即通。"[9]414 此处的"塞药"指的就是"栓剂"，与现代"栓剂"内涵完全一致。王大伦《婴童类萃》首次记载："雄黄（透明者）不拘多少，为末，蒸饼为丸，绿豆大。甘草汤下。端午日制更效。铁门栓治赤白痢疾，五种泄泻。"[10]152 "栓"第一次在方名中出现，但此处并非指"栓剂"这种剂型。

受到西医制剂学的影响，1937 年英译书《药物详要》首见"栓剂"："栓剂（坐药，弹剂）Suppositorium; a Suppository，为圆锥形体，备引入直肠，使自然溶融之用。内含一种或数种药精与柯柯豆油或明胶而成。"[11]14 此后的各本制剂学、中西医学书籍以及药典均使用"栓剂"这一名称。

现代有关著作均以"栓剂"作为规范名，工具书类如《中医新知识辞典》[12]340,341《中药辞海》[13]1994《辞海》[14]3681《现代中成药手册》[15]6《中医药常用名词术语辞典》[16]302，教材类如《方剂学》（段富津）[17]12、《方剂学》（李庆诒）[18]12、《方剂学》（陈德兴）[19]14,15、《方剂学》（闫润红）[20]23《方剂学》（李飞）[21]90、《方剂学》（樊巧玲）[22]24,25、《方剂学》（谢鸣）[23]32、《方剂学》（邓中甲）[24]25、《方剂学》（冯泳）[25]22、《方剂学》（李笑然）[26]15、《方剂学》（李冀）[27]20、《方剂学》（顿宝生）[28]17、《药剂学》（南京药学院）[29]539、《药剂学》（崔福德）[30]174、《药剂学》（湖北中医学院）[31]226、《药剂学》（沈阳药学院）[32]342、《药剂学》（奚念朱）[33]377、《药剂学》（屠锡德）[34]867、《药剂学》（周建平）[35]193、《中药药剂学》（曹春林）[36]352、《中药药剂学》（国家中医药管理局科技教育司）[37]142、《中药药剂学》（张兆旺）[38]198 等，其他书籍如《临床常用百方精解》[39]13《现代药学名词手册》[40]505《WHO 西太平洋地区传统医学名词术语国际标准》[41]262。《中医药常用名词术语辞典》："栓剂……剂型。古称坐药或塞药。将药物细粉与基质混合制成栓状的固体制剂。置于腔道并在其间融化或溶解而释放药物，作用于局部有杀虫止痒、润滑、收敛等作用。它的特点是通过直肠（也有通过阴道）黏膜吸收，有 50%～70% 的药物不经过肝脏而直接进入大循环。一方面减少药物对肝脏的毒性和副作用，还可以避免对胃肠的刺激。婴幼儿直肠给药尤为方便。"[16]302

总之，栓剂出现很早，在马王堆汉墓出土的《养生方》《杂疗方》中都有记载，且都记载的是阴道栓。《武威汉代医简》又出现了耳栓和鼻栓。汉代《伤寒论》记载了最早的肛门栓"蜜煎方"，并且在书中详细地提出了栓剂的制备方法。晋代王叔和《脉经》当中第一次出现了"坐药"一词。元代朱丹溪《金匮钩玄》中又出现了"塞药"一词，内涵与现代栓剂基本相同。1937年英译书《药物详要》首见"栓剂"一词，现代出版的辞典、工具书、教材以及具有代表性的中医学著作均以"栓剂"作为规范名词。

五、文献辑录

《养生方》:"取干梄(姜)、桂、要菪、蛇床□□,皆冶□绝四日出闻弃其滓□弃□以疏布入中,热细。"[1]576 "取牛腮燔冶之□其□□□。"[1]576

《杂疗方》:"约取巴叔三,蛇床二,桂、姜各一,蕉荄四,皆冶,并合以裹之大如指人前中智。"[1]591

《武威汉代医简·武威汉代医简摹本、释文、注释》:"气龙裹药以縠塞之耳日壹易之。"[2]10 "药用代庐如巴豆一分并合和以絮裹药塞鼻。"[2]11

《伤寒论·辨阳明病脉证并治》:"[蜜煎方]右一味,于铜器内,微火煎,当须凝如饴状,搅之勿令焦著,欲可丸,并手捻作挺,令头锐,大如指,长二寸许,当热时急作,冷则鞭,以内谷道中"[3]77,78

《金匮要略方论·痉湿暍病脉证治》:"[大承气汤]湿家病,身疼发热,面黄而喘,头痛鼻塞而烦,其脉大,自能饮食,腹中和无病,病在头中寒湿,故鼻塞,内药鼻中则愈。"[4]6

《脉经》卷九:"妇人阴寒,温中坐药,蛇床子散主之。妇人着坐药,强下其经,目眩为痛,足跟难以践地,心中状如悬。"[5]84

《肘后备急方》卷五:"若阴中痛。矾石二分(熬),大黄一分,甘草半分,末,绵裹如枣,以导之,取差。"[6]109

《外台秘要》卷三十四:"皂荚(十八铢去皮尖),矾石(六铢烧),五味子、蜀椒(汗)、细辛、干姜(各半两),右六味捣散,以香脂和如大豆,著男子阴头,以合阴阳。不三行,其瘕乃愈。"[7]962

《金匮钩玄》卷二:"作湿热食积治,入风难治。治漏外塞药:芦甘石小便煅,牡蛎粉。"[8]44

《寿世保元》卷六:"一论塞药治耳聋殊效。石菖蒲(一寸),巴豆(一粒,去壳),全蝎(一个,去足、尾)上为末。葱汁为丸。如枣核大。绵裹塞耳。即通。"[9]414

《婴童类萃》中卷:"雄黄(透明者)不拘多少,为末,蒸饼为丸,绿豆大。甘草汤下。端午日制更效。铁门栓 治赤白痢疾,五种泄泻。"[10]152

《药物详要》总论:"栓剂(坐药,弹剂)Suppositorium;a Suppository,为圆锥形体,备引入直肠,使自然溶融之用。内含一种或数种药精与柯柯豆油或明胶而成。"[11]14

《药剂学》(南京药学院):"栓剂系供塞入肛门、阴道等腔道的一种固体剂型,其形状与重量因施用腔道的不同而异。栓剂的熔点应接近体温(37℃左右),塞入腔道后能迅速熔化,软化并与分泌液混合,逐渐释放药物而产生药效。"[29]539

《药剂学》(沈阳药学院):"栓剂系指药物与基质混合制成专供塞入人体不同腔道的一种固体剂型,其形状与重量因使用腔道的不同而异。栓剂应有适宜的硬度和韧性,应无刺激性,塞入腔道后应能迅速熔融、软化或溶解,并易于分泌物混合,逐渐释放药物产生局部或全身作用。"[32]342

《药剂学》(奚念朱):"栓剂系指药物与基质混合后制成专供塞入不同腔道的固体制剂。栓剂应具有一定的形状与适宜的硬度,无刺激性,塞入腔道后应能迅速熔化、软化或溶解,且易于腔道分泌物混合,药物逐渐被溶出产生局部或全身作用。"[33]377

《药剂学》(湖北中医学院):"栓剂又称坐药或塞药,是由药物和基质混合制成,专供塞入肛门、阴道等腔道的一种固体剂型,其形状与重量因施用于不同的腔道而异。栓剂在常温下为固体,塞入人体腔道后,在体温时能迅速熔化,软化或能与分泌物混合,逐渐释放药物而产生药效。"[31]226

《药剂学》(崔福德):"栓剂(suppositories)系指将药物和适宜的基质制成的具有一定形状供腔道给药的固体状外用制剂。栓剂在常温下为固体,塞入人体腔道后,在体温下迅速软化,熔融或溶解于分泌物,逐渐释放药物而产生局部或全身作用。栓剂因使用腔道不同而有不同的名称,如肛门栓、阴道栓、尿道栓、喉道栓、耳用栓和鼻用栓等。"[30]174

《药剂学》(屠锡德):"栓剂(suppositories)系药物与适宜基质制成供腔道给药的固体制剂。其形状与重量因施用于腔道不同而异。因栓剂的熔点接近体温(37℃左右),塞入腔道后能迅速熔化,软化并与分泌液混合,逐渐释放药物而产生药效。栓剂给药不仅限于局部作用,又能通过直肠吸收而起全身作用。"[34]867

《中药药剂学》(曹春林):"栓剂(suppositoria)亦称坐药或塞药,是由药物和基质混合制成,专供纳入肛门、阴道等腔道的一种固体剂型,其形状与重量因施用于不同的腔道而异。栓剂在常温下为固体,纳入人体腔道后,在体温时能迅速软化熔融或溶解,并易与分泌液混合,逐渐释放药效而产生局部或全身作用。"[36]352

《中医新知识辞典》:"栓剂指将中药与基质混合后制成专供塞入不同腔道的固体制剂。栓剂具有一定的形状与适宜的硬度,无刺激性,塞入腔道后能迅速熔化,软化或溶解,且易于腔道分泌液混合,药物逐渐被溶出产生局部或全身作用。如紫珠草栓、三黄栓、野菊花栓、化痔栓等。"[12]340,341

《方剂学》(段富津):"栓剂古称坐药或塞药,是将药物细粉与基质混合制成的一定形状固体制剂。用于腔道并在其间融化或溶解而释放药物,有杀虫止痒、滑润、收敛等作用。"[17]12

《中药辞海》:"栓剂亦称坐药或塞药,是指由药物和适宜基质混合制成专供腔道给药的一种固体制剂。其形状与重量因施用于不同的腔道而异。栓剂在常温下为固体,纳入人体腔道后,应能融化,软化或熔化,并易与分泌液混合,逐渐释放药效而产生局部或全身作用。如野艾叶栓等。"[13]1994

《中药药剂学》(国家中医药管理局科技教育司):"栓剂系由药物和基质混合制成,专供纳

入肛门、阴道等腔道的一种固体剂型。栓剂在常温下为固体,纳入人体腔道后,在体温时能迅速熔融或溶解,并易与分泌液混合,逐渐释放药效而产生局部或全身作用。"[37]142

《辞海》:"栓剂旧称'坐药'。塞入人体腔道用的固体药剂。一般用香果脂、可可豆油、半合成脂肪酸甘油酯或甘油明胶等为基质,加入药物制成。塞入腔道后,在体温的影响下熔化或软化,逐渐释放药物而发挥局部或全身作用。常用的有肛管栓和阴道栓,前者多为圆锥形,后者多为卵形或球形。"[14]3681

《方剂学》(李庆治):"栓剂:栓剂是药物和基质混合后制成,专供塞入人体不同腔道的一种固体剂型。栓剂是一种古老的剂型,由于施用腔道的不同,分为肛门栓、阴道栓、尿道栓三种。栓剂的作用分局部作用和全身作用,局部作用的优点是在肛门、阴道起滑润、抗菌、消炎、杀虫、收敛、止痛、止痒等;全身作用的优点是:药物不受胃肠酶的破坏而失去活性;对胃黏膜有刺激性的药物制成栓剂直肠给药,胃可避免刺激;不像口服药物易受肝脏首过作用而被破坏;对于人体下焦疾患或下部腔道的疾患可直接发挥作用。如宫颈癌栓。"[18]12

《方剂学》(陈德兴):"栓剂古称坐药或塞药,是将药物细粉与基质混合制成一定形状的固体制剂,用于腔道并在其间融化或溶解而释放药物,有杀虫止痒、润滑、收敛等作用。可用以治疗全身性疾病,它的特点是通过直肠(也有用于阴道)黏膜吸收,有50%~70%的药物不经过肝脏而直接进入大循环。一方面减少药物在肝脏中的'首过效应',减少药物对肝脏的毒性和副作用,同时还可以避免胃肠液对药物的影响及药物对胃黏膜的刺激作用。婴幼儿直肠给药尤为方便,常用的有小儿解热栓、消痔栓等。"[19]14,15

《方剂学》(闫润红):"栓剂,古称坐药或塞药。是将药物细粉与基质混合制成的一定形状的固体制剂。作用于腔道,并在其间融化或溶

解而释放药物。其特点是通过直肠（也有作用于阴道）黏膜吸收，有50%～70%的药物不经过肝脏而直接进入大循环，一方面减少药物在肝脏中的'首过作用'，同时减少药物对肝脏的毒性和不良反应，还可以避免胃肠液对药物的影响及药物对胃黏膜的刺激作用。婴幼儿直肠给药更为方便。"[20]23

《中医药常用名词术语辞典》："栓剂……剂型。古称坐药或塞药。将药物细粉与基质混合制成栓状的固体制剂。置于腔道并在其间融化或溶解而释放药物，作用于局部有杀虫止痒、润滑、收敛等作用。它的特点是通过直肠（也有通过阴道）黏膜吸收，有50%～70%的药物不经过肝脏而直接进入大循环。一方面减少药物对肝脏的毒性和副作用，还可以避免对胃肠的刺激。婴幼儿直肠给药尤为方便。"[16]302

《方剂学》（李飞）："栓剂，古称坐药或塞药。是将药物与基质混合制成一定形状，应用于腔道并在其间融化或溶解而释放药物的固体制剂。"[21]90

《方剂学》（谢鸣）："栓剂古称坐药或塞药，是将药物细粉与基质混合制成的一定形状的固体制剂。用于腔道并在其间融化或溶解而释放药物，有杀虫止痒、润滑、收敛等作用。栓剂的特点是通过直肠或阴道黏膜吸收，有50%～70%的药物不经过肝脏而直接进入大循环，一方面可以减少药物在肝脏中的'首过效应'，同时减少药物对肝脏的毒性和副作用，还可以避免胃肠液对药物的影响及药物对胃黏膜的刺激作用。婴幼儿直肠给药尤为方便。"[23]32

《临床常用百方精解》："栓剂古称坐药或塞药，是将药物细粉与基质混合制成的一定形状固体制剂。用于腔道并在其间融化或溶解而释放药物，有杀虫止痒、润滑、收敛等作用。"[39]13

《方剂学》（樊巧玲）："栓剂古称坐药或塞药，是将药物细粉与基质混合制成的一定形状的固体制剂。用于腔道并在其间融化或溶解而释放药物，有杀虫止痒、滑润、收敛等作用。栓

剂的特点是通过直肠（也有用于阴道）黏膜吸收，有50%～70%的药物不经过肝脏而直接进入大循环，一方面减少药物在肝脏中的代谢作用，同时减少药物对肝脏的毒性和副作用，还可以避免胃肠液对药物的影响及药物对胃黏膜的刺激作用。婴幼儿直肠给药尤为方便。常用的有小儿解热栓、消痔栓等。"[22]24,25

《中药药剂学》（张兆旺）："栓剂是一种特殊给药途径的固体剂型，专供纳入肛门、阴道等腔道，即可起局部作用，又可用于全身治疗。"[38]198

《方剂学》（冯泳）："栓剂古称坐药或塞药。是将药物细粉或药材提取物与适宜基质混合制成一定形状的供腔道给药的固体制剂。其用于腔道并在其间融化或溶解而释放药物，有杀虫止痒、滑润、收敛等作用，常用作阴道、肛门内塞药。"[25]22

《方剂学》（邓中甲）："栓剂古称坐药或塞药，是将药物细粉与基质混合制成一定形状的固体制剂，用于腔道并在其间融化或溶解而释放药物，有杀虫止痒、润滑、收敛等作用……近年来栓剂发展较快，可用以治疗全身性疾病。它的特点是通过直肠（也有用于阴道）黏膜吸收，有50%～70%的药物不经过肝脏而直接进入大循环，一方面减少药物在肝脏中的'首过效应'，同时减少药物对肝脏的毒性和副作用，还可以避免胃肠液对药物的影响及药物对胃黏膜的刺激作用。婴幼儿直肠给药较方便，常用的有小儿解热栓、消痔栓等。"[24]25

《现代中成药手册》："栓剂是药物与适宜的基质混溶后制成专供塞入人体不同腔道的一种固体剂型。由于施用腔道的不同，有肛门栓、阴道栓、尿道栓之分。"[15]6

《药剂学》（周建平）："栓剂系药物与适宜基质制成的供人体腔道给药的固体制剂。栓剂常温下应有一定的硬度和韧性，进入腔道后能软化、熔融或溶解，并易与分泌液混合，逐渐释放药物产生局部或全身作用。栓剂不应有刺激性。"[35]193

《方剂学》（李笑然）："栓剂古称坐药或塞

药,是将药物细粉与基质混合制成的一定形状的固体制剂。用于腔道并在其间融化或溶解而释放的药物,有杀虫止痒、滑润、收敛等作用。近年来栓剂发展较快,可用以治疗全身性疾病。婴幼儿直肠给药尤为方便,常用的有小儿解热栓、消痔栓等。"[26]15

《现代药学名词手册》:"栓剂(suppositories)栓剂系指将药物与适宜基质制成供腔道给药的制剂。通常用于肛管塞入作全身治疗或局部治疗用,少数用于阴道、尿道。"[40]505

《WHO西太平洋地区传统医学名词术语国际标准》:"栓剂……将药物制成圆锥状或圆柱状,置入肛门或阴道容易溶化的固体制剂。"[41]262

《方剂学》(李冀):"栓剂古称坐药或塞药,是将药物细粉与基质混合制成的一定形状固体制剂,用于腔道并在其间融化或溶解而释放药物,有杀虫止痒、润滑、收敛等作用。"[27]20

《方剂学》(顿宝生):"栓剂是将药物细粉与基质混合制成一定形状的固体制剂,用于腔道并在其间融化或溶解而释放药物,有杀虫止痒、润滑、收敛等作用。近年来栓剂发展很快,可以用以治疗全身性疾病。它的特点是通过直肠(也有通过阴道)黏膜吸收。常用的有小儿解热栓、消痔栓等。"[28]17

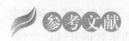

[1] 湖南省博物馆.马王堆汉墓帛书:2[M].湖南:岳麓书社,2013:576,591.

[2] 甘肃省博物馆,武威县文化馆.武威汉代医简[M].北京:文物出版社,1975:10,11.

[3] 重庆市中医学会.新辑宋本伤寒论[M].重庆:重庆人民出版社,1955:77,78.

[4] [汉]张仲景.金匮要略方论[M].北京:人民卫生出版社,1963:6.

[5] [晋]王叔和.脉经[M].北京:人民卫生出版社,1956:84.

[6] [晋]葛洪.肘后备急方[M].北京:人民卫生出版社,1956:109.

[7] [唐]王焘.外台秘要[M].歙西槐塘经余居刊本.北京:人民卫生出版社影印,1955:962.

[8] [元]朱震亨.金匮钩玄[M].北京:人民卫生出版社,1980:44.

[9] [明]龚廷贤.寿世保元[M].天津:天津科学技术出版社,1999:414.

[10] [明]王大纶.婴童类萃[M].北京:人民卫生出版社,1983:152.

[11] [英]裴伟廉译.药物详要[M].上海:中华医学会编译部,1937:14.

[12] 祝世讷.中医新知识辞典[M].北京:中国医药科技出版社,1992:340,341.

[13] 《中药辞海》编写组.中药辞海:第二卷[M].北京:中国医药科技出版社,1996:1994.

[14] 辞海编辑委员会.辞海[M].上海:上海辞释出版社,1999:3681.

[15] 李锦开.现代中成药手册[M].北京:中国中医药出版社,2001:6.

[16] 李振吉.中医药常用名词术语辞典[M].北京:中国中医药出版社,2001:302.

[17] 段富津.方剂学[M].上海:上海科学技术出版社,1995:12.

[18] 李庆诒.方剂学[M].北京:中医古籍出版社,2000:12.

[19] 陈德兴.方剂学[M].北京:人民卫生出版社,2001:14,15.

[20] 闫润红.方剂学[M].北京:科学出版社,2001:23.

[21] 李飞.方剂学[M].北京:人民卫生出版社,2002:90.

[22] 樊巧玲.方剂学[M].上海:上海中医药大学出版社,2002:24,25.

[23] 谢鸣.方剂学[M].北京:人民卫生出版社,2002:32.

[24] 邓中甲.方剂学[M].北京:中国中医药出版社,2003:25.

[25] 冯泳.方剂学[M].北京:中医古籍出版社,2002:22.

[26] 李笑然.方剂学[M].苏州:苏州大学出版社,2004:15.

[27] 李冀.方剂学[M].北京:高等教育出版社,2009:20.

[28] 顿宝生.方剂学[M].西安:西安交通大学出版社,2011:17.

[29] 南京药学院.药剂学[M].北京:人民卫生出版社,1978:539.

[30] 崔福德.药剂学[M].北京:人民卫生出版社,1980:174.

[31] 湖北中医学院.药剂学[M].上海:上海科学技术出版社,1980:226.

[32] 沈阳药学院.药剂学[M].北京:人民卫生出版社,1980:342.

[33] 奚念朱.药剂学[M].北京:人民卫生出版社,1980:377.

[34] 屠锡德.药剂学[M].北京:人民卫生出版社,1985:867.

[35] 周建平.药剂学[M].北京：化学工业出版社,2004：193.

[36] 曹春林.中药药剂学[M].上海：上海科学技术出版社,1986：352.

[37] 国家中医药管理局科技教育司.中药药剂学[M].北京：中国中医药出版社,1997：142.

[38] 张兆旺.中药药剂学[M].北京：中国中医药出版社,2002：198.

[39] 吴复苍.临床常用百方精解[M].天津：天津科学技

术出版社,2002：13.

[40] 赵克健.现代药学名词手册[M].北京：中国医药科技出版社,2004：505.

[41] 世界卫生组织(西太平洋地区).WHO 西太平洋地区传统医学名词术语国际标准[M].北京：北京大学医学出版社,2009：262.

（许 霞）

3 · 089

胶 剂

jiāo jì

一、规范名

【汉文名】胶剂。

【英文名】gel。

【注释】将动物皮、骨、甲或角用水煎取胶质，浓缩成稠胶状，经干燥后制成的固体块状内服制剂。

二、定名依据

"胶剂"一词，最早见于 1956 年的《中药成药配制经验介绍》一书，书中出现"胶剂"一词的概念与术语"胶剂"基本相同。而胶剂的来源可追溯至先秦时期，历史悠久，且胶类中药的发展影响着剂型胶剂的发展。现存最早的马王堆汉墓出土的古医书《五十二病方》中虽未出现"胶剂"的名称，但关于"胶"入药的记载已经反映出"胶剂"的基本概念。《神农本草经》中记载了"白胶"（鹿角胶）和"阿胶"（傅致胶）两种胶剂。后世关于"胶剂"的记载多为单用，也可制成丸散剂或加入汤剂中使用，如《伤寒论》中记载的猪肤汤。此外唐代《外台秘要》《本草拾遗》《药性论》，明代《本草纲目》《本草乘雅半偈》，清代《医宗金鉴》《本草求真》等著作均记录了胶剂这一剂型，多记载为"胶"。可见，"胶剂"一词是指将动物皮、骨、甲或角用水煎取胶质，浓缩成稠胶

状，经干燥后制成的固体块状内服制剂，能确切地反映术语的内涵。

自《中药成药配制经验介绍》提出"胶剂"之名，之后重要的著作、辞典、工具书及教科书类多有沿用。如辞书类著作《中医辞释》《汉英中医辞海》《中药辞海》《简明中医辞典》《英汉双解常用中医名词术语》，普通高等教育中医药类规划教材《方剂学》《药剂学》《中药药剂学》，以及《现代中成药手册》《现代药学名词手册》等均以"胶剂"作为规范名，对后世有较大影响。所以"胶剂"作为规范名便于达成共识，符合术语定名的约定俗成原则。

我国 2005 年出版的全国科学技术名词审定委员会审定公布的《中医药学名词》已以"胶剂"作为规范名。所以"胶剂"作为规范名也符合术语定名的协调一致原则。

三、同义词

未见。

四、源流考释

在中国原始社会，人们发现煮兽皮的汁液黏着它物，坚韧不破，因而逐渐发现了"胶"这类物质。据先秦时期的《孙子兵法》等文献考证，"胶"最初是制作弓弩的材料，属于重要的军事

物资。《周礼》载："胶也者，以为和也。"[1]87 "鹿胶青白，马胶赤白，牛胶火赤，鼠胶黑，鱼胶饵，犀胶黄。"[1]87 文中将胶的品种分为鹿胶、马胶、牛胶、鼠胶、鱼胶、犀胶，制胶原料有鹿皮、马皮、牛皮、鼠皮、鱼皮、犀皮，这些胶类同时反映了胶的品种多样化；认为质量较好的胶是"欲朱色而昔"，即红赤光泽有纹理，形状为团块状而又有棱角；制胶过程记载了"鬻胶欲孰，而水火相得"，对于胶要熬至熟透，至于锅中水和锅下火都要适量，不可太过。由上述可知，春秋战国时期人们已经对胶的种类、质量及制作方法进行了总结。

先秦时期，《五十二病方》中记载了 15 种剂型，胶剂即其中之一，曰："以水一斗煮葵种一斗，浚取其汁，以其汁煮胶一延（梃）半，为汁一参。"[2]68,69 指用水煮葵得汁，取其葵汁后加入胶一起煮胶治疗癃病。《五十二病方》的成书年代在秦汉之前，说明了先秦时期已经有胶之药用的记载，说明了利用胶剂治疗疾病历史悠久。

至汉，胶已是常用药物。把胶称为阿胶，最先见于现存史籍西汉刘安的《淮南子》，在文中记载了："阿胶一寸，不能止黄河之浊"，同时反映了这一时期胶的应用广泛。公元二世纪的《神农本草经》载："白胶味甘平。主伤中劳绝……一名鹿角胶。名医曰：生云中，煮鹿角作之……阿胶味甘平。主心腹……一名傅致胶。"[3]122,123 文中根据制胶原料的不同，分为用鹿角制成的白胶（鹿角胶），和阿胶（傅致胶）两种中药胶，但并未指明阿胶的原材料，据南北朝时期的《名医别录》方指出此时期阿胶是由牛皮制成。书中白胶和阿胶同列为上品，均味甘性平，都属于补益保健类药物，且主治范围广泛，说明汉代胶已经成为常用的药物。东汉张仲景《伤寒论》一书中，所记载药物剂型有数种，较早记载了使用动物胶汁作其他剂型的赋形剂。胶剂既可单服，也可制成丸散或加入汤剂中使用。如《伤寒论·辨少阴病脉证并治》："猪肤一斤，上一味，以水一斗，煮取五升，去滓，加白蜜一

升，白粉五合，熬香，和相得，温分六服。"[4]98 此处是以猪皮入药，煮制成汤剂使用。值得一提的是，在汉武帝时期，张骞出使西域后，方有毛驴传入中国，这一时期才开始有驴皮熬制成胶。

魏晋南北朝时期，主要医书著作关于胶剂的记载较前代更多，临床应用也更加广泛。如陈延之《小品方》记载："右二味，以水九升，煮豆令熟，取汁，内胶令烊，一服五合。"[5]17,18 姚僧垣《集验方》记载："右三味，先以酒半升令沸，下胶、蜡合烊，乃内黄连末，顿服之。"[6]57 在上述文献的方剂治疗范围多为内科与妇科疾病，文献中药物胶均谓之"胶"，它既是组方之一的中药，又是剂型胶剂。《雷公炮炙论》中详细记载了作为药物单独存在的各种胶剂，有阿胶、鹿角胶等，同时介绍了它们的炮制方法，即猪脂炙法。贾思勰的《齐民要术》中详细介绍了制胶工艺"煮胶法"，且对制胶原料言"可以杂用"，可用牛皮、驴皮、猪皮等，但称煮胶以沙牛皮、水牛皮为上。

唐宋时期，方书著作较前代更加繁多，关于胶剂的记载也更加广泛。在此之前与胶剂相关的记载都是内服制剂，而在这一时期胶剂出现了外用的记载。《备急千金要方》载："〔猪蹄浆〕大猪蹄一具，净治如食法，以水二升，清浆水一升不渝，釜中煮成胶，以洗手面。"[7]133 在《外台秘要》中也有类似记载，"火猪蹄（一具治如食法）右一味，以水二升，清浆水一升，煎成胶，以洗面。"[8]882《外台秘要》还载有："右六味，先煎地黄汁苏子汁生姜汁……次以蜜并胶末下之，搅令相得，胶消尽，煎即成矣，以器盛之。"[8]851 这是以动物胶为基质的剂型即胶煎剂。书中详细介绍了胶剂作为原材料的炮制方法，胶既是药材又是赋形剂，同时也是一种剂型。陈藏器《本草拾遗》载："阿胶，阿井水煮成胶，人间用者多非真也。凡胶俱能疗风，止泻，补虚。驴皮胶主风为最。"[9]154 "驴皮胶"一名首见于此。"黄明胶"一名则首见于孟诜《食疗本草》。甄权《药性论》载："白胶，又名黄明胶。能主男子肾脏气衰

虚,劳损。妇人服之,令有子,能安胎去冷,治漏下赤白,主吐血。"[10]88 是指今之鹿角胶而言。因而得知,早期的阿胶是用牛皮熬制而成的,用驴皮制作阿胶是在牛皮制作阿胶之后。在这一时期,"阿胶""黄明胶"和"驴皮胶"名称是通用的,但主要以黄明胶(牛皮制作)为主。直至宋代《博济方》才始见"真阿胶"之名。

明清时期,李时珍《本草纲目》收载的剂型有40余种,胶剂为其中之一。文中载:"凡造诸胶,自十月至二三月间,用挲牛、水牛、驴皮者为上,猪、马、骡、驼皮者次之。"[11]1145 说明了胶剂的原料质量要求较高。至此,李时珍在《本草纲目》中才得以彻底分清牛皮胶和驴皮胶:牛皮胶为黄明胶,驴皮胶为阿胶。卢子颐在《本草乘雅半偈》中载:"阿胶。煮法,必取乌驴皮……设用牛皮,乃黄胶。"[12]194,195 吴谦《医宗金鉴》:"猪肤者,乃革外肤皮也。其体轻,味咸,轻则能散,咸则入肾,故治少阴咽痛。"[13]115 可见同一时期以猪皮制胶依然入药。黄宫绣《本草求真》载:"阿胶专入肝,兼入肺、肾、心……牛胶功与阿胶相似(牛胶)……补虚用牛皮胶,去风用驴皮胶。"[14]27

"胶剂"一词最早见于1956年出版的《中药成药配制经验介绍》,书中记载:"胶剂……动物的皮、骨、甲、角等,用水热浸,浓缩而成黄褐色透明或半透明的固体物质,这就是'胶'。"[15]111 在《现代药学名词手册》中载:"胶剂(Gelatin)这是一种中药制剂,是指用动物皮、骨、甲、角等为原料,用水煎取胶质,浓缩成干胶状的内服制剂。其主要成分是动物水解蛋白类物质,并加入一定量的糖、油脂(麻油)及酒(黄酒)等辅料。一般切成小方块或长方块。"[16]526《中药药剂学》(张兆旺主编)记载:"凡是含有蛋白质的动物药材,经水煮提取、浓缩,一般均可制成胶剂。胶剂已有悠久的历史。按其原料来源可分为:皮胶类,如阿胶;角胶类,如鹿角胶;甲胶类,如龟板胶;骨胶类,如鱼骨胶,等。"[17]208 可以看出,它们所反映"胶剂"的内涵已基本相同。

关于中医药现代有关著作均以"胶剂"作为规范名,如辞书类著作《中医辞释》[18]473《汉英中医辞海》[19]1424《中药辞海》[20]2181《简明中医辞典》[21]834《英汉双解常用中医名词术语》[22]251,普通高等教育中医药类规划教材《方剂学》(李庆治)[23]12、《药剂学》(南京药学院)[24]485、《药剂学》(湖北中医学院)[25]284、《中药药剂学》(曹春林)[26]180、《中药药剂学》(国家中医药管理局科技教育司)[27]68、《中药药剂学》(张兆旺)[17]208,以及《现代中成药手册》[28]6《现代药学名词手册》[16]526《新编中成药合理应用手册》[29]9 等均以"胶剂"作为规范名,它们的术语内涵基本相同。

总而言之,在《周礼》中,云"胶也者,以为和也""鹿胶青白,马胶赤白,牛胶火赤,鼠胶黑,鱼胶饵,犀胶黄。"可见"胶"在古时意为用动物的皮煮制而成,但此处关于"胶"的概念与本术语"胶剂"不完全相同。现存最早的马王堆汉墓出土的古医书《五十二病方》中虽未出现"胶剂"的名称,但关于"胶"入药的记载已经反映出"胶剂"的基本概念。《神农本草经》中记载了"白胶"(鹿角胶)和"阿胶"(傅致胶)两种胶剂。后世关于"胶剂"的记载多为单用,也可制成丸散剂或加入汤剂中使用,如张仲景《伤寒论》中记载的猪肤汤。"驴皮胶"之名首见于《本草拾遗》;宋代《博济方》始见"真阿胶"之名。在很长一段历史时期里,胶既是药材又是赋形剂,同时也是一种剂型。"胶剂"一词最早见于1956年出版的《中药成药配制经验介绍》,概念与术语"胶剂"基本相同,已能初步反映术语内涵。现代出版的辞典、工具书、教材以及具有代表性的中医学著作均以"胶剂"作为规范名词。

五、文献辑录

《周礼·冬官考工记》:"胶也者,以为和也。"[1]87 "鹿胶青白,马胶赤白,牛胶火赤,鼠胶黑,鱼胶饵,犀胶黄。凡昵之类不能方。"[1]87

《五十二病方·人病马不痫》:"以水一斗煮葵种一斗,浚取其汁,以其汁煮胶一延(梃)半,

为汁一参。"[2]68,69

《神农本草经·上经》:"白胶味甘平。主伤中劳绝,腰痛,羸瘦,补中益气,妇人血闭无子,止痛,安胎。久服轻身延年。一名鹿角胶。名医曰:生云中,煮鹿角作之……阿胶味甘平。主心腹,内崩,劳极,洒洒如疟状,腰腹痛,四肢酸疼,女子下血安胎,久服轻身益气,一名傅致胶。"[3]122,123

《伤寒论·辨少阴病脉证并治》:"猪肤一斤上一味,以水一斗,煮取五升,去滓,加白蜜一升,白粉五合,熬香,和相得,温分六服。"[4]98

《小品方》卷七:"右二味,以水九升,煮豆令熟,取汁,内胶令烊,一服五合。"[5]17,18

《集验方》卷三:"右三味,先以酒半升令沸,下胶、蜡合烊,乃内黄连末,顿服之。"[6]57

《备急千金要方》卷六:"[猪蹄浆]大猪蹄一具,净治如食法,以水二升,清浆水一升不渝,釜中煮成胶,以洗手面。"[7]133

《外台秘要》卷三十一:"右六味,先煎地黄汁苏子汁生姜汁等二十馀沸,次下酥蜜,又煎三五沸,次以蜜并胶末下之,搅令相得,胶消尽,煎即成矣,以器盛之。"[8]851

卷三十二:"火猪蹄(一具治如食法)右一味,以水二升,清浆水一升,煎成胶,以洗面。"[8]882

《本草拾遗》卷九:"阿胶,阿井水煮成胶,人间用者多非真也。凡胶俱能疗风,止泻,补虚。驴皮胶主风为最。"[9]154

《药性论》卷三:"白胶,又名黄明胶。能主男子肾脏气衰虚,劳损。妇人服之,令有子,能安胎去冷,治漏下赤白,主吐血。"[10]88

《本草纲目·兽部》:"凡造诸胶,自十月至二三月间,用挲牛、水牛、驴皮者为上,猪、马、骡、驼皮者次之。"[11]1145

《本草乘雅半偈》目之三:"阿胶。煮法,必取乌驴皮……设用牛皮,乃黄胶。"[12]194,195

《医宗金鉴》卷七:"猪肤者,乃革外肤皮也。其体轻,味咸,轻则能散,咸则入肾,故治少阴咽痛。"[13]115

《本草求真》卷一:"阿胶专入肝,兼入肺、肾、心……牛胶功与阿胶相似(牛胶)……补虚用牛皮胶,去风用驴皮胶。"[14]27

《中药成药配制经验介绍》:"胶剂……动物的皮、骨、甲、角等,用水热浸,浓缩而成黄褐色透明或半透明的同体物质,这就是'胶'。"[15]111

《药剂学》(南京药学院):"胶剂系以动物皮、骨、甲、角等为原料,用水煎取胶汁经浓缩收胶制成小方块或长方块状,黄褐色至黑褐色的固体制品;每块重一钱半至二两不等,多供内服应用,用以治疗虚劳羸瘦、吐血、衄血、崩漏、腰酸腿软等症。"[24]485

《药剂学》(湖北中医学院):"胶剂系指用动物皮、骨、甲、角等为原料,用水煎取胶质,浓缩成干胶状的内服制剂。其主要成分是动物水解蛋白类物质,并加入一定量的糖、油脂(麻油)及酒(黄酒)等辅料。一般都切成小方块或长方块。"[25]284

《中医辞释》:"胶剂 是采用动物的皮、骨、甲、角等,加水反复煎熬,经浓缩后制成的固体状制剂,多为补剂,如阿胶、鹿角胶、鳖甲胶、虎骨胶等。一般多用沸水烊化饮服。"[18]473

《中药药剂学》(曹春林):"胶剂是指用动物皮、骨、甲、角等为原料,用水煎取胶质,浓缩成干胶状的内服制剂。其主要成分是动物水解蛋白类物质,并加入一定量的糖、油脂(麻油)及酒(黄酒)等辅料。一般都切成小方块或长方块。"[26]180

《汉英中医辞海》:"胶……药物剂型之一。指用动物的皮、骨、甲、角等加水反复煎煮,浓缩后制成干燥胶块。"[19]1424

《中药辞海》第二卷:"胶剂 是指用动物皮、骨、甲、角等为原料,用水煎取胶质,浓缩成干胶状的内服制剂。其主要成分是动物水解蛋白类物质,并加入一定量的糖、油脂(麻油)及酒(黄酒)等辅料。一般都切成小方块或长方块。如鹿角胶。"[20]2181

《中药药剂学》国家中医药管理局科技教育司："胶剂系指用动物皮或骨、甲、角等为原料,用水煎取胶质,浓缩成稠膏状,经干燥后制成的固体块状内服剂型。"[27]68

《方剂学》："胶剂:胶剂是指用动物的皮、骨、甲、角等为原料,用水煎取胶质,浓缩成稠胶状;经干燥后制成的固体块状内服剂型。胶剂含有丰富的氨基酸等营养成分,多作为补血、止血的滋补药,可单用,也可加入丸散或汤剂中使用。如阿胶等。"[23]12

《简明中医辞典》："胶 用动物的皮、骨、甲、角等加水反复煎煮,浓缩后制成干燥的固体块状物。多用为补养药。如驴皮胶(阿胶)、虎骨胶、龟板胶、鹿角胶等。"[21]834

《现代中成药手册》："胶剂系指用动物的皮、骨、甲、角等为原料,用水煎取胶汁,经浓缩,加适量的糖、酒等凝固干燥所得的固体剂型。含有丰富的氨基酸等营养成分,属补养药。有补血、止血、祛风、滋阴壮阳、调经等功能,常用于治疗虚劳羸瘦、吐血衄血、腰酸腿软、阴阳虚弱等病症。"[28]6

《中药药剂学》："凡是含有蛋白质的动物药材,经水煮提取、浓缩,一般均可制成胶剂。胶剂已有悠久的历史。按其原料来源可分为:皮胶类,如阿胶;角胶类,如鹿角胶;甲胶类,如龟板胶;骨胶类,如鱼骨胶,等。"[17]208

《现代药学名词手册》："胶剂(Gelatin)这是一种中药制剂,是指用动物皮、骨、甲、角等为原料,用水煎取胶质,浓缩成干胶状的内服制剂。其主要成分是动物水解蛋白类物质,并加入一定量的糖、油脂(麻油)及酒(黄酒)等辅料。一般切成小方块或长方块。"[16]526

《英汉双解常用中医名词术语》："胶……将药用动物的皮、骨、甲、角等加水反复煎熬,浓缩后制成的干燥固体块状物质。多为补养药。如驴皮胶、虎骨胶、龟板胶、鹿角胶等。"[22]251

《新编中成药合理应用手册》："胶剂系指用动物的皮、骨、甲、角等为原料,用水煎取胶汁,经浓缩,加适量的糖、油、酒等凝固干燥所得的固体剂型。含有丰富的氨基酸等营养成分,属补养药。有补血、止血、祛风、滋阴壮阳、调经等功能,常用于治疗虚劳羸瘦、吐血衄血、腰酸腿软、阴阳虚弱等病症。"[29]9

 参考文献

[1] 周礼[M].崔高维校点.沈阳:辽宁教育出版社,1997:87.
[2] 未著撰人.五十二病方[M].北京:文物出版社,1979:68,69.
[3] 未著撰人.神农本草经[M].[清]黄奭辑.北京:中医古籍出版社,1982:122,123.
[4] 重庆市中医学会.新辑宋本伤寒论[M].重庆:重庆人民出版社,1955:98.
[5] 高文柱.《小品方》辑校[M].天津:天津科学技术出版社,1983:17,18.
[6] [北周]姚僧垣.集验方[M].高文铸辑校.天津:天津科学技术出版社,1986:57.
[7] [唐]孙思邈.备急千金要方[M].江户医学影北宋本.北京:人民卫生出版社,1982:133.
[8] [唐]王焘.外台秘要[M].北京:人民卫生出版社,1955:851,882.
[9] [唐]陈藏器.本草拾遗[M].尚志钧辑校.芜湖:皖南医学院科研处,1983:154.
[10] 尚志钧.《药性论》辑释本[M].合肥:安徽科学技术出版社,2006:88.
[11] [明]李时珍.本草纲目[M].北京:中国中医药出版社,1998:1145.
[12] [明]卢之颐.本草乘雅半偈[M].冷方南,王齐南校点.北京:人民卫生出版社,1986:194,195.
[13] [清]吴谦.医宗金鉴[M].闫志安,何源校注.北京:中国中医药出版社,1994:115.
[14] [清]黄宫绣.本草求真[M].北京:中国中医药出版社,2008:27.
[15] 轻工业部医药工业管理局.中药成药配制经验介绍[M].北京:轻工业出版社,1956:111.
[16] 赵克健.现代药学名词手册[M].北京:中国医药科技出版社,2004:526.
[17] 张兆旺.中药药剂学[M].北京:中国中医药出版社,2002:208.
[18] 徐元贞.中医辞释[M].郑州:河南科学技术出版社,1983:473.
[19] 张有寯.汉英中医辞海[M].太原:山西人民出版社,1995:1424.
[20] 《中药辞海》编写组.中药辞海:第二卷[M].北京:中

国医药科技出版社,1996:2181.

[21] 李经纬.简明中医辞典[M].北京:中国中医药出版社,2001:834.

[22] 帅学忠,陈大舜.英汉双解常用中医名词术语[M].2版.长沙:湖南科学技术出版社,2005:251.

[23] 李庆诒.方剂学[M].北京:中医古籍出版社:2000:12.

[24] 南京药学院.药剂学[M].北京:人民卫生出版社,1978:485.

[25] 湖北中医学院.药剂学[M].上海:上海科学技术出版社,1980:284.

[26] 曹春林.中药药剂学[M].上海:上海科学技术出版社,1986:180.

[27] 国家中医药管理局科技教育司.中药药剂学[M].北京:中国中医药出版社,1997:68.

[28] 李锦开.现代中成药手册[M].北京:中国中医药出版社,2001:6.

[29] 梅全喜.新编中成药合理应用手册[M].北京:人民卫生出版社,2012:9.

（吴亚兰 许 霞）

方
剂

3·090

益气生血

yì qì shēng xuè

一、规范名

【汉文名】益气生血。

【英文名】benefiting qi to generate blood。

【注释】针对气血两虚证,用补脾益气的方药以促进生血的治法。代表方如当归补血汤。

二、定名依据

"益气生血"作为用补脾益气的方药促进生血来治疗气血两虚证的治法,见于明代孙志宏《简明医彀·痘疹总要》。这一概念源于《内经》的气血理论,历代医家多有论述,但概念与本术语并不完全相同。

自《内经》时代即对气血之间关系有了一定的认识,发展至东汉时期,张仲景在《伤寒论》《金匮要略》中提出了黄芪建中汤作为诸虚不足的治疗方剂。后世以"益气生血"既作为治法,又作为中药及方剂的功效。明清基于该治法形成了气血双补学说、补气生血学说以及补脾生血学说等不同学说,并产生了"益气补血""补气养血"等不同的名词。而采用"益气生血"这一名词,既能保持原意,又能体现气血之间的关系,更能确切的反映本术语的内涵。

自明代孙志宏在《简明医彀·痘疹总要》中提出"益气生血"之名,后来著作多有沿用,如《伤寒附翼》等,可见,"益气生血"作为规范名便于达成共识,符合术语定名的约定俗成原则。

现代相关著作,如辞书类著作《中医药常用名词术语辞典》《中医名词术语精华辞典》《中医大辞典》等均以"益气生血"作为规范名。已经广泛应用于中医药学文献的标引和检索的《中国中医药学主题词表》也以"益气生血"作为正式主题词。说明"益气生血"这一规范名已成为共识。

我国2005年出版的由全国科学技术名词审定委员会审定公布的《中医药学名词》已以"益气生血"作为规范名。所以"益气生血"作为规范名也符合术语定名的协调一致原则。

三、同义词

【曾称】"补气生血"(《本草纲目》);"补养气血""益气养血""气血双补"(《运动解剖学、运动医学大辞典》)。

四、源流考释

益气生血是指针对气血两虚证,用补脾益

气的方药以促进生血的治法。代表方如当归补血汤。

人身体之气血，一阴一阳，相互维系，气为血之帅，血为气之母。先秦两汉时期《内经》为中医理论的形成奠定了基础，在《灵枢经·邪客》一篇中说道："五谷入于胃也，其糟粕、津液、宗气，分为三隧。故宗气积于胸中，出于喉咙，以贯心脉，而行呼吸焉。营气者，泌其津液，注之于脉，化以为血，以荣四末，内注五脏六腑，以应刻数焉。"[1]161 正所谓气血之同源关系。自《内经》提出气与血之间的关系之后，后世医家多有继承和发展。

汉代张仲景虽未明确提到气与血的关系，但其在《金匮要略》提出治疗"虚劳里急，诸不足，黄芪建中汤主之。"[2]24 用黄芪建中汤治疗诸不足（血虚），其体现了补气生血的思想，并为后世提供了血虚制方的思路典范。

后代医家在继承《内经》《伤寒杂病论》的基础上，对于气与血之间的关系逐步有了更深刻的认识。李杲基于临床实践，提出了补气生血，在《内外伤辨惑论》[3]28 中创制了治疗血虚发热的当归补血汤，成为后世治疗血虚发热、益气生血的代表方。

明代张介宾上承《内经》之旨，不但在《类经》中明确阐释了"盖精气津液血脉，无非气之所化也"[4]84，在《景岳全书》云："暴吐暴衄，失血如涌，多致血脱气亦脱……速宜以气为主，盖有形之血不能即生，无形之气所当急固……此正血脱益气阳生阴长之大法也。"[5]653 并且依据血证不同的病理状态，提出了"血脱者当益气，血滞者当调气"的治法；而且明确指出："凡血枯经闭者，当求生血之源，源在胃也。"提示脾胃对于血的化生的重要性。明代吴昆在《医方考》中谓："今黄芪多于当归数倍，而曰补血汤者，有形之血不能自生，生于无形之气故也。"[6]653 后世以之为代表，形成了当归补血汤"补气生血"的学说。王肯堂基于气血之间的关系，提出益气是生血的基础，他在《证治准绳》说："气有神而无形，补之则易；血有形而无神，补血之药，难收速效。况气阳而血阴，阴从阳，血从气者，理也；故补气不补血，使气盛而充，则血自随而亦盛矣。"[7]300

将气血相生理论推广至临床应用，后世医家概括出不少具有益气生血功效的药物或方剂。明代陈嘉谟《本草蒙筌》[8]26、李时珍《本草纲目》[9]216 等本草著作，均认为人参、黄芪、香附等药可以补气生血。至明代孙志宏《简明医彀·痘疹总要》中说："痘宜益气生血，药用补托而求内实；疹宜养阴制阳，药用解散而忌内实"[10]349，认为治痘疹应当用"益气生血"的治法，首次提出"益气生血"这一名词。

清代医家继承了之前历代的气血理论，在治疗血虚时都以补气为根本。如清代陈士铎在《辨证录》中说："惟是血不能速生，必补其气，盖血少者，由于气衰，补气生血又何疑乎"[11]286，方用当归补血汤。《张氏医通》论述气与血的关系曰："是以治虚证。必当补气为先。盖气有神而无形。补之则易充。血有形而无神。补养难收速效。"[12]631 吴鞠通在《温病条辨》谓："故善治血者，不求之有形之血，而求之无形之气。盖阳能统阴，阴不能统阳；气能生血，血不能生气。"[13]178

得益于上述历代对于气血理论的积淀，清代医家在临床上多应用"益气生血"法阐释药物及方剂的功效，并且在治疗上应用广泛。陈士铎在《本草新编》中说："惟其生气而即生血，血得气而自旺，惟其生血而即生气，气得血而更盛也。"[14]46 他认为"人参、黄芪、白术、茯苓同用以补气，未必不补气以生血也"[14]91；《本草备要》[15]9《本草述钩元》[16]46 认为"当归得人参、黄芪补气生血"；而《得配本草》[17]35《本草纲目拾遗》[18]172《本草从新》[19]8 等著作认为补脾胃的白术，也具有益气生血的作用，如严洁《得配本草》说白术"入足太阴、阳明经气分。补脾温胃，和中燥湿，益气生血。"[17]35 柯琴在《伤寒附翼》中说："桂枝赤色通心，温能扶阳散寒，甘能益气生血,辛能解散风邪,内辅君主,发心液而为汗。"[20]1《本草求真》亦说:"讵知血属有形,凡有形之物,必赖无形之气以为之宰,故参、芪最为生血药。"[21]322

对于"益气生血"的代表方也随着理论认识的不断深入,形成了不同的理解。汪昂《医方集解》:"当归补血汤,次足太阴,厥阴药也,当归气味俱厚,为阴中之阴,故能滋阴养血;黄芪乃补气之药,何以五倍于当归,而又云补血汤乎,盖有形之血,生于无形之气,又有当归为引,则从之而生血也。"[22]148 沿用上述观点。形成了气血双补的学说。而汪绂《医林纂要探源》则谓:"此方君以黄芪。黄芪胃经之主药,胃气盛而后脾血滋,然亦必当归滋之,而后血乃日盛为之媒也。血生于脾,此方补脾胃以滋之,是为补生血之本。"[23]295,形成了"补脾生血论"。唐容川也认为:"血生于心火而下藏于肝,气生于肾于水而上主肺,其间运上下者,脾也。水火二脏,全赖于脾。食气入胃,脾经化汁,上奉心火,心火得之,变化而赤是谓血。故治血者,必治脾为主。"[24]3

现代有关著作均沿用《简明医彀·痘疹总要》的记载,以"益气生血"作为规范名。如《中医药常用名词术语辞典》[25]199《中医名词术语精华辞典》[26]890《中医大辞典》[27]1478《中国中医药学主题词表》[28]Ⅱ-536 等。同时以"补益气血""气血双补"作为又称,如《中医药常用名词术语辞典》:"①治法。补益心脾之气以资生血液而治疗血虚之证的方法。方如归脾汤。参见补气摄血条。②中药功效。如人参、黄芪、党参等,具有补气生血的作用。"[25]199

总之,随着中医气血理论的发展产生的"益气生血"这一理论,作为治法名词,首见于明代孙志宏《简明医彀·痘疹总要》。历代医家对于这一治法,有"补益气血""补气生血"等不同称谓,至今仍有所差异。而且历代医家依据对气血的理解不同,对于"益气生血"这一治法产生了气血双补学说、补气生血学说以及补脾生血

学说等,对后世临床运用这一治法有很大的启发作用。

五、文献辑录

《灵枢经·邪客》:"五谷入于胃也,其糟粕、津液、宗气,分为三隧。故宗气积于胸中,出于喉咙,以贯心脉,而行呼吸焉。营气者,泌其津液,注之于脉,化以为血,以荣四末,内注五脏六腑,以应刻数焉。"[1]161

《金匮要略·血痹虚劳病脉证并治》:"虚劳里急,诸不足,黄芪建中汤主之。"[2]24

《内外伤辨惑论·暑伤胃气论》:"当归补血汤,治肌热,燥热,困渴引饮,目赤面红,昼夜不息。其脉洪大而虚,重按全无。《内经》曰:'脉虚血虚。'又云,血虚发热,证象白虎,惟脉不长实有辨耳,误服白虎汤必死。此病得之于饥困劳役。"[3]28

《类经·精气津液血脉脱则为病》:"何谓脉?岐伯曰:壅遏营气,令无所避?是谓脉。(壅遏者,堤防之谓,犹道路之有封疆,江河之有涯岸,俾营气无所回避而必行其中者,是谓之脉。然则脉者,非气非血,而所以通乎气血者也。)黄帝曰:六气者,有余不足,气之多少,脑髓之虚实,血脉之清浊,何以知之?(前言一气,总言之也;此言六气,分言之也。盖精气津液血脉,无非气之所化也。)岐伯曰:精脱者,耳聋;(肾藏精,耳者肾之窍,故精脱则耳聋。)气脱者,目不明;(五脏六腑精阳之气,皆上注于目而为睛,故阳气脱则目不明。)津脱者,腠理开,汗大泄;(汗,阳津也,汗大泄者津必脱,故曰亡阳。)液脱者,骨属屈伸不利,色夭,脑髓消,胫,耳数鸣;(液所以注骨益脑而泽皮肤者,液脱则骨髓无以充,故屈伸不利而脑消胫。皮肤无以滋,故色枯而夭。液脱则阴虚,故耳鸣也。)血脱者,色白,夭然不泽。"[4]84

《景岳全书·经脉》:"此言由胃达脾,由脾达肺,而后传布诸经。故血脱者当益气,气滞者当调气,气主于肺,其义可知。是皆诸经之当辨

方剂

者如此。然其微甚本末，则犹有当辩者。"[5]653

《医方考》卷三："今黄芪多于当归数倍，而曰补血汤者，有形之血不能自生，生于无形之气故也。"[6]653

《证治准绳·幼科》："气有神而无形，补之则易；血有形而无神，补血之药，难收速效。况气阳而血阴，阴从阳，血从气者，理也；故补气不补血，使气盛而充，则血自随而亦盛矣。"[7]300

《本草蒙筌·人参》："如张仲景治亡血脉虚，非不知火动也，用此而补，谓气虚血弱，补气则血自生，阴生于阳，甘能生血故也。"[8]26

"香附子"："(谟)按：《本经》诸方用逐瘀血调经，是下气而推陈也。用治崩漏不止，是益气而止血也。又云：引血药至气分而生血，是又能补，何如言相背戾，用相矛盾耶？虽然是亦阴生阳长之义尔，但《本经》未尝言补，惟下老汤用之，言于老人有益，意有存焉。盖于行中兼有补，补中兼有行。正如天之所以为天者，健而有常也。健运不息，所以生生无穷，即此理也。"[8]92

"姜"："若疗血虚寒热，加入补阴药煎；能引血药上升，入于气分生血。"[8]292

《本草纲目·吐血衄血》："人参(补气生血，吐血后煎服一两。内伤，血出如涌泉，同荆芥灰、蒸柏叶、白面水服。)"[9]216

《简明医彀·痘疹总要》："痘宜益气生血，药用补托而求内实；疹宜养阴制阳，药用解散而忌内实。"[10]349

《辨证录》卷十："惟是血不能速生，必补其气，盖血少者，由于气衰，补气生血又何疑乎。"[11]286

《张氏医通》卷十二："夫气有生血之功。血无益气之理。故气不可亏。亏则阳位不及。而痘之圆晕之形不成。血不可盈。盈则阴乘阳位。而痘之倒之祸立至。是以治虚证。必当补气为先。盖气有神而无形。补之则易充。血有形而无神。补养难收速效。"[12]631

《温病条辨》卷四："人之血，即天地之水也，在卦为坎(坎为血卦)。治水者不求之水之所以治，而但曰治水，吾未见其能治也。盖善治水者，不治水而治气。坎之上下两阴爻，水也；坎之中阳，气也；其原分自乾之中阳。乾之上下两阳，臣与民也；乾之中阳，在上为君，在下为师；天下有君师各行其道于天下，而彝伦不叙者乎？天下有彝伦攸叙，而水不治者乎？此《洪范》所以归本皇极，而与《禹贡》相为表里者也。故善治血者，不求之有形之血，而求之无形之气。盖阳能统阴，阴不能统阳；气能生血，血不能生气。倘气有未和，如男子不能正家而责之无知之妇人，不亦拙乎？至于治之之法，上焦之血，责之肺气，或心气；中焦之血，责之胃气，或脾气；下焦之血，责之肝气、肾气、八脉之气。治水与血之法，间亦有用通者，开支河也；有用塞者，崇堤防也。然皆已病之后，不得不与治其末；而非未病之先，专治其本之道也。"[13]178

《伤寒附翼·太阳方总论》："此为仲景群方之魁，乃滋阴和阳，调和营卫，解肌发汗之总方也。凡头痛发热恶风恶寒，其脉浮而弱，汗自出者，不拘何经，不论中风、伤寒、杂病，咸得用此发汗。若妄汗妄下，而表不解者，仍当用此解肌。如所云头痛、发热、恶寒、恶风、鼻鸣干呕等病，但见一症即是，不必悉具，惟以脉弱自汗为主耳。桂枝赤色，通心温经，能扶阳散寒，甘能益气生血，辛能解散外邪，内辅君主，发心液而为汗。故麻黄、葛根、青龙辈，凡发汗御寒者咸用之，惟桂枝汤不可用麻黄，麻黄汤不可无桂枝也。"[20]1

《本草新编·黄芪》："黄芪，味甘，气微温，气薄而味厚，可升可降，阳中之阳也，无毒。专补气。入手太阴、足太阴、手少阴之经。其功用甚多，而其独效者，尤在补血。夫黄芪乃补气之圣药，如何补血独效。盖气无形，血则有形。有形不能速生，必得无形之气以生之。黄芪用之于当归之中，自能助之以生血也。夫当归原能生血，何藉黄芪，不知血药生血其功缓，气药生血其功速，况气分血分之药，合而相同，则血得气而速生，又何疑哉。或疑血得气而生，少用黄芪足矣，即不少用，与当归平用亦得，何故补血汤中反少用当归而倍用黄芪？不知补血之汤，名虽补血，其实单补气也。失血之后，血已倾盆而出，即用补血之药，所生之血不过些微，安能遍养五脏六腑，是血失而气亦欲失也。在血不能速生，而将绝未绝之气，若不急为救援，一旦解散，顷刻亡矣。故补血必先补气也。但恐补气则阳偏旺而阴偏衰，所以又益之当归以生血，使气生十之七而血生十之三，则阴阳有制，反得大益。生气而又生血，两无他害也。至于补中益气汤之用黄芪，又佐人参以成功者也。人参得黄芪，兼能补营卫而固腠理，健脾胃而消痰食；助升麻、柴胡，以提气于至阴之中，故益气汤中无人参，则升提乏力，多加黄芪、白术，始能升举。倘用人参、白术而减去黄芪，断不能升气于至阴也。故气虚之人，毋论各病，俱当兼用黄芪，而血虚之人尤宜多用。惟骨蒸痨热与中满之人忌用，然亦当临症审量。"[14]46

"当归"："或问当归专补血而又能补气，则是气血双补之药矣。曰：当归是生气生血之圣药，非但补也。血非气不生，气非血不长。当归生气而又生血者，正其气血之两生，所以生血之中而又生气，生气之中而又生血也。苟单生气，则胎产之门，何以用芎、归之散，生血于气之中。苟单生血，则止血之症，何以用归、芪之汤，生气于血之内。惟其生气而即生血，血得气而自旺，惟其生血而即生气，气得血而更盛也。"[14]46

"川芎"："若与人参、黄芪、白术、茯苓同用以补气，未必不补气以生血也；若与当归、熟地、山茱、麦冬、白芍以补血，未必不生血以生精也。所虞者，同风药并用耳，可暂而不可常，中病则已，又何必久任哉。"[14]91

《本草备要·当归》："同人参、黄芪则补气而生血。"[15]9

《本草述钩元·当归》："同人参、黄芪，则补气而生血。"[16]46

《得配本草·冬白术》："入足太阴、阳明经

气分。补脾温胃，和中燥湿，益气生血。"[17]35

《本草纲目拾遗·於术》："甘补脾，温和中，补气生血，无汗能发，有汗能止，开胃补脾，则能进饮食。"[18]172

《本草从新·野白术》："补气生血、健脾燥湿。甘补脾。温和中。苦燥湿。（经曰：脾恶湿、急食苦以燥之）本善补气。同补血药用。亦能补血。（气能生血）"[19]8,9

《伤寒附翼·太阳方总论》："此为仲景群方之魁，乃滋阴和阳，调和营卫，解肌发汗之总方也。凡头痛发热恶风恶寒，其脉浮而弱，汗自出者，不拘何经，不论中风、伤寒、杂病，咸得用此发汗。若妄汗妄下，而表不解者，仍当用此解肌。如所云头痛、发热、恶寒、恶风、鼻鸣干呕等病，但见一症即是，不必悉具，惟以脉弱自汗为主耳。桂枝赤色，通心温经，能扶阳散寒，甘能益气生血，辛能解散外邪，内辅君主，发心液而为汗。故麻黄、葛根、青龙辈，凡发汗御寒者咸用之，惟桂枝汤不可用麻黄，麻黄汤不可无桂枝也。"[20]1

《本草求真·人参》："参虽号为补阳助气，而亦可以滋阴生血耳。是以古人补血用四物，而必兼参同用者，义实基此。（杲曰：古人血脱者益气，盖血不自生，须得生阳气之药乃生。阳生则阴长，血乃旺也。若单用补血药，血无由而生矣。素问言：无阳则阴无以生，无阴则阳无以化。故补气须用人参，血虚者亦须用之。）"[21]2

"血"："讵知血属有形，凡有形之物，必赖无形之气以为之宰，故参芪最为生血要药。经曰：阳生则阴长，职是故耳。"[21]322

《医方集解》当归补血汤："当归补血汤，次足太阴、厥阴药也，当归气味俱厚，为阴中之阴，故能滋阴养血；黄芪乃补气之药，何以五倍于当归，而又云补血汤乎，盖有形之血，生于无形之气，又有当归为引，则从之而生血也。"[22]148

《医林纂要探源》卷四："此方君以黄芪。黄芪胃气之主药，胃气盛而后脾血滋，然亦必当归滋之，而后血乃日盛为之媒也。血生于脾，此方

补脾胃以滋之,是为补生血之本。"[23]295

《血证论》卷一:"又曰血生于心火。而下藏于肝。气生于肾水。而上主于肺。其间运上下者。脾也。水火二藏。皆系先天。人之初胎。以先天生后天。人之既育。以后天生先天。故水火两藏。全赖于脾。食气入胃。脾经化汁。上奉心火。心火得之。变化而赤。是之谓血。故治血者。必治脾为主。仲景炙甘草汤。皆是此义。"[24]3

《中医大辞典》:"益气养血:治法。补法之一。又称补益气血、气血双补。治疗气血两虚证的方法。常用于脾胃亏损,肌肉消瘦,失血伤精,或胎产崩漏,月经不调而见气血两虚者,方用八珍汤等。"[27]1478

《中医名词术语精华辞典》:"益气养血:补益法之一。又称补益气血、气血双补。是治疗气血两虚证的方法。常用于脾胃亏损,失血伤精,或胎产崩漏,而致气血两虚者。症见面色无华,心悸气短,消瘦无力,月经不调,舌淡脉弱等。方用八珍汤、炙甘草汤等。"[26]890

《中国中医药学主题词表》:"益气生血:reinforcing Qi nourishing Blood。属补气和补血;治疗气血两虚的方法。"[28]Ⅱ-536

《中医药常用名词术语辞典》:"补气生血:① 治法。补益心脾之气以资生血液而治疗血虚之证的方法。方如归脾汤。参见补气摄血条。② 中药功效。如人参、黄芪、党参等,具有补气生血的作用。"[25]199

参考文献

[1] 未著撰人.灵枢经[M].刘衡如校.北京:人民卫生出版社,2013:161.

[2] [汉]张仲景.金匮要略方论[M].北京:人民卫生出版社,2012:24.

[3] [金]李东垣.内外伤辨惑论[M]//东垣医集.北京:人民卫生出版社,2015:28.

[4] [明]张景岳.类经[M].北京:人民卫生出版社,1965:84.

[5] [明]张景岳.景岳全书[M].北京:人民卫生出版社,1965:653.

[6] [明]吴昆.医方考[M].北京:人民卫生出版社,1965:653.

[7] [明]王肯堂.幼科证治准绳[M]//证治准绳:5.北京:人民卫生出版社,2014:300.

[8] [明]陈嘉谟.本草蒙筌[M].北京:人民卫生出版社,1988:26,92,292.

[9] [明]李时珍.本草纲目[M].北京:人民卫生出版社,2007:216.

[10] [明]孙志宏.简明医彀[M].北京:人民卫生出版社,1984:349.

[11] [清]陈士铎.辨证录[M].北京:人民卫生出版社,1965:286.

[12] [清]张璐.张氏医通[M].上海:上海科学技术出版社,1965:631.

[13] [清]吴鞠通.温病条辨[M].北京:人民卫生出版社,1978:178.

[14] [清]陈士铎.本草新编[M].北京:中国医药科技出版社,2011:46,91.

[15] [清]汪昂.本草备要[M].北京:人民卫生出版社,2005:9,49.

[16] [清]杨时泰.本草述钩元[M].上海:上海科学技术出版社,1958:46.

[17] [清]严西亭.得配本草[M].北京:中国中医药出版社,2008:35.

[18] [清]赵学敏.本草纲目拾遗[M].北京:中国中医药出版社,1998:172.

[19] [清]吴仪洛.本草从新[M].北京:中国中医药出版社,2013:8,9.

[20] [清]柯琴.伤寒来苏集:附伤寒论翼;伤寒附翼[M].上海:上海卫生出版社,1956:1.

[21] [清]黄宫绣.本草求真[M].北京:人民卫生出版社,1987:2,322.

[22] [清]汪昂.医方集解[M].北京:人民卫生出版社,2006:148.

[23] [清]汪绂.医林纂要探源[M].北京:中国中医药出版社,2015:295.

[24] [清]唐容川.血证论[M].上海:上海人民出版社,1977:3.

[25] 李振吉.中医药常用名词术语辞典[M].北京:中国中医药出版社,2001:199.

[26] 李经纬,余瀛鳌,蔡景峰.中医名词术语精华辞典[M].天津:天津科学技术出版社,1996:890.

[27] 李经纬,邓铁涛,等.中医大辞典[M].北京:人民卫生出版社,1995:1478.

[28] 吴兰成.中国中医药学主题词表[M].北京:中国古籍出版社,1996:Ⅱ-536.

(刘碧原)

益火补土

yì huǒ bǔ tǔ

一、规范名

【汉文名】益火补土。

【英文名】 benefiting fire for tonifying earth。

【注释】① 基于先后天互生的理论,通过温命门之火以治疗脾阳不振之证的治法。代表方如四神丸。② 运用五行相生中"火生土"的理论,通过补心火以治疗脾阳虚证的治法。代表方如理中汤加益智仁、石菖蒲。

二、定名依据

"益火补土"作为规范名词最早出现在 1964 年秦伯未《谦斋医学讲稿》一书中,此前虽早就有相关概念的出现,但均未明确其名称。

《内经》运用五行理论阐述脏腑之间的关系,认为心属火,脾属土,后世逐渐产生了益心火,补脾土的治法。宋金元时期,命门学说兴起,逐渐产生了补命门火助助脾土的治法。这两种学说在后世医家中得到广泛的认同。用"益火补土"作为规范名词,可以准确地反映其两方面的内涵。

自秦伯未提出"益火补土"一词之名,现代沿用广泛,所以"益大补土"作为规范名便于达成共识,符合术语定名约定俗成的原则。

现代有代表性的方剂学著作如《新编方剂学》《方剂学》教材等,以及辞书类著作《中医大辞典》《中国医学百科全书》《中国大百科全书》(简明版)等均以"益火补土"作为规范名。已经广泛应用于中医药学文献的标引和检索的《中国中医药学主题词表》也以"益火补土"作为正式主题词。

全国科学技术名词审定委员会审定公布的《中医药学名词》已以"益火补土"作为规范名。

所以"益火补土"作为规范名也符合术语定名的协调一致原则。

三、同义词

【曾称】"温补脾肾"(《中医辞海》)。

四、源流考释

益火补土的内涵包括两个方面:其一运用五行相生中"火生土"的理论,通过补心火以治疗脾阳虚证的治法。其二是运用先后天互生的理论,通过温命门之火以治疗脾阳不振之证的治法。

《黄帝内经素问·三部九候论》提出了"必先度其形之肥瘦,以调其气之虚实,实则泻之,虚则补之……必先去其血脉而后调之,无问其病,以平为期"[1]132 的治疗思想,这一思想在《难经·六十九难》中得到了充分发挥,并被确立为"虚者补其母,实则泻其子"[2]108 的治疗原则。按五行相生规律,火生土,推之脏腑心属火,脾属土,是故"益火补土"应指心脾之间的母子相生关系,但是随着命门学说的发展,多数医家以命门学说为其理论依据,着重于先天对后天的培补,将"益火补土"这一治法的内涵拓展成脾肾阳虚证从命门之火论治。

南宋许叔微充分认识到了脾与肾之间的关系,他在《普济本事方·心与小肠脾胃病》中说:"治脾胃虚弱,全不进食……服补脾药皆不验",认为此证的病机在于"肾气怯弱,真元衰劣,自是不能消化饮食。譬如鼎釜之中,置诸米谷,下无火力,虽终日米不熟,其何能化?"[3]22 将脾与肾比作"釜"与"火"的关系,并以补骨脂和肉豆蔻两味药作"二神丸"予以温肾阳,明确了肾中阳气在消化方面的重要生理作用,开创了脾阳根于肾阳理论之先河,并明确了温补肾阳以助脾阳的治法。南宋严用和在《济生方·补益》中运用"补真丸"治疗"大抵不进饮食,以脾胃之药治之多不效者"之纳呆。明确指出其病因为"人之有生,不善摄养,房劳过度……是至饮食不进,胸膈痞塞,或不食而胀满,或已食而不消,大腑溏泄",病机是"真火衰虚,不能蒸蕴脾土而然",并提出"补脾不如补肾,肾气若壮,丹田火经上蒸脾土,脾土温和,中焦自治,膈开能食矣。"[4]2 二位医家虽未对益肾阳(命火)以健运脾土的治疗方法明确给予"益火补土"的称谓,但这一治法已初具雏形而呼之欲出。

至金元时期命门学说不断发展,医家对于命门之火越来越重视。刘完素将《内经》五运六气中"君火以明,相火以位"的君火与相火引入到人体藏象当中,以心为君火,命门为相火,首创命门相火说,他在《保命集》说:"左肾属水,男子以藏精,女子以系胞,右肾属火,游行三焦,兴衰之道由于此,故七节之旁有小心,是言命相火也。"[5]383 至此明确了"益火补土"中的火应有心火/君火、命门/相火两种形式。

明代薛己《内科摘要》一书中专立"命门火衰不能生土等症"一节,明确病机为"命门火衰,不能生土而脾病",治须"补火以生土","可服八味丸则愈。"[6]12 至此"益火补土"法作为温补肾阳(命火)以助脾阳健运的治法被广泛接受并运用。明代赵献可对命门学说甚是推崇,认为肾与命门是人体生命的根本,他在《医贯》中说:"命门无形之火,在两肾有形之中,故五脏之真,惟肾为根"。他认为"命门为十二经之主,肾无此则无以作强,而技巧不出矣……脾胃无此则不能腐熟水谷,而五味不出矣;大小肠无此则变化不行,而二便闭矣;心无此则神明昏,则万事不能应矣。"[7]5 明代吴昆《内经素问吴注》谓之:"肾间命门之火虚衰,不足以生脾土,故令虚满,呕变者,水谷已变,犹呕逆而出。"[8]186 其后王肯堂在《证治准绳》中,对"治疗肾泄方"的主治和病机分析时谈道:"下元虚寒,火不生土……以致关门不闭名曰肾泄,亦名脾肾泄。"[9]325 治疗方剂包括四神丸和五味子丸(散)。明确提出了益火补土的方剂。可见命门之火与脾胃运化之间关系密切,而命门之火不足则易致脾虚泄泻,痞塞满闷之证,并确立了相应的立法,但未明确提出"益火补土"这一名词。

至清代,补心火助脾阳和补命火助脾阳这两种"益火补土"的内涵同时存在。补命火助脾阳这一观点,上承命门学说,如陈士铎在其《辨证录》中说"脾气之困,由于命门之寒也"[10]241,故补脾之方兼用补肾。而泄泻者,"徜徒以脾胃药止之,断不能愈,必须用热药以温其命门为妙,方用温肾止泻汤。此方虽补肾而仍兼补脾,补肾以生其火,补脾以生其土,火土之气生,寒水之势散。自然不止泻而泻自止也"。程国彭在其著作《医学心悟·论补法》中,对于治疗五脏虚证,特别指出以命火生脾土之法调补脾虚证:"肺虚者补脾,土生金也。脾虚者补命门,火生土也。"[11]39 汪绂在《医林纂要探源》说:"命门元火,夹而中处,如灶恒燃,如薪传灶,一以胃为釜,火炎釜下,乃烹乃煮。是故饮食减少,脾不运化,实当责之命火衰微之故"[12]54,形象地阐释了命门之火和脾胃之间的关系。汪昂在其《医方集解·祛寒之剂》中所言:"此足少阴药也,破故纸辛苦大温,能补相火以通君火,火旺乃能生土,故以为君;肉蔻辛温,能行气消食,暖胃固肠;五味咸能补肾,酸能涩精;吴萸辛热,除湿燥脾,能入少阴、厥阴气分而补火;生姜暖胃,大枣补土,所以防水,盖久泻皆由肾命火衰,不能专责脾胃,故大补下焦元阳,使火旺土强,则能制水而不复妄行也。"[13]207

对于补心火益脾阳,陈士铎在《石室秘录·热治法》谓:"有人不能食,食之而反安然者,乃胃病而非脾病,不可补肾中之火,当补心中之火,盖心火能生胃土也……若单是胃虚胃寒者,自宜独治心之为妙。"[14]71 蒋居祉《本草择要纲目·益智仁》中说"盖心者脾之母,欲使食化,不必专于和脾,火能生土,当使心药入脾胃药中。

益智仁能于土中益火也。"[15]58 张璐《本经逢原》曰:"益智行阳退阴,三焦命门气弱者宜之。脾主智,此物能益脾胃,理元气,补肾虚精滑,胃虚多唾,女人崩漏。治心气不足,梦泄,夜多小便,及冷气腹痛,于土中益火也。"[16]60 严洁《得配本草》曰:"(益智仁)辛,温。入足太阴经气分。能于土中益火,兼治下焦虚寒。"[17]64 后世沈金鳌《要药分剂》[18]233、刘若金《本草述钩元》[19]176 均以益智仁为"益火补土"之要药。上述各家均以补心火生胃土作为治法,其与补命火助脾阳同时存在。

随着上述医家对于"益火补土"内涵的不断充实,其具有补心火益脾土和温补脾肾这二种内涵已达成共识,这也标志着"益火补土"法在临床中得以正式确立和应用。至现代秦伯未在《谦斋医学讲稿》中首次提出"益火补土"这一名词,作为火不生土即"心火或命门衰微,不能温脾"[20]17 的治法,沿用广泛。

现代出版的有关著作《新编方剂学》[21]316《中医辞海》[22]1158《中医药常用名词术语辞典》[23]327 均沿用"益火补土"作为规范名,同时以"温肾健脾法""温补脾肾法"作为又称。如《中医辞海》将"益火补土"解释为:"中医治则。是温肾阳而补脾阳的一种方法,又称温肾健脾法,温补脾肾法。适用于肾阳衰微而致脾阳不振之证。"[22]1158

总之,"益火补土"作为中医学名词在确定之初,是指通过补益心阳以温补脾阳的方法。然而随着中医理论对各脏的功能有了新的认识和阐发,尤其是命门学说的兴起以及金元医家的争鸣和明清医学理论的创新,诸医家逐渐认识到肾阳命火乃为人身之根本,"益火补土"法的内涵也在此时随之发生了变化,逐渐演变为以补益肾阳命火从而温补脾阳的治疗方法,并最终在中医藏象学的变革中得以确立。而"益火补土"作为规范名词最早出现在秦伯未《谦斋医学讲稿》一书,现代中医书籍多沿用此称谓。运用"益火补土"作为温命门之火以治疗脾阳不

振和补心火以治疗脾阳虚证的两种治法的规范名,既能反映脏腑之间的五行关系和先后天关系,能同时概括两种治法的内涵,更准确地反映治法的源流及深层含义,符合名词术语定名的约定俗成的原则。

五、文献辑录

《黄帝内经素问·三部九候论》:"必先度其形之肥瘦,以调其气之虚实,实则泻之,虚则补之,必先去其血脉而后调之,无问其病,以平为期。"[1]132

《难经·六十九难》:"虚者补其母,实者泻其子,当先补之,然后泻之。不实不虚,以经取之者,是正经自生病,不中他邪也,当自取其经,故言以经取之。"[2]108

《普济本事方·心与小肠脾胃病》:"有人全不进食,服补脾药皆不验,予授此方,服之欣然能食,此病不可全作脾虚。盖因肾气怯弱,真元衰劣,自是不能消化饮食,譬如鼎釜之中,置诸米谷,下无火力,虽终日米不熟,其何能化? 黄鲁直尝记服菟丝子,净淘酒浸曝干,日抄数匙以酒下,十日外饮啖如汤沃雪,亦知此理也。"[3]22

《济生方·补益》:"补真丸,大抵不进饮食,以脾胃之药治之多不效者,亦有谓焉。人之有生,不善摄养,房劳真阳衰虚,坎火不温,不能上蒸脾土,冲和失布,中州不运,是致饮食不进,胸不食而胀满,或已食而不消,大腑溏泄,此皆真火衰虚,不能蒸蕴脾土而然。古人云不如补脾。余谓:补脾不若补肾,肾气若壮,丹田火经上蒸脾土,脾土温和,中焦自治开能食矣。"[4]2

《素问病机气宜保命集》卷上:"经所谓膻中者,臣使之官,喜乐出焉,故膻中者在乳之间,下合于肾,是火居水位,得升则喜乐出焉。虽君相二火之气,论其五行造化之理,同为热也。故左肾属水,男子以藏精,女子以系胞,右肾属火,游行三焦,兴衰之道由于此,故七节之旁,中有小心,是言命门相火也。经所谓其变凝冽,其眚冰雹,其为病也。寒客心痛,腰腿痛,大关节不利,

屈伸不便,若厥逆痞坚,腹满寝汗,实则腹大胫肿,喘咳身重,寝汗出憎风。虚则胸中痛,大腹小腹痛,清厥意不乐。"[5]383

《内科摘要·命门火衰不能生土等症》:"热之不热是无火也,当用八味丸壮火之源,以消阴翳。"[6]12"命门火衰,不能生土而脾病,当补火以生土,或可愈也。"[6]12

《医贯》卷之一"内经十二官论":"命门无形之火,在两肾有形之中,故五脏之真,惟肾为根。"[7]5"肾无此则无以作强,而技巧不出矣……脾胃无此则不能腐熟水谷,而五味不出矣;大小肠无此则变化不行,而二便闭矣;心无此则神明昏,则万事不能应矣。"[7]5

《内经素问吴注》卷一十二:"肾间命门之火虚衰,不足以生脾土,故令虚满,呕变者,水谷已变,犹呕逆而出。"[8]186

《证治准绳·杂病证治类方》:"下元虚寒,火不生土……以致关门不闭名曰肾泄,亦名脾肾泄。"[9]325

《辨证录·大泻门》:"夫脾与胃宜分讲也,胃气之虚,由于心包之冷也,能食不能消者,脾气之困,由于命门之寒也。"[10]241

《医学心悟》卷一:"肺虚者补脾,土生金也。脾虚者补命门,火生土也。心虚者补肝,木生火也。肝虚者补肾,水生木也。肾虚者补肺,金生水也。此相生而补之也。"[11]39

《医林纂要探源》卷一:"命门元火,夹而中处,如灶恒燃,如薪传灶,一以胃为釜,火炎釜下,乃烹乃煮。是故饮食减少,脾不运化,实当责之命火衰微之故。"[12]54

《医方集解·祛寒之剂》:"此足少阴药也,破故纸辛苦大温,能补相火以通君火,火旺乃能生土,故以为君;肉蔻辛温,能行气消食,暖胃固肠;五味咸能补肾,酸能涩精;吴萸辛热,除湿燥脾,能入少阴、厥阴气分而补火;生姜暖胃,大枣补土,所以防水,盖久泻皆由肾命火衰,不能专责脾胃,故大补下焦元阳,使火旺土强,则能制水而不复妄行也"。[13]207

《石室秘录·热治法》:"有人不能食,食之而反安然者,乃胃病而非脾病,不可补肾中之火,当补心中之火,盖心火能生胃土也……若单是胃虚胃寒者,自宜独治心之为妙。"[14]71

《本草择要纲目·益智仁》:"盖心者脾之母。欲使食化。不必专于和脾。火能生土。当使心药入脾胃药中。益智仁能于土中益火也。然虽脾经本药。在集香丸则入肺。在四君汤则入脾。在大凤髓丹则入肾。三脏各有子母相顾之义。盖随所引而相补一脏也。"[15]58

《本经逢原·益智子》:"益智行阳退阴,三焦命门气弱者宜之。脾主智,此物能益脾胃,理元气,补肾虚精滑,胃虚多唾,女人崩漏。治心气不足,梦泄,夜多小便,及冷气腹痛,于土中益火也。"[16]60

《得配本草·益智仁》:"辛,温。入足太阴经气分。能于土中益火,兼治下焦虚寒。"[17]64

《要药分剂·益智仁》:"士瀛曰:心者脾之母,进食不止于和脾,火能生土,当使心药入脾胃药中,庶几相得。故古人进食药中多用益智,土中益火也。"[18]233

《本草述钩元·益智子》:"(嵩)心者脾之母。火能生土。故进食不止于和脾。古人进食药中多用益智。土中益火也。"[19]176

《谦斋医学讲稿》:"心火或命门衰微,不能温脾……处方原则:益火补土法,温肾健脾法,温补脾肾法,通阳建中法"。"处方原则:益火补土法,温肾健脾法,温补脾肾法,通阳建中法"。[20]17

《中医辞海》中册:"中医治则。是温肾阳而补脾阳的一种方法,又称温肾健脾法,温补脾肾法。适用于肾阳衰微而致脾阳不振之证。这里必须说明,就五行生克关系而言,心属火,脾属土。火不生土应当是心火不生脾土。但是,从命门学说兴起以来,一般所说的火不生土,多是指命门之火(肾阳)不能温煦脾土的脾肾阳虚之证。很少指心火与脾阳的关系。"[22]1158

《中医药常用名词术语辞典》:"治法。根据五行相生规律确定的一种治法。温肾阳以补脾阳的方法。适应于五更泄泻,下利清谷,畏寒肢冷,舌淡苔白,脉沉细的脾肾阳虚之证。多由于命门火衰,脾阳失于温煦,运化无力所致。故温补命门之火以加强脾的运化。常用方药是四神丸之类。必须说明,根据五行相生关系,心属火,脾属土。火不生土应当是心火不生脾土。但是,从命门学说兴起以来,一般所说的'火不生土'多是指命门之火(肾阳)不能温煦脾土的脾肾阳虚之证,很少指心火与脾阳的关系。"[23]327

《新编方剂学》:"四神丸,标本兼治,重在治本;体现益火补土法;脾肾兼顾,温肾为主。"[21]316

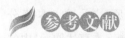

[1] 未著撰人.黄帝内经素问[M].[唐]王冰注,[宋]林亿校正.北京:人民卫生出版社,1963:132.
[2] 未著撰人.难经[M].凌耀星校注.北京:人民卫生出版社,2013:108.
[3] [宋]许叔微.普济本事方[M].上海:上海科学技术出版社,1978:22.
[4] [宋]严用和.济生方[M].北京:人民卫生出版社,1980:2.
[5] [金]刘完素.素问病机气宜保命集[M]//孙洽熙,等编校.河间医集.北京:人民卫生出版社,2016:383.
[6] [明]薛己.内科摘要[M].北京:中国医药科技出版社,2012:12.
[7] [明]赵献可.医贯[M].北京:人民卫生出版社,2005:5.
[8] [明]吴昆.内经素问吴注[M].济南:山东科学技术

出版社,1984:186.
[9] [明]王肯堂.杂病证治准绳[M]//证治准绳.北京:人民卫生出版社,2014:325.
[10] [清]陈士铎.辨证录[M].北京:人民卫生出版社,1965:241.
[11] [清]程国彭.医学心悟[M].北京:人民卫生出版社,2006:39.
[12] [清]汪绂.医林纂要探源[M].北京:中国中医药出版社,2015:54.
[13] [清]汪昂.医方集解[M].北京:人民卫生出版社,2006:207.
[14] [清]陈士铎.石室秘录[M].北京:北京科学技术出版社,1984:71.
[15] [清]蒋居祉.本草择要纲目[M].上海:上海科学技术出版社,1959:58.
[16] [清]张璐.本经逢原[M].北京:中国中医药出版社,2007:60.
[17] [清]严洁.得配本草[M].北京:中国中医药出版社,1997:64.
[18] [清]沈金鳌.要药分剂[M].上海:上海科学技术出版社,1959:233.
[19] [清]杨时泰.本草述钩元[M].上海:上海科学技术出版社,1958:176.
[20] 秦伯未.谦斋医学讲稿[M].上海:上海科学技术出版社,1964:17.
[21] 倪诚.新编方剂学[M].北京:人民卫生出版社,2006:316.
[22] 袁钟,图娅,彭泽邦,等.中医辞海:中册[M].北京:中国医药科技出版社,1999:1158.
[23] 李振吉.中医药常用名词术语辞典[M].北京:中国中医药出版社,2001:327.

(刘碧原)

3 • 092

烊 化

yáng huà

一、规范名

【汉文名】烊化。

【英文名】melt。

【注释】中药煎药方法之一。胶质、黏性大而易溶的药物,如阿胶、饴糖、蜂蜜等,容易粘

锅煮焦,且黏附他药,影响药物有效成分溶解。故应在其他药煎好后,才放入去渣的药汁中微煮或趁热搅拌溶解。

二、定名依据

"烊化"作为中药传统煎药技术名称最早见

于明代陈嘉谟《本草蒙筌》，此前或同书中尚有相关术语"消化""溶""溶化""烊"等，概念与本术语"烊化"接近。

《伤寒论》里收录本概念的名称为"烊消"，《备急千金要方》采用"烊化""烊"的名称，此后各朝代基本沿用此说法，多以"烊""溶"作为本术语的名称。采用"烊化"名称既沿用传统名称，又能体现中药煎药的方法。所以，"烊化"作为规范名便于达成共识，符合术语定名的约定俗成的原则。

我国2005年出版的由全国科学技术名词审定委员会审定公布的《中医药学名词》以"烊化"作为规范名。此外，现代中医药重要著作"中国医学百科全书"和《中华本草》《中医辞海》《中医药常用名词术语辞典》《中医大辞典》《中药学》等以"烊化"作为本概念的规范名。"烊化"和"溶化"意义接近，都有加热使药品溶化的含义，但是"烊化"比"溶化"更加常用。因此，以"烊化"作为这一传统制药技术的规范名符合术语定名约定俗成的原则。

三、同义词

【曾称】"烊消"（《伤寒论》）；"溶化"（《本草从新》）；"烊"（《新修本草》）。

四、源流考释

"烊化"一词原称"烊消"，始见于东汉张仲景所著的《伤寒论》，曰："内阿胶烊消"，以"烊消"作为本概念的名称[1]74，此"烊消"和现代的"烊化"意义相同。

南北朝至唐宋元时期，采用"烊""消""溶"作为本概念的名称。如东《肘后备急方》中记载的"以松脂二两溶和"[2]64,65，唐代《备急千金要方》中的"纳胶饴令烊"和"阿胶消"[3]64,289、《新修本草》[4]402 和《本草图经》[5]467 中的烊白蜡，宋代《太平惠民和剂局方》的"入饧少许，再煎令溶"[6]110，《证类本草》[7]17,402 和《本草衍义》[8]79 中的烊蜡和溶蜡。这一时期的"烊""消"和现代的"烊化"意

义接近，是煎药方法的一种，而"溶"是加入使之融合之意，和现代的"烊化"意义有区别。

明清时期，继承前代的经验，采用"烊""烊消""溶"作为本概念的名称，此外，新增了"溶化"和"烊化"的名称。如明代《本草品汇精要》中的烊蜡和溶化蜡[9]27,974,975、《本草蒙筌》[10]23,346 和《本草纲目》[11]935,2063,2793 中的烊化阿胶、《药鉴》中的"熔蜡"[12]68、《本草乘雅半偈》中的"内阿胶烊消"[13]763；清代《本草备要》中的"溶蜡"[14]186,187、《本经逢原》中的"入真阿胶二两，令烊"[15]247、《本草从新》中的"溶白蜡"和"水胶溶化"[16]147,231,242、《本草纲目拾遗》中的广胶烊化和藤黄蒸烊[17]234、《本草崇原》[18]57 和《本草分经》[19]217,218 中的水煮溶白蜡、《本草述钩元》中的"阿魏，溶乳香填满"和"阿胶：烊如饧。弗烊化服"[20]481,634、《得配本草》中黄蜡溶化和烊化[21]2,32、《本草害利》中的溶化阿胶[22]79、《本草撮要》的溶蜡和黄明胶溶化[23]51,87。这一时期著作中的"烊""烊化""烊消""溶化"作为煎药方法，和现代的"烊化"意义相同，但是"溶"和现在的"烊化"意义相接近，但是不同，如水煮白蜡，是加热使蜡溶为液体之意。

需要注意的是，"烊化"作为本概念的名称最早见于明代陈嘉谟所著的《本草蒙筌》，"阿胶：药煎熟时，倾净渣滓，将末投内，自然烊化。"[10]346，这里的烊化即将阿胶溶入去渣的药汁中加热使之溶解，和现代的烊化意义一致。其后各朝代，基本沿用该书记载的相关名称作为该术语的名称。

现代，烊化这一煎药方法仍然在应用，有关著作多以"烊化"作为本术语正名，如《中国医学百科全书·中医学》[24]1234《中华本草》[25]215《中医辞海》[26]1123《中药学》[27]127《中医药常用名词术语辞典》[28]326《中医大辞典》[29]1475《中医药学名词》[30]173《中药药剂学》[31]27《中药学》[32]34。

综上所述，从古到今，烊化这一煎药方法有"消化""烊""烊化""溶化""溶化""溶"不同名称，现代中医药著作多以"烊化"作为本术语的

规范名。另外,"烊化"和"熔化",意义接近,都有加热使药品溶化的含义,但是"烊化"比"熔化"更加常用。因此,以"烊化"作为这一传统制药技术的规范名符合约定俗成的原则。

五、文献辑录

《伤寒论》卷五:"猪苓(去皮)、茯苓、泽泻、阿胶、滑石(碎),各一两,上五味,以水四升,先煮四味,取二升,去滓,内阿胶烊消,温服七合,日三服。"[1]74

《肘后备急方》卷三:"治女人与邪物交通,独言独笑,悲思恍惚者:末雄黄一两,以松脂二两溶和,虎爪搅,令如弹丸,夜内火笼中烧之,令女人侵坐其上,被急自蒙,唯出头耳,一尔未差,不过三剂,过自断也。"[2]64,65

《备急千金要方》卷三:"治产后苦少腹痛,芍药汤方:芍药六两、桂心三两、甘草二两、胶饴八两、生姜二两、大枣十二枚,右六味,㕮咀,以水七升,煮取四升,去滓,纳胶饴令烊。分三服,日三。"[3]64

卷十五:"牛角䚡、当归、龙骨、干姜、熟艾各三两、附子、黄檗、赤石脂、芎䓖、阿胶、厚朴、甘草、橘皮、芍药、石榴皮各二两、大枣二十枚两、黄连五合、升麻一两半、蜀椒一两,右十九味,㕮咀,以水一斗三升,煮取四升,去滓,纳牛角䚡末,阿胶消,以绵绞去滓。分七服,日四夜三。"[3]289

《新修本草》卷十六:"今药家皆应用白蜡,但取削之,于夏月曝百日许自然白;卒用之,亦可烊内水中十余过亦白。"[4]402

《本草图经》卷十四:"蜡,蜜脾底也,初时香嫩,重煮治,乃成药家应用。白蜡,更须煎炼,水中烊十数过即白。"[5]467

《太平惠民和剂局方》卷五:"黄芪建中汤:每服三钱,水一盏半,入生姜三、四片,大枣一枚,同煎一中盏,滤去滓,入饧少许,再煎令溶,稍热服,空心食前。"[6]110

《证类本草》第一卷:"凡丸中用蜡,皆烊投少蜜中,搅调以和药。"[7]17

第十四卷:"蜀椒:味苦、辛,有小毒。主和巴豆、菖蒲、松脂以蜡溶为筒子,内耳中,抽肾气虚,耳中如风水鸣,或如打钟磬之声,卒暴聋,一日一易,若神验。"[7]402

《本草衍义》第十三卷:"柏:老人虚秘,柏子仁、大麻子仁、松子仁等分,同研,溶白蜡,丸桐子大。以少黄丹汤,服二三十丸,食前。"[8]79

《本草品汇精要·序例》:"凡丸散用阿胶,皆先炙,使通体沸起,燥乃可捣。有不沸处,更炙之。凡丸中用蜡,皆烊投少蜜中,搅调以和药。"[9]27

卷一"玉":"银朱:(简便方)治血风臁疮,生脚股上,乃湿毒成风也;黄蜡一两,溶化,入银朱一两,搅摊纸上,刺孔贴之。"[9]974,975

《本草蒙筌·总论》:"修合条例:凡汤中用芒硝、饴糖、阿胶,须候汤熟,绞净清汁,方纳于内,再上火两三沸,烊尽乃服。"[10]23

卷九:"阿胶:药煎熟时,倾净渣滓,将末投内,自然烊化。"[10]346

《本草纲目》第十五卷:"艾:水五盏,先煮艾姜至二盏半,倾出,入胶烊化,分三服,一日服尽。"[11]935

第三十六卷:"石痈坚硬不作脓者:蜀桑白皮阴干,为末,烊胶和酒调敷,以软为度。"[11]2063

第五十卷:"阿胶,又以水一升,煮香豉二合,去滓入胶,更煮七沸,胶烊如饧,顿服之。"[11]2793

《药鉴》卷二:"牛膝:若欲取胎,用雄土牛膝一两,真麝香一钱捣匀,熔蜡搓成长条插入阴户,即能坠胎。"[12]68

《本草乘雅半偈》第十二帙:"右九味,以水四升,先煮八味,取升半,去滓,内阿胶烊消,分温二服。"[13]763

《本草备要》卷三:"海松子,润肺温胃,散水除风。治咳嗽(松子一两,胡桃二两,炼蜜和服,治肺燥咳嗽)虚秘(同柏子仁、麻仁,溶蜡为丸,名三仁丸)。"[14]186,187

《本经逢原》卷四:"《千金》神造汤,治子死腹中并双胎一死一生,服之令死者出,生者安,神验方也。但以一边运动一边沉著者即是无

方
剂

疑,方用蟹爪一升,甘草一尺,东流水一斗,以苇薪煮至二升,去滓,入真阿胶二两,令烊,顿服或分二服。"[15]247

《本草从新》卷十:"海松子:大便虚蜜(同柏子仁、麻子仁等分研泥,溶白蜡和丸黄芪汤下)。"[16]147

卷十五:"黄明胶:脚底木硬,牛皮胶、生姜汁化开,调南星末涂上,烘物熨之,便毒初起,水胶溶化,涂之即散。"[16]231

卷十七:"虫白蜡,以水煮溶。"[16]242

《本草纲目拾遗》卷七:"藤黄,又方:雄黄二两,麝香三钱,藤黄一两,人中白五钱,朱砂、白及、生白芨各二钱,蟾酥一两,共研末,用广胶三钱,烊化,和药末为锭,遇毒将此药磨醋水涂之。用白及、白蔹、三七、五倍子、大皂角、山茨菇、藤黄各等分,俱锉薄片,除藤黄,余皆入砂锅内水浸一日,煎汁倾出,入水再煎,如此数次,滤净熬膏;以藤黄将水蒸烊加入,搅匀再熬,入碗晒干,用时以鸡蛋清磨出浓汁,新笔蘸涂。"[17]234

《本草崇原》卷上:"蜜蜡,汪机《本草会编》:一种虫白蜡,乃是小虫,所作其虫食冬青树汁,叶涎粘嫩茎上,化为白脂,至秋刮取,以水煮溶,滤置冷水中,则凝聚成块,此虫白蜡也,与蜜蜡之白者不同。"[18]57

《本草分经·同名附考》:"白蜡:虫食冬青树汁化为白脂,溶煮而成者,唐宋以前所用皆蜜白蜡,自元以来,始用虫白蜡。"[19]217,218

《本草述钩元》卷二十二:"阿魏,溶乳香填满。"[20]481

卷三十一:"阿胶:烊如饧。弗烊化服。"[20]634

《得配本草》卷一:"矾石:配好黄蜡,溶化为丸,治毒气内攻,护膜止泻,托里化脓。"[21]2

卷八:"黄蜡:烊化入水十余次,色变为白,亦名白蜡。"[21]32

《本草害利·肺部药队》:"阿胶:故用水溶化为佳。"[22]79

《本草撮要·果部》:"海松子:得柏子仁、麻仁溶蜡为丸。"[23]51

"禽兽部":"黄明胶:惟胶须以酒顿烊。如便

毒初起,水胶溶化涂之即散,即牛皮胶也。"[23]87

《中国医学百科全书·中医学》:"阿胶:内服5~10克。用黄酒或开水烊化冲服;或炒成阿胶珠入煎剂。止血宜蒲黄炒;清肺宜蛤粉炒。脾胃虚弱、便溏、食不消化者慎服。"[24]1235

《中华本草》:"烊化冲入,对于一些胶类或糖类,黏性大,如阿胶、龟甲胶、龟鹿二仙胶、鸡血藤膏、蜂蜜、饴糖等,宜加适量开水溶化后,冲入汤液中或入汤液中烊化服用。"[25]215

《中医辞海》:"烊化:中医术语。煎药方法。胶质、黏性大而易溶的药物,如阿胶、饴糖、蜂蜜等,容易粘锅煮焦,且黏附他药,影响药物有效成分溶解。故应在其他药煎好后,才放入去渣的药汁中微煮或趁热搅拌溶解。"[26]1123

《中药学》:"熔化:又称烊化,主要是指某些胶类药物及黏性大而易溶的药物,为避免入煎粘锅或黏附其他药物影响煎煮,可单用水或黄酒将此类药加热熔化即烊化后,用煎好的药液冲服,也可将此类药放入其他药物煎好的药液中加热烊化后服用,如阿胶、鹿角胶、龟甲胶、鳖甲胶、鸡血藤胶及蜂蜜、饴糖等。"[27]127

《中医药常用名词术语辞典》:"烊化:煎服法。将胶质或黏性大且易溶解的药物掺入刚煎好的热药汤中微煮或搅拌溶解的方法。适用于易粘锅煮焦者且易黏附它药影响药物有效成分溶解的中药,如阿胶、饴糖、蜂蜜等。"[28]326

《中医大辞典》:"烊化:煎药法之一。胶质、黏性大而易溶的药物,如阿胶、饴糖、蜂蜜等,容易粘锅煮焦,且黏附他药,影响药物有效成分溶解。故应在其他药煎好后,材放入去渣的药汁中微煮或趁热搅拌溶解。"[29]1475

《中医药学名词》:"烊化:对于黏性大的阿胶等动物胶类或鸡血藤等植物树脂、树胶类药物,宜单独加适量开水溶化的方法。"[30]173

《中药药剂学》:"常用的脚注术语有打碎、炒制、先煎、后下、另煎、包煎、烊化、捣汁、冲服等。"[31]27

《中药学》:"烊化:即溶化。胶类药容易黏

附化药或粘锅焦化,故应先行烊化,再与其他药汁兑服,如阿胶、鹿角胶。"[32]34

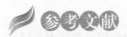

[1] [汉]张仲景.伤寒论[M].[晋]王叔和撰次,钱超尘,郝万山整理.北京:人民卫生出版社,2005:74.

[2] [晋]葛洪.肘后备急方[M].王均宁点校.天津:天津科技出版社,2005:64,65.

[3] [唐]孙思邈.备急千金要方[M].高文柱,沈澍农校注.北京:华夏出版社,2008:64,289.

[4] [唐]苏敬等.新修本草(辑复本)[M].尚志钧辑校.合肥:安徽科学技术出版社,1981:402.

[5] [宋]苏颂.本草图经[M].尚志钧辑校.合肥:安徽科学技术出版社,1994:467.

[6] [宋]太平惠民和剂局.太平惠民和剂局方[M].陈庆平,陈冰鸥校注.北京:中国中医药出版社,1996:110.

[7] [宋]唐慎微.证类本草[M].尚志钧,郑金生,尚元藕,郑大培校点.北京:华夏出版社,1993:17,402.

[8] [宋]寇宗奭.本草衍义[M].颜正华,常章富,黄幼群点校.北京:人民卫生出版社,1990:79.

[9] [明]刘文泰.本草品汇精要[M].北京:人民卫生出版社,1982:27,974,975.

[10] [明]陈嘉谟.本草蒙筌[M].张印生,韩学杰,赵慧玲校注.北京:中医古籍出版社,2009:23,346.

[11] [明]李时珍.本草纲目[M].刘衡如校点.北京:人民卫生出版社,1982:935,2063,2793.

[12] [明]杜文燮.药鉴[M].张向群校注.北京:中国中医药出版社,1993:68.

[13] [明]缪之颐.本草乘雅半偈[M].冷方南,王齐南校点.北京:人民卫生出版社,1986:763.

[14] [清]汪昂.本草备要[M].北京:人民卫生出版社,1965:186,187.

[15] [清]张璐.本经逢原[M].赵小青,裴晓峰校注.北京:中国中医药出版社,1996:247.

[16] [清]吴仪洛.本草从新[M].朱建平,吴文清点校.北京:中医古籍出版社,2001:147,231,242.

[17] [清]赵学敏.本草纲目拾遗[M].闫志安,肖培新校注.北京:中国中医药出版社,2007:234.

[18] [清]张志聪.本草崇原[M].刘小平点校.北京:中国中医药出版社,1992:57.

[19] [清]姚澜.本草分经[M].刘若望,刘兰海,张伟等校注.太原:山西科学技术出版社,2013:217,218.

[20] [清]杨时泰.本草述钩元[M].上海:科技卫生出版社,1958:481,634.

[21] [清]严西亭,施澹宁,洪缉菴.得配本草[M].上海:科技卫生出版社,1958:2,32.

[22] [清]凌奂.本草害利[M].北京:中医古籍出版社,1982:79.

[23] [清]陈蕙亭.本草撮要[M].上海:上海科学技术出版社,1985:51,87.

[24] 《中医学》编辑委员会.中医学[M]//钱信忠.中国医学百科全书.上海:上海科学技术出版社,1997:1235.

[25] 国家中医药管理局《中华本草》编委会.中华本草:第一册[M].上海:上海科学技术出版社,1999:215.

[26] 袁钟,图娅,彭泽邦,等.中医辞海:中册[M].北京:中国医药科技出版社,1999:1123.

[27] 高学敏.中药学:上册[M].北京:人民卫生出版社,2000:127.

[28] 李振吉.中医药常用名词术语辞典[M].北京:中国中医药出版社,2001:326.

[29] 李经纬,余瀛鳌,蔡景峰,等.中医大辞典[M].北京:人民卫生出版社,2004:1475.

[30] 中医药学名词审定委员会.中医药学名词[M].北京:科学出版社,2005:173.

[31] 杨明.中药药剂学[M].北京:中国中医药出版社,2016:27.

[32] 唐德才,吴庆先.中药学[M].北京:人民卫生出版社,2016:34.

(高　丽)

酒 剂

jiǔ jì

一、规范名

【汉文名】酒剂。

【英文名】wine。

【注释】是指药物用白酒或黄酒等浸泡,或加温隔水炖煮,去渣取液供外用或内服的液体制剂。(已修订)。

二、定名依据

"酒剂"作为剂型名词，所见最早见于民国时期师哲编写的《调剂与制药学》，概念表达出了"药物之酒溶液"的基本内涵。在此之前，《周礼》中就已有"医"的酒类，马王堆汉墓出土《养生方》出现含药物配方的"醴""醪""醪酌"，《内经》中记载有治疗作用强于一般药物的"醪药""醪酒"名词，汉代《史记·扁鹊仓公列传》也出现治疗作用较强的"酒醪"一词，这些名词均是酒剂的早期表达，只是在后期较少沿用。战国《韩非子·外储说左上》较早出现"药酒"一词，从南北朝《本草集经注》开始有以"酒"代指"酒剂"的论述，并首次从剂型名词角度论述"药酒"，以后"药酒"作为剂型名词常出现在的医药方书中，如唐代《备急千金要方》，宋代《太平圣惠方》《圣济总录》，明代《本草纲目》，清代《本草纲目拾遗》等。《备急千金要方·风毒脚气》首列"酒醴"一节专述酒剂，本书中虽也述及"酒药"一词意指酒剂，但"酒醴"一词作为剂型名词并被沿用于民国时期《中国药物学集成》、中华人民共和国成立后第一批中医教材《中医方剂学讲义》等书中，在现代文献中被认定为"酒剂"的古代正规名称。

自民国时期师哲编写的《调剂与制药学》提出"酒剂"之后，在近现代文献中，多使用"酒剂"作为规范名，又称"药酒""酒醴"，没有出现新的意指酒剂的名称。如《中华人民共和国药典》《中医药常用名词术语辞典》《中国医学百科全书·方剂学》《方剂学》(李飞)，以及全国高等中医药院校规划教材《药剂学》《方剂学》等，均以"酒剂"作为规范名。同时，已经广泛应用于中医药学文献标引和检索的《中国中医药学主题词表》也以"酒剂"作为正式主题词。说明"酒剂"作为这一剂型的规范名已成为共识，符合术语定名的约定俗成原则。

"酒剂"，作为一个剂型名词，"酒"的基本含义是药物之酒溶液，"剂"指制剂，"酒剂"能完整、准确表达术语内涵，而且易懂、易记、易读、简洁，所以"酒剂"作为规范名，符合术语定名的科学性、简明性原则。

我国2005年出版的由全国科学技术名词审定委员会审定公布的《中医药学名词》已以"酒剂"作为规范名。所以"酒剂"作为规范名也符合术语定名的协调一致原则。

三、同义词

【曾称】"医"(《周礼》)；"醴""醪""醪酌"(《养生方》)；"醪药""醪酒"(《内经》)；"药酒"(《韩非子》)；"酒醪"(《史记》)；"酒"(《本草集经注》)；"酒醴""酒药"(《备急千金要方》)。

四、源流考释

酒剂的有关记载，最早见于商代甲骨文中的"鬯其酒"[1]62，《白虎通义》曾释"鬯者，以百草之香，郁金合而酿之成为鬯"[2]7。一般认为"鬯酒"，是一种芳香型的药酒，表明在殷商时期已有酒剂出现。

周代出现了专门为了医疗而酿造的药酒，这就是《周礼》中称为"医"[3]10的酒类，正如《说文解字》所载："酒，所以治病也，周礼有医酒。"[4]313周代医疗上已普遍用酒作为药引或溶媒。马王堆汉墓帛书中，现存最早的古方书《五十二病方》"干瘙"篇下记载："熬陵(菱)芰(芰)一参，令黄，以淳酒半斗煮之，三沸止，蛊其汁，夕毋食，饮。"[5]120及"取茹卢(芦)本，螫之，以酒渍之，后日一夜，而以涂之，已。"[5]121可见，治疗皮肤病"干瘙"，一条记载酒煮药物内服药汁的方法，一条记载将药物浸泡以酒液外用的方法，已经体现了"酒剂"的基本内涵。酒煮法是早期热浸法工艺，酒浸法与现代冷浸法相似。《养生方》"为醪酌"[6]16"为醴"[6]45,46"醪利中"[6]48-50篇中记载若干酒渍、酒煮药物的药酒，有的是将某些药物配合造酒原料、酒曲，再加一定量酒类所酿造的医用药酒，如《养生方》载："〔醪利

中]……为醴,细斩漆、节各一斗,以水五
□□□□浚,以汁煮紫葳……又浚。□麹、麦麹
各一斗,□□□,卒其时,即浚□□□□黍稻
□□□水各一斗。并口,以麹汁瀹之,如恒饭。
取乌喙三颗,干薑(姜)五,焦□□,凡三物,甫
□□投之。"[6]48-50"醴""醪""醪酌"都属酒类,在
医药方书中,出现含药物配方的"醴""醪""醪
酌"并冠以章、节名称,这些名词应是早期"酒
剂"的表达。从马王堆汉墓帛书中足见,酒剂是
起源很早的传统剂型之一,先秦时期酒剂已经
是很常用的剂型了,而且出现多个名称表达"酒
剂"这一词义。

春秋战国至秦汉时代,《内经》中记载有意
指"酒剂"的名词"醪药""醪酒"。如《黄帝内经
素问·血气形志》载:"形苦志苦,病生于咽嗌,
治之以百药。行数惊恐,经络不通,病生于不
仁,治之以按摩醪药。"[7]155,156用按摩、醪药治疗
因形体、心志屡首惊恐而致肌肤麻木不仁之重
症,显然醪药的治疗作用比单纯药物治疗作用
强,醪药应指借助酒力增强药效的酒剂。《黄帝
内经素问·玉版论要》:"其色见浅者,汤液主
治,十日已……其见大深者,醪酒主治,百日
已。"[7]89,90病情严重,五谷汤液和一般的汤药治
疗无效,只有用醪酒,醪酒应指酒剂。《灵枢
经·寿夭刚柔》记载有"药熨"[8]21法。张仲景
《金匮要略方论》中记载有多例用酒煮服的药酒
方,如红蓝花酒[9]76、瓜蒌薤白白酒汤[9]28等。这
些用法也均体现了酒剂"药物用酒浸泡、或加温
炖煮,去渣取液供外用或内服"的内涵。酒剂的
应用显然已经非常灵活。此时期的国学、史书
中较早地出现"药酒"一词,如《韩非子·外储说
左上》:"夫药酒用言,明君圣主之以独知
也。"[10]98《史记·扁鹊仓公列传》记载淳于意用
"药酒"治好风厥证一例[11]446。桓宽《盐铁论》:
"夫药酒苦于口,而利于病。"[12]104《史记·扁鹊
仓公列传》又载有疾"在肠胃,酒醪之所及
也。"[11]444从上下文来看酒醪也指作用较强的
酒剂。

魏晋南北朝时期,陶弘景《本草集经注》提
出"疾有宜服丸者,宜服散者,宜服汤者,宜服酒
者,宜服膏煎者,亦兼参用,察病之源,以为其制
耳。"[13]14此处"酒"与"汤""丸""散""膏煎"等剂
型名词并提,代指酒剂,后世《千金翼方》[14]目录7
《外台秘要》[15]47也有此种提法。《本草集经注》
并首次以"药酒"作为剂型名词述及制法要求,
如"凡渍药酒,皆须细切,生绢袋盛之,乃入酒密
封,随寒暑日数,视其浓烈,便可沥出,不必待至
酒尽也。滓可曝燥,微捣,更渍饮之;亦可作散
服。"[13]43可以看出在那时药酒的冷浸法已达到
了较高的技术水平,也成了后世制作药酒的工
艺常规。"药酒"作为一种剂型名词,经常出现
在后世的医药方书中,如唐代《备急千金要
方》[16]484、宋代《太平圣惠方》[17]3068《圣济总
录》[18]708、明代《本草纲目》[19]663、清代《本草纲目
拾遗》[20]76等。

隋唐时期,唐代最具代表性的医药方书孙
思邈《备急千金要方》首次列有"酒醴"[16]目录2一
节,与"汤""丸""散"章节并行,专节记载药酒
方,"酒醴"一词实指剂型酒剂,且被沿用于民国
时期《中国药物学集成》[21]44、中华人民共和国成
立后第一批中医教材《中医方剂学讲义》[22]10等
书中,在现代文献中被认定为"酒剂"古代正规
名称;唐代《备急千金要方》中也述及"酒药"[16]14
一词,意指酒剂,在宋代《圣济总录》[18]180、明代
《普济方》[23]目录5-6《本草蒙筌》[24]17等也有此种表
达。此期所载酒剂以浸酒类居多,亦有煮酒类、
酿制类,其中《备急千金要方》有一种青松浸酒
要求"近火一宿"[16]170,说明当时已经注意到适
当的浸渍温度以提高浸出效率。唐代《新修本
草》是我国最早的一部药典,明确规定"惟米酒
入药用"[25]301,多处汤酒丸散膏并提,显然酒剂
已成为法定制剂。"米"的基本释义是"泛指去
掉壳或皮后的种子"[26]773,而且《新修本草》将赤
小豆、豉、大麦、小麦、秫米、黍米、稻米等列于
"米"卷,米酒符合最新的国家标准中"黄酒"[27]1
的定义。

宋金元时期,《太平圣惠方》中始载药酒采用加温隔水炖煮法[17]711,制法上比直接用酒煎煮安全,与现代酒剂"热浸法"工艺内涵相同。《饮膳正要》记载了"好酒蒸熬,取露"[28]111的蒸馏法制酒工艺,蒸馏酒由于其酒精含量高,逐渐用于制作药酒,即现代的高浓度白酒,又称"烧酒"[19]665。至此,酒剂的内涵"药物用白酒或黄酒等浸泡,或加温隔水炖煮,去渣取液供外用或内服的液体制剂"完全体现。

明清时期,药酒以黄酒或烧酒为酒基,热浸法普遍使用,对于许多药物来说具有更好的浸出效果,药酒制作发展得更为科学、成熟,药酒种类繁多且运用规模盛大,但"酒剂"这一剂型名词还未出现。

近现代出现"酒剂"这一规范名,所见最早于民国时期师哲编写的《调剂与制药学》,"酒剂就是把药物溶解在车厘酒或葡萄酒中的意思,如以这类酒冷浸等即是。若为供服食而制为酒时,应不失去酒的美味,因此所用药物不得不有限度。本剂也有用极稀薄的酒精代替的。"[29]196概念内涵与本术语不完全相同。以后的著作中"酒剂"一直被沿用而且没有出现其他代指名词,但内涵表达不尽相同。民国顾学裘《药剂学》[30]156中,"酒剂为药品之酒溶液",并指出"酒剂所用之溶剂为各种供饮料之酒类"。之后,酒剂定义中,有的表达为"以白酒(或蒸馏酒)浸提药材制成的澄清液体制剂",如以南京药学院编写的《药剂学》[31]36为代表的众多《药剂学》著作以及《中华人民共和国药典》[32]附录10《中国中医药学主题词表》[33]Ⅱ-201《中医药学名词》[34]173等;有的表达为"以白酒或黄酒为溶媒将中药浸出的澄明液体制剂",如湖北中医学院编写的《药剂学》[35]74《中国医学百科全书·方剂学》[36]5《新编方剂学》[37]36等。酒剂内涵表达相对全面的,见于以段富津编写的《方剂学》[38]13为代表的全国高等中医药院校规划教材,以及《中医药常用名词术语辞典》[39]327《方剂学》(李飞)[40]82等,如《方剂学》:"酒剂,亦称药酒,古称酒醴。是将药

材用白酒或黄酒浸泡或加温隔水炖煮,去渣取液而制成的澄清液体制剂。"表达出"以白酒或黄酒"为溶媒、"浸泡或加温隔水炖煮""液体制剂"等基本内涵,且"酒醴"作为古称、"药酒"作为又称,在近现代文献中已成共识。

总之,酒剂是起源很早的传统剂型之一,甲骨文中已有"鬯其酒"的记载。《周礼》中有"医"的酒类,马王堆汉墓出土的《养生方》中有含药物配方的"醴""醪""醪酊",《内经》中有治疗作用强于一般药物的"醪药""醪酒",汉代《史记·扁鹊仓公列传》也出现治疗作用较强的"酒醪"一词,这些名词均具有"药物之酒溶液供外用或内服"的含义,是酒剂的早期表达,只是在后期较少沿用。国学、史书中较早地出现"药酒"一词,在南北朝《本草经集注》等后世医书中一直被沿用。《本草经集注》、唐代《千金翼方》《外台秘要》中亦以"酒"代指"酒剂"的表达。唐代《备急千金要方》首列"酒醴"一节专述酒剂,本书中虽也述及"酒药"一词意指酒剂,但"酒醴"一词在现代文献中被认定为"酒剂"古代正规名称。唐代《新修本草》明确规定"惟米酒入药用",明确呈现现代酒剂"药物用黄酒浸泡"的内涵;宋代《太平圣惠方》中开始药酒采用加温隔水炖煮法,元代《饮膳正要》记载了蒸馏酒工艺,逐渐用于制作药酒。至此,酒剂的现代内涵"药物用白酒或黄酒等浸泡,或加温隔水炖煮,去渣取液供外用或内服的液体制剂"已经完整体现。自民国时期师哲编写的《调剂与制药学》提出"酒剂"之后,在近现代文献中,多用"酒剂"作为规范名,将"药酒""酒醴"分别作为又称、古称。

五、文献辑录

《周礼·天官冢宰》:"辨四饮之物:一曰清,二曰医,三曰浆,四曰酏。"[3]10

《说文解字·酉部》:"酒,所以治病也,周礼有医酒。"[4]313

《五十二病方·干瘙》:"熬陵(菱)敊(芰)一参,令黄,以淳酒半斗煮之,三沸止,蚩其汁,夕

毋食,饮。"[5]120"取茹卢(芦)本,鳌之,以酒渍之,后日一夜,而以涂之,已。"[5]121

《养生方·筭》:"为醪酏:以美酒三斗渍麦□□□□□□□□□□□□□□□成醪饮之。男□□□以称醴煮蘸。"[6]16

"治力":"□:为醴,用石膏一斤少半,藁本、牛膝□□□□□□□□□□□□□□□□□二斗,上□其汁,淳□□□□□□□□□□□□□□□□□。"[6]45-46

"醪利中":"【一曰】为醴,细斩漆、节各一斗,以水五□□□□浚,以汁煮紫葳……又浚。□麹、麦麹各一斗,□□□,卒其时,即浚□□□□黍稻□□□水各一斗。并□,以麹汁溲之,如恒饭。取乌喙三颗,干薑(姜)五,焦□□,凡三物,甫□□投之。先置□罂中,即酿黍其上,□汁均沃之,又以美酒十斗沃之,勿挠。□□□塈(涂)之。十一□熟矣,即发,勿醨(酾),稍□□清汁尽,又以□□酒沃,如此三而□□。以晡时饮一杯。已饮,身体痒者,摩之。服之百日,令目明耳聪,末皆强,□□病及偏枯。"[6]48-50

《灵枢经·寿夭刚柔》:"黄帝曰:药熨奈何?伯高曰:用淳酒二十升,蜀椒一升,干姜一斤,桂心一斤,凡四种,皆咬咀,渍酒中。用绵絮一斤,细白布四丈,并内酒中。置酒马矢煴中,盖封涂,勿使泄。五日五夜,出布绵絮,曝干之,干复渍,以尽其汁。每渍必晬其日,乃出干。干,并用滓与绵絮,复布为复巾,长六、七尺,为六、七巾。则用之生桑炭炙巾,以熨寒痹所刺之处,令热入至于病所,寒复炙巾以熨之,三十遍而止。"[8]21

《黄帝内经素问·玉版论要》:"容色见上下左右,各在其要。其色见浅者,汤液主治,十日已。其见深者,必齐主治,二十一日已。其见大深者,醪酒主治,百日已。"[7]89-90

"血气形志":"形乐志苦,病生于脉,治之以灸刺。形乐志乐,病生于肉,治之以针石。形苦志乐,病生于筋,治之以熨引。形苦志苦,病生于咽嗌,治之以百药。行数惊恐,经络不通,病

生于不仁,治之以按摩醪药。"[7]155,156

《白虎通义》卷三:"鬯者,以百草之香,郁金合而酿之成为鬯。"[2]7

《金匮要略方论·胸痹心痛短气病脉证治》:"[瓜蒌薤白白酒汤]方 栝蒌实一枚(捣),薤白半斤,白酒七升,右三味,同煮取二升,分温再服。"[9]28

"妇人杂病脉证并治":"[红蓝花酒]方:红蓝花一两,右一味,以酒一大升,煎减半,顿服一半,未止再服。"[9]76

《韩非子·外储说左上》:"夫药酒用言,明君圣主之以独知也。"[10]98

《史记·扁鹊仓公列传》:"疾之居腠理也,汤熨之所及也;在血脉,针石之所及也;其在肠胃,酒醪之所及也;其在骨髓,虽司命无奈之何。"[11]444"济北王病,召臣意诊其脉,曰:'风蹶胸满。'即为药酒,尽三石,病已。"[11]446

《盐铁论·国病》:"夫药酒苦于口,而利于病。"[12]104

《本草集经注·序录上》:"疾有宜服丸者,宜服散者,宜服汤者,宜服酒者,宜服膏煎者,亦兼参用,察病之源,以为其制耳。"[13]14"凡渍药酒,皆须细切,生绢袋盛之,乃入酒密封,随寒暑日数,视其浓烈,便可沥出,不必待至酒尽也。滓可曝燥,微捣,更渍饮之;亦可作散服。"[13]43

《千金翼方·目录》:"卷之十六中风……诸酒第一方二十首……诸散第二方九首论一首……诸膏第三方三首。"[14]目录7

《外台秘要·目录》:"卷第三十一……古今诸家丸方一十七首……古今诸家散方六首……古今诸家膏方四首……古今诸家煎方六首……古今诸家酒一十一首。"[15]47

《备急千金要方·风毒脚气》:"酒醴第四。"[16]目录2

"序例":"凡服酒药,欲得使酒气相接,无得断绝,绝则不得药力。"[16]14

"诸风":"青松叶一斤捣令汁出,清酒一斗渍二宿,近火一宿。初服半升,渐至一升,头面

汗出即止。"[16]170

"养性":"冬服药酒两三剂,立春日则止。"[16]484

《新修本草》卷十九:"诸酒醇醨不同,惟米酒入药。"[25]301

《太平圣惠方》卷二十五:"治风。乌金浸酒方……右件药,细锉和匀,入于生绢袋中,用好酒二斗,于瓷瓮子中。重汤缓火,煮候药瓮子内有香气即止。每日三度,温饮一小盏。"[17]711

卷九十五:"生薯药酒。补虚损。益颜色方。"[17]3068

《圣济总录》卷四:"服饵之家,不问有疾,冬三月宜常得酒药两三剂,至立春勿服,故能使百疾不生。"[18]180

卷三十五:"治痎疟以时发。鳖甲渍酒方……右五味,剉如麻豆,每服五钱匕,以酒一盏半,渍药一宿,明日以酒先涂五心,过发时疟断,若不断,可饮药酒一二盏,即瘥。"[18]708

《饮膳正要》卷三:"阿剌吉酒,味甘辣,大热,有大毒。主消冷坚积,去寒气。用好酒蒸熬,取露成阿剌吉。"[28]111

《普济方·服饵门》:"丹药(附论)酒药(附论)煎药。"[23]目录5-6

《本草纲目·谷部》:"附诸药酒方……并有治病酿酒诸方。今辑其简要者,以备参考。"[19]663"烧酒释名……火酒(〈纲目〉)、阿剌吉酒(〈饮膳正要〉)。"[19]665

《本草蒙筌·总论》:"五用……渍酒:渍煮酒药也。"[24]17

《本草纲目拾遗》卷三:"浙乌头……追风活血,取根入药酒良。"[20]76

《中国药物学集成》:"第七章药物使用法 第一节诸剂总论 第二节汤丸散 第三节酒醴。"[21]44

《调剂与制药学》:"酒剂就是把药物溶解在车厘酒或葡萄酒中的意思,如以这类酒冷浸等即是。若为供服食而制为酒形时,应不失去酒的美味,因此所用药物不得不有限度。本剂也有用极稀薄的酒精代替的。"[29]196

《药剂学》(顾学裘):"酒剂为药品之酒溶液,与酊剂不同,盖酒剂所用之溶剂为各种供饮料之酒类,含醇之强度不一,普通酒类除含少量之醇外,尚含有色素、挥发油、葡萄糖、醋酸、鞣酸,以及各种果酸等,故其口味不若酊剂之单纯也。"[30]156

《中医方剂学讲义》:"酒醴……将药物浸入酒内,经过一定时间,或隔汤煎煮,然后去渣饮酒,古时称为'酒醴',后世叫做药酒,适用于活血祛风,通经活络,除痹治痛等方面。"[22]10

《药剂学》(南京药学院):"酒剂是指用白酒作溶媒浸渍药材而制成的液体浸出药剂。白酒的浓度和用量,均按处方规定为准,一般均作内服。酒剂不同于酊剂之处在于所用的浸出溶媒不是乙醇而是白酒或其他饮料酒,并可加糖或蜂蜜作为调味料,且制品亦多为复方,所以其原料较复杂。在西药中的酒剂(Vina)已为其他剂型如酊剂、溶液剂等所代替。"[31]36

《现代汉语词典》:"米……① 稻米;大米。② 泛……指去掉壳或皮后的种子。"[26]773

《药剂学》(湖北中医学院):"药酒又名酒剂,是用饮料酒(一般要求粮食酒)中的黄酒(含乙醇量约为 15%),或白酒(含乙醇量约为 50%~60%),将中药浸出的澄明液体制剂。药酒为了矫味着色可酌加适量的糖或蜂蜜。"[35]74

《中国医学百科全书·方剂学》:"酒剂……古称'酒醴',后世称为药酒。系指药物用白酒(或黄酒)浸制成的澄清液制剂,供内服或外用。酒剂能舒筋活络、通达血脉,较快发挥药效,多用于治疗风湿痹痛、跌打损伤等症,如五加皮酒、虎骨酒等。酒剂见于文献最早的如《内经》的鸡矢醴、《金匮要略》的红兰花酒等。近年来有制成'酒冲剂',使用时用白酒冲化溶解即可服用。既保持了原药酒的疗效,又使该制剂携带、使用方便。"[36]5

《方剂学》(段富津):"酒剂又称药酒,古称酒醴。是将药物用白酒或黄酒浸泡,或加温隔水炖煮,去渣取液供内服或外用。酒有活血通络,易于发散和助长药效的特性,故适用于祛风通络和补益剂中使用,如风湿药酒、参茸药酒、五加皮酒等。外用酒剂尚可祛风活血止痛消肿。"[38]13

《中国中医药学主题词表》:"酒剂……属剂型;系用蒸馏酒浸提药材制成的澄清液体制剂,又称药酒。"[33]Ⅱ-201

《中医药常用名词术语辞典》:"酒剂……剂型。又称药酒,古称酒醴。将药物用白酒或黄酒浸泡,加温隔水炖煮,去渣的液状剂型。酒有活血通络,温经散寒作用和易于发散,容易吸收,以及助长药效的特点。因此酒剂适宜于祛风通络和补益剂中使用。如风湿药酒、参茸药酒等。外用酒剂尚可祛风活血,止痛消肿。"[39]327

《中国医学史研究》:"甲骨文曾记载'鬯其酒'。"[1]62

《中医药学名词》:"酒剂……将药材用蒸馏酒提取制成的澄清液体制剂。"[34]173

《新编方剂学》:"酒剂……用白酒或黄酒浸出药物有效成分的澄清液体状剂型。又称药酒,古称酒醴。具有温经散寒、活血通络、容易吸收、易于发散的特点。可供内服或外用。多用于体虚补养、风湿痹痛或跌打扭伤等,如十全大补酒、风湿药酒等。酒剂不适用于小儿、孕妇和心脏病、高血压及阴虚火旺或不会饮酒的患者。"[37]36

《中华人民共和国国家标准》:"黄酒……以稻米、黍米等为原料,经加曲、酵母等糖化发酵酿制而成发酵酒。"[27]1

《中华人民共和国药典》:"酒剂系指饮片用蒸馏酒提取制成的澄清液体制剂。"[32]附录10

《方剂学》(李飞):"酒剂,亦称药酒,古称酒醴。是将药材用白酒或黄酒浸泡或加温隔水炖煮,去渣取液而制成的澄清液体制剂。"[40]82

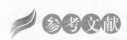

参考文献

版社,1957:301.

[26] 中国社会科学院语言研究所词典编辑室.现代汉语词典[Z].北京:商务印书馆,1982:773.

[27] 中华人民共和国国家质量监督检验检疫总局,中国国家标准化管理委员会.中华人民共和国国家标准—黄酒(GB/T 13662—2008)[M].北京:中国标准出版社,2008:1.

[28] [元]忽思慧.饮膳正要[M].刘正书点校.北京:人民卫生出版社,1986:111.

[29] 师哲.调剂与制药学[M].重庆:中正书局,1941:196.

[30] 顾学裘.药剂学[M].上海:商务印书馆,1947:156.

[31] 南京药学院.药剂学[M].北京:人民卫生出版社,1978:36.

[32] 国家药典委员会.中华人民共和国药典:一部[M].北京:中国医药科技出版社,2010:附录10.

[33] 吴兰成.中国中医药学主题词表[M].北京:中医古籍出版社,1996:Ⅱ-201.

[34] 中医药学名词审定委员会.中医药学名词[M].北京:科学出版社,2005:173.

[35] 湖北中医学院.药剂学[M].上海:上海科学技术出版社,1980:74.

[36] 杨医亚.方剂学[M]//钱信忠.中国医学百科全书.上海:上海科学技术出版社,1988:5.

[37] 倪诚.新编方剂学[M].北京:人民卫生出版社,2006:36.

[38] 段富津.方剂学[M].上海:上海科学技术出版社,1995:13.

[39] 李振吉.中医药常用名词术语辞典[M].北京:中国中医药出版社,2001:327.

[40] 李飞.方剂学[M].北京:人民卫生出版社,2011:82.

(南淑玲)

消食剂

xiāo shí jì

一、规范名

【汉文名】消食剂。

【英文名】digestive formula。

【注释】以消食药物为主配伍组成,具有消食开胃、恢复脾胃运化功能,治疗食积证方剂的统称。

二、定名依据

"消食剂"作为一词,最早见于1977年人民卫生出版社出版的医院办大学试用教材《中医学》,其概念与现代术语"消食剂"相同。在此之前,明代《玉机微义》《邯郸遗稿》及清代《杂病广要》《痧胀玉衡》等著作中曾出现"消食之剂";清代《医方集解》《幼科铁镜》《医述》等著作中曾出现"消导之剂";中华人民共和国成立后六七十年代出版的一些中医文献中曾使用"消导剂"一词,如《中医学概论》(孟景春)、《中医方剂学讲义》(南京中医学院)等。这些名词的内涵与"消食剂"一词相似。而"消食"一词的出现则更早,可追溯到秦汉时期。

"消"有消除,散失之意,"食"指食物,饮食,"消食"既是消除饮食积滞之意;"剂"有调配,调和,整合之意。可见"消食剂"指的是以消食药物为主配伍组成,具有消食开胃、恢复脾胃运化功能,治疗食积证方剂的统称,能够确切反映出术语的内涵。

自"消食剂"一词出现后,现代著作多有沿用,如《中医药常用名词术语辞典》《WHO西太平洋地区传统医学名词术语国际标准》等以及全国高等中医药院校规划教材《方剂学》等均以"消食剂"作为规范名。说明"消食剂"一词作为规范名已成为共识,符合术语定名的约定俗成原则。

我国2005年出版的由全国科学技术名词审定委员会审定公布的《中医药学名词》已以"消食剂"作为规范名。所以"消食剂"作为规范名也符合术语定名的协调一致原则。

三、同义词

【曾称】"消食之剂"(《玉机微义》);"消导之剂"(《医方集解》);"消导剂"(《中医学概论》)。

四、源流考释

春秋战国至秦汉时期,《黄帝内经素问·至真要大论》[1]503 中提到"坚者削之""结者散之",这即是消食剂治方原则的理论依据。《黄帝内经素问·腹中论》记载:"黄帝问曰:有病心腹满,旦食则不能暮食,此为何病?岐伯对曰:名为鼓胀……治之以鸡矢醴……此饮食不节,故时有病也。"[1]223 可见,鸡矢醴可治疗因饮食不节而致的心腹满证,这也是较早的具有消积下气作用的方剂。《神农本草经》记载:"术……止汗,除热,消食"[2]29,这是"消食"一词较早的记载。

汉代张仲景《伤寒杂病论》中也记录了一些具有消食化积作用的方剂,如"枳术汤"[3]50"厚朴生姜甘草半夏人参汤"[4]86 等,至今临床仍沿用。

晋唐时期,这一时期的本草类著作多次使用"消食"一词来记录药物的功效,如《本草经集注》"穬麦,味甘,微寒……消食和中"[5]505;《新修本草》"龙脑香及膏香……消食,散胀满"[6]338,339"莱菔根……大下气,消谷……其嫩叶为生菜食之。大叶熟啖,消食和中"[6]461,462;《食疗本草》"罗勒……调中消食,去恶气"[7]131;《海药本草》"莳萝……主膈气,消食,温胃"[8]30 等。同时,这一时期的方书中对有消食化积作用的方剂记载增多,如《备急千金要方》中有"消食断下丸"[9]465"消食丸"[9]465"通噎消食膏酒方"[9]466;《外台秘要》中有"痰饮食不消及呕逆不下食方九首"[10]225"留饮宿食方七首"[10]230。

宋金元时期,对于具有消食化积作用的方剂记载数量逐渐增多,并开始列专篇进行讨论。如《太平圣惠方》[11]1534,1535 中记录了"丁香丸方""乳香丸方"等九首化气消食方;《医心方》[12]206,207 收录了宋以前各类文献中记载的一些消食化积的方剂及治法;《圣济总录》[13]1284-1289 中记载了"槟榔丸""木香丸""积气丸"等多首治疗宿食的方剂。由此可见,这一时期的大型方书中均将具有消食化积作用的方剂归为一类并列专篇讨论,"化气消食丸方""治宿食不消方""积聚饮食不消"这些名词虽然在文字表达上有所不同,但其内涵与"消食剂"是相近的。

明清时期,一方面,有些著作采用以方附论的形式,将消食化积类方剂划归于证候门类之后,如《普济方》[14]109,110 中记载了"大曲丸""干姜散"等多首消食化积的方剂;《奇效良方》[15]123-129 中记载了"枳术丸""安神丸""运脾散"等消食剂;《鲁府禁方》[16]19,20 中记载了"消滞丸""消导平胃散""健脾丸"等方剂。另一方面,"消食之剂""消导之剂""消导剂"等一些名词作为消食导滞类方剂的统称大量出现在医著之中,如《玉机微义》[17]79,482,489 中的"消食之剂";《医方集解》[18]238《医方论》[19]85-87 中的"消导之剂";《孙文垣医案》[20]8《幼科铁镜》[21]42,43《医述》[22]428 中的"消导剂";《金匮翼》[23]207 中的"消食去积之剂"等。而在这些意义相近的名词中,"消食之剂"一词的使用率最高,如《秘传证治要诀及类方》[24]35《邯郸遗稿》[25]73《幼科证治准绳》[26]815《痧胀玉衡》[27]89《女科经纶》[28]215,216《医学传灯》[29]26,35《盘珠集胎产症治》[30]20《冯氏锦囊秘录》[31]658《顾松园医镜》[32]74《杂病源流犀烛》[33]256《续名医类案》[34]792《得心集医案》[35]209 等著作中都用到了"消食之剂",与现代名词"消食剂"的内涵完全相同。

现代,1958 年人民卫生出版社出版的《中医学概论》[36]312《中医方剂学讲义》[37]202 等医著中均使用"消导剂"一词作为消积导滞类方剂的统称。1977 年人民卫生出版社出版的医院办大学试用教材《中医学》[38]282 首次使用"消食剂"一词,其概念与现代术语"消食剂"相同。此后,"消食剂"作为以消食药物为主配伍组成,具有消食开胃、恢复脾胃运化功能,治疗食积证方剂的统称

方剂

一直被沿用。随着名词标准化工作的推进，中医相关著作中均以"消食剂"作为规范名，如《中医药常用名词术语辞典》[39]328《WHO西太平洋地区传统医学名词术语国际标准》[40]266《方剂学》（段富津）[41]274、《方剂学》（李庆诒）[42]110、《方剂学》（李飞）[43]1928、《方剂学》（邓中甲）[44]337、《方剂学》（冯泳）[45]293、《方剂学》（周永学）[46]288等。

总之，消食剂的治方原则最早可追溯到《黄帝内经素问·至真要大论》中提到"坚者削之""结者散之"。而《黄帝内经素问·腹中论》中记载的鸡矢醴是较早的具有消积下气作用的方剂。《神农本草经》中出现了"消食"一词的使用。汉代《伤寒杂病论》中也记录了一些具有消食化积作用的方剂。晋唐时期，"消食"一词的使用较为广泛，主要用于描述药物的功效，同时唐代的方书中对具有消食化积作用的方剂记载增多。宋金元时期，对于具有消食化积作用的方剂记载数量逐渐增多，在一些大型方书中开始将具有消食化积作用的方剂归为一类，列专篇讨论，出现了"化气消食丸方""治宿食不消方""积聚饮食不消"等一些与"消食剂"内涵相近的名词。明清时期，"消食之剂""消导之剂""消导剂"等一些名词作为消食导滞类方剂的统称大量出现在医著之中，而在这些意义相近的名词中，"消食之剂"一词的使用率最高，与现代名词"消食剂"的内涵完全相同。现代，随着名词标准化工作的推进，中医相关著作中均以"消食剂"作为规范名词。

五、文献辑录

《黄帝内经素问·腹中论》："黄帝问曰：有病心腹满，旦食则不能暮食，此为何病？岐伯对曰：名为鼓胀。帝曰：治之奈何？岐伯曰：治之以鸡矢醴，一剂知，二剂已。帝曰：其时有复发者，何也？岐伯曰：此饮食不节，故时有病也。虽然其病且已，时故当病，气聚于腹也。"[1]223

"至真要大论"："帝曰：请言其制。岐伯曰：君一臣二，制之小也；君一臣三佐五，制之中也；君一臣三佐九，制之大也。寒者热之，热者寒之，微者逆之，甚者从之，坚者削之，客者除之，劳者温之，结者散之，留者攻之，燥者濡之，急者缓之，散者收之，损者温之，逸者行之，惊者平之。上之下之，摩之浴之，薄之劫之，开之发之，适事为故。"[1]503

《神农本草经》卷一："术。味苦温。主风寒湿痹死肌。痉。疸。止汗除热。消食作煎饵。久服轻身延年不饥。"[2]29

《金匮要略·水气病脉证并治》："心下坚，大如盘，边如旋盘，水饮所作，枳术汤主之。"[3]50

《伤寒论·辨太阳病脉证并治》："发汗后，腹胀满者，厚朴生姜甘草半夏人参汤主之。"[4]86

《本草经集注·果菜米谷有名无实》："穬麦味甘，微寒，无毒。主轻身，除热。久服令人多力健行；以作蘗，温，消食和中。"[5]505

《新修本草》卷十三："龙脑香及膏香，味辛、苦，微寒，一云温，平，无毒。主心腹邪气，风湿积聚，耳聋，明目，去目赤肤翳。出婆律国，形似白松脂，作杉木气，明净者善；久经风日，或如雀屎者不佳。云合粳米炭、相思子贮之，则不耗。膏主耳聋。树形似杉木，言婆律膏是树根下清脂，龙脑是树根中干脂。子似豆蔻。皮有甲错，香似龙脑，味辛，尤下恶气，消食，散胀满，香人口，旧云出婆律国，药以国为名也。亦言即杉脂也。江南有杉木，未经试造，或方土无脂，尤甘蕉比闻花而无实耳。"[6]338,339

卷十八："莱菔根，味辛、甘，温，无毒。主散服及炮煮服食，大下气，消谷，去痰澼，肥健人，生捣汁服，主消渴，试大有验。陶谓温菘是也。其嫩叶为生菜食之。大叶熟啖，消食和中。根效在芜菁之右。"[6]461,462

《食疗本草》卷下："罗勒味辛，温，微毒。调中消食，去恶气，消水气，宜生食。"[7]131

《海药本草·草部》："莳萝……谨按《广州记》云：生波斯国。马芹子即黑色而重，莳萝子即褐色而轻。主膈气，消食，温胃，善滋食味。多食无损，即不可与阿魏同合，夺其味尔。"[8]30

《备急千金要方》卷十五："消食断下丸，寒冷者常服之方：曲、大麦蘖（各一升），吴茱萸（四两），上三味，末之，蜜和。服十五丸如梧子，日三。"[9]465"消食丸，治数年不能食方：小麦蘖、曲（各一升），干姜、乌梅（各四两），上四味，末之，蜜和。服十五丸，日再，加至四十丸。寒在胸中及反胃翻心者，皆瘥。"[9]465"治脾虚寒劳损，气胀噫满，食不下，通噫消食膏酒方：猪膏（三升），宿姜（汁五升），吴茱萸（一升），白术（一斤），上四味，捣茱萸、白术等二物，细细下筛为散，内姜汁膏中煎，取六升。温清酒一升，进方寸匕，日再。"[9]466

《外台秘要》卷八："痰饮食不消及呕逆不下食方九首……病源夫痰水结聚，在于胸腑膀胱之间，久而不散流行于脾胃。脾胃恶湿，得水则胀，胀则不能消食也。或令腹里虚满，或水谷不消化，或时呕逆，皆其候也。"[10]225"留饮宿食方七首……病源留饮宿食者，由饮酒宿食后饮水多，水气停留于脾胃之间，脾得湿气则不能消食，令人噫气酸臭，腹胀满，亦壮热，或吞酸，所以谓之留饮宿食也。"[10]230

《太平圣惠方》卷四十九："经效化气消食丸方……治积滞气，消宿食，除心腹胀满，不思饮食。面色萎黄，脐腹疼痛，及丈夫元气，妇人血气，并皆治之，丁香圆方……治宿食不化，心膈气滞，中焦不和，及癥癖积聚，或多呕逆，并宜服乳香圆方……治一切积滞气，胸膈不利，饮食难化，心腹结硬，欲成癥瘕，面色萎黄，脐腹多痛，宜服硼砂煎圆方……治一切气，及消宿食，朱砂圆方……治化气消食，治心腹气痛，麝香圆方……化气消食，赤丸子方……化气消食，五灵脂圆方……治冷气，破积聚，消宿食，巴豆圆方。"[11]1534,1535

《医心方》卷九："治宿食不消方第十……《病源论》云：宿食不消者，由五脏气虚弱，寒气在于脾胃之间，故使谷不化也。旧谷未消，新谷又入，脾气既弱，故不能磨之，则经宿而不消也。令人腹胀气急，噫气酸臭，时复煎寒壮热是也。或头痛如疟之状。《集验方》治凡所食不消方：取其余类烧作末，酒服方寸匕，便吐去宿食，即瘥。陆光录说，有人食桃有不消作病，时已晚，

无复桃，就树间得㯏桃子，烧，服之，登吐出，病即瘥。（《小品方》同之。）《南海传》云：若疑腹有宿食，又刺脐胸，宜须恣饮熟汤，指剔喉中，变吐令尽，更饮更决，以尽为度，或饮冷水，理亦无伤，或干姜汤，斯甚妙也，其日必须断食，明朝方始进食。《范汪方》治腹痛，消谷止利，服大豆方：取大豆，苟择貌好者服一合所，日四五服，一日中四五合，饭后辄服，虽非饭后，可投，间服，趁尽四五合，欲服时，手接豆令烟烟光明，若苦坚难，小减豆。《范汪方》治食生冷之物，或寒时衣薄当风，食不消，或夜食以卧，不消化，心腹烦痛胀急，或连日不化方：烧地令热，以蒋席布上卧，上厚覆取汗，愈。（又《葛氏方》同之。）《新录方》治宿食不消方：薤白（切，一升）豉（一升）水四升，煮取二升，分二服。又方：生姜五大两，捣取汁，温服之。又方：捣蒜如泥，酒服如枣，日三。又方：曲末、干姜末一升，酒服一方寸匕，日二。又方：灸太仓穴二三百壮。又方：灸脐左右相去三寸，名魂舍，并依年壮，唯多益佳。又方：灸第五椎并左右相去一寸五分。《录验方》治宿食不消，大便难，练中丸方：大黄（六分），葶苈子（四两，熬），杏仁（四两，熬），芒硝（四两，熬），凡四物，下筛，蜜和，食已服如梧子七丸，日三，不知稍增。《千金方》消食丸，主数年不能食方：小麦蘖（一升），姜（四两），乌梅（四两），七月七日曲（一升），四味，蜜和，服十丸，日再，至四十丸，寒在胸中，及反胃翻心者皆瘥。《拯要方》治宿舍不消，心腹妨满胀痛，须利方：诃黎勒皮（八分），桔梗（六分），槟榔仁（八分），夕药（六分），大黄（十分），右，为散，空腹煮生姜，饮服三钱匕，日二服。《葛氏方》治脾胃气弱，谷不得下，遂成不复受食方：大麻子仁（一升），大豆黄卷（二升），并熬令黄香，捣筛，饮服一二方寸匕，日四五。（今按：《僧深方》大麻子仁三升，大豆二升，调中下气，调冷热，利水谷。）"[12]206,207

《圣济总录》卷七十二："积聚宿食不消……治积聚宿食不消。中脘痞滞。烦满气促。腹内刺痛。噫气不思饮食。木香丸方……治积聚宿

食不消。胸膈痞闷。腹肚胀满疞痛不食。丁香丸方……治积聚宿食不化。留滞成块。心腹疼痛。疲倦多困。日渐黄瘦。木香丸方……治久积气块。宿食不消。胸膈痞闷。痰逆恶心。不思饮食。脐腹刺痛。醋心噎塞。小分气丸方……消积化气。温胃思食。治食后心膈妨闷。如意丸方……消积滞。化宿食、痰饮。治胸膈痞闷。桂香匀气丸方……治一切积滞。宿食不消。痰逆恶心。吐泻霍乱。膈气痞满。胁肋膨闷。呕哕心疼泄痢。宜服积气丸方……治久积伏滞。胸膈膨胀。心腹刺痛。不化饮食。及妇人血气疼痛。紫沉消积丸方……消积化气、进食。黑神丸方……治积聚、宿食留饮不消。丁香丸方……治积聚气滞。胸膈满闷。心腹疞痛。不化饮食。乳香丸方……治积聚癖块。一切所伤。吃食减少。日渐黄瘦。如圣丸方……消食化气。利胸膈。及积聚凝滞。脏腑刺痛。饮食减少。木香丸方……消食化气。破积聚。治心腹胀满。噫醋恶心。八仙丸方……取积聚。消宿食。槟榔丸方……治脾胃虚冷。积聚沉结。宿食不消。益智散方……治久积聚宿滞不消。或翻胃吐逆。恶心干哕。及脾寒等疾。藿香煮散方……治诸积宿食不消。黑虎丸方……治一切积滞。化气消食。补益真气。逐产后败血。补虚损。硇砂煎丸方……治积聚宿食不消。胁肋坚硬。及心腹刺痛诸病。礞石丸方……治肋下结块。连心腹痛。食冷物即剧。鳖甲散方。"[13]1284-1289

《普济方》三十五："胃中宿食（附论）……大凡病宿食在上管当吐之，脉数而滑者实也。有宿食不消，下之愈。胃中有澼，食冷物即痛不能食，有热物即欲食，大腹有宿食；寒慄发热如疟状，宿食在小腹者。当暮发热，明旦复止，寸脉紧即头痛风寒，或腹中宿食不化，寸口脉紧者。如转索左右无常，脾胃中宿食不消，寸口脉浮而大，按之反涩，故知宿食。大曲蘖丸（千金方）主消谷断下，温和，又寒冷者。长服不患霍乱……干姜散（千金方）治不能食，心意冥然忘食……消食丸（千金方）治数年不能食……消食断下丸（千金方）治寒冷者常服之……曲柏散（千金方）消谷能食，除肠中水气肤胀……开胃生姜丸 治中焦不和，胃寒水谷不化，噫气不通，噎气痞满，口淡吞酸，食时膨胀，哕逆恶心，呕吐痰水，宿食不消，咳嗽胁肋刺痛。宽中开胃，进饮食……平胃丸（千金方）治丈夫小儿食实不消，胃气不调，或湿热闭结，大小便不利者。有病冷者，服露宿丸热药后，当进此丸调胃……调中益五脏，开胃令人能食。（本草）以草果食之。利五脏，健胃，令人能食。以蛆煮食之，以饭压之。不尔，令人口干。开胃消食（本草）以莲藕生研服之。开胃通心膈（本草）以麦芽炙作熟水饮。主开胃（本草）以生藕蒸煮食之，良。开胃。通利五脏。用鲻鱼煮食之，久食令人肥健而开胃（鲻鱼似鲤身圆头扁骨软生江海水中）。调中消食去恶气。用罗勒（即兰香也味辛温有小毒）生食之。"[14]109,110

《奇效良方》卷十七："枳术丸……治痞，消食强胃。枳实（去穰，麸炒，一两），白术（二两），上为细末，用荷叶包米，煨熟饭，捣和丸，如梧桐子大，每服五十丸，不拘时白汤送下……安神丸 消食健脾益气，进美饮食。人参、缩砂、香附子（炒，去毛）、三棱、莪术（煨）、青皮、陈皮、神曲（炒）、麦蘖（炒）、枳壳（炒，去穰，各等分），上为细末，用粳米煮糊为丸，如梧桐子大，每服三十丸，空心用米饮送下，盐汤下亦得……运脾散……通中健胃，消食快气。人参、白术、藿香、肉豆蔻、丁香、缩砂、神曲（各一两），甘草（半两），上为细末，每服二钱，不拘时用橘皮汤调服。"[15]123-129

《鲁府禁方》卷一："伤食……消滞丸……消酒消食，消水消气，消痞消胀，消肿消积消痛。黑牵牛（炒，取头末二两），南香附米（炒）、五灵脂（各一两），上为细末，醋糊为丸，如绿豆大，每服二三十丸，食后淡姜汤送下。消导平胃散 治饮食所伤，胸膈痞闷，肚腹疼痛。苍术（米泔制）、陈皮、厚朴（姜汁炒）、神曲（炒）、麦芽（炒）、枳实（麸炒）、香附米、甘草，姜、枣水煎，温服。伤肉食加山楂，腹痛加莪术，恶心加砂仁，有痰加半夏，伤酒加姜炒黄连、干葛。健脾丸……枳实（一两，麸炒),白术(三两,麸炒),陈皮(二两),神曲(一两,炒),木香(五钱)、半夏(姜制)、黄连(炒)、黄芩(炒)、厚朴(姜制)、当归(酒洗)、香附子(去毛)、大麦芽(炒)、白芍(酒炒)、白茯苓(去皮,各一两),川芎(五钱),上为细末,用荷叶煮,糯米糊丸,如桐子大,每服四五十丸,食后白米汤下。"[16]19,20

《玉机微义》卷七:"消食之剂……三因红丸子专治食疟。蓬术、三棱(各二两醋煮一伏时),胡椒(一两),青皮(三两炒),阿魏(一分醋化),右为末,别研苍术末,用阿魏醋米糊为丸,桐子大,炒土硃(朱)为衣。每服五十至百丸。"[17]79

卷四十五:"消食之剂……三因红丸子,治谷疸发黄,方见霍乱门。用生姜甘草汤下。"[17]482

卷四十六:"消食之剂……三因红丸子,治脾胃虚冷,饮食失节,宿食留饮,聚癖肠胃,或因食不调,冲冒寒湿,忽作霍乱吐利,并作心腹绞痛。"[17]489

《医方集解》卷下十六:"消导之剂……消者,散其积也;导者,行其气也。脾虚不运,则气不流行;气不流行;则停滞而为积;或作泻痢,或成癥痞,以致饮食减少,五脏无所资禀,血气日以虚衰,因致危困者多矣,故必消而导之。轻则用和解之常剂,重必假峻下之汤丸,盖浊阴不降,则清阳不升;客垢不除,则真元不复;如戡定祸乱,然后可以致太平也。峻剂见攻里门。兹集缓攻平治、消补兼施者,为消导之剂。"[18]238

《医方论》卷四:"消导之剂……平胃散……枳术丸……保和丸……健脾丸……枳实消痞丸……痞气丸……葛花解酲汤……鳖甲饮。"[19]85-87

《孙文垣医案》卷一:"予曰:诸公不过用二陈平胃,加山楂、麦芽等消导剂耳,与症何涉。盖翁伤于瓜果,而为寒湿淫胜。经云:寒淫所胜,治以辛温。然瓜果非麝香、肉桂不能消,此诸公所以不能愈翁疾也。"[20]8

《幼科铁镜》卷四:"方伯张存儒初生有公郎,抱惊风患。初郡中医,作夹食,用消导剂,症加甚。后予用半夏四钱,生姜一钱,防风二钱,一服即愈。此药用当而通神之一验也。"[21]42,43

《医述》卷七:"凡饮食不消,胸膈胀闷,须加

行气药于消导剂中。予常治胸膈否滞,饮食胀闷,用白术、陈皮、枳实、楂肉,加香、砂为丸,服之少顷,呕气数声,胸膈即宽,饮食即进,此皆行气之功。固虽伤于热食,须用芩、连,亦必加香、砂方效。不然,食方凝结,又益以寒凉,食安得行,气安得化,因成脾泄中满者多矣。"[22]428

《金匮翼》卷七:"治中汤 治食症呕吐……洁古紫沉丸 治中焦吐食,由食积与寒气相格,故吐而疼……温中法曲丸 治食已心下痛,阴阴然不可忍,吐出乃已,病名食痹。"[23]207

《秘传证治要诀及类方》卷二:"因食所伤,肝食不理,故痰涎壅塞,若中风然。亦有半身不遂者,肝主筋故也。治以风药则误矣,宜用消食之剂,其中当木瓜散。"[24]35

《邯郸遗稿》卷四:"若腹痛胀满,呕逆不定,多因是食,宜丁香消食之剂。"[25]73

《幼科证治准绳》集六:"亦有乳食停滞不消化而腹胀者,当以升发解利药中,加消食之剂。"[26]815

《痧胀玉衡》后卷:"放痧后用宝花散并活血顺气消食之剂,俱调黑糖,候稍冷饮之,复刮痧讫,如前二剂,乃安。"[27]89

《女科经纶》卷八:"夫痰与血食,皆赖气以行化,故气行物生,气病物病,此百病所以皆生于气,破血、消痰、消食之剂,必用气药者以此也。"[28]215,216

《医学传灯》卷上:"又有咳嗽气急,胸中不宽者。治之宜分虚实,实者脉来沉滑,可用二陈消食之剂。"[29]26

卷下:"谷疸者,饮食郁结,正气不行,抑而成黄。其症胸膈不宽,四肢无力,身面俱黄,脉来洪滑者,症属于阳。合用二陈消食之剂。"[29]35

《盘珠集胎产症治》卷中:"怒后即食,食停而闷,生化汤加消食之剂。"[30]20

《冯氏锦囊秘录·痘疹全集》:"若因乳食停滞而腹胀者,则于升发解利药中加消食之剂,兼所伤之物,审其寒而施治之。"[31]658

《顾松园医镜》卷十:"久病产后,皆宜调补

方剂

505

脾胃为主,而佐以顺气消食之剂。不可专行克削攻下,恐宿食未消,而元气顿削,以致变幻不测。"[32]74

《杂病源流犀烛》卷十六:"有食积用消食之剂(宜神曲、红曲、山楂、谷芽、麦芽、菔子)。针砂消食平肝,其功最速,不可缺,又须带健脾去湿热之品治之,无不愈者(宜二术、茯苓、泽泻)。"[33]256

《续名医类案》卷二十五:"何以见之?以脉气浮大有力故也。用大剂疏风消食之剂,二剂便霍然。"[34]792

《得心集医案》卷六:"付幼科医治,通用清暑利水生津消食之剂,病转危笃,迫至慢惊之候,目瞪声直,四处干枯。"[35]209

《中医学概论》:"第十二章方剂(十八)消导剂。"[36]312

《中医方剂学讲义》:"凡能消积去壅,导滞宽中的方剂,叫做消导剂。消导,即八法中的消法。"[37]202

《中医学·常用方剂》:消食剂"消食剂,适用于饮食不节,脾胃受伤而引起的食积停滞等症。常用方剂如保和丸。"[38]282

《方剂学》(段富津):"凡以消食药物为主组成,具有消食健脾,除痞化积等作用,以治疗食积停滞的方剂,统称为消食剂。属于'八法'中的'消法'。"[41]274

《方剂学》(李庆诒):"消食导滞剂,适用于饮食积滞内停之证,症见胃脘痞闷,嗳腐吞酸,厌食呕恶,腹痛泄泻等,常用消食导滞药如神曲、山楂、麦芽、鸡内金、莱菔子为主组成方剂。由于积滞内停多影响脾胃运化,易阻滞气机,同时尚有偏寒与化热之别,故应根据不同情况与健脾、理气、温里、清热等药配合使用,代表方如保和丸、枳术丸等。"[42]110

《中医药常用名词术语辞典》:"消食剂……方剂。以消食药物为主组成,具有消食开胃、恢复脾胃运化功能,治疗食积病方剂的统称。分为消食化滞剂和健脾消食剂二类。"[39]328

《方剂学》(李飞):"凡用消食药为主组成,

具有消食、化积、导滞、健脾等作用,主治各种食积证的方剂,称为消食剂。属于'八法'中消法的范畴。"[43]1928

《方剂学》(冯泳):"凡以消食药物为主组成,具有消食健脾,除痞化积等功用,以治疗食积停滞的方剂,统称为消食剂。本类方剂属于八法中的消法范畴。"[45]293

《方剂学》(邓中甲):"凡以消食药为主组成,具有消食健脾或化积导滞作用,治疗食积停滞的方剂,统称消食剂。属于'八法'中的'消法'。"[44]337

《方剂学》(周永学):"凡以消食药物为主组成,具有消食健脾或化积导滞作用,治疗食积停滞的方剂,统称消食剂。属于'八法'中的'消法'。"[46]288

《WHO西太平洋地区传统医学名词术语国际标准》:"消食剂……促进消化、消除饮食积滞的方剂。"[40]266

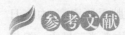参考文献

[1] 未著撰人.黄帝内经素问[M].[唐]王冰注,[宋]林亿校正.北京:人民卫生出版社,1963:223,503.

[2] 未著撰人.神农本草经[M].[清]顾观光重编.北京:人民卫生出版社,1956:29.

[3] [汉]张仲景.金匮要略方论[M].[晋]王叔和集.北京:人民卫生出版社,1963:50.

[4] [汉]张仲景.伤寒论[M].[晋]王叔和撰次,[金]成无己注,[明]汪济川校.北京:人民卫生出版社,1963:86.

[5] [梁]陶弘景.本草经集注[M].尚志钧,尚元胜辑校.北京:人民卫生出版社,1994:505.

[6] [唐]苏敬.新修本草[M].合肥:安徽科学技术出版社,1981:338,339,461,462.

[7] [唐]孟诜.食疗本草[M].北京:人民卫生出版社,1984:131.

[8] [五代]李珣.海药本草[M].尚志钧辑校.北京:人民卫生出版社,1997:30.

[9] [唐]孙思邈.备急千金要方[M].魏启亮,郭瑞华点校.北京:中医古籍出版社,1999:465,466.

[10] [唐]王焘.外台秘要[M].北京:人民卫生出版社,1955:225,230.

[11] [宋]王怀隐.太平圣惠方[M].北京:人民卫生出版社,1958:1534,1535.

［12］［日］丹波康赖.医心方［M］.高文铸,等校注研究.北京：华夏出版社,1996：206,207.

［13］［宋］赵佶.圣济总录［M］.北京：人民卫生出版社,1962：1284－1289.

［14］［明］朱橚.普济方精华本［M］.余瀛鳌,等编选.北京：科学出版社,1998：109,110.

［15］［明］董宿.奇效良方［M］.方贤续补,可嘉校注.北京：中国中医药出版社,1995：123－129.

［16］［明］龚廷贤.鲁府禁方［M］.张惠芳,伊广谦点校.北京：中国中医药出版社,1992：19,20.

［17］［明］徐用诚.玉机微义［M］.刘纯续增.上海：上海古籍出版社,1991：79,482,489.

［18］［清］汪昂.医方集解［M］.北京：中国中医药出版社,1997：238.

［19］［清］费伯雄.医方论［M］.北京：中医古籍出版社,1987：85－87.

［20］［明］孙一奎.孙文垣医案［M］.许霞,张玉才校注.北京：中国中医药出版社,2009：8.

［21］［清］夏禹铸.幼科铁镜［M］.上海：上海科学技术出版社,1982：42,43.

［22］［清］程杏轩.医述［M］.合肥：安徽科学技术出版社,1983：428.

［23］［清］尤怡.金匮翼［M］.北京：中医古籍出版社,2003：207.

［24］［明］戴元礼.秘传证治要诀及类方［M］.北京：商务印书馆：1955：35.

［25］［明］赵养葵.邯郸遗稿［M］.杭州：浙江科学技术出版社,1984：73.

［26］［明］王肯堂.证治准绳［M］.北京：人民卫生出版社,1993：815.

［27］［清］郭志邃.痧胀玉衡［M］.北京：人民卫生出版社,1995：89.

［28］［清］萧埙.女科经纶［M］.北京：中医古籍出版社,1999：215,216.

［29］［清］陈德求.医学传灯［M］.上海：上海科学技术出版社,1985：26,35.

［30］［清］单南山.盘珠集胎产症治［M］//曹炳章辑,张年

顺,等校.中国医学大成：7 妇科 儿科分册.北京：中国中医药出版社,1997：20.

［31］［清］冯兆张.冯氏锦囊秘录［M］.北京：人民卫生出版社,1998：658.

［32］［清］顾松园.顾松园医镜［M］.郑州：河南人民出版社,1961：74.

［33］［清］沈金鳌.杂病源流犀烛［M］.北京：中国中医药出版社,1994：256.

［34］［清］魏之琇.续名医类案［M］.北京：人民卫生出版社,1997：792.

［35］［清］谢映庐.谢映庐医案［M］.上海：上海科学技术出版社,2010：209.

［36］孟景春,周仲瑛.中医学概论［M］.干祖望等编.北京：人民卫生出版社,1958：312.

［37］南京中医学院方剂教研组.中医方剂学讲义［M］.北京：人民卫生出版社,1960：202.

［38］上海第一医院华山医院.中医学［M］.北京：人民卫生出版社,1977：282.

［39］李振吉.中医药常用名词术语辞典［M］.北京：中国中医药出版社,2001：328.

［40］世界卫生组织(西太平洋地区).WHO 西太平洋地区传统医学名词术语国际标准［M］.北京：北京大学医学出版社,2009：266.

［41］段富津.方剂学［M］.上海：上海科学技术出版社,1995：274.

［42］李庆诒.方剂学［M］.北京：中医古籍出版社,2000：110.

［43］李飞.方剂学［M］.北京：人民卫生出版社,2002：1928.

［44］邓中甲.方剂学［M］.北京：中国中医药出版社,2003：337.

［45］冯泳.方剂学［M］.北京：中国古籍出版社,2002：293.

［46］周永学.方剂学［M］.北京：中国中医药出版社,2006：288.

方
剂

（赵　军）

3·095

涌吐剂

yǒng tù jì

一、规范名

【汉文名】涌吐剂。

【英文名】emetic formula。

【注释】以涌吐药物为主配伍组成,具有涌吐痰涎、宿食、胃中毒物等作用,以治疗痰厥、

食积、误食毒物等证方剂的统称。

二、定名依据

"涌吐剂"一词，最早见于明代陈嘉谟《本草蒙筌》，其概念与现代术语"涌吐剂"相同。在此之前，宋代《仁斋直指方论》，金元时期的《汤液本草》《注解伤寒论》《儒门事亲》，明代《普济方》等著作中曾出现"吐剂"；金代《素问病机气宜保命集》《儒门事亲》等著作中曾出现"涌剂""宣剂"等词，这些名词都与现代"涌吐剂"一词的内涵相近。而吐法的应用及"可吐""吐之""吐汤"等词语的出现则更早，可追溯到《内经》及《伤寒杂病论》。

"涌"指水由下向上冒出、涌出；"吐"指使东西从口里出来；"剂"有调配，调和，整合之意。可见"涌吐剂"指的是以涌吐药物为主配伍组成，具有涌吐痰涎、宿食、胃中毒物等作用，以治疗痰厥、食积、误食毒物等证方剂的统称，能确切反映术语的内涵。

自"涌吐剂"一词出现后，后世多有沿用，如清代《冯氏锦囊秘录》。与此同时，与"涌吐剂"意义相近的"吐剂""涌剂""涌吐之剂"也被较多使用，如明清时期《古今医统大全》《本草纲目》《医方考》《医方集解》等。现代著作《中医药常用名词术语辞典》《WHO西太平洋地区传统医学名词术语国际标准》《中国医学百科全书·中医学》《世界传统医学方剂学》《新编方剂学》及各类方剂学教材等均以"涌吐剂"作为规范名。说明"涌吐剂"一词作为规范名已成为共识，符合术语定名的约定俗成原则。

我国2005年出版的由全国科学技术名词审定委员会审定公布的《中医药学名词》已以"涌吐剂"作为规范名。所以"涌吐剂"作为规范名也符合术语定名的协调一致原则。

三、同义词

【曾称】"吐剂"《扁鹊心书》；"涌剂"《素问病机气宜保命集》；"涌吐之剂"《本草蒙筌》）。

四、源流考释

春秋战国至秦汉时期，《黄帝内经素问·阴阳应象大论》[1]31 曰："其高者，因而越之"，指出病位在上部的实证，可用吐法治疗，涌吐剂的组方正是以这条作为基本原则。汉代张仲景以《内经》为指导，发展了吐法的应用，《伤寒论·辨可吐》一节强调了吐法使用的适应证为"胸上诸实"及"中病即止"的使用原则[2]186,187，《伤寒论·辨太阳病脉证并治》[2]113《金匮要略·腹满寒疝宿食病脉证治》[3]34 载有一直为后世所沿用的涌吐方"瓜蒂散"，用以治疗胸上痞满，痰壅，宿食等证。

晋唐时期，据宋代《证类本草》记载："臣禹锡等谨按徐之才《药对》、孙思邈《千金方》、陈藏器《本草拾遗》序例如后。陶隐居云：药有宣、通、补、泄、轻、重、涩、滑、燥、湿。此十种。"[4]22,23 据明代《本草纲目》记载："徐之才曰：药有宣、通、补、泄、轻、重、涩、滑、燥、湿十种，是药之大体"[5]25,26，说明南北朝至唐朝对于药物的分类有了"十剂"的概念。后世诸多医家认为十剂中的"宣剂"即是涌吐剂，如《本草纲目》曰："〔之才曰〕宣可去壅……仲景曰：春病在头，大法宜吐，是宣剂即涌剂也……宣者，升而上也"[5]25,26；明代《本草蒙筌》曰："宣，涌吐之剂也"[6]20；明代《医便》曰："盖吐即古之宣剂"[7]2。可见，晋唐时期出现的"宣剂"一词既是指向上宣解胸中壅滞的药物组成，与现代名词"涌吐剂"意义相近。

宋金元时期，晋唐以后的一些医家对"宣剂"一词的理解存在分歧，正如张从正《儒门事亲》[8]4 中所说"所谓宣剂者，俚人皆以宣为泻剂……又有言宣为通者……岂宣剂，即所谓涌剂者乎！"故这一时期出现了意义更加明确的词语"吐剂""涌剂"。"涌"强调向上冒出；"吐"强调使东西从口中出来，两个名词内涵相同，都用以代表具有向上涌吐胸中实邪的方剂。如宋代《扁鹊心书》[9]37《仁斋直指方论》[10]32，金元时期的《伤寒明理论》[11]11,12《儒门事亲》[8]244《汤液本草》[12]87《卫生宝鉴》[13]10《金匮玉函经二注》[14]265等均称"吐剂";金元时期《素问病机气宜保命集》[15]70《儒门事亲》[8]4称"涌剂"。

明清时期，这一时期被使用较多的词语是"涌剂"和"吐剂"，如《古今医统大全》[16]573《玉机微义》[17]129《顾松园医镜》[18]156《医经小学》[19]103等称"吐剂";《普济方》[20]101《证治准绳》[21]160《十剂表》[22]5《寓意草》[23]87《古今医统大全》[16]866,1197《古今名医汇粹》[24]206《医学心悟》[25]25,26《本草纲目》[5]25,26等称"涌剂"。由于"涌剂""吐剂"所表达的词义更加明确，"宣剂"一词的使用逐渐减少，主要用于古今用词的参照。如《本草纲目》[5]25-26云"宣剂即涌剂也"，《医方考》[26]178,179云:"瓜蒂苦而善涌，赤小豆平而解热，淡豆豉腐而胜燥，此古人之宣剂也"。同时《本草蒙筌》[6]278,279《医方集解》[27]51《汤头歌诀》[28]56《医方论》[29]20《时方歌括》[30]45《冯氏锦囊秘录》[31]741等著作中使用了"涌吐之剂"一词。明代《本草蒙筌》[6]20中首次出现了"涌吐剂"一词，清代《冯氏锦囊秘录》[31]835中也使用了"涌吐剂"，这与现代名词"涌吐剂"的内涵一致。"涌吐之剂"与"涌吐剂"更加明确地表达了名词的内涵，为具有涌吐痰涎、宿食、胃中毒物等作用的方剂的统称。

现代，《中医学概论》[32]261《中医方剂学讲义》[33]32《中医学浅说》[34]180等都使用了"涌吐剂"一词。同一时期被使用较多的同义词还有"催吐剂"，如《时氏处方学》[35]7《中医学新编》[36]221《中医方剂学》[37]386等均使用"催吐剂"一词。随着名词标准化工作的推进，中医相关著作中均以"涌吐剂"作为规范名，如《中国医学百科全书·中医学》[38]1421《中医药常用名词术语辞典》[39]332《世界传统医学方剂学》[40]817《WHO西太平洋地区传统医学名词术语国际标准》[41]264《新编方剂学》[42]591《方剂学》(段富津)[43]284、《方剂学》(许济群)[44]518、《方剂学》(李庆诒)[45]146、《方剂学》(陈德兴)[46]215、《方剂学》(谢鸣)[47]444、《方剂学》(邓中甲)[48]348等。

总之，《黄帝内经素问·阴阳应象大论》的

"其高者，因而越之"奠定了吐法治疗原则。《伤寒杂病论》进一步发展了吐法的应用，强调了吐法使用的适应证为"胸上诸实"，并创立了涌吐剂"瓜蒂散"。南北朝至晋唐时期对于方剂分类出现了"十剂"之说，后世诸多医家认为十剂中的"宣剂"既是涌吐剂。宋金元时期出现了意义更加明确的词语"吐剂""涌剂"，用以代表具有向上涌吐胸中实邪的方剂。明清时期，"涌剂"和"吐剂"仍被较多使用，同时也出现了"涌吐剂""涌吐之剂"，被诸医家多次引用。中华人民共和国成立以后，二十世纪六七十年代的医著中除"涌吐剂"一词，"催吐剂"也是使用较多的名词。随着名词标准化工作的推进，中医相关著作中均以"涌吐剂"作为规范名。

五、文献辑录

《黄帝内经素问·阴阳应象大论》:"其高者，因而越之;其下者，引而竭之;中满者，泻之于内。"[1]31

《伤寒论·辨太阳病脉证并治》:"病如桂枝证，头不痛，项不强，寸脉微浮，胸中痞硬，气上冲咽喉，不得息者，此为胸有寒也。当吐之，宜瓜蒂散。"[2]113

"辨可吐":"大法:春宜吐。凡用吐汤，中病即止，不必尽剂也。病胸上诸实，胸中郁郁而痛，不能食，欲使人按之，而反有涎唾，下利日十余行，其脉反迟，寸口脉微滑，此可吐之。吐之，利则止。宿食，在上脘者，当吐之。病手足厥冷，脉乍结，以客气在胸中;心下满而烦，欲食不能食者，病在胸中，当吐之。"[2]186,187

《金匮要略·腹满寒疝宿食病脉证治》:"宿食在上脘，当吐之，宜瓜蒂散。"[3]34

《证类本草》卷一:"上合药分剂料理法则。臣禹锡等谨按徐之才《药对》、孙思邈《千金方》、陈藏器《本草拾遗》序例如后……诸药有宣、通、补、泄、轻、重、涩、滑、燥、湿，此十种者，是药之大体，而《本经》都不言之，后人亦所未述，遂令调合汤丸，有昧于此者。至如宣可去壅，即姜、橘之属是也。通可去滞，即通草、防己之属是也。补可去弱，即人参、羊肉之属是也。泄可去闭，即葶苈、大黄之属是也。轻可去实，即麻黄、葛根之属是也。重可去怯，即磁石、铁粉之属是也。涩可去脱，即牡蛎、龙骨之属是也。滑可去著，即冬葵、榆皮之属是也。燥可去湿，即桑白皮、赤小豆之属是也。湿可去枯，即紫石英、白石英之属是也。只如此体，皆有所属。凡用药者，审而详之，则靡所遗失矣。"[4]22,23

《本草纲目》卷一："十剂……徐之才曰：药有宣、通、补、泄、轻、重、涩、滑、燥、湿十种，是药之大体，而本经不言，后人未述。凡用药者，审而详之，则靡所遗失矣……宣剂［之才曰］宣可去壅，生姜、橘皮之属是也。［杲曰］外感六淫之邪，欲传入里，三阴实而不受，逆于胸中，天分气分窒塞不通，而或哕或呕，所谓壅也。三阴者，脾也。故必破气药，如姜、橘、藿香、半夏之类，泻其壅塞。［从正曰］俚人以宣为泻，又以宣为通，不知十剂之中已有泻与通矣。仲景曰：春病在头，大法宜吐，是宣剂即涌剂也。经曰：高者因而越之，木郁则达之。宣者升而上也，以君召臣曰宣是矣。凡风痫中风，胸中诸实，痰饮寒结，胸中热郁，上而不下，久则嗽喘满胀，水肿之病生焉，非宣剂莫能愈也。吐中有汗，如引涎追泪嚏鼻，凡上行者，皆吐法也。"[5]25,26

《本草蒙筌·总论》："宣：可去壅，姜、橘之属是也。故郁壅不散，宜宣剂以散之。有积痰上壅，有积瘀上壅，有积食上壅，有积饮上壅。（宣，涌吐之剂也。经曰：高者，因而越之。又曰：木郁则达之。以病在上，而涌吐之也。若瓜蒂散、姜盐汤、人参芦、藜芦之属。）"[6]20

卷六："甜瓜……味苦，气寒。有小毒。村乡园圃，处处种栽。两蒂两鼻，及沉水者杀人；过食作膨，即入水渍便解。食盐少许，化水亦消。少食止渴利小便，通三焦壅塞之气。多啖生痰发湿痒，致脚气泻痢之忧。叶捣汁，涂秃发重出捷方，酒服去跌打凝血；子压油，为肠胃内壅要药，水煎破结聚积脓。茎主鼻痈，花治心痛。其蒂落在茎蔓者为美，榔叶裹悬有风处吹干。俗呼苦丁香，（味甚苦。）堪为涌吐剂。"[6]278,279

《医便》卷二："大法春月，天气上升，人气亦上升应之。或春月诸症，宜吐，发散，升提，不宜降下通利。盖吐即古之宣剂，今人谓宣为泻者，误也。春月肝胆木气用事，木旺则土亏，故脾胃土气受邪，宜抑肝补脾药为主，清肺养心药佐之。随症施治，全在活法。"[7]2

《儒门事亲》卷一："所谓宣剂者，俚人皆以宣为泻剂，抑不知十剂之中，已有泻剂。又有言宣为通者，抑不知十剂之中，已有通剂。举世皆曰春宜宣，以为下夺之药，抑不知仲景曰：大法春宜吐，以春则人病在头故也。况十剂之中，独不见涌剂，岂宣剂即所谓涌剂者乎？《内经》曰：高者因而越之，木郁则达之。宣者，升而上也，以君召臣曰宣，义或同此。伤寒邪气在上，宜瓜蒂散。头痛，葱根豆豉汤。伤寒懊憹，宜栀子豆豉汤。精神昏聩，宜栀子厚朴汤。自瓜蒂以下，皆涌剂也，乃仲景不传之妙。今人皆作平剂用之，未有发其秘者。予因发之，然则为涌明矣。故风痫中风，胸中诸实，痰饮寒结胸中，热蔚化上，上而不下，久则嗽喘、满胀、水肿之病生焉，非宣剂莫能愈也。"[8]4

"吐剂。"[8]244

《扁鹊心书》卷中："一人患左半身不遂，六脉沉细无力。余曰：此必服峻利之药，损其真气，故脉沉细。病者云：前月服捉虎丹，吐涎二升，此后稍轻，但未全愈耳。余叹曰：中风本因元气虚损，今服吐剂，反伤元气，目下虽减，不数日再作，不复救矣。不十日果大反复，求治于余，虽服丹药竟不能起。"[9]37

《仁斋直指方论》卷二："治疟总要不过吐、汗、下而已。当下而下不尽，腹中尚有余痛，或大便一泄之后不复再泄，但时时点滴而出者，须再下之，大黄以佐常山可也。当汗而汗不匀，或头汗至胸而手足无汗者，须周浃一身而汗之，青皮以佐紫苏可也。所谓吐者，须出尽其水饮，若作吐剂，常山岂容辄哉？能于三者究竟焉，收效必矣。"[10]32

《伤寒明理论》卷一："若邪气留于胸中，聚而为实者，非涌吐则不可已。故华佗曰：四日在胸吐之则愈，是邪气已收敛而不散漫者，则可吐之。[内经曰]其高者因而越之，病在胸膈之上，为高越之之为吐也。经曰：病在胸中当吐之发汗，若下之而烦热胸中窒者，则以栀子豉汤吐之。若胸中痞硬，气上冲咽喉不得息者，此为胸中有寒也，则以瓜蒂散吐之。二者均是吐剂。栀子豉汤吐胸中虚烦客热也，瓜蒂散吐胸中痰实宿寒也。若能审明药剂之轻重，辨别邪气之浅深，对症投汤，不为效者，未之有也。"[11]11,12

《汤液本草》卷三："盖甘之味有升降浮沉，可上可下，可内可外，有和有缓，有补有泻，居中之道尽矣。入足厥阴、太阴、少阴，能治肺痿之脓血而作吐剂，能消五发之疮疽。每用水三碗，慢火熬至半碗，去渣服之。消疮与黄芪同功，黄芪亦能消诸肿毒疮疽。修治之法与甘草同。"[12]87

《卫生宝鉴·重刊卫生宝鉴后序》："观各方中所用麻黄、葛根、汗剂也；瓜蒂、赤豆、吐剂也；大黄、芒硝、牵牛、巴豆、下剂也。三攻之法，未尝不用，特其攻补随宜，施之先后，各有攸当。"[13]10

《金匮玉函经二注》卷十五："瓜蒂散……盖瓜蒂，吐剂也，《内经》曰：在上者，因而越之。仲景云：湿家身上疼面黄，内药鼻中，是亦邪浅之故也。"[14]265

《素问病机气宜保命集》卷上："十剂者，宣、通、补、泻、轻、重、涩、滑、燥、湿……宣，郁而不散为壅，必宣剂以散之。如痞满不通之类是也。《本草》：'宜可去壅，必宣剂以散之，如姜、橘之属。'攻其里则宣者上也，泄者下也。涌剂则瓜蒂、栀豉之类是也。发汗通表亦同。"[15]70

《古今医统大全》卷十："吐剂……（仲景）瓜蒂散，专治五痫风痰有效。稀涎散（二方见中风门）。（子和）三圣散，治痫证痰壅中风等疾。瓜蒂（炒微黄，研粗末）、防风（各一两）、藜芦（去苗，去心，二两），右为粗末，每服五钱，以齑汤三茶盏，先用二盏煎三五沸，去齑汁，次入一盏煎三沸，却将原二盏同一处又煎三沸，去渣，澄清

放温。徐徐服之，不必尽剂，以吐为度。"[16]573

卷二十三："一人啖马肉过多腹胀，服大黄、巴豆益甚。脉寸口促，二尺脉将绝，曰胸有新邪，故脉促，宜引之上达。今反夺之，误矣。意以涌剂饮之，置堂中座，使人环旋，顷吐宿会，仍以神芎丸服之遂愈。"[16]866

卷四十一："涌剂……治气郁痰郁，气喘膈闷，非吐不达，则木郁达之之意。凡诸郁气，最宜宣导。稀涎散、瓜蒂散（并见中风门。）"[16]1197

《玉机微义》卷十："吐剂……仲景瓜蒂散……子和三圣散……元戎胜金丸。"[17]129

《顾松园医镜》卷五："十剂者，宣通补泻轻重滑涩燥润是也。宣可祛壅，橘皮生姜之属。宣者升而上也，即吐剂也。"[18]156

《医经小学》卷五："吐剂，瓜蒂散、三圣散、稀涎散之类。并出三阳可吐药例，古今吐法，以病在头，或在胸中，但在上焦皆可用也。"[19]103

《普济方》卷五："十剂者，宣通补泻轻重涩滑燥湿也。宣者，谓郁而不散为壅，必宣剂以散之，如痞满不通之类是也。本草曰：宣可去壅，必宣剂以散之，如姜橘之属，攻其里则宣者上也。泄者下也，涌剂则瓜蒂栀豉之类也。"[20]101

《证治准绳·杂病》："癫病，俗谓之失心风。多因抑郁不遂，侘傺无聊而成。精神恍惚，言语错乱，喜怒不常，有狂之意，不如狂之甚。狂者暴病，癫则久病也。宜星香散加石菖蒲、人参各半钱，和竹沥、姜汁，下寿星丸。或以涌剂，涌去痰涎后，服宁神之剂。"[21]160

《十剂表·十剂解》："十剂解……宣剂者，涌剂也。素问曰：高者因而越之，木郁则达之。伤寒论曰：大法春宜吐，以病在上也。"[22]5

《寓意草·与黄我兼世兄书》："尊夫人惊痰堵塞窍隧、肝肺心包络间，无处不有。三部脉虚软无力，邪盛正衰，不易开散。有欲用涌剂稍吐十分之三，诚为快事。弟细筹之，此法殆不可行。"[23]87

《古今名医汇粹》卷六："痰多者先以涌剂，去其痰后，服安神药。若心经蓄热，发作不常，

或时烦躁,鼻眼觉有热气,不能自由,有类心风,稍定复作,清心汤加石菖蒲。思虑伤心而得者,酒调天门冬、地黄膏,多服乃效。"[24]206

《医学心悟》卷首:"昔仲景治胸痛不能食,按之反有涎吐,下利日数十行,吐之利则止,是以吐痰止利也。丹溪治妊妇转胞,小便不通,用补中益气汤,随服而探吐之,往往有验,是以吐法通小便也。华佗以醋、蒜吐蛇,河间以狗油、雄黄同瓜蒂以吐虫而通膈,丹溪又以韭汁去瘀血,以治前症。由此观之,症在危疑之际,古人恒以涌剂尽其神化莫测之用,况于显然易见者乎则甚矣!吐法之宜讲也。"[25]25,26

《医方考》卷四:"瓜蒂苦而善涌,赤小豆平而解热,淡豆豉腐而胜燥,此古人之宣剂也。如头额两太阳痛者,令病人嚼水一口,以瓜蒂散一字,吹入鼻中,泄出黄水而愈。"[26]178,179

《医方集解》卷上三:"涌吐之剂……邪在表宜汗,在上焦宜吐,在中下宜下,此汗吐下三法也。若邪在上焦而反下之,则逆其性矣。经曰:其高者因而越之;又曰:在上者涌之,是也。先贤用此法者最多,今人惟知汗下,而吐法绝置不用,遇当吐者而不行涌越,使邪气壅结而不散,轻病致重,重病致死者多矣。"[27]51

《汤头歌诀·涌吐之剂》:"涌吐之剂……汗、吐、下、和,乃治疗之四法。经曰:在上者涌之,其高者,因而越之,故古人治病,用吐法者最多。朱丹溪曰:吐中就有发散之义。张子和曰:诸汗法古方多有之,惟以吐发汗者,世罕知之。今人医病,惟用汗、下、和,而吐法绝置不用,可见时师之缺略。特补涌吐一门,方药虽简,而法不可废也。若丹溪用四物、四君引吐,又治小便不通,亦用吐法,是又在用者之圆神矣。"[28]56

《医方论》:"涌吐之剂。"[29]20

《时方歌括》卷上:"小柴胡加常山汤 凡疟症三发之后皆可服。天明时一服,疟未发前一时一服,神效。即柴胡汤加常山三钱,生用不炒。(如服后欲吐者,即以手指探吐,痰吐尽则愈。)陈修园曰:常山一味,时医谓为堵截之品,误信

李士材,薛立斋之说,不敢用之,而不知是从阴透阳,逐邪外出之妙品。仲景用其苗,名蜀漆,后世用其根,实先民之矩矱。既云涌吐,而正取其吐去积痰则疟止……宜可决壅(以君召臣曰宣。宣者,涌吐之剂也。)"[30]45

《冯氏锦囊秘录·杂症痘疹药性主治合参》:"瓜蒂堪为涌吐剂,消身面四肢浮肿水气,咽喉暴塞风痰,杀鬼蛊疰,止咳逆气冲,大苦气寒,能除黄疸湿热,湿家头痛,嗍鼻而愈。"[31]835

《冯氏锦囊秘录·杂症痘疹药性主治合参》:"宣,可去壅,姜、橘之属是也。故郁壅不散,宜宣剂以散之。有积痰上壅,有积瘀上壅,有积食上壅,有积饮上壅。(宣涌吐之剂也。经曰:高者因而越之。又曰:木郁则达之。以病在上而涌吐之也。若瓜蒂散、姜盐汤、人参芦及藜芦之类。)"[31]741

《时氏处方学》:"催吐剂。"[35]7

《中医学概论》:"第十二章 方剂……涌吐剂。"[32]261

《中医方剂学讲义》:"凡能引起呕吐的方剂,叫做涌吐剂。"[33]32

《中医学浅说》:"凡能催吐或引起呕吐的方剂,称为涌吐剂。"[34]180

《中医学新编》:"催吐法是利用药物的催吐作用,以祛除咽喉、胸膈、胃脘间的有害物质的一种治法。是对痰涎上壅、停食在胃,或食物中毒等实证的一种应急措施。"[36]221

《中医方剂学》:"根据'其高者,因而越之'的原则立法,运用涌吐药物为主而组成,具有催吐作用,以涌吐痰涎、宿食、毒物等的方剂,叫做催吐剂。属'八法'中的'吐法'。"[37]386

《方剂学》(段富津):"凡以涌吐药物为主组成,具有涌吐痰涎、宿食、毒物等作用,以治疗痰厥、食积、误食毒物的方剂,统称为涌吐剂,属'八法'中的'吐法'。"[43]284

《方剂学》(许济群):"凡以涌吐药为主组成,具有涌吐痰涎、宿食、毒物等作用,以治疗痰厥、食积、误食毒物的方剂,统称为涌吐剂。属

'八法'中的吐法,'十剂'中的宣剂。"[44]518

《中国医学百科全书·中医学》:"根据'其高者因而越之'(《素问·阴阳应象大论》)的原则,以能引起呕吐的药物为主组成,具有催吐作用的一类方剂,称为涌吐剂。属于八法中的吐法。"[38]1421

《世界传统医学方剂学》:"以涌吐类药物为主组成,具有涌上催吐作用,治疗痰厥、食积、误食毒物等病症的方剂,统称为涌吐剂。"[40]817

《中医药常用名词术语辞典》:"涌吐剂……方剂。见《医方集解·涌吐之剂》。又称催吐剂。以涌吐药物为主组成,具有涌吐痰涎、宿食、胃中毒物等作用,以治疗痰厥、食积、误食毒物方剂的统称。"[39]332

《方剂学》(李庆诒):"凡以涌吐药为主组成,具有涌吐痰涎宿食毒物等作用,以治疗痰厥、食积、误食毒物的方剂,属于'八法'中的吐法。"[45]146

《方剂学》(陈德兴):"凡以涌吐药为主组成,具有涌吐痰涎、宿食、毒物等作用,用于治疗痰厥、食积、误食毒物等病证的方剂,统称涌吐剂。涌吐剂属于'八法'中的'吐法'。"[46]215

《方剂学》(谢鸣):"凡以涌吐药为主组成,具有涌吐痰涎、宿食、毒物等作用,治疗痰厥、食积、误食毒物类疾患的方剂,称为涌吐剂(Formulae that Cause Vomiting)。涌吐剂属于'八法'中的'吐法'范畴。"[47]444

《方剂学》(邓中甲):"凡以涌吐药物为主组成,具有涌吐痰涎、宿食、毒物等作用,以治疗痰厥、食积、误食毒物的方剂,统称涌吐剂,属'八法'中的'吐法'。"[48]348

《新编方剂学》:"以涌吐痰涎、宿食、毒物等为主要作用,用以治疗痰厥、食积、误食毒物的方剂的统称。属于'十剂'中的'宣剂',体现'八法'中的'吐法'。"[42]591

《WHO西太平洋地区传统医学名词术语国际标准》:"涌吐剂……能催吐的方剂,用以治疗痰厥、宿食及吞服毒物。"[41]264

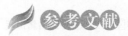

参考文献

[1] 未著撰人.黄帝内经素问[M].[唐]王冰注,[宋]林亿校正.北京:人民卫生出版社,1963:31.

[2] [金]成无己.注解伤寒论[M].[汉]张仲景著,[晋]王叔和撰次,[明]汪济川校.北京:人民卫生出版社,2016:113,186,187.

[3] [汉]张仲景.金匮要略方论[M].[晋]王叔和集.北京:人民卫生出版社,1963:34.

[4] [宋]唐慎微.证类本草[M].上海:上海古籍出版社,1991:22,23,33.

[5] [明]李时珍.本草纲目[M].北京:中国中医药出版社,1998:25,26.

[6] [明]陈嘉谟.本草蒙筌[M].北京:中医古籍出版社,2009:20,278,279.

[7] [明]王三才,饶景曜.医便[M].上海:上海古籍书店,1984:2.

[8] [金]张从正.儒门事亲[M].天津:天津科学技术出版社,1999:4,244.

[9] [宋]窦材.扁鹊心书[M].北京:中医古籍出版社,1992:37.

[10] [宋]杨士瀛.仁斋直指方论[M].北京:中医古籍出版社,2016:32.

[11] [宋]成无己.伤寒明理论[M].北京:商务印书馆,1955:11,12.

[12] [元]王好古.汤液本草[M].北京:人民卫生出版社,1987:87.

[13] [元]罗天益.卫生宝鉴[M].北京:人民卫生出版社,1963:10.

[14] [明]赵以德.金匮玉函经二注[M].北京:人民卫生出版社,1990:265.

[15] [金]刘完素.素问病机气宜保命集[M].北京:中医古籍出版社,1998:70.

[16] [明]徐春甫.古今医统大全[M].北京:人民卫生出版社,1991:573,866,1197.

[17] [明]徐用诚.玉机微义[M].刘纯续增.上海:上海古籍出版社,1991:129.

[18] [清]顾松园.顾松园医镜[M].郑州:河南人民出版社,1961:156.

[19] [明]刘纯.医经小学[M].上海:上海科学技术出版社,1985:103.

[20] [明]朱橚.普济方:第一册[M].人民卫生出版社,1959:101.

[21] [明]王肯堂.证治准绳[M].北京:中国中医药出版社,1997:160.

[22] [清]包诚,耿世珍.十剂表[M].北京:中医古籍出版社,1982:5.

[23] [清] 喻嘉言.寓意草[M].上海：上海科学技术出版社，1959：87.

[24] [清] 罗美.古今名医汇粹[M].北京：中医古籍出版社，1999：206.

[25] [清] 程国彭.医学心悟[M].北京：中国中医药出版社，1996：25，26.

[26] [明] 吴昆.医方考[M].北京：中国中医药出版社，1998：178，179.

[27] [清] 汪昂.医方集解[M].北京：中国中医药出版社，1997：51.

[28] [清] 汪昂.汤头歌诀[M].上海：上海中医药大学出版社，2006：56.

[29] [清] 费伯雄.医方论[M].北京：中医古籍出版社，1987：20.

[30] [清] 陈修园.时方歌括[M].福州：福建科学技术出版社，2007：45.

[31] [清] 冯兆张.冯氏锦囊秘录[M].北京：人民卫生出版社，1998：741，835.

[32] 孟景春，周仲瑛.中医学概论[M].干祖望等编.北京：人民卫生出版社，1958：261.

[33] 南京中医学院方剂教研组.中医方剂学讲义[M].北京：人民卫生出版社，1960：32.

[34] 山东中医学院.中医学浅说[M].济南：山东人民出版社，1962：180.

[35] 时逸人.时氏处方学[M].香港千顷堂书局，1955：7.

[36] 广东中医学院.中医学新编[M].上海：上海人民出版社，1971：221.

[37] 福建医科大学.中医方剂学：下[M].福建医科大学，1976：386.

[38] 《中医学》编辑委员会.中医学[M]//钱信忠.中国医学百科全书.上海：上海科学技术出版社，1997：1421.

[39] 李振吉.中医药常用名词术语辞典[M].北京：中国中医药出版社，2001：332.

[40] 孙世发.世界传统医学方剂学[M].北京：科学出版社，1999：817.

[41] 世界卫生组织（西太平洋地区）.WHO西太平洋地区传统医学名词术语国际标准[M].北京：北京大学医学出版社，2009：264.

[42] 倪诚.新编方剂学[M].北京：人民卫生出版社，2006：591.

[43] 段富津.方剂学[M].上海：上海科学技术出版社，1995：284.

[44] 许济群.方剂学[M].北京：人民卫生出版社，1995：518.

[45] 李庆治.方剂学[M].北京：中医古籍出版社，2000：146.

[46] 陈德兴.方剂学[M].北京：人民卫生出版社，2001：215.

[47] 谢鸣.方剂学[M].北京：人民卫生出版社，2002：444.

[48] 邓中甲.方剂学[M].北京：中国中医药出版社，2003：348.

（赵　军）

调和药

tiáo hé yào

一、规范名

【汉文名】 调和药。

【英文名】 harmonizing medicinal。

【注释】 方剂中具有协调各药的药性，使之更好发挥协同作用的药物。

二、定名依据

"调和药"一词，现最早见于1985年出版的高等中医药院校五版教材《方剂学》（许济群），概念与本术语"调和药"基本相同，已能初步反映本术语内涵。而在此之前，晋代《肘后备急方》出现"调和"，但为调和药剂之意，与本术语内涵并不一致。与本术语内涵相关之"调和"一词，最早见于唐代甄权《药性论》，意为在方剂中协调各药的药性，使之更好发挥协同作用，已能确切地反映本术语的内涵。

自《药性论》出现"调和"一词后，金元时期的《用药法象》《汤液本草》《本草发挥》出现"协和""和"，概念与本术语"调和"基本相同。后来著作多沿用"调和"之名，如明清时期的《普济方》《本草纲目》《景岳全书》《本草崇原》《绛雪园古方选注》《本草求真》《本草从新》《医学衷中参西录》。这些著作均为历代的重要著作,对后世有较大影响。所以"调和药"作为规范名便于达成共识,符合术语定名的约定俗成原则。

现代相关著作,如《中医大辞典》《中医药学名词》《常用中药词语词典》《临床医学多用辞典》《现代方剂学》《方剂学》(李飞)和《中国医学百科全书·方剂学》,以及各版《方剂学》教材等均以"调和药"作为规范名。同时,已经广泛应用于中医药学文献的标引和检索的《中国中医药学主题词表》中以"君臣佐使"作为正式主题词,并在释义中出现"调和药"一词,这些均说明"调和药"作为规范名已成为共识。

我国 2005 年出版的由全国科学技术名词审定委员会审定公布的《中医药学名词》已以"调和药"作为规范名。所以"调和药"作为规范名也符合术语定名的协调一致原则。

三、同义词

未见。

四、源流考释

《说文解字》:"调"意为"和也,从言周声"[1]53"和"意为"相应也,从口禾声"[1]32,可见"调"与"和"本义相同,为偏义复词。

春秋战国至秦汉时期的医学著作《黄帝内经素问·藏气法时论》载:"甘以缓之……甘泻之……甘补之。"[2]141-150 提出了药物五味之"甘"的功用,是为调和药的理论基础。

晋唐时期,葛洪《肘后备急方》出现"调和"一词,如《肘后备急方》:"半夏五两,洗过为末……用生姜醋调和,服之。"[3]106 另如《肘后备急方》:"羊蹄根,捣,绞取汁,用调腻粉少许……如干,即猪脂调和敷之。"[3]150 但此处生姜醋、猪脂之"调和"乃调和药剂之意,并非调和药性。陶弘景《本草经集注》首次出现"调和"之意,见于"甘草"项下:"此草最为众药之主,经方少不用者,犹如香中有沉香也。国老即帝师之称,虽非君,为君所

宗,是以能安和草石而解诸毒也"[4]序录,但只是依据甘草具有能解百毒的功用而将其尊称为"国老",并未明确提出"调和"之名。首次明确将甘草的性能冠以"调和"之名的是甄权《药性论》,据尚志钧从《大观本草》《政和本草》等诸书辑录《药性论》条文,载:"[甘草]诸药众中为君。治七十二种乳石毒,解一千二百般草木毒,调和使诸药有功,故号国老之名矣。"[5]17 自此,甘草的"调和"之性被后世医家所公认并沿用。

宋金元时期,是我国医药学发展的重要时期,医学理论不断创新,此时期对"调和"药的论述主要基于甘草的"调和"作用。据李时珍《本草纲目》记载李东垣《用药法象》曰:"甘草……其性能缓急,而又协和诸药,使之不争。"[6]484 王好古《汤液本草》:"凡用纯寒、纯热药,必用甘草,以缓其力也;寒热相杂,亦用甘草,调和其性也。"[7]23"[甘草]寒热皆用,调和药性,使不相悖……盖甘味主中,有升降浮沉,可上可下,可外可内,有和有缓,有补有泄,居中之道尽矣。"[7]85-87 徐彦纯《本草发挥》:"甘草性平……凡用纯寒纯热之药,必用甘草,以缓其力也。寒热相杂药,亦用甘草,调和其性也。"[8]13 这里的"协和""和""调和"均指明了甘草作为调和药的特征,并将其"调和"之性主要指向调和寒热。

明清时期,各医著主要仍以"甘草"来阐述"调和"之用,如《本草蒙筌》:"[甘草]有升降浮沉,可上可下,可内可外,有和有缓,有补有泻。居中之道,尽备矣。"[9]31,32《本草纲目》:"[甘草]协和群品,有元老之功;善治百邪,得王道之化……可谓药中之良相也。"[6]484"[甘草]调和众药有功,固有'国老'之号。"[6]483 而吴昆在《医方考》论麻黄羌活汤:"甘草能和诸药而兼解散,故以为使。"[10]66,67 已明确提出甘草作为"调和"药,属于使药的范畴。另见于《本草汇言》[11]16《景岳全书》[12]632《本草崇原》[13]1,2《医方集解》[14]88《本草备要》[15]8《本草求真》[16]15《本草从新》[17]5《成方便读》[18]19 等,其中除《本经逢原》[19]29《本经疏证》[20]25 中将甘草"调和"之性具体化为"调和寒热"

方剂

之外,《王绪高医学六书·退思集类方歌注》[21]28 中又将其"调和"之性具体化为"和表里"。

近现代时期,《医学衷中参西录》:"甘草……甘者主和,故有调和脾胃之功,甘者主缓,故虽补脾胃而实非峻补。炙用则补力较大。"[22]322 又将其"调和"之性具体化为调和脏腑之用。直至 1961 年人民卫生出版社《中医方剂学中级讲义》(南京中医学院主编)[23]2 教材,方明确提出"使药"除"能引导诸药直达病所"外,还包括"对诸药起调和作用"。至 1985 年出版高等中医药院校五版教材《方剂学》[24]7 (许济群)方确立:"使药:有两种意义。① 引经药,即能引方中诸药至病所的药物;② 调和药,即具有调和方中诸药作用的药物。"首次出现"调和药"一词。现代有关著作均以"调和药"作为规范名,如《中医大辞典》[25]1054《常用中药词语词典》[26]216《中医药常用名词术语辞典》[27]223,224《中医药学名词》[28]171《中国中医药学主题词表》[29]Ⅱ-205《临床医学多用辞典》[30]1095《中医方剂学讲义》[31]7《方剂学》(广东中医学院)[32]5、《治法与方剂》[33]13《方剂学》[34]3《方剂学》(南京中医学院)[35]5、《实用方剂学》[36]39《方剂学》(贵阳中医学院)[37]11、《方剂学》(段富津)[38]8、《方剂学》(冯泳,申惠鹏)[39]17、《方剂学》(邓中甲)[40]19、《现代方剂学》(邱德文等)[41]7、《方剂学》(李飞)[42]65、《方剂学》(谢鸣)[43]37、《方剂学》(贾波)[44]11、《方剂学》(李冀)[45]10 等。

总之,调和药的理论基础源于《黄帝内经素问·藏气法时论》。晋《肘后备急方》出现"调和",但并非调和药性,而是调和药剂。陶弘景《本草经集注》在"甘草"项下首次出现"调和"意义,已能基本概括出"调和药"现代的含义,但并未出现"调和"之名。首次明确将甘草的性能冠以"调和"之名的见于甄权《药性论》"甘草"项下。宋金元时期直至明清,"甘草"的调和之性被诸医家广泛认知并沿用,并不断将其内涵具体化至调和寒热、调和表里、调和脏腑。至吴昆《医方考》,已明确提出甘草具"和诸药"之用,属

于使药范畴。1961 年人民卫生出版社《中医方剂学中级讲义》(南京中医学院主编)教材,提出"使药"的内涵包括"对诸药起调和作用"。至 1985 年出版的高等医药院校五版教材《方剂学》(许济群)方明确提出"调和药"一词,从而确立使药除"引经药",还包括"调和药"。

五、文献辑录

《说文解字·口部》:"和,相应也,从口禾声。"[1]32

"言部":"调,和也,从言周声。"[1]53

《黄帝内经素问·藏气法时论》:"肝苦急,急食甘以缓之……心欲软……甘泻之……脾欲缓,急食甘以缓之……甘补之。"[2]141-150

《肘后备急方》卷四:"半夏五两(洗过),为末……用生姜、醋调和服之。"[3]106

卷五:"羊蹄根,捣绞取汁,用调腻粉少许如膏,涂敷癣上……如干,即猪脂调和敷之。"[3]150

《本草经集注·草木上品》:"此草最为众药之主,经方少不用者,犹如香中有沉香也。国老即帝师之称,虽非君,为君所宗,是以能安和草石而解诸毒也。"[4]序录

《药性论·草木类》:"诸药众中为君。治七十二种乳石毒,解一千二百般草木毒,调和使诸药有功,故号国老之名矣。"[5]17

《汤液本草·东垣先生用药心法》:"凡用纯寒、纯热药,必用甘草,以缓其力也。寒热相杂,亦用甘草,调和其性也。"[7]23

卷三:"[甘草]《心》云:热药用之缓其热,寒药用之缓其寒。经曰:甘以缓之。阳不足,补之以甘,中满禁用。寒热皆用,调和药性,使不相悖,炙之散表寒……或问:附子理中、调胃承气皆用甘草者,如何是调和之意? 答曰:附子理中用甘草,恐其僭上也;调胃承气用甘草,恐其速下也。二药用之非和也,皆缓也。小柴胡有柴胡、黄芩之寒,人参、半夏之温,其中用甘草者,则有调和之意……(甘草)盖甘之味有升降浮沉,可上可下,可外可内,有和有缓,有补有泄,居中之道尽矣。"[7]85-87

《本草发挥》卷一："甘草性平……凡用纯寒纯热之药，必用甘草，以缓其力也。寒热相杂药，亦用甘草，调和其性也。"[8]13

《本草蒙筌》卷一："解百药毒免害，和诸药性杜争。后人尊之，称为国老……小柴胡汤有柴胡、黄芩之寒，人参、半夏之温，内加同煎，此却调和相协，非谓缓焉……盖甘味有升降浮沉，可上可下，可内可外，有和有缓，有补有泻。居中之道，具尽故尔。"[9]31,32

《本草纲目·草部》："(甘草)调和众药有功，固有'国老'之号。"[6]483 "甘草……其性能缓急，而又协和诸药，使之不争。"[6]484 "(甘草)协和群品，有元老之功；普治百邪，得王道之化……可谓药中之良相也。"[6]484

《医方考》卷二："(麻黄羌活汤)甘草能和诸药而兼解散，故以为使。"[10]66,67

《本草汇言》卷一："[甘草]凡用纯热纯寒之品，必用甘草以缓其势。如附子理中汤用甘草，恐其僭上；调胃承气汤用甘草，恐其速下。此是缓之之法也。寒热相杂之药，必用甘草以和其性。如小柴胡有柴胡、黄芩之寒，人参、半夏之温，内用甘草，此是和之之意也。又建中汤用甘草，以缓脾急而补中州也……协和群品，有元老之功。"[11]16

《景岳全书·大集》："[甘草]其味至甘，得中和之性，有调补之功，故毒药得之解其毒，刚药得之和其性，表药得之助其外，下药得之缓其速……随气药入气，随血药入血，无往不可，故称国老。"[12]632

《本草崇原》卷上："甘草味甘，调和脏腑，通贯阴阳，故治理脏腑阴阳之正气，以除寒热阴阳之邪气也。"[13]1,2

《医方集解》卷上之六："[六和汤]甘草补中，协和诸药。"[14]88

《本草备要·草部》："入和剂则补益，入汗剂则解肌，入凉剂则泻邪热，入峻剂则缓正气，入润剂则养阴血，能协和诸药，使之不争。"[15]8

《本草求真》卷一："[甘草]炙用……调和诸药不争。故入和剂则补益，入凉剂则泻热，入汗

剂则解肌，入峻剂则缓正气，入润剂则养血，并能解诸药毒，及胎儿毒，以致尊为国老。"[16]15

《本草从新》卷一："[甘草]入和剂则补益，入汗剂则解肌，入凉剂则泻邪热，入峻剂则缓正气，入润剂则养阴血，能协和诸药，使之不争。"[17]5

《成方便读》卷一："[败毒散]甘草协和各药，使之不争。"[18]19

《本经逢原》卷一："[甘草]其性能缓急而又协和诸药，故热药用之缓其热，寒药用之缓其寒，寒热相兼者用之得其平。"[19]29

《本经疏证》卷二："《伤寒论》《金匮要略》两书中，凡为方二百五十，用甘草者至百二十方。非甘草之主病多，乃诸方必合甘草，始能曲当病情也。凡药之散者，外而不内。攻者，下而不上。温者，燥而不濡。清者，冽而不和。杂者，众而不群。毒者，暴而无制。若无甘草调剂其间，遂其往而不返。"[20]25

《王旭高医学六书·退思集类方歌注》："[葛根芩连汤]……甘草不特和胃，且以和表里也。"[21]28

《医学衷中参西录·药物》："甘草……甘者主和，故有调和脾胃之功，甘者主缓，故虽补脾胃而实非峻补。"[22]322

《中医方剂学中级讲义》："能引导诸药直达病所，并能对诸药起调和作用的为使药。"[23]2

《中医方剂学讲义》："使药，一般解释为引经药，具有引导诸药直达病所的作用；但有时使药并不是引经药，而是调和诸药的功用。"[31]7

《方剂学》(广东中医学院)："使药，是对一定脏腑、经络作用较强，能直达发病部位的药物，即所谓引经药(引药)或起调和作用的药物。"[32]5

《治法与方剂》："使药，是指在药方中调和诸药，或纠正其偏性、毒性的药物。并且还有引经作用，可引导药力直达病所，所以又称引经药。"[33]13

《方剂学》(许济群)："使药：有两种意义……调和药，即具有调和方中诸药作用的药物。"[24]7

《方剂学》(南京中医学院):"使药,有两种意义,① 引经药,是引方中诸药至病所的药物;② 调和药,是调和方中诸药性味的药物。"[35]5

《中国医学百科全书·方剂学》:"使药:即引经药(指能引导诸的药力达到病变部位或某一经脉的药物);或调和药性的药物。"[34]3

《方剂学》(贵阳中医学院):"使药,有两种意义。一是引经药,即能引方中诸药直达病所。二是调和药,即具有调和方中诸药的作用。"[37]11

《实用方剂学》:"使药:有两种意义。一是引经药,即引导它药直达病所的药物……二是调和药性的药物。"[36]39

《中医大辞典》:"方剂中具有调和诸药作用,或引方中诸药直达病所的药物的统称。分调和药、引经药等。"[25]1054

《中国中医药学主题词表》:"君臣佐使:monarch minister assistant guide.属中药配伍;指方药中诸药之不同的作用,君药为对主证起主要作用的药;臣药为辅助君药加强治主证的药物或对兼证起主要作用的药;佐药为佐助药、佐制药、反佐药;使药为引经药、调和药。"[29]II-205

《方剂学》(段富津):"使药有两种意义,一是引经药,即能引方中诸药以达病所的药物。二是调和药,即具有调和诸药作用的药物。"[38]8

《常用中药词语词典》:"有两种意义:① 引经药,即能引方中诸药至病所的药物;② 调和药,即具有调和方中诸药作用的药物。"[26]216

《中医药常用名词术语辞典》:"方剂中具有调和诸药作用,或引方中诸药直达病所的药物。使药的药力较小,用量亦轻。在一首方剂中只有一二味而已。参见君臣佐使条。"[27]223,224

《方剂学》(冯泳):"使药:有两种意义。① 引经药,即能引方中诸药直达病所的药物。② 调和药,即具有调和方中诸药作用的药物。"[39]17

《方剂学》(邓中甲):"使药:有两种意义。① 引经药,即能引领方中诸药至特定病所的药物;② 调和药,即具有调和方中诸药作用的药物。"[40]19

《中医药学名词》:"调和药:使方剂中药性不同的药物趋于协同作用的使药。"[28]171

《临床医学多用辞典》:"① 引经药,即能引导方中诸药至疾病所在的药物。② 调和药,即具有调和方中诸药作用的药物。"[30]1095

《现代方剂学》:"使药包括两个方面,一是引导药,使药到达病所,作用更加确切,一是调和诸药,协调一致,统一步伐。"[41]7

《方剂学》(李飞):"使药包括引经药和调和药两种意义。其中引经药是引导他药直达病所的药物……调和药,是指具有调和诸药作用的药物而言。"[42]65

《方剂学》(谢鸣):"调和药,能调和方中诸药的性能,协调诸药的相互作用或起到矫味作用。"[43]37

《方剂学》(李冀):"调和药,即具有调和诸药作用的药物。"[45]10

《方剂学》(贾波):"调和药,即能调和方中诸药的性能,协调药物间相互作用的药物。"[44]11

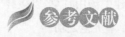 参考文献

[1] [汉]许慎.说文解字[M].长沙:岳麓书社,2006:32,53.

[2] 未著撰人.黄帝内经素问[M].[唐]王冰注,[宋]林亿校正.北京:人民卫生出版社,1956:141-150.

[3] [晋]葛洪.肘后备急方[M].天津:天津科学技术出版社,2005:106,150.

[4] [南朝梁]陶弘景.本草经集注[M].尚志钧辑校.芜湖:芜湖医学专科学校,1985:序录.

[5] [唐]甄权.药性论[M].尚志钧辑校.芜湖:芜湖医学专科学校,1983:17.

[6] [明]李时珍.本草纲目[M].北京:华夏出版社,2011:483,484.

[7] [元]王好古.汤液本草[M].北京:人民卫生出版社,1987:23,85-87.

[8] [元]徐彦纯.本草发挥[M].北京:中国中医药出版社,2015:13.

[9] [明]陈嘉谟.本草蒙筌[M].北京:中医古籍出版社,2009:31,32.

[10] [明]吴昆.医方考[M].北京:中国中医药出版社,

2007：66,67.

[11] [明]倪朱谟.本草汇言[M].北京：中医古籍出版社，
2005：16.

[12] [明]张介宾.景岳全书[M].北京：中国中医药出版
社，1996：632.

[13] [明]张志聪.本草崇原[M].北京：中国中医药出版
社，1992：1,2.

[14] [清]汪昂.医方集解[M].北京：中国中医药出版社，
1997：88.

[15] [清]汪昂.本草备要[M].北京：中国中医药出版社，
1998：8.

[16] [清]黄宫绣.本草求真[M].北京：人民卫生出版社，
1987：15.

[17] [清]吴仪洛.本草从新[M].北京：中医古籍出版社，
2001：5.

[18] [清]张秉成.成方便读[M].上海：科技卫生出版社，
1958：19.

[19] [清]张璐.本经逢原[M].北京：中国中医药出版社，
1996：29.

[20] [清]邹澍.本经疏证[M].上海：上海卫生出版社，
1957：25.

[21] [清]王泰林.王旭高医学六书[M].上海：上海科学
技术出版社，1965：28.

[22] 张锡纯.医学衷中参西录[M].石家庄：河北人民出
版社，1974：322.

[23] 南京中医学院方剂教研组.中医方剂学中级讲义
[M].北京：人民卫生出版社，1961：2.

[24] 许济群.方剂学[M].上海：上海科学技术出版社，
1985：7.

[25] 李经纬,邓铁涛,等.中医大辞典[M].北京：人民卫
生出版社，1995：1054.

[26] 于维萍,李守俊.常用中药词语词典[M].济南：山东
科学技术出版社，1998：216.

[27] 李振吉.中医药常用名词术语辞典[M].北京：中国
中医药出版社，2001：223,224.

[28] 全国科学技术名词审定委员会.中医药学名词[M].

北京：科学出版社，2005：171.

[29] 吴兰成.中国中医药学主题词表[M].北京：中医古
籍出版社，1996：Ⅱ-205.

[30] 柯天华,谭长强.临床医学多用辞典[M].南京：江苏
科学技术出版社，2006：1095.

[31] 南京中医学院.中医方剂学讲义[M].上海：上海科
学技术出版社，1964：7.

[32] 广东中医学院.方剂学[M].上海：上海人民出版社，
1974：5.

[33] 河南中医学院.治法与方剂[M].北京：人民卫生出
版社，1976：13.

[34] 杨医亚.方剂学[M]//钱信忠.中国医学百科全书.上
海：上海科学技术出版社，1988：3.

[35] 南京中医学院.方剂学[M].北京：中医古籍出版社，
1987：5.

[36] 周凤梧.实用方剂学[M].济南：山东科学技术出版
社，1989：39.

[37] 贵阳中医学院.方剂学[M].贵阳：贵阳人民出版社，
1989：11.

[38] 段富津.方剂学[M].上海：上海科学技术出版社，
1997：8.

[39] 冯泳.方剂学[M].北京：中医古籍出版社，2002：17.

[40] 邓中甲.方剂学[M].北京：中国中医药出版社，
2004：19.

[41] 邱德文,冯泳,邹克扬.现代方剂学[M].北京：中医
古籍出版社，2006：7.

[42] 李飞.方剂学[M].北京：人民卫生出版社，2011：65.

[43] 谢鸣,周然.方剂学[M].北京：人民卫生出版社，
2013：37.

[44] 贾波.方剂学[M].北京：中国中医药出版社，2016：
11.

[45] 李冀.方剂学[M].北京：中国中医药出版社，2016：
10.

（赵　黎）

3·097

培土生金

péi tǔ shēng jīn

一、规范名

【汉文名】培土生金。

【英文名】supplementing earth to generate

metal。

【注释】运用五行相生中"土生金"理论，针对肺虚证或肺脾两虚证，通过补气健脾以补肺的治法。代表方如参苓白术散。

二、定名依据

"培土生金"一词见于清代魏之琇的《续名医类案》，虽此前众多医学著作早已认识到补脾益肺这种治疗肺虚证或者肺脾两虚证的治法，但概括并不全面。

《内经》中就已记载了肺和脾之间的关系，张仲景在《金匮要略》中创制了麦门冬汤体现了补脾益肺的治法。后世医家对于补脾益肺法不断地发展总结，金元时期将该治法在临床中广泛应用；明清时期，逐渐将补脾益肺这一治法概括为"补土生金""土旺金生""扶土生金""培土生金"等，其中"培土生金"能较生动而确切地反映本术语的内涵。

自清代魏之琇提出"培土生金"一词之名后，在近现代沿用广泛。民国时期的医学著作如《经方实验录》《医学衷中参西录》多有沿用。这些著作均为近现代学术史上的重要著作，具有较大影响。所以"培土生金"作为规范名便于达成共识，符合术语定名约定俗成的原则。

现代相关著作，如《中医治法与方剂》《新编方剂学》，多版《方剂学》教材以及辞书类著作《中医大辞典》《中国大百科全书（简明版）》和《中国医学百科全书·方剂学》等均以"培土生金"作为规范名。已经广泛应用于中医药学文献的标引和检索的《中国中医药学主题词表》也以"培土生金"作为正式主题词，这些均说明"培土生金"作为规范名已成为共识。

全国科学技术名词审定委员会审定公布的《中医药学名词》已以"培土生金"作为规范名。所以"培土生金"作为规范名也符合术语定名的协调一致原则。

三、同义词

【曾称】"补脾益肺"（《简明中医辞典》）。

四、源流考释

中医理论早在《内经》时代就已经关注到了脾胃和肺脏之间的相互关系。在生理上，《黄帝内经素问·经脉别论》中讲到"脾气散精，上归于肺，通调水道，下输膀胱"[1]140；在病理上，《黄帝内经素问·咳论》中说："五脏六腑皆令人咳，非独肺也"，并指出脏腑之咳，"皆聚于胃，关于肺。"[1]216 至东汉时期，张仲景虽未明确论及脾肺之间这种相互关系，但其在《金匮要略》中创立了治疗"大逆上气，咽喉不利，止逆下气者"[2]29 的麦门冬汤，方中除用麦门冬滋肺阴、降肺气之外，加入人参、大枣、粳米、甘草等甘温濡润之品，补益脾气，以生津液，使脾旺而生化有源，上润于肺，配合麦冬滋养肺胃之阴的功效，蕴含阳生阴长之理，从而达到补土生金的效果，有助于肺气、肺阴的恢复。此处从脾治肺，足见其对脾肺关系的深刻理解，并示后世以补脾益肺的治疗方法。《中藏经》曰："脾者土也，心者火也，肺者金也，火生土，土生金，故曰上有金母，下有肺子，脾居其中，病则如斯耳，脾病则下子不宁。子不宁则为阳不足也。阳不足则发寒，脾病则血气俱不宁"[3]20，描述了肺脾之间的病理关系，认为脾虚则肺虚，进而导致阳虚发寒。

至唐代医家孙思邈则拓展了肺脾之间的相互关系，认为其二者有双向生理病理联系并且相互影响，在《备急千金要方》讲到"凡脾劳病者，补肺气以益之，肺旺则感于脾"[4]330 的论述，即在脾虚的时候，可以用调补肺气的方法来治疗。

宋金元时期逐渐将脾肺之间的关系从理论上的认识转化到临床运用中来。众位医家通过大量的临床实践，归纳出通过运用甘草、黄芪、干姜等温补中焦脾胃的药物治疗肺系疾病的咳嗽、哮喘等疾病的治疗方法。金代张元素认为，"胃气壮，则五脏六腑皆壮"，主张肺虚"则补其母，以甘草补土"[5]56。补土派代表人物李东垣对脾胃与肺的关系进行了详细论述，认为"脾胃一虚，肺气先绝"，其《脾胃论》曰："脾虚，缘心火亢甚而乘其土也；其次肺气受邪，为热所伤，必须用黄芪最多……脾始虚，肺气先绝，故用黄芪之甘温，以益皮毛之气，而闭腠理，不令自汗而损其元气也。"[6]73 既阐述了肺脾之间的病理关系是由于先脾病后波及肺和皮毛，又论述了治则治法，主张用黄芪甘温之性补益肺气，实腠理，不令外邪伤肺。朱丹溪《丹溪手镜》曰："脾弱受病，肺金受邪，饮食不行，留积而成痰，冲肺道而成嗽。"[7]218 认为肺脾两虚之时从脾论治，可以收到较好的效果。

明清时期，医家对于脾与肺之间的关系逐渐趋向于运用五行的"土生金"来概括，而"补脾益肺"这一治法则被概括为"补土生金"[8]702"土旺金生"[9]191"扶土生金"[10]28"培土补金"[11]7"补土资金"[11]95 等。明代李时珍《本草纲目》："（人参）脾虚肺怯之病，则宜熟参，甘温之味，以补土而生金，是纯用其味也。"[8]702 秦昌遇《症因脉治》曰："饮食劳倦，中气有损，脾伤则土不生金，肺伤则气怯喘嗽，此子母俱病，而成气虚咳嗽之症也"，在治疗上，建议"土不生金，四君子汤；有痰，六君子汤"[12]97。清代魏之琇在《续名医类案》中说"薛立斋治一妊妇，嗽则小便自出。此肺气不足，肾气亏损，不能司摄。用补中益气汤以培土生金，六味丸加五味以生肾气而愈。"[13]452,453 首次提出"培土生金"这一名词，并指出补中益气汤为代表方，后世对于"培土生金"这一名词多有沿用。清代陈士铎对"脾肺""土金"之间的关系亦有所发挥，曰："土必得水以润之，而后可以生金。倘土无水，则过于亢热，必有赤地千里、炼石流金之灾，不生金而反克金矣"[14]199，认为补脾的时候不能专补脾气，要加以滋脾阴的药物，以防生热而伤肺。叶桂《种福堂公选良方》曰："当未发之时，病机潜伏，只宜培土以运痰，土旺则肺气充，壮水纳气以益肾，子气充长，母气自强，此为子母相生之治，守之日久，发作自缓"[15]4。提出培土运痰以壮肺气的预防法则。

基于对"培土生金"这一治法的深刻理解，临床医家在治疗肺系疾病的过程中广泛应用，如清代费伯雄《医方论》："（人参固本丸）此方治火旺克金者为宜，若脾胃虚弱，宜参用培土生金之法"，在论述百合固金汤方义时说"此方金水相生，又兼养血。治肺伤咽痛失血者最宜。李

士材谓：清金之后，急宜顾母，识解尤卓。予谓：咽痛一定，急当培土生金也"。[16]7 清代黄凯钧《友渔斋医话》中说："两服咳嗽大减，改用培土生金法，稍佐利肺，六君子加苡仁、扁豆、山药、杏仁、前胡，四服痰少而腥气无矣，嗽痊愈"已经明确"培土生金"这一治法及方药配伍[17]13。清代《张聿青医案》在治疗咳嗽时说道："咳嗽时轻时重，肺气久伤，以致窃盗母气，脾土因而不振，大便不时溏泄。脉细，苔白少华。拟培土生金法。"[18]138

民国时期的曹颖甫在《经方实验录》中曰："通俗医界莫不知培土生金之说，然往往不能用之适当者，不通仲师之医理故也。"[19]120 可见"培土生金"一词已经被医界广泛沿用。张锡纯在《医学衷中参西录》中讲解茯苓、茯神时说道："盖其性能化胃中痰饮为水液，引之输于脾而达于肺，复下循三焦水道以归膀胱，为渗湿利痰之主药。然其性纯良，泻中有补，虽为渗利之品，实能培土生金，有益于脾胃及肺。且以其得松根有余之气，伏藏地中不外透生苗，故又善敛心气之浮越以安魂定魄，兼能泻心下之水饮以除惊悸，又为心经要药。"[20]248 可见"培土生金"一词已得到医学界的共识。

我国目前已出版的中医学著作在整合脾肺之间关系的基础上，均以"培土生金"作为规范名。如方剂学著作和教材《中医治法与方剂》[21]758《新编方剂学》[22]231《方剂学》（许济群）[23]95、《方剂学》（李飞）[24]729、《方剂学》（谢鸣）[25]183，以及辞典和工具书类《中医名词术语精华辞典》[26]901《中医大辞典》[27]1522《中医辞海》[28]1197《中国中医药学主题词表》[29]II-31 等。同时以"补脾益肺"作为又称，如《简明中医辞典》："也称补脾益肺。土指脾，金指肺。借五行相生的理论，用补脾益气的方药补益肺气的方法。临床多用于咳嗽日久，痰多清稀，兼见食欲减退、大便溏、四肢无力、舌淡脉弱等肺虚脾弱证候。"[30]868

总之，古代医家依据《内经》运用五行理论抽象地概括脾肺之间的关系，逐渐加深对二者之间关系的认识，并在结合大量临床实践的基

方剂

础上，概括形成的一种通过补益脾气而治疗肺气虚或肺脾两虚的治法。出现了"补土生金""土旺金生""扶土生金"等众多名词，清代魏之琇的《续名医类案》首次提出"培土生金"这一名词，并沿用至今。"培"字在《说文》中解释为："培，敦土田山川也。一曰益也，养（养）也。"用"培土生金"其中一个"培"字既能表示增益、补养的作用，又体现了脾为肺之根本这一理念。所以用"培土生金"符合名词术语的约定俗成的原则，故其在近现代沿用广泛。

五、文献辑录

《黄帝内经素问·经脉别论》："食气入胃，散精于肝，淫气于筋。食气入胃，浊气归心，淫精于脉。脉气流经，经气归于肺，肺朝百脉，输精于皮毛。毛脉合精，行气于府。府精神明，留于四藏，气归于权衡。权衡以平，气口成寸，以决死生。饮入于胃，游溢精气，上输于脾，脾气散精，上归于肺，通调水道，下输膀胱。水精四布，五经并行，合于四时五藏阴阳，揆度以为常也。"[1]140

"咳论"："五脏六腑皆令人咳，非独肺也……皆聚于胃，关于肺。"[1]216

《金匮要略·肺痿肺痈咳嗽上气病脉证治》："火逆上气，咽喉不利，止逆下气者，麦门冬汤主之。"[2]29

《中藏经·上下不宁论》："脾病则下子不宁。子不宁，则为阳不足也。阳不足则发寒，脾病则血气俱不宁。"[3]20

《备急千金要方·脾脏方脾劳》："凡脾劳病者，补肺气以益之，肺旺则感于脾。"[4]330

《医学启源·主治心法》："肺虚则五味子补之，实则桑白皮泻之。如无他证，实则用钱氏泻白散，虚则用阿胶散。虚则以甘草补土，补其母也；实则泻子，泽泻泻其肾水。"[5]56

《脾胃论》卷中："脾虚，缘心火亢甚而乘其土也；其次肺气受邪，为热所伤，必须用黄芪最多……脾始虚，肺气先绝，故用黄芪之甘温，以益皮毛之气，而闭腠理，不令自汗而损其元气也。"[6]73

《丹溪手镜》卷下："脾弱受病，肺金受邪，饮食不行，留积而成痰，冲肺道而成嗽。"[7]218

《本草纲目·人参》："脾虚肺怯之病，则宜熟参，甘温之味，以补土而生金，是纯用其味也。"[8]702

《医宗必读·虚劳》："喘嗽不宁，但以补脾为急……脾有生肺之能……土旺而金生。"[9]191

《医学从众录》卷二："肺虚者，本脏自虚，治节不行，而痰聚之。或从脾以治之，为扶土生金之法。"[10]28

《古今名医方论·保元汤》："此方用黄芪护表，人参固里，甘草和中，三气治而元气足矣。昔李东垣以此三味，能泻火、补金、培土，为除烦热之圣药；镇小儿惊，效如桴鼓。"[11]7

"白虎加人参汤"："粳米、甘草补土以资金，为佐也。"[11]95

《续名医类案·咳嗽》："咳嗽，薛立斋治一妊妇，嗽则小便自出。此肺气不足，肾气亏损，不能司摄。用补中益气汤以培土生金，六味丸加五味以生肾气而愈。"[13]452,453

《石室秘录》卷五："水足而二火皆安，不去克脾胃之土，而脾胃之土自生矣。脾土克水者也，然土必得水以润之，而后可以生金。倘土中无水，则过于亢热，必有赤地千里、炼石流金之灾，不生金而反克金矣。治法当补其脾阴之水，使水足以润土，而金之气有所资，庶几金有生而无克也。肺金生水者也，然金亦必得水以濡之，而后可以生水，倘金中无水，则过于刚劲，必有炼太甚，崩炉飞汞之忧，不生水而反克水矣。治法当补其肺中之水，使水足以济金，而水之源有所出，庶几水有生而无克也。以上五者，言生中有克，实有至理，非漫然立论。倘肾中无水，用六味地黄丸汤，大剂与之。"[14]199

《种福堂公选良方·温热论》："当未发之时，病机潜伏，只宜培土以运痰，土旺则肺气充，壮水纳气以益肾，子气充长，母气自强，此为子母相生之治，守之日久，发作自缓。"[15]4

《医方论》卷三"人参固本丸"："此方治火旺克

金者为宜,若脾胃虚弱,宜参用培土生金之法。"[16]7

"百合固金汤":"此方金水相生,又兼养血。治肺伤咽痛失血者最宜。李士材谓'清金之后,急宜顾母',识解尤卓。予谓:咽痛一定,急当培土生金也。"[16]7 "颇有清肺化痰、除热止咳之力。但久虚者恐其滑肠。或再加茯苓、怀药、苡仁等,培土正以生金也。"[16]7

《友渔斋医话·肘后偶钞》下卷:"两服咳嗽大减,改用培土生金法,稍佐利肺,六君子加苡仁、扁豆、山药、杏仁、前胡,四服痰少而腥气无矣,嗽痓愈。原方去后五品,加麦冬、归、地,调补复元。"[17]13

《张聿青医案》卷五:"丁(左)咳嗽时轻时重,肺气久伤,以致窃盗母气,脾土因而不振,大便不时溏泄。脉细,苔白少华。拟培土生金法。"[18]138

《经方实验录·黄芪建中汤证》:"曹颖甫曰:通俗医界莫不知培土生金之说,然往往不能用之适当者,不通仲师之医理故也。"[19]120

《医学衷中参西录》:"盖其性能化胃中痰饮为水液,引之输于脾而达于肺,复下循三焦水道以归膀胱,为渗湿利痰之主药。然其性纯良,泻中有补,虽为渗利之晶,实能培土生金,有益于脾胃及肺。且以其得松根有余之气,伏藏地中不外透生苗,故又善敛心气之浮越以安魂定魄,兼能泻心下之水饮以除惊悸,又为心经要药。"[20]248

《方剂学》(许济群):"参苓白术散,本方以四君平补脾胃之气为主,配以扁豆、薏仁、山药之甘淡,莲子之甘涩,辅助白术,既可健脾,又能渗湿而止泻,加砂仁之辛温芳香醒脾,佐四君更能促中州运化,使上下气机贯通,吐泻可止。桔梗为手太阴肺经引经药,配入本方,如舟楫载药上行,达于上焦以益肺,本方证而兼现肺气虚,久咳痰多者,亦颇相宜,此即培土生金法的运用。"[23]95

《中医大辞典》:"治法。也称补脾益肺。土指脾,金指肺。借五行相生的理论用补脾益气的方药补益肺气的方法。临床多用于咳嗽日久,痰多清稀,兼见食欲减退、大便溏、四肢无力,舌淡脉弱等肺虚脾弱的证候。"[27]1522

方剂

《中医名词术语精华辞典》:"即补脾益肺。借五行相生的理论,用补脾益气的方药补益肺气的方法。临床多用于咳嗽日久,痰多清稀,兼见食欲减退、大便溏、四肢无力,舌淡脉弱等肺虚脾弱的证候。"[26]901

《中国中医药学主题词表》:"培土生金:reinforcing spleen nourishing lung.属脏腑兼治法;通过补脾来治疗肺虚的方法,又称补脾益肺。"[29]Ⅱ-31

《中医辞海》:"中医治则。亦称补脾益肺。根据五行生克理论,脾属土,肺属金,土生金,脾土为肺金之母。临床常用培土生金法治疗肺虚气弱之久咳、痰多而清稀,倦怠乏力、便溏纳差、舌淡脉弱等一类肺虚脾弱证。即用补益脾气以生化气血来达到固护补充肺气之目的。符合'虚则补其母'的原则。"[28]1197

《简明中医辞典》:"也称补脾益肺。土指脾,金指肺。借五行相生的理论,用补脾益气的方药补益肺气的方法。临床多用于咳嗽日久,痰多清稀,兼见食欲减退、大便溏、四肢无力、舌淡脉弱等肺虚脾弱证候。"[30]868

《新编方剂学》:"参苓白术散,补脾与渗湿并施,虚实并治;补气之中兼行气,气行则湿化;体现培土生金法;用药甘淡平和,补而不滞,利而不峻。"[22]231

《中医治法与方剂》:"肺脾气虚,自宜补气,气虚是由脾虚引起,就当健脾益气,始合治病求本治则,此证常选用四君子汤、理中丸之类补气健脾或温补中焦,使脾气健运,谷气旺盛,气虚征象可以逐渐向愈,这种肺虚补脾的治疗方法,称为培土生金。如六君子汤、香砂六君子汤即属此种结构。"[21]758

《方剂学》(李飞):"二是间接补法,即根据脏腑相生的关系,补益虚损脏器所赖以资生之脏,具体运用方法大致两类,其一是根据五行相生理论,采用'虚则补其母'的方法,如肺气虚者补其脾,即培土生金;脾阳虚者补命门,即补火生土;肝阴虚者补其肾,即滋水涵木等。"[24]729

《方剂学》(谢鸣):"参苓白术散,本方是在四君子汤的基础上加山药、莲子、薏苡仁、扁豆、砂仁、桔梗而成。两方均具有补气健脾作用,但四君子汤以补气为主,为治疗脾胃气虚证的基本方,为治疗脾胃气虚证的基本方;本方兼有和胃渗湿及保肺作用,适宜于脾胃气虚夹湿的泄泻证,并可用于肺脾气虚兼夹痰湿的咳嗽证,为'培土生金'的常用方剂。"[25]183

参考文献

[1] 未著撰人.黄帝内经素问[M].[唐]王冰注,[宋]林亿校正.北京:人民卫生出版社,1963:140,216.

[2] [汉]张仲景.金匮要略方论[M].北京:人民卫生出版社,2012:29.

[3] [汉]华佗.中藏经[M].李聪甫校注.北京:人民卫生出版社,1990:20.

[4] [唐]孙思邈.备急千金要方[M].北京:人民卫生出版社,1998:330.

[5] [金]张元素.医学启源[M].北京:人民军医出版社,2009:56.

[6] [金]李东垣.东垣医集[M].北京:人民卫生出版社,2015:73.

[7] [元]朱丹溪.丹溪手镜[M].北京:人民卫生出版社,1982:218.

[8] [明]李时珍.本草纲目[M].北京:人民卫生出版社,2007:702.

[9] [明]李念莪.医宗必读[M].上海:上海科学技术出版社,1959:191.

[10] [清]陈修园.医学从众录[M].上海:上海卫生出版社,1957:28.

[11] [清]罗美.古今名医方论[M].北京:中国中医药出版社,2007:7,95.

[12] [明]秦昌遇.症因脉治[M].北京:中国中医药出版

社,2008:97.

[13] [清]魏之琇.续名医类案[M].北京:人民卫生出版社,1982:452,453.

[14] [清]陈士铎.石室秘录[M].太原:山西科学技术出版社,2011:199.

[15] [清]华岫云.种福堂公选良方[M].北京:中国医药科技,2012:4.

[16] [清]费伯雄.医方论[M].北京:中国古籍出版社,1987:7.

[17] [清]黄凯钧.友渔斋医话[M].北京:上海浦江教育出版社,2010:13.

[18] [清]张聿青.张聿青医案[M].北京:人民卫生出版社,2006:138.

[19] [民国]曹颖甫.经方实验录[M].北京:学苑出版社,2008:120.

[20] [民国]张锡纯.医学衷中参西录:上册[M].太原:山西科学技术出版社,2009:248.

[21] 陈潮祖.中医治法与方剂[M].北京:人民卫生出版社,2009:758.

[22] 倪诚.新编方剂学[M].北京:人民卫生出版社,2006:231.

[23] 许济群.方剂学[M].上海:上海科学技术出版社,1983:95.

[24] 李飞.方剂学[M].北京:人民卫生出版社,2011:729.

[25] 谢鸣.方剂学[M].北京:人民卫生出版社,2015:183.

[26] 李经纬,余瀛鳌,蔡景峰,等.中医名词术语精华辞典[M].天津:天津科学技术出版社,1996:901.

[27] 李经纬,邓铁涛,等.中医大辞典[M].北京:人民卫生出版社,1995:1522.

[28] 袁钟,图娅,彭泽邦,等.中医辞海:中册[M].北京:中国医药科技出版社,1999:1197.

[29] 吴兰成.中国中医药学主题词表[M].北京:中医古籍出版社,1996:Ⅱ-31.

[30] 李经纬,区永欣,余瀛鳌,等.简明中医辞典[M].北京:中国中医药出版社,2001:868.

(刘碧原)

3·098

清热剂

qīng rè jì

一、规范名

【汉文名】清热剂。

【英文名】heat-clearing formula。

【注释】以清热药为主配伍组成,具有清热、泻火、凉血、解暑、解毒、清虚热等作用,治疗里热证方剂的统称。分清气分热剂、清营凉血剂、清热解毒剂、清脏腑热剂、清热解暑剂、清虚热剂等。

二、定名依据

"清热剂"作为一词,最早见于 1958 年出版的《中医学概论》。在此之前,由于治疗里热证有多种类别,没有一个概括性的统称,所以古代医学文献中与"清热剂"的含义相关或相近的词语也是多种多样。宋金元时期《圣济总录》与《儒门事亲》中都把治疗里热证的方剂统称为"寒剂";宋代《仁斋直指方论》提出"清剂",即清暑之剂属于清热剂的范畴;清代俞根初《重订通俗伤寒论》在方剂分类中单列"清凉剂"。由于里热证的范围甚广,有实热、虚热之分,有气分、营分、血分之别,内伤病有在脏、在腑之异,所以明清时期很多医家如王銮、费伯雄、汪昂、徐春甫、尤怡也开始对"清热剂"内涵进行细化。

"清"有清解之意,"热"泛指一切里热证,里热证的范围甚广,就其性质而言,有实热、虚热之分;就其病因、病位而言,外感病有气分、营分、血分之别,内伤病有在脏、在腑之异,因而临床表现证候繁多。故清热剂指的是以清热药为主配伍组成,具有清热、泻火、凉血、解暑、解毒、清虚热等作用,治疗里热证方剂的统称。分清气分热剂、清营凉血剂、清热解毒剂、清脏腑热剂、清热解暑剂、清虚热剂等,能确切反映术语的内涵。

自"清热剂"一词出现后,其后出版的现代著作《中国医学百科全书·方剂学》《中医药常用名词术语辞典》《世界传统医学方剂学》《古方今释》《方剂现代新解》及各类方剂学教材等均以"清热剂"作为规范名。说明"清热剂"一词作为规范名已成为共识,符合术语定名的约定俗成原则。

我国 2005 年出版的由全国科学技术名词审定委员会审定公布的《中医药学名词》已以"清热剂"作为规范名。所以"清热剂"作为规范名也符合术语定名的协调一致原则。

三、同义词

【曾称】"泻火之剂"(《医方集解》);"清凉剂"(《重订通俗伤寒论》);"清剂"(《仁斋直指方论》);"寒剂"(《圣济总录》)。

四、源流考释

春秋战国至秦汉时期,《黄帝内经素问·至真要大论》提出"热者寒之""温者清之"[1]523;《黄帝内经素问·五常政大论》提出"治温以清""治热以寒"[1]419,指出了用清热药治疗里热证的原则。

宋金元时期,《圣济总录》曰:"治寒以热,治热以寒,工所共知也,治寒以热而寒弥甚,治热以寒而热弥炽,殆未察五脏有阴阳之性,各因其类而取之耳,经不云乎,寒之而热者取之阴,热之而寒者取之阳。假有病热,施以寒剂。"[2]178张从正《儒门事亲》:"寒可以治热,热在外者,以清房、凉榻、薄衣,以清剂汗之;热在内者,以寒饮、寒剂平之。"[3]105《圣济总录》与《儒门事亲》中都把治疗里热证的方剂统称为"寒剂"。宋代杨士瀛《仁斋直指方论》曰:"治一人因暑气入而鼓激痰饮,塞碍心之窍道,则手足不知动蹑而猝倒也,曰'此二者皆可吐'。《内经》曰:火郁则发之。吐即发散也。量其虚实而吐之,吐醒后可用清剂调治之。"[4]118 这里的"清剂"既是指清暑之剂属于清热剂的范畴。

明清时期,这一时期清热剂的名称也并不固定,有延续前世"寒剂""清剂"之称,如陈实功《外科正宗》"内热甚者,量加消毒清剂"[5]12;楼英《医学纲目》"治验而以清剂解之,不合病人之意"[6]82;王子接《绛雪园古方选注》"白虎汤,寒剂祖方也"[7]7 等。还有医家提出了"清凉剂"的说法,如赵晴初《存存斋医话稿》"皆为清凉剂"[8]48;俞根初《重订通俗伤寒论》[9]86 在方剂分类中单列"清凉剂"。由于里热证的范围甚广,有实热、虚热之分,有气分、营分、血分之别,内伤病有在脏、在腑之异,所以这一时期,很多医家开始对"清热剂"进行细化。王銮《幼科类萃》将清热剂分为"烦热之剂"[10]174"积热之剂"[10]175"虚热之剂"[10]179。费伯雄《医方论》、汪昂《医方集解》分为"泻火之剂"[11]73[12]213"清暑之剂"[11]59[12]171。《古今医统大全》中又出现"清气分热剂"[13]837"凉血分热剂"[13]836"攻里热诸剂"[13]838"滋阴退热剂"[13]839。尤怡《金匮翼》则分为"清凉之剂"[14]205"清心之剂"[14]224"降心火之剂"[14]247。

现代，由孟景春、周仲瑛主编的《中医学概论》[15]262首次在方剂分类中提出"清热剂"，此后"清热剂"便一再被沿用。随着名词标准化工作的推进，中医相关著作中均以"清热剂"作为规范名，如《中国医学百科全书·方剂学》[16]50《世界传统医学方剂学》[17]271《中国大百科全书·中医》[18]251《中医药常用名词术语辞典》[19]359《古方今释》[20]144《新编中成药合理应用手册》[21]14《WHO西太平洋地区传统医学名词术语国际标准》[22]265《方剂现代新解》[23]75及全国中医药高等院校规划教材《方剂学》（段富津）[24]69、《方剂学》（邓中甲）[25]92、《方剂学》（周永学）[26]76教材。

总之，早在战国《素问》就已提出"热者寒之""温者清之""治温以清""治热以寒"，总结了用清热药治疗里热证的原则。宋金元时期《圣济总录》与《儒门事亲》中都把治疗里热证的方剂统称为"寒剂"；宋代《仁斋直指方论》提出"清剂"，即是指清暑之剂属于清热剂的范畴；清代俞根初《重订通俗伤寒论》在方剂分类中单列"清凉剂"。由于里热证的范围甚广，明清诸多医家开始对"清热剂"内涵进行细化。现代，由孟景春、周仲瑛主编的《中医学概论》首次在方剂分类中提出"清热剂"，此后"清热剂"便一再被沿用。随着名词标准化工作的推进，中医相关著作中均以"清热剂"作为规范名。

五、文献辑录

《黄帝内经素问·五常政大论》："治热以寒，温而行之；治寒以热，凉而行之；治温以清，冷而行之；治清以温，热而行之。"[1]419

"至真要大论"："治诸胜复，寒者热之，热者寒之，温者清之，清者温之，散者收之，抑者散之，燥者润之，急者缓之，坚者软之，脆者坚之，衰者补之，强者泻之，各安其气，必清必静，则病气衰去，归其所宗，此治之大体也。"[1]523

《圣济总录》卷四："治寒以热。治热以寒。工所共知也。治寒以热而寒弥甚。治热以寒而热弥炽。殆未察五脏有阴阳之性。各因其类而取之耳。经不云乎。寒之而热者取之阴。热之而寒者取之阳。假有病热。施以寒剂。"[2]178

《儒门事亲》卷三："寒在内者，以热食温剂平之。寒可以治热。热在外者，以清房凉榻薄衣，以清剂汗之；热在内者，以寒饮寒剂平之。"[3]105

《仁斋直指方论》卷三："丹溪云：挟火、挟痰，用二陈汤加黄连，实者可用吐法。戴氏曰：暑风者，夏月猝倒，不省人事者是也。有因火者，有因痰者。火，君、相二火也；暑，天、地二火也。内外合而炎烁，所以猝倒也。痰者，人身之痰饮也。因暑气入而鼓激痰饮，塞碍心之窍道，则手足不知动蹑而猝倒也。此二者皆可吐。《内经》曰：火郁则发之。吐即发散也。量其虚实而吐之，吐醒后可用清剂调治之。"[4]118

《外科正宗》卷一："内热甚者量加消毒清剂。"[5]12

《医学纲目》卷五："及遇良工，治验而以清剂解之，不合病人之意，反行怪责，及闻发表攻里之说，畏而不从，甘死于庸工热补之手，虽死不悔，深可悯也。"[6]82

《绛雪园古方选注·绛雪园古方选注条目》："白虎汤，寒剂祖方也。"[7]7

《存存斋医话稿·附录》："羚羊角与犀牛角。皆为清凉剂。"[8]48

《重订通俗伤寒论》第二章："第五节……清凉剂。"[9]86

《幼科类萃·热证诸方》："烦热之剂。"[10]174"积热之剂。"[10]175"虚热之剂。"[10]179

《医方论》:"泻火之剂。"[11]73 "清暑之剂。"[11]59

《医方集解》:"泻火之剂。"[12]213 "清暑之剂。"[12]171

《古今医统大全·积热门》:"清气分热剂。"[13]837 "攻里热诸剂。"[13]836 "凉血分热剂。"[13]838 "滋阴退热剂。"[13]839

《金匮翼》:"清凉之剂。"[14]205 "清心之剂。"[14]224 "降心火之剂。"[14]247

《中医学概论》:"清热剂。"[15]262

《中国医学百科全书·方剂学》:"清热剂,是根据《素问·至真要大论》'热者寒之','温者清之'的治疗原则,使用清热药为主而组成的一类方剂。在'八法'中属于'清法'的范畴。"[16]50

《方剂学》(段富津):"凡以清热药为主组成,具有清热、泻火、凉血、解毒等作用,用以治疗里热证的方剂,统称清热剂。属于'八法'中的'清法'。《素问·至真要大论》说:'热者寒之''温者清之',为清热剂的立论依据。"[24]69

《世界传统医学方剂学》:"清热剂,是适用于里热各证的一类方剂,具有清热、泻火、凉血、解毒、清营作用,属于'清法'范畴。"[17]271

《中医大百科全书·中医》:"清热剂(Heat-clearing prescriptions)以清热药为主组成的方剂的统称。有清热泻火、清热燥湿、清热解毒、清营凉血、清解暑热、清退虚热等作用。主治里热证。"[18]251

《中医药常用名词术语辞典》:"清热剂……方剂。又名泻火剂。以清热药为主组成,具有清热、泻火、凉血、解毒等作用,治疗里热证方剂的统称。分为清气分热剂、清营凉血剂、清热解毒剂、清脏腑热剂、清虚热剂,以及清热祛暑剂、清热祛湿剂等。"[19]359

《古方今释》:"凡能清热泻火、清瘟解毒、辛寒清气、气血两清、凉营泄热、凉血散瘀、清心凉肝、滋阴泄热、清泄脏腑之剂,均称之为清热剂。"[20]144

《方剂学》(邓中甲):"凡以清热药为主组成,具有清热、泻火、凉血、解毒等作用,治疗里热证的方剂,统称清热剂。本类方剂是根据《素问·至真要大论》'热者寒之''温者清之'的理论立法,属于'八法'中的'清'法。"[25]92

《方剂学》(周永学):"凡以清热药为主组成,具有清热、泻火、凉血、解毒和清退虚热等作用,治疗里热证的方剂,统称清热剂。本类方剂是根据《素问·至真要大论》'热者寒之''温者清之'的理论立法,属于'八法'中的'清法'。"[26]76

《WHO西太平洋地区传统医学名词术语国际标准》:"清热剂 以清热药为主组成的方剂,有清热、泻火、凉血、解毒作用,用于治疗里热证。"[22]265

《方剂现代新解》:"清热剂主要由清热泻火、清营凉血、清热解毒、清热祛暑等药物组成,具有清热、泻火、凉血、解毒、养阴透热的功能。根据清热剂药物组成和功能主治不同,方剂学将其分为清气分热剂、清营凉血剂、清热解毒剂、清热祛暑剂、清脏腑热剂、剂清虚热剂六大类。"[23]75

《新编中成药合理应用手册》:"清热剂是以金银花、连翘、板蓝根、大青叶、黄芩、黄连、黄柏、栀子、丹皮、桑白皮、紫草等药物为主组成,具有清热泻火、凉血解毒及滋阴透热等作用,用以治疗里热证的中成药。清热剂分为清气分热(清热泻火)、清营凉血、清热解毒、气血两清、清脏腑热、清虚热等六类。临床以发热、舌红苔黄、脉数等为辨证要点。"[21]14

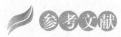

参考文献

[1] 未著撰人.黄帝内经素问[M].[唐]王冰注,[宋]林亿校正.北京:人民卫生出版社,1963:419,523.

[2] [宋]赵佶.圣济总录[M].北京:人民卫生出版社,1962:178.

[3] [金]张子和.儒门事亲[M].上海:上海科学技术出版社,1959:105.

[4] [宋]杨士瀛.新校注杨仁斋医书:仁斋直指方论

[M].福州：福建科学技术出版社,1989：118.

[5] [明]陈实功.外科正宗[M].北京：人民卫生出版社,
1956：12.

[6] [明]楼英.医学纲目[M].阿静,等校注.北京：中国
中医药出版社,1996：82.

[7] [清]王子接.绛雪园古方选注[M].赵小青点校.北
京：中国中医药出版社,1993：7.

[8] [清]赵晴初.存存斋医话稿[M]//裘吉生.珍本医书
集成：14 杂著类.上海：上海科学技术出版社,1986：
48.

[9] [清]俞根初.重订通俗伤寒论[M].北京：中国中医
药出版社,2011：86.

[10] [明]王銮.幼科类萃[M].北京：中医古籍出版社,
1984：174,175,179.

[11] [清]费伯雄.医方论[M].李铁君点校.北京：中医古
籍出版社,1987：59,73.

[12] [清]汪昂.医方集解[M].上海：上海科学技术出版
社,1959：171,213.

[13] [明]徐春甫.古今医统大全[M].北京：人民卫生出
版社,1991：836,837,838,839.

[14] [清]尤怡.金匮翼[M].北京：中医古籍出版社,
2003：205,224,247.

[15] 孟景春,周仲瑛.中医学概论[M].干祖望,等编.北
京：人民卫生出版社,1958：262.

[16] 杨医亚.方剂学[M]//钱信忠.中国医学百科全书.上

海：上海科学技术出版社,1988：50.

[17] 孙世发.世界传统医学方剂学[M].北京：科学出版
社,1999：271.

[18] 博世垣.中医[M]//胡乔木.中医大百科全书.北京：
中国大百科全书出版社,2000：251.

[19] 李振吉.中医药常用名词术语辞典[M].北京：中国
中医药出版社,2001：359.

[20] 丁学屏.古方今释[M].北京：中国医药科技出版社,
2002：144.

[21] 梅全喜.新编中成药合理应用手册[M].北京：人民
卫生出版社,2012：14.

[22] 世界卫生组织(西太平洋地区).WHO 西太平洋地区
传统医学名词术语国际标准[M].北京：北京大学医
学出版社,2009：265.

[23] 张保国.方剂现代新解[M].北京：中国医药科技出
版社,2011：75.

[24] 段富津.方剂学[M].上海：上海科学技术出版社,
1995：69.

[25] 邓中甲.方剂学[M].北京：中国中医药出版社,
2003：92.

[26] 周永学.方剂学[M].北京：中国中医药出版社,
2006：76.

（赵　军）

散　剂

sǎn jì

一、规范名

【汉文名】散剂。

【英文名】powder。

【注释】将一种或多种药物粉碎,混合均
匀,制成的粉末状制剂。

二、定名依据

"散",粉末状药物。"剂"指制剂,古文通
"齐",有整齐、整合、排列之意,也体现了一定的
规定性、有序性；同时,"剂"还有调配、调和之
意。可见,"散剂"一词来指将一种或多种药物

粉碎,混合均匀,制成的粉末状药物,能确切地
反映本术语的内涵。

"散剂"作为一种剂型出现得很早。早在马
王堆汉墓出土的《五十二病方》中就载有多个散
剂,而后"散"作为一种剂型名出现在汉代《伤寒
杂病论》中。魏晋南北朝以及唐宋时期,"散"作
为剂型名广泛使用,并且各种散剂层出不穷。

"散剂"一词,最早见于明初《普济方》,意指
"发散之剂",与本术语"散剂"的概念不同。而
能初步反映本术语内涵的"散剂"最早记载于明
代《寿世保元》。自《寿世保元》提出"散剂"之
后,清代《医学衷中参西录》等医书也有提及"散

剂"，对后世有较大影响。所以"散剂"作为规范名便于达成共识，符合术语定名的约定俗成原则。

现代辞书类著作《中医辞释》《中国医学大辞典》《中国大百科全书（简明版）》《中药辞海》《辞海》《中国大百科全书·中医》《简明中医辞典》《中医药常用名词术语辞典》《现代药学名词手册》《汉英双解常用中医名词术语》《临床医学多用辞典》《新编简明中医辞典》《WHO 西太平洋地区传统医学名词术语国际标准》等均以"散剂"作为规范名。全国高等中医药院校规划教材各版《方剂学》《药剂学》《中药药剂学》等以及现代有代表性的方剂学及制剂学著作如《中药制剂定量分析》《世界传统医学方剂学》《临床常用百方精解》《现代方剂学》《中医治法与方剂》等也以"散剂"作为规范名。说明"散剂"这一规范名已成为共识。

我国 2005 年出版的由全国科学技术名词审定委员会审定公布的《中医药学名词》已以"散剂"作为规范名。所以"散剂"作为规范名也符合术语定名的协调一致原则。

三、同义词

【俗称】"粉剂"（《辞海》）。

【曾称】"散"（《伤寒杂病论》）。

四、源流考释

散剂是一种或多种药物混合制成的粉末状制剂。依其用法，可分内服散和外用散两种。散剂的优点是制作简便、剂量容易增减，不掺和黏合剂，能较易被吸收而发挥药效，贮存、运输或携带也较方便。散剂可顺水服用，便于与矫味品并用，故儿童容易吞服。外用散剂撒布在患处，在局部起到治疗作用。散剂不论是内服或外用，一般均须研末、混合均匀。供眼科、喉科的散剂，须研极细末；内服煮散研为粗末即可。一般制法分为粉碎、过筛、混合等步骤。

自方剂剂型出现以来，散剂由于其简便、易

操作等特征，应是最早出现的剂型之一。远古时期，先民们咀嚼药物以用于治病，这就是散剂的起源。可以说，后世的剂型多数都是在散剂的基础上发展而来。现存最古老的马王堆汉墓出土的医方书《五十二病方》中就记载有大量的散剂，而且散剂是该书方剂数量最多的剂型。可见，散剂在春秋战国时期是一种广泛使用的剂型形式。《五十二病方》当中所载散剂既有内服散剂，也有外用散剂。根据书中记述，散剂的制作方法有两种，一种是将一种药物研末入药，也可由多种药物共同研末入药，如《五十二病方》："冶白蔹（蔹）、黄芪（芪）、芍乐（药）、桂、畺（薑）、椒、朱（茱）臾（萸），凡七物。"[1]94 另一种是先将药物加工成炭，再研成末使用，如《五十二病方·诸伤》："止血出者，燔发，以安（按）其痏。"[1]30 制作均较粗略。该书中有散剂之形态，却未见散剂之称谓。

《内经》中也有关于散剂的记载，如左角发酒，其制法是以病人左鬓角的头发方一寸，剃下烘作灰末，合以米酒饮服。又如"以泽泻、术各十分，麋衔五分，合以三指撮，为后饭。"[2]258 用泽泻、白术、麋衔三物研末服。以上均为散剂之显例。《神农本草经》总结了最早的剂型理论，其佚文中载："药性有宜丸者，宜散者，宜水煮者，宜酒渍者，宜膏煎者，亦有一物兼宜者。亦有不可入汤酒者。并随药性，不得违越。"[3]47 其中提到了"散"之一字，但此处应是作为动词使用。

汉代张仲景最先将"散"作为方名的组成部分，并对它的适应证和作用机制，作出了原则性的指示。尤其可贵的是在《伤寒论》《金匮要略》中，收载了他用以治疗伤寒、杂病、妇女、小儿、外科等疾病的散剂竟达 50 余方之多，如《伤寒论·辨太阳病脉证并治》"白散"："右件三味为末，内巴豆，更于臼中杵之，以白饮和服。"[4]48 另如《伤寒论·辨少阴病脉证并治》"半夏散"："以上三味，各别捣筛已，合治之，白饮和，服方寸匕，日三服。"[4]100 与以往医书所载散剂相比，

《伤寒论》中散剂的制作更为精良，方法也更多样。且每首方剂之下，都详载着制法和服法，给后人提供了制备和使用散剂的典范。如研磨法、搅拌法、过筛法等，这些方法均被后人沿用至今。

魏晋南北朝时期，《肘后备急方》系为备急之需，所载多为急证，散剂之制作简便及起效快正符合备急之特点，故《肘后备急方》载有大量的散剂，如"又方，取枳实捣，宜服方寸匕，日三夜一服。"[5]77 与《五十二病方》多为外用散剂不同，汉之后的综合性医书中散剂多以内服为主。除医书之外，史书也有记载，如《后汉书·方术传》："佗以为肠痈，与散两钱服之，即吐二升脓血，于此渐愈。"[6]803

唐代医家喜欢收集名方，在孙思邈、王焘等的著作中，收载了很多医家与民间用之有效的散剂名方，如《备急千金要方》的桑螵蛸散、《外台秘要》的丹皮散等，至今仍为大家所赏用。特别是一些散剂新剂型的出现，如澡豆等，《备急千金要方》载："[澡豆方]白芷，白术，白藓皮，白蔹，白附子，白茯苓，羌活，葳蕤，栝蒌子，桃仁，杏仁，菟丝子，商陆，土瓜根，芎藭（各一两），猪胰（两具大者，细切），冬瓜仁（四合），白豆面（一升），面（三升，溲猪胰为饼，曝干捣筛），上十九味，合捣筛，入面，猪胰拌匀，更捣。每日常用，以浆水洗手面，甚良。"[7]130 澡豆是以豆子研成的细末作为主料，加入适宜的药物制成，往往以豆面等天然去污原料与珍贵香料混合到一起，散发优雅的香气。澡豆都是干粉末的形态，故其也为散剂的一种。粉剂也是散剂之一种，即药物制成的散剂参与粉中以粉身与局部起到治疗疾病或美白、散发香味的目的。虽首载于《集验方》，但于唐代才大量使用。这些散剂新剂型的产生与使用都与唐代安定繁荣的社会背景有关。另有吸散等新剂型，《备急千金要方》："[七星散]上六味，治下筛，作七星聚，聚如扁豆者，以竹筒口当药上，一一吸咽之，令药入腹中。"[7]330 也是于《备急千金要方》中首次出现，

对于小剂量药物的使用具有重要的指导意义。

关于"散剂"这个名词的出现，最早见于明初《普济方》。《普济方》："半夏味辛为散剂。去之以无逆气也。"[8]852 但此处意为"发散之剂"，而非剂型名。与剂型名"散剂"内涵和外延相同的"散剂"记载于明代龚廷贤《寿世保元》，载："散剂，研成细末也。宜施制合，不堪久留，恐走泄气味，服之无效尔。去急病用之，不循经络，只去胃中及肠腑之积，故曰：散者散也。气味厚者，白汤调服。气味薄者，煎熟和渣服。"[9]27 本书中不仅出现"散剂"名称，还对散剂进行了解释，以及对其性能特点进行了介绍。之后的明清医书也有提及"散剂"名称，如《医学衷中参西录》："若跌碰致吐血久不愈者，料其胃中血管必有伤损，恒将补络补管汤去萸肉，变汤剂为散剂，分数次服下，则龙骨、牡蛎，不但有粘涩之力，且较煎汤服者，更有重坠之力，而吐血亦即速愈也。"[10]88

现代有关著作均以"散剂"作为规范名，如《简明中医辞典》[11]848《中医辞释》[12]549《中国医学大辞典》[13]1352《中国大百科全书（简明版）》[14]4116《中药辞海》[15]695,696《辞海》[16]4186《中国大百科全书·中医》[17]266《简明中医辞典》[18]949《中医药常用名词术语辞典》[19]369《现代药学名词手册》[20]597《汉英双解常用中医名词术语》[21]250《临床医学多用辞典》[22]1096《新编简明中医辞典》[23]880《WHO西太平洋地区传统医学名词术语国际标准》[24]261《方剂学》（段富津）[25]12、《方剂学》（李庆诒）[26]10、《方剂学》（闫润红）[27]21、《方剂学》（陈德兴）[28]13、《方剂学》（李飞）[29]85,86、《方剂学》（谢鸣）[30]31、《方剂学》（樊巧玲）[31]19、《方剂学》（邓中甲）[32]24、《方剂学》（冯泳）[33]20、《方剂学》（李笑然）[34]13、《方剂学》（周永学）[35]14、《方剂学》（李冀）[36]19、《方剂学》（顿宝生）[37]15、《药剂学》（南京药学院）[38]366、《药剂学》（崔福德）[39]97、《药剂学》（湖北中医学院）[40]30、《药剂学》（沈阳药学院）[41]237、《药剂学》（屠锡德）[42]608、《中药药剂学》（曹春林）[43]206、

《中药药剂学》(张兆旺)[44]57、《中药制剂定量分析》[45]608《世界传统医学方剂学》[46]50《临床常用百方精解》[47]10《现代方剂学》[48]11《中医治法与方剂》[49]128 等。

总之，早在马王堆汉墓出土的《五十二病方》中就记载有多个散剂，而后"散"作为一种剂型名出现在《伤寒杂病论》中。魏晋南北朝以及唐宋时期，"散"作为剂型名广泛使用，并且各种散剂层出不穷。"散剂"作为一个名词最早出现于明代《普济方》，但在此书中"散剂"非剂型名，而是指发散之剂。作为剂型名的"散剂"最早记载于明代《寿世保元》。之后的医书多次出现"散剂"称谓散这种剂型。现代医书也均以"散剂"作为规范名词。

五、文献辑录

《五十二病方·诸伤》："止血出者，燔发，以安(按)其痏。"[1]30

"雎(疽)病"："冶白蔹(蔹)、黄芪(芪)、芍乐(药)、桂、畺(薑)、椒、朱(茱)臾(萸)，凡七物。"[1]94

《黄帝内经素问·病能论篇》："以泽泻、术各十分，麋衔五分，合以三指撮，为后饭。"[2]258

《神农本草经·序录》："药性有宜丸者，宜散者，宜水煮者，宜酒渍者，宜膏煎者，亦有一物兼宜者。亦有不可入汤酒者。并随药性，不得违越。"[3]47

《伤寒论·辨太阳病脉证并治》："[白散方]右件三味为末，内巴豆，更于臼中杵之，以白饮和服。"[4]48

"辨少阴病脉证并治"："[半夏散]以上三味，各别捣筛已，合治之，白饮和，服方寸匕，日三服。"[4]100

《肘后备急方·治卒患胸痹痛方》："又方，取枳实捣，宜服方寸匕，日三夜一服。"[5]77

《后汉书·方术传》："佗以为肠痈，与散两钱服之，即吐二升脓血，于此渐愈。"[6]803

《备急千金要方·七窍病》："[澡豆方]白

芷、白术、白藓皮、白蔹、白附子、白茯苓、羌活、葳蕤、栝蒌子、桃仁、杏仁、菟丝子、商陆、土瓜根、芎藭(各一两)，猪胰(两具大者，细切)，冬瓜仁(四合)，白豆面(一升)，面(三升，溲猪胰为饼，曝干捣筛)，上十九味，合捣筛，入面，猪胰拌匀，更捣。每日常用，以浆水洗手面，甚良。"[7]130

"大肠腑方"："[七星散]上六味，治下筛，作七星聚，聚如扁豆者，以竹筒口当药上，一一吸咽之，令药入腹中。"[7]330

《普济方·伤寒方药》："半夏味辛为散剂。去之以无逆气也。"[8]852

《寿世保元》卷一："散剂，研成细末也。宜施制合，不堪久留，恐走泄气味，服之无效尔。去急病用之，不循经络，只去胃中及肠腑之积，故曰：散者散也。气味厚者，白汤调服。气味薄者，煎熟和渣服。"[9]27

《医学衷中参西录·治吐衄方》："若跌碰致吐血久不愈者，料其胃中血管必有伤损，恒将补络补管汤去萸肉，变汤剂为散剂，分数次服下，则龙骨、牡蛎，不但有粘涩之力，且较煎汤服者，更有重坠之力，而吐血亦即速愈也。"[10]88

《药剂学》(南京药学院)："散剂是指粉碎得较细的，一种或一种以上的药物均匀混合而成的干燥固体剂量型，每一小包散剂代表一次的服用量，可供内服或外用。"[38]366

《简明中医辞典》："散剂……药物研成粉末为散。内服：粗末加水煮服；细末用白汤、茶、米汤或酒调服。外用：研成极细末，撒与患处，或用酒、醋、蜜等调敷与患处。"[11]848

《药剂学》(沈阳药学院)："散剂系指一种或数种药物均匀混合制成的粉末状制剂。根据医疗用途的不同，可分为内服散剂、外用散剂。中草药散剂中有煮后服用的称煮散剂。"[41]237

《药剂学》(湖北中医学院)："散剂系指一种或数种药物经粉碎，混合均匀而制成的粉末状制剂。"[40]30

《药剂学》(崔福德)："散剂(Powder)系指一种或多种药物均匀混合而制成的粉末状制

剂。"[39]97

《中医辞释》:"散剂……将组方共研为均匀的粉末。分内服和外用两种。细末而剂量少的,可直接冲服;也有研成有粗末,临用时加水煮服十几分钟后,取汁内服的。外用散剂,有的可直接撒在创面上,有的是用醋、蜜、酒等调敷患处。散剂制作简便,用药量少,不易变质、携带方便,所以为临床常用。"[12]549

《药剂学》(屠锡德):"散剂(Powder)系指一种或数种药物经粉碎、均匀混合或与适量辅料均匀混合而成的干燥粉末状制剂,可供内服和外用。"[42]608

《中药药剂学》(曹春林):"散剂(Pulveres)系指一种或数种药物经粉碎,混匀而制成的粉状药剂。"[43]206

《中国医学大辞典》:"散剂……解散表邪之方也。如伤寒太阳表证之麻黄汤,阳明证之葛根汤,少阳证之小柴胡汤之类是,但性力缓急、气味寒温,亦宜详辨,如麻黄、桂枝,峻散者也,荆芥、防风、紫苏,平散者也,细辛、白芷、生姜,温散者也,柴胡、葛根、薄荷,凉散者也,羌活、苍术,燥散者也,升麻、川芎,升散者也,又以平兼清,亦可凉散,以平兼暖,亦可温散,配合得宜,自多妙用。"[13]1352

《方剂学》(段富津):"散剂是将药物粉碎,混合均匀,制成粉末状制剂。分为内服和外用两类,内服散剂一般是研成细粉,以温开水冲服,量小者亦可直接吞服,如七厘散。亦有制成粗末,以水煎取汁服的,称为煮散,如银翘散。散剂的特点是制作简便,吸收较快,节省药材,便于服用与携带……外用散剂一般作为外敷,掺撒疮面或患病部位,如金黄散、生肌散。亦有作点眼、吹喉等用,如八宝眼药、冰硼散等。应研成极细粉末,以防刺激疮面。"[25]12

《中国大百科全书(简明版)》:"散剂……将药物粉碎后制成的混合均匀的干燥粉状药剂。散剂的比表面积较大,因而具有易分散,奏效快以及制作简便、便于携带、不易变质等特点。散

剂有内服、外用两种。内服散剂末细量少者,可直接冲服,如七厘散;若研成粗末,须临用时加水煮沸取汁服,又称煮散,如香苏散。外用散剂一般作为外敷、掺撒疮面或患病部位,如金黄散;有时也作点眼或吹喉等外用,如冰硼散。"[14]4116

《中药制剂定量分析》:"散剂系指一种或数种药物经粉碎,混匀而制成的粉状剂型。散剂按医疗用途可分为内服散剂与外用散剂;按药物性质不同还可分为含液体成分散剂,如蛇胆川贝散、紫雪散等;含共熔组分散剂如白避瘟散、痱子粉等。一般内服散剂粉末粒度为80～100目,儿科用散剂为120目,眼科用散剂为200目。"[45]608

《中药辞海》:"散剂系指一种或数种药物经粉碎,均匀混匀而制成的粉末状制剂。是中国古老的剂型之一,具有奏效快、制法简便、剂量可随症增减的特点。按医疗用途的不同,散剂可分为内服散剂,如乌贝散等,与外用散剂,如金黄散等。按药物组成可分为单散剂与复方散剂。单散剂由一种药物组成,如蔻仁散;复方散剂由两种以上药物组成,如活血止痛散等。按药物性质不同可分为含剧毒药物散剂,如九分散等;含液体成分散剂,为蛇胆川贝散等;按剂量可分为分剂量散剂和非剂量散剂。分剂量散剂多指每包作为一个剂量;非剂量散剂,系指每包按多次用量发出,按医嘱分次使用。"[15]695,696

《辞海》:"散剂(sǎn-)亦称'粉剂'。一种或多种药物按处方分量混合而成的均匀干燥粉末状制剂。可供内服或外用。"[16]4186

《世界传统医学方剂学》:"散剂:是将药物粉碎,混合匀混而制成的粉末状制剂。根据其用途,分内服与外用两类。内服散剂有研成细末,过筛混合,用量较小者,可直接吞服或冲服,如行军散、七厘散等;亦有研成粗末、临用时加水煎煮去渣取汁服的,称煮散,如银翘散、败毒散等。外用散剂一般作为外敷,掺撒疮面或患处,如金黄散、生肌散等;亦有作点眼、吹喉等外

用的,如八味眼药、冰硼散等。散剂具有制备方法简便,吸收较快,节省药材,性质较稳定,不易变质,以及运输、携带方便等优点。"[46]50

《中国大百科全书·中医》:"散剂(powder)一种或多种药物粉碎后均匀混合而成的粉末状制剂……散剂易于分散,利于敷布吸收,奏效快;制备方法简便,剂量容易控制,药质比较稳定;适于小儿服用;运输携带比较方便。散剂有内服和外用两种。内服散剂末细者可直接冲服,如川芎茶调散、七厘散;将饮片捣成粗末加水煮沸取汁服者称煮散,如香苏散。外用散剂一般匀撒疮面上或患处,如生肌散、金黄散等;还有吹喉、点眼等外用散剂,如冰硼散、八宝眼药等。"[17]266

《方剂学》(李庆诒):"散剂:将药物碾研成为均匀混合的干燥粉末,称为散剂。有内服与外用两种。内服散剂末细量少者,可直接冲服,如参苓白术散;亦有研成粗末,临用时加水煮沸十几分钟后取汁服用的,如银翘散。外用散剂是将药物研成极细粉末,外敷或掺撒于患处,如外科常用的生肌散、金黄散等。其特点制作简便、便于服用和携带、节约药物、不易变质等,但吸收较汤剂为慢。"[26]10

《方剂学》(陈德兴):"散剂是将药物粉碎,混合均匀,制成粉末状制剂,分为内服和外用两类。内服散剂一般是研成细粉,以温开水冲服,量小者亦可直接吞服,如七厘散;亦有制成粗末,以水煎取汁服者,称为煮散,如银翘散。散剂的特点是制作简便,吸收较快,节省药材,便于服用及携带。外用散剂一般作为外敷,掺撒疮面或患病部位,如金黄散、生肌散;亦有研成极细粉末,作点眼、吹喉等用,如八宝眼药、冰硼散等。"[28]13

《方剂学》(闫润红):"散剂是将药物粉碎,混合均匀后所制成的粉末状制剂。散剂的历史最为悠久,古代将药物咀嚼用以治病,就是散剂的起源,中药制剂的其他剂型都是在散剂的基础上发展起来的。散剂可分为内服和外用两

种。内服散剂按服用方法又可分为直接吞服和加水煮沸取汁服用两种。前者一般是粉末细而量少者,后者一般是研成粗末,又称煮散,如银翘散。外用散剂一般作为外敷,掺撒疮面或患病部位,如生肌散、金黄散等,亦有作点眼、吹喉等外用的,如冰硼散等。有些散剂内服、外用均可,如七厘散。散剂的优点是制作简便,吸收较快,节省药材,便于服用与携带,缺点是芳香性药物易于挥发,部分散剂容易回潮。"[27]21

《中医药常用名词术语辞典》:"散剂……剂型。将药物粉碎,混合均匀,制成粉末状剂型。分为内服和外用两种。内服散剂一般是研成细粉,以温开水冲服,量小者亦可直接吞服,如七厘散。亦有制成粗末,以水煎取汁服的,称为煮散,如银翘散。散剂吸收较快,便于服用,节省药材,制作简单。适于小儿服用,或某些急性病,以及外感、气滞、湿郁等。外用散剂一般作为外敷,掺撒疮面,应研成极细粉,以免刺激疮面与黏膜。如生肌散。还有吹喉、点眼等,如冰硼散、八宝眼药。"[19]369

《中药药剂学》(张兆旺):"散剂系指一种或数种药物经粉碎,混合而制成的粉末状剂型。分为内服散剂和外用散剂。散剂的特点是表面积较大,易分散、奏效快、制法简便、剂量可随证加减。但是,由于比表面积较大,刺激性、吸湿性及化学活动性等也相应地增大,故对腐蚀性强及化学性质不稳定的药物,不宜配成散剂。"[44]57

《方剂学》(李飞):"散剂,是指将一种或多种药物粉碎,混合均匀,制成的粉末状制剂。散剂为中药传统剂型之一。根据其用途分为内服散剂和外用散剂。内服散剂,一般是研成细末,以温开水冲服,量小者也可直接吞服,如七厘散、行军散。散剂因其比表面较大,内服后对胃肠黏膜具有机械保护作用,吸收奏效较快……且有节省药材,便于服用和携带等优点。外用散剂,一般用为外敷,掺撒疮面或患病部位,如金黄散、生肌散等;也有用作点眼、吹喉等,如八

宝眼药、冰硼散等。但注意使用时应研成极细末，以防刺激疮面。"[29]85,86

《临床常用百方精解》："散剂是将药物粉碎，混合均匀，制成粉末状制剂。分为内服与外用两类，内服散剂一般是研成细粉，以温开水冲服，量小者亦可直接吞服，如七厘散。亦可用糯米纸包裹服用。亦有制成粗末，以水煎取汁服的，称为煮散，如银翘散。散剂的特点是制作简单、用量少、吸收快、便于携带……外用散剂一般作为外敷，掺撒疮面或患病部位，如金黄散、生肌散。亦有作点眼、吹喉等用，如八宝眼药、冰硼散等。应研成极细粉末，以防刺激疮面。"[47]10

《方剂学》（谢鸣）："散剂是将药物粉碎，混合均匀而制成的粉末状制剂。根据其用途，分内服和外用两类。内服散剂一般是研成细粉，以温开水冲服，量小者亦可直接吞服，如七厘散、行军散等。亦有制成粗末，临用时加水煎煮去渣取汁服的，称为煮散，如银翘散、败毒散等。外用散剂一般作为外敷，掺撒疮面或患病部位，如金黄散、生肌散；亦有作点眼、吹喉等外用的，如八宝眼药、冰硼散等。散剂的特点是制备方法简便，吸收较快，节省药材，性质较稳定、不易变质、便于服用与携带。"[30]31

《方剂学》（樊巧玲）："散剂是将药物粉碎，混合均匀而制成的粉末状制剂……分内服和外用两类。内服散剂一般是研成细粉，以温开水冲服，量小者亦可直接吞服，如七厘散、行军散等。亦有制成粗末，临用时加水煎煮去渣取汁服的，称为煮散……外用散剂一般作为外敷，掺撒疮面或患病部位，如金黄散、生肌散等；亦有作点眼、吹喉等外用的，如八宝眼药、冰硼散等。"[31]19

《方剂学》（冯泳）："散剂是将按处方配好的药物粉碎成粗末或细粉，混合均匀成干燥粉末状态的制剂。散剂有内服和外用两类。内服散剂一般是研成细粉，以温开水冲服，量小者亦可直接吞服，如七厘散；亦有制成粗末，以水煎取汁饮服的，称为煮散，如银翘散。外用散剂一般作为外敷和掺撒疮面，如生肌散、金黄散；亦有

用作点眼、吹喉的，如八宝拨云散、冰硼散等。散剂的优点是制作简单，吸收较快，节约药材，服用与携带方便，不易变质，可大量生产。"[33]20

《方剂学》（邓中甲）："散剂是将药物粉碎，混合均匀，制成粉末状制剂，分为内服和外用两类。内服散剂一般是研成细粉，以温开水冲服，量小者亦可直接吞服，如七厘散；亦有制成粗末，以水煎取汁服者，称为煮散，如银翘散。散剂的特点是制作简便，吸收较快，节省药材，便于服用及携带……外用散剂一般作为外敷，掺撒疮面或患病部位，如金黄散、生肌散；亦有作点眼、吹喉等用，如八宝眼药、冰硼散等。应研成极细粉末，以防刺激创面。"[32]24

《方剂学》（李笑然）："散剂是将药物粉碎，混合均匀，制成粉末状制剂。分为内服与外用两类。内服散剂一般是研成细粉，以温开水冲服，量小者亦可直接吞服，如七厘散。亦有制成粗末，以水煎取汁服，称为煮散，如银翘散。散剂的特点是制作简便，吸收较快，节省药材，便于服用与携带……外用散剂一般作为外敷，掺撒疮面或患病部位，如金黄散、生肌散。亦有作点眼、吹喉等，如八宝眼药、冰硼散等。外用时应研成极细粉末，以防刺激疮面。"[34]13

《现代药学名词手册》："散剂（Pulveres）系指一种或多种药物与适宜辅料经粉碎，均匀混合而制成的干燥粉末状制剂，分内服散剂和局部用散剂。内服散剂一般溶于或分散于水或其他液体中内服，亦可直接用水冲服。局部用散剂可供皮肤、口腔、咽喉、腔道等处应用；专供治疗、预防、和润滑皮肤为目的散剂，亦称撒布剂或撒粉。各种散剂均是使用方便的剂型。"[20]597

《汉英双解常用中医名词术语》："散……① 内服散剂——是将药物研成粗末，加水煮服；或将药物研成细粉末，用开水、米汤或酒冲服。② 外用散剂——是将药物研成极细粉末，用来撒在体表部位的伤口或溃疡处；或用酒、醋、蜜等调敷患处。"[21]250

《临床医学多用辞典》："散剂……将药物研

成均匀混合的干燥粉末即成。有内服和外用两种。具有制作简便,便于服用携带,吸收较快,节省药材,不易变质等优点。"[22]1096

《方剂学》(周永学):"散剂……一种或多种药物粉碎后均匀混合而后成的粉末状剂型。特点是制作简便,吸收较快,节省药材,性质较稳定,不易变质,便于服用及携带。"[35]14

《现代方剂学》:"散剂是将药物粉碎,混合匀混,制成粉末状制剂。分为内服与外用两类,内服散剂一般是研成细粉,以温开水冲服,量较小者亦可直接吞服,如七厘散。亦有制成粗末,以水煎取汁服的,称煮散,如银翘散。散剂的特点是制作简便,吸收较快,节省药材,便于服用与携带……外用散剂一般作为外敷,掺散疮面或患病部位,如金黄散、生肌散。亦有作点眼、吹喉的,如八宝眼药、冰硼散等,应研成极细粉末,以防刺激疮面。"[48]11

《新编简明中医辞典》:"散剂……剂型名。即药物研成粉末的剂型。有内服与外用两类:制成粗末者,可加水煮服;细末用白汤、茶、米汤或酒调服。外用者研成极细末,撒于患处,或用酒、醋、蜜等调敷于患处。"[23]880

《WHO西太平洋地区传统医学名词术语国际标准》:"散剂 药物呈分散的细颗粒形式的制剂,内服或外用。"[24]261

《简明中医辞典》:"散剂药物研成粉末为散。内服:粗末加水煮服;细末用白汤、茶、米汤或酒调服。外用:研成极细末,撒于患处,或用酒、醋、蜜等调敷于患处。"[18]949

《方剂学》(李冀):"散剂是将药物粉碎,混合均匀,制成粉末状制剂。分为内服和外用两类。内服散剂一般是研成细粉,以温开水冲服,量小者亦可直接吞服,如七厘散;亦有制成粗末,以水煎取汁服的,称为煮散,如银翘散。散剂的特点是制作简便,吸收较快,节省药材,便于服用与携带……外用散剂一般作为外敷,掺撒疮面或患病部位,如金黄散、生肌散;亦有作点眼、吹喉等用,如八宝眼药、冰硼散等。"[36]19

《方剂学》(顿宝生):"散剂是将配好的方药粉碎,混合匀混,制成干燥粉末状制剂,分为内服和外用两种。内服散剂末细、量少者,可直接冲服,如七厘散;末粗、量多者,则加水煎煮后取汁饮服,如银翘散等。外用散剂多作为外敷或撒于疮面用,如生肌散、金黄散等;亦有作点眼、吹喉等外用者,如推云散、冰硼散等。散剂的优点是制作简便,便于服用、携带,吸收较快,节省药材,不易变质。"[37]15

《中医治法与方剂》:"将药研成粉末供其内服外用,称为散剂"[49]128

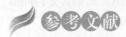

[1] 未著撰人.五十二病方[M].北京:文物出版社,1979:30,94.

[2] 未著撰人.黄帝内经素问[M].北京:人民卫生出版社.1963:258.

[3] 未著撰人.神农本草经[M].[清]黄奭辑.北京:中医古籍出版社,1982:47.

[4] 重庆市中医学会.新辑宋本伤寒论[M].重庆:重庆人民出版社,1955:48,100.

[5] [晋]葛洪.肘后备急方[M].北京:人民卫生出版社,1956:77.

[6] [宋]范晔.后汉书[M].北京:中华书局,2007:803.

[7] [唐]孙思邈.备急千金要方[M].江户医学影北宋本.北京:人民卫生出版社,1982:130,330.

[8] [明]朱橚.普济方:第3册[M].北京:人民卫生出版社,1982:852.

[9] [明]龚廷贤.寿世保元[M].鲁兆麟主校.北京:人民卫生出版社,1993:27.

[10] 张锡纯.医学衷中参西录[M].河北新医大学《医学衷中参西录》修订小组修订.石家庄:河北人民出版社,1957:88.

[11] 《中医大辞典》编辑委员会.简明中医辞典[M].北京:人民卫生出版社,1979:848.

[12] 徐元贞.中医辞释[M].郑州:河南科学技术出版社,1983:549.

[13] 谢观.中国医学大辞典[M].北京:中国中医药出版社,1994:1352.

[14] 中国大百科全书出版社编辑部.中国大百科全书(简明版)[M].北京:中国大百科全书出版社,1996:4116.

[15] 《中药辞海》编写组.中药辞海:第三卷[M].北京:中国医药科技出版社,1997:695,696.

[16] 辞海编辑委员会.辞海[M].上海:上海辞书出版社,

1999：4186.

[17] 博世垣.中医[M]//胡乔木.中国大百科全书.北京：中国大百科全书出版社,2000：266.

[18] 李经纬.简明中医辞典[M].北京：中国中医药出版社,2001：949.

[19] 李振吉.中医药常用名词术语辞典[M].北京：中国中医药出版社,2001：369.

[20] 赵克健.现代药学名词手册[M].北京：中国医药科技出版社,2004：597.

[21] 帅学忠,陈大舜.英汉双解常用中医名词术语[M].2版.长沙：湖南科学技术出版社,2005：250.

[22] 柯天华.临床医学多用辞典[M].南京：江苏科学技术出版社,2006：1096.

[23] 严世芸.新编简明中医辞典[M].北京：人民卫生出版社,2007：880.

[24] 世界卫生组织(西太平洋地区).WHO西太平洋地区传统医学名词术语国际标准[M].北京：北京大学医学出版社,2009：261.

[25] 段富津.方剂学[M].上海：上海科学技术出版社,1995：12.

[26] 李庆诒.方剂学[M].北京：中医古籍出版社,2000：10.

[27] 闫润红.方剂学[M].北京：科学出版社,2001：21.

[28] 陈德兴.方剂学[M].北京：人民卫生出版社,2001：13.

[29] 李飞.方剂学[M].北京：人民卫生出版社,2002：85,86.

[30] 谢鸣.方剂学[M].北京：人民卫生出版社,2002：31.

[31] 樊巧玲.方剂学[M].上海：上海中医药大学出版社,2002：19.

[32] 邓中甲.方剂学[M].北京：中国中医药出版社,2003：24.

[33] 冯泳.方剂学[M].北京：中国古籍出版社,2002：20.

[34] 李笑然.方剂学[M].苏州：苏州大学出版社,2004：

[35] 周永学.方剂学[M].北京：中国中医药出版社,2006：14.

[36] 李冀.方剂学[M].北京：高等教育出版社,2009：19.

[37] 顿宝生.方剂学[M].2版.西安：西安交通大学出版社,2011：15.

[38] 南京药学院.药剂学[M].北京：人民卫生出版社,1978：366.

[39] 崔福德.药剂学[M].北京：人民卫生出版社,1980：97.

[40] 湖北中医学院.药剂学[M].上海：上海科学技术出版社,1980：30.

[41] 沈阳药学院.药剂学[M].北京：人民卫生出版社,1980：237.

[42] 屠锡德.药剂学[M].北京：人民卫生出版社,1985：608.

[43] 曹春林.中药药剂学[M].上海：上海科学技术出版社,1986：206.

[44] 张兆旺.中药药剂学[M].北京：中国中医药出版社,2002：57.

[45] 梁生旺.中药制剂定量分析[M].北京：中国中医药出版社,1997：608.

[46] 孙世发.世界传统医学方剂学[M].北京：科学出版社,1999：50.

[47] 吴复苍.临床常用百方精解[M].天津：天津科学技术出版社,2002：10.

[48] 邱德文.现代方剂学[M].北京：中国古籍出版社,2006：11.

[49] 陈潮祖.中医治法与方剂[M].第五版.北京：人民卫生出版社,2013：128.

（许　霞）

温里剂

wēn lǐ jì

一、规范名

【汉文名】温里剂。

【英文名】warming interior formula。

【注释】以温热药为主配伍组成,具有温里助阳,散寒通脉等作用,治疗里寒证方剂的统称。分温中散寒剂、回阳救逆剂、温经散寒剂等。

二、定名依据

"温里剂"一词,最早见于民国时期的《中国医药汇海》,其概念与当今术语"温里剂"相同。

"寒者热之"的治疗原则及温热性药物治里寒证的运用可追溯到秦汉时期。《外台秘要》里出现了"温里"一词。至宋代《仁斋直指方论》《三因极一病证方论》，金元时期《兰室秘藏》《注解伤寒论》《儒门事亲》，明代《济阴纲目》《证治准绳》等著作中曾出现"温剂"；元末明初《医经溯洄集》使用了"温热剂"一词；明清时期《普济方》《证治准绳》《医学入门》等著作中曾出现"温里之剂"；清代《医方集解》《汤头歌诀》《医方论》等著作中曾出现"祛寒之剂"，这些名词都与现代"温里剂"一词的内涵相近。

自"温里剂"一词出现后，后人多有沿用。如《中医学概论》(孟景春)、《中医方剂学中级讲义》(南京中医学院方剂教研组，1961)等。与此同时，与"温里剂"意义相近的"祛寒剂"一词也被较多使用，如《中医方剂学讲义》(南京中医学院方剂教研组，1960)、《中医方剂学》(福建医科大学，1976)等。

由我国全国科学技术名词审定委员会审定公布的《中医药学名词》和《中医药常用名词术语辞典》(李振吉)、《中国医学百科全书·方剂学》《WHO西太平洋地区传统医学名词术语国际标准》《世界传统医学方剂学》(孙世发)、《新编方剂学》(倪诚)及各类方剂学教材如《方剂学》(段富津)、《方剂学》(邓中甲)、《方剂学》(谢鸣)、《方剂学》(李冀)等均以"温里剂"作为规范名。说明"温里剂"一词作为规范名已成为共识。

我国2005年出版的由全国科学技术名词审定委员会审定公布的《中医药学名词》已以"温里剂"作为规范名。所以"温里剂"作为规范名也符合术语定名的协调一致原则。

三、同义词

【曾称】"温剂"(《仁斋直指方论》)；"温热剂"(《医经溯洄集》)；"温里之剂"(《普济方》)；"祛寒之剂"(《医方集解》)；"祛寒剂"(《中医方剂学讲义》)。

四、源流考释

春秋战国至秦汉时期，《黄帝内经素问·至真要大论》[1]511,516,527,528,541曰"治寒以热""寒者热之"是指治疗寒证需要用温热药物，同时也提出了"寒淫所胜，平以辛热，佐以甘苦，以咸泻之""寒淫于内，治以甘热，佐以苦辛，以咸泻之，以辛润之，以苦坚之"为后世温里剂的配伍原则奠定了理论基础。《伤寒论》[2]91,103,104条文中对于里寒证多次提到"温之"的治疗方法，如"自利不渴者，属太阴，以其藏有寒故也，当温之，宜服四逆辈""少阴病，脉沉者，急温之，宜四逆汤""若膈上有寒饮，干呕者，不可吐也，当温之，宜四逆汤"等，书中还记载了多首具有温里作用的方剂，如四逆汤、小建中汤、吴茱萸汤、白通汤等。

晋唐时期，《备急千金要方》[3]4继《内经》之后再一次明确指出了"夫疗寒以热药，疗热以寒药""轻热、辛苦、淡药、饮食等，于冷病为治，余病非对"的治疗原则。《外台秘要》[4]57中提到"发表以桂枝；温里宜四逆"，这里出现了"温里"一词。

宋金元时期，宋代《圣济总录》中记载了"顺元煮散方……此散能温里"[5]602；庞安时《伤寒总病论》载有"先用四逆温里，得利止，乃可随证用药攻表也"[6]39；金代刘完素《黄帝素问宣明论方》曰："因表热里寒自利，急以温里，利止"[7]68，这些著作中都使用了"温里"一词来阐释治疗里寒证用温药的原则。宋代《仁斋直指方论》曰："岁火不及，又伤冷物，加以温剂，是其治也"[8]231；陈言《三因极一病证方论》曰："夫寒者……治之唯宜温剂，不可吐下，皆逆也。"[9]28；金代成无己《注解伤寒论》曰："阳多者，饮以温剂，则热毒即起"[10]37；张从正《儒门事亲》曰："寒在内者，以热食温剂平之"[11]105；元代王好古《阴证略例》曰："内伤戊火已衰，不能制物，寒药太多，固非所宜，故以温剂主之"[12]6，这些医著中都使用了"温剂"一词。《儒门事亲》中还记载了"医氏咸以为冷积，治之以温热剂"[11]248；《医经溯洄集》中提到"好用温热剂者,乃反能每全干寒证无他"[13]63 其中用到了"温热剂"一词。可见,这一时期医著中出现的"温剂""温热剂"与现代名词"温里剂"内涵相类似,均是代表以温热药物为主治疗里寒证的方剂。

明清时期,这一时期的部分医著仍沿用名词"温剂""温热剂",如《普济方》:"治妇人血室有热崩下不止,服药,温剂不效者"[14]327;《奇效良方》:"且如凉台水馆,当风取凉……当用温剂"[15]39;《药鉴》:"茴香……调中止呕,下食温剂"[16]53;《慈幼新书》"时之寒也,用温剂以调之,时之热也,用凉剂以清之"[17]80;《古今名医方论》:"温剂皆本四逆"[18]134;《长沙方歌括》:"属本脏有寒。宜四逆辈。曰辈者。理中汤、丸等温剂俱在其中也"[19]93;《金匮翼》专列"温剂"[20]245;《重订通俗伤寒论》第四节即为"温热剂"[21]74-82 等。同时,又出现了与"温里剂"意义更为相近"温里之剂"一词,如《普济方》"宜用温里之剂理中汤"[14]1318;《证治准绳》"或脏腑自利,宜用温里之剂"[22]1497;《伤寒寻源》"至少阴咽痛,人多不识,即识之而温里之剂"[23]46 等。另外,《医方集解》[24]138《汤头歌诀》[25]156-173《医方论》[26]53-59 等医著中还出现了与"温里剂"内涵相近的名词"祛寒之剂"。可见,明清时期,作为与"温里剂"意义相近的名词有"温剂""温热剂""温里之剂""祛寒之剂"。

民国时期的《中国医药汇海》[27]889-903 中首次出现了"温里剂"一词,其后出版的《中医学概论》[28]273-275《中医方剂学中级讲义》[29]47(南京中医学院)等均沿用此名词。随着名词标准化工作的推进,中医相关著作中均以"温里剂"作为规范名,如《中国医学百科全书·方剂学》[30]125《方剂学》(段富津)[31]99、《方剂学》(许济群)[32]152、《世界传统医学方剂学》[33]456《中国大百科全书·中医》[34]354《方剂学》(李庆诒)[35]53、《中医药常用名词术语辞典》[36]398《方剂学》(陈德兴)[37]79、《方剂学》(谢鸣)[38]150、《方剂学》(邓中甲)[39]135《新编方剂学》[40]199《WHO 西太平洋

地区传统医学名词术语国际标准》[41]264《新编中成药合理应用手册》[42]15 等。

总之,早在秦汉时期,《内经》中就已经提出了"治寒以热""寒者热之"等用温热药物治疗里寒证的原则。《伤寒论》条文中对于里寒证多次提到"温之"的治疗方法并记载了四逆汤、小建中汤、吴茱萸汤、白通汤等多首具有温里作用的方剂。晋唐时期,《外台秘要》出现了"温里"二字。宋金元时期的诸多医著中出现了与"温里剂"内涵相同的名词"温剂""温热剂",用以代表以温热药物为主治疗里寒证的方剂总称。明清时期的部分医著仍沿用名词"温剂""温热剂",同时,明代《普济方》又出现了与"温里剂"意义更为相近的"温里之剂"一词,另外,一些医著中还出现了与"温里剂"内涵相近的名词"祛寒之剂"。民国时期的《中国医药汇海》中首次出现了"温里剂"一词,其后出版的医著多沿用此名词。随着名词标准化工作的推进,中医相关著作中均以"温里剂"作为规范名。

五、文献辑录

《黄帝内经素问·至真要大论》:"寒淫于内,治以甘热,佐以苦辛,以咸泻之,以辛润之,以苦坚之。"[1]511

"寒淫所胜,平以辛热,佐以甘苦,以咸泻之。"[1]516

"帝曰:治寒以热,治热以寒,气相得者逆之,不相得者从之,余以知之矣。其于正味何如?"[1]527

"寒者热之,热者寒之,微者逆之,甚者从之,坚者削之,客者除之,劳者温之,结者散之,留者攻之,燥者濡之,急者缓之,散者收之,损者温之,逸者行之,惊者平之,上之下之,摩之浴之,薄之劫之,开之发之,适事为故。"[1]541

《伤寒论·辨太阴病脉证并治》:"自利不渴者,属太阴,以其藏有寒故也,当温之,宜服四逆辈。"[2]91

"辨少阴病脉证并治":"少阴病,脉沉者,急

温之,宜四逆汤。"[2]103 "少阴病,饮食入口则吐,心中温温欲吐,复不能吐。始得之,手足寒,脉弦迟者,此胸中实,不可下也,当吐之。若膈上有寒饮,干呕者,不可吐也,当温之,宜四逆汤。"[2]104

《备急千金要方》卷一:"夫疗寒以热药。疗热以寒药。饮食不消以吐下药。鬼疰蛊毒以蛊毒药。痈肿疮瘤以疮瘤药。风湿以风湿药:风劳气冷各随其所宜。雷公云。药有三品。病有三阶。药有甘苦。轻重不同。病有新久。寒温亦异。重热腻滑。咸醋药石饮食等。于风病为治余病非对。轻冷粗涩。甘苦药草饮食等。于热病为治余病非对。轻热辛苦。淡药饮食等。于冷病为治余病非对。其大纲略显其源流。自余睹状可知。临事制宜。当识斯要。"[3]4

《外台秘要》卷一:"夫病发热而恶寒者发于阳。无热而恶寒者发于阴。发于阳者可攻其外。发于阴者宜温其内。发表以桂枝。温里宜四逆。"[4]57

《圣济总录》卷二十七:"治伤寒阴盛。里寒脉细。手足厥冷。顺元煮散方:乌头(炮裂去皮脐二两),附子(炮裂去皮脐),天南星(炮裂去皮脐各一两),木香(半两),右四味。捣罗为散。每服一钱匕。水一盏。煎至六分温服。此散能温里。脉迟细沉伏。手足冷。毛发恂栗。皆伤寒里证之类。大啜三两杯。当手足温。或汗出乃愈。"[5]602

《伤寒总病论》卷二:"四逆证 四逆汤治病发热头痛,脉反沉,若不差,身体疼痛者;脉浮迟,表热里寒,下利清谷者;汗出热不去,内拘急,支节疼,四逆者;下利厥逆,恶寒者;下利腹胀满,身疼脉浮者;先用四逆温里,得利止,乃可随证用药攻表也。"[6]39

《仁斋直指方论》卷六:"如冬月用,别作一药,不用黄芩。岁火不及,又伤冷物,加以温剂,是其治也。然有热物伤者,从权以寒药治之,随时之宜,不可不知也。"[8]231

《三因极一病证方论》卷二:"夫寒者。乃天

地杀厉之气。在天为寒。在地为水。在人脏为肾。故寒喜中肾。肾中之。多使挛急疼痛。昏不知人。挟风则眩晕。兼湿则肿疼。治之唯宜温剂。不可吐下。皆逆也。"[9]28

《黄帝素问宣明论方》卷六:"四逆汤……治伤寒表热未入里,误以寒药下之太早,表热不已入里,寒下利不止,因表热里寒自利,急以温里,利止。"[7]68

《注解伤寒论》卷二:"发汗药须温暖服者。易为发散也。日三服者。药势续也。病势稍重。当促急服之。以折盛热。不可拘于本方。设药病不相对。汤入即便知之。如阴多者。投以凉药。即寒逆随生。阳多者。饮以温剂。则热毒即起。是便有所觉。"[10]37

《儒门事亲》卷三:"热可以治寒。寒在外者。以淬针熨烙灸汤而汗之。寒在内者。以热食温剂平之。寒可以治热。热在外者。以清房凉榻薄衣。以清剂汗之。热在内者。以寒饮寒剂平之。惟逸可以治劳。经曰。劳者温之。温谓温存而养之。今之医者。以温为温之药。差之久矣。"[11]105

卷八:"一妇从年少时。因大哭罢。痛饮冰水困卧。水停心下。渐发痛闷。医氏咸以为冷积。治之以温热剂。及禁食冷物。一闻茶气。病辄内作。如此数年。燎针烧艾。疮孔数千。十余年后。小便赤黄。大便秘闷。两目加昏。积水转甚。流于两胁。世谓水癖。或谓支饮。硇漆棱茂。攻磨之药。竟施之矣。食日衰。积日茂。上至鸠尾。旁至两胁及脐下。但发之时。按之如水声。心腹结硬。手不可近者。月发五七次。甚则欲死。诸药皆厌。二十余年。求戴人发药。诊其脉。寸口独沉而迟。此胸中有痰。先以瓜蒂散涌痰五七升。不数日。再越痰水及斗。又数日。上涌数升。"[11]248

《阴证略例·洁古老人内伤三阴例》:"内伤戊火已衰,不能制物,寒药太多,固非所宜,故以温剂主之。"[12]6

《医经溯洄集·伤寒三阴病或寒或热辨》:

"夫内经所叙三阴病。一于为热者。言其常也。仲景所叙三阴病。兼乎寒热者。言其变也。并行而不相悖耳。后人谓伤寒本无寒证。得非知常而不知变欤。然世之恪守局方。好用温热剂者。乃反能每全干寒证。无他。其守彼虽偏。治此则是。学者能知三阴。固有寒邪所为之证。则仲景创法之本意。可以了然于心目之间。"[13]63

《普济方》卷三百二十九:"金华散（出大全良方）　治妇人血室有热崩下不止。服药。温剂不效者。延胡索、瞿麦穗、当归、干葛、牡丹皮（各一两），石膏（二两），桂心（别为末三分），蒲黄（半两），威灵仙（三分一方加姜二片煎），右为细末。每服二钱。煎至六分。空心温服。日二服。"[14]327

卷四百四:"一证红斑方出。胃虚吐利。或伤凉药。侵损。脾胃虚弱不食。陷而不出。宜用温里之剂理中汤。重者姜附灵砂。大抵用药或冷或热。随证轻重。以救一时之急。不可拘以常法。又不可太过也。"[14]1318

《奇效良方》卷五:"且如凉台水馆，当风取凉，寒泉水果之物所伤，或吐或泻，或腹疼自内及外，当用温剂，前哲又谓升降浮沉则顺，寒热温凉则逆，夏月火令之时，不可妄投温燥之药，看其虚实，不为患乎?"[15]39

《药鉴·二》:"茴香……气温，味甘辛，无毒。治一切臭气，调中止呕，下食温剂，为诸瘵霍乱之捷方，补命门不足之要药也。男子疝气，妇人带白者，用之俱验。大都甘能补正，辛能散邪，有补以为之先，有散以为之后，此疝气带白之症，所以去也。"[16]53

《慈幼新书》卷五:"痘正收靥时，靥而不靥，非气虚必血热也。气虚血热，唇舌之红不红尽之，亦有时令致然者，时之寒也，用温剂以调之；时之热也，用凉剂以清之。"[17]80

《证治准绳》集四:"[应出不出]痘疹之出，自有常期，如过期应出不出，有数证不同不可不辨。如内素实之人，皮厚肉密，毒气难于发越，

一旦恃其体厚，不怯风寒，又为外邪所袭，或体素弱者，风寒易感，以致腠理闭密，气血凝涩，故应出不出也，其证头痛，四肢拘急，偎倚盖覆，常恶风寒，此类宜发之。气强者用双解散，气弱者用参苏饮或惺惺散（俱初热）。或内虚者，脾弱食少，宜用补脾之剂加行气发表药，四君子汤（不能食）、调元汤（即参芪饮、见大法）。并加木香、青皮、黄芪、桂枝。或脏腑自利，宜温里之剂，黄芪建中汤（腹痛）、益黄散（脾），并与夺命丹合进，利未止者，豆蔻丸（泄利）合进，盖里温则气不消削，气不消削则不陷伏矣。若依上法分治，犹不出者，此毒壅伏于三焦，不久而变生焉。"[22]1497

《古今名医方论》卷四:"仲景立方，精而不杂。其中以六方为主，诸方皆从而加减焉。凡汗剂皆本桂枝，吐剂皆本栀豉，攻剂皆本承气，和剂皆本柴胡，寒剂皆本泻心，温剂皆本四逆。浑而数之，为一百一十三方者，未之审耳!"[18]134

《长沙方歌括》卷五:"论云。自利不渴者。属太阴也。其脏有寒故也。当温之。宜四逆辈。此二节。言太阴病在外者宜桂枝以解肌。在内者不渴。无中见之燥化。属本脏有寒。宜四逆辈。曰辈者。理中汤、丸等温剂俱在其中也。"[20]19

《重订通俗伤寒论》第二章:"温热剂。"[21]74-82

《伤寒寻源》中集:"凡阳热之证。虽至险极恶。人犹易识。至少阴咽痛。人多不识。即识之而温里之剂。又多畏而不敢轻投。殊不知阴寒之甚。格阳于上。乃致咽痛。真寒假热。非温不办。"[23]46

《金匮翼》卷八:"温剂……温法有二，外入之寒，温必兼散。内生之寒，温必以补。子和论疝多从劳内得之，然并不立补法。愚谓寒从外入者，其病多实。寒从内生者，其病多虚。设不能辨而概与散法，难免虚虚之咎矣。余采当归羊肉等方，以补子和之未备，且遵仲景之旧法也。"[20]245

《医方集解》卷中:"祛寒之剂……寒中于表宜汗,寒中于里宜温,盖人之一身,以阳气为主。经曰:阳气者,若天与日,失其所则折寿而不彰。寒者,阴惨肃杀之气也,阴盛则阳衰,迨至阳竭阴绝则死矣。仲景著书,先从伤寒以立论,诚欲以寒病为纲,而明其例也。其在三阳者,则用桂、麻、柴、葛之辛温以散之;其在三阴者,非假姜、附、桂、萸之辛热,参、术、甘草之甘温,则无以祛其阴冷之邪泠,而复其若天与日之元阳也。诸伤寒湿者,皆视此为治矣。"[24]138

《汤头歌诀·祛寒之剂》:"祛寒之剂……十二首附方二。"[25]156-173

《医方论》卷三:"祛寒之剂。"[26]53-59

《中医学概论》:"温里剂……理中丸……吴茱萸汤……小建中汤……(附方)大建中汤……四逆汤。""参附汤……真武汤(附方)附子汤……当归四逆汤……暖肝煎。"[28]273-275

《中医方剂学中级讲义》"第八章温里剂":"凡以温中散寒作用为主,用治里寒证的方剂称为温里剂。它是根据内经'寒者热之'的治则而制定的。温里剂分为回阳救逆和温中祛寒两类。前者用于阴盛阳衰,势将亡阳的证候;后者用于脾胃虚寒运化失常的疾病。"[29]47

《中国医药汇海》:"(十)温里剂。"[27]889-903

《中国医学百科全书·方剂学》:"祛寒剂,是根据《素问·至真要大论》'寒者热之'的治疗原则而立法,使用温热性药物组成以治里寒证的一类方剂。亦称温里剂。属于'八法'中温法的范畴。"[30]125

《方剂学》(段富津):"凡以温热药为主组成,具有温里助阳,散寒通脉等作用,用于治疗里寒证的方剂,统称温里剂。本类方剂是根据《素问·至真要大论》'寒者热之''治寒以热'的原则立法。属于'八法'中的'温法'。"[31]99

《方剂学》(许济群):"凡以温里药为主组成,具有温阳散寒,温通经脉的作用,用以治疗里寒证的方剂,统称温里剂。属'八法'中的'温法'范畴。"[32]152

《世界传统医学方剂学》:"温里类方剂,是指由温热类药物为主组成,具有温里助阳、散寒通脉作用,治疗里寒证的一类方剂。里寒证是相对表寒证而言,表寒证治则散寒解表,里寒证治则纹理散寒,表里不同,内外有别,二者存在本质上的差异。"[33]456

《中国大百科全书·中医》:"温里剂(Prescriptions for dispelling internal Cold)以温里药为主组成的方剂的统称。有温中祛寒、暖肝散寒、温经通络、回阳救逆等作用。主治里寒证。"[34]354

《方剂学》(李庆诒):"凡以温热祛寒药为主组成,具有温中祛寒、回阳救逆、温通经脉等作用,能除脏腑经络间寒邪,用于治疗里寒证的方剂,称为温里剂,属于'八法'中的温法范畴。"[35]53

《中医药常用名词术语辞典》:"温里剂……方剂。即祛寒剂。见该条。祛寒剂……方剂。见《医方集解·祛寒之剂》。又称温里剂。以温热药为主组成,具有温里助阳、散寒通脉等作用,治疗里寒证方剂的统称。分为温中祛寒剂、回阳救逆剂、温经散寒剂等。温中祛寒剂适用于脾胃肝肾虚寒证,回阳救逆剂适用于阴盛阳衰证,温经散寒剂适用于寒滞经脉的血痹寒厥以及阴疽等证。"[36]398

《方剂学》(陈德兴):"凡以温热药为主组成,具有温里助阳,散寒通脉等作用,用于治疗里寒证的方剂,统称温里剂。本类方剂体现了'八法'中的温法。"[37]79

《方剂学》(谢鸣):"凡以温热药为主组成,具有温里助阳、散寒通脉等作用,以祛除脏腑经络间寒邪,治疗里寒证的方剂,称为温里剂(Formulae that warm the Interior)。属于八法中的'温法'。"[38]150

《方剂学》(邓中甲):"凡以温热药为主组成,具有温里助阳、散寒通脉作用,治疗里寒证的方剂,统称温里剂。本类方剂是依据《素问·至真要大论》'寒者热之''治寒以热'的理论立法，属于'八法'中的'温法'。"[39]135

《新编方剂学》："以温里助阳、散寒通脉等为主要作用，治疗里寒证的方剂的统称。本类方剂是依据《素问·至真要大论》'寒者热之''治寒以热'的理论立法，体现'八法'中的'温法'。"[40]199

《WHO西太平洋地区传统医学名词术语国际标准》："祛寒剂；温里剂　温里散寒，治疗里寒证的方剂。"[41]264

《新编中成药合理应用手册》："温里剂是以制附子、干姜、肉桂、吴茱萸、小茴香、高良姜等药物为主组成，具有温里助阳、散寒通脉等作用，用以治疗里寒证的中成药。温里剂分为温中祛寒、回阳救逆、温经散寒三大类。临床以畏寒肢凉、喜温蜷卧、面色苍白、口淡不渴、小便清长、脉沉迟或缓为辨证要点。"[42]15

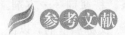 参考文献

［1］未著撰人.黄帝内经素问[M].[唐]王冰注,[宋]林亿校正.北京：人民卫生出版社,1963：511,516,527,528,541.

［2］重庆市中医学会.新辑宋本伤寒论[M].重庆：重庆人民出版社,1955：91,103,104.

［3］[唐]孙思邈.备急千金要方[M].北京：人民卫生出版社,1982：4.

［4］[唐]王焘.外台秘要[M].北京：人民卫生出版社,1955：57.

［5］[宋]赵佶.圣济总录 上[M].北京：人民卫生出版社,1962：602.

［6］[宋]庞安时.伤寒总病论[M].邹德琛,刘华生点校.北京：人民卫生出版社,1989：39.

［7］[金]刘完素.黄帝素问宣明论方[M].北京：中国中医药出版社,2007：68.

［8］[宋]杨士瀛.仁斋直指方论[M].福州：福建科学技术出版社,1989：231.

［9］[宋]陈言.三因极一病证方论：18卷[M].北京：人民卫生出版社,1957：28.

［10］[金]成无己.注解伤寒论[M].北京：人民卫生出版社,1956：37.

［11］[金]张子和.儒门事亲[M].上海：上海科学技术出版社,1959：105,248.

［12］[元]王好古.阴证略例[M].左言富点校.南京：江苏科学技术出版社,1985：6.

［13］[元]王履.医经溯洄集[M].北京：人民卫生出版社,1956：63.

［14］[明]朱橚,等.普济方：第8册 妇人[M].北京：人民卫生出版社,1959：327,1318.

［15］[明]董宿.奇效良方[M].[明]方贤续补,可嘉校注.北京：中国中医药出版社,1995：39.

［16］[明]杜文燮.药鉴[M].张向群校注.北京：中国中医药出版社,1993：53.

［17］[明]程云鹏.慈幼新书[M].刘奥注.北京：人民军医出版社,2012：80.

［18］[清]罗美.古今名医方论[M].张慧芳,伊广谦校注.北京：中国中医药出版社,1994：134.

［19］[清]陈修园.长沙方歌括[M].北京：人民军医出版社,2007：93.

［20］[清]尤怡.金匮翼[M].张印生,等校注.北京：中医古籍出版社,2003：245.

［21］[清]俞根初.重订通俗伤寒论[M].上海：上海卫生出版社,1956：74-82.

［22］[明]王肯堂.证治准绳[M].吴唯,等校注.北京：中国中医药出版社,1997：1497.

［23］[清]吕震名.伤寒寻源：中[M].1881：46.

［24］[清]汪昂.医方集解[M].鲍玉琴,杨德利校注.北京：中国中医药出版社,1997：138.

［25］[清]汪昂.汤头歌诀[M].粟栗校注.上海：上海中医药大学出版社,2006：156-173.

［26］[清]费伯雄.医方论[M].李铁君点校.北京：中医古籍出版社,1987：53-59.

［27］蔡陆仙.中国医药汇海：21[M].北京市中国书店,1980：889-903.

［28］孟景春,周仲瑛.中医学概论[M].干祖望,等编.北京：人民卫生出版社,1958：273-275.

［29］南京中医学院方剂教研组.中医方剂学中级讲义[M].北京：人民卫生出版社,1961：47.

［30］杨医亚.方剂学[M]//钱信忠.中国医学百科全书.上海：上海科学技术出版社,1988：125.

［31］段富津.方剂学[M].上海：上海科学技术出版社,1995：99.

［32］许济群.方剂学[M].北京：人民卫生出版社,1995：152.

［33］孙世发.世界传统医学方剂学[M].北京：科学出版社,1999：456.

［34］博世垣.中医[M]//胡乔木.中国大百科全书.北京：中国大百科全书出版社,2000：354.

［35］李庆诒.方剂学[M].北京：中医古籍出版社,2000：53.

［36］李振吉.中医药常用名词术语辞典[M].北京：中国中医药出版社,2001：398.

［37］陈德兴.方剂学[M].北京：人民卫生出版社,2001：

79.

[38] 谢鸣.方剂学[M].北京:人民卫生出版社,2002:150.

[39] 邓中甲.方剂学[M].北京:中国中医药出版社,2003:135.

[40] 倪诚.新编方剂学[M].北京:人民卫生出版社,2006:199.

[41] 世界卫生组织(西太平洋地区).WHO 西太平洋地区

传统医学名词术语国际标准[M].北京:北京大学医学出版社,2009:264.

[42] 梅全喜.新编中成药合理应用手册[M].北京:人民卫生出版社,2012:15.

(赵 军)

滋水涵木

zī shuǐ hán mù

一、规范名

【汉文名】滋水涵木。

【英文名】nourishing water to moistening wood。

【注释】运用五行相生中"水生木"的理论,针对肝阴虚证或肝肾阴虚证,通过滋肾水以助肝阴的治法。代表方如六味地黄丸。

二、定名依据

"滋水涵木"是历代根据"乙癸同源"理论抽象衍生出来的一种治疗法则,"滋水涵木"作为治法名称,见于清代费伯雄的《医醇賸义》一书。

《内经》时代即有对肝肾关系的论述。其"乙癸同源"的思想指导着临床实践,但并未明确提出"滋水涵木"这一治法。随着中医理论的不断发展,人们将这一治法定名为"滋水涵木",既能保持其通过滋补肾水,治疗肝阴虚或肝肾阴虚的治法原意,又能反映肝肾之间的五行关系,更能确切的反映本术语的内涵。

自《医醇賸义》提出"滋水涵木"之名,现代著作多有沿用,对后世影响很大,所以以"滋水涵木"作为规范名便于达成共识,符合约定俗成的原则。

现代相关著作《新编方剂学》《方剂心得十讲》和多版《方剂学》教材等,以及辞书类著作

《中医大辞典》《中国大百科全书(简明版)》等均以"滋水涵木"作为规范名。已经广泛应用于中医药学文献的标引和检索的《中国中医药学主题词表》也以"滋水涵木"作为正式主题词。说明"滋水涵木"这一规范名已成为共识。

全国科学技术名词审定委员会审定公布的《中医药学名词》已以"滋水涵木"作为规范名。所以"滋水涵木"作为规范名也符合术语定名的协调一致原则。

三、同义词

【曾称】"滋水生肝"(《本草便读》);"滋肾养肝法""滋养肝肾法"(《中医药常用名词术语辞典》)。

四、源流考释

肝与肾之间的关系在《内经》中即已从生理、经络、病理等不同维度有了详细的论述。肝肾具有生理上的联系,《黄帝内经素问·阴阳应象大论》云:"北方生寒,肾生骨髓,髓生肝。"[1]41在经络上,《灵枢经·经脉》云:"肾足少阴之脉,其直者,从肾上贯肝膈"[2]43,可见肝肾经脉存在连接络属的关系。另外,《内经》不但提出了肝肾之间病理关系,还提出了肝肾同治的治法,如《黄帝内经素问·大奇论》云:"肾肝并沉为石水,并浮为风水,并虚为死,并小弦欲惊。肾脉

方剂

大急沉,肝脉大急沉,皆为疝"[1]223;《黄帝内经素问·腹中论》云:"病名血枯。此得之年少时有所大脱血,若醉入房中,气竭肝伤,故月事衰少不来也。帝曰:治之奈何?复以何术?岐伯曰:以四乌鲗骨一蔍茹二物并合之"[1]265,指出血枯病的病机是脱血伤肝,肝病及肾,或精耗损肾,肾病及肝,最终肝肾同病所致,治疗上用"乌鲗骨蔍茹丸"益肝强肾,此可谓肝肾同治的最早记载。综上所述,肝和肾之间有着密切关系,而且随着时代的发展,人们对于肝肾关系的认识逐渐深化,在后来的历代诸家发挥过程中逐渐完备。

汉代张仲景依据肾主骨,肝主筋,肝肾同源的关系,在《金匮要略》中说"寸口脉沉而弱,沉即主骨,弱即主筋,沉即为肾,弱即为肝……故曰历节"[3]20,认为肝肾损伤,精血不能充筋养骨是历节病的重要病机。

宋代《圣济总录》中说"内经谓腰者肾之府,转摇不能,肾将惫矣,膝者筋之府,屈伸不能,行则偻附,筋将惫矣,盖肾主腰,肝主筋,筋聚于膝。若肾脏虚损,肝元伤惫,则筋骨受病,故腰膝为之不利"[4]2110,认为肾脏虚损是筋骨受病的根本原因。另外还认为"盖肾开窍于耳,肝开窍于目,肾肝二脏,水木之相生者也,若肾经不足,肝元自虚,水木不能相生,其窍俱不利,故耳听不聪,目视不明,当补下经以益之"[4]2119,认为肝肾不足可以影响耳目二窍。宋代钱乙是治疗儿科疾病的名家,在临床中他十分重视肾水对肝木的濡润滋养作用,对幼科惊风诸症,多责之于肾水亏乏,肝木失养。治疗上每以滋补肾水,泻肝疏风为法。他指出:"目上视,手足动摇,口内生热涎,项颈急,此肝旺。当补肾治肝也。补肾,地黄丸;治肝,泻青丸主之。"[5]8 提出了补肾治肝的治法,并明确提出了相应的方剂。

明代张介宾继承了《内经》肝肾同源的理论认识,在《质疑录》中认为"以肺在上属阳,肾肝在下属阴。肾者,肝之母;肝者,肾之子。肾肝同病,乙癸同源之义也。故凡肝经有病,必推化

源与肾。"[6]1844 疾病其根本在肾。李中梓在《医宗必读》中专列一章"乙癸同源论",他认为:"东方之木,无虚不可补,补肾即所以补肝;北方之水,无实不可泻,泻肝即所以泻肾……然木既无虚,又言补肝者,肝气不可犯,肝血自当养也。血不足者濡之,水之属也,肝木之源,木赖以荣,水既无实,又言泻肾者,肾阴不可亏,而肾气不可亢也"[7]15,概括性地总结了前人对于肝肾关系的认识,认为补肾即所以补肝。

至于清代,滋水涵木的治法在临床上得到广泛的发展。魏之琇在《续名医类案》中创制了方剂"一贯煎"治疗"胁痛、吞酸、吐酸、疝瘕一切肝病"[8]452,453 成为后世"滋水涵木"的代表方。各种本草著作中也十分重视滋肾养肝的药物,如阿胶、枸杞、沙苑等药。黄宫绣在《本草求真》一书中专设"滋水"一章,并在其中对于肝肾同治的药物做了介绍。如《本草求真》:"枸杞,专入肾,兼入肝。甘寒性润。据书皆载祛风明目。强筋健骨。补精壮阳。然究因于肾水亏损。服此甘润。阴从阳长。水至风熄。故能明目强筋。是明指为滋水之味。故书又载能治消渴。"[9]19 "阿胶,气味俱阴。既入肝经养血,复入肾经滋水,水补而热自制,故风自尔不生。"[9]35 张秉成《本草便读》说:"(沙苑)补肾固精。味苦多甘能摄下。益阴明目。性温滋水却生肝。"[10]56 "春雨得春生升发之气。有滋水生肝发育万物之意。"[10]271 临床医家也在继承前人的基础上不断发挥,将肝肾同治这一理论运用到遣方用药中来,《温病条辨》:"肾主五液而恶燥,或由外感邪气久羁而伤及肾阴,或不由外感而内伤致燥,均以培养津液为主。肝木全赖肾水滋养,肾水枯竭,肝断不能独治,所谓乙癸同源,故肝肾并称也。"[11]165 清代李用粹在《证治汇补》中提出肝肾同治的组方配伍方法:"挟肾虚者,宜滋肾以抑肝,所谓乙癸同源,肾肝同治也。地黄汤加当归、白芍,或加柴胡、山栀之类。"[12]19 陈修园《医学从众录》:"然欲荣其上,必灌其根,如正元散及六味丸、八味丸,皆峻补肾中水火之妙

剂。乙癸同源,治肾即所以治肝,治肝即所以熄风,熄风即所以降火,降火即所以治痰。"[13]20

清代费伯雄《医方论》:"(地黄饮子)清肝气以益水之源,纳肾气以制火之僭。水能涵木,孤阳不升则心气通,而舌喑自解矣。惟足废不能行,尚当加壮筋利节之药。至其不用风药,正恐以助火,故特为迸去,未可议之也。"[14]47 从对药性的理解到方剂的组成均体现了医家在充分理解肝肾同源的基础上,将其运用到治法中,并逐渐选择运用水和木的关系来解释二者之间的联系。而其《校注医醇賸义》在治疗"肝受燥热,血分枯槁,筋缩爪干"之证时,创制涵木养荣汤,朱祖怡注云:"此方以二地滋水涵木;以归、芍润燥养营;以枣仁合生脉,酸甘化阴,制丙火而收散失之气液。重用红枣以缓肝之急;木瓜以收胃气之散失;合秦艽、桑枝舒筋,以肝主筋也。"[15]47 首次提出了滋水涵木这一治法名称。

现代有关中医学著作在整合肝肾之间关系的基础上,通过滋肾水以助肝阴的方法对肝阴虚证或肝肾阴虚证进行治疗的治法均以"滋水涵木"作为规范名。如《新编方剂学》[16]269《方剂心得十讲》[17]219 方剂学著作和《方剂学》(李飞)[18]729、《方剂学》(谢鸣)[19]201 等多版方剂学教材。陈潮祖在《中医治法与方剂》中谈到肝肾同病时说:"水不涵木,是指肾阴不足,不能养肝,引起肝系筋膜失濡和水不制火病变。滋水涵木是据水不涵木病机所拟的治法。"[20]784

辞典以及工具书类,如《中医大辞典》[21]1790《中医名词术语精华辞典》[22]1053《中医辞海》[23]223《中医词释》[24]583,584《中医药常用名词术语辞典》[25]401,402《简明中医辞典》[26]1011《中国百科大辞典》[27]992 等亦以"滋水涵木"为规范名并做了详细的解释。如《中国中医药学主题词表》将滋水涵木解释为:"滋水涵木:属脏腑兼治法;滋肾阴以润养肝阴的方法或治疗肝肾兼虚的方法,又称补益肝肾、滋养肝肾。"[28]II-33

总之,"滋水涵木"是依据中医五行理论,根据肝肾生理病理上的相互关系而确定的治法。

古代并未有"滋水涵木"的名词出现,随着医学理论的发展,历代医家的不断归纳和总结,到清代《医醇賸义》"滋水涵木"这一名词才正式出现,并被广泛沿用。"滋水涵木"是近代人们根据"肝肾同源"或"乙癸同源"理论抽象衍生出来的一种治疗法则,用"滋水涵木"这一名词作为这种治法的正名,既可反映其肝肾同源的属性,又可反映二者之间的五行关系,符合约定俗成的原则。

五、文献辑录

《黄帝内经素问·大奇论》云:"肾肝并沉为石水,并浮为风水,并虚为死,并小弦欲惊。肾脉大急沉,肝脉大急沉,皆为疝。"[1]41

"阴阳应象大论":"北方生寒,寒生水,水生咸,咸生肾,肾生骨髓,髓生肝,肾主耳。其在天为寒,在地为水,在体为骨,在藏为肾,在色为黑,在音为羽,在声为呻,在变动为栗,在窍为耳,在味为咸,在志为恐。恐伤肾,思胜恐;寒伤血,燥胜寒;咸伤血,甘胜咸。"[1]223

"腹中论":"病名血枯。此得之年少时有所大脱血,若醉入房中,气竭肝伤,故月事衰少不来也。帝曰:治之奈何?复以何术?岐伯曰:以四乌鲗骨一芦茹二物并合之。"[1]265

《灵枢经·经脉》云:"肾足少阴之脉,起于小指之下,邪走足心,出于然谷之下,循内踝之后,别入跟中,以上踹内,出腘内廉,上股内后廉,贯脊属肾络膀胱;其直者,从肾上贯肝膈,入肺中,循喉咙,挟舌本。"[2]43

《金匮要略·中风历节病脉证并治》:"寸口脉沉而弱,沉即主骨,弱即主筋,沉即为肾,弱即为肝。汗出入水中,如水伤心,历节黄汗出,故曰历节。"[3]20

《圣济总录·补益门》:"内经谓腰者肾之府,转摇不能,肾将惫矣;膝者筋之府,屈伸不能,行则偻附,筋将惫矣,盖肾主腰,肝主筋,筋聚于膝。若肾脏虚损,肝元伤惫,则筋骨受病,故腰膝为之不利。"[4]2110"论曰内经谓智者有余,有余则耳目聪明，身体轻强，老者复壮，壮者益治，盖肾开窍于耳，肝开窍于目，肾肝二脏，水木之相生者也，若肾经不足，肝元自虚，水木不能相生，其窍俱不利，故耳听不聪，目视不明，当补下经以益之。"[4]2119

《小儿药证直诀》卷上："目上视，手足动摇，口内生热涎，项颈急，此肝旺。当补肾治肝也。补肾，地黄丸；治肝，泻青丸主之。"[5]8

《质疑录·论疝与肾经绝无相干》："以肺在上属阳，肾、肝在下属阴。肾者，肝之母；肝者，肾之子。肾肝同病，乙癸同源之义也。故凡肝经有病，必推化源与肾。如疝为足厥阴肝经病，以其环阴器、抵少腹、控睾丸，而为痛者，皆肝之所属也。"[6]1844

《医宗必读》卷一："东方之木，无虚不可补，补肾即所以补肝；北方之水，无实不可泻，泻肝即所以泻肾……然木既无虚，又言补肝者，肝气不可犯，肝血自当养也。血不足者濡之，水之属也，肝木之源，木赖以荣，水既无实，又言泻肾者，肾阴不可亏，而肾气不可亢也。"[7]15

《续名医类案》卷十八："高吕二案，持论略同，而俱用滋水生肝饮。予早年亦尝用此，却不甚应，乃自创一方，名一贯煎，用北沙参、麦冬、地黄、当归、杞子、川楝，六味出入加减，投之应如桴鼓。口苦燥者，加酒连尤捷。可统治胁痛、吞酸、吐酸、疝瘕一切肝病。"[8]452,453

《本草求真·阿胶》："气味俱阴。既入肝经养血，复入肾经滋水，水补而热自制，故风自尔不生。"[9]19

"枸杞"："枸杞（专入肾。兼入肝）。甘寒性润。据书皆载祛风明目。强筋健骨。补精壮阳。然究因于肾水亏损。服此甘润。阴从阳长。水至风熄。故能明目强筋。是明指为滋水之味。故书又载能治消渴。"[9]35

《本草便读·沙苑》："补肾固精。味苦多甘能摄下。益阴明目。性温滋水却生肝。"[10]56

"雨霜雪露水汤"："春雨得春生升发之气。有滋水生肝发育万物之意。"[10]271

《温病条辨·原病篇》："肾主五液而恶燥，或由外感邪气久羁而伤及肾阴，或不由外感而内伤致燥，均以培养津液为主。肝木全赖肾水滋养，肾水枯竭，肝断不能独治，所谓乙癸同源，故肝肾并称也。"[11]165

《证治汇补》卷一："挟肾虚者，宜滋肾以抑肝，所谓乙癸同源，肾肝同治也。地黄汤加当归、白芍，或加柴胡、山栀之类。"[12]19

《医学从众录》卷四："然欲荣其上，必灌其根，如正元散及六味丸、八味丸，皆峻补肾中水火之妙剂。乙癸同源，治肾即所以治肝，治肝即所以熄风，熄风即所以降火，降火即所以治痰。"[13]20

《医方论·地黄饮子》："清肝气以益水之源，纳肾气以制火之僭。水能涵木，孤阳不升则心气通，而舌喑自解矣。惟足废不能行，尚当加壮筋利节之药。至其不用风药，正恐以助火，故特为进去，未可议之也。"[14]47

《校注医醇賸义》卷二："秋燥，肝受燥热，则血分枯槁，筋缩爪干，涵木养荣汤主之……此方以二地滋水涵木；以归、芍润燥养营；以枣仁合生脉，酸甘化阴，制丙火而收散失之气液。重用红枣以缓肝之急；木瓜以收胃气之散失；合秦艽、桑枝舒筋，以肝主筋也。祖怡注。"[15]47

《中医词释》："借五行相生的关系说明肝肾之间的生理、病理关系，以治疗肝肾阴虚疾病。即运用滋肾阴而达到润养肝阴的方法。用于肾阴亏、肝阴虚、肝火旺等证，如头晕目眩、眼干而涩、耳鸣恶心、颧红口干、五心烦热、情绪易怒、腰腿酸软、遗精、月经不调、舌红苔少、脉细弦而数等。"[24]583-584

《中国百科大辞典》："水指肾，木指肝，故又称'滋补肝肾'。借五行相生的理论通过滋肾阴而达到滋养肝阴的方法。适用于肝肾阴虚，虚火内生之证。症见头晕目眩，双目干涩，五心烦热，盗汗遗精，妇女经水不调，舌红少苔，脉细数等。常用方如大补阴丸等。"[27]992

《中医大辞典》："治法。运用滋肾阴而达到润养肝阴的方法。用于肾阴亏、肝阴虚、肝火有余的证候。表现为头目眩晕、眼干发涩、耳鸣颧红、口干、五心烦热、腰膝酸软，男子遗精，妇女月经不调，舌红苔少，脉细弦数，可用干地黄、山茱萸、枸杞子、玄参、龟甲、女贞子、何首乌等药。"[21]1790

《中医名词术语精华辞典》："治疗学术语。即一种治法。运用滋肾阴而达到牵制肝阳的治疗方法。适用于肾阴亏、肝阴虚、肝火有余的证候。症见头目眩晕、眼干发涩、耳鸣颧红、口干、五心烦热、腰膝酸软、男子遗精、妇女月经不调、舌红苔少，脉细弦数等，可用干地黄、山茱萸、枸杞子、玄参、龟板、女贞子、何首乌等药。"[22]1053

《中国中医药学主题词表》："滋水涵木：reinforcing liver & kidney. 属脏腑兼治法；滋肾阴以润养肝阴的方法或治疗肝肾兼虚的方法，又称补益肝肾、滋养肝肾。"[28]II-33

《方剂心得十讲》："揭神汤，组方医理：本方以生石决明、生牡蛎咸凉清热，益肝阴，潜肝阳，收浮越之正气，为主药；生地、白芍补益真阴，滋水涵木，凉血生血，柔肝安脾，为辅药；首乌藤滋益肝肾，交合阴阳，合欢花解郁安神，酸枣仁养肝助阴，宁心敛汗而安神，远志肉交通心肾，白蒺藜散肝郁，祛肝风，共为佐药；香附为阴中快气药，引血药至气分，增强诸药活力，兼能理气解郁，黄芩泻肝胆火，益阴退阳，共为使药。诸药合和，共达养阴柔肝、潜阳安神、交通心肾之功。"[17]219

《中医辞海》："中医治则。又称滋肾养肝法。是滋养肾阴以养肝阴的方法。适用于肾阴亏损而肝阴不足，以及肝阳偏亢之证。症见头晕目眩，两目干涩，两颧潮红，五心烦热，腰膝酸软，失眠多梦，咽干口燥，男子遗精，女子经少，舌红少苔，脉细数等。可用地黄、山茱萸、枸杞子、玄参、龟板、女贞子、何首乌等药。"[23]223

《简明中医辞典》："借五行相生说明肝肾关系，运用滋肾阴而达到润养肝阴的方法。用于肾阴亏、肝阴虚、肝火有余的证候。表现为头目

眩晕、眼干发涩、耳鸣颧红、口干、五心烦热、腰膝酸软，男子遗精，妇女月经不调，舌红苔少，脉细弦数，可用干地黄、山茱萸、枸杞子、玄参、龟板、女贞子、何首乌等药。"[26]1011

《中医药常用名词术语辞典》："治法。又称滋肾养肝法、滋养肝肾法。源《医宗必读·乙癸同源论》。根据五行相生规律确定的滋养肾阴以养肝阴的方法。因五行归类中，肝属木，肾属水，水能生木，故称。适用于肾阴亏损而肝阴不足，或致肝阳偏亢的证候，如头目眩晕，两目干涩，耳鸣颧红，咽干口燥，五心烦热，腰膝酸软，男子遗精，女子月经不调，舌红、苔少，脉细弦数。"[25]401,402

《新编方剂学》："一贯煎，从肝与肾、肺、胃的生克制化关系组方：所治在肝，药及肾、肺、胃，即滋水涵木、养金制木、培土御木诸法并用。"[16]269

《中医治法与方剂》："水不涵木，是指肾阴不足，不能养肝，引起肝系筋膜失濡和水不制火病变。滋水涵木是据水不涵木病机所拟的治法。"[20]784

《方剂学》(李飞)："二是间接补法，即根据脏腑相生的关系，补益虚损脏器所赖以资生之脏，具体运用方法大致两类，其一是根据五行相生理论，采用'虚则补其母'的方法，如肺气虚者补其脾，即培土生金；脾阳虚者补命门，即补火生土；肝阴虚者补其肾，即滋水涵木等。"[18]729

《方剂学》(谢鸣)："一贯煎，方中重用生地黄，益肾养肝，滋水涵木，为君药。"[19]201

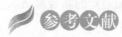 参考文献

[1] 未著撰人.黄帝内经素问[M].[唐]王冰注，[宋]林亿校正.北京：人民卫生出版社，1963：41,223,265.

[2] 未著撰人.灵枢经[M].刘衡如校.北京：人民卫生出版社，2013：43.

[3] [汉]张仲景.金匮要略方论[M].北京：人民卫生出版社，2012：20.

[4] [宋]赵佶.圣济总录[M].北京：人民卫生出版社，

2013：2110，2119.

[5] [宋] 钱乙.小儿药证直诀[M].南京：江苏科学技术出版社，1983：8.

[6] [明] 张景岳.张景岳医学全书[M].北京：中国中医药出版社，2007：1844.

[7] [明] 李念莪.医宗必读[M].上海：上海卫生出版社，1957：15.

[8] [清] 魏之琇.续名医类案[M].北京：人民卫生出版社，1982：452，453.

[9] [清] 黄宫绣.本草求真[M].北京：人民卫生出版社，1987：19，35.

[10] [清] 张秉成.本草便读[M].北京：学苑出版社，2010：56，271.

[11] [清] 吴鞠通.温病条辨[M].北京：人民卫生出版社，1978：165.

[12] [清] 李用粹.证治汇补[M].北京：人民卫生出版社，1987：19，35.

[13] [清] 陈修园.医学从众录[M].上海：上海卫生出版社，1957：20.

[14] [清] 费伯雄.医方论[M].北京：中医古籍出版社，1987：47.

[15] [清] 费伯雄.校注医醇賸义[M].上海：上海科学技术出版社，1963：47.

[16] 倪诚.新编方剂学[M].北京：人民卫生出版社，2006：269.

[17] 焦树德.方剂心得十讲[M].北京：人民卫生出版社，

1996：219.

[18] 李飞.方剂学[M].北京：人民卫生出版社，2011：729.

[19] 谢鸣.方剂学[M].北京：人民卫生出版社，2015：201.

[20] 陈潮祖.中医治法与方剂[M].北京：人民卫生出版社，2009：784.

[21] 李经纬，邓铁涛，等.中医大辞典[M].北京：人民卫生出版社，1995：1790.

[22] 李经纬，余瀛鳌，蔡景峰.中医名词术语精华辞典[M].天津：天津科学技术出版社，1996：1053.

[23] 袁钟，图娅，彭泽邦，等.中医辞海：下册[M].北京：中国医药科技出版社，1999：223.

[24] 徐元贞，曹建生，赵法新，等.中医词释[M].郑州：河南科学技术出版社，1983：583，584.

[25] 李振吉.中医药常用名词术语辞典[M].北京：北京中医药出版社，2001：401，402.

[26] 李经纬，区永欣，余瀛鳌.简明中医辞典[M].北京：北京中医药出版社，2001：1011.

[27] 中国百科大辞典编委会.中国百科大辞典[M].北京：华夏出版社，1990：992.

[28] 吴兰成.中国中医药学主题词表[M].北京：中医古籍出版社，1996：Ⅱ-33.

(刘碧原)

3 · 102

锭 剂

dìng jì

一、规范名

【汉文名】锭剂。

【英文名】lozenge。

【注释】将药物细粉加适量的黏合剂制成规定形状的固体剂型。

二、定名依据

"锭剂"作为中医药剂型名称，最早见于1932年出版的《良药与毒药》，与现代术语"锭剂"的概念基本相同。而在此之前，秦汉时期虽然未有关于锭剂的记载，但这一时期的医书有较多关于丸剂的记载。锭剂的制作方法和丸剂的制作方法基本上是相同的，只是形状不同，服用的方法稍有差异，可认为锭剂系由丸剂演化而来。锭剂的概念最早见于东晋葛洪的《肘后备急方》，虽在书中作"梃"，但其内涵已能反映出术语"锭剂"的基本内涵。唐代《备急千金要方》书中所言"挺"也即为锭剂。而宋代《太平惠民和剂局方》书中详论了"铤"即"锭剂"的制法及其服用方法。宋代以后的医方则将"铤"称为"锭"，如宋金元时期的《苏沈良方》《儒门事亲》《回回药方》称之为"锭子"，明代《片玉心书》首次记载了"紫金锭"的名称。可见，"锭剂"一词是指将药物细粉加适量的黏合剂制成规定形状的固体剂型，能确切地反映术语的内涵。

自《良药与毒药》提出"锭剂"之名，之后重要的著作、辞典、工具书及教科书类多有沿用。如我国普通高等教育中医药类规划教材《方剂学》《药剂学》等以及辞书类著作《汉英中医辞海》《简明中医辞典》《中医药常用名词术语辞典》《现代中成药手册》《英汉双解常用中医名词术语》，以及一些方剂学专著《临床常用百方精解》《现代方剂学》《世界传统医学方剂学》等均以"锭剂"作为规范名，对后世有较大影响。所以"锭剂"作为规范名便于达成共识，符合术语定名的约定俗成原则。

我国2005年出版的由全国科学技术名词审定委员会审定公布的《中医药学名词》已以"锭剂"作为规范名。所以"锭剂"作为规范名也符合术语定名的协调一致原则。

三、同义词

【曾称】"梃"（《肘后备急方》）；"挺"（《备急千金要方》）；"铤"（《太平惠民和剂局方》）；"锭子"（《苏沈良方》）。

四、源流考释

先秦两汉时期是我国药物与方剂及其学术体系奠基的时期，丸剂是这一时期出现次数较多的剂型之一。马王堆汉墓出土的《五十二病方》是我国现已发现最古老的方剂专著。其中记载有"丸剂"："以般服零，撮取大者一枚，擣。擣之以春，脂弃弁之，以为大丸，操。"[1]120 "冶靡芜本，防风，乌喙，桂皆等，渍以淳酒而垸，大如黑菽而吞之。始食一，不知益一。"[1]91 "犬噬人伤者：取蚯蚓矢二升……并熬之……稍垸，以熨其伤。犬毛尽，敷伤而已。"[1]44,45 成书于东汉时期的《伤寒论》第一次出现糊丸的记载，《伤寒论·辨厥阴病脉证并治》"乌梅丸"载："上十味，异捣筛，合治之，以苦酒渍乌梅一宿，去核，蒸之五斗米下，饭熟捣成泥，和药令相得，内白中，与

蜜杵二千下，丸如梧桐子大。"[2]109 乌梅丸中使用的糊丸，是指药材细粉用米糊或面糊等为黏合剂制成的丸剂，糊丸与现代锭剂的制备方法大致相同，在形状及服用方法上稍有差异。这一时期的丸剂为后世锭剂的发展奠定了基础。

魏晋南北朝时期，方剂的剂型在继承秦汉的基础上，有了新的发展。《肘后备急方》为晋梁葛洪的医学著作，代表了晋梁时期的医学发展水平，该书首次记载了锭剂。《肘后备急方》："传用方，头不光泽，腊泽饰发方。青木香，白芷，零陵香，甘松香，泽兰各一分，用绵裹。酒渍再宿，内油里煎再宿，加腊泽斟量硬软即火急煎。著少许胡粉烟脂讫，又缓火煎令黏极，去滓作梃，以饰发，神良。"[3]123 本书中的"梃"与现代医学中"锭剂"的概念大致是相同的。在此基础上发展为后世的锭剂。

隋唐时期，《备急千金要方》收集了该时期大量的剂型。《备急千金要方》记载："右八味，先酒水相和作汤，洗香令净，各别捣碎，不用绝细，以蜜二升、酒一升和香，内上件瓷瓶中令实满，以绵裹瓶口，又以竹蔑交横约之，勿令香出。先掘地埋上件油瓶，令口与地平，以香瓶合覆油瓶上，令两口相当，以麻捣泥泥两瓶口际，令牢密，可厚半寸许，用糠壅瓶上，厚五寸，烧之，火欲尽，即加糠，三日三夜，勿令火绝，计糠十二石讫，停三日，令冷出之。别炼蜡八斤，煮数沸，纳紫草十二两煎之，数十沸，取一茎紫草向爪甲上研看，紫草骨白，出之。又以绵滤过与前煎相和，令调，乃纳朱砂粉六两，搅令相得，少冷未凝之间，倾竹筒中纸裹筒上麻缠之，待凝冷解之，任意用之，计此可得五十挺。"[4]118 书中所言"挺"即为"锭剂"。

宋金元时期，《太平惠民和剂局方》记载了2首锭剂，《太平惠民和剂局方》："如圣胜金铤……右为细末，裂生葱自然汁溲和为铤。每服，先用新汲水灌漱吐出，次嚼生薄荷五、七叶微烂，用药一铤同嚼极烂，以井水咽下，甚者连进三服即愈。"[5]259 "右件为末，裂生葱自然汁溲

和为铤。服药汤使如前方。"[5]262 书中记载的"如圣胜金铤"有两方，证治服用相同，药味有所差异，详细论述了"铤"即"锭剂"的剂型制法及其服用方法。宋代以后的医方则将"铤"称为"锭"，也有称之为"饼子""铤子""挺子"等。如《苏沈良方·朱砂膏》："上都为细末，拌和，炼蜜，破苏合油剂，诸药为小锭子，更以金箔裹之，瓷器内蜜封。每用一皂子大，食后含丸。"[6]62 刘完素《黄帝素问宣明论方·圣饼子》："右为末，炼蜜和丸，捻作饼子，如小钱大浓样，食后，每服三饼子，细嚼，温酒下。"[7]81 文中"饼子"也就是"锭剂"。《黄帝素问宣明论方·碧霞丹》："点一切恶眼风赤者：'右为末，滴水和丸，如桐子大，每服一丸，新汲水化开，点之立效。'是外用眼科锭剂。"[7]139 张从正《儒门事亲》："保生锭子……右为末，用黄蜡一两半化开，将药和成锭子。"[8]99 李杲《兰室秘藏》："［碧天丸］先研白矾铜研令细，旋旋入粉同研匀，熟水和之，共为一百丸。每用一丸，热汤半盏浸一二个时辰，洗至觉微涩为度。"[9]469 朱震亨《丹溪心法·宝鉴保生挺子》："右为极细末，用黄蜡五钱溶开，将药和成挺子，冷水浸，少时取出，旋丸捏作饼子，如钱眼大，将疮头拨开，安一饼子。"[10]324《御药院方·龙麝紫芝煎》："上为细末，炒米粉四两黄色，糯米粥汁入白蜜二两和就，作铤子一寸半长，每服一铤，细嚼茶酒下。"[11]5《世医得效方》："又，或偶无蜜，只嚼薄荷，以津液调作梃，用之亦妙。"[12]43《原机启微·宝鉴春雪膏》："右各研另贮，先用好蜜一斤四两，炼去蜡，却下甘石末，不住手搅，次下丹，次下诸药末，不住手搅至紫金色，不粘手为度，搓作挺子。每用一粒，新水磨化，时时点之。"[13]53《回回药方考释》："油锭子药……右没药一钱用水或酒化开，余药为末，一同调合捏成锭子，每个一钱半重。"[14]378

明清制剂学在前代基础上继有发展，在方剂剂型的创制与使用方面亦有自身特色。万全《片玉心书》记载："紫金锭，山慈姑三两，五倍子三两，大戟两半，续随子肉一两，麝香三钱，雄

黄、朱砂各一两，为末，糯米糊作锭子，磨水搽。"[15]568 此书首次记载了"紫金锭"的名称。清朝锭剂使用较前代更为盛行。《养心殿造办处史料辑览》记载："于四月二十八日太监莫自成来说，宫殿监督领侍苏培盛将备用端阳节锭子药送进来。记此。于四月二十九日将做得紫金锭六料，重三十四斤十一两。彩画紫金锭五百个。素紫金锭三百二十包。蟾酥锭三十料，重三十一斤十四两。天师五百个。牌子五百个。蒜头五百个。葫芦二百个。小锭子三百二十包。离宫锭一百料，重十三斤二两。牌子五百个。葫芦二百个。小锭子三百二十包。盐水锭六料，重七十五斤。太极图五百个。嚼化锭一百三十包。盐水锭九百五十包。大黄牌子四百个。锭子一份。首领太监萨木哈、李久明交宫殿监督领侍苏培盛收讫。"[16]438 可见锭子药主要包括紫金锭、蟾酥锭、离宫锭、盐水锭、嚼化锭、万应锭六种。所谓锭子药是多种药品的统称，这些药品具有某些共同的特性。就剂型而言，都是锭剂，即将药物研成细粉，然后添加适当的黏合剂制成规定的形状；就功效而言，虽各有侧重，但都具有驱暑、除潮、防病的作用。

1932年的《良药与毒药》[17]15 中首次使用了"锭剂"这一名词，与现代术语"锭剂"的概念基本相同。此后，"锭剂"作为将药物细粉加适量的黏合剂制成规定形状的固体剂型的统称一直被沿用。关于中医药现代有关著作均以"锭剂"作为规范名，如辞书类著作《汉英中医辞海》[18]1760《简明中医辞典》[19]1043-1044《中医药常用名词术语辞典》[20]412《英汉双解常用中医名词术语》[21]251，以及一些中药学与方剂学专著《现代中成药手册》[22]5《世界传统医学方剂学》[23]51《临床常用百方精解》[24]12,13《现代方剂学》[25]11 等，我国普通高等教育中医药类规划教材《方剂学》（段富津）[26]12、《方剂学》（闫润红）[27]23、《方剂学》（陈德兴）[28]14、《方剂学》（李飞）[29]89、《方剂学》（樊巧玲）[30]23,24、《方剂学》（谢鸣）[31]32、《方剂学》（邓中甲）[32]24、《方剂学》（冯泳）[33]22、《方剂

学》(李笑然)[34]15、《方剂学》(李冀)[35]19,20、《方剂学》(顿宝生)[36]17、《药剂学》(南京药学院)[37]490、《药剂学》(湖北中医学院)[38]443,444等均以"锭剂"作为规范名。

总之,秦汉时期虽然未有关于锭剂的记载,但这一时期的医书有较多关于丸剂的记载。锭剂的制作方法和丸剂的制作方法基本上是相同的,只是形状不同,服用的方法稍有差异,可认为锭剂系由丸剂演化而来。锭剂的概念最早见于东晋葛洪的《肘后备急方》,虽在书中作"梃",但其内涵已能反映出术语"锭剂"的基本内涵。唐代《备急千金要方》书中所言"挺"也为锭剂。而宋代《太平惠民和剂局方》书中详论了"铤"即"锭剂"的剂型制法及其服用方法。宋代以后的医方则将"铤"称为"锭",如宋金元时期的《苏沈良方》《儒门事亲》《回回药方》称之为"锭子",明代《片玉心书》首次记载了"紫金锭"的名称。"锭剂"一词最早见于1932年的《良药与毒药》,概念与本术语"锭剂"基本相同,已能初步反映本术语内涵。现代出版的辞典、工具书、教材以及具有代表性的中医学著作均以"锭剂"作为规范名词。

五、文献辑录

《五十二病方·犬噬人》:"犬噬人伤者:取蚯蚓矢二升……并熬之……稍垸,以熨其伤。犬毛尽,敷伤而已。"[1]44,45

"牝痔":"冶麇芜本,防风,乌喙,桂皆等,渍以淳酒而垸,大如黑菽而吞之。始食一,不知益二。"[1]91

"乾瘙":"以般服零,撮取大者一枚,擣。擣之以春,脂弁弁之,以为大丸,操。"[1]120

《伤寒论·辨厥阴病脉证并治》:"[乌梅丸]上十味,异捣筛,合治之,以苦酒渍乌梅一宿,去核,蒸之五斗米下,饭熟捣成泥,和药令相得,内臼中,与蜜杆二千下,丸如梧桐子大。"[2]109

《肘后备急方·治面疱发秃身臭心惛鄙丑方》:"传用方,头不光泽,腊泽饰发方。青木香,

白芷,零陵香,甘松香,泽兰各一分,用绵裹。酒渍再宿,内油里煎再宿,加腊泽斟量硬软即火急煎。著少许胡粉烟脂讫,又缓火煎令粘极,去滓作梃,以饰发,神良。"[3]123

《备急千金要方·七窍病》中记载:"[甲煎唇脂]右八味,先酒水相和作汤,洗香令净,各别捣碎,不用绝细,以蜜二升、酒一升和香,内上件瓷瓶中令实满,以绵裹瓶口,又以竹蔑交横约之,勿令香出。先掘地埋上件油瓶,令口与地平,以香瓶合覆油瓶上,令两口相当,以麻捣泥泥两瓶口际,令牢密,可厚半寸许,用糠雍瓶上,厚五寸,烧之,火欲尽,即加糠,三日三夜,勿令火绝,计糠十二石讫,停三日,令冷出之。别炼蜡八斤,煮数沸,纳紫草十二两煎之,数十沸,取一茎紫草向爪甲上研看,紫草骨白,出之。又以绵滤过与前煎相和,令调,乃纳朱砂粉六两,搅令相得,少冷未凝之间,倾竹筒中纸裹筒上麻缠之,待凝冷解之,任意用之,计此可得五十挺。"[4]118

《太平惠民和剂局方》卷七:"如圣胜金铤……右为细末,裂生葱自然汁溲和为铤。每服,先用新汲水灌漱吐出,次嚼生薄荷五、七叶微烂,用药一铤同嚼极烂,以井水咽下,甚者连进三服即愈。"[5]259"右件为末,裂生葱自然汁溲和为铤。服药汤使如前方。"[5]262

《苏沈良方》卷五:"上都为细末,拌和,炼蜜,破苏合油剂,诸药为小锭子,更以金箔裹之,瓷器内蜜封。每用一皂子大,食后含丸。"[6]62

《黄帝素问宣明论方·圣饼子》:"右为末,炼蜜和丸,捻作饼子,如小钱大浓样,食后,每服三饼子,细嚼,温酒下。"[7]81

"碧霞丹":点一切恶眼风赤者:"右为末,滴水和丸,如桐子大,每服一丸,新汲水化开,点之立效。"[7]139

《儒门事亲·世传神效名方》:"保生锭子……右为末,用黄蜡一两半化开,将药和成锭子。"[8]99

《兰室秘藏·眼耳鼻门》:"碧天丸……先研白矾铜研令细,旋旋入粉同研匀,熟水和之,共

为一百丸。每用一丸,热汤半盏浸一二个时辰,洗至觉微涩为度。"[9]469

《丹溪心法·宝鉴保生挺子》:"右为极细末,用黄蜡五钱溶开,将药和成挺子,冷水浸,少时取出,旋丸捏作饼子,如钱眼大,将疮头拨开,安一饼子。"[10]324

《御药院方·龙麝紫芝煎》:"上为细末,炒米粉四两黄色,糯米粥汁入白蜜二两和就,作铤子一寸半长,每服一铤,细嚼茶酒下。"[11]5

《世医得效方·敷药》:"又,或偶无蜜,只嚼薄荷,以津液调作梴,用之亦妙。"[12]43

《原机启微·宝鉴春雪膏》:"右各研另贮,先用好蜜一斤四两,炼去蜡,却下甘石末,不住手搅,次下丹,次下诸药末,不住手搅至紫金色,不粘手为度,搓作挺子。每用一粒,新水磨化,时时点之。"[13]53

《回回药方》卷三十:"油锭子药……右没药一钱用水或酒化开,余药为末,一同调合捏成锭子,每个一钱半重。"[14]378

《片玉心书》卷五:"紫金锭,山慈姑三两,五倍子三两,大戟两半,续随子肉一两,麝香三钱,雄黄、朱砂各一两,为末,糯米糊作锭子,磨水搽。"[15]568

《养心殿造办处史料辑览·雍正十三年》:"于四月二十八日太监莫自成来说,宫殿监督领侍苏培盛将备用端阳节锭子药送进来。记此。于四月二十九日将做得紫金锭六料,重三十四斤十一两。彩画紫金锭五百个。素紫金锭三百二十包。蟾酥锭三十料,重三十一斤十四两。天师五百个。牌子五百个。蒜头五百个。葫芦二百个。小锭子三百二十包。离宫锭一百料,重十三斤二两。牌子五百个。葫芦二百个。小锭子三百二十包。盐水锭六料,重七十五斤。太极图五百个。噙化锭一百三十包。盐水锭九百五十包。大黄牌子四百个。锭子一份。首领太监萨木哈、李久明交宫殿监督领侍苏培盛收讫。"[16]438

《良药与毒药》:"锭剂……小圆饼形,一个

的重量,约半克,有供内服的,有溶解后供外用或注射用的。"[17]15

《药剂学》(南京药学院):"中药锭剂(药锭)系将药物细粉加适当黏合剂制成的固体制剂。供内服或外用。根据处方规定有不同的外形,如纺锤形、方形、长方形、圆柱形及块状等型。纺锤形的锭剂一般用作内服,因此形状易于吞咽。长方形者易于碎块使用。圆柱形及块状的易于研磨涂敷,片剂型锭剂多半作口含之用,与口含片很难区分。此外亦有将锭剂装入木制或胶木制炮弹形盒内作嗅入或外擦用者。"[37]490

《药剂学》(湖北中医学院):"锭剂,系以药物粉末加适当黏合剂制成的固体制剂。其形状有长方形、纺锤形、圆柱形等,可供内服和外用,一般以外用较多。"[38]443,444

《汉英中医辞海》:"锭剂……中药剂型之一,把药物研成细粉末,一般用米糊(或面糊)混合后,制成如纺锤、圆锥、长方等不同形状的固体,阴干备用。内服时可将锭捣碎,温开水送服,外用时用醋或麻油等磨汁涂患处。"[18]1760

《方剂学》(段富津):"锭剂是将药物研成细粉,或加适当的黏合剂制成规定形状的固体剂型,有纺锤形、圆柱形、条形等。可供外用与内服,研末调服或磨汁服,外用则磨汁涂患处,常用的有紫金锭、万应锭、蟾酥锭等。"[26]12

《世界传统医学方剂学》:"锭剂:是将药物细末加适当的糯米糊或利用处方中有黏性的药物作黏合剂混合后制成的固体制剂。其形状有长方形、纺锤形、圆柱形等。可供内服和外用,研末调服或磨汁服,亦可磨汁涂患处。如紫金锭等。"[23]51

《简明中医辞典》:"锭剂……药物剂型之一。把药物研成极细粉末,加适当黏合剂制成纺锤、圆锥、长方等不同形状的固体制剂。内服时可将锭捣碎,温开水送服。外用时可用水、或醋、或麻油等磨或捣碎成粉调匀涂患处。如紫金锭等。"[19]1043,1044

《现代中成药手册》:"锭剂是将药物细粉,加

适当黏合剂制成长方形、纺锤形、圆锥形等不同形状的固体制剂，可供内服或外用。内服锭剂多用作清热解毒，如万应锭主治中暑头眩，咽喉红肿，无名肿毒，小儿内热等。外用锭剂多以陈醋或磨汁研磨，主治疮疡肿毒等，如紫金锭。"[22]5

《方剂学》(陈德兴)："锭剂是将药物研成细粉，或加适当的黏合剂制成规定形状的固体剂型，有纺锤形、圆柱形、条形等，可供外用与内服。内服，取研末调服或磨汁服；外用，则磨汁涂患处，常用的有紫金锭、万应锭等。"[28]14

《方剂学》(闫润红)："锭剂、饼剂是将药物研成细末，单独或加适当的糊粉，蜂蜜后制成规定形状的固体剂型，研末调服或磨汁服，亦可磨汁涂敷患处，如紫金锭。"[27]23

《中医药常用名词术语辞典》："锭剂……剂型。将药物研成细粉，单独或加适量的赋形剂制成。规定形状的固体制剂。多为外用，磨汁涂敷患处。也可内服，研末调服或磨汁服。"[20]412

《方剂学》(李飞)："锭剂，是将药物细粉与适量黏合剂(或利用药材本身的黏性)制成规定形状的固体剂型。锭剂形状各异，或为圆柱形、或为长方形，或为条形等，旨在应用方便，外形美观。锭剂可供外用与内服，研末调服或磨汁服，外用则磨汁涂患处。常用者有紫金锭、万应锭、蟾酥锭、薄荷锭等。"[29]89

《临床常用百方精解》："锭剂……是将药物研成细粉，或加适当的黏合剂制成规定形状的固体剂型，有纺锤形、圆柱形、条形等。可供外用与内服，研末调服或磨汁服，外用则磨汁涂患处，常用的有紫金锭、万应锭等。"[24]12,13

《方剂学》(谢鸣)："锭剂……是将药物研成细粉，或加适当的黏合剂制成规定形状的固体剂型，有纺锤形、圆柱形、条形等。可供外用与内服，研末调服或磨汁服，外用则磨汁涂患处，常用的有紫金锭、万应锭、蟾酥锭等。"[31]32

《方剂学》(樊巧玲)："锭剂是将药物研成细粉，或加适当的赋形剂制成规定形状的固体剂型，有纺锤形、圆柱形、条形等。可供外用与内

服，研末调服或磨汁服，外用则磨汁涂患处。常用的有紫金锭、万应锭、蟾酥锭等。"[30]23,24

《方剂学》(冯泳)："锭剂是将药物研成细粉，单独或加适当赋形剂混合制成规定形状的固体剂型，有纺锤形、圆柱形、条形、饼形。可供外用与内服，常用的有紫金锭、万金锭等。"[33]22

《英汉双解常用中医名词术语》："锭……把药物研成极细粉末，加一定的赋形剂后，制成如圆锥或长方形的固体制剂。"[21]251

《现代方剂学》："锭剂系药物和细粉适宜黏合剂制成不同形状的固体制剂。锭剂的形状有长方形、纺锤形、圆柱形、圆锥形等。应用时以液体研磨或粉碎后与液体混匀供外用或内服，也有整粒吞服者，如万应锭。"[25]11

《方剂学》(邓中甲)："锭剂是将药物研成细粉，或加适当的黏合剂制成规定形状的固体剂型，有纺锤形、圆柱形、条形等，可供外用与内服。内服，取研末调服或磨汁服；外用，则磨汁涂患处，常用的有紫金锭、万应锭等。"[32]24

《方剂学》(李笑然)："锭剂是将药物研成细粉，加适当的黏合剂制成规定形状的固体剂型。可供外用与内服，研末调服或磨汁服，外用则磨汁涂患处，常用的有紫金锭、万应锭、蟾酥锭等。"[34]15

《方剂学》(李冀)："锭剂是将药物研成细粉，加适当的黏合剂制成规定形状的固体剂型，有纺锤形、圆柱形、条形等。可供外用与内服，内服以研末调服或磨汁服，外用则磨汁涂患处。常用的有紫金锭、万应锭等。"[35]19,20

《方剂学》(顿宝生)："锭剂系将药物研为细末，单独或与赋形剂混合而制成不同形状的一种固体制剂。可供外用或内服，研末调服或磨汁服，亦可磨汁涂敷患处，如紫金锭等。"[36]17

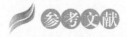

参考文献

[1] 马王堆汉墓帛书整理小组.五十二病方[M].北京：文物出版社,1979：44,45,91,120.

[2] 重庆市中医学会.新辑宋本伤寒论[M].重庆：重庆人民出版社,1955：109.

[3] [晋]葛洪.肘后备急方[M].北京：人民卫生出版社,1956：123.

[4] [唐]孙思邈.备急千金要方[M].江户医学影北宋本.北京：人民卫生出版社,1982：118.

[5] [宋]太平惠民和剂局.太平惠民和剂局方[M].刘景源点校.北京：人民卫生出版社,1985：259,262.

[6] [宋]沈括,苏轼.苏沈良方[M].杨俊杰,王振国点校.上海：上海科学技术出版社,2003：62.

[7] [金]刘完素.黄帝素问宣明方论[M].北京：中国中医药出版社,2007：81,139.

[8] [金]张从正.儒门事亲[M].//乾隆敕辑.景印文渊阁四库全书.台北：商务印书馆,1986：99.

[9] [金]李杲.兰室秘藏[M].//乾隆敕辑.景印文渊阁四库全书.台北：商务印书馆,1986：469.

[10] [元]朱震亨.丹溪心法[M].上海：上海科学技术出版社,1959：324.

[11] [元]许国桢.御药院方[M].北京：人民卫生出版社,1992：5.

[12] [元]危亦林.世医得效方[M].//乾隆敕辑.景印文渊阁四库全书.台北：商务印书馆,1986：43.

[13] [元]倪维德.原机启微：2卷[M].[明]薛己校补.上海：上海卫生出版社,1958：53.

[14] [元]宋岘.回回药方考释[M].北京：中华书局,2000：378.

[15] [明]万全.万密斋医学全书：片玉心书[M].北京：中国中医药出版社,1996：568.

[16] 朱家溍,朱传荣.养心殿造办处史料辑览[M].北京：故宫出版社,2013：438.

[17] 江愈.良药与毒药[M].商务印书馆,1932：15.

[18] 张有寯.汉英中医辞海[M].太原：山西人民出版社,1995：1760.

[19] 李经纬.简明中医辞典[M].北京：中国中医药出版社,2001：1043,1044.

[20] 李振吉.中医药常用名词术语辞典[M].北京：中国中医药出版社,2001：412.

[21] 帅学忠,陈大舜.英汉双解常用中医名词术语[M].2版.长沙：湖南科学技术出版社,2005：251.

[22] 李锦开.现代中成药手册[M].北京：中国中医药出版社,2001：5.

[23] 孙世发.世界传统医学方剂学[M].北京：科学出版社,1999：51.

[24] 吴复苍.临床常用百方精解[M].天津：天津科学技术出版社,2002：12,13.

[25] 邱德文.现代方剂学[M].北京：中医古籍出版社,2006：11.

[26] 段富津.方剂学[M].上海：上海科学技术出版社,1995：12.

[27] 闫润红.方剂学[M].北京：科学出版社,2001：23.

[28] 陈德兴.方剂学[M].北京：人民卫生出版社,2001：14.

[29] 李飞.方剂学[M].上海：人民卫生出版社,2002：89.

[30] 樊巧玲.方剂学[M].上海：上海中医药大学出版社,2002：23,24.

[31] 谢鸣.方剂学[M].北京：人民卫生出版社,2002：32.

[32] 邓中甲.方剂学[M].北京：中国中医药出版社,2003：24.

[33] 冯泳.方剂学[M].北京：中医古籍出版社,2002：22.

[34] 李笑然.方剂学[M].苏州：苏州大学出版社,2004：15.

[35] 李冀.方剂学[M].北京：高等教育出版社,2009：19,20.

[36] 顿宝生.方剂学[M].西安：西安交通大学出版社,2011：17.

[37] 南京药学院.药剂学[M].北京：人民卫生出版社,1978：490.

[38] 湖北中医学院.药剂学[M].上海：上海科学技术出版社,1980：443,444.

（吴亚兰　许　霞）

解表剂

jiě biǎo jì

一、规范名

【汉文名】解表剂。

【英文名】superficies-resolving formula。

【注释】以辛散轻扬的解表药为主配伍组成,具有发汗、解肌、透疹等作用,主治各种表证方剂的统称。分为辛温解表剂、辛凉解表剂、扶正解表剂等。

二、定名依据

"解表""发表"词语的出现可追溯到战国《内经》及汉代《伤寒杂病论》。之后，宋代韩祇和《伤寒微旨论》中曾出现"解表药""发表药"等名称；明代《医学纲目》中曾出现"解表方"。

明代《古今医统大全》最早出现"解表剂"一词，且分为"辛温解表剂""辛凉解表剂""辛平解表剂""解表攻里剂"。之后，明清时期的《轩岐救正论》《续名医类案》《本草求真》等也沿用"解表剂"，概念内涵与现代相同。与此同时，作为"解表剂"的同义词"解表方""发表剂"也被较多地使用，如清代的《神农本草经读》《顾松园医镜》等。

现代著作《中国医学百科全书·中医学》和《中医药常用名词术语辞典》《世界传统医学方剂学》《古方今释》《新编中成药合理应用手册》《方剂现代新解》及各类方剂学教材等均以"解表剂"作为规范名。说明"解表剂"一词作为规范名已成为共识。

我国2005年出版的由全国科学技术名词审定委员会审定公布的《中医药学名词》已以"解表剂"作为规范名。所以"解表剂"作为规范名也符合术语定名的协调一致原则。

三、同义词

【曾称】"解表方"（《医学纲目》）；"发表剂"（《古今医统大全》）；"发表之剂"（《汤头歌诀》）；"发汗剂"（《重订通俗伤寒论》）。

四、源流考释

远古时代，人们在与疾病斗争的过程中，逐渐意识到，当人体受到外邪侵袭的时候，可以采用有发汗作用的药物或温热疗法来驱除邪气。

《五十二病方》中记载："痉者，伤，风入伤，身信（伸）而不能诎（屈）。治之，燔（熬）盐令黄，取一斗，裹以布，卒（淬）醇酒中，入即出，蔽以市，以熨头。熬则举，适下。为□裹更熨，熨寒

方
剂

更燔（熬）盐以熨，熨勿绝。一熨寒汗出，汗出多，能诎（屈）信（伸），止。""伤胫（痉）者，择薤一把，以敦（淳）酒半斗者（煮）溃（沸），饮之，即温衣陕（夹）坐四旁，汗出到足，乃□。"[1]36 以上两条是痉病治疗方，两方均采用汗法，目的是使风寒之邪随汗而解，这是解表剂早期应用的雏形。

春秋战国至秦汉时期，《内经》中就有治疗表证用解表发汗法的记载。如《黄帝内经素问·阴阳应象大论》中"故因其轻而扬之，因其重而减之""其有邪者，渍形以为汗；其在皮者，汗而发之"[2]11。这就是用发表宣散法治表证的原则。又如《黄帝内经素问·六元正纪大论》所谓"发表不远热，攻里不远寒"[2]142，即是用温热药物发散表邪的用药原则。《神农本草经》中也多次用到"发表"一词来描述解表类药物的功效，如"麻黄，味苦，温。主中风，伤寒头痛，温疟，发表出汗，去邪热气，止咳逆上气，除寒热，破症坚积聚。"[3]55 到了汉末之际，张仲景的《伤寒杂病论》系统地论述了外感病的辨证论治原则，原文中多次提到"解外""攻表""救表"等词语，如《伤寒论》："伤寒，医下之，续得下利，清谷不止，身疼痛者，急当救里，后身疼痛，清便自调者，急当救表。救里宜四逆汤，救表宜桂枝汤。"[4]29 这些词语与"解表"的内涵相类似。书中还记载了许多具有辛温解表作用的方剂如麻黄汤、桂枝汤、葛根汤、大青龙汤、小青龙汤等。

晋唐时期，葛洪的《肘后备急方》中记载"麻黄解肌一二日便服之"[5]38，这里的"解肌"与"解表"的词义相近。唐代孙思邈的《备急千金要方》中将具有解表作用的方剂按剂型分为"发汗散""发汗汤""发汗丸"三类[6]302-309，王焘《外台秘要》[7]119"凡发斑不可用发表药"，这里的"发汗""发表"基本就是后世所谓"解表"之意。这一时期的本草类著作也都沿用"发表""解肌"等词来记录一些解表药的功效。如陶弘景的《本草经集注》"石膏……解肌发汗，止消渴"[8]159，唐代《新修本草》"葛根，味甘，平，无毒。主消渴，身大热，呕吐，诸痹，起阴气，解诸毒。疗伤寒中风

555

头痛,解肌发表出汗,开腠理"等。[9]207,208

宋金元时期,刘完素《素问病机气宜保命集》中说到"《经》所谓'发表不远热,攻里不远寒。'余自制双解、通圣辛凉之剂,不遵仲景法桂枝、麻黄发表之药,非余自衍,理在其中矣。故此一时,彼一时。奈五运六气有所更,世态居民有所变,天以常火,人以常动,动则属阳,静则属阴,内外皆扰,故不可峻用辛温大热之剂。"[10]28其中将解表剂分为"辛凉之剂""辛温之剂"两类,突破了自仲景以来解表用辛温的常规,为后世温病学说奠定了基础。元代杜本《敖氏伤寒金镜录》:"凡受风寒。先入皮毛。内应于肺。其舌无苔而润。或微白而薄。或浮白薄滑。外证必恶寒发热。而口不渴。此是风寒初感也。治宜辛温解表。如苔白而燥刺者。外证初在微寒。继即发热不已。此是温邪在肺。治宜辛凉清解。"[11]2 提出了根据外邪寒热性质的不同,采用辛温、辛凉的不同治法来解表,扩展了"解表"的含义。

明清时期,"解表剂"一词出现,最早见于徐春甫《古今医统大全》[12]542-544,且将其分为辛温解表剂、辛平解表剂、辛凉解表剂,解表攻里剂;之后明代医家肖京所著的《轩岐救正论》也出现"解表剂"一词,如"肺经风热咯血。甲申季春,吴门表侄妇,脾胃素热,因冒感风邪,目涩鼻干,自用姜汤,连三晨咯血数口,又恣饮藕汤,益增烦胀。夫所谓外感者,从外而入,必令从外而出,姜汤独力,既难奏效,藕汤凉涩,复闭外邪,用解表剂入芩、连、天花粉,一服即愈。"[13]113 其概念都与现代术语"解表剂"相同。另如《本草求真》[14]297《续名医类案》[15]272 等书中也出现了"解表剂"这一名称。作为与"解表剂"意义相近的"解表方""发表剂"等名词在这一时期也混用,如《医学纲目》[16]172《麻科活人全书》[17]98《温疫明辨歌诀》[18]543 中用到"解表方";《玉机微义》[19]9《神农本草经读》[20]18《张氏妇科》[21]72《顾松园医镜》[22]99《汤头歌诀》[23]22《医方论》[24]14 中用到"发表剂"等。另外,随着温病学说的逐渐

兴起与发展,以及对外感病分类的进一步研究,明清时期的医家将解表剂分为不同类型。明代刘纯《医经小学》[25]104 将解表剂分为辛温解表之剂、辛平解表之剂、辛凉解表攻里之剂;徐春甫《古今医统大全》[12]542-544 分为辛温解表剂、辛平解表剂、辛凉解表剂,解表攻里剂;《温病正宗》[26]142,143 分为辛温解表法,辛凉解表法;《玉机微义》分为辛温解表之剂、辛平解表之剂、辛凉解表之剂,辛凉解表攻里之剂;《证治准绳》[27]996-998 分为辛凉解表,辛温解表,辛平解表,辛热解表等。

近现代,随着名词标准化工作的推进,中医相关著作中均以"解表剂"作为规范名,如《中国医学百科全书·中医学》[28]1311《中医药常用名词术语辞典》[29]415《世界传统医学方剂学》[30]59《古方今释》[31]19《新编中成药合理应用手册》[32]12《方剂现代新解》[33]3 和《方剂学》(段富津)[34]18、《方剂学》(许济群)[35]51、《方剂学》(李庆诒)[36]15《方剂学》(陈德兴)[37]21、《方剂学》(谢鸣)[38]39、《方剂学》(邓中甲)[39]29 等。

总之,与"解表"之意相近的汗法早在《五十二病方》中就有记载,《内经》又提出"发表"的概念,汉代《伤寒杂病论》里多次提到与"解表"意义相近的"发表""攻表""救表"等词语。晋唐时期也多沿用"发表""解肌"等词,在此之前提到的跟"解表"相关的概念多指用辛温发汗的药物来发散表邪。宋金以后,由于对温热类外感病的重视,刘完素提出了解表剂应分"辛凉之剂"与"辛温之剂"两类,这就将解表的内涵及解表剂的分类在原来单纯辛温解表的基础上进行了扩展。明清时期,"解表剂"一词出现,最早见于明代徐春甫的《古今医统大全》,作为与"解表剂"意义相近的"解表方""发表剂"等名词在这一时期也混用,而且,随着温病学说的逐渐发展,以及对外感病分类的进一步研究,明清时期的医家将解表剂分为辛温解表之剂、辛平解表之剂、辛凉解表之剂、辛凉解表攻里之剂等不同类型。近现代时期,中医相关著作中均以"解表

剂"作为规范名词。

五、文献辑录

《五十二病方·伤痉》:"痉者,伤,风入伤,身信(伸)而不能诎(屈)。治之,燔(熬)盐令黄,取一斗,裹以布,卒(淬)醇酒中,入即出,蔽以市,以熨头。熬则举,适下。为□裹更【熨,熨】寒,更燔(熬)盐盐以熨,熨勿绝。一熨寒汗出,汗出多,能诎(屈)信(伸),止。";"伤胫(痉)者,择薤一把,以敦(淳)酒半斗者(煮)潰(沸),【饮】之,即温衣陕(夹)坐四旁,汗出到足,乃□。"[1]36

《黄帝内经素问·阴阳应象大论》:"故曰:病之始起也,可刺而已,其盛,可待衰而已。故因其轻而扬之,因其重而减之,因其衰而彰之。形不足者,温之以气;精不足者,补之以味。其高者,因而越之;其下者,引而竭之;中满者,泻之于内;其有邪者,渍形以为汗;其在皮者,汗而发之;其慓悍者,按而收之;其实者,散而泻之。审其阴阳,以别柔刚,阳病阴治,阴病阳治,定其血气,各守其乡,血实宜决之,气虚宜掣引之。"[2]31

"六元正纪大论":"论言热无犯热,寒无犯寒。余欲不远寒,不远热奈何?岐伯曰:悉乎哉问也!发表不远热,攻里不远寒。帝曰:不发不攻而犯寒犯热何如?岐伯曰:寒热内贼,其病益甚。帝曰:愿闻无病者何如?岐伯曰:无者生之,有者甚之。"[2]457

《神农本草经·中经》:"麻黄,味苦,温。主中风,伤寒头痛,温疟,发表出汗,去邪热气,止咳逆上气,除寒热,破症坚积聚。"[3]55"葛根,味甘,平。主治消渴,身大热,呕吐,诸痹,起阴气,解诸毒。"[3]57

《伤寒论·辨太阳病脉证并治中》:"伤寒,医下之,续得下利,清谷不止,身疼痛者,急当救里,后身疼痛,清便自调者,急当救表。救里宜四逆汤,救表宜桂枝汤。"[4]29

《肘后备急方》卷二:"麻黄解肌一二日便服之。"[5]38

《备急千金要方》卷九:"发汗散第四""发汗汤第五""发汗丸第六"。[6]302-309

《外台秘要·天行发斑方三首》:"凡发斑不可用发表药。"[7]119

《本草经集注》卷二:"石膏,味辛、甘,微寒、大寒,无毒。主治中风寒热,心下逆气惊喘,口干舌焦,不能息,腹中坚痛,除邪鬼,产乳,金疮。除时气,头痛,身热,三焦大热,皮肤热,肠胃中膈热,解肌发汗,止消渴。"[8]159

《新修本草》卷八:"麻黄,味苦,温、微温,无毒。主中风伤寒头痛,温疟,发表出汗,去邪热气,止咳逆上气,除寒热,破症坚积聚。五脏邪气缓急,风胁痛,字乳余疾,止好唾,通腠理,疏伤寒头疼,解肌,泄邪恶气,消赤黑斑毒。不可多服,令人虚。"[9]207"葛根,味甘,平,无毒。主消渴,身大热,呕吐,诸痹,起阴气,解诸毒。疗伤寒中风头痛,解肌发表出汗,开腠理。"[9]208

《素问病机气宜保命集·伤寒论第六》:"《经》所谓'发表不远热,攻里不远寒。'余自制双解、通圣辛凉之剂,不遵仲景法桂枝、麻黄发表之药,非余自衒,理在其中矣。故此一时,彼一时。奈五运六气有所更,世态居民有所变,天以常火,人以常动,动则属阳,静则属阴,内外皆扰,故不可峻用辛温大热之剂。"[10]28

《敖氏伤寒金镜录·白胎舌》:"凡受风寒。先入皮毛。内应于肺。其舌无苔而润。或微白而薄。或浮白薄滑。外证必恶寒发热。而口不渴。此是风寒初感也。治宜辛温解表。如苔白而燥刺者。外证初在微寒。继即发热不已。此是温邪在肺。治宜辛凉清解。"[11]2

《古今医统大全》卷九:(目录)分为辛温解表剂、辛平解表剂、辛凉解表剂,解表攻里剂。[12]542-544

《轩岐救正论》卷五:"肺经风热咯血。甲申季春,吴门表侄妇,脾胃素热,因冒感风邪,目涩鼻干,自用姜汤,连三晨咯血数口,又恣饮藕汤,益增烦胀。夫所谓外感者,从外而入,必令从外而出,姜汤独力,既难奏效,藕汤凉涩,复闭外邪,用解表剂入芩、连、天花粉,一服即愈。"[13]113

《本草求真》卷九:"在火因于寒郁不出,则当用以麻、细、升、葛解表之剂以为之发;因于热郁不出,则当用以三黄、石膏、知母清里之剂以为之发。"[14]297

《续名医类案》卷十二:"萧万舆表侄媳脾胃素热,因冒风邪,目涩鼻干,自用姜汤,连三晨咯血数口,又恣饮藕汤,益增烦胀,夫所谓外感者,从外而入。必令从外而出,姜汤独力。既难奏效,藕汤凉涩,复闭外邪,用解表剂,入芩、连、花粉一剂而愈。"[15]272

《医学纲目》卷十:"上解表方,治中风语言謇涩,经所谓志乱不甚,其言微知者是也。"[16]172

《麻科活人全书》卷二:"红润尖耸如珠状。此等麻疹最为上。若红不起二便涩。急用清热透肌汤。出而不红发热甚。烦躁头疼或身疼。葛根疏邪解表方。须宜早用莫迟延。"[17]98

《王旭高临证医书合编·温疫明辨歌诀》"桃(仁)红(花)归尾　芍(赤芍)延胡,解表方中加味使。(治夹血用桃仁、延胡等一二味加入解表方中。)"[18]543

《玉机微义》卷一:"中风治法……发表之剂。"[19]9

卷九:"热证治法……发表之剂。"[19]25,26

卷十四:"雾证治法……发表之剂。"[19]108

卷二十二:"水气治法……发表之剂。"[19]170

卷二十三:"脚气治法……发表之剂。"[19]307

卷三:"伤风治法……辛温解表之剂……辛平解表之剂……辛凉解表之剂……辛凉解表攻里之剂。"[19]317

《神农本草经读》卷二:"旋闻医辈私议。桂苓甘术汤为发表之剂。于前证不宜。夫桂苓甘术汤。岂发表剂哉。只缘汤中之桂枝一味。由来被谤。"[20]18

《张氏妇科·产后诸症》:"产后发热、头痛、手足不能伸缩者,由产时失于谨慎,多冒风邪也。切不可作中风邪,以发表剂治之。"[21]72

《顾松园医镜》卷六:"今人一遇感冒,辄禁其饮食,病者亦甘忍饥饿,更且发表剂中,杂投消导,致胃虚邪陷,病剧至死,是惧食复之故也。"[22]99

《汤头歌诀》:"发表之剂。"[23]22

《医方论》卷一:"发表之剂。"[24]14

《医经小学》卷五:"伤风分六经用药,可谓发诸家之本末,如足太阳经用桂枝汤,足阳明用杏子汤,足少阳用柴胡加桂汤,足太阴用桂枝芍药汤,足少阴用桂附汤,足厥阴用八物汤。其方以桂枝三味,加以各经之药。皆是辛温解表之剂。与伤寒传变相似,此六方以尽其变也。辛平解表之剂……消风百解散……川芎茶调散……消风散……辛凉解表之剂……柴胡升麻汤……辛温解表之剂……小续命汤……辛凉解表攻里之剂……钱氏大青膏……防风通圣散……泄痢治之勿参差。升汗实肠分注利。"[25]104

《温病正宗》下篇:"辛凉解表法……治风温初起,风热新感,冬温袭肺咳嗽。"[26]143"辛温解表法……治春温初起,风寒寒疫,暑为寒遏,及秋凉等症。"[26]142

《证治准绳·疡医》:(目录)分为辛凉解表,辛温解表,辛平解表,辛热解表。[27]996-998

《方剂学》(段富津):"凡以解表药为主组成,具有发汗,解肌,透疹等作用,可以治疗表证的方剂,统称解表剂。属'八法'中的'汗法'。"[34]18

《方剂学》(许济群):"凡用解表药为主组成,具有发汗、解肌、透疹等作用,可以解除表证的方剂,统称为解表剂,属于八法中的'汗法'。"[35]51

《中国医学百科全书·中医学》:"根据《素问·阴阳应象大论》'其在皮者,汗而发之''因其轻而扬之'的治疗原则,用辛散解表的药物为主而组成的一类方剂,称为解表剂。在于'八法'中属于'汗法'的范畴。"[28]1311

《世界传统医学方剂学》:"以解表药为主组成的具有发汗解表作用,治疗表证的方剂,统称为解表剂。属'八法'中'汗法'范畴。临床运用的主要指征是:邪在肌表,症见恶寒发热,头痛身疼,无汗或有汗,舌苔薄白,脉浮。"[30]59

《方剂学》(李庆诒):"凡以解表药为主组成,具有以发汗、解肌、透疹等作用,治疗表证的方剂,称为解表剂。解表法属于'八法'中的汗法。"[36]15

《方剂学》(陈德兴):"凡以解表药为主组成,具有发汗,解肌,透疹等作用,治疗表证的方剂,统称为解表剂。本类方剂属于'八法'中的'汗法'。"[37]21

《中医药常用名词术语辞典》:"解表剂……方剂。即发表剂。见该条。发表剂……方剂。见《医方集解·发表之剂》。又名解表剂。以辛散轻扬的解表药为主组成,具有发汗、解肌、透疹等作用,主治各种表证方剂的统称。根据表证的性质和患者体质的不同,又分为辛温解表剂、辛凉解表剂、扶正解表剂等。"[29]415

《古方今释》:"凡能解肌发汗,宣肺开闭,透疹举痦,透发痧瘄等方,毕谓之解表剂。解表剂分辛温解表剂、辛凉解表剂、扶正达邪剂。"[31]19

《新编中成药合理应用手册》:"解表剂是以麻黄、桂枝、荆芥、防风、桑叶、菊花、柴胡、薄荷、淡豆豉等药物为主组成,具有发汗,解肌,透疹等作用,用以治疗表证的中成药,解表剂分为辛温解表、辛凉解表和扶正解表三大类。临床以恶寒发热,舌苔薄白或黄,脉浮等为辨证要点。"[32]12

《方剂学》(谢鸣):"凡以解表药为主而组成,具有发汗解肌,疏达腠理,透邪外出等作用,主治表证的方剂,统称为解表剂(Formulae that Release the Exterior Syndrome)。解表剂属于八法中的'汗'法。"[38]39

《方剂学》(邓中甲):"凡以解表药为主组成,具有发汗、解肌、透疹等作用,用以治疗表证的方剂,统称解表剂。本类方剂是根据《素问·阴阳应象大论》'其在皮者,汗而发之''因其轻而扬之'的理论立法,属于'八法'中的'汗法'。"[39]29

《方剂现代新解》:"解表剂主要由发汗解表药物组成,具有发汗解表的功能。根据解表剂

药物组成和功能主治的不同,传统方剂学将其分为辛温解表剂、辛凉解表剂和扶正解表剂三大类。"[33]3

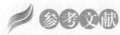 参考文献

[1] 未著撰人.五十二病方[M].马王堆汉墓帛书整理小组.北京:文物出版社,1979:36,39.

[2] 未著撰人.黄帝内经素问[M].[唐]王冰注.[宋]林亿校正.北京:人民卫生出版社,1963:31,457.

[3] 未著撰人.神农本草经[M].[清]顾观光重编.北京:人民卫生出版社,1956:55,57.

[4] 重庆市中医学会.新辑宋本伤寒论[M].重庆:重庆人民出版社,1955:29.

[5] [晋]葛洪.肘后备急方[M].王均宁点校.天津:天津科学技术出版社,2005:38.

[6] [唐]孙思邈.备急千金要方[M].魏启亮,郭瑞华点校.北京:中医古籍出版社,1999:302-309.

[7] [唐]王焘.外台秘要[M].北京:人民卫生出版社,1955:119.

[8] [南朝]陶弘景.本草经集注[M].尚志钧,尚元胜辑校.北京:人民卫生出版社,1994:159.

[9] [唐]苏敬,等.新修本草(辑复本)[M].合肥:安徽科学技术出版社,1981:207,208.

[10] [金]刘完素.素问病机气宜保命集[M].鲍晓东校注.北京:中医古籍出版社,1998:28.

[11] [元]杜清碧.敖氏伤寒金镜录[M].史久华重订.上海:上海卫生出版社,1956:2.

[12] [明]徐春甫.古今医统大全 上[M].北京:人民卫生出版社,1991:542-544.

[13] [明]萧京.轩岐救正论[M].北京:线装书局,2011:113.

[14] [清]黄宫绣.本草求真[M].北京:人民卫生出版社,1987:297.

[15] [清]魏之琇.续名医类案[M].北京:人民卫生出版社,1957:272.

[16] [明]楼英.医学纲目[M].阿静校注.北京:中国中医药出版社,1996:172.

[17] [清]谢玉琼.麻科活人全书[M].朱礼棠评注.上海:上海卫生出版社,1957:98.

[18] [清]王旭高.温疫明辨歌诀[M]//王旭高.王旭高临证医书合编.太原:山西科学技术出版社,2009:543.

[19] [明]徐用诚.玉机微义[M].上海:上海古籍出版社,1991:9,25,26,108,170,307,317.

[20] [清]陈修园.神农本草经读[M].北京:人民卫生出版社,1959:18.

[21] [清]陈佳园.妇科秘书八种:张氏妇科[M].竹剑平

点校.北京：中医古籍出版社,1988：72.

[22] [清]顾靖远.顾松园医镜[M].袁久林校注.北京：中国医药科技出版社,2014：99.

[23] [清]汪昂.汤头歌诀[M].上海：上海中医学院出版社,2006：22.

[24] [清]费伯雄.医方论[M].北京：中医古籍出版社,1987：14.

[25] [明]刘纯.医经小学[M]//裘吉生.珍本医书集成六.上海：上海科学技术出版社,1985：104.

[26] 王德宣.温病正宗[M].李刘坤点校.北京：中医古籍出版社,1987：142,143.

[27] [明]王肯堂.证治准绳[M].吴唯校注.北京：中国中医药出版社,1997：996-998.

[28] 《中医学》编辑委员会.中医学[M]//钱信忠.中国医学百科全书.上海：上海科学技术出版社,1997：1311.

[29] 李振吉.中医药常用名词术语辞典[M].北京：中国中医药出版社,2001：415.

[30] 孙世发.世界传统医学方剂学[M].北京：科学出版社,1999：59.

[31] 丁学屏.古方今释[M].北京：中国医药科技出版社,2002：19.

[32] 梅全喜.新编中成药合理应用手册[M].北京：人民卫生出版社,2012：12.

[33] 张保国.方剂现代新解[M].北京：中国医药科技出版社,2011：3.

[34] 段富津.方剂学[M].上海：上海科学技术出版社,1995：18.

[35] 许济群.方剂学[M].北京：人民卫生出版社,1995：51.

[36] 李庆诒.方剂学[M].北京：中医古籍出版社,2000：15.

[37] 陈德兴.方剂学[M].北京：人民卫生出版社,2001：21.

[38] 谢鸣.方剂学[M].北京：人民卫生出版社,2002：39.

[39] 邓中甲.方剂学[M].北京：中国中医药出版社,2003：29.

（赵　军）

膏　药

gāo yào

一、规范名

【汉文名】膏药。

【英文名】plaster；medicinal paste。

【注释】将药材、食用植物油与红丹炼制成膏料,摊涂于裱背材料上制成的外用制剂。

二、定名依据

膏药早在两汉时期就已出现,《武威汉代医简》首次见到"膏药"之名,但和后世膏药内涵相吻合的"膏药"见于晋代《肘后备急方》。"膏药"作为规范名之后,晋代《小品方》中又出现"薄贴"的记载,宋代《太平圣惠方》又出现了"硬膏"一词来指代膏药。

"膏"指基质,一般以植物油或铅丹熬炼造化而成。药是指所用药物。可见,"膏药"一词能基本反映术语的内涵。

自《武威汉代医简》中提出"膏药"之名,此后的晋代《肘后备急方》,宋代《太平圣惠方》《太平惠民和剂局方》《圣济总录》,明代《普济方》《本草纲目》等书均使用"膏药"这一名词,对后世有较大影响。所以"膏药"作为规范名便于达成共识,符合术语定名的约定俗成原则。

现代相关著作,如辞书类著作《中医大辞典》《简明中医辞典》《中医药常用名词术语辞典》《新编简明中医辞典》,以及全国高等中医药院校规划教材各版《方剂学》《药剂学》《中药药剂学》等均以"膏药"作为规范名。说明"膏药"这一规范名已成为共识。

我国2005年出版的由全国科学技术名词审定委员会审定公布的《中医药学名词》已以"膏药"作为规范名。所以"膏药"作为规范名也符合术语定名的协调一致原则。

三、同义词

【曾称】"薄贴"(《小品方》)；"硬膏"(《太

平圣惠方》)。

四、源流考释

膏药这一剂型使用历史悠久。早在马王堆汉墓出土的《五十二病方》中出现了大量的外用膏剂,主要是以动物脂肪作为基质的软膏剂,说明软膏剂是当时普遍的剂型。《养生方》中所载膏剂不多,有如《五十二病方》之糊膏,也出现了不同于《五十二病方》的新膏剂。如:"阴干牡鼠肾,冶。取邑鸟卵,溃,并涂新布巾上,卧,以抿男女。"[1]97-119 即将公鼠的外肾阴干后研末,将鸟卵打碎后掺和,再涂在布巾上应用的外用膏剂,此类膏剂应属于贴剂。

现今最早以"膏药"命名的膏药方见于1972年在甘肃武威县汉滩坡汉墓发掘的《武威汉代医简》,比张仲景的《伤寒杂病论》还要早100多年,其中不仅有用膏药治疗疾病的记载,还有膏药的配伍、重量以及制法,为我国膏药的起源提供了确凿的证据。书中有相对完整组方的3个膏药方,即:百病膏药方、千金膏药方、妇人膏药方。如千金膏药方,其原文"治千金膏药方:蜀椒四升、弓穷一升、白芷一升、付子卅果、凡四物皆冶,父且,置铜器中,用淳醯三升渍之,卒时取贲猪肪三斤先煎之。先取鸡子中黄者置梧中挠之三百取药成以五分匕一,置鸡子中复挠之二百,薄以涂其雍者,上空者遗之中央,大如钱。药乾复涂之,如前法。三涂去其故药……此膏药大良,勿得传。"[2]10 此文比较详细地记述了千金膏药方的制取方法和适应病证以及多种不同的用法。在其制备方面,赋型剂采用猪肪,所盛药的容器为铜器。这也是早期秦汉时代制取药膏的特点。在其适应病证和不同用法方面,该方既可用于内伤杂病,也可用于有明显外科特征的病症。可膏摩、可涂抹,也可内服。这种一膏多用的使用方法以往未见,为《武威汉代医简》首载。

魏晋南北朝时期,葛洪《肘后备急方》中收录了大量的外治膏药,如续断膏、丹参膏、雄黄膏、五毒神膏等,并注明了具体的制用方法,其中以猪脂为基质的膏药方10张,惟卷八所载"成膏":"清麻油十三两,菜油亦得,黄丹七两,二物铁铛文火煎,粗湿柳批篦,搅不停。至色黑,加武火,仍以扇扇之,搅不停。烟断绝尽,看渐稠,膏成,煎须净处,勿令鸡犬见,齿疮贴,痔疮服之。"[3]149 此乃中医学史上第一次见到膏药制作的文字记载,开辟了后世大量使用膏药之先河。但其用途是"齿疮贴",即作为龋齿的填充剂,故此"成膏"不能认为就是后来的铅膏药。《小品方》出现了"蒺藜薄方""生地黄汁薄""练石薄"等,这是薄贴剂型的首次记载。同时这本书也出现了"薄贴"名词,"其用冷薄贴者,治其热已成,以消热使不成脓也。"[4]211 从药物成型过程看,薄贴应为外用膏剂的一种。此书中的薄贴也开辟了后世特别是南北朝及隋唐时期广泛使用薄贴之先河。《刘涓子鬼遗方》更是详细地记载了薄贴的具体制法和用法。如卷四"治痈疽松脂贴肿方":"上一十五味细切,曝令极燥,先煎脂蜡下松脂烊尽,内诸药三上下,候色足绞以绵布,水中以新竹片上火炙之,施纸上贴之。"[5]49 可见,薄贴在南北朝已广泛使用。

隋唐时期的膏药有所发展,但尚未成熟。《备急千金要方》:"[裴公八毒膏]右八味㕮咀,苦酒三升渍一宿,用猪脂五斤,东向灶苇薪火煎之,五上五下,候薤白黄色绞去滓。研雄黄丹砂如粉,内之搅至凝乃止,膏成盛不津器中,诸蜈蚣蛇蜂等毒者,以膏置疮上,病在外悉敷之摩之。"[6]152《千金翼方》在煎赤膏时"上六味,先极微火煎地黄汁、乌麻脂三分减一,乃下丁香、熏陆香,煎三十沸,乃下黄丹,次下蜡,煎之使消。以匙搅之数千回,下之,停凝用之"[7]337,338。由于丹与油未充分皂化,故呈"赤"色即含有过多未变化的铅丹,即膏质过"嫩"。

宋金元时期,膏药的使用逐渐增多,如宋代的《清明上河图》中就已画出当时的开封已有膏药摊。《圣济总录》《太平惠民和剂局方》等书都有膏药的记载。《太平圣惠方》中出现了"硬膏"

一词,《太平圣惠方》:"右件药,相和,研令极细,以牛酥调如硬膏。"[8]959 明显这个硬膏不是膏药。在同一朝代的《叶氏录验方》也记载"硬膏"一词:"上先以木通、白及入油内慢火煎,候二药焦黑,去药滤过,再入铫慢火煎,以水盂滴油在水上不散,即取下冷之。以此油少许和朱砂为硬膏。"[9]94

明代李时珍的《本草纲目》更是对膏药的熬制工艺、药料的配伍等作了初步总结。见《本草纲目》:"时珍曰:凡熬贴痈疽、风湿诸病膏者,先以药浸油中三日乃煎之,煎至药枯,以绢滤净,煎热下黄丹或胡粉或密陀僧,三上三下,煎至滴水成珠不散,倾入器中,以水浸三日,去火毒用。若用松脂者,煎至成丝,倾入水中,拔扯数百遍乃止。俱宜谨守火候,勿令太过、不及也。其有朱砂、雄黄、龙脑、麝香、血竭、乳香、没药等料者,并待膏成时投之。黄丹、胡粉、密陀僧并须水飞瓦炒过。松脂须炼数遍乃良。"[10]24

清代是我国中医外治法发展成熟的鼎盛时期,膏药也已发展成为普遍的民间用药。吴谦等编著《医宗金鉴》中记载了很多的外用膏药方剂。清代的吴尚先所作《理瀹骈文》是我国第一部较完善的以膏药为主的中药外治专书,对膏剂的方药、应用和制备工艺均进行了专门的论述,非常详备。但不管膏药如何发展,自"膏药""薄贴"之名出现之后,各时期的医书中多用这两个名词混用来指代铅膏药,而"硬膏"较少使用。

现代有关著作多以"膏药"作为规范名,工具书如《中医大辞典》[11]1666《简明中医辞典》[12]1083《中医药常用名词术语辞典》[13]372《新编简明中医辞典》[14]997《中国医学百科全书·中医学》[15]1308,教材类如《方剂学》(段富津)[16]13、《方剂学》(闫润红)[17]22、《方剂学》(李飞)[18]88、《方剂学》(谢鸣)[19]31、《方剂学》(樊巧玲)[20]22《方剂学》(冯泳)[21]20、《方剂学》(邓中甲)[22]24、《方剂学》(李笑然)[23]14、《方剂学》(陈德兴)[24]14、《方剂学》(李冀)[25]20、《方剂学》(顿宝生)[26]16,以及

《药剂学》(南京药学院)[27]526,527《药剂学》(湖北中医学院)[28]215、《中药药剂学》(曹春林)[29]340、《中药药剂学》(国家中医药管理局科技教育司)[30]139,其他书籍如《世界传统医学方剂学》[31]51《现代方剂学》[32]14。如《中医药名词》记载"膏药 将药材、食用植物油与红丹炼制成膏料,摊涂于裱背材料上制成的外用制剂。"[33]171

总之,膏药出现很早,在两汉时期就已出现,现今最早以"膏药"命名的膏药方见于《武威汉代医简》,但其实并不是后世的这种膏药。中医学史上第一次见到膏药的文字记载见于晋代《肘后备急方》。同时代《小品方》出现了"藜芦薄方""生地黄汁薄""练石薄"等薄贴剂型的首次记载,并出现了"薄贴"之名。作为外科学专著的晋末《刘涓子鬼遗方》更是详细地记载了薄贴的具体制法和用法。隋唐时期的膏药有所发展,但尚未成熟,而发展至宋金元时期,膏药的使用更为普遍,制作也更加规范。宋代《太平圣惠方》中出现了"硬膏"一词,同时代《叶氏录验方》记载的"硬膏"与膏药内涵基本吻合。清代是膏药发展成熟的鼎盛时期。"膏药""薄贴"之名出现后,医书中多用这两个名词来指代铅膏药,"硬膏"则较少使用。各本医书中的称呼软膏剂常多个名词混用。现代出版的辞典、工具书、教材以及具有代表性的中医学著作多以"膏药"作为规范名词。

五、文献辑录

《养生方》:"阴干牡鼠肾,冶。取邑鸟卵,溃,并涂新布巾上,卧,以抿男女。"[1]97-119

《武威汉代医简·武威汉代医简摹文、释文、注释》:"治千金膏药方:蜀椒四升、弓穷一升、白芷一升、付子卅果、凡四物皆冶,父且,置铜器中,用淳醯三升渍之,卒时取贲猪肪三斤先前之。先取鸡子中黄者置梧中挠之三百取药成以五分匕一,置鸡子中复挠之二百,薄以涂其雍者,上空者遗之中央,大如钱。药乾复涂之,如前法。三涂去其故药……此膏药大良,勿得

传。"[2]10

《肘后备急方》卷八："清麻油十三两,菜油亦得,黄丹七两,二物铁铛文火煎,粗湿柳批篦,搅不停。至色黑,加武火,仍以扇扇之,搅不停。烟断绝尽,看渐稠,膏成,煎须净处,勿令鸡犬见,齿疮贴,痔疮服之。"[3]149

《小品方》卷十："其用冷薄贴者,治其热已成,以消热使不成脓也。"[4]211

《刘涓子鬼遗方》卷四："上一十五味细切,曝令极燥,先煎脂蜡下松脂烊尽,内诸药三上下,候色足绞以绵布,水中以新竹片上火炙之,施纸上贴之。"[5]49

《备急千金要方》卷七："右八味㕮咀,苦酒三升渍一宿,用猪脂五斤,东向灶苇薪火煎之,五上五下,候藘白黄色绞去滓。研雄黄丹砂如粉,内之搅至凝乃止,膏成盛不津器中,诸蜈蚣蛇蜂等毒者,以膏置疮上,病在外悉敷之摩。"[6]152

《千金翼方》卷十六："上六味,先极微火煎地黄汁、乌麻脂三分减一,乃下丁香、熏陆香,煎三十沸,乃下黄丹,次下蜡,煎之使消。以匙搅之数千回,下之,停凝用之。"[7]337,338

《太平圣惠方》卷三十三："右件药,相和,研令极细,以牛酥调如硬膏。"[8]959

《叶氏录验方》中卷："上先以木通、白及入油内慢火煎,候二药焦黑,去药滤过,再入铫慢火煎,以水盂滴油在水上不散,即取下冷之。以此油少许和朱砂为硬膏。"[9]94

《本草纲目·序例》："时珍曰:凡熬贴痈疽、风湿诸病膏者,先以药浸油中三日乃煎之,煎至药枯,以绢滤净,煎热下黄丹或胡粉或密陀僧,三上三下,煎至滴水成珠不散,倾入器中,以水浸三日,去火毒用。若用松脂者,煎至成丝,倾入水中,拔扯数百遍乃止。俱宜谨守火候,勿令太过、不及也。其有朱砂、雄黄、龙脑、麝香、血竭、乳香、没药等料者,并待膏成时投之。黄丹、胡粉、密陀僧并须水飞瓦炒过。松脂须炼数遍乃良。"[10]24

《药剂学》(南京药学院)："硬膏剂系药物与固体或半固体的黏性基质混合,摊涂于裱背材料上,供贴敷于皮肤上的外用剂型。中药硬膏剂称为膏药。硬膏剂一般在常温时为坚韧固体,无显著黏性,但贴于皮肤在体温时即软化而有黏性,一般膏药用前常遇热软化再贴于皮肤上,而橡胶硬膏,则不需加热,只要稍加压力即可粘于皮肤上。""黑膏药是中药膏药中最常用的一类,其基质系以植物油与黄丹经高温炼制而成的铅硬膏。黑膏药一般均呈黑褐色,性坚韧。"[27]526,527

《药剂学》(湖北中医学院)："膏药系以用食用植物油与黄丹或铅粉等经高温炼制成的铅硬膏为基质,并含有药物或中药材提取物的外用制剂。"[28]215

《中药药剂学》(曹春林)："膏药系以食用植物油与黄丹或铅粉等经高温炼制成的铅硬膏为基质,并含有药物或中药材提取物的外用制剂。"[29]340

《中医大辞典》："膏药……外治剂型之一。古称薄贴……制法,根据不同的病情,选用相应的药物,浸于植物油内,浸泡一定时间,入锅煎熬,待药物枯黑后去渣,再熬,至滴水成珠时再按油的比例(视当时不同季节)加入适量铅丹拌匀,将锅离火(或离火后放丹)。候药凝厚如膏,切成大块,投放于冷水中去火毒。应用时加热熔化,摊于布片或厚纸或薄油纸片上,贴于患部体表皮肤,以达治疗目的。临证有用以治里者,如关节疼痛、僵直、深部肌肉酸困、肌肤麻木、深部脓肿如骨折、伤筋等。取其祛风化湿、行气活血、续筋接骨作用,如万应膏、接骨膏等。有用以治标者,如体表痈、疖、疽、疔等疮疡,对肿疡能消肿定痛,对溃疡能去腐生肌、收口、保护创口等作用。如太乙膏、独角莲膏、阳和解凝膏、冲和膏等。"[11]1666

《方剂学》(段富津)："硬膏又称膏药,古称薄贴。系以植物油将药物煎至一定程度,去渣,煎至滴水成珠,加入黄丹等搅匀,冷却制成的硬膏。用时加温摊涂在布或纸上,软化后贴于患处或穴位上,可以治疗局部疾病和全身性疾病,如疮疡肿毒、跌打损伤、风湿痹证以及腰痛、腹痛等,常用的有狗皮膏、暖脐膏等。"[16]13

《中国医学百科全书·中医学》:"膏药:亦称硬膏、黑膏药,古代称为'薄贴'。系指含有药物的,以铅硬膏为基质的外用制剂。铅硬膏为食用植物油与黄丹经高温炼制而成。使用时加热,使膏微熔,直接贴于人体的适当穴位或外部病灶上,以起祛风散寒、舒筋活络、化瘀消肿、化腐生肌等作用。多用于风湿痹痛、跌打损伤、痈疡等疾病。"[15]1308

《中药药剂学》(国家中医药管理局科技教育司):"黑膏药系指以植物油炸取药料,去渣后在高温下与黄丹反应而成的铅硬膏。一般为黑褐色坚韧固体,用前须烘热,软化后贴于皮肤上。"[30]139

《世界传统医学方剂学》:"硬膏:系以食用植物油等将药物煎至一定程度后,去渣,加入黄丹、铅粉等制成的铅硬膏。摊涂于布或纸等裱背材料上,用时加温软化,贴于患处。膏药用法简单,携带、贮藏方便。对于外科疾患,有消肿定痛、去腐生肌等作用;对内科疾患,可驱风散寒、行气活血、通经活络止痛。如狗皮膏、千捶膏等。"[31]51

《简明中医辞典》:"膏药……在常温下为半固体或固体的膏剂,供敷贴用,应用时须加热至微熔。膏药种类较多,但最常用的是黑膏药,也称铅膏药,由植物油炸取药料成分后,与铅丹混合而成。"[12]1083

《方剂学》(闫润红):"硬膏又称膏药,古称薄贴,系以植物油将药物煎至一定程度,去渣,煎至滴水成珠,加入黄丹等搅匀,冷却制成的硬膏。用时加温摊涂在布或纸上,软化后贴于患处或穴位上,施放出的效力起局部或全身的治疗作用,同时亦起机械性的保护作用。外治可消肿提毒,生肌止痛;内治可驱风散寒,通络止痛,调和气血,强壮筋骨。常用者如风湿跌打止痛膏、狗皮膏等。"[17]22

《中医药常用名词术语辞典》:"硬膏……剂型。又称膏药,古称薄贴。将药物用植物油煎至一定程度后,去渣,再煎至滴水成珠,加入黄丹等搅匀、冷却制成的硬性外用制剂。用时加温摊涂在布或纸上,软化后贴于患处或穴位上。可治疗局部和全身疾病,如疮疡肿毒,跌打损伤,风湿痹痛,以及腰痛、腹痛等。"[13]372

《方剂学》(李飞):"硬膏又称膏药,古称薄贴。是以食用植物油将药物煎熬至一定程度后,去渣,加入黄丹、铅粉等制成的铅硬膏。膏药为传统剂型之一,外用具有消肿止痛、去腐生肌、祛风散寒、舒筋活络、通络止痛等作用。"[18]88

《方剂学》(谢鸣):"硬膏……又称膏药。系以植物油将药物煎至一定程度,去渣,煎至滴水成珠,加入黄丹等搅匀,冷却制成的硬膏。用时加温摊涂在布或纸上,软化后贴于患处或穴位上,硬膏也具有药效持久,使用与携带方便的优点,可用于治疗局部疾病和全身性疾病,如疮疡肿毒、跌打损伤、风湿痹证以及腰痛、腹痛等,常用的有狗皮膏、暖脐膏等。"[19]31

《方剂学》(樊巧玲):"硬膏又称膏药。是以植物油将药物煎至一定程度,去渣,煎至滴水成珠,加入黄丹等搅匀、冷却制成的硬膏。用时加温摊涂在布或纸上,软化后贴于患处或穴位上,可治疗局部疾病和全身性疾病,如疮疡肿毒、跌打损伤、风湿痹证以及腰痛、腹痛等。常用的有狗皮膏、暖脐膏等。"[20]22

《方剂学》(冯泳):"硬膏……又称膏药。是用油类将药物煎熬至一定程度,去渣后再加入黄丹、白蜡等收膏呈暗黑色膏药,再将膏药涂抹于布或纸等裱背材料上以供贴敷于皮肤的外用剂型。其在常温下呈固体状态,36～37℃时则熔化,可治疗局部或全身性疾病,并有机械性保护作用,用法简单,携带、贮存方便。多用于跌打损伤、风湿痹痛或疮疡等疾病。如狗皮膏、暖脐膏等。"[21]20

《方剂学》(邓中甲):"硬膏……又称膏药,古称薄贴。它是以植物油将药物煎至一定程度,去渣,煎至滴水成珠,加入黄丹等搅匀,冷却制成的硬膏。用时加温摊涂在布或纸上,软化后贴于患处或穴位上,可治疗局部疾病和全身性疾病,如疮疡肿毒、跌打损伤、风湿痹证以及腰痛、腹痛等,常用的有狗皮膏、暖脐膏等。"[22]24

《方剂学》(李笑然):"硬膏又称膏药,古称薄贴。系以植物油将药物煎至一定程度,去渣,煎至滴水成珠,加入黄丹等搅匀,冷却制成的硬膏。用时加温摊涂在布或纸上,软化后贴于患处或穴位上,可治疗局部疾病和全身性疾病,如疮疡肿毒、跌打损伤、风湿痹证以及腰痛、腹痛等,常用的有狗皮膏、暖脐膏等。"[23]14

《中医药名词》:"膏药将药材、食用植物油与红丹炼制成膏料,摊涂于裱背材料上制成的外用制剂。"[33]171

《现代方剂学》:"膏药系以食用植物油与黄丹或铅粉等经高温炼制成的铅硬膏为基质,并含有药物或中药材提取物的外用制剂。"[32]14

《新编简明中医辞典》:"膏药……剂型名。常温下半固体或固体状的,用于敷贴治疗的药物制剂。主要通过直接作用于创面、患处,或膏剂中所含药物的透皮吸收作用而治疗各种相关病症。"[14]997

《方剂学》(陈德兴):"硬膏……又称膏药,古称薄贴。它是以植物油将药物煎至一定程度,去渣,煎至滴水成珠,加入黄丹等搅匀,冷却制成的硬膏。用时加温摊涂在布或纸上,软化后贴于患处或穴位上,治疗局部疾病和全身性疾病,疮疡毒、跌打损伤、风湿痹证以及腰痛、腹痛等,如狗皮膏等。"[24]14

《方剂学》(李冀):"硬膏……又称膏药,古称薄贴。是以植物油将药物煎至一定程度,去渣,煎至滴水成珠,加入黄丹等搅匀,冷却制成的硬膏。用时加温摊涂在布或纸上,软化后贴于患处或穴位上,可治疗局部疾病和全身性疾病,如疮疡肿毒、跌打损伤、风湿痹证以及腰痛、腹痛等,常用的有狗皮膏、暖脐膏等。"[25]20

《方剂学》(顿宝生):"硬膏又称膏药。系用油类将药物煎熬至一定程度,去渣后再加入黄丹等搅匀、冷却制成的硬膏。用时加温摊涂在布或纸上,软化后贴于患处或穴位上,可治疗局部疾病和全身性疾病,同时亦起机械性的保护作用。用法简单,携带、贮藏方便。多用于跌打损伤、风湿痹痛、疮疡肿毒以及腰痛、腹痛等。如风湿跌打止痛膏、狗皮膏、暖脐膏等。"[26]16

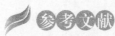
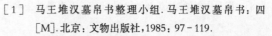

[1] 马王堆汉墓帛书整理小组.马王堆汉墓帛书:四[M].北京:文物出版社,1985:97-119.

[2] 甘肃省博物馆.武威汉代医简[M].北京:文物出版社,1975:10.

[3] [晋]葛洪.肘后备急方[M].北京:人民卫生出版社,1956:149.

[4] [南北朝]陈延之.小品方[M].高文铸辑注.北京:中国中医药出版社,1995:211.

[5] [晋]龚庆宣.刘涓子鬼遗方[M].北京:人民卫生出版社,1956:49.

[6] [唐]孙思邈.备急千金要方[M].江户医学影北宋本.北京:人民卫生出版社,1982:152.

[7] [唐]孙思邈.千金翼方[M].太原:山西科学技术出版社,2010:337,338.

[8] [宋]王怀隐.太平圣惠方:上[M].北京:人民卫生出版社,1958:959.

[9] [宋]叶大廉.叶氏录验方[M].上海:上海科学技术出版社,2003:94.

[10] [明]李时珍.本草纲目[M].北京:中国中医药出版社,1998:24.

[11] 李经纬,邓铁涛,等.中医大辞典[M].北京:人民卫生出版社,1995:1666.

[12] 李经纬.简明中医辞典[M].北京:中国中医药出版社,2001:1083.

[13] 李振吉.中医药常用名词术语辞典[M].北京:中国中医药出版社,2001:372.

[14] 严世芸,李其忠.新编简明中医辞典[M].北京:人民卫生出版社,2007:997.

[15] 《中医学》编辑委员会.中医学[M]//钱信忠.中国医学百科全书.上海:上海科学技术出版社,1997:1308.

[16] 段富津.方剂学[M].上海:上海科学技术出版社,1995:13.

[17] 闫润红.方剂学[M].北京:科学出版社,2001:22.

[18] 李飞.方剂学[M].北京:人民卫生出版社,2002:88.

[19] 谢鸣.方剂学[M].北京:人民卫生出版社,2002:31.

[20] 樊巧玲.方剂学[M].上海:上海中医药大学出版社,

2002：22.

[21] 冯泳.方剂学[M].北京：中国古籍出版社,2002：20.

[22] 邓中甲.方剂学[M].北京：中国中医药出版社,
2003：24.

[23] 李笑然.方剂学[M].苏州：苏州大学出版社,2004：
14.

[24] 陈德兴.方剂学[M].北京：人民卫生出版社,2007：
14.

[25] 李冀.方剂学[M].北京：高等教育出版社,2009：20.

[26] 顿宝生.方剂学[M].西安：西安交通大学出版社,
2011：16.

[27] 南京药学院.药剂学[M].北京：人民卫生出版社,
1978：526,527.

[28] 湖北中医学院.药剂学[M].上海：上海科学技术出

版社,1982：215.

[29] 曹春林.中药药剂学[M].上海：上海科学技术出版
社,1986：340.

[30] 国家中医药管理局科技教育司.中药药剂学[M].北
京：中国中医药出版社,1997：139.

[31] 孙世发,左言富.世界传统医学方剂学[M].北京：科
学出版社,1999：51.

[32] 邱德文,冯泳,邹克扬.现代方剂学[M].北京：中国
古籍出版社,2006：14.

[33] 中医药学名词审定委员会.中医药名词[M].北京：
科学出版社,2005：171.

（许　霞）

膏　滋

gāo zī

一、规范名

【汉文名】膏滋。

【英文名】soft extract。

【注释】将药材用水煎煮、去渣浓缩后,加炼蜜或糖制成的用于内服的半流体制剂。（已修订）。

二、定名依据

"膏滋"一词,现最早可见于明代《幼科医验》,该书中"膏滋"制作工艺与本术语"膏滋"稍有差别,但也属滋补类的内服膏剂。已能初步反映本术语内涵。在此之前,马王堆汉墓出土的《五十二病方》中就已出现有关"膏""煎膏"的记载,"煎膏"作为剂型名词最早出现于宋代《太平圣惠方》中,"蜜膏"曾经也用于指代膏滋,"蜜膏"一词现最早载于唐代《备急千金要方》。

"膏"原意指脂肪,后泛指浓稠的膏状物。在中药制剂中,将中药材加工制成像动物的油脂一样细腻稠厚的半流体状物称为"膏剂"。"滋",润泽、浸染之意,也有滋生、美味等意思。

可见,"膏滋"一词可指具有滋润之意,内服美味的细腻稠厚的半流体状物,能确切地反映本术语的内涵。

自明代《幼科医验》中提出"膏滋"之名,后世的著作多有沿用,清代《冯氏锦囊秘录》等重要著作均出现"膏滋"一词,对后世有较大影响。所以"膏滋"作为规范名便于达成共识,符合术语定名的约定俗成原则。

现代相关著作,《中国医学百科全书·方剂学》《中国医学百科全书·中医学》《辞海》等,以及全国高等中医药院校规划教材各版《药剂学》《中药药剂学》《方剂学》均以膏滋作为规范名,这些均说明"膏滋"作为规范名已成为共识。

我国 2005 年出版的由全国科学技术名词审定委员会审定公布的《中医药学名词》已以"膏滋"作为规范名。所以"膏滋"作为规范名也符合术语定名的协调一致原则。

三、同义词

【曾称】"煎膏"（《太平圣惠方》）；"蜜膏"（《备急千金要方》）。

四、源流考释

古代医家习惯用膏剂作冬令进补,因其具有强身防病及调治慢性病的作用,因其确切效果而深受广大群众欢迎。这种用于冬补的膏剂称作"膏滋",亦统称为"膏方"。

"膏"字从"肉",本义指动物的脂肪,后泛指浓稠的膏状物。《说文解字》:"膏,肥也。"[1]130常借指物之精华,如"民脂民膏""黄金之膏""玄玉之膏";又有滋润之意,《广雅》:"膏,滑泽也。"[2]56《集韵》:"膏,润也。"[3]1206《礼记注疏》孔颖达疏:"凝者为脂,释者为膏,以膏沃之,使之香美。"[4]49在中药制剂中,将中药材加工制成为像动物的油脂一样细腻稠厚的半流体状物称为"膏剂"。膏剂黏稠,在体内吸收慢,停留时间长,比其他剂型能更好地发挥滋养作用。《灵枢·五癃津液别》:"五谷之精液,和合而为高者,内渗入于骨空,补益脑髓。"[5]78膏剂本身是中药制剂的一种,与丸、散、丹、锭等其他剂型一样,仅仅表达制剂的一种形态而已。

马王堆汉墓出土的医方书《五十二病方》中的肪膏、脂膏、久膏、牡彘膏、豶膏、豹膏、蛇膏和《内经》中的豕膏、马膏等名称中的"膏",是医书中较早出现的膏,但这里的膏和本词条中的膏意义不同,是指油脂的概念,这类膏剂主要外敷涂抹于体表,且大多用以治疗外、伤科疾病。《五十二病方》"瘙病"篇中有"以水一斗煮胶一参、米一升,孰(熟)而啜之,夕毋食。"[6]72该方虽未以"膏"名,却可视为最早的内服膏剂方。之后的《武威汉代医简》简牍中较早出现了内服的膏剂——煎膏,只出现1例,其煎膏剂以猪肪煎药物粉末为膏,然后去渣内服。书中还出现了一膏多用的记载。在简57~64,记载了"千金膏药方"。其原文"蜀椒四升弓穷一升白芷一升付子卅果凡四物皆冶父且置铜器中用淳溫三升渍之卒时取賁猪肪三斤先前之先取鸡子中黄者置梧中挠之三百取药成以五分匕一置鸡子中复挠之二百薄以涂其雍者上空者遗之中央大如钱药

方剂

干复涂之如前法三涂去其故药……皆中之良勿传也逆气吞之喉痹吞之摩之心腹恚吞之嗌恚吞之血府恚吞之摩之□摩之齿恚涂之昏血衄涂之……亦可吞之。"[7]9,10所以该简牍"治百病膏药方"和"千金膏药方"等,也是可用于内服的膏剂方。

"煎",熬煮之意。汉代《盐铁论》:"畜利变币,欲以反本,是犹以煎止燔,以火止沸也。"[8]10马非百注:"煎,熬。"早期的内服膏剂又常称为"煎",如《金匮要略》中的大乌头煎、猪膏发煎等。称为"煎"的方常把膏进一步加工成丸剂服用,如《金匮要略》中的鳖甲煎丸,《中藏经》的地黄煎、左慈真人千金地黄煎。

煎膏一词出现较早,早在《五十二病方》中就有记载,如《五十二病方》:"取雷尾〈(矢)〉三果(颗),冶,以猪煎膏和之。"[6]40后世医书中也多次出现,如魏晋南北朝时期《本草经集注·虾蟆》:"取肥者,剉,煎膏,已涂玉。"[9]440《肘后备急方》:"楝树白皮、鼠肉、当归各二两,薤白三两,生地黄五两,腊月猪脂三升。煎膏成,敷之孔上,令生肉。"[10]107宋代《本草图经》:"又有并花、实、根、茎、叶作煎,及单榨子汁煎膏服之,其功并等。"[11]356以上医书记载的"煎膏"作动名词结构,而在宋初《太平圣惠方》中记载了"煎膏"以名词形式出现于方名之中,如《太平圣惠方》:"治口舌生疮,久不差。浮萍煎膏方。浮萍草(一两),川升麻(一两),黄柏(一两),甘草(一两半生用),右件药,细剉,和匀。以猪脂一斤,同于银锅中。以文火煎至半斤,滤去滓,膏成。每服半匙,含化嚥津。"[12]1064但以上古医书出现的内服膏剂或煎膏剂与现在的定义之内涵有所不同,不能完全体现膏滋的本意。

早期称为"膏"或"煎"的内服方,主要用来治病而不是滋补的。至六朝隋唐时期的《小品方》《备急千金要方》《外台秘要》等文献中才见到一些滋润补益类膏方。可能因为在临床应用中逐渐认识到滋补类方药制作成膏剂服用有一定优越性,以后用于滋补的膏剂方就逐渐多了

起来。

蜜膏，体现了这一内服膏剂的制作过程中加入了蜜或糖类物质。其较早记载现可见于唐代的大型医书，如《备急千金要方》："治肺虚寒，厉风所伤，语声嘶塞，气息喘惫，咳唾，酥蜜膏酒止气嗽通声方。酥、崖蜜、饴糖、生姜汁、生百部汁、枣肉、杏仁（各一升，研），甘皮（五具，末），上八味，合和，微火煎，常搅，三上三下，约一炊久，取姜汁等各减半止。温酒一升，服方匕，细细咽之，日二夜一。"[13]306《外台秘要》："杏人煎方杏人（四两去尖皮末），猪膏（二斤），白蜜（二升），生姜汁（三升），右四味，着铜器中。于微火上先煎姜汁，次内蜜膏令如饧，置器着地，乃纳杏人末，复令得一沸。煎成，服如枣大一丸含之，日三。不知，稍稍增之。"[14]277 之后的医书中有关"蜜膏"这个词的使用并不是很广泛，多数是记载以上所提到的"酥蜜膏"这个方名。

"滋"，润泽，浸染之意，也有滋生，美味等意思。"膏滋"一词出现稍晚，现可见于明代秦昌遇的《幼科医验》，载："一童色欲过度，肾水枯竭，致君相二火上炎伤肺，干咳气促，渐至声音不出，元气与肺气损极之候。定后膏滋药方，人参，淮山药，米仁，百合，紫菀茸，天冬，麦门冬，桔梗，甘草，煮膏，日进二钱。"[15]3,4 从上下文意中可看出，该膏滋的制作过程中未加入炼蜜或糖，所以与本名词的内涵有别。至清代诸医书相继出现与本名词内涵一致者，如《冯氏锦囊秘录》所载："煎膏子方……熟地（六两，切块），酸枣仁（三两，捣碎，炒熟），当归身（二两，酒拌，晒干，炒），鸡腿白术（四两，人乳拌，晒干，炒黄），白芍（一两五钱，蜜酒拌，晒干，炒），白茯神（二两四钱），远志肉（去心，甘草煮透，晒干，一两五钱），怀牛膝（二两，酒拌，晒干），五味子（一两，捣碎），麦门冬（去心，二两，用老米同拌，炒黄），肉桂（临煎去尽粗皮，八钱），上先用建莲子，去心、衣，二斤，入清水煎取头汁，二汁，去莲子，入前药，煎取头汁，二汁，滤去渣，慢火炼成极浓膏滋，入前药细末为丸。"[16]329

"膏滋"表达的不仅仅是一种制剂形态，也不仅仅是滋补而已。近代著名中医学家秦伯未在《膏方大全》中说："膏方者，盖煎熬药汁成脂液，而所以营养五脏六腑之枯燥虚弱者也，故俗亦称膏滋药。"[17]1

现代有关著作多数以"膏滋"作为规范名，如《中国医学百科全书·方剂学》[18]1308《中国医学百科全书·中医学》[19]5《辞海》[20]5803 等，《中国医学百科全书·中医学》载："膏滋：亦称煎膏、蜜膏，主要供内服用。系指药物用水煎煮，去渣浓缩后，加糖或蜂蜜制成的稠厚状半流体制剂。"[19]1308 也有部分以煎膏和膏滋同作为规范名的，这类书有《药剂学》（湖北中医学院）[21]78、《药剂学》（沈阳药学院）[22]43、《药剂学》（奚念朱）[23]40、《药剂学》（崔福德）[24]212、《中药药剂学》（曹春林）[25]170、《中药药剂学》（国家中医药管理局科技教育司）[26]62、《方剂学》（段富津）[27]13、《方剂学》（李庆诒）[28]11、《方剂学》（闫润红）[29]22、《方剂学》（陈德兴）[30]14、《方剂学》（李飞）[31]87、《方剂学》（樊巧玲）[32]21、《方剂学》（谢鸣）[33]31、《方剂学》（冯泳）[34]21、《方剂学》（李笑然）[35]14、《方剂学》（周永学）[36]15、《方剂学》（顿宝生）[37]16、《世界传统医学方剂学》[38]51《新编方剂学》[39]36《现代方剂学》[40]12 等。如《药剂学》（湖北中医学院）："药材加水煎煮，去渣取液浓缩后，加蜂蜜或蔗糖等制成稠厚状半流体制剂，叫煎膏剂。煎膏剂是中药传统剂型之一，因其药性滋润，故又名膏滋。"[21]78

总之，"膏"本意指脂肪，在马王堆汉墓出土的《五十二病方》及《内经》等先秦至两汉时期的医书中多次出现，而膏之剂型早在《五十二病方》中也有出现，但均指外用膏剂。《武威汉代医简》中出现了早期的内服膏剂，而后内服膏剂的名称在之后的医书中逐渐出现并增多。"煎膏"是较早出现的词，现最早可见《五十二病方》，以及之后的多本医书多次出现"煎膏"，但均作动名词结构，直至宋初《太平圣惠方》中记载了"煎膏"以名词形式出现于方名之中。唐代

《备急千金要方》中出现"蜜膏"一词，更能体现膏滋的制作过程中加入了蜂蜜等物质。"膏滋"一词出现较晚，直到明清时期才在医书中普遍出现，现较早的记载可见于明代秦昌遇的《幼科医验》。后世乃至现代医学著作中仍可见三词混用。

五、文献辑录

《说文解字·肉部》"膏，肥也。"[1]130

《广雅·释言》："膏，滑泽也。"[2]56

《集韵·号韵》："膏，润也。"[3]1206

《礼记注疏·内则》孔颖达疏："凝者为脂，释者为膏，以膏沃之，使之香美。"[4]49

《灵枢·五癃津液别》："五谷之精液，和合而为膏者，内渗入于骨空，补益脑髓。"[5]78

《五十二病方·婴儿病间（痫）方》："取雷尾〈（矢）〉三果（颗），冶，以猪煎膏和之。"[6]40

"瘅病"："以水一斗煮胶一参、米一升，孰（熟）而啜之，夕毋食。"[6]72

《盐铁论·错币》："畜利变币，欲以反本，是犹以煎止燔，以火止沸也。"[8]10

《本草经集注·虾蟆》："取肥者，剉，煎膏，已涂玉。"[9]440

《肘后备急方·治卒得虫鼠诸瘘方》："楝树白皮、鼠肉、当归各二两，薤白三两，生地黄五两，腊月猪脂三升。煎膏成，敷之孔上，令生肉。"[10]107

《本草图经·木部》："又有并花、实、根、茎、叶作煎，及单榨子汁煎膏服之，其功并等。"[11]356

《太平圣惠方·治口疮久不差诸方》："治口舌生疮，久不差，浮萍煎膏方。浮萍草（一两），川升麻（一两），黄柏（一两），甘草（一两半生用），右件药。细剉。和匀。以猪脂一斤。同于银锅中。以文火煎至半斤。滤去滓。膏成。每服半匙。含化咽津。"[12]1064

《备急千金要方·肺脏方》："治肺气虚寒，厉风所伤，语声嘶塞，气息喘急，咳唾，酥蜜膏酒止气嗽通声方。酥、崖蜜、饴糖、生姜汁、生百部汁、枣肉、杏仁（各一升，研），甘皮（五具，末），上八味，合和，微火煎，常搅，三上三下，约一炊久，取姜汁等各减半止。温酒一升，服方寸匕，细细咽之，日二夜一。"[13]306

《外台秘要·杂疗咳嗽方三首》："杏人煎方……杏人（四两去尖皮末），猪膏（二斤），白蜜（二升），生姜汁（三升）。右四味，着铜器中，于微火上先煎姜汁，次内蜜膏令如饧。置器着地。乃纳杏人末。复令得一沸。煎成。服如枣大一丸含之。日三。不知。稍稍增之。"[14]277

《幼科医验·咳嗽》："一童色欲过度，肾水枯竭，致君相二火上炎伤肺，干咳气促，渐至声音不出。元气与肺气损极之候，定后膏滋药方。人参，淮山药，米仁，百合，紫菀茸，天冬，麦门冬，桔梗，甘草，煮膏日进二钱。"[15]3,4

《冯氏锦囊秘录·冯氏锦囊秘录杂症大小合参》所载："煎膏子方……熟地（六两，切块），酸枣仁（三两，捣碎，炒熟），当归身（二两，酒拌，晒干，炒），鸡腿白术（四两，人乳拌，晒干，炒黄），白芍（一两五钱，蜜酒拌，晒干，炒），白茯神（二两四钱），远志肉（去心，甘草煮透，晒干，一两五钱），怀牛膝（二两，酒拌，晒干），五味子（一两，捣碎），麦门冬（去心，二两，用老米同拌，炒黄），肉桂（临煎去尽粗皮，八钱），上先用建莲子去心、衣，二斤，入清水煎取头汁，二汁，去莲子，入前药，煎取头汁，二汁，滤去渣，慢火炼成极浓膏滋，入前药细末为丸。"[16]329

《膏方大全·上编通论》："膏方者，盖煎熬药汁成脂液，而所以营养五脏六腑之枯燥虚弱者也，故俗亦称膏滋药。"[17]1

《药剂学》（沈阳药学院）："煎膏剂即膏滋，原系我国中医长期习用于治疗慢性病的一种浸出药剂……《中国药典》（1977年版）一部对其定名为煎膏剂（膏滋），并指明煎膏剂为药材的煎熬液浓缩后，加糖或蜂蜜制成的稠膏状制剂。"[22]43

《药剂学》（奚念朱）："煎膏剂系指药物加水煎煮，去渣浓缩后，加糖或炼蜜制成的稠厚状半流体状制剂。它是我国中医药在治疗慢性病中常用的一种浸出药剂。煎膏剂的效用以滋补为主,兼有缓和的治疗作用,故习称'膏滋'。"[23]40

《药剂学》(湖北中医学院):"药材加水煎煮,去渣取液浓缩后,加蜂蜜或蔗糖等制成稠厚状半流体制剂,叫煎膏剂。煎膏剂是中药传统剂型之一,因其药性滋润,故又名膏滋。"[21]78

《药剂学》(崔福德):"煎膏剂系指中药材用水煎煮,去渣浓缩后,加糖或炼蜜制成的稠厚半流体状制剂,也称膏滋。"[24]212

《中药药剂学》(曹春林):"煎膏剂系药材加水煎煮,去渣,浓缩后,加糖或炼蜜制成的稠厚半流体状的浸出制剂。煎膏剂是中药传统的剂型之一,因其药性滋润,故又名膏滋。"[25]170

《中国医学百科全书·方剂学》:"膏滋:亦称煎膏、蜜膏,主要供内服用。系指药物用水煎煮,去渣浓缩后,加糖或蜂蜜制成的稠厚状半流体制剂。"[18]1308

《方剂学》(段富津):"煎膏 又称膏滋。是将药物加水反复煎煮,去渣浓缩后,加炼蜜或炼糖制成的半液体剂型。"[27]13

《中国医学百科全书·中医学》:"膏滋:亦称煎膏、蜜膏,主要供内服用。系指药物用水煎煮,去渣浓缩后,加糖或蜂蜜制成的稠厚状半流体制剂。"[19]5

《中药药剂学》(国家中医药管理局科技教育司):"煎膏剂系指药材加水煎煮,去渣浓缩后,加糖或蜂蜜制成的稠厚状半流体剂型……煎膏剂的效用以滋补为主,兼有缓和的治疗作用,药性滋润,故又称膏滋。"[26]62

《辞海》:"膏滋药……中药剂型之一。用以滋补的内服膏剂。依照膏方将中药煎汁去滓,加入冰糖或炼蜜、胶(膏)类等配料浓缩成膏,内服以补虚疗疾。常与冬季服用。"[20]5803

《世界传统医学方剂学》:"煎膏:又称膏滋。系将药材加水反复煎煮至一定程度后,去渣取液,再浓缩,加入适量蜂蜜、冰糖等制成的稠厚

状半流体制剂。"[38]51

《方剂学》(李庆诒):"膏剂:膏剂分为内服、外用两种,内服膏剂,是将饮片加热煎煮后,除去药杂,而后再用微火浓缩,加入砂糖、冰糖或蜂蜜煎熬而成。其特点是便于服用。滋补药多采用膏剂,味甜营养丰富,故又称膏滋,如参芪膏,枇杷膏等。"[28]11

《方剂学》(陈德兴):"煎膏又称膏滋,是将药物加水多次煎煮,去渣取汁浓缩后,加炼蜜或炼糖制成的半液体剂型。"[30]14

《方剂学》(闫润红):"煎膏又称膏滋,即将药物加水反复煎煮,去渣浓缩后,加入蜂蜜、冰糖或砂糖煎熬成膏。体积小,便于服用,味甜而营养丰富,有滋补作用,适用于久病体虚者,如八珍益母膏。"[29]22

《方剂学》(李飞):"煎膏又称膏滋。是将药材加水反复煎煮至一定程度后,去渣取液,再浓缩,加入适量蜂蜜(炼蜜)、冰糖或砂糖(经过炼制)等制成稠厚状的半流体制剂。"[31]87

《方剂学》(谢鸣):"煎膏又称膏滋。是将药物加水反复煎煮,去渣浓缩后,加炼蜜或炼糖制成的半液体剂型。"[33]31

《方剂学》(樊巧玲):"煎膏又称膏滋,是将药物加水反复煎煮,去渣浓缩后,加炼蜜或炼糖制成的半液体剂型。"[32]21

《方剂学》(冯泳):"煎膏又称膏滋。是将药物加水反复煎煮至一定程度后去渣取汁,浓缩后加入适当蜂蜜、冰糖或砂糖煎熬而成的半流体剂型。"[34]21

《方剂学》(李笑然):"煎膏又称膏滋,是将药物加水反复煎煮,去渣浓缩后,加炼蜜或糖制成的半液体剂型。其特点是体积小,含量高,便于服用,有滋润补益作用,一般用于慢性虚弱病人,有利于较长时间用药,如鹿胎膏、八珍益母膏等。"[35]14

《新编方剂学》:"煎膏:药物加水反复煎煮,去渣浓缩后,加糖或炼蜜制成稠厚的半流体剂型。又称膏滋。"[39]36

《方剂学》（周永学）："煎膏：药物加水反复煎煮，去渣浓缩后，加糖或炼蜜制成稠厚的半流体制剂，又称膏滋。"[36]15

《现代方剂学》："煎膏：煎膏剂系药材加水煎煮，去渣，浓缩后，加糖或炼蜜制成的稠厚半流体状的浸出制剂。煎膏剂是中药传统的剂型之一，因其药性滋润，故又名膏滋。"[40]12

《方剂学》（顿宝生）："煎膏：又称膏滋，即将药材加水反复煎煮至一定程度后，去渣取汁，再浓缩，并加入适当蜂蜜、冰糖或砂糖煎熬而成的半液体剂型。"[37]16

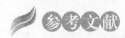

参考文献

[1] [东汉]许慎.说文解字[M].北京：中国书店,1989：130.

[2] [魏]张揖.广雅[M].北京：中华书局,1985：56.

[3] [宋]丁度.集韵[M].北京：中国书店,1983：1206.

[4] [唐]孔颖达,等.礼记注疏：册8[M].北京：中华书局,49.

[5] 未著撰人.灵枢经[M].北京：人民卫生出版社,1963：78.

[6] 未著撰人.五十二病方[M].北京：文物出版社,1979：40,72.

[7] 甘肃省博物馆,武威县文化馆.武威汉代医简[M].北京：文物出版社,1975：9,10.

[8] [汉]桓宽.盐铁论[M].上海：上海人民出版社,1974：10.

[9] [梁]陶弘景.本草经集注[M].尚志钧,尚元胜辑校.北京：人民卫生出版社,1994：440.

[10] [晋]葛洪.肘后备急方[M].北京：人民卫生出版社,1956：107.

[11] [宋]苏颂.本草图经[M].尚志钧辑校.合肥：安徽科学技术出版社,1994：356.

[12] [宋]王怀隐.太平圣惠方[M].北京：人民卫生出版社,1958：1064.

[13] [唐]孙思邈.备急千金要方[M].江户医学影北宋本.北京：人民卫生出版社,1982：306.

[14] [唐]王焘.外台秘要[M].歙西槐塘经余居刊本.北京：人民卫生出版社,1955：277.

[15] [明]秦昌遇.幼科医验：下[M].上海：上海中医药大学出版社,2006：3,4.

[16] [清]冯兆张.冯氏锦囊秘录[M].田思胜,等校注.北京：中国中医药出版社,1996：329.

[17] 秦伯未.膏方大全[M].方公溥参校.中医书局,1929：1.

[18] 杨医亚.方剂学[M]//钱信忠.中国医学百科全书.上海：上海科学技术出版社,1988：5.

[19] 《中医学》编辑委员会.中医学[M]//钱信忠.中国医学百科全书.上海：上海科学技术出版社,1997：1308.

[20] 辞海编辑委员会.辞海[M].上海：上海辞释出版社,1999：5803.

[21] 湖北中医学院.药剂学[M].上海：上海科学技术出版社,1980：78.

[22] 沈阳药学院.药剂学[M].北京：人民卫生出版社,1980：43.

[23] 奚念朱,顾学裘.药剂学[M].北京：人民卫生出版社,1980：40.

[24] 崔福德.药剂学[M].北京：人民卫生出版社,1980：212.

[25] 曹春林.中药药剂学[M].上海：上海科学技术出版社,1986：170.

[26] 国家中医药管理局科技教育司.中药药剂学[M].北京：中国中医药出版社,1997：62.

[27] 段富津.方剂学[M].上海：上海科学技术出版社,1995：13.

[28] 李庆诒.方剂学[M].北京：中医古籍出版社,2000：11.

[29] 闫润红.方剂学[M].北京：科学出版社,2001：22.

[30] 陈德兴.方剂学[M].北京：人民卫生出版社,2001：14.

[31] 李飞.方剂学[M].北京：人民卫生出版社,2002：87.

[32] 樊巧玲.方剂学[M].上海：上海中医药大学出版社,2002：21.

[33] 谢鸣.方剂学[M].北京：人民卫生出版社,2002：31.

[34] 冯泳.方剂学[M].北京：中国古籍出版社,2002：21.

[35] 李笑然.方剂学[M].苏州：苏州大学出版社,2004：14.

[36] 周永学.方剂学[M].北京：中国中医药出版社,2006：15.

[37] 顿宝生.方剂学[M].西安：西安交通大学出版社,2011：16.

[38] 孙世发,左言富.世界传统医学方剂学[M].北京：科学出版社,1999：51.

[39] 倪诚.新编方剂学[M].北京：人民卫生出版社,2006：36.

[40] 邱德文.现代方剂学[M].北京：北京古籍出版社,2006：12.

（许　霞）

熨 剂

yùn jì

一、规范名

【中文名】熨剂。

【英文名】compression formula1。

【注释】铁砂加药材或吸附药材的提取物及辅料制成，乘热贴熨患处的外用剂型。

二、定名依据

"熨剂"作为中药材传统药物剂型名称，最早记录于《中国药学会1964年药剂研究工作经验交流会论文摘要》："坎离砂为中成药的一种熨剂，由生铁砂经煅制，加定量醋及透骨草、防风、川、当归等4种药汁淬拌制成。具有驱风散寒，活血止痛的功效，能治腰腿瘦痛、阴寒腹痛等症。中国药典1963年版（一部）已收载为一种法定的中成药。"虽在此前或同书中尚有相关术语"熨""熨法"等，但概念与本术语"熨剂"不完全相同。

《黄帝内经灵枢》记载的"熨"，与本术语概念都不完全相同。"熨"指用药热敷，主要侧重于热敷这个动作。"熨剂"，指的是"铁砂加药材或吸附药材的提取物及辅料制成，乘热贴熨患处的外用剂型"。以药物炒热，磨熨患处也。有酒熨、铁晕、葱熨、土熨诸法。采用"熨剂"名称既能保持原意，又能较广泛地概括药物的各种加工处理技术，更能确切地反应术语的内涵。

自《中国药学会1964年药剂研究工作经验交流会论文摘要》提出"熨剂"之名，我国普通高等教育中医药类规划教材《方剂学》《药剂学》等以及辞书类著作《中医大辞典》《中国医学百科全书·方剂学》《中药辞海》《现代药学名词手册》等均以"熨剂"作为规范名。已经广泛应用于中医药学文献标引和检索的《中国中医药学主题词表》也以"熨剂"作为正式主题词。说明"熨剂"这一规范名已成为共识，符合术语定名的约定俗成原则。

我国2005年出版的由全国科学技术名词审定委员会审定公布的《中医药学名词》以"熨剂"作为规范名。所以"熨剂"作为规范名也符合术语定名的协调一致原则。

三、同义词

【曾称】"熨"（《内经》）。

四、源流考释

熨剂有关记载始见于我国现存最早的马王堆汉墓出土的医方书《五十二病方》，书中记载了以盐、土、药物作为熨剂。如以盐加热以熨之，治疗痉伤"更炒盐以熨，熨勿绝。一熨寒汗出，汗出多，能诎（屈）信（伸），止"[1]36。或如以土加热以熨之治疗犬噬人，"犬噬人伤者方，取蚯蚓矢二升……熬之……稍涴，以熨其伤"[1]44。再如以药物加热以熨之治疗痈疽，"睢（疽）始起，取商牢渍醯中，以熨其种（肿）处"[1]95。马王堆汉墓帛书《杂疗方》载有熨剂3个，分别以灶黄土熨、蒸兰叶熨、蒸蚯蚓之矢熨，以达治病之目的。

春秋至秦汉时期，《史记·扁鹊仓公列传》有云："太子苏，乃使子豹为五分之熨，以八减之齐和煮之，以更熨两胁下。"[2]643 这里的"齐"是"剂"之意，反映了熨剂的治疗效用。《灵枢·寿夭柔刚》中载："刺布衣者以火焠之，刺大人者以药熨之"[3]15，表明熨法更适宜于体力劳动较少之人，此处"熨"指用药热敷，主要侧重于热敷这个动作。

魏晋南北朝时期，《肘后备急方》以柳根皮熨以治疗妇女乳痈，"葛氏妇女乳痈姑肿。削柳根皮熟捣，火温，帛囊贮，熨之，冷更易，大良。"[4]91《小品方》以章陆根熨以治疗喉痹，"治喉中卒毒攻痛方。章陆根，切，炙令热，隔布熨之，冷转易，立愈。"[5]59《集验方》以茱萸熨以治疗癥瘕积聚，"茱萸三升碎之，以酒和煮熟，布裹熨症上。"[6]78 可见，熨剂在当时已于临床中得以广泛应用。

隋唐时期，中医药学取得蓬勃发展，熨剂的应用范围不断扩大，可用于内、外、妇、儿各科病证的治疗。如治疗外科疮疡肿痛，《龙门药方释疑》载："醉淀、豉、酒糟、盐、椒，总熬令热，以布裹，熨疮，冷易。"[7]20 治疗产后胞胎不下，如《备急千金要方》载："治子死腹中，若衣不出，欲上抢心方。急取蚁蛭土三升，熬令热，囊盛熨心下，令胎不得上抢心，良。"[8]56 治疗小儿舌体胀大，如《千金翼方》载："治舌卒肿起如吹胞状，满口塞喉……以刀锋决两边第一大脉出血。勿是刺著舌下中央脉，血出不止杀人。血出数汁，以少铁令赤。熨疮数过，以绝血也。"[9]255 亦可治疗寒疝不能食，《外台秘要》载："《集验》疗寒疝不能食方。取马蔺子一升，每日取胡桃许，以面拌熟，煮吞之，然后依常饭日再服，服尽必愈。亦除腹内一切诸疾，消食肥肌，仍时烧砖热，以羊毛作毡裹，却毡上熨之，日一度尤佳。"[10]221 此外，唐代《新修本草》还记载以铁精熨腋下可治疗狐臭，《新修本草》载："又裹以熨腋，疗狐臭有验。"[11]120

宋金元时期，是中医药学发展的重要时期。此时期学术气氛活跃，医学理论不断创新，由政府编撰的官修方书较多，《圣济总录》《太平惠民和剂局方》《太平圣惠方》等均在其列。《圣济总录》："因药之性，资火之神，由皮肤而行血脉，使郁者散，屈者伸，则熨引为力多矣，引取舒伸之义，以熨能然。《血气形志论》曰：病生于筋，治以熨引。《玉机真藏论》曰：痹不仁肿痛，可汤熨及火灸刺之。盖病生于筋，则拘急挛缩，痹而不仁，则经血凝泣。二者皆由外有所感，熨能温之，血性得温则宣流，能引凝泣也。"[12]182 明确指出熨法主要是通过温热效应使得血液流通，从而缓解筋骨关节聚集挛缩。此外，《圣济总录》记载了诸多熨眼方以治疗目疾。《圣济总录》："治目赤肿，贴熨地黄膏方……治目泪出，或有脓出者，马齿熨方……治目赤痒涩，及一切目疾，汤器熨方。"[12]1942

明清时期的熨剂也有长足发展，在辅料选择、应用范围等方面均有所突破。这时期，除了在各种本草著述之中，不同程度地论述了熨之有效的中药属性外，载有熨剂的方书也明显增多，且内容丰富。如《普济方》除收载历代采用熨法治疗眼疾的方剂外，还增加了许多新的方剂。《普济方》："熨眼方，治热度风攻眼赤痛，并睑浮肿。上黑豆拣择一升，分作十处。将软绢帛裹定，于沸汤内蘸过，乘热更豆熨之……治目痛不得睡，及毒病后，眼赤痛有翳方。暮灸新青布熨……治目为物所伤触睛方，上煮羊肉令熟熨。"[13]919 陈嘉谟记载了用蛇床子熨治疗产后阴脱，《本草蒙筌》："产后阴脱不起，绢袋熨收。"[14]110《医方考》中则有葱熨法治疗伤寒及熨脐法治疗小便不通的记载，具有极大的临床应用价值。《医方考》："以索缠葱白如臂大，切去根及青，留白二寸许。先以火炙热一面，以着病患脐下，上用熨斗贮火熨之，令葱并热气入腹内；更作三四饼，坏则易之；若病患醒，手足温，有汗则瘥，否则不治。行此法，更当以四逆汤之类温之。"[15]36 "用炒盐热熨脐腹，冷复易之。咸可以软坚，热可以行滞，此炒盐之意也。然必熨其脐者，脐为吾身之枢，有生之系也，故能进气以化滞。"[15]179《景岳全书》："阴寒腹痛者，凡男妇有因房室之后中寒而痛极者，此阴寒也。宜先用葱、姜捣烂炒热，或热砖之属熨其脐腹，以解其寒极凝滞之气，然后用理阴煎，或理中汤、四逆汤之类加减治之。其有痛极至危者，须速灸神阙、气海等穴。"[16]387

现代有关著作均沿用《中国药学会 1964 年药剂研究工作经验交流会论文摘要》中的"熨剂"："坎离砂为中成药的一种熨剂，由生铁砂经煅制，加定量醋及透骨草、防风、川、当归等 4 种药汁淬拌制成。具有驱风散寒，活血止痛的功效，能治腰腿瘦痛、阴寒腹痛等症。中国药典1963年版（一部）已收载为一种法定的中成药。"[17]109《中国医学百科全书·方剂学》[18]5《中药辞海》[19]1539《中医药常用名词术语辞典》[20]436《现代药学名词手册》[21]669《方剂学》（李飞）[22]592、《现代方剂学》[23]15《药剂学》（湖北中医学院）[24]448,449、《中药药剂学》（曹春林）[25]481、《中药药剂学》（国家中医药管理局科技教育司组织编写）[26]174、《中药药剂学》（张兆旺）[27]268、《中国中医药学主题词表》[28]Ⅱ-557 都称"熨剂"。

总之，熨剂有关记载始见于我国现存最早的马王堆汉墓出土的医方书《五十二病方》。采用熨法防治疾病具有悠久的历史，在先秦至魏晋南北朝的早期医著《杂疗方》《灵枢》《肘后备急方》《小品方》中均有相关记载。但《灵枢》记载的"熨"，与本术语概念都不完全相同。"熨"指用药热敷，主要侧重于热敷这个动作。后世"熨剂"剂型的内涵不断得以丰富，在近代文献中方出现"熨剂"这一剂型规范名词，指铁砂加药材或吸附药材的提取物及辅料制成，乘热贴熨患处的外用剂型。

五、文献辑录

《五十二病方·伤痉》："更炒盐以熨，熨勿绝。一熨寒汗出，汗出多，能诎（屈）信（伸），止。"[1]36

"犬噬人"："犬噬人伤者：取蚯蚓矢二升……熬之……稍垸，以熨其伤。"[1]44

"疽病"："睢（疽）始起，取商牢渍醯中，以熨其种（肿）处。"[1]95

《史记·扁鹊仓公列传》："太子苏，乃使子豹为五分之熨，以八减之齐和煮之，以更熨两胁下。"[2]643

《灵枢·寿夭刚柔》："刺布衣者以火焠之，刺大人者以药熨之。"[3]15

《肘后备急方·治痈疽妒乳诸毒肿方》："葛氏妇女乳痈姑肿。削柳根皮熟捣，火温，帛囊贮，熨之，冷更易，大良。"[4]91

《小品方》卷二："治喉中卒毒攻痛方。章陆根，切，炙令热，隔布熨之，冷转易，立愈。"[5]59

《集验方》卷四："茱萸三升碎之，以酒和煮熟，布裹熨痦上。"[6]78

《龙门药方·疗疮肿风入垂死方》："醉淀、豉、酒糟、盐、椒，总熬令热，以布裹，熨疮，冷易。"[7]20

《备急千金要方》卷二："治子死腹中，若衣不出，欲上抢心方。急取蚁蛭土三升，熬令热，囊盛熨心下，令胎不得上抢心，良。"[8]56

《千金翼方》卷十一："治舌卒肿起如吹胞状，满口塞喉……以刀锋决两边第一大脉出血。勿是刺著舌下中央脉，血出不止杀人。血出数汁，以少铁令赤。熨疮数过，以绝血也。"[9]255

《外台秘要》卷七："《集验》疗寒疝不能食方。取马蔺子一升，每日取胡桃许，以面拌熟，煮吞之，然后依常饭日再服，服尽必愈。亦除腹内一切诸疾，消食肥肌，仍时烧砖热，以羊毛作毡裹，却毡上熨之，日一度尤佳。"[10]221

《新修本草·铁精》："又裹以熨腋，疗狐臭有验。"[11]120

《圣济总录》卷四："因药之性，资火之神，由皮肤而行血脉，使郁者散，屈者伸，则熨引为力多矣，引取舒伸之义，以熨能然。《血气形志论》曰：病生于筋，治以熨引。《玉机真藏论》曰：痹不仁肿痛，可汤熨及火灸刺之。盖病生于筋，则拘急挛缩，痹而不仁，则经血凝泣。二者皆由外有所感，熨能温之，血性得温则宣流，能引凝泣也。"[12]182

卷一百一十三："治目赤肿，贴熨地黄膏方……治目泪出，或有脓出者，马齿熨方……治目赤痒涩，及一切目疾，汤器熨方。"[12]1942

《普济方》卷八十六："熨眼方，治热度风攻眼赤痛，并睑浮肿。上黑豆拣择一升，分作十处。将软绢帛裹定，于沸汤内蘸过，乘热更豆熨之……治目痛不得睡，及毒病后，眼赤痛有翳方。暮炙新青布熨……治目为物所伤触睛方，上煮羊肉令熟熨。"[13]919

《本草蒙筌》卷二："产后阴脱不起，绢袋熨收。"[14]110

《医方考》卷一："以索缠葱白如臂大，切去根及青，留白二寸许。先以火炙热一面，以着病患脐下，上用熨斗贮火熨之，令葱并热气入腹内；更作三四饼，坏则易之；若病患醒，手足温，有汗则瘥，否则不治。行此法，更当以四逆汤之类温之。"[15]36

卷四："用炒盐热熨脐腹，冷复易之。咸可以软坚，热可以行滞，此炒盐之意也。然必熨其脐者，脐为吾身之枢，有生之系也，故能进气以化滞。"[15]179

《景岳全书·心集》："阴寒腹痛者，凡男妇有因房室之后中寒而痛极者，此阴寒也。宜先用葱、姜捣烂炒热，或热砖之属熨其脐腹，以解其寒极凝滞之气，然后用理阴煎，或理中汤、四逆汤之类加减治之。其有痛极至危者，须速灸神阙、气海等穴。"[16]387

《中国药学会1964年药剂研究工作经验交流会论文摘要》："坎离砂为中成药的一种熨剂，由生铁砂经煅制，加定量醋及透骨草、防风、川、当归等4种药汁淬拌制成。具有驱风散寒，活血止痛的功效，能治腰腿痿痛、阴寒腹痛等症。中国药典1963年版(一部)已收载为一种法定的中成药。"[17]109

《药剂学》："熨剂，为我国民间习用的一种外用制剂。其作用类似灸剂，但所用药物及方法不同，熨剂主要是用铁砂，并配合其他药物，制法简便，价格低廉，易于保存，无其他副作用。"[24]448,449

《中药药剂学》："熨剂亦为我国民间习用的一种物理疗法的外用药剂。其作用类似灸剂，但所用药物与方法略异，熨剂主要用铁砂，并配合一些治风寒湿痹的药物，制法简便，价廉，易于保存，无其他副作用。"[25]481

《中国医学百科全书·方剂学》："熨剂……将药物用水煎成液体，然后投入煅成的铁屑，趁热吸尽药液，干燥后即成。使用时先加入米醋，铁屑遇醋即产生热，然后装入布袋内，直接热敷患处，用以驱散风寒，如坎离砂。"[18]5

《中国中医药学主题词表》："熨剂……属剂型；将药物粉末或粗粒炒熟后用纱布包裹以外敷患部的制剂。"[28]Ⅱ-557

《中药药剂学》："熨剂系用指定规格的铁砂，并配合其他药物制成的一种外用制剂。将处方中的药科粉碎成药粉，与指定规格的生铁屑混合均匀即得。"[26]174

《中药辞海》："熨剂系药物的米醋与水的煎煮液和铁砂制成的外用粗粉制剂。用时与米醋混拌后炒热包熨患处，使热气入内，宣通经络，驱散邪气。如坎离砂。"[19]1539

《中医药常用名词术语辞典》："熨剂……剂型。用铁砂配合药物，或将药物炒热布包，或用药汁以棉布浸渍，乘热贴熨体表患部或穴位的外用制剂。具有宣通经络、散寒止痛作用，多用于治疗寒性疼痛疾患。"[20]436

《中药药剂学》："熨剂用于外敷疗法。熨是干热敷，借助热力的发散作用达到治疗目的。熨剂用于治疗风湿性关节病和消化系统疾病疗效确切，如疗痹止痛砂。除用铁砂吸附药材提取物的熨剂外，民间有将药物粗末加酒、醋与砂土、食盐炒热后装袋外敷治疗关节炎或因风寒引起的腹痛。目前开发的新产品大都利用化学或物理原理，使药物中的化学物质相互作用放出热量，如医用热敷灵、奇正贴。"[27]268

《方剂学》(李飞)："熨剂，是指铁砂配合某些药物制成的贴熨体表患部或穴位的外用制剂。其功能有宣通经络、散寒止痛，多用于治疗风寒湿痹。熨剂制法简便，价格低廉，易于保存，无不良反应。常见品种有坎离砂(风寒砂)等。"[22]592

《现代药学名词手册》："熨剂……中医药的熨剂为我国民间习用的一种物理疗法的外用药剂。熨剂主要用铁砂，并配合一些治风寒湿痹的药物，制法简便，价廉，易于保存，无其他副作用。"[21]669

《现代方剂学》："熨剂，熨剂亦为我国民间习用的一种物理疗法的外用药剂。其作用类似灸剂，但所用药物与方法略异，熨剂主要用铁砂，并配合一些风寒湿痹的药物，制法简便，价

方
剂

廉,易于保存,无其他副作用。《内经》记载'刺布衣者以火淬之,刺大人者以药熨之'。此即用灸用熨有身体强弱之别,其共同点是使热气入内,宣通经络,驱散邪气。"[23]15

[1] 马王堆汉墓帛书整理小组.五十二病方[M].北京:文物出版社,1979:36,44,95.

[2] [汉]司马迁.全本史记[M].北京:中国华侨出版社,2011:643.

[3] 未著撰人.黄帝内经灵枢[M].李生绍,陈心智点校.北京:中医古籍出版社,1997:15.

[4] [晋]葛洪.肘后备急方[M].北京:人民卫生出版社,1956:91.

[5] [晋]陈延之.小品方[M].北京:中国中医药出版社,1955:59.

[6] [北周]姚僧垣.集验方[M].天津:天津科学出版社,1986:78.

[7] 张瑞贤.龙门药方释疑[M].河南:河南医科大学出版社,1999:20.

[8] [唐]孙思邈.备急千金要方[M].太原:山西科学技术出版社,2010:56.

[9] [唐]孙思邈.千金翼方[M].太原:山西科学技术出版社,2010:255.

[10] [唐]王焘.外台秘要[M].歙西槐塘经余居刊本.北京:人民卫生出版社,1955:221.

[11] [唐]苏敬.新修本草[M].上海:上海古籍出版社,1981:120.

[12] [宋]赵佶.圣济总录[M].北京:人民卫生出版社,1962:182,1942.

[13] [明]朱橚.普济方[M].北京:人民卫生出版社,1982-1983:919.

[14] [明]陈嘉谟.本草蒙筌[M].太原:山西科学出版社,2009:110.

[15] [明]吴昆.医方考[M].洪青山,校注.北京:中国中医药出版社,2007:36,179.

[16] [明]张景岳.杂证谟[M].北京:中国医药科技出版社,2017:387.

[17] 中国药学会.药剂工作经验交流会论文摘要[C].上海:中国药学会药剂工作经验交流会,1964:109.

[18] 杨医亚.方剂学[M]//钱信忠.中国医学百科全书.上海:上海科学技术出版社,1988:5.

[19] 中药辞海编写组.中药辞海:第三卷[M].北京:中国医药科技出版社,1997:1539.

[20] 李振吉.中医药常用名词术语辞典[M].北京:中国中医药出版社,2001:436.

[21] 赵克健.现代药学名词手册[M].北京:中国医药科技出版社,2004:669.

[22] 李飞.方剂学[M].北京:人民卫生出版社,2002:592.

[23] 邱德文.现代方剂学[M].北京:中国古籍出版社,2006:15.

[24] 湖北中医学院.药剂学[M].上海:上海科学技术出版社,1980:448,449.

[25] 曹春林.中药药剂学[M].上海:上海科学技术出版社,1986:481.

[26] 国家中医药管理局科技教育司.中药药剂学[M].北京:中国中医药出版社,1997:174.

[27] 张兆旺.中药药剂学[M].北京:中国中医药出版社,2002:268.

[28] 吴兰成.中国中医药学主题词表[M].北京:中医古籍出版社,1996:Ⅱ-557.

（张　倩）

3·107

灌肠剂

guàn cháng jì

一、规范名

【汉文名】灌肠剂。

【英文名】enema。

【注释】由肛门灌入直肠的液体制剂。（已修订）。

二、定名依据

"灌肠剂"作为中医药剂型名称,最早于1936年出版的早期西医学著作《实用护病学》中提出。在此之前,灌肠剂早在汉代《伤寒论》中就已出现,魏晋南北朝至隋唐时期在医书中常有记载。"灌肠剂"作为规范名之前，宋代《太平圣惠方》中就已出现"灌肠方"的记载。"灌"，灌溉之意，"肠"明确部位，"剂"有调配、调和、制剂之意。可见，"灌肠剂"一词是指灌入肠道的制剂，能基本描述出本剂型的内涵。

自《实用护病学》中提出"灌肠剂"之名，此后重要的著作多有沿用，如《伤寒论评释》《中医中药临床实验汇编》等书均以"灌肠剂"作为规范名，对后世有较大影响。所以"灌肠剂"作为规范名便于达成共识，符合术语定名的约定俗成原则。

现代相关著作，辞书类著作《现代药学名词手册》《中医药常用名词术语辞典》，以及全国高等中医药院校规划教材《方剂学》《药剂学》《中药药剂学》等均以"灌肠剂"作为规范名。说明"灌肠剂"这一规范名已成为共识。

我国 2005 年出版的全国科学技术名词审定委员会审定公布的《中医药学名词》已以"灌肠剂"作为规范名。所以"灌肠剂"作为规范名也符合术语定名的协调一致原则。

三、同义词

【曾称】"灌肠方"（《太平圣惠方》）。

四、源流考释

灌肠剂是指由肛门灌入直肠用的液体剂型。与传统口服给药法相比，中药灌肠剂既可避免肝脏"首过效应"，使药物直达病所，又可避免对胃肠道的刺激及损害，故临床一直使用至今。中医药最早使用灌肠剂的记载可追溯到汉代，最早的文字记载见于《伤寒论》。《伤寒论·辨阳明病脉证并治》载"猪胆汁汤"："又大猪胆一枚，泻汁，和少许法醋，以灌谷道内，如一食顷，当大便出宿食恶物，甚效。"[1]78 这里胆汁的作用不单单是导大便外出，也可依赖直肠内吸收之功，作用于全身，而起到发挥胆汁的药性作用。说明在东汉时期，灌肠剂已使用于临床。

魏晋南北朝时期，灌肠剂这种用药途径已

用于临床多种疾病的治疗，如《肘后备急方》中记载的灌肠剂。《肘后备急方》载："又方，以猪胆沥内下部中，以绵深导内塞之。"[2]136 同样是猪胆汁，但此处却是用来治疗中蛊毒的方剂。且就灌肠剂的分类来看，这里的灌肠剂"以绵深导内塞之"，应属保留灌肠剂。如果说之前都是单一药物灌肠，从《集验方》开始用多味药的处方灌肠。《集验方》是姚僧垣积多年临证经验，又"搜采奇异，参校征效"编撰而成，是南北朝时期重要的代表性医著。《集验方》载："右二味，和暖灌下部，少间即下脓，日一度，再灌之，即止。"[3]39

隋唐时期，《龙门药方》中也记载有灌肠剂，见"疗大便不通方"："又方：取猪胆，以苇筒一头纳胆中，系，一头纳下部中，灌，立下。"[4]120 虽然是同样的处方，但此处详细记载了操作程序。《龙门药方》保存了最原始的医学资料，真实地反映了当时民间治病用药的特点。《备急千金要方》中方剂数量浩大，涉及临床各科，为唐以前方书集大成之作。该书也收载有灌肠剂，见《备急千金要方》："[鳖头丸]又方 羊胆二枚和酱汁于下部灌之。猪脂亦佳。"[5]100 可见灌肠剂的用药与以往有些差别，治疗疾病的种类也发生了变化。

以上均是利用药物本身的液态属性来灌肠使用，直至在《医心方》中，才看到了以药物煎液灌肠的灌肠剂。《医心方》为日本丹波康赖所著，成书于日本永观二年，即我国宋太宗雍熙元年（公元 984 年）。全书共 30 卷，其基本内容包括中药、针灸、治疗各种疾病的医方，以及养生、房中等。《医心方》载："垂死方：麝香（三分），丁子香（三分），甘草（三分），犀角（三分），四味，并细末之，合和，别以盐三合，椒三合，豉二合，以水二升，煮取一升，去滓，内末散和合，分作二服，灌大孔，旦一灌，酉时一灌。"[6]173 由于该书所引资料出自我国唐及唐以前古典医籍，广泛涉猎唐及唐以前的医经、本草、针灸、神仙、方术等各方面典籍，所以这也就说明在我国唐代或唐以前已经可以用药物煎液作为灌肠剂了。宋代《太平圣惠方》载:"治虚损羸瘦。阴萎不能饮食。宜吃灌肠方。"[7]3119 这是现存文献中第一次见到"灌肠"一词。文中以"灌肠方"代指灌肠剂。

明清时期"灌肠"一词在医书当中已普遍使用,《普济方》转录《太平圣惠方》的方子:"方灌肠方出圣惠方,治虚损羸瘦,精痿,不能饮食,宜吃。"[8]4332 同一时期的《本草纲目》载有"土瓜根汁 灌肠"[9]100 一句,虽收录的是古方,却使用了"灌肠"一词。之后的医书也多次出现,如《医学衷中参西录》《丁甘仁医案》《王仲奇医案》等。

随着现代医学和西方药剂学著作的传入,如1936年出版的《实用护病学》专门记载了"灌肠剂结肠注洗术",指出"灌肠剂者,即以液体由直肠注射入结肠也"[10]397。书中论述了灌肠剂之性质与目的、灌肠时必须之警诫以及需用之物品与手续。"灌肠剂"这个词也逐渐被中国人所接纳并使用。20世纪50年代的中医学著作中已普遍出现,如1955年阎德润编著的《伤寒论评释》[11]252以及1956年上海市卫生局编著的《中医中药临床实验汇编》[12]128 中均载有"灌肠剂"。

此后,各种中医药书籍均以"灌肠剂"作为规范名使用,工具书类如《中医药常用名词术语辞典》[13]446《现代药学名词手册》[14]688。教材类有《方剂学》(李飞)[15]92、《药剂学》(南京药学院)[16]158、《中药药剂学》(张兆旺)[17]269。如《方剂学》(李飞):"灌肠剂,是指从肛门将药物灌注于直肠的液体药剂。大体可分为泻下灌肠剂(以排便和灌洗为目的)和保留灌肠剂两类。后者既可发挥局部治疗作用,又能通过结肠吸收而发挥全身作用。灌肠给药还可避免药物在胃中的破坏及其对胃的刺激性,尤其适用于不宜口服给药的患者。用量可酌情增减,一般为 60 ml 左右。临床具有较好疗效的中药保留灌肠剂有大承气汤灌肠剂、黄柏液灌肠剂、大黄煎液灌肠剂等。"[15]92

总而言之,灌肠剂剂型出现较早,现存医籍中汉代《伤寒论》中"猪胆汁汤"为第一个灌肠剂。宋代同时期《医心方》中第一次收录以药物

煎液灌肠的灌肠剂。宋代的《太平圣惠方》较早使用了"灌肠"一词,文中以"灌肠方"代指灌肠剂。民国时期的医学以及制剂学著作中开始使用"灌肠剂"一词,现代出版的辞典、工具书、教材以及具有代表性的中医学著作也均以"灌肠剂"作为规范名词。

五、文献辑录

《伤寒论·辨阳明病脉证并治》:"[猪胆汁汤]又大猪胆一枚,泻汁,和少许法醋,以灌谷道内,如一食顷,当大便出宿食恶物,甚效。"[1]78

《肘后备急方》卷七:"又方,以猪胆沥内下部中,以绵深导内塞之。"[2]136

《集验方》卷二:"右二味,和暖灌下部,少间即下脓,日一度,再灌之,即止。"[3]39

《龙门药方释疑》第二章:"又方:取猪胆,以苇筒一头纳胆中,系,一头纳下部中,灌,立下。"[4]120

《备急千金要方》卷五:"[鳖头丸]又方……羊胆二枚和酱汁于下部灌之。猪脂亦佳。"[5]100

《医心方》卷七:"垂死方:麝香(三分),丁子香(三分),甘草(三分),犀角(三分),四味,并细末之,合和,别以盐三合、椒三合、豉二合,以水二升,煮取一升,去滓,内末散和合,分作二服,灌大孔,旦一灌,酉时一灌。"[6]173

《太平圣惠方》卷九十七:"治虚损羸瘦。阴萎不能饮食。宜吃灌肠方。"[7]3119

《普济方》卷二百五十八:"方灌肠方出圣惠方,治虚损羸瘦,精痿,不能饮食,宜吃。"[8]4332

《本草纲目》卷三:"土瓜根汁……灌肠。"[9]100

《实用护病学》:"灌肠剂 结肠注洗术……灌肠剂者,即以液体由直肠注射入结肠也。"[10]397

《伤寒论评释》:"蜜煎导方和猪胆汁方(灌肠剂)。"[11]252

《中医中药临床实验汇编》:"一种简易有效的灌肠剂:胆汁灌肠。"[12]128

《药剂学》:"灌肠剂 Enemata 灌肠剂系从肛门施于直肠之用的液体药剂,溶媒大多为水。"[16]158

《中医药常用名词术语辞典》:"灌肠剂……

剂型。用于直肠灌注的液体制剂。一般分为泻下灌肠剂和保留灌肠剂两种。经直肠给药可以避免药物在胃中被破坏及其对胃的刺激性,适用于不宜口服给药的患者,或需在局部直接发挥药效者。"[13]446

《方剂学》:"灌肠剂,是指从肛门将药物灌注于直肠的液体药剂。大体可分为泻下灌肠剂(以排便和灌洗为目的)和保留灌肠剂两类。后者既可发挥局部治疗作用,又能通过结肠吸收而发挥全身作用。灌肠给药还可避免药物在胃中的破坏及其对胃的刺激性,尤其适用于不宜口服给药的患者。用量可酌情增减,一般为60 ml左右。临床具有较好疗效的中药保留灌肠剂有大承气汤灌肠剂、黄柏液灌肠剂、大黄煎液灌肠剂等。"[15]92

《中药药剂学》:"灌肠剂系将中药复方经提取纯化制成一定浓度的供灌入、滴入直肠内的水性液体药物剂型。其需借助辅助器注入直肠发挥局部或全身作用。根据给药剂量大小分为微型灌肠剂和液态灌肠剂。"[17]269

《现代药学名词手册》:"灌肠剂(Enema, Clyster)系指以灌肠器从肛门将药液灌注于直肠的一类液体药剂。"[14]688

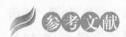 参考文献

[1] 重庆市中医学会.新辑宋本伤寒论[M].重庆:重庆人民出版社,1955:78.

[2] [晋]葛洪.肘后备急方[M].北京:人民卫生出版社,1956:136.

[3] [北周]姚僧垣.集验方[M].天津:天津科学技术出版社,1986:39.

[4] 张瑞贤.龙门药方释疑[M].河南:河南医科大学出版社,1999:120.

[5] [唐]孙思邈.备急千金要方[M].江户医学影北宋本.北京:人民卫生出版社,1982:100.

[6] [日]丹波康赖.医心方[M].北京:人民卫生出版社,1955:173.

[7] [宋]王怀隐.太平圣惠方:下[M].北京:人民卫生出版社,1958:3119.

[8] [明]朱橚.普济方:第6册[M].北京:人民卫生出版社,1983:4332.

[9] [明]李时珍.本草纲目[M].北京:中国中医药出版社,1998:100.

[10] A.C.MaxWell,R.N.,M.A.A.E.Pope,R.N.实用护病学[M].上海:上海广协书局,1936:397.

[11] 阎德润.伤寒论评释[M].北京:人民卫生出版社,1955:252.

[12] 上海市卫生局.中医中药临床实验汇编[M].上海:上海市卫生局,1956:128.

[13] 李振吉.中医药常用名词术语辞典[M].北京:中国中医药出版社,2001:446.

[14] 赵克健.现代药学名词手册[M].北京:中国医药科技出版社,2004:688.

[15] 李飞.方剂学[M].北京:人民卫生出版社,2002:92.

[16] 南京药学院.药剂学[M].北京:人民卫生出版社,1978:158.

[17] 张兆旺.中药药剂学[M].北京:中国中医药出版社,2002:269.

(许 霞)

3 • 108

露 剂

lù jì

一、规范名

【汉文名】露剂。

【英文名】distillate formula。

【注释】将含有挥发成分的药物,用水蒸气蒸馏法制成的芳香水剂。

二、定名依据

有关露剂的概念最早见于南唐时期张泌《妆楼记》。因为"露剂"的制作需要以药露蒸馏

法为条件,故出现历史较晚。在宋代《铁围山丛谈》,明代《本草纲目》《西域番国志》《农政全书》《涌幢小品》《医旨叙余》,清代《钦定四库全书》《澳门记略》《竹叶亭杂记》《本草纲目拾遗》《明季西洋传入之医学》《绛雪园古方选注》《老老恒言》等历代著作中,都有关于露剂的记载。根据露剂的性质和制备方法,应该归于我国传统剂型芳香水剂之一。可见,"露剂"一词是指将含有挥发成分的药物,用水蒸气蒸馏法制成的芳香水剂,能确切地反映术语的内涵。

"露剂"一词作为中医药剂型名称,最早见于1956年中华人民共和国轻工业部医药工业管理局编的《中药成药配制经验介绍》一书。此后关于中医药的著作、辞典、工具书及教科书类多有沿用,对后世有较大影响。如现代辞书类著作《简明中医辞典》《中医药常用名词术语辞典》《中国医学百科全书·中医学》《中国医学百科全书·方剂学》《汉英中医辞海》《中医辞释》《新编简明中医辞典》,以及全国高等中医药院校规划教材《方剂学》《中药药剂学》等均以"露剂"作为规范名。现代有代表性的方剂学著作如《世界传统医学方剂学》等也以"露剂"作为规范名。说明"露剂"这一规范名已成为共识。

我国2005年出版的由全国科学技术名词审定委员会审定公布的《中医药学名词》已以"露剂"作为规范名。所以"露剂"作为规范名也符合术语定名的协调一致原则。

三、同义词

【曾称】"药露"(《澳门记略》)。

四、源流考释

后周显德五年(公元958年)蔷薇水传入我国。南唐时张泌《妆楼记》记载"周显德五年,昆明国献蔷薇水十五瓶,云得自西域,以洒衣,衣散而香不灭"[1]2,这是有关蔷薇水传入我国的最早记载。蔷薇水即蔷薇香露,为取蔷薇花以水蒸气蒸馏而得,药露蒸馏法大概在北宋时从阿拉伯(大食)传入我国。

南宋建炎元年(公元1127年)以前药露蒸馏法传入我国。在蔡绦所撰笔记《铁围山丛谈》载:"旧说蔷薇水乃外国采蔷薇花上露水,殆不然。实用白金为瓶,采蔷薇花,蒸气成水,则屡采屡蒸,积而为香,此所以不败。但异域蔷薇花气辛烈非常,故大食国蔷薇水虽贮玻璃缶中,蜡密封其外,然香犹透彻闻数十步,满著人衣袂,经十数日不歇也。"[2]82 此书成于南宋初年,所记多为北宋时事。可见在北宋时我国人民已学会药露蒸馏法,并能用此法,取素馨及茉莉花露。我国目前出土最早的蒸馏器是西汉王莽时期,而大量关于蒸馏技术的记载是在南宋时期,主要用于炼丹、蒸馏花露。蒸馏技术的发展为露剂奠定了基础。

明清时期,来我国的传教士将西洋药物介绍到中国,最典型的就是"其法始于大西洋"的药露。《眼科锦囊·续眼科锦囊》记载:"然而西洋之俗。服煎剂甚罕。而专用火酒制剂。蒸露精液。或化炼诸药。盖煎剂则不加量无效。是故调峻效剧烈之物。以小量抵当大剂。以便服用也。以彼所斟酌分量。谩施于我者。未见其可矣。"[3]395《本草纲目》"茉莉"条下记"亦可熏茶,或蒸取液以代蔷薇水"[4]389,是蔷薇水在本草书中能找到的最早记载。《本草纲目》载:"番国有蔷薇露,甚芬香,看是花上露水,未知是否?"[4]163"南番有蔷薇露,云是此花之露水,香馥异常。"[4]545 由此可见,在明代存在茉莉"蒸取液"代替"蔷薇水"使用。陈诚《西域番国志》中记载:"蔷薇水,观《广记》云'大食国之花露也,五代时藩使蒲河散以十五瓶效贡。此说似奇,岂有花露可得十五瓶哉!'"[5]115,116 徐光启《农政全书》种植项下有花露的记载:"野蔷薇:取其刺可却奸,取其花可蒸露。"[6]592 朱国祯《涌幢小品》记载:"蔷薇露出回回国,番名阿刺吉,此药可疗人心疾,不独调粉、妇人容饰而已。"[7]642 首次明确指出"蔷薇露"具有治疗心疾的作用。孙一奎《医旨叙余》关于果露的描写:"论五果,梨汁疏风豁痰,蒸露治内热。"[8]90 是目前可见医书中较早关于蒸果露的描写。意大利熊三拔(Sabatino de Ursis)《泰西水法》,收入清乾隆四十六年(公元1781年)的《钦定四库全书·子部》卷四有"药露"的记载:"凡诸药系果、麻、谷、草诸部,具有水性,皆用新鲜物料,依法蒸馏得水,名之曰露。今所用蔷薇露,则蔷薇花作之,其他药皆此类也。"[9]289 又写道:"西国市肆所鬻药物,大半是诸露水,每味用器承置,医官止主立方,持方至肆,和药付之。"[9]442 并在卷六附有欧洲蒸馏药物的各种器具的图像。

清代通过西洋诸番进贡等渠道,提取蒸馏的品种很多。而且清宫对药露比较重视,太医院使用有状元露、黄连露、红毛露、青梅露、参苓露、龟龄露、延龄露、国公露、凤仙露、桂花露、补益延龄露、佛手露、神仙长寿露等,还专设武英殿露房,露房所蒸之露取名为油。据《澳门记略》记载:"雍正初,大西洋亦入朝贡……饮食喜甘辛,多糖霜,以丁香为稆,每晨食必击钟,盛以玻璃,荐以白毛布,人各数器,洒蔷薇露、梅花片脑其上……服鼻烟。"[10]59 "食货则有厚福水;药水;花露水,即蔷薇水,以玻璃瓶试之,翻摇数四,泡周上下者为真;茶蘼露,以注饮馔,番女或以沾洒人衣(高启《蔷薇露手诗》:'蛮估海帆回,银玉汞开。余香满手,恰似折花来。')药露有苏合油、丁香油、檀香油、桂花油,皆以瓶计,永片油以瓢计。"[10]72《竹叶亭杂记》载:"瓶中甚多,皆丁香、豆蔻、肉桂油等类。"[11]21《本草纲目拾遗·水部》载:"凡物之有质者,皆可取露。露乃物质之精华。其法始于大西洋,传入中国。大则用瓶;小则用壶,皆可蒸取。其露即所蒸物之气水,物虽有五色不齐,其所取之露无不白,只以气别,不能以色别也。时医多有用药露者,取其清冽之气,可以疏涂灵府,不似汤剂之腻滞肠膈也,名品甚多。"[12]9 该书并记载了各种药露:金银露、薄荷露、玫瑰露、佛手露、香橼露、桂花露、茉莉露、蔷薇露、兰花露、鸡露、米露、姜露、椒露、丁香露、梅露、骨皮露、藿香露、白荷花露、桑

叶露、夏枯草露、枇杷叶露、甘菊花露。范行准《明季西洋传入之医学》认为"自明万历间教士熊三拔将泰西炼制药露法传入后,中国药学史上,遂又添一新叶。"[13]132 说明清代药露的发展离不开西方制药露法的传入。总之,清朝药露的临床应用比较丰富。如王子接《绛雪园古方选注》"角发酒":"余按今世神针难得,可用犀角、柏子仁石菖蒲、羚羊角、桑叶、女贞子、生地、当归,蒸为药露服,内通四脏一腑之络以代针,调入血余以代燔内治之法,其理亦通。"[14]62,63 曹庭栋《老老恒言》:"蒸露法同烧酒,诸物皆可蒸,堪为饮食之助,盖物之精液,全在气味,其质尽糟粕耳,犹之饮食入胃,精气上输于肺,宣布诸藏,糟粕归于大肠,与蒸露等,故蒸露之性长随物而异,能升腾清阳之气,其取益一也。如稻米露发舒胃阳,可代汤饮,病后尤宜,他如藿香、薄荷之类,俱宜蒸取露用,《泰西水法》曰:西国药肆中,大半是药露,持方诣肆,和露付之,则方药亦可蒸露也,须预办蒸器,随物蒸用。"[15]33

近现代随着科学技术的进步,露剂采用西医的制剂方法有了较大改良与创新。杨叔澄《中国制药学大纲》记载的制法就明显采用了化学实验的方法和器具,"近世以来……用鲜药或千药数斤,盛以纱囊入蒸馏器中(古名甄),下加以火蒸之,使药气上升器之顶上,凹处预贮冷水,温则换之,器中热气上升时遇冷水冷气,则凝成水点由旁边小器缓缓流出,铁管下接以玻璃管,引露入玻瓶内……甄内药已蒸至无味,即可停止将所得药露用滤纸或薄纱布滤净,即成矣。"[16]135 1956年由中华人民共和国轻工业部医药工业管理局编的《中药成药配制经验介绍》[17]122 中最早记载了"露剂"一词,其概念与现代术语"露剂"基本相同。书中记载"露剂 普通所称的'露',是药料与水蒸馏的馏出液。如金银花露、荷叶露、枇杷叶露、鲜石斛露、鲜地黄露、地骨皮露等,药料中的挥发性成分,可以随水蒸气蒸馏出来一部分,一般多用作清凉解热剂。"此后"露剂"作为剂型名称,后世多有沿用。

我国 2005 年出版的由全国科学技术名词审定委员会审定公布的《中医药学名词》和普通高等教育中医药类规划教材《方剂学》(段富津)[18]13、《方剂学》(陈德兴)[19]14、《方剂学》(樊巧玲)[20]23、《方剂学》(李飞)[21]89、《方剂学》(闫润红)[22]23、《方剂学》(邓中甲)[23]24、《方剂学》(顿宝生)[24]17、《方剂学》(李冀)[25]18、《方剂学》(谢鸣)[26]32、《方剂学》(李笑然)[27]15、《中药药剂学》(曹春林)[28]477、《中药药剂学》(国家中医药管理局科技教育司)[29]172,以及辞书类著作《简明中医辞典》[30]1132《中医药常用名词术语辞典》[31]446《中国医学百科全书·中医学》[32]1309、《中国医学百科全书·方剂学》[33]4《汉英中医辞海》[34]1947《中医辞释》[35]660《新编简明中医辞典》[36]1044,以及一些方剂学专著《世界传统医学方剂学》[37]51 等均以"露剂"作为规范名。

总之,露剂的概念最早见于南唐时期张泌《妆楼记》,露剂的制作需要以药露蒸馏法为条件,故出现历史较晚。"露剂"一词最早见于1956 年中华人民共和国轻工业部医药工业管理局编的《中药成药配制经验介绍》一书。自"露剂"一词在中医药界使用以来,"露剂"作为规范名便于达成共识,符合术语定名的协调一致原则,之后关于中医药的著作、辞典、工具书及教科书类多有沿用,对后世有较大影响。

五、文献辑录

《妆楼记·蔷薇水》:"周显德五年,昆明国献蔷薇水十五瓶,云得自西域,以洒衣,衣散而香不灭。"[1]2

《铁围山丛谈》卷五:"旧说蔷薇水乃外国采蔷薇花上露水,殆不然。实用白金为瓶,采蔷薇花,蒸气成水,则屡采屡蒸,积而为香,此所以不败。但异域蔷薇花气辛烈非常,故大食国蔷薇水虽贮玻璃缶中,蜡密封其外,然香犹透彻闻数十步,满著人衣诀,经十数日不歇也。至五羊效外国造香,则不能得蔷薇,第取素馨、茉莉花为之,亦足袭人鼻观,但视大食国真蔷薇水犹奴

尔。"[2]82

《眼科锦囊·续眼科锦囊》:"然而西洋之俗。服煎剂甚罕。而专用火酒制剂。蒸露精液。或化炼诸药。盖煎剂则不加量无效。是故调峻效剧烈之物。以小量抵当大剂。以便服用也。以彼所斟酌分量。谩施于我者。未见其可矣。"[3]395

《本草纲目·水部》:"番国有蔷薇露,甚芬香,看是花上露水,未知是否?"[4]163

"草部":"亦可熏茶,或蒸取液以代蔷薇水。"[4]389"南番有蔷薇露,云是此花之露水,香馥异常"[4]545

《西域番国志·蔷薇露之说》:"蔷薇水,观《广记》云:'大食国之花露也,五代时藩使蒲诃散以十五瓶效贡。此说似奇,岂有花露可得十五瓶哉!'"[5]115,116

《农政全书》卷三十七:"野蔷薇:取其刺可却奸,取其花可蒸露。"[6]592

《涌幢小品》卷二十七:"蔷薇露出回回国,番名阿刺吉,此药可疗人心疾,不独调粉、妇人容饰而已。"[7]642

《医旨叙余》下卷:"论五果,梨汁疏风豁痰,蒸露治内热"。[8]90

《钦定四库全书·子部》:"凡诸药系果、麻、谷、草诸部,具有水性,皆用新鲜物料,依法蒸馏得水,名之曰露。今所用蔷薇露,则蔷薇花作之,其他药皆此类也。"[9]289"西国市肆所鬻药物,大半是诸露水,每味用器承置,医官止主立方,持方至肆,和药付之。"[9]442

《澳门记略》下卷:"雍正初,大西洋亦入朝贡……饮食喜甘辛,多糖霜,以丁香为穆,每晨食必击钟,盛以玻璃,荐以白毛布,人各数器,洒蔷薇露、梅花片脑其上……服鼻烟。"[10]59"食货则有厚福水;药水;花露水,即蔷薇水,以玻璃瓶试之,翻摇数四,泡周上下者为真;茶藤露,以注饮馔,番女或以沾洒人衣(高启《蔷薇露手诗》:'蛮估海帆回,银玉汞开。余香满手,恰似折花来。')药露有苏合油、丁香油、檀香油、桂花油、

皆以瓶计,永片油以瓢计。"[10]72

《竹叶亭杂记》卷一:"瓶中甚多,皆丁香、豆蔻、肉桂油等类"。[11]21

《本草纲目拾遗·水部》:"凡物之有质者,皆可取露。露乃物质之精华。其法始于大西洋,传入中国。大则用瓶;小则用壶,皆可蒸取。其露即所蒸物之气水,物虽有五色不齐,其所取之露无不白,只以气别,不能以色别也。时医多有用药露者,取其清洌之气,可以疏涤灵府,不似汤剂之腻滞肠膈也,名品甚多。"[12]9

《明季西洋传入之医学》卷五:"自明万历间教士熊三拔将泰西炼制药露法传入后,中国药学史上,遂又添一新叶。"[13]132

《绛雪园古方选注》中卷:"余按今世神针难得,可用犀角、柏子仁石菖蒲、羚羊角、桑叶、女贞子、生地、当归,蒸为药露服,内通四脏一腑之络以代针,调入血余以代燔,内治之法,其理亦通。"[14]62,63

《老老恒言》卷一:"蒸露法同烧酒,诸物皆可蒸,堪为饮食之助,盖物之精液,全在气味,其质尽糟粕耳,犹之饮食入胃,精气上输于肺,宣布诸藏,糟粕归于大肠,与蒸露等,故蒸露之性长随物而异,能升腾清阳之气,其取益一也。如稻米露发舒胃阳,可代汤饮,病后尤宜,他如藿香、薄荷之类,俱宜蒸取露用,《泰西水法》曰:西国药肆中,大半是药露,持方诣肆,和露付之,则方药亦可蒸露也,须预办蒸器,随物蒸用。"[15]33

《中国制药学大纲》:"近世以来……用鲜药或干药数斤,盛以纱囊入蒸馏器中(古名甑),下加以火蒸之,使药气上升器之顶上,凹处预贮冷水,温则换之,器中热气上升时遇冷水冷气,则凝成水点由旁边小器缓缓流出,铁管下接以玻璃管,引露入玻瓶内……甑内药已蒸至无味,即可停止将所得药露用滤纸或薄纱布滤净,即成矣。"[16]135

《中药成药配制经验介绍》:"露剂……普通所称的'露',是药料与水蒸馏的馏出液。如金银花露、荷叶露、枇杷叶露、鲜石斛露、鲜地黄

露、地骨皮露等,药料中的挥发性成分,可以随水蒸气蒸馏出来一部分,一般多用作清凉解热剂。"[17]122

《中医辞释》:"药物加水蒸馏所得的蒸馏液。多为芳香药物所制,色透明而具芳香性。如金银花露之类。"[35]660

《中药药剂学》(曹春林):"芳香性植物药材经水蒸气蒸馏法制得的内服澄明液体制剂称为露剂。"[28]477

《中国医学百科全书·方剂学》:"露剂……是以药物与水,用蒸馏出澄明具有芳香性的液体制品。含挥发油类的药物,鲜药等适合于制作这种剂型,服用后清凉爽口,作为清凉饮料,如金银花露等。"[33]4

《汉英中医辞海》:"露剂……药物剂型之一。药物加水蒸馏,收集所得的澄明、芳香性液体。如金银花露。"[34]1947

《方剂学》(段富津):"露剂亦称药露,多用新鲜含有挥发性成分的药物,用蒸馏法制成的芳香气味的澄明水溶液。一般作为饮料及清凉解暑剂,常用的有金银花露、青蒿露等。"[18]13

《中药药剂学》(国家中医药管理局科技教育司):"芳香性植物药材经水蒸气蒸馏法制得的内服澄明液体剂型称为露剂。"[29]172

《中国医学百科全书·中医学》:"露剂……是以药物与水,用蒸馏出澄明具有芳香性的液体制品。含挥发油类的药物,鲜药等适合于制作这种剂型,服用后清凉爽口,作为清凉饮料,如金银花露等。"[32]1309

《世界传统医学方剂学》"药露:是将含有挥发性成分的药物,经水蒸气蒸馏法制成的水溶液。一般收集馏液与药材量之比为四比一。药露气味清淡,便于口服,多作为饮料,夏天尤为常用。如金银花露、青蒿露等。"[37]51

《简明中医辞典》:"露剂……药物加水蒸馏,收集所得的澄明、具芳香性的液体。如金银花露(单味成药)。"[30]1132

《方剂学》(陈德兴):"露剂……亦称药露。

多用新鲜含有挥发性成分的药物,用蒸馏法制成的水溶液。一般作为饮料及清凉解暑剂,常用的有金银花露等。"[19]14

《方剂学》(闫润红):"露剂,亦称药露,是用含有挥发性成分的新鲜药物与水,用蒸馏法加热蒸馏出澄清,具有芳香性的液体制品,一般作为饮料或清凉解暑剂,如金银花露、青蒿露等。"[22]23

《中医药常用名词术语辞典》:"露剂……剂型。又称药露。多用新鲜含有挥发性成分的药物,用蒸馏法制成的澄明液体。"[31]446

《方剂学》(李飞):"露剂,亦称药露。是指将药材用蒸馏法制成的含芳香成分的澄明水溶液。露剂属芳香水剂范畴,多具有原药材之芳香味,常用作清凉解热剂。"[21]89

《方剂学》(谢鸣):"亦称药露。是用新鲜含有挥发性成分的药物,用蒸馏法制成的芳香气味的澄明水溶液。一般作为饮料及清凉解暑剂,常用的有金银花露、青蒿露等。"[26]32

《方剂学》(樊巧玲):"露剂亦称药露。是将新鲜含有挥发性成分的药物,用蒸馏法制成的芳香气味的澄明水溶液。一般作为饮料及清凉解暑剂,常用的有金银花露、青蒿露等。"[20]23

《方剂学》(邓中甲):"亦称药露,多用新鲜含有挥发性成分的药物,用蒸馏法制成的芳香气味的澄明水溶液。一般作为饮料及清凉解暑剂,常用的有金银花露、青蒿露等。"[23]24

《方剂学》(李笑然):"露剂亦称药露,多用新鲜含有挥发性成分的药物,用蒸馏法制成具有芳香气味的澄明水溶液。一般作为饮料及清凉解暑剂,常用的有金银花露、青蒿露等。"[27]15

《新编简明中医辞典》:"露剂……剂型名。指药物加水,蒸馏,收集其蒸馏所得的澄澈透明、具有芳香气味的液体。如金银花露(单味成药)。"[36]1044

《方剂学》(李冀):"亦称药露,多用新鲜含有挥发性成分的药物,用蒸馏法制成的芳香气味的澄明水溶液。一般作为饮料及清凉解暑

剂,药露气味清淡,口感适宜。常用的有金银花露、鱼腥草露等。"[25]18

《方剂学》(顿宝生):"多用新鲜含有挥发性成分的药物,放在水中加热蒸馏,所收集的蒸馏液即为药露。本剂气味清淡,芳洁无色,便于口服。一般多作饮料,夏天尤为常用,如金银花露、青蒿露等。"[24]17

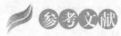

参考文献

[1] [南唐] 张泌. 妆楼记[M]. 北京:中华书局,1985:2.
[2] [宋] 蔡条. 铁围山丛谈[M]. 北京:中华书局. 1991:82.
[3] [日] 本庄俊笃. 眼科锦囊[M]. 上海:上海中医学院出版社,1993:395.
[4] [明] 李时珍. 本草纲目[M]. 北京:中国中医药出版社,1998:163,389,545.
[5] [明] 陈诚. 西域番国志[M]. 周连宽校注. 北京:中华书局,1991:115,116.
[6] [明] 徐光启. 农政全书:下[M]. 陈巧良,罗文华校注. 长沙:岳麓书社. 2002:592.
[7] [明] 朱国祯. 涌幢小品[M]. 北京:中华书局,1959:642.
[8] [明] 孙一奎. 医旨绪余[M]. 张玉才,许霞校注. 北京:中国中医药出版社. 2009:90.
[9] [法] 白晋,张诚. 西洋药书[M]//故宫博物院. 故宫珍本丛刊:第728～729册,少数民族语文图书. 海口:海南出版社,2000:289,442.
[10] [清] 印光任,张汝霖. 澳门记略[M]. 广州:广东高等教育出版社. 1988:59,72.
[11] [清] 姚元之. 竹叶亭杂记[M]. 北京:中华书局. 1982:21.
[12] [清] 赵学敏. 本草纲目拾遗[M]. 北京:人民卫生出版社. 1963:9.
[13] 范行准. 明季西洋传入之医学[M]. 上海:上海人民出版社,2012:132.
[14] [清] 王子接. 绛雪园古方选注[M]. 赵小青点校. 北京:中国中医药出版社,1993:62,63.
[15] [清] 曹庭栋. 老老恒言[M]. 杨柏柳,尚桂枝注释. 赤峰:内蒙古科学技术出版社. 2002:33.
[16] 杨叔澄. 中国制药学大纲. 北京中药讲习所,1938:135.
[17] 轻工业部医药工业管理局. 中药成药配制经验介绍[M]. 北京:轻工业出版社,1956:122.
[18] 段富津. 方剂学[M]. 上海:上海科学技术出版社,1995:13.

［19］ 陈德兴.方剂学［M］.北京：人民卫生出版社,2001：
14.

［20］ 樊巧玲.方剂学［M］.上海：上海中医药大学出版社,
2002：23.

［21］ 李飞.方剂学［M］.北京：人民卫生出版社,2002：89.

［22］ 闫润红.方剂学［M］.北京：科学出版社,2001：23.

［23］ 邓中甲.方剂学［M］.北京：中国中医药出版社,
2003：24.

［24］ 顿宝生.方剂学［M］.西安：西安交通大学出版社,
2011：17.

［25］ 李冀.方剂学［M］.北京：高等教育出版社,2009：18.

［26］ 谢鸣.方剂学［M］.北京：人民卫生出版社,2002：32.

［27］ 李笑然.方剂学［M］.苏州：苏州大学出版社,2004：
15.

［28］ 曹春林.中药药剂学［M］.上海：上海科学技术出版
社,1986：477.

［29］ 国家中医药管理局科技教育司.中药药剂学［M］.北
京：中国中医药出版社,1997：172.

［30］ 李经纬.简明中医辞典［M］.北京：中国中医药出版
社,2001：1132.

［31］ 李振吉.中医药常用名词术语辞典［M］.北京：中国
中医药出版社,2001：446.

［32］ 《中医学》编辑委员会.中医学［M］//钱信忠.中国医
学百科全书.上海：上海科学技术出版社,1997：
1309.

［33］ 杨医亚.方剂学［M］//钱信忠.中国医学百科全书.上
海：上海科学技术出版社,1988：4.

［34］ 张有寯.汉英中医辞海［M］.太原：山西人民出版社,
1995：1947.

［35］ 徐元贞.中医辞释［M］.郑州：河南科学技术出版社,
1983：660.

［36］ 严世云,李其中.新编简明中医辞典［M］.北京：人民
卫生出版社,2007：1044.

［37］ 孙世发.世界传统医学方剂学［M］.北京：科学出版
社,1999：51.

（吴亚兰 许 霞）

方
剂

汉语拼音索引